བོད་ལུགས་སྨན་གཉེར་ཆེད་ལས་དངོས་གཞི་ཆན་པའི་(ལོ་བཞི་ལམ་ལུགས)རྨ་འབྲེལ་སློབ་དེབ།
藏药学专业本科(四年制)系列教材

༄༅།། སྦྱོར་བ་སྨན།།

གཙོ་སྒྲིག་པ། ཀརྨ་ཚོགས་གཉིས།

གཙོ་སྒྲིག་གཞོན་པ། ཤེས་རབ་རྒྱ་མཚོ།
ཚོགས་མི། བློ་བཟང་དོན་གྲུབ། ཁྲ་དགེ་སྒྲོལ་མ་མཚོ།

མི་རིགས་དཔེ་སྐྲུན་ཁང་།

འགོ་བརྗོད།

༄༅། །བོད་ལུགས་སྨན་གཉེར་ཆེད་ལས་དངོས་གཞི་ཚན་པའི་(ལོ་བཞི་ལམ་ལུགས)སྨུ་འབྲེལ་སློབ་དེབ་འདི་ནི་མཚོ་སྔོན་སློབ་གྲྭ་ཆེན་མོ་བོད་ལུགས་གསོ་རིག་སློབ་གླིང་དང་། ཀན་སུའུ་གྲུང་ལུགས་གསོ་རིག་སློབ་གླིང་བོད་ལུགས་གསོ་རིག་སློབ་གླིང་། དེ་བཞིན་སི་ཁྲིན་དང་། ཡེ་ཅིན། ཡུན་ནན་བཅས་ཞིང་ཆེན་(གྲོང་ཁྱེར)ལྔའི་བོད་ཀྱི་གསོ་རིག་སྨན་རིག་གི་ཆེད་ལས་མཁས་པ་དང་སློབ་ཁྲིད་མི་སྣས་མཉམ་དུ་བསྒྲིགས་པའི་ཚོད་ལྟའི་སློབ་དེབ་ཅིག་སྟེ། མིག་སྔར་རྒྱལ་ནང་དུ་དངོས་སུ་པར་དུ་བསྐྲུན་པའི་ཅུང་ཆ་ཚང་བའི་རང་བཞིན་གྱི་བོད་ལུགས་སྨན་གཉེར་ཆེད་ལས་ཀྱི་དངོས་གཞི་ཚན་པའི་སློབ་དེབ་ཡིན་ལ། བོད་ལུགས་སྨན་པའི་ཆེད་ལས་དང་བོད་སྨན་དོ་དམ་ཆེད་ལས་ཀྱིས་ཀྱང་ཚོད་ལྟར་བཀོལ་ཆོག

སློབ་དེབ་རྩོམ་སྒྲིག་བྱེད་པ་ནི་སློབ་གསོ་བྱ་བའི་ནང་དོན་གཙོ་བོ་ཞིག་ཡིན། བོད་ཀྱི་གསོ་རིག་སྨན་རིག་གི་སློབ་དེབ་ནི་རང་རེ་སྲོལ་རྒྱུན་གསོ་བ་རིག་པའི་བཤད་བྱ་དང་འཆད་བྱེད་ཀྱི་བདག་ཉིད་ཅན་ཏེ། རྗེ་བཙུན་གཡུ་ཐོག་པའི་རིང་ལུགས་ལ་འཇུག་མཁན་གྱི་སྐལ་ལྡན་དོན་གཉེར་ཅན་གང་མང་གསོ་སྐྱོང་བྱེད་པའི་བསླབ་གཞི་ཡིན་པ་མ་ཟད། གངས་ཅན་བོད་ཀྱི་རིག་པའི་གནས་ཆེན་ལྔའི་ཡ་གྱལ་དུ་གྱུར་པ་གཞན་རྗེས་སུ་འཛིན་པ་ཚེ་ཡི་རིག་བྱེད་གང་ཉིད་ཕྱོགས་ཡོངས་ནས་གོང་འཕེལ་དུ་ཕྱིན་པའི་མཚོན་རྟགས་གཙོ་བོའང་ཡིན།

དེ་ཡང་དུས་རབས་20པའི་ལོ་རབས་80པའི་དུས་མགོར་མཚོ་སྔོན་ཞིང་ཆེན་གྱིས་སྣེ་ཁྲིད་ནས་རྒྱལ་ཡོངས་བོད་ལུགས་གསོ་རིག་འབྲིང་རིམ་ཆེད་གཉེར་གྱི་ཚོད་ལྟའི་སློབ་དེབ་བསྒྲིགས་ཤིང་། སྤྱི་ལོ་2001ནས་2004ལོའི་ཟླ་6པའི་བར་རྒྱལ་ཁབ་ཀྲུང་དབྱི་དོ་དམ་ཅུའི་རྩ་འཛུགས་དང་འགོ་ཁྲིད་འོག་མཚོ་སྔོན་ཞིང་ཆེན་འཕྲོད་བསྟེན་ཐིང་དང་མཚོ་སྔོན་སློབ་ཆེན་བོད་ལུགས་གསོ་རིག་སློབ་གླིང་གཉིས་ཀྱིས་སྣེ་ཁྲིད་ནས། བོད་ལྗོངས་དང་། ཀན་སུའུ། སི་ཁྲིན། ཡུན་ནན་བཅས་ཞིང་ཆེན་(ལྗོངས)ལྔས་མཉམ་འབྲེལ་གྱིས་རྒྱལ་ཡོངས་བོད་ལུགས་གསོ་རིག་དངོས་ཚན་སློབ་གསོའི་འཆར་བཀོད་སློབ་དེབ་ཉིད་རྩོམ་སྒྲིག་པར་བསྐྲུན་བྱས་ཏེ། རང་རྒྱལ་དུ་གཅིག་གྱུར་དང་། ཚད་ལྡན། ཆ་ཚང་བཅས་ཡིན་པའི་བོད་ལུགས་སྨན་པའི་ཆེད་ལས་དངོས་ཚན་སློབ་དེབ་མེད་པའི་ལོ་རྒྱུས་ཀྱི་མཇུག་ཡོངས་སུ་བསྒྲིལ།

བོད་ཀྱི་གསོ་རིག་སྨན་རིག་གི་རིག་པའི་ཚན་ཁག་སྣ་ཀུན་ནས་འཕེལ་རྒྱས་སུ་ཕྱིན་པ་དང་གསར་དུ

ཕྱུང་བའི་ཆེད་ལས་ཀྱི་དགོས་མཁོར་གཞིགས་ནས། 2003ལོ་ནས་བཟུང་མཚོ་སྔོན་སློབ་ཆེན་བོད་ལུགས་གསོ་རིག་སློབ་གླིང་གིས་ལོ་དུ་མར་བོད་ལུགས་སྨན་གཉེར་ཆེད་ལས་ཀྱི་སློབ་གསོ་བསྐྱབས་པའི་ཉམས་མྱོང་ལས་ཐོན་པའི་ཐོག་མའི་ཁྲིད་ཡིག་ཁག་ཅིག་རྨང་གཞིར་བཟུང་ཐོག་ཆེད་གཉེར་མི་སྣ་རྩ་འཛུགས་ཀྱིས་མུ་འབྲེལ་སློབ་དེབ་འདི་ཉིད་རྩོམ་སྒྲིག་གི་ལས་ལ་དངོས་སུ་གཞོལ། དེ་ཡང་རྩོམ་སྒྲིག་གི་བྱ་བ་ལེགས་འགྲུབ་ཡོང་བར་ཁག་ཐེག་བྱེད་ཆེད་མཚོ་སྔོན་དང་། ཀན་སུའུ། བོད་ལྗོངས། སི་ཁྲོན། ཡུན་ནན། པེ་ཅིན་བཅས་ཞིང་ཆེན་དང་གྲོང་ཁྱེར་(ལྗོངས)དྲུག་གི་འབྲེལ་ཡོད་ཆེད་མཁས་ཀྱིས་གྲུབ་པའི་བོད་ལུགས་སྨན་གཉེར་ཆེད་ལས་དངོས་གཞི་ཚན་པའི་(ལོ་བཞི་ལམ་ལུགས)སློབ་དེབ་རྩོམ་ཞུས་ཨུ་ཡོན་ལྷན་ཚོགས་(གཤམ་དུ་མིང་བསྡུས་ཏེ་རྩོམ་ཞུས་ཨུ་ཡོན་ལྷན་ཚོགས་ཞེས་འབོད།)དང་གཞུང་ལས་ཁང་བཙུགས་ཏེ་རྩོམ་སྒྲིག་བྱ་བའི་མཛུབ་སྟོན་དང་རྒྱུན་འགན་སོ་སོར་བཞེས། མུ་འབྲེལ་སློབ་དེབ་འདི་ནི་མཚོ་སྔོན་སློབ་ཆེན་བོད་ལུགས་གསོ་རིག་སློབ་གླིང་གི་བོད་ལུགས་སྨན་གཉེར་ཆེད་ལས་དངོས་གཞི་ཚན་པའི་སློབ་ཁྲིད་འཆར་གཞི་དང་སློབ་ཁྲིད་རྩ་འཛིན་གྱི་རེ་འདུན་ལྟར། བོད་ལུགས་སྨན་པའི་ཆེད་ལས་ཀྱི་དངོས་ཚན་སློབ་དེབ་ལས་འབྲེལ་ཡོད་སློབ་དེབ་འགའ་དང་། ཐེངས་འདིར་གསར་དུ་བསྒྲིགས་པའི་སྨན་གཞུང་གཅེས་བཏུས་དང་། སྦྱོར་བ་སྨན། བོད་སྨན་རྩི་ཤིང་རིག་པ། བོད་སྨན་སྲོག་ཆགས་རིག་པ། བོད་སྨན་གཏེར་དངོས་རིག་པ། བོད་སྨན་དབྱེ་འབྱེད་རིག་པ། བོད་སྨན་འདུལ་སྦྱོང་རིག་པ། བོད་སྨན་བཟོ་རྩལ་གྱི་རྩ་བའི་རིགས་པ། བོད་སྨན་སྨན་སྦྱོར་རིག་པ་བཅས་སློབ་དེབ་གཙོ་ཆེ་བ་དགུ་ལས་གྲུབ། 2004ལོའི་ཟླ12པར། མཚོ་སྔོན་ཞིང་ཆེན་མཐོ་རིམ་སློབ་གྲྭའི་བོད་ཡིག་སློབ་དེབ་རྩོམ་ཞུས་ཨུ་ཡོན་ལྷན་ཚོགས་ཀྱིས་ཞིང་ཆེན་ཕྱི་ནང་གི་ཆེད་ལས་མཁས་པ་རྩ་འཛུགས་བྱས་ཏེ་བོད་སྨན་འདུལ་སྦྱོང་རིག་པ་སོགས་སློབ་དེབ་དགུའི་མ་ཕྱིར་རྩོམ་ཞུས་གནང་ཞིང་སློབ་དེབ་ཁ་ཤས་ལ་བཟོ་བཅོས་ཀྱི་དགོངས་འཆར་བཏོན། རྩོམ་སྒྲིག་པ་རྣམས་ཀྱིས་བཟོ་བཅོས་བསམ་འཆར་ལྟར་འབད་བརྩོན་གྱིས་གསབ་སྣོན་ལེགས་བཅོས་བྱས་མཐར། 2005ལོའི་ཟླ12པར་རྩོམ་ཞུས་ཨུ་ཡོན་ལྷན་ཚོགས་ཀྱིས་མུ་འབྲེལ་སློབ་དེབ་ཡོངས་ཀྱི་མ་ཕྱིར་ཞུ་དག་གཏན་འབེབས་གནང་།

མུ་འབྲེལ་སློབ་དེབ་འདི་རྩོམ་སྒྲིག་བྱེད་དུས་བོད་ཀྱི་གསོ་རིག་སྨན་རིག་གི་ཐུན་མོང་མ་ཡིན་པའི་ཁྱད་ཆོས་རྒྱུད་འཛིན་དང་། དེང་རབས་མཐོ་རིམ་གསོ་རིག་སློབ་གསོའི་བླང་བྱ་དང་སློབ་ཁྲིད་ཀྱི་ཆོས་ཉིད་ལ་ཡང་སྙོ་བསྟུན་ཅི་ཐུབ་ཀྱིས་སློབ་དེབ་ཀྱི་མ་ལག་རང་བཞིན་དང་། འཐུས་ཚང་རང་བཞིན། ཚན་རིག་རང་བཞིན། བཀོལ་སྤྱོད་རང་བཞིན་དང་དབང་གྲགས་རང་བཞིན་བཅས་གཙིགས་སུ་བཟུང་ཡོད། དེ་ཡང་སྒྲིག་སྐྲངས་ཐད་བོད་ལུགས་སྨན་གཉེར་ཆེད་ལས་ཀྱི་དངོས་ཚན་སློབ་མ་སྐྱེད་སྲིང་གི་དམིགས་ཡུལ་དང་མཐུན་ཞིང་སློབ་མའི་ཆེད་ལས་ཤེས་བྱ་དང་ལག་ལེན་དངོས་ཀྱི་བྱུང་ཚད་གོང་དུ་སྤེལ་ཕྱིར། དེ་སྔའི་

བོད་ལུགས་གསོ་རིག་སློབ་ཆེན་གྱི་སློབ་དེབ་རྩོམ་སྒྲིག་གི་ཉམས་མྱོང་སྤྱད་ལེན་དང་། ཆ་ཚང་བའི་སྒོ་ནས་བོད་ཀྱི་སྨན་རིག་གི་རྩང་གཞིའི་གཞུང་ལུགས་དང་གཞི་རྩའི་ཤེས་བྱ། གཞི་རྩའི་ནུས་རྩལ་བཅས་རྒྱུད་འཛིན་བྱེད་པ་གཙོགས་འཛིན་གྱིས་བོད་ལུགས་གསོ་བ་རིག་པའི་སློབ་ཁྲིད་ཀྱི་དགོས་མཁོ་དང་འཚམ་པར་བྱས་ཡོད་ལ། བོད་ལུགས་སྨན་རིག་འཕེལ་རྒྱས་ཀྱི་གྲུབ་འབྲས་དང་ཚུ་ཚད་གསར་བ་ཡང་མངོན་པར་མཚོན་ཡོད།

བོད་ལུགས་སྨན་གཉེར་ཆེད་ལས་ཀྱི་སློབ་དེབ་འདི་ལྟ་བུ་ཞིག་རྩོམ་སྒྲིག་བྱེད་པ་ནི་ཐེངས་དང་པོ་ཡིན་པས་སྐྱོན་དང་ནོར་འཁྲུལ་གྱི་ཆ་མང་དུ་མཆིས་སྲིད་ན། བོད་ལུགས་གསོ་རིག་སྨན་རིག་གི་སློབ་གསོ་བྱ་བ་གཉེར་མཁན་དང་རྒྱ་ཆེའི་ཀློག་པ་པོ་རྣམས་ཀྱིས་བོད་ལུགས་གསོ་བ་རིག་པའི་ཡར་རྒྱས་གོང་འཕེལ་གྱི་འགྲོསདང་བསྟུན་ནས་དགོངས་འཆར་རིན་པོ་ཆེ་ལྷུག་སྤྲོས་ཀྱིས་མུ་འབྲེལ་སློབ་དེབ་འདི་ཐོར་བས་དེང་རབསབོད་ལུགས་གསོ་རིག་སྨན་རིག་གི་སློབ་ཁྲིད་ཀྱི་དགོས་མཁོ་དང་འཚམ་ཞིང་གངས་ལྗོངས་གསོ་བ་རིག་པའི་འཕྲིན་ལས་རླབས་པོ་ཆེའི་ཞབས་འདེགས་སུ་འགྱུར་ཐུབ་པར་སྨོན། །

བོད་ལུགས་སྨན་གཉེར་ཆེད་ལས་དངོས་གཞི་ཆན་པའི་

(ལོ་བཞི་ལམ་ལུགས) སློབ་དེབ་རྩོམ་ཞུས་ཨུ་ཡོན་ལྷན་ཚོགས་ཀྱིས།

2006ལོའི་ཟླ8པར།

前　言

藏药学专业本科(四年制)系列教材是由青海大学藏医学院、甘肃中医学院藏医学院、以及四川、北京、云南等省(市)的有关藏医药学专家和教学人员共同完成的一套试用性教材。是目前国内比较完整、配套的藏药学专业本科正规教材,也可供藏医、藏医药管理学专业本科试用。

教材建设是教育工作的重要组成部分,藏医药教材是体现藏医药学教学内容和教学方法的重要载体,是进行藏医药教学的基本工具,是全面推进素质教育,培养藏医药人才的重要保证,也是藏医药学科体系成熟的重要标志。早在20世纪80年代初,由青海省牵头编写了全国藏医中专系列试用教材;2001年至2004年6月,在国家中医药管理局的组织领导下,青海省卫生厅和青海大学藏医学院牵头,联合西藏、甘肃、四川、云南等省(区)共同编写出版了全国藏医本科教育规划教材,从此,改变了我国以往没有统编、规范、配套的藏医学专业本科(五年制)教材的现状。

随着藏医药学学科体系的发展和新增专业的需要,自2003年开始,青海大学藏医学院在原有藏药学专业本科自编讲义的基础上,全面调研和组织人力正式进行藏药学教材的编写工作。为确保编写工作的顺利进行,成立了由青海、甘肃、西藏、四川、云南、北京等省市(区)的有关藏医药专家共同组成的藏药学专业本科(四年制)教材编审委员会(以下简称编委会),负责教材编写指导工作。编委会下设办公室,负责日常工作。根据《青海大学藏医学院藏药学专业本科(四年制)教学计划》和《教学大纲》的要求,确定了本专业主要教材由《藏药经典》、《藏药学原理》、《藏药植物学》、《藏药动物学、《藏药矿物学》、《藏药鉴定学》、《藏药炮制学》、《藏药制剂工艺原理》、《藏药方剂学》等9门课程教材及其相关藏医学专业本科教材科目组成。经过编写人员的积极努力,2004年12月青海省高校藏文教材审查委员会组织省内外藏医药专家对《藏药炮制学》等9门教材初稿进行审查通过,并对部分教材提出修改意见。各编写组根据修改意见,利用一年时间进一步修改完善后,2005年12月,编委会审定通过了本套教材全部初稿。

本套教材在编写原则上,坚持尊循藏医药传统的学科体系特色,同时紧密结合现代高等医药教育要求和教学规律,并提出了教材的系统性、完整性、科学性、实用性和权威性。在编写方法上,为符合藏药学专业本科(四年制)培养的目标、注意培养学生解决问题的实际能力,汲取有关藏医院校以往所编教材的经验,在理论联系实际,全面继承藏药学的基础理论、基本知识和基本技能方面加以提高,使之更符合藏医药教学的需要,反映出藏医药学术发展的新水平。

编写藏药学专业教材是一项开拓性的工作,随着藏医药高等教弃工作的不断发展,本套教材不可避免地还存在一些不足之处,诚切希望各地藏医药教学人员和广大读者在使用过程中,提出宝贵意见,以促使本套教材更臻完善和更加符合现代藏医药教学的需要。

藏药学专业本科(四年制)教材编审委员会

2006年8月

རྩོམ་སྒྲིག་གསལ་བཤད།

༄། །སྦྱོར་བ་སྨན་ཞེས་པའི་སློབ་དེབ་འདི་ནི་མཚོ་སྔོན་དང་། ཀན་སུའུ། སི་ཁྲོན། ཡུན་ནན་བཅས་ཞིང་ཆེན་བཞི་མཉམ་འབྲེལ་བྱས་ནས་རྩོམ་སྒྲིག་མཛད་པའི་བོད་ལུགས་སྨན་གཉེར་ཆེད་ལས་དངོས་གཞི་ཚན་པའི་（ལོ་བཞི་ལམ་ལུགས）མཐུ་འབྲེལ་སློབ་དེབ་ཀྱི་ཡ་གྱལ་ཞིག་སྟེ། བོད་ལུགས་སྨན་གཉེར་ཆེད་ལས་ཀྱིས་བཀོལ་རྒྱུར་ཕུལ་བ་ཞིག་ཡིན་ཞིང་། བོད་སྨན་དོ་དམ་ཆེད་ལས་དང་བོད་ལུགས་སྨན་པའི་ཆེད་ལས་རྣམས་ཀྱིས་ཀྱང་ཀློག་བལྟའི་དཔྱད་གཞིར་བཟུང་ཆོག

སློབ་དེབ་འདིའི་གཙོ་སྒྲིག་པ་ནི་མཚོ་སྔོན་སློབ་གྲྭ་ཆེན་མོ་བོད་ལུགས་གསོ་རིག་སློབ་གླིང་གི་དགེ་རྒན་ཆེན་མོ་ཀརྨ་ཚོགས་གཉིས་དང་། གཙོ་སྒྲིག་གཞོན་པ་ཀན་སུའུ་ཀྲུང་ལུགས་གསོ་རིག་སློབ་གླིང་བོད་ལུགས་གསོ་རིག་སློབ་གླིང་གི་དགེ་རྒན་ཆེན་མོ་ཤེས་རབ་རྒྱ་མཚོ་ཡིན། རྩོམ་སྒྲིག་མི་སྣ་ནི་མཚོ་སྔོན་སློབ་གྲྭ་ཆེན་མོ་བོད་ལུགས་གསོ་རིག་སློབ་གླིང་གི་དགེ་རྒན་བློ་བཟང་དོན་གྲུབ་དང་ཀན་སུའུ་ཀྲུང་ལུགས་གསོ་རིག་སློབ་གླིང་བོད་ལུགས་གསོ་རིག་སློབ་གླིང་གི་དགེ་རྒན་ཁྲོ་དགེ་སྐྱིལ་མ་འཚོ་གཉིས་ཡིན།

སློབ་དེབ་ཀྱི་ནང་དོན་ནི། ལེའུ་དང་པོ་སྤྱིར་བཤད་པ་སྟེ་སྦྱོར་བ་སྨན་གྱི་བྱུང་འཕེལ་མདོར་བསྡུས། སྦྱོར་བ་སྨན་ཞེས་པའི་གོ་དོན། སྦྱོར་བ་སྨན་ཞེས་པའི་ནང་དོན། སྦྱོར་བ་སྨན་ལ་གོ་དོན། བསླབ་པའི་དམིགས་ཡུལ་དང་དགོས་པ་སོགས་བསྟན་ཡོད་ལ། དེ་ནས་བཤད་རྒྱུད་དུ་བསྟན་པའི་རོ་དང་ཞུ་རྗེས་སྨན་གྱི་ནུས་པ། སྨན་གྱི་སྡེ་ཚན་དང་སྦྱོར་ཐབས་བཅས་གཞིར་བྱས་ནས་སྨན་རྫས་རིགས་ཀྱི་རོ་སོ་སོའི་རྟེན་དང་དབྱེ་བ་ངོ་བོ་སྡེ་ཚན་ལས་དང་། ཞུ་རྗེས་གསུམ་དུ་ཇི་ལྟར་འདུ་བའི་ཚུལ། དེ་སོ་སོའི་བྱེད་ལས། སྨན་གྱི་ནུས་སྟོབས་ཡོན་ཏན། སྡེ་ཚན་དང་སྦྱོར་ཐབས་རྩ་དོན་སོགས་སྨན་གཉེར་ཆེད་ལས་འདི་ཉིད་ཀྱི་ཆེས་རྩ་བར་གྱུར་བའི་རྨང་གཞིའི་ཤེས་བྱ་རྣམས་གསལ་བར་བཀྲལ་ཡོད་ལ། ཁྱད་པར་དུ་ཞུ་རྗེས་གསུམ་དང་བྱེ་བྲག་སོ་སོའི་འདུ་ཚུལ་གྱི་བཤད་པ་སོགས་ཅུང་རྒྱས་པར་སྤྲོས་ཡོད། དེ་ཡང་ངོ་བོའི་ནུས་པ་བསྟན་པ་ལ་མཁན་ཆེན་ཁྲོ་རུ་ཚེ་རྣམ་མཆོག་གིས་མཛད་པའི་རྒྱུད་བཞི་འགྲེལ་ཆེན་དྲང་སྲོང་ཞལ་ལུང་སོར་བཞག་བྱས་ཤིང་། གཞན་འཛམ་དབྱངས་སྦྱོ་འབུམ་དང་ཤེལ་ཕྲེང་སོགས་ནས་བསྡུས་པའི་སྨན་གྱི་འཕྲུངས་དཔེ་སྐོར་ཞིག་དང་། ཉེར་མཁོ་སྐོར་ཞིག་ཟུར་དུ་བཀོད་པ་བཅས་བརྩམས་ལེའུ་དྲུག་གི་སྒོ་ནས་རྩོམ་སྒྲིག་བྱས་ཡོད།

སློབ་དེབ་འདིའི་གཞི་འཛིན་ས་གཙོ་བོ་ནི། བོད་ཀྱི་གསོ་རིག་དཔལ་ལྡན་རྒྱུད་བཞི་དང་། བདུད་རྩི་སྨན་གྱི་རྣམ་དབྱེ་ངོ་བོ་ནུས་མིང་རྒྱས་པར་བཤད་པ་དྲི་མེད་ཤེལ་ཕྲེང་། རྒྱུད་བཞིའི་འགྲེལ་བ་མེས་པོའི་ཞལ་ལུང་། དེའུ་དམར་བའི་གསོ་རིག་གཅེས་བཏུས་རིན་ཆེན་ཕྲེང་བ་སོགས་དང་། སྔོན་བྱོན་ལོ་པཎ་བཀའ་དྲིན་ཅན་རྣམས་ཀྱིས་མཛད་པའི་གསུང་རྩོམ་གྲགས་ཅན་རྣམས་ལ་ཟུར་བལྟ་བྱས་པ་མ་ཟད། ཁྱད་པར་མཁས་དབང་མཁྱེན་རབ་ནོར་བུས་མཛད་པའི་སྦྱོར་སྨན་འབྱུང་དཔེ་བསྡུས་པ་དང་། མཁན་ཆེན་ཁྲོ་རུ་ཚེ་རྣམ་མཆོག་གིས་མཛད་པའི་རྒྱུད་བཞི་འགྲེལ་ཆེན་དྲང་སྲོང་ཞལ་ལུང་། དགའ་བའི་རྡོ་རྗེས་མཛད་པའི་འབྱུང་དཔེ་དྲི་མེད་ཤེལ་གྱི་མེ་ལོང་སོགས་གནའ་དེང་གི་སྨན་གཞུང་ཚད་མར་གྱུར་བ་དག་ལ་གཞིར་བཟུང་ནས་ཁ་སྐོང་ཅི་ཐུབ་ཀྱི་སྒོ་ནས་ཉུང་འཕྲུས་ཚང་དུ་བསྒྲིགས་ཡོད།

དེ་ཡང་གཞུང་ལུགས་ཀྱི་ནང་དོན་རྒྱ་ཆེ་ཞིང་གཏིང་ཟབ་པས་མཐའ་ཆོད་པར་དཀའ་བ་དང་། རྩོམ་སྒྲིག་གི་སྐབས་སུ་ལས་བྲེལ་ཆེ་བ་སོགས་ཀྱིས་སློབ་དེབ་ནང་དུ་མ་རྫོགས་པ་དང་། ལོག་རྟོག་དང་། ཕྱོགས་རྟོགས་སོགས་འགལ་འཁྲུལ་གྱི་ཆ་ཅི་ནས་ཀྱང་གབ་ཏུ་མེད་པས་གཞུང་ལུགས་སྨྲ་བའི་མཁན་པོ་དང་གཟུར་གནས་ཀློག་པ་པོ་དག་གིས་སྐྱོན་བརྗོད་ལྷུག་པོར་གནང་རྒྱུར་བཀའ་དྲིན་ཡང་ཡང་ཞུ་བ་ཡིན།

རྩོམ་སྒྲིག་པས།

2006ལོའི་ཕྱི་ཟླ་8པར།

དཀར་ཆག

ལེའུ་དང་པོ། སྦྱོར་བཤད་པ།

ས་བཅད་དང་པོ། སྦྱོར་བ་སྨན་གྱི་རིག་པའི་བྱུང་འཕེལ་མདོར་བསྡུས།

སྦྱོར་བ་སྨན་ཞེས་པ་དུས་རྟ་མོ་ཞིག་ནས་ཡ་ཐོག་མི་རྣམས་ཀྱིས་སྨན་རིགས་ལ་ཞིབ་འཇུག་དང་ཚོད་བལྟར་བརྟེན་ནས་བྱུང་བ་ཞིག་སྟེ། སྔོན་སྲིད་སངས་རྒྱས་རྒྱ་མཚོས་མཛད་པའི་ཁོག་འབུགས་དྲང་སྲོང་དགྱེས་པའི་དགའ་སྟོན་ལས། མི་ཡུལ་དུ་ཐོག་མར་སྐྱེས་པའི་ཤེད་བུ་ཞེས་བྱ་བས་སྲིད་པའི་བག་ཆགས་ཀྱིས་ས་ཞག་ཟོས་པ་ལ་བརྟེན་ནས་མ་ཞུ་བའི་ནད་ཀྱི་ཟུག་རྡུ་དྲག་པོས་བཏབ་སྟེ་སྨྲེ་སྔགས་ཕྱུངས་པར་མེས་པོ་ཚངས་པས་ཐོས་ནས། རང་གིས་བྱས་པར་འདོད་པའི་འགྲོ་བ་ལ་བརྩེ་བས་སམ། སྔོན་སངས་རྒྱས་ཤཱཀྱ་ཐུབ་ཆེན་གྱིས་གསུངས་པའི་གསོ་དཔྱད་འབུམ་སྡེ་ལས་མ་ཞུ་བའི་ནད་ལ་ཆུ་སྐོལ་གཏོང་བའི་ཚུལ་ཡོད་པ་དྲན་པར་འདོད་དེ། ཚངས་པས་ཆུ་སྐོལ་གྱི་སྦྱོར་བ་བསླབས་པས་ཤེད་བུའི་ནད་ཞི། རྒྱུ་མཚན་དེ་ལ་དཔག་ནས་ནད་ལ་སྔ་བ་མ་ཞུ་བ། ནད་པ་ལ་སྔ་བ་ཤེད་བུ། སྨན་ལ་སྔ་བ་ཆུ་སྐོལ། སྨན་པ་ལ་སྔ་བ་ཚངས་པ་ཡིན་པར་འཇིག་རྟེན་དུ་གྲགས། ཞེས་གསུངས་པའི་དུས་དེ་ནས་བཟུང་སྟེ་ནད་ཀྱིས་གཙེས་པ་ལ་ཆུ་སྐོལ་གཏོང་དགོས་པ་ཤེས་ཤིང་། སྨན་དེའང་ཐོག་མར་ཆུ་སྐོལ་ནས་མགོ་བརྩམས་པ་ཡིན་པའི་ཤེས་བྱེད་ཅིག་ཡིན་པ་མ་ཟད། ཆུ་གྲང་མེས་བསྐོལ་ཏེ་དྲུས་པ་དྲོད་དུ་གཏོང་བའི་ཐབས་ཤེས་ཀྱང་རྙེད་པ་ཤེས་ཐུབ་པོ། །དེའི་ཡར་སྔོན་དུ་སྨན་གྱི་ལོ་རྒྱུས་ཇི་ལྟར་བྱུང་བ་བཤད་དཀའ་ཡང་ཚོད་དཔག་བྱས་པ་ལྟར་ན་མེ་རྙེད་དེ་ཆུ་བསྐོལ་ཤེས་པའི་དུས་སྐབས་ཀྱི་མིའི་བསམ་བློ་དང་ཀུན་སྤྱོད། རིག་པའི་རྩལ་ལ་གཞིགས་ན་དེ་ལས་གཞན་པའི་གསོ་རིག་ཆ་ཤས་ཤིག་ཀྱང་ཡོད་པ་ངང་ངམ་ཤུགས་ཀྱིས་ཐོན་ནོ་སྙམ་མོ། །དེ་ལྟར་སྦྱོར་བ་སྨན་གྱི་རིག་པ་འདི་ཉིད་ད་ལྟ་ང་ཚོའི་མཐོང་ཐོས་སུ་གྱུར་པའི་ལོ་རྒྱུས་རྣམས་སུ་གསལ་བ་ནི་བོན་སྟོན་པ་གཤེན་རབ་མི་བོ་ཆེའི་སྐབས་ཤིག་ནས་ཡིག་ཐོག་ཏུ་སྤེལ་བའི་དུས་ཡིན་དགོས་ཤིང་། རྒྱུ་མཚན་ནི་བོན་པོ་ལས་བྱུང་བའི་དུག་བཅོས་གཡུང་དྲུང་འཁྲིལ་བ་སོགས་ཀྱིས་མཚོན་པའི་གསོ་རིག་ཡིག་ཆ་ཡོད་པའི་དཔང་རྟགས་སུ། དར་ལྡིང་གཤེན་སྟོན་ཡེ་ཤེས་བློ་གྲོས་ཀྱིས་མཛད་པའི་རྩ་བཅོས་འཆི་སོས་ལ་ཆུའི་ཞལ་གདམས་ལས། འབྱུང་ལྡན་ཉེར་བཞི་པའི་ཤིང་བྱི་ལོར་བོད་རྗེ་དང་པོ་གཉའ་ཁྲི་བཙན་པོ་འབྱོངས། དེ་ནས་ཡར་

ཐོས་པའི་འབྱུང་ལྡན་དང་པོ་ཤིང་བྱི་ལོར་སྟོན་མཆོག་གཤེན་རབ་མི་བོ་ཆེ་ཞང་ཞུང་དུ་སྐུ་བལྟམས། གསོ་དཔྱད་ཀྱི་བསྟན་པ་འདི་ནས་དབུ་བརྙེས། ཞེས་པ་དང་། དེ་བཞིན་དུ་སྟག་ཚང་ལོ་ཙཱ་བ་སོགས་ཀྱིས་ཀྱང་དེ་ལྟར་དུ་བཤད་ཡོད་པ་རྣམས་ནི་འདིར་མ་དྲངས་ཏེ། ཟུར་མཁར་བློ་གྲོས་རྒྱལ་པོས་མཛད་པའི་ཤེས་བྱ་སྒྲིའི་ཁོག་དབུགས་ལས། ལྷ་ཐོ་ཐོ་རི་སྙན་ཤལ་གྱི་སྐུ་དུས་ལ་གསོ་དཔྱད་ཀྱི་དབུ་བརྙེས་ཟེར་བ་དེའང་མ་ངེས་ཏེ། བོན་པོ་ལ་བརྟེན་པའི་གསོ་དཔྱད་ཇི་སྙེད་ཅིག་ཡོད་ལ། བོན་པོ་ནི་བཅོམ་ལྡན་འདས་ཤཱཀྱ་ཐུབ་པ་འཇིག་རྟེན་དུ་བྱོན་པ་དང་དུས་མཚུངས་སུ་གཤེན་རབ་མི་ཆེ་བྱ་བ་ཕུ་རངས་སུ་བྱོན་པར་བཤད་པའི་ཕྱིར་ཏེ། ཞེས་བོད་ཀྱི་གསོ་རིག་ཡི་གེའི་ལམ་དུ་ཐོག་མར་སྤེལ་བ་ནི་བོན་ནས་མགོ་བརྩམས་པ་ཤེས་པ་མ་ཟད། ད་ལྟའི་འབུམ་བཞི་ཟེར་བའི་ནང་དུ་རོ་ནུས་ཞུ་རྗེས་གསལ་བར་བཤད་པ་ལྟར་ན་སྦྱོར་བ་སྨན་གྱི་གཞུང་ལུགས་ཀྱང་སྐབས་དེ་ནས་མ་ལག་ཆ་ཚང་བ་ཞིག་ཏུ་གྱུར་པར་འདྲ་ཡང་དེ་ལ་ཁས་ལེན་བྱེད་མཁན་ནི་ཤིན་ཏུ་ཉུང་ངོ་། །འདིར་སྦྱོར་བ་སྨན་དང་འབྲེལ་བའི་ལོ་རྒྱུས་ཡོངས་གྲགས་ལྟར་ན། དེའུ་དམར་དགེ་བཤེས་བསྟན་འཛིན་ཕུན་ཚོགས་ཀྱིས་མཛད་པའི་དབང་པོ་རིལ་བུ་གསུམ་གྱི་ལག་ལེན་གསལ་བའི་བསྟན་བཅོས་ཟབ་གསང་སྙིང་གི་ཐིག་ལེ་ལས། ཞང་ཞུང་ལུགས་ཀྱི་དྲང་སྲོང་དཔྱད་བུ་ཁྲི་ཤེས་ཀྱིས་མཛད་པའི་དུག་བཅོས་གཡུང་དྲུང་འཁྱིལ་བ་ཞེས་པའི་ནང་། སྔོན་དུས་སྟོན་མཆོག་དབང་པོ་གཤེན་རབ་ཀྱིས། །སྐྱབས་གནས་སྲུང་མར་བཅས་པར་རིན་ཆེན་དང་། །འབྲུ་སོགས་མཆོད་པ་ཕུལ་ནས་དམོད་འདི་བོར། །སྙིགས་དུས་མ་རུང་བདུད་ཀྱི་སྤྲུལ་བ་འགས། །ཟས་ངན་དུག་སྦྱོར་ཉེས་པ་ཡོད་མིན་གྱིས། །མི་ཆེན་སྲོག་ལ་རྟུར་ཐུམ་བྱེད་པའི་དུས། །དེ་ཉིད་འཇོམས་པའི་སྨན་མཆོག་རིན་ཆེན་འདི། །མཐུ་ལྡན་རང་བཞིན་དངོས་གྲུབ་སྤེལ་དུ་གསོལ། །གསུངས་པས་ལྷུང་བཟེད་ནང་དུ་དངོས་གྲུབ་ཀྱི། །རིལ་བུ་རིགས་ལྔ་བྱུང་བ་ཕྱོགས་བཙུར་བོར། །ཕྱོགས་ཀུན་ཁྱབ་ནས་འགྲོ་ལ་ཕན་པ་ཤོག ཅེས་གསུངས་པའི་དབང་གིས་གནས་ལ་མ་ངེས་པར་སྲོག་ཆགས་ཀུན་དང་ཁྲད་པར་རྨ་བྱ་སོགས། །སྲོག་ཙ་ན་ཙེ་མཁྲིས་པ་གླད་པ་དང་། །ཕོ་ལོང་རྒྱུ་མ་མཆིན་པ་སོགས་ལས་འབྱུང་། །རྒྱ་གར་སྨན་གྱི་ནགས་སུ་སྐྱེས་པའང་ཡོད། །ཡུལ་དེའི་གླ་བ་དཀར་པོ་སྨན་ཟ་བའི། །ཐེ་ཤའི་ཁ་ལྕེམ་དག་ལས་ངེས་པར་འབྱུང་། ཞེས་སོགས་གསུངས་པ་དེ་ཡང་དབང་པོ་རིལ་བུའི་རོ་ནུས་ཞུ་རྗེས་ཀྱི་ནུས་པས་དུག་འཇོམས་པར་ཤེས་པ་དང་། ཡང་དར་ཞིང་གི་གཤེན་སྟོན་ཡེ་ཤེས་བློ་གྲོས་ཀྱིས་མཛད་པའི་རྒྱ་བཅོས་འཆི་སོས་ལ་ཆུའི་ཞལ་གདམས་ལས། རྒྱ་སྨན་བཅད་འཕྲོར་ཉི་ཤུ་འདི། །སྲོག་ཆགས་མཆིན་གྱིས་རྨས་པའི་ཚེ། །བཅལ་ནས་རྒྱ་དང་ཆག་སར་གླན། །སྦུར་དུ་སོས་པ་གཤེན་གྱིས་གཟིགས། །སྲོག་ཆགས་རང་རང་གིས་སྙེད་ཅིང་། །ཆག་པ་འབྱོར་ཞིང་བཅད་སོས་པའི། །ནུས་པ་དེ་ལྟར་ལྡན་པའི་ཕྱིར། །མིང་ཡང་དེ་ལྟར་མཐུན་པར་བཏགས། །དེ་ལྟའི་མན་ངག་སྨན་མཆོག་རྣམས། །དྲང་སྲོང་མཁས་པ་མང་བརྒྱུད་ནས། །རྒྱལ་སྲས་ཨེ་ཝཾ་ལེགས་ཀྱི་

དུས། །ལྷ་བུ་མགོ་དཀར་ཕྱུག་ཏུ་བབས། །དེ་དུས་བྲང་སྟོང་ཆེ་རྣམས་ཀྱིས། །ཟ་སྐྱིན་འབྲལ་ཞིང་ཏུས་སྐྱིན་བཅད། །རལ་བ་དྲུབས་ཤིང་ཆག་པ་བཅིངས། །བཅད་འཕྱོར་ཟ་སྨན་ཟ་ཁར་བཏབ། །ཕྱུར་དུ་ཆག་འཕྱོར་བཅད་པ་སོགས། །སྐྲངས་གཞིལ་རྣག་ཁྲག་ཆུ་སེར་སྐེམ། །གཙོགས་ཆེར་མན་ངག་སྨན་མཆོག་མཛད། །གུད་དུ་སྦས་ཤིང་རྒྱ་ཡིས་གདབ། ཅེས་སོགས་ལོ་རྒྱུས་མང་དུ་འབྱུང་ཞིང་གང་ལྟར་ན་བོན་སྟོན་པ་གཤེན་རབ་མི་བོ་ཆེའི་དུས་ནས་སྨན་རིགས་ཀྱི་རིག་པའི་གཞུང་ལུགས་ཐར་ཐོར་དར་ཡོད་པ་ནི་སྨུས་ཀྱང་བསྙོན་དུ་མེད་དོ། །

དེ་ནས་བོད་རྗེ་གཉའ་ཁྲི་བཙན་པོའི་སྐབས་ཀྱི་གསོ་རིག་ཀྱང་གོང་གི་བོན་སྟོན་པ་གཤེན་རབ་ནས་དྲང་སྲོང་དཔྱད་བུ་ཁྲི་ཤེས་བརྒྱུད་ནས་བྱུང་བའི་རྒྱུད་པ་བར་མ་ཆད་པ་ཡོད་པར་གྲགས་ཤིང་། དེ་ཡང་རྗེ་གཉའ་ཁྲི་བཙན་པོ་རྒྱལ་པོའི་གསེར་ཁྲིར་མངའ་གསོལ་བའི་སྐབས་སུ་རྒྱལ་པོས་དགོས་པ་དྲུག་བསྟན་ཏེ། སམ་གི་ན་ཁུ་ཡོད། སྡང་ཡོད། དགྲ་ཡོད། གཡག་ཡོད། དུག་ཡོད། བྱད་སྟེམས་ཡོད་ཅེས་གསུངས་པ་ལ། རྩིབ་ལྷ་སྐར་མ་ཡོལ་སྡེས་དེའི་ལན་དུ། བོད་འདིར་ཁུ་ལ་ལན་ཡོད། སྡང་ལ་བྱམས་ཡོད། དྲག་ལ་གཉེན་ཡོད། གཡག་ལ་མཆོན་ཡོད། དུག་ལ་སྨན་ཡོད། བྱད་སྟེམས་ལ་འཁྲོལ་ཐབས་ཡོད་ཅེས་ཞུས་པའི་ནང་ནས་དུག་ལ་སྨན་ཡོད་ཅེས་པའི་ཚིག་འདིས་ཀྱང་སྐབས་དེའི་དུས་སུའང་བོད་རིགས་ས་ཁུལ་དུ་སྨན་རིག་དར་ཡོད་པ་མཚོན་ཐུབ་བོ། །

སྤྱི་ལོ་དུས་རབས་གསུམ་པའི་ནང་དུ་བོད་ཀྱི་ས་གནས་སུ་ཡུལ་གྲུ་གཞན་གྱི་གསོ་རིག་ཁ་སྙོན་དང་འཕྲུས་ཚང་དུ་གཏོང་བ་ལ་ལོ་རྒྱུས་དང་དེབ་ཐེར་རྣམས་སུ་རྒྱལ་པོ་ལྷ་ཐོ་ཐོ་རི་གཉན་བཙན་གྱི་དུས་ཏེ་རྒྱ་གར་གྱི་སྨན་པ་བི་བྱི་དགའ་བྱེད་དང་བི་ལྷ་དགའ་མཛེས་མ་བྱ་བའི་མིང་སྲིང་གཉིས་བོད་དུ་ཕེབས་ནས་བོད་དུ་མི་ལོ་ཉེར་བཞི་རུ་བཞུགས་ནས་བི་བྱི་དགའ་བྱེད་དང་རྒྱལ་པོའི་སྲས་མོ་ལྷ་ལྕམ་ཡིད་ཀྱི་རོལ་ཆ་གཉིས་ཁྱིམ་ཐབས་སུ་གྱུར་ནས་མཐར་ཁོང་གཉིས་ལ་ལྷ་སྲས་དུང་གི་ཐོར་ཅོག་ཅན་བྱ་བ་ཞིག་འཁྲུངས། དེ་ལ་ཡབ་ཀྱིས་སྨན་དཔྱད་ཀྱི་གཞུང་ལག་ལེན་དང་བཅས་པ་བསླབས་པ་མ་ཟད། ད་དུང་སྨན་པ་གཉིས་ཀྱིས་རིག་པ་རྩའི་མདོ་དང་། འཆི་བ་ཟས་ཀྱི་མདོ། སྦྱོར་བ་སྨན་གྱི་མདོ་སོགས་གནང་བར་གྲགས་པ་ལས་ཀྱང་སྐབས་དེ་དུས་ནས་སྦྱོར་བ་སྨན་གྱི་གཞུང་ལུགས་དར་ཡོད་པ་དཔག་ཐུབ་བོ། །

དུས་རབས་བདུན་པ་སྐོ་བོད་རྒྱལ་སྲོང་བཙན་སྒམ་པོའི་སྐབས་སུ་རྒྱ་བཟའ་ཀོང་ཇོས་རྒྱའི་སྨན་དཔྱད་ཆེན་མོ་ཞེས་པ་བསྣམས་ནས་ཕེབས་པར་གྲགས་པ་དང་། སྐབས་དེར་རྒྱ་གར་གྱི་སྨན་པ་བྷ་ར་དྷ་ཛ་དང་། རྒྱ་ནག་གི་སྨན་པ་ཧེན་ཝེན་ཧང་དང་། ཏ་ཟིག་གི་སྨན་པ་གལེ་ནོས་གསུམ་གདན་དྲངས་ནས་འབུ་ཤག་མ་བུ་ཆེ་ཆུང་དང་། སྦྱོར་བ་མར་གསར་སོགས་བོད་ཡིག་ཏུ་བསྒྱུར་བའི་ལོ་རྒྱུས་ཡོད་པ་མ་ཟད། ལུགས་ཆེན་གསུམ་གྱིས་བཀའ་བགྲོས་ནས་བྲིས་པའི་སྨན་དཔྱད་ཀྱི་གཞུང་མི་འཇིགས་པའི་མཚོན་ཆ་ཞེས

བམ་པོ་བདུན་ཡོད་པ་ཞིག་བརྩམས་པ་རྒྱལ་པོ་ལ་ཕུལ་བས། སྲོང་བཙན་གྱིས། ལུགས་ཆེན་གསུམ་པོའི་
ཚུལ་དག་མ་རྟོགས་ན། །སྨན་པ་ཆེན་པོའི་གྲངས་སུ་མི་འགྲོ་སྟེ། །བདག་དང་གཞན་ལ་ཕན་པར་མི་ནུས
པས། །བར་སྣང་མཁའ་ལ་ཇི་ལྟར་མཐོས་བསླབ་བཞིན། །ཧ་ར་ཧྲ་ཛ་དྲང་སྲོང་ཆེན་པོ་དང་། །ག
ལེས་ནོས་ནི་རྒྱལ་ཚབ་བུ་པོ་དང་། །ཧན་ཤན་ཧང་དེ་ས་བདག་དབང་བསྒྱུར་བ། །འཕྲུལ་ཆེན་གསུམ་པ
བདུད་རྩི་བུམ་པ་བཞུགས། ཞེས་གསོ་དཔྱད་ཐམས་ཅད་ལུགས་སྡེ་གསུམ་དུ་བསྡུས་ནས་འཆད་པའི་
སྐབས་ནས་བཟུང་སྨན་གྱི་རོ་ནུས་ཞུ་རྗེས་ཀྱི་གཞུང་ཡོད་དགོས་པ་འདྲའོ། །

ད་ལྟའི་བར་ཉར་ཚགས་བྱས་པའི་དཔེ་ཆ་དངོས་ཀྱི་ཐོག་ནས་བཤད་ན་དུས་རབས་བརྒྱད་པ་སྟེ་བོད་
ཀྱི་རྒྱལ་པོ་མེས་ཨག་ཚོམ་མམ་ཁྲི་ལྡེ་གཙུག་བརྟན་དང་དེའི་སྲས་ཁྲི་སྲོང་ལྡེའུ་བཙན་གྱི་དུས་སུ་ཡུལ་གྲུ་གཞན་
གྱི་སྨན་རྩིས་མང་པོ་ཞིག་བོད་ཡིག་ཏུ་བསྒྱུར་བར་གྲགས་ཤིང་། ལྷག་པར་སྨན་དཔྱད་ཟླ་བའི་རྒྱལ་པོའམ་སོ་
མ་རཱ་ཛ་ཞེས་བོད་ལ་དར་ཚུལ་སྐོར་ལ་བཤད་ཚུལ་མི་འདྲ་བ་དང་། ནང་དོན་ལའང་ལེའུ་རྒྱས་བསྡུས
གསུམ་ཙམ་ཡོད་ཚུལ་གསུངས་པ་ཇི་ལྟར་རུང་། གཞུང་དེ་ཉིད་ལས། བདུད་རྩི་སྨན་གྱི་ནུས་པ་བསྟན་པ
ལ། དེ་ནས་སྨན་གྱི་ནུས་པ་ནི། ཁ་ཅིག་བུ་ག་དག་ལས་ནད། ཁ་ཅིག་ཁོང་དུ་སྐེམ་པར་བྱེད། ཁ་ཅིག
ལུས་ཀྱི་སྟོབས་དག་སྐྱེད། དེ་ཡི་ཕན་ཡོན་བསམ་མི་ཁྱབ། །མཁའ་དང་ས་དང་ཆུ་དང་ནི། །མེ་དང་
རླུང་དང་རབ་ཏུ་གྲགས། །སྲ་དང་ལྕི་དང་དྲི་བསྲུང་ཆེ། །མང་དང་མོད་ལ་རྩ་བས། །ལས་ནི་ལྕི་དང་
མང་པོར་སྤེལ། །ལུས་བསྐྱེད་སྟོད་དང་སྨད་དུ་འགྲོ །ཆུ་ནི་གཤེར་དང་བསིལ་དུ་འགྲོ །རྣོ་དང་སྐམ
དང་ཤུན་ལྷགས་དང་། །ལས་ནི་སྐྱུད་དང་བསིལ་བ་དང་། །རླན་དང་འཇིག་དང་སྐྱུད་པ་འོ། །ནུས
པ་དག་ནི་ཤ་མཐངས་བར། །མེ་ནི་ཚ་དང་རྩུབ་པ་དང་། །སྐམ་དང་རྣོ་བ་དུལ་དུལ་དང་། །སྦྲ་བའི་མེ
ཏོག་དག་གི་མེ། །ལས་ནི་ཚ་དང་འཚུ་བ་དང་། །གསལ་དང་སྨིན་པར་བྱེད་པ་འོ། །ནུས་པ་བར་དུ
འགྲོ་བའོ། །རླུང་ནི་ཡང་དང་འཇམ་པ་དང་། །གཡོ་དང་སྦྲ་དང་སྟོང་པ་འོ། །ལས་ནི་མེ་དང་སྐྱུད་པ
འོ། །ནུས་པ་སྟོད་དུ་འགྲོ་བའོ། །ནམ་མཁའ་ཐག་དང་སྟོང་པ་ཁོང་། །གོ་མི་ཁེབས་དང་ཐམས་ཅད
འཕྲོད། །ལས་ནི་འཇུ་དང་ཁོང་ཡངས་དང་། །ནུས་པ་ཁོང་ནི་ཁྱབ་པར་འགྲོ །དྲོ་བ་ས་སྟེ་དཀར་བ
དང་། །དམར་བ་མེ་དང་ལྗང་གུ་རླུང་། །སྔོན་པོ་ནམ་མཁའ་དག་ཏུ་འདོད། །རོ་དྲུག་ཁ་བ་མངར་བ
དང་། །ཚ་དང་སྐྱུར་བ་ལན་ཚྭ་དང་། །བསྐ་བ་དང་ནི་དྲུག་ཏུ་འོ། །མངར་བས་སྟོབས་བསྐྱེད་ཡི་ག
འབྱེད། །རྒས་དང་བྱིས་པ་དག་ལ་ཕན། །མཁྲིས་ནད་སེལ་ཏེ་བུ་རམ་གནོད། །རྣམ་འགྱུར་ཤའུ
བསྐྱེད་པ་དང་། །ཁམས་དང་དབང་པོ་གསལ་བ་དང་། །མདངས་སྐྱུག་ཆུ་སེར་ཞི་བ་དང་། །ས་སྲ
ལུས་ལ་འཇམ་པ་དང་། །བད་ཀན་སྐྱེ་ཞིང་མེ་སྟོབས་དབྲི། །ཁ་བས་ཁྲག་མཁྲིས་ཚད་པ་སེལ། །དང་
ག་འབྱེད་ཅིང་མཛེ་དང་བད་ཀན་ལྕེན། །ཤ་སྐྱི་རྨ་རྩིར་བཟང་བ་འོ། །སྐྱུར་བས་བད་ཀན་སེལ་བ

སྐྱེ། །ཆང་སྐྱུར་བད་ཀན་སྐྱེད་པར་བྱེད། །དྲོད་བསྐྱེད་ཡི་ག་འཇེད་པ་དང་། །འཕྱངས་ན་ཆོམ་དང་
འཇུ་སླ་སྟེ། །མཁྲིས་པ་དག་ལས་གནོད་མི་བྱེད། །སྐྱུར་བ་དྲགས་ན་ཤ་སློ་མིག་ལ་གནོད། །སོ་ལ
གནོད་ཅིང་གདོང་པ་སྐྲངས། །ཚ་བ་དྲོད་བསྐྱེད་ཡི་ག་འབྱེད། །མ་ཞུ་བ་དང་གློང་སྲིན་དང་། །རླུང
གིས་ལུས་འདར་མདངས་མདོག་ལེན། །དྲགས་ན་སྟོབས་དབྲི་མཁྲིས་པ་སྐྱེ། །ལན་ཚྭས་རླུང་འཇོལ་སྤྲོས
པ་འཇོལ། །ཟས་དག་འཇུ་ཞིང་གྲིམས་པར་བྱེད། །ཚྭ་རྣམས་ཁྲག་དང་མཁྲིས་པ་སྐྱེ། །རྒྱམ་ཚྭ་ཁ་རུ
ཚྭས་ནི་ཕན། །བད་ཀན་སྐྱེ་སྟེ་ཆུ་སེར་སྐེམ། །མཛེ་ནད་འབྲུམ་བུ་འབྲས་ལ་གནོད། །སྐམ་འདོད
གཉེར་མང་རྒས་དག་སྐྲེ། །སྟོབས་ཆུང་ཤ་ནི་སླ་བ་འོ། །བསྐ་བས་རླུང་དང་མཁྲིས་པ་སེལ། །བསིལ
ཞིང་ཁྲག་དང་མཁྲིས་པ་སེལ། །རྩ་སྐམ་འགྲུ་བ་ཞི་བར་བྱེད། །ཕྲུགས་མདོག་བཟང་སྟེ་རུས་ནད
སེལ། །དྲགས་ན་གཅིན་སྲི་བུ་ག་འགགས། །ལྗོ་རྒྱུན་ལྗོ་སྲིན་རླུང་ནད་སེལ། །མངར་དང་སྐྱུར་བ་ཞུ
རྗེས་རྩུབ། །བསྐ་དང་ཁ་བ་ཞུ་རྗེས་མངར། །ལན་ཚྭ་ཚ་བས་ཞུ་རྗེས་མངར། །ཚ་དང་སྐྱུར་བས་བད
ཀན་ཞི། ཁ་དང་མངར་བས་མཁྲིས་པ་འོ། །བསྐ་དང་ལན་ཚྭས་རླུང་ཞི་བྱེད། །ཅེས་གསུངས་པ་ལྟར་ད
ཡོད་ཀྱི་སྨན་གཞུང་སྙིང་པའི་ནང་ནས་སྨན་གྱི་རོ་ནུས་ཞུ་རྗེས་ཅུང་གསལ་བར་བརྗོད་པའི་གཞུང་ལུགས་ཕྱ
ཉིས་ཤིག་ཡིན་ནོ། །གཞན་ཡང་སྐབས་དེར་རྒྱལ་པོས་ཕྱོགས་རིས་ཀྱི་སྨན་པ་དགུ་སྤྱན་དྲངས་སྟེ་རྒྱ་གར
ཤཱཀྱ་གཏྲས་སྤྲུལ་མས་གསུངས་པར་གྲགས་པ་སྦྱོ་འབུམ་ལེའུ་བརྒྱ་དང་ཉི་ཤུ་ཅན་གསོ་དཔྱད་རིན་པོ་ཆེའི
འབྱུངས་དཔེ་བསྟན་པ་ཞེས་བྱ་བའི་རྒྱུད་ཅེས་པ་དེང་དུས་སྤྲུལ་མའི་སྦྱོ་འབུམ་དུ་གྲགས་པ་དེ་ཉིད་ལས། མི
རྟག་དམར་སེར་སྔོང་རི་ཟླུམ་བ་ཅན། །རོ་ནི་གོང་མ་དག་དང་འདྲ། །ཞེས་དང་། འཇམ་གླིང་ལོ་ཀ་ས
སྟེང་ན། ག་པུར་སྨན་གྱི་རྒྱལ་པོ་དང་། །ཙན་དན་ལ་སོགས་ཤིང་གི་སྨན། །སྦྱོ་ཡི་རིགས་དང་སྤྲོག
ཆགས་ཀྱི། །རིགས་ལས་བྱུང་བའི་སྨན་རྣམས་དང་། །མཚལ་དང་ཁབ་ལེན་རབ་འབྱོར་དང་། །ཕྱུང
དཀར་ལ་སོགས་རྗེ་སྨན་དང་། །དེ་ལ་སོགས་ཏེ་སྨན་སྣ་ཚོགས། །གང་ཡིན་སྤྱི་ཡི་འབྱུངས་དཔེ་དང་།
མཚན་ཉིད་འདྲ་ཡིག་རོ་ནུས་པ། །སྦྱར་ཐབས་ནད་རྣམས་གང་སེལ་བ། །ཞེས་དང་། ཕྱང་སྤྱོས་ཞེས
བྱའི་དྲི་བསུངས་ཞིམ། །སྲིབ་རི་ཕྱང་ལ་སྐྱེས་པ་ཡིན། །ལོ་མ་གཡུ་ཡི་གཞོང་བ་འདྲ། །སྡོང་བུ་རིང་ལ
མེ་ཏོག་དམར། །ལུང་པ་དྲི་ཞིམ་སྤྲོས་དྲིར་འགྱུར། །དེ་ལ་ལྷ་རྣམས་རྟག་ཏུ་གནས། །བགེགས་ཀྱི་བར
ཆད་འབྱུང་མི་འགྱུར། །རོ་ནི་ཅུང་ཟད་ཁ་བ་ཡིན། །རང་གི་ནུས་པས་ཚད་རིམས་དང་། ཞེས་སོགས
སྨན་རིགས་ཕལ་ཆེར་གྱི་རོ་དང་ནུས་པ་བཤད་ཡོད་པ་དང་། གཞན་བལ་པོའི་སྨན་པས་མཛད་པའི་རིན་པོ
ཆེ་སྨན་གྱི་འབྱུངས་དཔེ་བཅས་རྣམས་བརྩམས་ཤིང་བསྒྱུར་བ་དང་། དེ་བཞིན་སྦྱོའི་འབྱུངས་དཔེ་རིན
ཆེན་སྒྲོན་མ་སོགས་དང་། སྤྲུལ་བའི་སྲས་གསུམ་གྱིས་རྒྱལ་ཁམས་སོ་སོའི་ལུགས་དང་བསྟུན་ནས་མཛད
པའི་སྨན་ནུས་སྒྲོན་མེ་གསེར་གཟེར་དང་། སྨན་མིང་འབུ་ཤག་ཟངས་ཀྱི་བུམ་པ། རོ་སྙོར་ཞུགས་ཀྱི་ཕྲེང

བ། སྤོ་སྨན་ནགས་སུ་འཇུག་པ་གཡུའི་དྲ་བ་སོགས་གཞུང་མང་པོ་བསྒྱུར་བ་དང་བརྩམས་པར་གྲགས་སོ། །

དེ་བཞིན་སློབ་དཔོན་པདྨ་འབྱུང་གནས་ཀྱི་བདུད་རྩི་བུམ་པ་ཆེ་ཆུང་དང་། དྲ་དུང་བི་ཛི་འམ་ཙན་པ་ཤི་ལ་ཧས་བརྩམས་པའི་ལྷ་དཔྱད་ཀྱི་གཞུང་འཚོ་བའི་མདོ་ཟེར་བ་ཞིག་དང་། དེ་དང་དུས་མཉམ་པ་བྱིང་པོ་ཙེ་ཙེ་དང་ཏ་ཤང་མ་ཧ་དེ་བ་སོགས་ཀྱིས་ཀྱང་གསོ་རིག་སྙིང་མའི་སྐོར་མང་དུ་བསྒྱུར་བ་བཤད་པ་དང་། བཻ་རོ་ཙ་ནས་ཏེ་ཀྐ་མུན་སེལ་སྒྲོན་མེ་དང་། མིང་དོན་བརྡ་སྤྲོད་རྣམ་ལྔ་གསར་དུ་བརྩམས་པར་མ་ཟད། སྨན་དཔྱད་སྔ་ཚོགས་སྤྱིའི་མན་ངག་གམ་འཇམ་དབྱངས་སྤྱི་འབུམ་དུ་གྲགས་པ་ལས་རོ་ནུས་ཞུ་རྗེས་ཀྱི་བཤད་པ་ཐར་ཐོར་མང་དུ་ཡོད་ལ། ལྷག་པར་དུ་རྗེ་བཙུན་ཆེན་པོ་གཡུ་ཐོག་སྙིང་མ་ཡོན་ཏན་མགོན་པོ་ཞེས་མཚན་གྱི་གྲགས་པའི་འོད་སྣང་བས་སྲིད་གསུམ་ན་འབར་བ་དོན་གྱི་ངོ་བོ་སྨན་གྱི་བླ་མ་དང་གཉིས་སུ་མཆིས་པ་བསམ་བཞིན་དུ་གངས་ཅན་བོད་ཀྱི་ཉམ་ཐག་ནད་པའི་དོན་དུ་མི་ཡི་རྣམ་པར་རོལ་བ། མཁྱེན་དཔྱོད་ཀྱི་རྩལ་ཡངས་པའི་སྐྱེས་བུ་དེས་གསོ་རིག་གི་བསྟན་པ་སྔར་ལས་དར་རྒྱས་སུ་བཏང་སྟེ་རྒྱུད་བཞི་གསར་དུ་བརྩམས་པར་མ་ཟད། རྒྱུད་བཞིའི་ཆ་ལག་ཁ་སྐོང་དང་བཅས་པ་སློབ་མ་རྣམས་ལ་གནང་ནས་རྒྱུད་པ་མང་དུ་བྱུང་ཞིང་གངས་ཅན་གྱི་ལྗོངས་སུ་འགྲན་པའི་ཟླ་དང་བྲལ་ཏེ་ཕྱོགས་རིས་སྨན་པ་རྣམས་ཀྱིས་ཀྱང་དད་པས་མགྲིན་གཅིག་ཏུ། སྟོན་བསགས་སྦྱངས་པའི་ཡོན་ཏན་རབ་རྒྱས་ཤིང་། །འགྲོ་བ་མགོན་མེད་རྣམས་ཀྱི་མགོན་གཅིག་པུ། །གཡུ་ཐོག་པ་ཞེས་ཟླ་མེད་མཁས་པའི་མཆོག །གྲུབ་པའི་གྲགས་སྙན་འབར་བ་ཁྱོད་ཕྱག་འཚལ། །ཁྱད་པར་གསོ་རིག་གཞུང་ལུགས་བསྟན་པའི་སྲོལ། །ཉམས་ཐག་འགྲོ་བ་ནད་པའི་སྐྱབས་གཅིག་པུ། །བོད་ཡུལ་མུན་པ་སེལ་བའི་ཉི་མ་མཆོག །ཡོན་ཏན་མགོན་པོའི་ཞབས་ལ་ཕྱག་འཚལ་ལོ། །ཞེས་བསྟོད་དེ་སྤྱི་བོར་བླངས་པ་སོགས་མཛད་རྣམ་ཐད་དུ་གསལ་ལ། ཁྱད་པར་གསར་དུ་བརྩམས་པའི་དཔལ་ལྡན་རྒྱུད་བཞིའི་ནང་དུ་བྱུང་བ་ལས་དཔལ་ལྡན་རྒྱུད་བཞི་གསར་རྩོམ་མཛད་པ་ལས་རོ་ནུས་ཞུ་རྗེས་སོགས་སྦྱོར་བ་སྨན་གྱི་གཞུང་ལུགས་གསལ་བར་བཀོད་ཡོད་པ་འདི་ནི་བོད་ཀྱི་གསོ་རིག་སྨན་རིགས་རིག་པའི་གཞུང་ལུགས་ཀྱི་ཆ་ཡོངས་སུ་ཚང་བའི་གཞུང་ལུགས་ཤིག་སྟེ་ད་ལྟ་ང་ཚོའི་མིག་ལམ་དུ་གསལ་བ་བཞིན་ནོ། །

དུས་རབས་བཅུ་བའི་ནང་སྐད་གཉིས་སྨྲ་བའི་དབང་ཕྱུག་དམ་པར་གྱུར་བ་ལོ་ཆེན་རིན་ཆེན་བཟང་པོས་འཕགས་ཡུལ་གྱི་སློབ་དཔོན་དཔའ་བོས་མཛད་པའི་ཡན་ལག་བརྒྱད་པའི་སྙིང་པོ་བསྡུས་པ་དང་། དེའི་ཚིག་དོན་རྒྱས་པར་འགྲེལ་བ་ཁ་ཆེ་ཟླ་བ་མངོན་དགའ་བས་མཛད་པའི་ཟླ་ཟེར་སོགས་ལེགས་པར་བསྒྱུར་ཏེ་གདན་ལ་ཕབ་པའི་བཀའ་དྲིན་ལ་བརྟེན་ནས་བོད་ཀྱི་ཡུལ་གྲུ་ཀུན་ཏུ་གསོ་དཔྱད་ཀྱི་བསྟན་པ་སྔར་ལས་ལྷག་པར་དར་རྒྱས་སུ་ཕྱིན་པར་མ་ཟད། རོ་ནུས་ཞུ་རྗེས་སྐོར་ལ་མཚོན་ན་འང་དཔྱད་གཞིའི་ཡིག་ཆ་རྩ་

ཆེན་ཞིག་ཏུ་སྒྱུར་བའོ། །

དུས་རབས་བཅུ་གཉིས་པའི་ནང་དུ་གཡུ་ཐོག་གསར་མ་ཡོན་ཏན་མགོན་པོས་རྒྱུད་བཞི་ལ་ཁ་སྐོང་དང་ཆ་ལག་སོགས་མཛད་པ་དང་། ཁྱད་པར་རྒྱུད་ཆུང་བདུད་རྩི་སྙིང་པོ་སོགས་སྨན་གཞུང་མང་པོ་བརྩམས་ཏེ་བོད་གངས་ཅན་གྱི་ཡུལ་དུ་གསོ་དཔྱད་ཀྱི་བསྟན་པའི་སྒྲོན་མེ་ཆེས་ཆེར་སྤར་བར་མཛད་པ་དང་། ཁོང་གི་དངོས་སློབ་གཡུ་ཐོག་བཀྲ་ཤིས་མགོན་གྱིས་འབྲུལ་ཞིག་སྨན་པས་ཟིན་ཐྲིས་བརྗེད་ཐོར་བཏབ་པའི་ནང་། གསང་བ་ལས་ཀྱང་ཆེས་གསང་བ་དང་། དཀོན་པའི་ནང་ནས་ཆེས་དཀོན་པའི་སྨན་བཅོས་ལག་ལེན་གྱི་ཉམས་མྱོང་དེ་ནས་དཔེ་ཁ་ཤས་ཞུས་ན། ཙན་དན་དཀར་དམར་གྱི་རོ་ནུས་ཞུ་རྗེས་སྐབས། ཙན་དན་དཀར་པོ་རོ་ཁ། ནུས་པ་བསིལ་(ཞུ)རྗེས་བསིལ་རྩོད་(རྩུབ)སྤྱིར་ཚད་པ་ཙམ་ལ་འགྲོ། ཁྱད་པར་རྒྱས་ཚད། སྨུག་པོ། དུག་ལ་འགྲོ་ཞེས་ཕན་པའི་སྐོར་དང་། ཆུ་འགག་དང་། ཁྱད་པར་མཁལ་མའི་ནད་དང་། གྲང་བ་ལ་དུག་དང་མཚུངས་ཞེས་གནོད་པའི་སྐོར་གསུངས་ཤིང་། ད་དུང་གསུངས་དོན། ཙན་དན་དཀར་པོ་སྙིང་དང་སྲོག་རྩའི་ནད་ལ་ཆེག་ཐུབ་ཡིན། ཁྱད་པར་སྙིང་ཚིལ་དཀར་པོའི་ཚད་པ་ལ་ཕན་ནོ། །ལར་འགྲོ་ཆེ། རྩུབ་པའི་སྨན་ཡིན་ཞེས་དང་། ཙན་དན་དམར་པོ་ནི་དཀར་པོ་དང་རོ་ནུས་ཞུ་རྗེས་གསུམ་མ་མཚུངས་པ་ཡིན། སྨན་ཁྲག་དང་ཆུ་སེར་སྐེམ་དང་རོལ་དུ་གསོད་པ་ལ་ཁྱད་པར་དུ་འགྲོ། སེང་ལྡེང་ལས་ཙན་དན་དམར་པོ་རྙེད་པ་དཀའ། ཁྱད་པར་སྙིང་ཁྲག་དང་། སྙིང་གི་ཤ་དམར་པོའི་ཚད་པ་སེལ། སྙིང་གི་ཚད་པ་དང་། སྲོག་རྩའི་ཚད་པ་ལ་ཆེག་ཐུབ་འཕེར་བ་ཡིན། ཞེས་གསུངས། གཞན་ཐམས་ཅད་དཀར་པོ་དང་ཆ་མཚུངས་སོ་ཞེས་ཙན་དན་དཀར་དམར་གྱི་ནུས་པ་དང་། བྱེད་ལས་ཐད་ཕན་གནོད་གཉིས་ཀྱི་སྒོ་ནས་དབྱེ་འབྱེད་དེ་ལྟ་བུ་མཛད་ཐུབ་པ་ནི་ལག་ལེན་མྱོང་བ་ཤིན་ཏུ་ཟབ་པ་གསལ་པོར་མཐོང་ངོ་། །དེ་བཞིན་ཕྱི་མ་རྒྱུད་ཀྱི་མནུ་བཞི་ཐང་གི་རྒྱུ་མཚན་བརྗོད་པའི་སྐབས་སུ། ཚད་པ་མ་སྨིན་པ་བད་རླུང་གིས་བྲུས་པ་ཡིན། དེ་ལ་མནུ་བཞི་ཐང་གཏོང་བའི་གཏན་ཚིགས། སྣ་ཡིས་བད་ཀན་སེལ། ཁྲག་འདྲིལ་བཤིག འཁྲུགས་པ་འཇུ། གཎྜ་ཀ་རིས་དྭངས་སྙིགས་འབྱེད་མ་ནུས་ཁྲག་གཟེར་གཅོག་ཅིང་དྭངས་སྙིགས་འབྱེད། ཚད་པ་གཅོག སླེ་ཏྲེས་ཀྱིས་རླུང་སེལ་ཞིང་དྭངས་སྙིགས་འབྱེད་པ་བཅས་མ་ནུ་བཞི་ཐང་གི་ཕན་ཡོན་དང་། དགོས་པ། རྒྱུ་མཚན་བཅས་གནད་དུ་སྨིན་པ། གཞན་ཡང་སྤྲང་རྩིས་བད་ཀན་ལ་ཕན་པའི་རྒྱུ་མཚན་དྲངས་སྐབས། རོ་མངར་བའི་སྤྲང་རྩི་བསིལ་ཡིན་ཡང་བད་ཀན་ལ་ཕན་པའི་གཏན་ཚིགས། རོ་མངར། ནུས་པ་བསིལ་བས་བད་ཀན་དང་གྲང་བ་སློང་། ཞུ་རྗེས་དྲོ་ལ་འཇམ་པས་བད་ཀན་འཛོམས་པ་ཡིན། ཞེས་དང་། རི་བོང་གི་སྙིང་ལ་སོགས་སྙིང་ཐམས་ཅད་རོ་ནུས་ཞུ་རྗེས་ཐམས་ཅད་དྲོ་ལ་འཇམ། སྙིང་རླུང་། རྗེད་བྱེད། སྨྱོ་བྱེད་ལ་ཁྱད་པར་དུ་ཕྱི། རི་བོང་སྙིང་ལ་ཡོན་ཏན་བཅུ་གཉིས་ཡོད་པ་སོགས་ངོ་མཚར་ཆེ་བའི་གསུངས་མང་དུ་མཆིས་པ་དེ་འདྲ་བ་སོགས་ནི་སྨན་རྫས་རིག་པའི་

ཐད་ལ་མཁས་པ་ཆེན་པོ་ཡིན་པར་གོར་མ་ཆག་གོ ། དེ་བཞིན་ཁོང་གི་དངོས་སློབ་འཕྲུལ་ཞིག་སྨན་པས་སྨན་དཔེ་གཡུ་ཐོག་ལུགས་ཀྱི་མཁས་པའི་ཕྱག་བཞེས་ཟུར་བཀོད་ཅེས་པ་སློབ་དཔོན་གྱིས་གསུངས་ལྟར་ཟིན་བྲིས་བཀོད་པ་ཞིག་འདུག་པ་མཐོང་ཐོས་དཀོན་པའི་སྨན་དཔེ་རྩ་ཆེན་དུ་མངོན་ལ། དེའི་ནང་དུ་དཔེར་ན། ཨ་ག་རུ་ལ་ནུས་པ་གསུམ་ལྡན་ཡིན་པའི་སྐོར་ལ། ཨ་ག་རུ་རོ་ཚ་ལ་སྦྱིད། ནུས་པ་བསིལ་རྒོད་ཡིན་ཏེ་སྙིང་གི་ཤ་དམར་པོ་དེ་ཚད་པ་ཆེ་བས་དེ་སེལ། ནུས་པ་བསིལ་རྡོད་སྨོམས་པས་དེས་སྙིང་གི་གཤམ་གྱི་ཚིལ་བུ་དེ་བད་ཀན་ཆེ་བས་དེ་སེལ། ཞུ་རྗེས་རྡོད་དུ་ཡོད་པས་སྲོག་རྩ་དང་རླུང་གི་ནད་སེལ། དེ་དག་ཨ་ག་རུ་ཡི་ནུས་པ་གསུམ་ཡིན། དེ་བཞིན་ཤིང་མངར་རོ་མངར་ནུས་པ་ཨན་ཙམ་བསིལ་ལ་ལར་གྱི་སྨོམས། བསེ་ཡབ་རོ་མངར་ལ་སྐྱུར། ནུས་པ་བསིལ་རྒོད་ཡིན། ཤིང་ཀུན་རོ་ཚ། ནུས་པ་ཞུ་རྗེས་གཉིས་ཀ་དྲོ་ལ་ལྕི། ཞེས་པ་སོགས་སྨན་སྣ་སོ་སོའི་རོ་དང་། ཞུ་རྗེས། ནུས་པ་བཅས་སྨན་གྱི་ཕན་ཡོན་ཁྱད་པར་ཅན་རང་ཅག་རྗེས་འཇུག་རྣམས་ཀྱི་མིག་ལམ་དུ་མཐོང་མ་ཐག་སྔོན་གྱི་མཁས་དབང་གོང་མ་རིན་ཆེན་ཆོས་དཀའ་བ་སྤྱད་པའི་གྲུབ་འབྲས་ཇི་ཡོད་སྦ་གསང་མེད་པར་སློབ་མར་བརྒྱུད་གནང་བ་དང་། ཕྱོགས་མཚུངས་སློབ་མ་རང་གིས་ཀྱང་བརྗེད་ངས་སུ་མ་སོང་ཞིང་ཇི་སྲིད་ཡུན་གནས་ཡོང་ཕྱིར་ཟིན་བྲིས་བཀོད་པ་དེས་དེང་གི་དུས་སུའང་ལག་ལེན་བསྟར་ཆོག་པ་ཡོད་པ་འདི་འདྲ་རང་ཅག་རྣམས་ཀྱིས་མིག་དཔེར་བཟུང་ནས་སླད་ཕྱིན་དགེ་སློབ་ཚང་མས་མཐོང་བརྒྱུད་མན་ངག་མཐའ་དག་རྩ་བརླག་མི་འགྲོ་བར་དགོངས་པ་ཆེ་བཞེས་མཛད་དགོས།

དུས་རབས་བཅུ་བཞི་པའི་ནང་དུ་ཀརྨ་རང་བྱུང་རྡོ་རྗེས་སྨན་གྱི་ནུས་པ་ཕྱོགས་གཅིག་ཏུ་བསྟན་པ་སྨན་མིང་རྒྱ་མཚོ་ཞེས་པ་མཛད་པ་དེའི་ནང་སྨན་སྣ་བརྒྱད་བརྒྱ་དང་སུམ་ཅུ་ཙམ་གྱི་ནུས་པ་རེ་རེ་བཞིན་བསྟན་པའི་ནང་དུ་རྡོ་ཡི་ནོར་བུ་བཅུ་ནས་འགོ་བཙུགས་ཏེ་ཤིང་སྨན་དང་། རྩྭ་སྨན། སྲོག་ཆགས་སྨན་གྱི་རིགས་དང་ནང་གསེས་བཅས་པའི་ཕན་ཡོན་རྒྱས་བཤད་གསལ་བ་དེ་དག་སྐབས་དེའི་དུས་ནས་བཤད་ན་འཕྲུངས་དཔེ་རྒྱས་ཤོས་ཀྱི་གྲས་ཡིན་པ་དང་། ཕྱིས་ཀྱི་སྨན་པ་མཁས་པ་མང་པོས་སྨན་མིང་རྒྱ་མཚོ་འདི་ཉིད་ཧ་ཅང་ཁུངས་ཐུབ་ཚད་ལྡན་དུ་གཟིགས་ནས། རྫོ་འབུམ་མང་པོའི་ནང་དུ་ལུང་འདྲེན་མཛད་ཡོད།

དུས་རབས་བཅོ་ལྔ་བའི་ནང་དུ་བྱང་ལུགས་སྲོལ་བཏོད་པ་པོ་བྱང་བ་རྣམ་རྒྱལ་གྲགས་བཟང་གིས་བཤད་རྒྱུད་ཀྱི་རྒྱ་ཆེར་འགྲེལ་བ་བདུད་རྩི་ཆུ་རྒྱུན། སྨན་གཞུང་རིན་ཆེན་སྦྲོམ་བུ་སོགས་མང་དག་མཛད་དེ་འཆད་རྩོད་རྩོམ་གསུམ་གྱི་སྒོ་ནས་གསོ་བ་རིག་པའི་སྲོག་མཐུད་པ་ལྟ་བུར་གྱུར་བ་དང་། དུས་མཉམ་ཟུར་ལུགས་སྲོལ་གཏོད་ཟུར་མཁར་མཉམ་ཉིད་རྡོ་རྗེས་རིན་ཆེན་འཕྲུངས་དཔེའམ་སྨན་ངོ་གསལ་བྱེད་དང་། རོ་སྐོར་ལྡུགས་ཀྱི་ཕྲེང་བ། བདུད་རྩིའི་ཐིང་བུ། བདུད་རྩིའི་གཏེར་མཛོད། རྒྱུད་ཕྱི་མའི་སྨན་ངོ་གསལ་བྱེད་བདུད་རྩིའི་སྒྲོན་མེ། སྨན་གྱི་ནུས་པའི་རྒྱུ་འབྲས་རེའུ་མིག སྨན་གྱི་བྱེངས་ལ་སོགས་པ་རོ་ནུས་ཞུ་རྗེས་ངོ་བོ་ངེས་ཚིག་བྱེད་ལས་ཀྱི་སྒོ་ནས་གཏན་ལ་འབེབས་པའི་བསྟན་བཅོས་རྣམས་བཤད་ཅིང་། སྨན་ངོ་

སྒྲིད་པ་སོགས་འཆད་རྩོད་རྩོམ་གསུམ་གྱི་སྒོ་ནས་གསོ་རིག་གི་བསྟན་པ་ཉིན་མོ་ལྟར་གསལ་བར་མཛད།

དུས་རབས་བཅུ་དྲུག་པའི་ནང་བྱང་མཁར་བློ་གྲོས་རྒྱལ་པོས་ལོ་བཞིའི་བར་དུ་རྩ་བཤད་འགྲེལ་པ་མེས་པོའི་ཞལ་ལུང་དང་། སྨན་གྱི་རོ་ནུས་ཞུ་རྗེས་ཀྱི་རེའུ་མིག་ཅེས་པ་རྩོམ་གནང་མཛད་དེ་སྨན་གྱི་རོ་དང་ནུས་པ་ཁྱད་པར་ཞུ་རྗེས་ཀྱི་ལག་ལེན་ཐད་ནས་ཁ་གསལ་དང་འབུས་ཚང་རྒྱ་ཆེར་མཛད་པ་དང་། དུས་མཚུངས་སུ་གོང་སྨན་དཀོན་ཅོག་བདེ་ལེགས་ཀྱིས་སྤོའི་འབྲུངས་དཔེ་དོན་བསྡུས་དང་། སྨན་མིང་བརྗོད་སྒྲིད། རོ་ནུས་ཀྱི་སྡེབ་སྦྱོར་སོགས་སྨན་གྱི་གཞུང་ལུགས་དང་། ཁྱད་པར་དུ་མན་ངག་པོ་ཏི་དམར་པོ་དང་། པོད་ནག པོད་ཁྲ་སོགས་གསོ་བ་རིག་པའི་གཞུང་ལུགས་རྒྱ་ཆེར་མཛད་དེ་གསོ་དཔྱད་བསྟན་པ་ཡར་ཟླའི་དཔལ་ལ་འགྲན་པའི་ཕྲུག་རྗེས་བཞག་པ་མ་ཟད། དངོས་སློབ་གོང་སྨན་དཀོན་མཆོག་འཕན་དར་ལགས་ཀྱིས་རང་གི་སློབ་དཔོན་གྱིས་པོད་དམར་སོགས་མན་ངག་དོན་བསྡུས་པ་གསོ་རིག་དགོས་པ་དོན་བསྡུས་ཞེས་རོ་སྡེབས་ལྔ་བཅུ་རྩ་བདུན་ལ་འགྲེལ་བ་དང་། ཉམས་ཡིག་བརྒྱ་རྩ་སོགས་སྨན་གྱི་རོ་དང་སྦྱོར་སྡེབས་ཀྱི་ལག་ལེན་ཕུན་སུམ་ཚོགས་པར་མཛད་པ་དང་། དེ་བཞིན་འབྲི་གུང་ཆོས་གྲགས་ཀྱི་བརྒྱུད་འཛིན་ཞལ་སློབ་ཕུལ་དུ་ཕྱིན་པ་སྐྱོ་འཕྲིན་ལས་རྣམ་རྒྱལ་ཞེས་པས་སྨན་གྱི་རོ་ནུས་ཞུ་རྗེས་ཞེས་པའི་གཞུང་སོགས་གསུངས་ཡོད།

དུས་རབས་བཅུ་བདུན་པའི་ནང་བོད་མཁས་པ་མི་ཕམ་དགེ་ལེགས་རྣམ་རྒྱལ་ཞེས་ཕྱི་ནང་གི་རིག་གནས་གང་ལའང་མངའ་བརྙེས་པ་དེས་རྗེས་འཛིན་རིག་པ་གཅིག་པུར་ཆ་བཞག་ནས་ཞུས་ན། སྨན་གྱི་རོ་ནུས་བཤད་པ་པཻ་ཌཱུར་ཡའི་མེ་ལོང་ཞེས་བྱ་བ་བཤད་རྒྱུད་རྒྱུད་སེལ་གྱི་ཁ་སྐོང་ལྟ་བུ་སྨན་སྣ་རེ་རེ་བཞིན་རོ་དང་། ནུས་པ། ཞུ་རྗེས་གསུམ་ལྡན་གྱི་བཤད་པ་སྔར་ན་མ་བྱུང་བ་འདི་དང་། བྱང་མཁར་བློ་གྲོས་རྒྱལ་པོས་གསོ་བ་རིག་པའི་གཞི་ལམ་འབྲས་བུའི་རྣམ་གཞག་སྐོར་གྱི་དྲི་བ་ཞེས་པའི་ལན་དུ་དྲིས་ལན་ལེགས་བཤད་རིན་པོ་ཆེའི་སྣང་བ་གསལ་བ་ཞེས་བྱ་བ་དང་། དར་མོ་སྨན་རམས་པ་བློ་བཟང་ཆོས་གྲགས་ཀྱི་བཤད་རྒྱུད་རྒྱུད་སེལ་གྱི་འགྲེལ་བ་མེས་པོའི་དགོངས་རྒྱན་ཁྱད་པར་དུ་སྨན་གྱི་རོ་ནུས་ཞུ་རྗེས་སྐོར་གསལ་བར་གསུངས་པ་དང་། དེ་རྗེས་རིག་པའི་གནས་ལྔ་ལ་མཁྱེན་རྒྱ་ཡངས་པའི་མཁས་དབང་སྡེ་སྲིད་སངས་རྒྱས་རྒྱ་མཚོ་མཆོག་གིས་སྨན་བླའི་དགོངས་རྒྱན་རྒྱུད་བཞིའི་གསལ་བྱེད་པཻ་ཌཱུརྻ་སྔོན་པོ་མ་ལླི་ཀ་ཞེས་དཔེ་སྲོག་མདའ་ཚད་མ་སྟོང་དང་ཉིས་བརྒྱ་སྐོར་ཡོད་པའི་གཞུང་འགྲེལ་གསར་རྩོམ་མཛད་པ་སོགས་སྨན་དཔེ་ཕུལ་བྱུང་མང་དག་ཅིག་མཛེས་སོ། །

དུས་རབས་བཅོ་བརྒྱད་པའི་ནང་དེའུ་དམར་དགེ་བཤེས་བསྟན་འཛིན་ཕུན་ཚོགས་ཀྱིས་སྐུ་ཚེ་གཅིག་གི་རིང་བོད་ཀྱི་གསོ་རིག་སྤྱི་དང་། ལྷག་པར་སྨན་རིག་ཐད་ལ་བརྩོན་ཞིབ་གནང་བའི་མཛད་རྗེས་དང་གྲུབ་འབྲས་ནི་དུས་ཕྱིས་སུས་ཀྱང་འགྲན་དུ་མེད་པ་ལྟ་བུ་ཞིག་ཡིན་ཏེ། ད་ལྟ་ཡོད་པའི་གསུང་རྩོམ་སྐོར་ལ་རོ་

བྱུག་སྨན་གྱི་སྦྱིབ་སྦྱོར་གསལ་བར་འགྲེམས་པ་དྲང་སྲོང་ཞལ་ལུང་བ་ཀུ་ལའི་འདབ་ཕྲེང་། བདུད་ནད་གཞོམས་པའི་གཉེན་པོ་རྩི་སྨན་གྱི་ནུས་པ་རྒྱང་བཤད་གསལ་སྟོན་དྲི་མེད་ཤེལ་སྒོང་། དེའི་འགྲེལ་བ་བདུད་རྩི་སྨན་གྱི་རྣམ་དབྱེ་ངོ་བོ་ནུས་མིང་རྒྱས་པར་བཤད་པ་དྲི་མེད་ཤེལ་ཕྲེང་ནང་དུ་ངོ་བོའི་ནུས་པ་རྣམ་པ་བརྒྱད་ཀྱི་གསལ་བཤད་གནང་བ་དང་། ཞུ་རྗེས་གསུམ་གྱི་ངོ་སྤྲོད་གསལ་སྟོན་མེ་ལོང་། སྨན་གྱི་རོ་ནུས་ཞུ་རྗེས་སྦྱོར་ཐབས་ཀྱི་རྗེས་འགྲེམས་རྒྱུད་དགོངས་གསལ་སྟོན། དེའི་ཤོག་བགྲ་རེའུ་མིག་གསལ་སྣང་། རོ་སྦྱིབས་སྦྱོར་བ་ཕན་ཡོན་དང་ཐུགས་མར་ཚིགས་སུ་བཅད་པ་དོན་ཚང་ཚིག་བསྡུས། རོ་སྦྱིབ་སྦྱོར་བ་ལྔ་བཅུ་རྩ་བདུན་གྱི་རེའུ་མིག་ཀློ་གསལ་དགའ་སྟོན་སོགས་རྒྱ་ཆེ་ཞིང་གཏིང་ཟབ་པའི་སྨན་གཞུང་བསྟན་བཅོས་ཚད་མར་འཛིན་དུ་རུང་བ་མང་དུ་བརྩམས་པ་དང་ལྷག་པར་དུ་མཁས་མཆོག་འདི་ཉིད་བོད་ཀྱི་སྨན་རྫས་རིག་པའི་སྐོར་ལ་མངའ་བརྙེས་ཤིང་། གང་ཉིད་ཀྱི་མཁྱེན་རབ་དང་། དགོངས་པའི་རྩལ་ལས་བྱུང་བའི་ཤུལ་བཞག་གསུང་རྩོམ་རྣམས་མཁས་བླུན་སུ་ཞིག་གིས་བལྟས་ཀྱང་ཡིད་སེམས་དབང་མེད་དུ་འཕྲོག་ནུས་པའི་ཁྱད་ཆོས་འབུར་དུ་ཐོན་པ་འདི་ནི་ཞིབ་ཏུ་སློབས་མ་དགོས་པར་ཀུན་གྱིས་མཁྱེན་གསལ་ལྟར་རོ། །

དུས་རབས་བཅུ་དགུ་བའི་ནང་འཇམ་དབྱངས་མཁྱེན་བརྩེ་དབང་པོས་སྨན་སྦྱོར་ཉེར་མཁོ་སྣ་ཚོགས་དང་། སྨན་གྱི་ངོས་འཛིན་ལས་དོགས་སེལ་ཕྲན་བུ་སོགས་ལེགས་བཤད་རྨད་དུ་བྱུང་བ་འབའ་ཞིག་ལ་བརྟེན་ཕྱར་ནས་བཟུང་རང་ཅག་འཚོ་བྱེད་ཀུན་གྱི་སྙིང་ནོར་དམ་པར་གྱུར་པ་ཡིན། དེ་བཞིན་ཀོང་སྤྲུལ་ཡོན་ཏན་རྒྱ་མཚོ་དང་། དེའི་སློབ་མ་འཇུ་མི་ཕམ་རྣམ་རྒྱལ་རྒྱ་མཚོའི་སྤོ་སྦྱོར་བདུད་རྩིའི་ཐིག་ལེ། སྨན་ཕྲེང་བརྒྱ་རྩ་སོགས་སྨན་རིག་སྐོར་གྱི་བསྟན་བཅོས་གང་མང་ཡོད་དོ། །

དུས་རབས་ཉི་ཤུ་པར་སྨན་རྩིས་བསྟན་པའི་གཙུག་རྒྱན་མཁས་དབང་མཁྱེན་རབ་ནོར་བུ་མཆོག་གིས་དགུང་ལོ་ཉེར་དགུ་ཙམ་ནས་སྨན་དཔེ་རྩོམ་སྒྲིག་གི་ཕྱག་ལས་དང་། སྨན་གཞུང་ཞིབ་འཇུག་ནང་བའི་འགོ་ཚུགས་ཏེ་སྔོ་སྨན་འཁྲུངས་དཔེ་བསྡུས་པ་ངོ་མཚར་གསེར་གྱི་སྙེ་མ་དང་། བཤད་རྒྱུད་ཀྱི་སྟོང་འགྲེམས་བློ་ཤེལ་ནོར་བུའི་མེ་ལོང་། ཁྲིག་སྨན་འཁྲུངས་དཔེ་ཡིད་བཞིན་འདོད་འཇོའི་བུམ་བཟང་། བདུད་རྩི་སྔོའི་འཁྲུངས་དཔེ་རྒྱས་པ་འཚོ་བྱེད་གཞོན་ནུའི་སྙིང་ནོར། སྨན་གྱི་རོ་སྦྱིབས་སྦྱོར་བའི་རེའུ་མིག་སོགས་བརྩམས་པར་མཛད་པ་བཅས་སྨན་རྩིས་ཟུང་འབྲེལ་གྱི་སྲོལ་བཏོད་པ་སོགས་ཀྱིས་མཚོན་མདོར་ན་བོད་གངས་ཅན་ལྗོངས་སུ་གསོ་རིག་བྱེད་པོ་སྔར་ལས་ལྷག་པའི་འཕེལ་རྒྱས་བྱུང་བ་རྣམས་ཀྱིས་སེམས་ཅན་ནད་པ་ཇི་སྙེད་ཅིག་ལ་འགྲོ་དོན་བླ་ན་མེད་པ་མཛད་དང་མཛད་བཞིན་པ་དང་ཆབས་ཅིག་སྨན་རིག་འཕེལ་རྒྱས་ཀྱི་སྐོར་དང་། སྨན་གྱི་རོ་ནུས་ཞུ་རྗེས་སྦྱོར་ཐབས་ཀྱི་རྗེའུ་འགྲེལ་སོགས་རོ་ནུས་ཞུ་རྗེས་ཀྱི་ངོ་སྤྲོད་ཆེད་དུ་གསུངས་ཡོད་པ་རྣམས་ནི་གཞུང་ལུགས་ཀྱི་རྩལ་ཐོན་ཞིང་གོ་བདེ་བ་བཅས་ཀྱི་བཀའ་དྲིན་བླ་ན་མེད་པ་ཞིག་ཏུ་གྱུར་རོ། །

ས་བཅད་གཉིས་པ། སྦྱོར་བ་སྨན་ཞེས་པའི་གོ་དོན་སྐོར།

སྦྱོར་བ་སྨན་ཞེས་པའི་སློབ་ཚན་འདི་ནི་སྨན་རྫས་ཀྱི་རོ་དང་ཞུ་རྗེས། ནུས་པ། ཐེབ་སྦྱོར་གྱི་རྩ་དོན་སོགས་ལ་ཞིབ་འཇུག་བྱེད་པའི་རིགས་པའི་གཞུང་ལུགས་ཤིག་ཡིན་ཏེ། དེ་ཡང་སྨན་རྫས་རིགས་ཀྱི་གཞི་རྩའི་གྲུབ་ཚུལ་དང་དེ་ལས་བྱུང་བའི་རོ་ནུས་ཀྱི་ཁྱད་ཆོས། དེ་དག་གི་མཐུ་སྟོབས་དང་ཡོན་ཏན། སྨན་གྱི་ནུས་པ་དེ་ཡང་ལུས་ཁམས་སུ་ཐོན་པའི་འགྱུར་བ་དང་ཤུགས་རྐྱེན། དེས་ནད་གཞི་འགོག་བཅོས་བྱེད་རྒྱུ་ལ་ནུས་པ་ཐོན་པའི་རྒྱུ་མཚན། དེ་བཞིན་སྨན་རིགས་ནང་ཚན་དང་། རྣམ་གྲངས། དབྱེ་འབྱེད། ངོས་འཛིན། ཐེབ་སྦྱོར་གྱི་རྩ་དོན་སོགས་ཀྱི་རིགས་པའི་གཞུང་ལུགས་དང་བེད་སྤྱོད་ལག་ལེན་སྐོར་ལ་ཞིབ་འཇུག་གསལ་སྟོན་བྱེད་པའི་རིག་པའི་ཚན་ཁག་ཅིག་ཡིན།

དེ་ཡང་ངོ་བོ་དང་ངེས་ཚིག་དབྱེ་བ་ལ། གསོ་བྱ་རླུང་མཁྲིས་བད་ཀན་གསུམ་ལས་གྱུར་པའི་ནད་ཀྱི་བྲུག་རྡུའི་སྡུག་བསྔལ་ཡོད་དོ་ཅོག་སེལ་བར་བྱེད་པའི་ཡུལ་དང་མཆོག་ཏུ་གྱུར་བའི་གཉེན་པོ་ཞིག་སྟེ། བཤད་རྒྱུད་ལས། ནད་ལ་གསོ་བར་བྱེད་པའི་གཉེན་པོ་ཡི། སྦྱོར་བ་སྨན་གྱི་གནས་ལ་བསླབ་བྱ་ན། །རོ་དང་ཞུ་རྗེས་ནུས་པ་སྦྱོར་ཐབས་བཞི། ཞེས་པ་ལྟར་གཙོ་བོ་རོ་ནུས་ཞུ་རྗེས་གསུམ་གྱིས་ཁྱབ་པའི་སྨན་རིགས་གང་དང་གང་ཞིག་གིས་མི་ན་བར་ཡུན་རིང་དུ་གནས་ཤིང་། ན་བ་གསོ་བར་བྱེད་པའི་གཉེན་པོ་རྣམས་ཀྱི་གཙོ་བོ། སྨན་ཞེས་པ་ནི་འབྲས་བུའི་མིང་རྒྱུ་ལ་བཏགས་པ་སྟེ། ཁོང་དུ་བཏང་བའི་ཚེ་ཚོ་སྲོག་ལ་ཕན་ཞིང་ནད་སེལ་བར་ནུས་པའི་རྫས་སྦྱིའི་མིང་སྟེ། རྗེ་གཡུ་ཐོག་གསར་མ་ཡོན་ཏན་མགོན་པོས་མཛད་པའི་ཁོག་དབུགས་ཕྲེང་ཆེན་ལྡིང་བ་ལས། སྨན་ནི་རྫས་གང་ཞིག་ནད་སེལ་བའི་མཆོག་ཏུ་གྱུར་ཅིང་། ཁོང་དུ་བཏང་བས་ཚེ་དང་སྲོག་ལ་ཕན་པས་དེ་ལ་སྨན་ཞེས་བྱའོ། ཞེས་དང་། བཤད་རྒྱུད་ལས། ངེས་ཚིག་ནད་གསོ་ལུས་ལ་ཕན་ཕྱིར་སྨན། ཞེས་དང་། ལེགས་བཤད་སྒྲ་བ་མཆོག་ཐོབ་ལས། སྨན་ཞེས་པ་ཕན་པའི་དོན་ཏེ། འབྲས་བུའི་མིང་རྒྱུ་ལ་བཏགས་པའོ། ཞེས་གསུངས་པ་ལྟར་ནད་ཀྱི་བྲུག་རྡུ་ཞི་བར་བྱས་ནས་ཁམས་སྙོམས་ཤིང་ན་བ་གསོ་བར་བྱེད་པས་ལུས་དང་སེམས་ལ་བདེ་བ་སྐྱེད་དེ་ཕན་པའི་ཕྱིར་ན་སྨན་ཞེས་བྱའོ། དབྱེ་ན་སྨན་ཞེས་པའི་སྒྲ་འདི་དོན་བ་ལ་འཇུག་སྟེ། སློབ་དཔོན་དཔའ་བོས་མཛད་པའི་ཡན་ལག་བརྒྱད་པའི་སྙིང་པོ་བསྡུས་པ་ལས། གསོ་པ་ཕན་པ་གནོད་སེལ་དང་། སྦྱོར་བ་སྨན་དང་རྩི་དང་ནི། ཞི་བར་བྱེད་དང་ཐུགས་བྱས་ཏེ། དེ་དག་སྨན་མིང་རྣམས་གྲངས་ཡིན། ཞེས་གསུངས་པ་ལྟར་དབྱེ་བ་བརྒྱད་དུ་ཕྱེས་ནས་དེ་ལ་རོ་དང་ཞུ་རྗེས་ནུས་པ་སྦྱོར་ཐབས་བཞི་ཡོད་ཅེས་པའི་སྤྱི་མིང་དུ་སྦྱོར་བ་སྨན་ཞེས་སྦྱོར་བ

ནི་སྨན་རྣམས་ཕན་ཚུན་སྦྱིབས་པའི་དོན་ཏེ། བཤད་རྒྱུད་དུ། རོ་སྦྱིབས་ནུས་སྦྱིབས་ཞུ་རྗེས་སྦྱིབས་ཏེ་སྦྱར། ཞེས་པར་རོའམ་ནུས་པ་སོགས་དངོས་པོ་གཉིས་སམ་ཡང་ན་གསུམ་བཞི་སོགས་ཕན་ཚུན་ལྷན་ཅིག་ཏུ་འདུས་པའམ་སྦྱར་བ་དང་། སྒོས་སུ་སྨན་རྫས་རང་གི་རོ་དང་ཞུ་རྗེས་ནུས་པ་རྣམས་ཕན་ཚུན་མཐུན་པར་སྦྱིབས་ཏེ་སྦྱར་བའི་གཞུང་ལུགས་ཤིག་ཡིན་པས་ན་དེ་ལྟར་བརྗོད་དོ། །

ས་བཅད་གསུམ་པ། སྦྱོར་བ་སྨན་ཞེས་པའི་ནང་དོན་སྐོར།

དེ་ཡང་སྨན་གྱི་རོ་དང་། ནུས་པ། ཞུ་རྗེས་སྦྱར་ཐབས་སོགས་ཀྱི་ཁྱེངས་དང་གཞུང་ལུགས་གང་ལ་བརྟེན་ནས་བྱུང་བ་དང་། དེ་དག་གི་ཁྱད་ཆོས་དང་། དབྱེ་བ་ཇི་ཙམ་ཡོད་པ་ལ་སོགས་པའི་རྣམ་གཞག་དང་། དེ་དག་རྒྱུང་པའམ་ཕན་ཚུན་མཐུན་སྦྱིབས་སུ་སྦྱོར་བ་སྣ་ཚོགས་བྱེད་པའི་ཐབས་དང་ལག་ལེན་སྟོན་བྱེད་སྨན་གྱི་རིག་པའི་གཞུང་ལུགས་ཀྱི་ཚིག་དོན་རྣམས་འཛིན་ཅིང་བརྟེན་པར་བྱེད་པའི་གནས་ཏེ། རིག་པའི་གཞུང་ལུགས་འདི་ཉིད་ནང་དོན་ལ་རིམ་བཞིན་འཆད་པའོ། །

དང་པོ། རོ།

སྨན་གྱི་རོ་ཞེས་པ་ནི་ལྕེ་ཤེས་ཀྱིས་མྱོང་ནས་བྱུང་བའི་འབྲས་བུ་མངར་བ་ལ་སོགས་པ་ལ་ཟེར་ཏེ། བཤད་རྒྱུད་ལས། རོ་ནི་མངར་སྐྱུར་ལན་ཚྭ་ཁ་ཚ་བསྐ། །ཞེས་རོ་དེ་ལ་གྲངས་ངེས་པ་དང་གོ་རིམ་ངེས་པ་གཉིས་ལས། གྲངས་ངེས་པ་ལའང་གཉིས་ཏེ། རྒྱུའི་སྒོ་ནས་གྲངས་ངེས་པ་དང་། ལས་ཀྱི་སྒོ་ནས་གྲངས་ངེས་པའོ། དང་པོ་ནི་རྒྱུ་འབྱུང་བ་ལྔ་ཡོད་པ་ལས། ནམ་མཁའ་ནི་སྤྱི་ཁྱབ་ཏུ་གནས་པས་ཤས་ཆེ་ཆུང་མེད་ལ། འབྱུང་བ་བཞི་པོ་གཉིས་གཉིས་ཤས་ཆེ་བ་ལ་རོ་དྲུག་ལས་མང་བའམ་ཉུང་བ་མི་སྲིད་དེ། རྒྱུད་ལས། སཆུ་མེ་ས་ཆུ་མེ་ཆུ་དང་རླུང་། །མེ་རླུང་ས་རླུང་གཉིས་ཀྱིས་རོ་དྲུག་བསྐྱེད། ཅེས་པས་རིམ་བཞིན་རོ་མངར་བ་དང་། སྐྱུར་བ་དང་། ལན་ཚྭ་བ་དང་། ཁ་བ་དང་། ཚ་བ་དང་། བསྐ་བ་སྟེ་རོ་དྲུག་ཏུ་གྲངས་ངེས་པའོ། །

ལས་ཀྱི་སྒོ་ནས་གྲངས་ངེས་པ་ནི། དང་པོ་ས་དང་སྦྱིབས་པ་ལས་བྱུང་བའི་རོ་གསུམ་པོ་དེ་ལྡན་པའི་ནད་སེལ་བའི་རོ་ཡིན་ལ། དེ་ཡང་རོ་མངར་བས་རླུང་མཁྲིས་གཉིས་སེལ་བ་དང་། སྐྱུར་བས་བད་རླུང་གཉིས་སེལ་བ། བསྐ་བས་བད་མཁྲིས་གཉིས་སེལ་ལོ། ཆུ་དང་སྦྱིབས་པས་གཉིས་དང་མེ་དང་བསྦྱིབས་པས་གཅིག་སྟེ་གསུམ་པོ་རྒྱུང་བའི་ནད་སེལ་བའི་རོ་ཡིན་པས། ལན་ཚྭས་རླུང་སེལ་བ་དང་། ཁ་བས

མཁྲིས་པ། ཚ་བས་བད་ཀན་སེལ་བ་བཅས་སོ། །

ག་རིམ་སྔོ་ནས་གྲངས་ཇི་ལྟར་ངེས་ཞེ་ན། སེམས་ཅན་སྤྱི་མཐུན་གྱི་བསོད་ནམས་ལས་ནད་ཀྱི་གཉེན་པོར་གྲུབ་སྟེ། ནད་རྒྱུ་བ་གསུམ་ལ་རོ་རྒྱུ་བ་གསུམ་དང་། ནད་ལྡན་པ་གསུམ་ལ་རོ་ལྡན་པ་གསུམ་གྲུབ། འདུས་པའི་ནད་ལ་འང་གཉེན་པོ་རོ་རྒྱུ་པ་གསུམ་དུ་སྦྱར་ཡང་བདུབ། ལྡན་པ་གསུམ་གཅིག་ཏུ་སྦྱར་ཡང་བདུབ། རོ་དྲུག་ཀ་གཅིག་ཏུ་སྦྱར་ཡང་བདུབ་པའོ། དེ་རྣམས་ཞིབ་པར་འཆད་པ་ལ་རྒྱུད་ལས་བསྟན་པའི་རོ་ལ་རྟེན་དང་། དབྱེ་བ་དང་། ངོ་བོ་དང་། སྡེ་ཚན་ལས་བཅས་རྣམ་པ་ལྔའི་སྒོ་ནས་བཤད་པའོ། །

གཉིས་པ། ཞུ་རྗེས།

སྨན་གྱི་ཞུ་རྗེས་ནི་རོ་དྲུག་ཏུ་གཏོགས་པའི་རྫས་གང་ཁོང་དུ་བསྟེན་པ་རྣམས་མེ་དྲོད་གསུམ་གྱིས་སྨིག་བཞུ་དྭངས་སྙིགས་ཕྱེས་ཟིན་པའི་རྗེས་སྣང་གྲངས་ཀྱི་ངོ་བོ་དེ་འགྱུར་ནས་མངར་བ་དང་སྐྱུར་བ་དང་ཁ་བ་གསུམ་ལ་ཞུ་རྗེས་གསུམ་དུ་གྲགས་ཤིང་། དེའི་གྱུར་ཚུལ་ཡང་བཤད་རྒྱུད་ལས། མངར་དང་ལན་ཚྭའི་ཞུ་རྗེས་མངར་བར་ཞུ། །སྐྱུར་བ་རོ་མཚུངས་ཁ་ཚ་བསྐ་གསུམ་ཁ། ཞེས་པས་བསྟན་ཏེ། རོ་མངར་བ་ནི་ས་ཆུ་ལས་བསྐྱེད་པས་ཞུ་རྗེས་ཀྱི་དུས་སུའང་ས་ཆུ་ཤས་ཆེ་བས་མ་འགྱུར་བར་མངར་བར་ཞུ་བ་དང་། སྐྱུར་བ་ས་མེ་ལས་བྱུང་བས་དེ་ཡང་མ་འགྱུར་བར་རོ་མཚུངས་ཞེས་སྐྱུར་བ་དང་། ཁ་བ་ཆུ་རླུང་ལས་བྱུང་བ་དེ་ཡང་མ་འགྱུར་བར་ཞུ་རྗེས་ཀྱང་ཁ་བའོ། ལན་ཚྭ་ནི་མེ་ཆུ་གཉིས་ལས་བསྐྱེད་པ་ལ་ཞུ་རྗེས་ཀྱི་དུས་སུ་མེ་སྟོབས་སར་འགྱུར་ཏེ་ས་ཆུ་ཤས་ཆེ་བ་ལས་མངར་བ་དང་། ཚ་བ་ནི་མེ་རླུང་ལས་བསྐྱེད་ཀྱང་ཞུ་རྗེས་ཀྱི་དུས་སུ་མེའི་སྟོབས་ཆུང་འགྱུར་ཏེ། ཆུ་རླུང་ཤས་ཆེ་བས་ཞུ་རྗེས་ཁ་བ། བསྐ་བ་ནི་ས་རླུང་ལས་བསྐྱེད་ཀྱང་ཞུ་རྗེས་ཀྱི་དུས་སུ་ས་སྟོབས་ཆུང་འགྱུར་བ་ཡིན་ཏེ། ཆུ་རླུང་ཤས་ཆེ་བས་དེའང་ཁ་བར་ཞུ་བའོ། དེ་རྣམས་ཀྱང་སྤྱིར་བཏང་དུ་བཤད་དེ་ཐལ་ཆེ་བ་ལས་དགོངས་པ་ཡིན་གྱི་དམིགས་བསལ་དུ་རོ་ནུས་ཞུ་རྗེས་མཐུན་པར་རིགས་པ་ལ་མི་མཐུན་པ་དང་། མི་མཐུན་པར་རིགས་པ་ལ་མཐུན་པ་ཅི་རིགས་འབྱུང་བ་ཤེས་པར་བྱའོ། །

གསུམ་པ། རོའི་ནུས་པ།

སྨན་གྱི་རོའི་ནུས་པ་ཞེས་པ་ནི་འབྱུང་བ་ལས་གྲུར་པའི་རེག་བྱའི་སྐྱེ་མཆེད་དུ་འདོད་ལ། དེའི་རྣམ་གྲངས་ལ་རྩ་བའི་ནུས་པ་ལྡི་སྣུམ་བསིལ་རྟུལ་བཞི་དང་། ཡན་ལག་གི་ནུས་པ་ཡང་རྩུབ་ཚ་རྣོ་བཞི་སྟེ་བརྒྱད་པོ་ནི་སྨན་གྱི་ཡོན་ཏན་ཐམས་ཅད་ཀྱི་སྙིང་པོ་རྣམས་བསྡུས་པའི་མཐུ་ཉིད་དུ་བསྟན་པའོ། ནུས་པ་དེ་ལའང་

རྒྱུད་ལས། སྨན་གྱི་ནུས་པ་རོ་ནུས་ངོ་བོ་གཉིས། ། སྤྱི་དང་བྱེ་བྲག་ཅེས་སུ་གསུངས་པ་ཡིན། ཞེས་གསུངས་པ་ལྟར་རོ་ཡི་ནུས་པ་སྤྱིར་བསྟན་པ་ལ་ནུས་པ་དང་། སྟོབས་དང་། ཡོན་ཏན་གསུམ་མོ། །

བཞི་བ། ངོ་བོའི་ནུས་པ།

སྨན་གྱི་ངོ་བོའི་ནུས་པ་ནི་རོ་འདྲ་ཡང་ཞུ་རྗེས་དང་ནུས་པ་མི་འདྲ་བ་དང་། ནུས་པ་འདྲ་ཡང་བྱེད་ལས་མི་འདྲ་བ་དུ་མར་འབྱུང་སྟེ། དྲི་མེད་ཤེལ་ཕྲེང་དུ། ངོ་བོའི་ནུས་པ་རྣམ་པ་བརྒྱད་ཡིན་ཏེ། །འབྱུང་བསྐྱེད་རོ་ནུས་ཞུ་རྗེས་ཡོན་ཏན་ལས། །བྱེད་དང་སྐྱེ་སའི་སྟོབས་ཀྱི་ནུས་པ་དང་། །དྲི་ཡི་ནུས་པ་གཉེན་པོའི་ནུས་པ་དང་། །རིགས་མཐུན་ནུས་པ་ཁ་དོག་དབྱིབས་མཐུན་ནུས། །རྟེན་འབྲེལ་ནུས་པ་སྨོན་ལམ་ནུས་པའོ། ཞེས་གསུངས་པ་ལྟར་ངོ་བོའི་ནུས་པ་ལའང་ནང་ཚན་དུ་དབྱེ་བ་བརྒྱད་དུ་གསུངས་པ་སྤྱིར་བསྟན་པ་དང་། བྱེ་བྲག་རྫས་རེ་རེའི་ངོ་བོའི་ནུས་པ་བསྟན་པ་ལའང་། རིན་པོ་ཆེ་དང་། རྡོ་སྨན་དང་། ས་སྨན། ཤིང་སྨན། རྩི་སྨན། ཐང་སྨན། ལྡུམ་བུའི་ཐང་སྨན། ལན་ཚྭའི་སྨན་དང་། སྲོག་སྨན་གྱི་རིགས་བཅས་སོ་སོའི་ངོ་བོའི་ནུས་པ་རྒྱས་པར་བཤད་པའོ། །

ལྔ་བ། སྦྱོར་ཐབས།

སྨན་གྱི་སྦྱོར་ཐབས་ཞེས་པ་ནི་སྨན་གྱི་ངོ་བོ་རྣམས་ཕྱོགས་གཅིག་པར་བསྡེབས་ཤིང་སྡེ་ཚན་ཡོངས་པ་ཚན་ཚན་དུ་བསྟན་པ་དང་། འབྱུང་བའི་རང་བཞིན་ཤས་ཆེ་ཆུང་ལ་ལྟོས་པའི་རོ་བསྡེབས་སྦྱོར་བ་ལྔ་བཅུ་རྩ་བདུན་དང་། ཞུ་རྗེས་ཀྱི་འགྲོ་ལྡོག་ལ་ལྟོས་པའི་ནུས་པ་བསྡེབས་ཏེ་སྦྱོར་བ་བཅས་ཞི་སྦྱོང་གཉིས་སོ། དང་པོ་ཞི་བྱེད་ལ། རྒྱུད་ལས། ཞི་བྱེད་སྨན་སྦྱོར་སྡེ་ཚན་ལྔའམ་བདུན། ཞེས་སྤྱིར་བསྟན་པ་དང་། བྱེ་བྲག་ཞི་སྦྱོང་གཉིས་ཀྱི་ནང་ཚན་སོ་སོའི་སྐབས་དོན་གྱི་ངེས་པ་ནི། དང་པོ་སྟོང་རླུ་བསལ་ཏེ་ལམ་དུ་གཞུག་པ་ཐང་། བར་དུ་དངོས་པོ་བསད་པ་ཕྱེ་མ་དང་རིལ་བུ། གཞུག་ཏུ་ནད་སྦྱངས་ཤིང་ལུས་བྱུངས་བརྟས་པར་བྱེད་པ་སྙེ་གུ་དང་སྨན་མར་ཏེ། སྡེ་ཚན་ལྔ་པོ་དེའི་ཁོངས་སུ་འདུས་ཀྱང་། དོན་ཁྱད་པར་བ་སྟོན་པ་ལ་བད་ཀན་སེལ་བ་ལ་ཐལ་སྨན། ཚ་བ་སེལ་བ་ལ་ཁནྜ། རླུང་སེལ་བ་ལ་སྨན་ཆང་སྟེ་གསང་ཕྱིར་གུད་དུ་ཕྱེས་པ་གསུམ། དེ་དག་ལས་ནུས་པ་ཕུལ་དུ་ཕྱིན་པས་ཡོག་པོར་གནོན་པ་རིན་པོ་ཆེ། མཐའ་འཁོབ་དབུལ་པོའི་དོན་དུ་བསྟན་པ་རྩོ་སྦྱོར་རྣམས་སོ། ལས་ལྷ་ཀུན་གྱི་རྟོན་འགྲོ་སྨན་འཚོས། མཁྲིས་པ་ལ་བཤལ། བད་ཀན་ལ་སྐྱུགས། རླུང་ལ་འཇམ་རྩི། འདུས་པ་ལ་ནི་ཉུ་རུ། མགོ་ནད་ལ་སྣ་སྦྱོངས་ཏེ། ཇི་སྐད་དུ།

སྦྱོང་བྱེད་བཤལ་སྨྱུག་འཇམ་རྩི་ནི་རུ་ཏ། །སྣ་སྦྱོངས་ཉེས་གསུམ་འདུས་པ་མགོ་ནད་འཇིན། ཞེས་སོ། སྦྱོངས་བྱེད་ཐམས་ཅད་ཀྱི་ལོག་པོར་གནོན་པའི་མཐུ་ཅན་རྩ་སྦྱོངས་ཏེ། དེ་ཡང་རྒྱུད་ལས། སབོན་ལུགས་པ་མ་ཡིན་ཀུན་ལ་བརྟགས། །ཁྱད་པར་རྩ་བབས་ནད་ཀྱི་གཉེན་པོའི་མཆོག ཅེས་སོ། དེ་ལའང་ཅུང་ཟད་དཔྱད་ན། ཐང་གི་སྨན་དེ་ལ་ཡོད་པའི་ཁམས་ཀྱི་དྭངས་མའི་ཆ་མེ་ཆུས་ནུས་པ་འཇིན་ཅིང་། རང་གི་དང་པོའི་ནུས་པ་ལས་ལག་ལེན་གྱི་རྐྱེན་གྱིས་ཅུང་ཟད་འགྱུར་བར་བལྟ་སྟེ། སྤྱི་ཙམ་དུ་ཚད་པ་ལ་གྲང་ཐང་། གཞན་སྐོལ་ཐང་བསྟེན་པ་དང་། ཆུ་བསིལ་དང་། ཆུ་བསྐོལ་གྲང་གི་ནུས་པ་སོ་སོར་བཤད་པ་ལྟར་རོ། ཕྱེ་མ་ནི་སྨན་རང་གི་ནུས་པ་མྱུར་དུ་ཁྱབ་པར་འགྲོ་བ་སྟེ། དེ་ཉིད་ལས། དོན་གྱི་ཚ་བ་ཕྱེ་མ་གཏར་གྱིས་བཅོས། ཞེས་པ་ལྟར་རོ། རིལ་བུ་ནི་སྨན་རང་གི་ནུས་པ་ཡུན་དུ་འཛིན་པ་དང་བསྟེན་པའི་ཚེ། དུག་སོགས་ཁ་ལྟེ་གྲི་བར་མི་གནོད་པ་དང་། རྫོད་ཀྱིས་རིལ་བུ་ཕོ་བར་དལ་གྱིས་འཛིན་པ་ལས་མེད་བསྐྱེད་པར་བལྟའོ། ལྡེ་གུ་ནི་སྨན་གྱི་བྱེད་པ་སྨན་རྟའི་སྟོབས་དང་ལྡན་པར་བལྟའོ། སྨན་མར་ནི་སྨན་དང་བཅུད་ཀྱི་དྭངས་མ་བསྟེན་ནས། དྭངས་མས་དྭངས་མར་ཕན་གནོད་བྱེད་པའི་རྟེན་འབྲེལ་དུ་བལྟའོ། ཐལ་སྨན་ནི་སྨན་དེའི་མེ་ཁམས་བསྐྱེད་ཅིང་བརླན་སྣུམ་སོགས་ས་ཆུའི་ཁམས་འབྲིད་པར་བལྟའོ། །ཁནྜ་ནི་ཆུའི་ཁམས་བསྐྱེད་པ་དང་ནུས་པ་རིང་དུ་འཛིན་པར་བལྟའོ། །སྨན་ཆང་ནི་རྫས་དེ་ཉིད་སྐལ་སྨིན་འགྱུར་བ་དང་། ཕབས་རྩིའི་ནུས་ལྡན་དུ་བལྟའོ། །རིན་པོ་ཆེ་ནི་འབྱུང་བའི་བཅུད་གཙོ་བོར་གྱུར་བའི་ཕྱིར། ནུས་སྟོབས་ཅན་དུ་བལྟའོ། །སྔོ་སྦྱོར་ནི་བཅལ་སླབས་དབུལ་པོའི་དོན་དུ་བལྟའོ། །སྣུམ་འཚོས་ནི་ཁམས་ཡང་བ་རྩུབ་པ་སྐྱ་བ་སོགས་སུ་གྱུར་པས་ནད་ལེགས་པར་འཇིན་མི་ཐུབ་པ་མ་ཟད། རླུང་གིས་གཏོར་བས་དེའི་གཉེན་པོར་བལྟའོ། བཤལ་ནི་ཆུ་ཁམས་བསྐྱེད་པའང་ལྷན་ཅིག་མཁྲིས་ཚད་ཐུར་དུ་སྦྱོང་བར་བལྟའོ། །སྐྱུགས་ནི་བད་ཀན་ཤས་ཆེར་གྱེན་དུ་འདྲེན་པར་བལྟའོ། འཇམ་རྩི་ནི་རླུང་རང་གནས་སུ་གཞུག་པར་བལྟའོ། །ནི་རུ་ཧ་ནི་ལུས་ཀྱི་སྟོད་དང་སྨད་དུ་ལྷུང་བ་འཇིན་པར་བལྟའོ། །སྣ་སྨན་ནི་ཐྲད་པ་དང་འབྲེལ་བའི་དབང་པོའི་སྣ་སྒོ་བས་སྦྱོང་བར་བལྟའོ། །རྩ་སྦྱོངས་ནི་ལུས་ཀུན་རྩའི་དྲ་བར་འབྲེལ་བ་ལས་ནད་ཀྱི་བུ་ག་འགགས་པ་སྦྱོང་བར་བལྟའོ། །

ཞར་བྱུང་ཟུར་བཀོད་དུ་རྗེ་ཟུར་མཁར་མཉམ་ཉིད་རྡོ་རྗེའི་ཞལ་གདམས་བརྗོན་འགྲུས་ཀྱི་བསྐུལ་མ་སློང་གི་ཕུན་ཐིགས་ཞེས་བྱ་བ་དང་། སྨན་གྱི་བསྡུས་པ་བརྡའི་ངོ་སྤྲོད་པ། སྨན་གྱི་འཕྲེངས་དཔེ་གསར་སྒྲིག་སྔོ་སྨན་སྣ་སོ་སོའི་ངོ་བོ་དང་། ནུས་པ། རྣམ་པ་དང་ཁྱད་ཆོས་སོགས་ལ་གཞིགས་ནས་ཤེལ་ཕྲེང་གི་ས་བཅད་ལྟར་དེའི་འཕྲེངས་དཔེ་དང་པེ་ཏུམ་ཁག་ནས་བྱུང་བའི་རྩི་སྨན་དང་། ལྕུམ་བུའི་ཐང་སྨན། ཤིང་སྨན། རྩོ་སྨན་བཅས་ཟུར་དུ་བསྒྲིགས་པ་བཅས་ནི་དོན་གཉེར་བ་རྣམས་ལ་ནང་དོན་གྱི་ཆ་ནས་གལ་ཆེ་ཞིང་ཀློ་ལ་མྱུར་དུ་འཛིན་ཐུབ་པའི་དགོས་པ་དང་ལྡན་པས་འདིར་བཀོད་དོ། །

ས་བཅད་བཞི་པ། སྦྱོར་བ་སྨན་ལ་བསླབ་པའི་དམིགས་ཡུལ་དང་དགོས་པ།

སྦྱོར་བ་སྨན་གྱི་སློབ་ཁྲིད་ལ་བརྟེན་ནས་གསོ་རིག་སྨན་གྱི་རྩ་བའི་གཞུང་ལུགས་དང་། རྩ་བའི་ཤེས་བྱ་ངོ་སྤྲོད་དེ་རེ་བ་སློབ་མ་རྣམས་ཀྱིས་སློབ་ཚན་འདི་ཉིད་བརྒྱུད་རིམ་ལྡན་པའི་སྒོ་ནས་སློབ་སྦྱོང་བྱས་པར་བརྒྱུད། ཐོག་མར་འབྱུང་བའི་རང་བཞིན་དེས་སྨན་རྫས་རིགས་ཀྱི་གཞི་རྩའི་གྲུབ་ཚུལ་དང་རོ་ལས་བྱུང་བའི་ཞུ་རྗེས་དང་། ནུས་པ། ཇི་ལྟར་བྱས་ནས་དེ་ཉིད་འབྱུང་བའི་ངོ་བོར་གྱུར་ཚུལ། དེས་ཕན་གནོད་ཀྱི་དོན་བྱེད་ཐུབ་པའི་རྒྱུ་མཚན། སྨན་རྫས་ཀྱི་རོ་ནུས་དང་ཡོན་ཏན། དེས་ལུས་ཁམས་སུ་ཐེབས་པའི་ཤུགས་རྐྱེན་དང་ནད་རིགས་འགོག་བཅོས་ཐད་ནུས་པ་ཐོན་པའི་རྒྱུ་མཚན། སྨན་རྫས་ཀྱི་རིགས་དང་ནུས་པ། རྒྱུན་སྤྱོད་སྨན་རྫས་ཀྱི་རྣམ་གྲངས་དང་དབྱེ་འབྱེད་ངོས་འཛིན། སྨན་རྫས་སྡེབ་སྦྱོར་གྱི་གནད་འགག་རྩ་དོན་དང་ནུས་པ་ཁྱབ་ཆེ་ཆུང་། སྦྱོར་ཚུལ་རྣམ་གྲངས་སོགས་གཞི་རྩའི་རིག་པའི་གཞུང་ལུགས་ཀྱི་ཤེས་བྱ་དང་ནུས་རྩལ་རྣམས་ཁོང་དུ་ཆུད་པ་བྱས་ཏེ། ནད་ཐོག་གི་སྐབས་དོན་སོ་སོར་སྨན་རིགས་གང་ལ་དེ་འཚམས་ཀྱི་སྒོ་ནས་གསར་བཟོ་དང་གདམ་སྤྱོད་ཁ་སྒྱུར་དང་། རྩོ་འདོན་འཕྲི་སྣོན་སོགས་རང་རྐྱ་འཕེར་བའི་ཐོག་མའི་རྨང་གཞི་འདིང་ཐུབ་པ་བྱེད་དགོས།

བོད་ལུགས་གསོ་རིག་ནི་གནའ་དུས་ནས་དར་བའི་སྲོལ་རྒྱུན་གསོ་རིག་ཅིག་ཡིན་ལ་དེའི་རིགས་པའི་གཞུང་ལུགས་ཀྱི་རྨང་གཞི་དེ་ཡང་རང་བྱུང་མཚན་ཉིད་རིག་པ་ཞིག་ཡིན་གཤིས་དེ་ཉིད་ཀྱི་རིག་ལམ་འཆད་ཚུལ་དང་། བརྗོད་དོན་བཅར་ཆད། རིག་པའི་འགྲོ་སྟངས་སོགས་གང་གི་ཐད་ལའང་དམིགས་བསལ་གྱི་ཁྱད་ཆོས་མང་པོ་ཡོད་པ་དེ་དག་སོ་སོར་གནས་ཚུལ་དངོས་དང་བསྟུན་ཏེ་ཞིབ་ཕྲའི་སློབ་ཁྲིད་ཀྱི་བརྒྱུད་རིམ་ནང་རྣམ་པ་འདྲ་མིན་སྤྱད་ནས་གང་ལ་དེ་འཚམས་ཡོང་བ་བྱེད་དགོས་པ་ཕུད། ད་དུང་སླ་བ་ནས་དཀའ་བ་དང་། སྟབས་བདེ་ནས་རྙོགས་འཛིང་། རགས་པ་ནས་ཟབ་པ་བཅས་བྱས་ནས་སློབ་དགོས་པ་མ་ཟད། དེ་ལས་ལྡོག་སྟེ། དཀའ་བ་ནས་སླ་བ། རྙོགས་འཛིང་ནས་སྟབས་བདེ་ཅན་དུ་བསྒྱུར་ནས་རིམ་བགྲོད་འཕེལ་རྒྱས་བཅས་ཀྱི་རྩ་དོན་སྤྱི་དང་། ལྷག་པར་དུ་དགེ་རྒན་གྱི་གཙོ་ཁྲིད་འོག་སློབ་མའི་རང་རྟོགས་རང་བཞིན་དང་། གསར་བཏོད་ཀྱི་རང་བཞིན། རང་ཚུགས་ཀྱི་རང་བཞིན་བཅས་འདོན་སྤེལ་བྱེད་དུ་འཇུག་རྒྱུའི་རྩ་དོན་དང་། ཤེས་ཡོན་འཛུགས་པ་དང་། བློ་རིགས་རྒྱས་ཤིང་ནུས་རྩལ་རྫོགས་པ་བཅས་ཟུང་འབྲེལ་བྱེད་རྒྱུ་དང་། རིགས་པའི་གཞུང་ལུགས་དང་དོན་དངོས་ཟུང་འབྲེལ་བྱེད་པའི་རྩ་དོན་སོགས་ལག་ལེན་བསྟར་ནས་གང་ཐུབ་ཀྱིས་བློ་སྒོ་འབྱེད་པའི་སློབ་ཁྲིད་ཀྱི་ཐབས་ཤེས་སྤྱད་དེ་གཞུང་ལུགས་ཐོག་གི་ཤེས་བྱ་རྣམས་གསོན་ཉམས་ཅན་དང་། གཟུགས་བརྙན་ཅན། དངོས་མཐོང་ཅན་སོགས་སུ་འགྱུར་བ་བྱེད་

ཆེད་ཧུར་བརྩོན་གྱིས་ཆ་རྐྱེན་བསྒྲུབ་ནས་སྨན་རྫས་ཀྱི་དངོས་དཔེ་དང་། དཔེ་རིས། བརྙན་ཕབ་སྒྲིན་སྲོག་སོགས་སྤྱོད་པའི་དེང་དུས་སློབ་ཁྲིད་ཀྱི་ཐབས་ཤེས་བེད་སྤྱོད་དེ་སློབ་ཁྲིད་ཀྱི་ཕན་འབྲས་གོང་མཐོར་གཏོང་དགོས། སློབ་ཚན་འདི་ཉིད་ནི་རིགས་པའི་གཞུང་ལུགས་ཙམ་ལས་གཞན་ཤེས་བྱའི་རང་བཞིན་དང་། ཉམས་གྲངས་ཀྱི་རང་བཞིན། དངོས་ཡོད་དངོས་མཐོང་གི་རང་བཞིན་བཅས་ཀྱི་ནང་དོན་ཧ་ཅང་རྒྱ་ཆེན་པོ་ཡོད་པ་མ་ཟད་ནད་ཐོག་གི་སྐབས་དོན་ཚང་མར་ཐད་ཀར་ལག་ལེན་དང་འབྲེལ་བ་ཡོད་པ་བཅས་ཡིན་སྟབས་སློབ་མ་རྣམས་ཀྱི་སློབ་སྦྱོང་གི་རང་རྟོགས་རང་བཞིན་དང་། ཧུར་བརྩོན་རང་བཞིན་སྐྱོང་འཛིན་གང་ལེགས་བྱེད་དགོས་པ་དང་ཕྱོགས་མཚུངས་སློབ་མ་ཚོས་རང་རྒྱུ་འཕེར་བའི་སྒོ་ནས་བསམ་གཞིགས་བྱེད་པའི་ནུས་པ་འདོན་སྤེལ་བྱེད་རྒྱུ་དང་། བསླབས་ཟིན་པའི་ནང་དོན་རྣམས་བློ་ལ་ངེས་པ་དང་། དེ་དག་གི་གོ་བ་གཏིང་ཟབ་ཏུ་བཏང་ནས་གནད་འགག་ཤེས་པ་དང་། ནང་དོན་ཁོང་དུ་ཆུད་པ། དབྱེ་འབྱེད་ངོས་འཛིན་ཐུབ་པ་བཅས་ཀྱི་ཆེད་དུ་སློབ་ཁང་སློབ་ཁྲིད་དང་། བློ་འཛིན་ངག་སྦྱོར། སློབ་ཁང་གྲོས་བསྡུར། རྟོགས་དྲིས་ལན་འདེབས། བཀོལ་སྤྱོད་ཚོད་བལྟ། སྨན་ངོ་འཕྲུ་སྒྲུབ། ཉེབ་སྦྱོར་ཁང་དང་བཟོ་གྲྭར་བལྟ་སྐྱོང་སོགས་རྣམ་པ་མི་འདྲ་བ་བརྒྱུད་ནས་སློབ་ཁྲིད་ཀྱི་ལས་འགན་དང་། དམིགས་ཡུལ་འགྲུབ་ཐུབ་པ་བྱེད་དགོས། ད་དུང་སློབ་ཁྲིད་ཀྱི་ཕན་འབྲས་དང་སློབ་མའི་སྦྱངས་འབྲས་ལ་ཞིབ་བཤེར་བྱེད་ཆེད་སློབ་ཚན་འདི་ཉིད་ཀྱི་ལེའུ་རེ་ཁྲིད་ཟིན་མཚམས་ངེས་པར་དུ་ངེས་དགོས་པའི་ནང་དོན་གྲས་སྡེ་ཚོར་ནུས་ཞུ་རྗེས་ཀྱི་ཚ་ཚིག་ཁང་བཅིག་དང་། ནུས་པ་རྒྱང་སེལ་དང་། རྟོ་སྨན་གྱི་འཁྲུངས་དཔེ། བསྡུས་པ་བཟ་སྦྱོད་ལྟ་བུ་བློ་རྒྱུགས་བླངས་ནས་ཁོང་དུ་ཆུད་པར་བྱེད་རྒྱུ་གལ་ཆེ་བ་ཡིན་ནོ། འདི་ལ་བསླབ་པའི་དགོས་པ་བཤད་པ་ལ་སྤྱི་དང་བྱེ་བྲག་གཉིས་ལས། དང་པོ་ནི། གསོ་བ་རིག་པའི་གཞུང་ལུགས་ཆེན་པོ་འདི་ཉིད་ཀྱི་གཞུང་ལ་སྦྱངས་པས། དེའི་དོན་ནད་དང་སྨན་གྱི་རྗེས་སུ་འགྲོ་ལྡོག་ཚུལ་བཞིན་དུ་ཤེས་པར་འགྱུར་ལ། དེ་ཉིད་ཤེས་བཞིན་དུ་ཉམས་སུ་བླངས་པས་ལུས་ཅན་རྣམས་མི་ན་བར་གནས་ཤིང་ན་བ་གསོ་བ་དང་། དེ་ལྟར་གཞན་ལ་ཕན་མང་དུ་བཏགས་པས་རང་ཉིད་ལ་རྙེད་པ་དང་བཀུར་སྟི་དང་། སྙན་གྲགས་ཕུན་སུམ་ཚོགས་ཤིང་། སྐྱེ་བ་ཕྱི་མར་ལྷ་དང་མིའི་གོ་འཕང་ལ་བརྟེན་ནས་རིང་པོར་མི་ཐོགས་པར་ཐམས་ཅད་མཁྱེན་པའི་གནས་སུ་འགྲོ་བ་ཡིན་ཏེ། ཡང་སྙིང་ལས། ཚེ་འདིར་རྙེད་དང་བཀུར་སྟི་དང་། །བདེ་བའི་ལོངས་སྤྱོད་སྙན་གྲགས་རྣམས། །འབད་རྩོལ་མེད་པར་འགྲུབ་པ་ནི། །ཚེ་ཡི་རིག་བྱེད་འབྲས་བུ་ཡིན། །ཞེས་དང་། སྟག་ཚང་ལོ་ཙཱ་བས། འགྲོ་ཀུན་ལུས་ནད་སྣ་ཚོགས་ཀྱིས་གཟིར་ཕྱིར། །གསོ་དཔྱད་དོན་དུ་མི་གཉེར་སྲིད་མཐའ་ཙམ། །དེ་ཕྱིར་རིག་གནས་གཉིས་པ་འདི་དག་ནི། །དོན་གཉེར་རྗེས་སུ་འཛིན་པའི་མཆོག་ཏུ་གྲུབ། ཅེས་འགྲོ་བ་རྗེས་སུ་འཛིན་པའི་ཐབས་འདི་གཙོ་བོ་ཡིན་ཞིང་། དེ་ཡང་གཞན་དོན་བྱེད་པ་གཙོ་བོ་བྱས་ཏེ། སེམས་ཅན་རྣམས་མགུ་བར་བྱེད་པ་ཡིན་ཏེ། ཇི་སྐད་དུ། སེམས་ཅན་མགུ་བྱ་མ་གཏོགས

པ། །རྒྱལ་བ་དགྱེས་པའི་ཐབས་གཞན་མེད། ཅེས་བཤད་ཅིང་། ཇི་ལྟར་མགུ་བར་བྱེད་ཅེ་ན། སློབ་དཔོན་དཔའ་བོས། ནད་ཀྱི་འདམ་དུ་བྱིང་བ་ལ། །ལག་ནས་འདྲེན་པ་སྨན་ཡིན་ནོ། །ཞེས་དང་། ཙ་རཀ་ལས་ཀྱང་། དེ་ལྟར་གསོ་དཔྱད་རྣམ་བརྒྱད་ཀྱིས། །ཆུ་བོ་ཆེ་ལས་གྲུ་ཟིང་བཞིན། །མི་ཟད་ནད་ཀྱི་ཐ་རླབས་ལས། །མྱུར་དུ་སྒྲོལ་བར་བྱེད་པ་ཡིན། ཞེས་དང་། ན་བ་གསོ་བར་དགོངས་ནས་བཤད་ཅིང་། གཞན་མི་ན་བ་རྣམས་ཡུན་རིང་དུ་གནས་པ་དང་། ན་བའི་ཚེ་ལུས་དེ་ཉིད་མྱུར་དུ་ནད་མེད་པར་གསོ་བའི་ཕྱིར་དང་། དེ་ལྟར་བྱས་པས་གསོ་དཔྱད་འཛིན་པའི་གང་ཟག་དེ་ལ་ཡང་གནས་སྐབས་དང་མཐར་ཐུག་གི་བདེ་བ་ཕུལ་དུ་བྱུང་བ་འབྱུང་བ་སྟེ། གསེར་འོད་ལས། ངས་ནི་ཁྱེད་ལ་ནད་གསོ་བའི། །གཅེས་པའི་དོན་དེ་བསྟན་པ་ཡིན། །འདི་ཡིས་སེམས་ཅན་གསོས་བྱས་ན། །སྨན་པ་བླ་མེད་འབྲས་ཐོབ་འགྱུར། ཞེས་གསུངས་པ་བཞིན་ནོ། །

བྱེ་བྲག་སྦྱོར་བ་སྨན་གྱི་སློབ་དེབ་འདི་ནི་གཏེར་དངོས་སྨན་རྫས་རིག་པ་དང་། རྩི་ཤིང་སྨན་རྫས་རིག་པ། སྲོག་ཆགས་སྨན་རྫས་རིག་པ། ཞི་སྦྱོང་གི་སྦྱོར་བ། སྨན་རིགས་འདུལ་སྦྱོང་རིག་པ་སོགས་སྨན་དང་སྦྱོར་བ་གང་གི་ཐད་ནས་ཀྱང་གཡུལ་ངོར་མཆོན་ཆ་ལྟ་བུའི་གཙོ་བོའམ་དེ་རྣམས་ཐད་ཀར་འབྲེལ་བའི་གཞི་རྩའི་གཞུང་ལུགས་ཤིག་ཏུ་གྱུར་ཡོད་པ་དང་། གསོ་བྱེད་གཉེན་པོ་གང་དང་གང་ཡིན་ཡང་སློབ་གཞི་འདི་ལས་མ་འཕྲོས་པ་མེད་པས་ཀུན་གྱི་སྙིང་པོ་འདི་ཉིད་ལ་ཐོག་མར་བསླབ་དགོས་པ་ནི་གསོ་རིག་དོན་གཉེར་བ་སྤྱི་དང་ཁྱད་པར་དུ་གསོ་རིག་སྨན་སྦྱོར་འཛིན་གྲྭའི་ཆེད་གཉེར་པ་རྣམས་ཀྱིས་ཆེས་ཐོག་མར་སྦྱང་དགོས་པའི་རྨང་གཞིའི་ཤེས་བྱ་དང་རིག་པའི་ཚན་ཁག་ཅིག་ཡིན་པས་ཚིག་དོན་དང་འབྲུ་དོན་མཐར་ཕྱིན་པར་བྱ་རྒྱུ་གལ་ཤིན་ཏུ་ཆེའོ། །

(ཀརྨ་ཚོགས་གཉིས།)

བསམ་གཞིགས།

༡ གསོ་རིག་འབུམ་བཞི་ཞེས་པ་དུས་རབས་གང་གི་དུས་སུ་བརྩམས་པ་ཡིན།

༢ གསོ་རིག་རྒྱུད་བཞི་དང་འབུམ་བཞི་གཉིས་བར་ལ་འབྲེལ་བ་ཅི་ཞིག་ཡོད།

༣ ད་ལྟའི་གསོ་རིག་འབུམ་བཞི་ཟེར་བ་དེ་བོན་གྱི་གསོ་རིག་ཡིན་པར་སྒྲུབ་བྱེད་ཅི་ཞིག་ཡོད།

༤ སྦྱོར་སྣན་ཞེས་པའི་ནང་དོན་གཙོ་བོ་གང་དང་། དེའི་ཁྱད་ཆོས་གང་ཡིན།

༥ སྦྱོར་བ་སྣན་གྱི་ཞིབ་འཇུག་བྱ་ཡུལ་གང་ཡིན།

༦ སྦྱོར་བ་སྣན་གྱི་ངོ་བོ་དང་སློབ་པའི་དགོས་པ་ཅི་ཡིན།

ལེའུ་གཉིས་པ། སྨན་གྱི་རོ་བསྟན་པ།

འདིར་སྨན་གྱི་རོ་ཞེས་པ་ནི་ལྕེ་ཤེས་ཀྱི་སྤྱོད་བྱ་ལ་ཟེར་ཏེ། རྒྱུད་ལས། ངོ་བོ་ལྕེ་ལ་གསལ་བས་རོ་ཞེས་བྱ། །ཞེས་གསུངས་པ་ལྟར་འབྱུང་བ་ལྔ་ལས་བསྐྱེད་པའི་རྫས་གང་ཞིག་ཁར་སྤྱོད་པའི་ཚེ་རྫས་དེའི་འབྱུང་བ་ཤས་ཆེ་ཆུང་དབང་གིས་བྲོ་བའམ་རོ་མི་འདྲ་བ་མངར་བ་དང་སྐྱུར་བ་དང་ལན་ཚྭ་བ་དང་ཁ་བ་དང་ཚ་བ་དང་བསྐ་བ་བཅས་དབྱེ་བ་དྲུག་ཏུ་འབྱེད་ཤེས་པ་དང་། དེ་ལའང་རོ་དེ་གང་ལ་བརྟེན་ནས་བསྐྱེད་པར་བྱེད་པའི་གཞིའམ་རྟེན་འབྱུང་བ་སོ་སོའི་ཡོན་ཏན་ལས་རོ་དྲུག་ཇི་ལྟར་བསྐྱེད་པའི་ཚུལ་དང་། རོ་རང་རང་ལའང་དབྱེ་བྲག་གི་དབྱེ་བ་དང་གྲངས་དང་གོ་རིམ་ངེས་པ། རོའི་ངོ་བོ་ངོས་བཟུང་བ། རོ་དེ་དག་སོ་སོའི་སྡེ་ཚན། རོ་སོ་སོའི་ལས་བསྟན་པ་བཅས་རྣམ་པ་ལྔའི་སྒོ་ནས་རྟོགས་པར་བྱའོ། །

ས་བཅད་དང་པོ། རོ་ཡི་རྟེན།

དང་པོ། རོ་ཀུན་འབྱུང་ལྔས་བསྐྱེད་ཚུལ།

རྟེན་ནི་འབྱུང་བ་ལྔ་ལས་སྐྱེ་འགྱུར་ཏེ། །ས་ཡིས་གཞི་རྟེན་ཆུས་བརླན་མེ་ཡིས་དྲོད། །རླུང་གིས་བསྐྱོད་བྱེད་ནམ་མཁས་གོ་ཕྱེ་བས། །དེས་བསྐྱེད་ཟུར་ཀྱང་ཤས་ཆེར་རོ་གཅིག་མིན། །

མངར་བ་ལ་སོགས་པའི་རོ་རྣམས་ཀྱི་རྟེན་དུ་གྱུར་བའི་སྨན་དུ་གཏོགས་པ་ཀུན་ཀྱང་ས་ལ་སོགས་པའི་འབྱུང་བ་ཆེན་པོ་ལྔ་ཚར་འདུས་པ་ཁོ་ན་ལས་ངེས་པར་སྐྱེ་བར་འགྱུར་བ་དང་། རྫས་གང་ལ་འདི་དག་ཐམས་ཅད་རྒྱུར་གྱུར་བ་ཡིན་ཡང་གང་གང་གིས་ཤས་ཆེ་ཞིང་མང་བར་གྱུར་པ་དེར་ནི་དེ་ཉིད་ཀྱི་མིང་དུ་བཏགས་པ་ཡིན་ཏེ། སའི་ཤས་ཆེ་བ་ལས་བསྐྱེད་པ་ནི་སའི་མིང་ཅན་ཡིན་ལ། ཆུས་ཤས་ཆེ་བ་ལ་སྐྱེས་པ་ནི་ཆུའི་འོ། །དེ་ལྟར་ན་སྨན་ཐམས་ཅད་ནི་འབྱུང་བ་ལྔའི་བདག་ཉིད་ཅན་ཡིན་ནོ། །དེ་ཡང་ཚུལ་ཇི་ལྟར་ཞེ་ན། སྨན་ཡིན་ནོ་ཅོག་རང་རང་གི་རྒྱུའམ་ས་བོན་ཉིད་ས་ལ་གཞི་བརྟེན་ནས་ཆགས་པར་གྱུར་བ་ལ་ཆུས་བརླན་ཞིང་མེས་དྲོད་བསྐྱེད་པ་དང་། རླུང་གིས་བསྐྱོད་དེ་འཕེལ་བར་བྱེད་ཅིང་ནམ་མཁས་ཆེར་སྐྱེ་བའི་གོ

སྐབས་ཕྱི་བ་ཡིན་ལ། དེ་ལྟར་ན་ཡང་སྨན་ཀུན་ཀྱང་རྐྱེན་དེ་ལྟ་བུས་བསྐྱེད་པར་འགྱུར་བའི་ཚུལ་མཚུངས་ཀྱང་ས་བོན་ཉིད་ཀྱི་རང་བཞིན་དང་འབྱུང་བ་ཕན་ཚུན་ཤས་ཆེ་ཆུང་དབང་གིས་རོ་གཅིག་ཁོ་ནར་ངེས་པ་ནི་མ་ཡིན་ནོ། ཡན་ལག་བརྒྱད་པའི་སྙིང་པོའི་རང་འགྲེལ་དུ། དེ་ཡང་ཆུ་མེ་རླུང་དང་ནམ་མཁའ་བཞི་ལྡན་ཞིང་ཚོགས་པ་དང་། ས་ལ་བརྟེན་ཏེ་སྐྱེ་བའི་ཕྱིར་སྨན་འདི་ནི་ཆེན་པོ་ལྔའི་རང་བཞིན་ཏེ། སྨན་ཀུན་ཀྱང་ཆེན་པོ་ལྔའི་རང་བཞིན་དུ་ལྡན་པར་འདྲ་སྟེ། དེ་ཡང་མངར་བ་དང་ཁ་བ་ལ་སོགས་པའི་རོ་དྲུག་ཆར་གྱི་ཆ་ཤས་ནི་ཡོད་མོད་ཀྱི། ལ་ལ་ནི་ཁ་བའི་ཤས་ཆེ་ལ། ལ་ལ་ནི་མངར་བའི་ཤས་ཆེ་བ་ལྟ་བུ་ལས། སྨན་གྱི་མཐུ་དང་སྟོབས་ལ་སོགས་པའི་ཁྱད་པར་མི་འདྲ་བ་ཕལ་པོ་ཆེ་སོ་སོར་བཤད་དོ། །དེའི་ཕྱིར་ཆེན་པོ་ལྔ་ལས་བྱུང་བའི་སྨན་རྣམས་རོ་གཅིག་ཏུ་ངྲོ་བ་ནི་མ་ཡིན་ནོ། །

གཉིས་པ། རོ་སོ་སོའི་རྒྱུ།

ས་ཆུ་མེ་ས་ཆུ་མེ་ཆུ་དང་རླུང་། །མེ་རླུང་ས་རླུང་གཉིས་གཉིས་རོ་དྲུག་སྐྱེད། །

གོང་དུ་ཤས་ཆེར་རོ་གཅིག་མིན་ཞེས་པའི་དོན་གྱིས་འབྱུང་བ་ཆེན་པོ་ཕན་ཚུན་གཅིག་ཏུ་འདུས་པའི་ཚེ་ཤས་ཆེ་ཆུང་དབང་གིས་རོ་གཅིག་ཏུ་མ་ངེས་པ་དེ་ཡང་ཇི་ལྟར་དུ་འགྱུར་ཞེ་ན། འབྱུང་བ་གཉིས་གཉིས་ཀྱིས་རོ་རེ་རེ་བསྐྱེད་པས་དྲུག་ཏུ་འགྱུར་ཏེ། འབྱུང་བ་ས་དང་ཆུ་ཤས་ཆེ་བ་ལས་རོ་མངར་བ་དང་། མེ་དང་ས་ཤས་ཆེ་བ་ལས་རོ་སྐྱུར་བ་དང་། ཆུ་དང་མེ་ཤས་ཆེ་བ་ལས་རོ་ལན་ཚྭ་བ་དང་། ཆུ་དང་རླུང་ཤས་ཆེ་བ་ལས་རོ་ཁ་བ་དང་། མེ་དང་རླུང་ཤས་ཆེ་བ་ལས་རོ་ཚ་བ་དང་། ས་དང་རླུང་ཤས་ཆེ་བ་ལས་རོ་བསྐ་བ་སྟེ། འབྱུང་བ་ལྔ་ལས་གཉིས་གཉིས་ཤས་ཆེ་བའི་དབང་གིས་རོ་དྲུག་པོ་དེ་དག་སོ་སོར་སྐྱེད་པར་བྱེད་པ་ཡིན་ནོ། །

འབྱུང་བ་ལྔས་རོ་དྲུག་བསྐྱེད་ཚུལ་གྱི་རེའུ་མིག

འབྱུང་བ།	ས་ཆུ།	མེ་ས།	ཆུ་མེ།	ཆུ་རླུང་།	མེ་རླུང་།	ས་རླུང་།
རོ་དྲུག	མངར་བ།	སྐྱུར་བ།	ལན་ཚྭ་བ།	ཁ་བ།	ཚ་བ།	བསྐ་བ།

གསུམ་པ། འབྱུང་བ་སོ་སོའི་ཡོན་ཏན་དང་བྱེད་ལས།

༡ ས་སྨན།

(༡)ཡོན་ཏན།

ས་སྨན་སྤྱི་བཏན་རྟུལ་འཇམ་སྟུམ་ལ་སྐམ། །

འབྱུང་བ་ལྔ་ལས་རེ་རེ་ཤས་ཆེ་བའི་བདག་ཉིད་ཅན་གྱི་སྨན་དེ་དག་ཀུན་ཀྱང་། ཡོན་ཏན་དང་ལས་གཉིས་ཀྱི་སྒོ་ནས་བསྟན་ཅིང་། དེ་ཡང་འབྲས་བུ་ནི་རྒྱུ་དང་མཐུངས་ལྡན་དུ་འབྱུང་བའི་ཕྱིར་ན་རྒྱུ་འབྱུང་བདང་འབྲས་བུ་གཉིས་ཀའི་ཡོན་ཏན་རྣམས་རྐང་བ་སྤྱ་མ་སྤྱ་མས་བསྟན་ལ། ལས་རྣམས་ཕྱི་མ་ཕྱི་མས་གསལ་པོར་བསྟན་པ་ལས། སའི་རང་བཞིན་ཤས་ཆེ་བའི་སྨན་རྣམས་ཀྱི་ཡོན་ཏན་ནི། ཡང་བ་ལས་ལྡོག་པའི་ལྕི་བ། གཡོ་བ་ལས་ལྡོག་པའི་བརྟན་པ། རྣོ་བ་ལས་ལྡོག་པའི་རྟུལ་བ། རྩུབ་པ་ལས་ལྡོག་པའི་འཇམ་པ། སྣུ་བ་ལས་ལྡོག་པའི་སྟུམ་པ། ཚན་ཞིང་གཤེར་བ་ལས་ལྡོག་པའི་སྐམ་པ་བཅས་དང་། འདོད་ཡོན་ལྔ་ལས་དྲིའི་ཡོན་ཏན་ཤས་ཆེ་བ་བསྐྱེད་པ་ཡིན་ནོ། །

བཤད་རྒྱུད་ཀྱི་འགྲེལ་བ་ཚིག་དོན་ཉི་མ་ལས། སའི་རང་བཞིན་ཤས་ཆེ་བའི་སྨན་ནི། གནོན་པའི་རང་བཞིན་གྱིས་ལྕི་བ་སྟེ་ཡང་བ་ལས་ལྡོག་པའོ། ཁྱབ་ཅིང་བསྒྱུར་དཀའ་བའི་རང་བཞིན་གྱིས་བརྟན་པ་ནི་མི་བསྒྱོད་པའོ། ལས་བུལ་བའི་རང་བཞིན་གྱིས་རྟུལ་བ་ནི་མི་རྣོ་བའོ། གནོད་པ་ཉུང་བའི་རང་བཞིན་གྱིས་འཇམ་པ་ནི་མི་རྩུབ་པའོ། བཅུད་པའི་རང་བཞིན་གྱིས་སྟུམ་པ་ནི་སྣུ་བ་ལས་ལྡོག་པས་སྟུམ་ལ། ཐོག་ཐོག་པོའི་རང་བཞིན་གྱིས་སྐམ་པ་ལས་ལྡོག་པའམ། དེ་ལྟར་དྲུག་པོའི་རང་བཞིན་དུ་ཚོགས་པ་ལས་དང་པོ་ལྕི་བ་སྟོབས་ཆེ་ཞིང་། དེ་ནི་རིམ་བཞིན་སྐམ་པའི་སྟོབས་ཆུང་བ་སྟེ། རང་བཞིན་གཅིག་པ་དང་ལྡན་པ་ཙམ་གྱིས་ཁྱད་པར་ཡོད་པ་ལྟའོ། དེ་བཞིན་གཞན་ལྔ་ལའང་ཤེས་པར་བྱ་སྟེ། རྗེ་གཡུ་ཐོག་པས། འབྱུང་བ་ནང་འཕྲད་པ་ན་དང་པོ་སྟོབས་ཆེ་སྟེ། རྗེས་མ་སྟོབས་ཆུང་བ་འཛོམས་པར་བཤད་པའོ། །ཞེས་གསུངས་སོ། །

(༢)ལས།

མཐྲང་ལ་བརྟས་དང་སྟུད་བྱེད་རླུང་ནད་སེལ། །

ལྕི་བ་སོགས་དྲུག་དང་ལྡན་པའི་མཚན་ཉིད་ཀྱི་ནུས་པ་ནི་ལུས་དང་ཡན་ལག་ལ་སོགས་པ་བརྟན་ཞིང་མཐྲང་ལ། ལུས་མི་ཐོར་བ་སྒྲོགས་གཅིག་ཏུ་གོང་བུར་སྡུད་པར་བྱེད་ཅིང་། ཉེས་གསུམ་ལས་ཡང་རྩུབ་སྲ་ཕྲ་གྲང་གཡོ་བའི་མཚན་ཉིད་ཅན་གྱི་རླུང་གི་ནད་གཙོ་བོ་ཞི་བར་བྱེད་པ་ཡིན་ཞིང་། སྟུམ་བསིལ་ལྕི་བའི་མཚན་ཉིད་ཅན་གྱི་བད་ཀན་ནད་གཙོ་ཆེར་བསྐྱེད་པར་བྱེད་དོ། །

༢ ཆུ་སྨན།

(༡)ཡོན་ཏན།

ཆུ་སྨན་སླ་བསིལ་ལྗི་རྟུལ་སྣུམ་ལ་མཉེན། །

ཆུའི་རང་བཞིན་ཤས་ཆེ་བའི་སྨན་རྣམས་ཀྱི་ཡོན་ཏན་ནི་སྐ་བ་ལས་ལྡོག་པའི་སླ་བ། ཚ་བ་ལས་ལྡོག་པའི་བསིལ་བ། ལྗི་བ་དང་། རྟུལ་བ། སྣུམ་པ་གསུམ་གོང་བཞིན་དང་། ཁྲུང་བ་ལས་ལྡོག་པའི་མཉེན་པ་དང་། འདོད་ཡོན་ལྔ་ལས་རོའི་ཡོན་ཏན་ཤས་ཆེར་བསྐྱེད་པའོ། །

ཚིག་དོན་ཉི་མ་ལས། འབྱུང་བ་ཆུ་ཤས་ཆེ་བའི་རང་བཞིན་གྱི་སྨན་ནི། ལས་སུ་རུང་བའི་རང་བཞིན་གྱི་སླ་བ་ནི་སྐ་བ་ལས་ལྡོག་པའོ། གྲང་བ་ཞུལ་དུ་ཕྱིན་པའི་རང་བཞིན་བསིལ་བ་ནི་ཚ་བ་ལས་ལྡོག་པའོ། ལྗི་བ་དང་། རྟུལ་བ་དང་སྣུམ་པ་དང་འཇམ་པ་དང་བཅོས་སླ་བའི་རང་བཞིན་མཉེན་པ་ནི་ཁྲུང་པོ་མ་ཡིན་པའོ། །ཞེས་གསུངས་སོ། །

(༢)ལས།

བརྟན་ཞིང་འཇམ་ལ་སྐྱུད་བྱེད་མཁྲིས་ནད་སེལ། །

གོང་གི་དེ་བདུན་གྱི་ལས་ནི་ཁོང་བ་ལ་སོགས་པའི་ལུས་བརྟན་ཞིང་གཤེར་བ་དང་། ལུས་འཇམ་ལ་སྐྱུད་པ་སྟེ། ཕྱོགས་གཅིག་ཏུ་སྐྱུད་ཅིང་མི་འཛིག་པར་འདུས་ཤིང་འགྱུར་བར་བྱེད་པའོ། ཉེས་གསུམ་ལས་གཙོ་བོ་ཚ་རྣོ་སོགས་ཀྱི་མཚན་ཉིད་ཅན་མཁྲིས་པའི་ནད་སེལ་བར་བྱེད་ཅིང་། དེ་ལས་ལྡོག་པའི་ལྗི་རྟུལ་བསིལ་བའི་མཚན་ཉིད་ཅན་གྱི་བད་ཀན་ནད་བསྐྱེད་པར་བྱེད་དོ། །

༣ མེ་སྨན།

(༡)ཡོན་ཏན།

མེ་སྨན་ཚ་རྣོ་སྐམ་རྩུབ་ཡང་སྣུམ་གཡོ། །

འབྱུང་བ་མེའི་རང་བཞིན་ཤས་ཆེ་བའི་སྨན་རྣམས་ཀྱི་ཡོན་ཏན་ནི། བསིལ་བ་ལས་ལྡོག་པའི་ཚ་བ། རྟུལ་བ་ལས་ལྡོག་པའི་རྣོ་བ། བརྟན་ཞིང་གཤེར་བ་ལས་ལྡོག་པའི་སྐམ་པ། འཇམ་པ་ལས་ལྡོག་པའི་རྩུབ་པ། ལྗི་བ་ལས་ལྡོག་པའི་ཡང་བ། སྐྱ་བ་ལས་ལྡོག་པའི་སྣུམ་པ། བརྟན་པ་ལས་ལྡོག་པའི་གཡོ་བ་བཅས་ལྡན་ཞིང་། འདོད་ཡོན་ལྔ་ལས་གཟུགས་ཀྱི་ཡོན་ཏན་ཤས་ཆེར་བསྐྱེད་པའོ། །

ཚིག་དོན་ཉིད་མ་ལས། འབྱུང་བ་མེ་གཙོ་བོར་གྱུར་བའི་སྨན་ནི། དྲོད་ཟུག་རྫུ་དང་བཅས་པའི་རང་བཞིན་ཚ་བ་ནི་བསིལ་བ་ལས་ལྡོག་པ་དང་། ལས་སྨྱུར་བའི་རང་བཞིན་རྣོ་བ་ནི་རྟུལ་བ་ལས་ལྡོག་པ་དང་། ཤིན་ཏུ་སྐམ་པ་དང་། གནོད་པ་དང་བཅས་པའི་རང་བཞིན་རྩུབ་པ་ནི་འཇམ་པ་ལས་ལྡོག་པ་དང་། སྒྱུད་

བདེ་བའི་རང་བཞིན་ཡང་བ་ནི་ཤྭི་བ་ལས་ལྡོག་པ་དང་། སྣུམ་པ་དང་ཀུན་ཏུ་སྦྱོད་པའི་རང་བཞིན་གཡོ་བ་ནི་བརྟན་པ་ལས་ལྡོག་པའོ། །ཞེས་གསུངས་སོ། །

(༣)ལས།

ཐྲད་སྐྱེད་སྨིན་ཅིང་མདོག་བྱེད་བད་ཀན་སེལ། །

མེ་སྣན་གྱི་ནུས་པ་ཚ་བ་དང་། རྣོ་བ་དང་། སྐམ་པ་དང་། རྩུབ་པ་དང་། ཡང་བ་དང་། སྣུམ་པ་དང་། གཡོ་བ་དྲུག་གི་ལས་གཙོ་བོ་ནི། མཁྲིས་པ་འཇུ་བྱེད་ལ་སོགས་པའི་ལུས་ཀྱི་དྲོད་བསྐྱེད་པར་བྱེད་པ་དང་། ཁ་ཟས་དང་ལུས་ཟུངས་རྣམས་བསྒྱུར་ཅིང་སྨིན་པར་བྱེད་པ་དང་། ལུས་ཀྱི་མདངས་ལ་སོགས་པའི་ཁ་དོག་རྣམས་གསལ་པོར་བྱེད་པ་བཅས་ཀྱི་སྒོ་ནས་དེ་དག་དང་མི་མཐུན་པའི་ཤྭི་རྩུལ་སོགས་ཀྱི་མཚན་ཉིད་ཅན་གྱི་བད་ཀན་སེལ་ཞིང་རྣོ་ཚའི་མཚན་ཉིད་ཅན་གྱི་མཁྲིས་པ་བསྐྱེད་པར་བྱེད་དོ། །

༤ རླུང་སྣན།

(༡)ཡོན་ཏན། **རླུང་སྣན་ཡང་གསོ་གྲང་རྩུབ་སྐྱ་ལ་སྐམ། །**

འབྱུང་བ་རླུང་གི་རང་བཞིན་ཤས་ཆེ་བའི་སྣན་རྣམས་ཀྱི་ཡོན་ཏན་ནི། ལྕི་བ་ལས་ལྡོག་པའི་ཡང་བ་དང་། བརྟན་པ་ལས་ལྡོག་པའི་གཡོ་བ། དྲོ་བ་ལས་ལྡོག་པའི་གྲང་བ། འཇམ་པ་ལས་ལྡོག་པའི་རྩུབ་པ། སྣུམ་པ་ལས་ལྡོག་པའི་སྐྱ་བ། རློན་གཤེར་ལས་ལྡོག་པའི་སྐམ་པ་བཅས་ཡིན་ལ། འདོན་ཡོན་ལྔ་ལས་རེག་བྱའི་ཡོན་ཏན་ཤས་ཆེ་བ་ཡིན་ནོ། །

ཚིག་དོན་ཉི་མ་ལས། འབྱུང་བ་རླུང་གི་བདག་ཉིད་ཅན་གྱི་སྣན་ནི་ངོ་བོ་ཡང་ཞིང་རྣམ་པ་གཡོ་བ་དང་། སིམ་པའི་རང་བཞིན་གྲང་བ་ནི་དྲོད་མེད་པའོ། །རྩུབ་པ་དང་བཅུད་མེད་པའི་རང་བཞིན་སྐྱ་བ་ནི་སྣུམ་པ་ལས་ལྡོག་པ་ཡིན་ལ་སྐམ་པ་དང་དྲུག་གོ །ཞེས་གསུངས་སོ། །

(༢)ལས།

སྲ་ཞིང་བསྐྱོད་དང་ཁྱབ་བྱེད་བད་མཁྲིས་སེལ། །

རླུང་སྣན་གྱི་ལས་ནི་སྐྱི་ཞིང་འདྲིལ་བ་མ་ཡིན་པའི་སྲ་བར་བྱེད་ཅིང་། ཀུན་ཏུ་གཡོ་ཞིང་འགྲུལ་བ་དང་། འཕེལ་ཞིང་བསྐྱོད་པར་བྱེད་པ། དྭངས་མ་ལ་སོགས་པའི་ལུས་ཀྱི་ཟུངས་རྣམས་ལུས་ཡོངས་ལ་ཁྱབ་པར་བྱེད་ཅིང་གཙོ་བོར་ལྕི་སྣུམ་ལ་སོགས་པའི་མཚན་ཉིད་ཅན་གྱི་བད་མཁྲིས་ནད་སེལ་ཞིང་། རྩུབ་པ་དང་ཡང་བའི་མཚན་ཉིད་ཅན་གྱི་རླུང་ནད་བསྐྱེད་པར་བྱེད་དོ། །

ཚིག་དོན་ཉི་མ་ལས། མི་འདྲིལ་བར་སྲ་བར་བྱེད་ཅིང་ཀུན་ཏུ་བསྐྱོད་པར་བྱེད་པ་དང་། ཅིའི་ནང་དུའང་འཇུག་པ་ལས་ཐམས་ཅད་དུ་ཁྱབ་པར་བྱེད། བད་ཀན་གྱི་མཚན་ཉིད་ལྕི་རྩུལ་འཇམ་བརྟན་འཇམ་འབྱར་སྣུམ་པ་དང་། མཁྲིས་པའི་སྣུམ་བཅས་དང་ཚ་གཤེར་སེལ་ལོ། །ཞེས་སོ། །

༥ ནམ་མཁའི་སྨན།

(༡)ཡོན་ཏན།

ནམ་མཁའ་འབྱུང་བཞིའི་སྨན་ལ་སྦྱོར་ཁྱབ་སྟེ། །

ནམ་མཁའ་ནི་འབྱུང་བ་གཞན་བཞི་གས་བསྐྱེད་པའི་སྨན་རིགས་ཀུན་ལ་སྦྱོར་རིས་སུ་མ་ཆད་པར་ཁྱབ་པ་ཡིན་ཏེ། དེ་ཉིད་རང་བཞིན་ཤས་ཆེ་བའི་སྨན་ཡང་མང་དུ་སྲིད་པས་ན་དེ་ཡོན་ཏན་ཁོང་སྟོང་བ་དང་འབྱུང་བ་བཞི་པོ་རྣམས་དེའི་ཁོངས་སུ་སྐྱེ་ཞིང་འཕེལ་བའི་གོ་འབྱེད་པ་དང་། དེ་ཉིད་མེད་ན་གནས་པའི་གོ་ཡུལ་མེད་པའི་ཕྱིར་རོ། །དེ་བས་ན་ནམ་མཁའི་མཚན་ཉིད་ནི་ཐོགས་རེག་བཀག་ཙམ་གྱིས་མི་འགག་པའི་ཁོང་སྟོང་ཞིང་། འདོད་ཡོན་ལྔ་ལས་སྒྲའི་ཡོན་ཏན་ཤས་ཆེ་བ་ཡིན་ནོ། །

ཚིག་དོན་ཉི་མ་ལས། ནམ་མཁའི་རང་བཞིན་ནི་འབྱུང་བ་བཞི་གའི་སྨན་ལ་སྦྱོར་ཁྱབ་སྟེ། འབྱུང་བ་བཞི་ག་ནམ་མཁའི་ཁོངས་སུ་སྐྱེ་ཞིང་འཕེལ་བས་སོ། །གཞན་དུ་སྨན་ནམ་མཁའི་རང་བཞིན་ཅན་ཤས་ཆེ་བ་བར་འཇུག་ཅིང་རྒྱུ་བའམ་གྱིས་ཤིང་ཐོར་བའམ་ཡང་བ་དང་སྒྲའི་ཡོན་ཏན་གྱི་ཤས་ཆེའོ། །ཞེས་གསུངས་སོ། །བཅས་སོ།

(༢)ལས།

ཁོང་སྟོང་ཡངས་པས་གོ་འབྱེད་འདུས་ནད་སེལ། །

ནམ་མཁས་ཁོང་སྟོང་ཡངས་པའི་གོ་འབྱེད་པར་བྱེད་ཅིང་། དངས་མ་ལ་སོགས་པའི་རྒྱུ་ལམ་རྣམས་ཡངས་ཤིང་མ་འགགས་པ་རང་རང་གི་གནས་སུ་རྒྱུ་ཞིང་ཁྱབ་པར་བྱེད་པའི་གོ་སྐབས་འབྱེད་པ་དང་། ཉེས་པ་རླུང་མཁྲིས་བད་ཀན་གསུམ་འདུས་པ་ལས་བྱུང་བའི་ནད་སེལ་བ་ཡིན་ནོ། །

ཚིག་དོན་ཉི་མ་ལས། ནམ་མཁའི་རང་བཞིན་ལས་རྫས་སུ་དཔག་པའི་ལས་ཀྱི་མཚན་ཉིད་ནི་ཁོང་སྟོང་པར་བྱེད་ཅིང་ཡངས་པའི་ཆ་དེས་ཐམས་ཅད་ཀྱི་བྱ་བ་བྱེད་པའི་གོ་སྐབས་འབྱེད་ཅིང་། ཉེས་པ་གསུམ་འདུས་པའི་ནད་སེལ་ཏེ་འདུས་པ་འབྱེད་ཅིང་གཉེན་པོས་འཇོམས་པར་གོ་འབྱེད་པས་སོ། །ཞེས་གསུངས་སོ། །

འབྱུང་བ་སོ་སོའི་ཡོན་ཏན་རེའུ་མིག

འབྱུང་བ།	ས།	ཆུ།	མེ།	རླུང་།
༡	སྙི།	སླ།	ཚ།	ཡང་།
༢	བརྟན།	བསིལ།	རྣོ།	གཡོ།
༣	རྟུལ།	སྙི།	སྐམ།	གྲང་།
༤	འཇམ།	རྟུལ།	རྩུབ།	རྩུབ།
༥	སྦོམ།	སྦོམ།	ཡང་།	ཕྲ།
༦	སྐམ།	མཉེན།	སྦོམ།	སྐམ།
༧			གཡོ།	

བཞི་པ། འབྱུང་བ་སྨན་དུ་གྱུར་ཚུལ།

དེ་བས་དངོས་དང་སྦྱར་བའི་དབང་གྱུར་ལས། །ས་སྟེང་སྨན་མིན་ཅི་ཡང་ཡོད་མ་ཡིན། །གཞི་འདྲིན་སྨན་ནི་མེ་དང་རླུང་ཡིན་ཏེ། །ཐུར་འགྲོ་ས་དང་ཆུ་ལས་བྱུང་བའི་ཕྱིར། །བཀྲུ་སྨན་ཕལ་ཆེར་དང་པོའི་རོ་ལས་འབྱུང་། །

སྤྱིར་མངར་བ་ལ་སོགས་པའི་རོ་དང་ལྡན་པའི་སྨན་ཀུན་ཀྱང་འབྱུང་བ་བཞི་འམ་ལྔ་འདུས་པ་ལས་སྐྱེ་ཞིང་། འབྱུང་བ་སོ་སོ་བ་རྣམས་ཀྱང་ལྕི་བ་སོགས་ཀྱི་ཡོན་ཏན་དང་ལྡན་པས་མཁྲང་བ་ལ་སོགས་པའི་བྱེད་ལས་ཇི་སྙེད་ཅིག་ཡོད་པས་ན་སྨན་དངོས་ཡིན་པ་རྣམས་དང་། དངོས་མིན་པའི་བཙན་དུག་ལ་སོགས་པ་རྣམས་ཀྱང་གཉེན་པོ་དང་བཅས་ཏེ་ཕན་ཚུན་སྦྱར་བའི་དབང་དུ་གྱུར་པ་ལས་ཀྱང་སྨན་དུ་འགྱུར་བ་དེའི་ཕྱིར་ས་སྟེང་འདི་ན་སྨན་མ་ཡིན་པའི་དངོས་པོ་ཅི་ཡང་ཡོད་པ་མ་ཡིན་ཏེ། ཏ་ལ་ཏ་ལ་ལ་སོགས་པའི་དུག་ཀུན་ཀྱང་སྨན་དུ་བསྒྱུར་ནུས་ན་གཞན་རྣམས་ལྟ་སྨོས་ཀྱང་ཅི་དགོས། དེ་བཞིན་དུ་ཚིག་དོན་ཉི་མ་ལས། སའི་སྟེང་འདིར་དངོས་པོ་གར་ཡོད་ལ་འབྱུང་བས་ཁྱབ། འབྱུང་བས་གར་ཁྱབ་དུ་དེའི་རང་བཞིན་དང་མཚན་ཉིད་ཀྱིས་ཁྱབ། དེས་གར་ཁྱབ་ལ་དོན་བྱེད་ནུས་པའི་སྨན་གྱིས་ཁྱབ་ཅིང་དེ་ལ་འདིར། ནད་སེལ

ཞིང་བདེ་བ་བསྐྱེད་པའི་འབྱུང་བའི་མཚན་ཉིད་དེ་ལ་སྨན་ཞེས་བྱ་སྟེ། བཟང་པོ་དྲུག་སོགས་ལ་སྨན་དུ་བཏགས་པ་ནི་དེའི་རྒྱུ་དེ་ལ་ཡོད་པར་འདོད་པའོ། །རྗེ་གཡུ་ཐོག་པའི་ལག་ལེན་གསལ་བའི་སྒྲོན་མེ་ལས། གཞན་ཡང་སྣོད་བཅུད་སྣང་བ་ཀུན། །སྨན་དུ་མ་གྱུར་གང་ཡང་མེད། །ནད་གཞི་དང་ནི་སྦྱོན་པའི་ཚུལ། །སྐྱུ་དང་གྲིབ་མའི་ཚུལ་དུ་ཡོད། །ཅེས་སོ། །དེ་ལ་ཡང་བྱེ་བྲག་ཏུ་གྱེན་ཏེ་སྟོད་དུ་འདྲེན་ཞིང་འགྲོ་བའི་སྨན་ནི་བཏུ་དུས་ལ་སོགས་པའི་དབང་གིས་མེ་དང་རླུང་གི་ཡོན་ཏན་ཡང་གཡོ་སོགས་ཀྱིས་རང་བཞིན་དེའི་ནུས་པ་ནི་གྱེན་དུ་འགྲོ་བའི་རང་བཞིན་དུ་དངོས་པོའི་སྟོབས་ཀྱིས་གྲུབ་པ་ཡིན་ལ། དེ་བཞིན་དུ་ཐུར་ཕྱོགས་སུ་གཞོལ་ཞིང་སྨད་དུ་འགྲོ་བའི་ནུས་པ་ནི། ས་དང་ཆུ་ཤས་ཆེ་བའི་རང་བཞིན་ལྕི་བ་སོགས་ལས་བྱུང་བ་དེའི་ཕྱིར་སྨན་གྱིས་ནད་སེལ་ཞིང་ཐུར་དུ་འདྲེན་པའི་ཤུགས་ཆེ་ཞིང་། བཀྲུ་སྨན་ཏེ་ཐུར་དུ་འདྲེན་པའི་སྨན་ཕལ་ཆེ་བ་ནི་དང་པོའི་རོ་སྟེ། རོ་མངར་བ་ལས་འབྱུང་ལ། རོ་མངར་བ་ནི་ས་ཆུ་ཤས་ཆེ་བ་ལྡན་པ་ལས་བྱུང་བས་དེ་དག་གི་རང་བཞིན་དང་མཚན་ཉིད་སྙུམ་ལྕི་འཇམ་བརྟན་སླ་བསིལ་རྟུལ་མཉེན་དང་ལྡན་ཞིང་། དེ་ལ་སྙུམ་པས་ཕྲ་མོར་འཇུག་པ་དང་རླུང་གི་ཡོ་བ་སྲ་བ་སྙི་བར་བྱས། སླ་བས་བཤིག་ཅིང་ལྕི་བརྟན་གྱིས་ཐུར་དུ་དྲངས། དེ་རྣམས་ཀྱིས་དེ་དག་གི་རྗེས་མཐུན་དུ་གྲོགས་བྱས་པ་ལས་བཀྲུ་སྨན་ཕལ་ཆེར་རོ་མངར་བ་ལས་བྱུང་བའོ། །ཡང་ཕལ་ཆེར་གྱི་སྐྲས་འབྱུང་བ་ས་ཆུའི་ཆ་ཤས་ཆེ་བའི་རོ་གཞན་དང་། ཨ་རུ་མཆུ་རིང་གི་མཆུ་ལ་སོགས་པ་ཕལ་ཆེར་ནི་བཏུ་དུས་ལ་སོགས་པའི་དབང་གིས་ཀྱང་ཡིན་ནོ།

ཟླ་ཟེར་ལས། དེ་ལ་སྨན་ནི་གྱེན་དུ་འགྲོ། ཕལ་ཆེར་མེ་དང་རླུང་ཤས་ཆེ། །ཞེས་བྱ་བ་ལ་མེས་ཞལ་ལས། དེ་ལ་སྨན་གྱི་རིགས་དེ་རྣམས་ཀྱི་ནང་ནས་གྱེན་དུ་འགྲོ་ཞིང་སྟོད་དུ་རྒྱུ་བར་བྱེད་པ་ནི་ཕལ་ཆེར་ཞེས་པ་མང་དུ་མེ་དང་རླུང་གི་ཤས་ཆེ་བ་སྟེ། མེ་དང་རླུང་གི་བདག་ཉིད་ཅན་ཡིན་ནོ། དེ་ལའང་གང་གི་ཕྱིར་གྱེན་དུ་འགྲོ་བས་མེ་ཡིན་པ་དང་། ཡང་བས་རླུང་ཡིན་པར་ཤེས་པར་བྱའོ། ཐུར་དུ་འགྲོ་བ་ཕལ་ཆེ་བ་ནི། ས་ཆུའི་ཡོན་ཏན་ཤས་ཆེ་ཡིན། ཞེས་བྱ་བ་ལ། སྨན་ཐུར་དུ་འགྲོ་ཞིང་འོག་ཏུ་རྒྱུ་བས་འབྲུ་བར་བྱེད་པའི་ཚུལ་ཅན་གང་ཡིན་པ་དེ་ནི་ས་དང་ཆུའི་ཤས་ཆེ་བ་ཡིན་ཏེ། དེ་གཉིས་ནི་ས་ལྕི་བ་དང་ཆུ་གཞོལ་ཕྱོགས་སུ་འགྲོ་བ་ཡིན་པའི་ཕྱིར་རོ། །འོན་ཀྱང་རི་ཤོ་ལ་སོགས་པའི་བཀྲུ་སྨན་ཕལ་ཆེར་ཡང་མེ་རླུང་གིས་བསྐྱེད་པའི་རོ་ཚ་བར་མི་འབྱུང་ངམ། དུར་བྱེད་ལ་སོགས་པའི་བཤལ་སྨན་ཕལ་ཆེར་ཡང་ས་ཆུས་བསྐྱེད་པའི་རོ་མངར་བར་མ་མཐོང་ལ། ཁྱད་པར་དུ་སྐྱུག་སྨན་བཏང་བས་འབྲུ་བ་དང་། འབྲུ་སྨན་བཏང་བས་སྐྱུག་པའང་མང་དུ་སྣང་བའི་ཕྱིར་བཤད་པ་འདི་ནི་ཀྱི་ན་ཙམ་དུ་ཟད་དོ་ཞེ་ན་བདེན་མོད། འོན་ཀྱང་སྐབས་འདིར་སྤྱིར་བཏང་བ་རོ་ནུས་ཞུ་རྗེས་མཐུན་པ་གཞིར་བཞག་གི་དབང་དུ་བྱས་པ་དང་། བྱེ་བྲག་ཏུ་སྐྱུག་འབྲུས་བྱེད་པའི་སྨན་རྣམས་ཀྱི་རོ་ཇི་ལྟ་བ་འདུག་ཀྱང་ནུས་པ་གོ་རིམ་བཞིན་དུ་མེ་རླུང་དང་ས་ཆུའི་ཡོན་ཏན་ཤས་ཆེ་བ་ཞིག་ལས་ནམ་ཡང་མ་འདས་ཤིང་། དམིགས་བསལ་དུ་དུར་བྱེད་ལ་སོགས་པ་འགའ་ཞིག་བཤལ་སྐྱུག་ཐུན་མོང་གི་སྨན་ཡིན་པའི་དོན་དང་། བཤལ་སྨན་གྱིས་སྐྱུག་པ་ནི། སྐྱུག་སྨན་དངོས་སུ་ཡོད་པ་མ་ཡིན་ཡང་། དུས་སུ

མ་བཀྲོས་ཤིང་འདུལ་ལེགས་མ་བྱུང་བ་སོགས་ཀྱི་སྐྱོན་ཡིན་ནོ། །དཔེར་ན། དུར་བྱིད་སྨུག་སྨན་ལ་གཏོང་བའི་རྒྱུ་མཚན་མ་བཏུལ་བ་དེ་ལ་ཤིན་ཏུ་རྩུབ་པའི་ནུས་པ་ཡོད་པས་ན་ནད་སློང་ཞིང་སྨུག་པར་བྱེད་པ་ཡིན་པས་བཤལ་སྨན་ལ་གཏོང་བའི་ཚེ། འདུལ་ཞིང་སྨུགས་ལ་གཏོང་དུས་མི་འདུལ་བའི་ཤེས་བྱེད་དང་བཅས་པའོ།

ས་བཅད་གཉིས་པ། རོའི་དབྱེ་བ་བསྟན་པ།

དང་པོ། རྩ་བའི་རོ་དྲུག

རོ་ནི་མངར་སྐྱུར་ལན་ཚྭ་ཁ་ཚ་བསྐ། །

མངར་བ་ལ་སོགས་པའི་རོ་དྲུག་ནི་ཆུའི་དབང་པོའི་ཡུལ་ཡིན་པས་ན་རོའོ། །དེ་དག་ཀྱང་འབྱུང་བ་ལྔའི་བདག་ཉིད་ཅན་གྱི་རྫས་ལ་བརྟེན་པ་ཡིན་ཏེ། དེ་ཡང་རྒྱུད་ལས་ནམ་མཁའ་སྤྱི་ཁྱབ་ཏུ་བཞག་པའི་ས་ཆུ་མེ་རླུང་བཞི་པོ་གཉིས་གཉིས་ལྡན་པ་ལས། རོ་རེ་རེར་འབྱུང་བ་བཤད་ལ། ས་ཆུ་ལྡན་པ་ལས་རོ་མངར་བ། མེ་ས་ལས་སྐྱུར་བ། ཆུ་མེ་ལས་ལན་ཚྭ། ཆུ་རླུང་ལས་ཁ་བ། མེ་རླུང་ལས་ཚ་བ། ས་རླུང་ལས་བསྐ་བ་འབྱུང་སྟེ། རྒྱུའམ་རྐྱེན་འབྱུང་བ་བཞི་པོ་གཉིས་གཉིས་ཤས་ཆེ་བ་ལྡན་པས་དྲུག་ལས་མི་མང་ཞིང་མི་ཉུང་བའི་ཕྱིར་འབྲས་བུའམ་རྐྱེན་ལ་རོ་དྲུག་ཏུ་གྲངས་ངེས་སོ། །དེ་ལས་གྱེས་པའི་རྫས་གཅིག་ལའང་འབྱུང་བ་ལྔའི་ཆ་ཤས་ཡོད་པའི་ཕྱིར། རོ་དྲུག་པོ་ནས་གཉིས་ཀྱི་བར་ཤས་ཆུང་དུ་ལྡན་པ་དང་། མཉམ་པར་ལྡན་པ་ལ་སོགས་དུ་མར་འགྱུར་ཏེ་འདི་ལ་གཉིས། དུ་མར་དབྱེ་བ་སྟེ་རྒྱས་པར་བཤད་པ་དང་། མདོ་བསྡུས་ན་རྩ་བའི་རོ་དྲུག་ཏུ་འདུ་བར་བཤད་པའོ། །

དེ་ཡང་ དུ་མར་ དབྱེ་ སྟེ་ རྒྱས་ པར་ བཤད་ པ་ ནི། མངར་ བའི་ མངར་ བ། མངར་ བའི་ སྐྱུར་ བ། མངར་བའི་ལན་ཚྭ་བ། མངར་བའི་ཁ་བ། མངར་བའི་ཚ་བ། མངར་བའི་བསྐ་བ་སྟེ་འདི་དྲུག་གཞན་ལྔ་པོ་ལའང་མངར་བ་བཞིན་དུ་སྦྱར་བས་དྲུག་དྲུག་སུམ་ཅུ་རྩ་དྲུག་གོ །དེ་ལས་གྱེས་པས་མངར་བའི་མངར་བསྐྱུར་བ། མངར་ བའི་ སྐྱུར་ བ་ ལན་ ཚྭ་ བ། མངར་ བའི་ སྐྱུར་ བ་ ཁ་ བ། མངར་ བའི་ སྐྱུར་ བ་ ཚ་ བ། མངར་བའི་སྐྱུར་བ་བསྐ་བ། མངར་བའི་སྐྱུར་བསྐྱུར་བ་སྟེ་དེ་དྲུག་སོ་སོ་དྲུག་པོ་རེ་རེ་ལ་སྦྱར་བས་ཉིས་བརྒྱ་དང་བཅུ་དྲུག དེ་ལས་གྱེས་པ་མངར་བའི་མངར་བསྐྱུར་བ་ལན་ཚྭ་བ། མངར་བའི་སྐྱུར་བ་ལན་ཚྭ་བ་ཁ་བ། མངར་བའི་སྐྱུར་བ་ལན་ཚྭ་བ་ཚ་བ། མངར་བའི་སྐྱུར་བ་ལན་ཚྭ་བ་བསྐ་བ་སོགས་གོང་གི་ཉིས་བརྒྱ་བཅུ་དྲུག་པོ་རེ་རེ་ལ་སྦྱར་བས་སྟོང་དང་ཉིས་བརྒྱ་དགུ་ཅུ་རྩ་དྲུག་གོ །དེ་ལས་གྱེས་པ་ལྔ་ཚོགས་བསྟན་པ

ནི། །མངར་བའི་མངར་སྐྱུར་ལན་ཚྭ་ཁ་བ་དང་། །མངར་བའི་སྐྱུར་སྐྱུར་ལན་ཚྭ་ཁ་བ་དང་། །མངར་བའི་ལན་ཚྭ་ལན་ཚྭ་སྐྱུར་ཁ་བ། །མངར་བའི་ཁ་བ་ཁ་བ་སྐྱུར་ལན་ཚྭ། །ཚྭ་བའི་ཚ་བ་ཚ་བ་ལན་ཚྭ་ཁ། །མངར་བའི་བསྐ་བ་བསྐ་བ་ཁ་ལན་ཚྭ། །དྲུག་པོ་སྟོང་སོགས་གོང་མར་སྦྱར་བ་ཡིས། །བདུན་སྟོང་བདུན་བརྒྱ་བདུན་ཅུ་རྩ་དྲུག་འགྱུར། །དེ་ལས་གྱེས་པ་དྲུག་ཚོགས་དཔེར་བརྗོད་པ། །མངར་བ་ཤས་ཆེ་གཅིག་ལ་རོ་གཞན་ལྔ། །ལྡན་ཞིང་རིམ་པས་ཆུང་བ་འདི་བཞིན་ཏེ། །མངར་བའི་སྐྱུར་བ་ལན་ཚྭ་ཁ་ཚ་བསྐ། །སྐྱུར་བའི་ལན་ཚྭ་ཁ་ཚ་བསྐ་མངར་བ། །ལན་ཚྭའི་ཁ་ཚ་བསྐ་མངར་སྐྱུར་བ་བཞིན། །གཞན་གསུམ་ལ་སྦྱར་དྲུག་འདི་གོང་བཤད་པའི། །བདུན་སྟོང་སོགས་ལ་སྦྱར་བས་བཞི་ཁྲི་དང་། །དྲུག་སྟོང་དྲུག་བརྒྱ་དྲུག་ངེས་པས་འགྱུར་ངོ་། དེ་དག་ཐམས་ཅད་ཀྱང་མདོ་བསྡུས་ན་རྒྱུ་འབྱུང་བ་ལྔ་ལས་གྱེས་པའི་རྩ་བའི་རོ་དྲུག་ལས་མི་འདའ་བའི་ཕྱིར་ཏེ། དཔེར་ན་མིང་ཚིག་ཡི་གེའི་རྣམ་པ་མཐའ་ཡས་ཀྱང་དབྱངས་དང་གསལ་བྱེད་ལས་མི་འདའ་བ་བཞིན་ཡིན་ནོ། །

རྩ་བའི་རོ་དྲུག་གི་མཚན་གཞིའི་རེའུ་མིག

རོ།	མངར་བ།	སྐྱུར་བ།	ལན་ཚྭ་བ།	ཁ་བ།	ཚ་བ།	བསྐ་བ།
མཚན་གཞི།	བུ་རམ།	སྐྱར་བུ།	རྒྱམ་ཚྭ།	ཏིག་ཏ།	ཙི་ཏྲ་ཀ	བ་རུ་ར།

གཉིས་པ། གོ་རིམ་བཞག་པའི་དགོས་པ།

གོ་རིམ་བཞིན་དུ་འཚོ་བྱེད་སྟོབས་ཆེན་ཡིན། །

མངར་བ་ནས་བསྐ་བའི་བར་དུ་གོ་རིམ་བཞིན་དུ་བཞག་པའི་དགོས་པ་ནི། བསྐྱབ་བྱ་སྲོག་གི་རྟེན་ལུས་ཀྱི་ཟུངས་རྣམས་འཕེལ་ཞིང་འཚོ་བར་བྱེད་པ་ལ་བལྟོས་ནས་སྐྱབ་བྱེད་ཀྱི་རོ་འམ་སྨན་ཡང་ལུས་སྲོག་འཚོ་བར་བྱེད་པའི་སྟོབས་ཆེ་ཆུང་ཡོད་པ་ལ་བལྟོས་པ་ཡིན་ཞིང་། དེ་ཡང་ས་ཆུ་གཉིས་ཀྱིས་བསྐྱེད་པའི་རོ་མངར་བ་ལས་བྱུང་བའི་ཞི་སྣུམ་སོགས་རིམ་པར་སྟོབས་ཆེ་བས་དང་པོར་སྨོས་ཤིང་། དེ་ནས་སྐྱུར་བ་སོགས་གང་སྟོབས་ཆེ་བ་རྣམས་སྔོན་མ་དང་པོར་སྨོས་ཏེ། འོག་མ་རྣམས་སྟོབས་ཇེ་ཆུང་དུ་འགྲོ་བ་ཡིན་པས་གོ་རིམ་དེ་ལྟར་དུ་བཞག་པ་ཡིན་ནོ། །

ས་བཅད་གསུམ་པ། རོའི་ངོ་བོ་བསྟན་པ།

དང་པོ། སྤྱིའི་ངོ་བོ།

ངོ་བོ་ལྕེ་ལ་གསལ་བས་རོ་ཞེས་བྱ། །

རྫས་གཅིག་ལ་སྣོ་ལྡའི་དབང་ཤེས་ཀྱིས་སོ་སོར་བརྟག་པའི་ཚེ་གཟུགས་སྒྲ་དྲི་རོ་རེག་བྱ་རྣམ་པར་རིག་པའི་ཡིད་ཤེས་དང་སྦྱོད་པར་བྱེད་པ་ལས། འདིར་ལྕེའི་དབང་པོ་དང་འབྲད་དེ་རིམ་བཞིན་ཕོ་བའི་མེ་དྲོད་གསུམ་གྱིས་ མྱགས་ བཞུ་ དྭངས་ སྙིགས་ ཕྱེ་ བ་ ལས་ རིམ་ གྱིས་ རོ་ རང་ གི་ ཕན་ གནོད་ བྱེད་ པ་ གཙོ་ ཆེ་ བ་ ལ་ དགོངས་ཏེ་ཐམས་ཅད་ལ་རོ་ཡི་སྒོ་ནས་སྟོས་པ་ཡིན་ནོ། དེ་ལ་རོའི་ངོ་བོ་གང་ཞེ་ན། དབང་ཤེས་དང་བཅས་པའི་ལྕེ་ལ་གསལ་པོར་བྲོ་བ་དེ་ལ་རོ་ཞེས་བྱའོ། །

གཉིས་པ། བྱེ་བྲག་གི་ངོ་བོ།

༡ མངར་བ།

དེ་ཡང་མངར་བའི་རོ་དེ་མྱང་པའི་ཚེ། །ཁ་ལ་ཆགས་ཤིང་ཞིམ་པས་སྲེད་པ་སྐྱེ། །

རོ་གང་ཞིག་ལྕེའི་དབང་པོར་གསལ་བ་དེ་ལ་ཡང་། བྱེ་བྲག་ཏུ་ཕྱེས་ན་རྩ་བའི་རོ་དྲུག་ཡོད་དེ། ཐུ་རམ་ལྟ་བུ་མངར་བའི་རོ་ནི་ཁར་ཞིབ་ཏུ་མྱངས་ཏེ་ལྕེའི་དབང་པོ་དང་འབྲད་པའི་ཚེ། ཁ་ལ་ཡུན་རིང་དུ་ཆགས་ཤིང་ ཞིམ་ པའི་ ཉམས་ འབྱུང་ བའི་ རྒྱུ་ མཚན་ གྱིས་ སླར་ ཡང་ དེ་ ཉིད་ ཟ་ འདོད་ ཀྱི་ སྲེད་ པ་ སྐྱེ་ བ་ དེ་ ལའོ། །

སྙིང་པོ་བསྡུས་པ་ལས། མངར་བ་ལ་སོགས་པ་འབྱུང་བ་རྣམས་ཀྱི་མཚན་ཉིད་དང་ལས་བསྟན་པའི་ཕྱིར་སྨོས་པ་ནི། དེ་ལས་རོ་ནི་མངར་བ་དག །གང་ཞིག་མྱངས་པའི་ཚེ་ན་ནི། །ཁ་ལ་ཆགས་ཤིང་ལུས་ཀྱང་ནི། །ཚིམ་བྱེད་དབང་པོ་རབ་དྭངས་བྱེད། །གྲོག་མ་ལ་སོགས་དགའ་བ་ཡིན། ཞེས་པ་ལྟར་རོ། །

༢ སྐྱུར་བ།

སྐྱུར་བ་སོ་བརྩེ་བཞིན་སྟུད་ཁ་ཆུ་འཛག །

རོ་སྐྱུར་བ་ནི་སྟར་བུ་ལྟ་བུའི་རོ་སྐྱུར་བ་རྣམས་ཁར་མྱངས་པའི་རྗེས་སུ་སོ་བརྩེ་བ་སྟེ་སོ་ལ་རེག་ཐུག་མི་བཟོད་པར་གྱུར་ནས་ཁ་ཟས་གཞན་རྣམས་ཟ་མི་ཐུབ་པར་གྱུར་བ་དང་། ཟ་བའི་ཚེ་མགོ་བོར་གྲང་སིངས་བྱེད་ཅིང་འདར་བ་དང་བཞིན་གྱི་ཆ་ཤས་ཕལ་ཆེར་དབང་མེད་དུ་སྟུད་པ་དང་། གཞན་ཡང་ཁ་ཡི་ཆུ་འཕེལ་ཏེ་འཕྲལ་དུ་འཛག་པར་བྱེད་པ་དག་ཡིན་ནོ། །

དེ་ཡང་སྙིང་པོ་བསྡུས་པ་ལས། སྐྱུར་བ་ཁ་ནས་ཆུ་འཛག་ཅིང་། །སོ་བརྩེ་སྤུ་ནི་ལྡང་བ་དང་། །མིག་དང་སྨིན་མ་འཛུམ་པར་བྱེད། །ཅེས་བྱ་བ་ལ། རོ་སྐྱུར་བ་དེ་མྱོངས་པའི་ཚེ་ཁ་ནས་ཆུ་འཛག་ཅིང་གཞིར་བར་འདུ་བ་དང་། དེ་བཞིན་དུ་སོ་བརྩེ་བ་དང་སྤུ་ལྡང་བར་བྱེད་པ་དང་། མིག་གཉིས་དང་སྨིན་མ་འཛུམ་ཞིང་སྟུད་པར་བྱེད་པ་ཡིན་ནོ། །ཞེས་སོ། །

༣ ལན་ཚྭ་བ།

ལན་ཚྭ་རེག་ན་ཚ་ཞིང་མཆིལ་མ་འདུ། །

རྒྱ་ཚྭ་དང་རྒྱམ་ཚྭ་ལྟ་བུའི་རོ་ལན་ཚྭ་བ་ནི་ལྕེ་དང་རེག་པས་ན་ལྕེ་དང་མགུར་བ་རྣམས་ཚ་སླམ་བྱེད་ཅིང་ཁར་མཆིལ་མ་འདུ་བར་བྱེད་པ་ཡིན་ནོ།

སྙིང་པོ་བསྡུས་པ་ལས། ལན་ཚྭས་ཁར་ནི་མཆིལ་མ་འདུ། །མགུར་བ་གྲི་བ་ཚ་བར་བྱེད། །ཅེས་བྱ་བ་ལ་རོ་ལན་ཚྭ་ལྕེས་མྱངས་པས་ན། ཁ་ནས་མཆིལ་མ་འཛག་པ་དང་། མགུར་བ་དང་གྲི་བ་ཚ་བར་བྱེད་པ་ཡིན་ནོ། །ཞེས་སོ། །

༤ ཁ་བ།

ཁ་བ་ཁ་ཡི་དྲི་སྦྱོང་ཡི་ག་ཟློག །

ཏིག་ཏ་དང་གསེར་གྱི་མེ་ཏོག་ལྟ་བུའི་རོ་ཁ་བས་ནི་ཁའི་དྲི་མངན་པ་དང་ཁའི་ཞྭན་ཞེན་དག་སྦྱངས་ཤིང་རོ་མི་ཞིམ་པས་ཡིག་ལོག་པ་སྟེ་ཟ་མི་འདོད་པ་དང་རོ་གཞན་གྱི་བྲོ་བ་མྱངས་པས་རོ་མི་གསལ་བར་བྱེད་པ་ཡིན་ནོ། །

སྙིང་པོ་བསྡུས་པ་ལས། ཁ་བས་ཁ་ཡི་དྲི་མ་སྦྱོང་། ལྕེ་ནི་འཛེམས་པ་བྱེད་པ་ཡིན། ཞེས་བྱ་བ་ལ་རོ་ཁ་བདེ་མྱངས་པར་གྱུར་བས་ན། ཁའི་དྲི་མ་སྦྱོང་ཞིང་དག་པར་བྱེད་དེ་ཞྭན་ཞེན་སེལ་བ་ཡིན་ཞིང་། ལྕེ་འཛེམས་པ་ནི་རོ་གཞན་འཛིན་པར་བྱེད་པའི་ནུས་པ་འཛིག་པར་བྱེད་པ་སྟེ། རང་གི་ལས་ཀྱི་ནུས་པ་ཉེ་བར་

འཇོམས་པར་བྱེད་དོ། །ཞེས་སོ། །

༥ ཚ་བ།

ཚ་བ་ཁ་ལྕེ་བསྲེག་ཅིང་མིག་ཆུ་འཛག །

ཙི་ཏྲ་ཀ་ལྷ་བྲུའི་རོ་ཚ་བ་དག་ནི་ཁར་ཟོས་མ་ཐག་ཏུ་ཁ་དང་ལྕེ་ཚ་ཞིང་བསྲེག་སླམ་བྱེད་པ་དང་། ལྷག་པར་མིག་ནས་མཆི་མ་དབང་མེད་དུ་འཛག་གོ །

སྙིང་པོ་བསྡུས་པ་ལས། ཚ་བ་ལྕེ་རྩེ་སྐྱོད་བྱེད་ཅིང་། །ཙག་ཙག་བྱེད་པར་འགྱུར་བ་དང་། །ཁ་མིག་སྣ་ལས་འཛག་བྱེད་ཅིང་། །མཁུར་བ་བསྲེག་པར་བྱེད་པ་ཡིན། །ཞེས་བྱ་བ་ལ། ཟླ་ཟེར་ལས། རོ་ཚ་བ་ནི་ལྕེ་ལ་མྱངས་པའི་ཚེ་ལྕེའི་རྩེ་མོ་དབང་མེད་དུ་སྐྱོད་པར་བྱེད་ཅིང་། ན་བར་བྱེད་པ་སྟེ་ལྕེ་ཐེམ་ཐེམ་པོར་བྱེད་དོ། །ཙག་ཙག་བྱེད་པར་འགྱུར་ཞེས་བྱ་བ་ནི་མེ་ལྕེ་ལ་རེག་པ་ལྟར་ཚ་ལམ་ལམ་པོར་བྱེད་པ་དང་། སྐྱེ་ཚོའི་ལྡེ་གུས་བསྐུས་པ་ལྟར་ཚ་བ་ཙག་ཙག་པོར་བྱེད་པར་འགྱུར་རོ། །དེ་བཞིན་དུ་ཁ་དང་མིག་དང་སྣ་ལས་ཆུ་འཛག་པར་བྱེད་པ་དང་། མཁུར་བར་མེ་ལྕེ་འཕོག་པ་ལྟར་སྲེག་པར་བྱེད་པ་དང་ཚ་བར་བྱེད་པ་ཡིན་ནོ། །ཞེས་སོ། །

༦ བསྐ་བ།

བསྐ་བ་ལྕེ་རྐན་ལ་ཆགས་རྩུབ་སླམ་བྱེད། །

ཨ་རུ་ར་དང་བ་རུ་ར་ཙན་དན་ལྷ་བྲུའི་རོ་བསྐ་བས་ནི་ལྕེ་དང་རྐན་ལ་ཆགས་པ་ལྟར་བྱེད་ཅིང་ཁའི་ནང་ཐུར་བས་རྩུབ་སླམ་བྱེད་པ་ཡིན།

སྙིང་པོ་བསྡུས་པ་ལས། བསྐ་བས་ལྕེ་ནི་ཐེམ་པོར་བྱེད། །གྲི་བ་རྩ་སྒྲུགས་འགག་པར་བྱེད། །ཅེས་ཟླ་ཟེར་ལས་རོ་བསྐ་བ་ནི་ལྕེས་མྱངས་པས་ན་ལྕེ་ཐེམ་པོར་བྱེད་དེ། རོ་ཛི་ལྟ་བ་བཞིན་དུ་ཚོར་བར་འགྱུར་བ་ལས་ཉམས་པར་བྱེད་པ་དང་། དེ་བཞིན་དུ་གྲི་བ་དང་རྩའི་སྒྲུགས་འགག་པར་བྱེད་པར་འགྱུར་རོ། །ཞེས་སོ། །

རོ་དྲུག་ལས་བྱུང་བའི་ངོ་བོའི་རེའུ་མིག

རོ་དྲུག	ངོ་བོ།
མངར་བ།	༡ ཁ་ལ་ཆགས་པ། ༢ ཞིམ་པ། ༣ སྨར་སྲིད་པ་སྐྱེ་བ།
སྐྱུར་བ།	༡ སོ་རྟེ་བ། ༢ བཞིན་སྟུད་པ། ༣ ཁ་ཆུ་འཛག་པ།
ལན་ཚྭ་བ།	༡ ལྕེས་རེག་ན་ཚ་བ། ༢ མཆིལ་མ་འདུ་བ།
ཁ་བ།	༡ ཁ་ཡི་དྲི་སྦྱང་བ། ༢ ཡི་ག་ཞོག་པ།
ཚ་བ།	༡ ཁ་ལྕེ་སྲེག་པ། ༢ མིག་ཆུ་འཛག་པ།
བསྐ་བ།	༡ ལྕེ་རྐན་ལ་ཆགས་པ། ༢ རྩུབ་སྐམ་བྱེད་པ།

ས་བཅད་བཞི་པ། རོའི་སྡེ་ཚན་བསྟན་པ།

དང་པོ། རྒྱུད་བའི་རོ་ཡི་སྡེ་ཚན་བསྟན་པ།

རོ་དྲུག་སོ་སོ་སྨན་གྱི་སྡེ་བསྟན་པ། །

རོ་དྲུག་པོ་སོ་སོར་ཕྱེས་ཏེ་མངར་བའི་སྡེ་སྐྱུར་བའི་སྡེ་ལན་ཚྭའི་སྡེ་ཁ་བའི་སྡེ་ཚ་བའི་སྡེ་བསྐ་བའི་སྡེ་བཅས་སྨན་གྱི་རོ་མཐུན་པ་རྣམས་ངོ་འཕྲོད་པའི་དགོས་པས་ཕྱོགས་སུ་སྡེབས་ཏེ། སྡེ་རེ་རེ་བཞིན་བསྟན་པ་ཡིན་ནོ། །

༡ མངར་བའི་སྡེ།

ཤིང་མངར་རྒུན་འབྲུམ་གུར་གུམ་ཙུ་གང་དང་། །ཅོང་ག་ར་མཉེ་ཉེ་ཤིང་ལྷུ་བ་དང་། །
ཀ་ར་བུ་རམ་སྦྲང་དང་ཤ་མར་སོགས། །དེ་དང་དེ་འདྲ་མངར་བའི་སྨན་སྡེ་ཡིན། །

ཞིང་མངར་པོ་སོ་མ་ཞིང་གསུམ་དང་། རྒྱུན་འབྲུམ་དཀར་ནག་གཉིས། གུར་ཀུམ་མཆོག་དམན་གཉིས། ཙུ་གང་སདང་ཞིང་ལས་བྱུང་བ་གཉིས། ངོང་ག་བཤལ་སྨན་ཐོག་ཅན། ར་མཉེ་ཉེ་ཞིང་ལྷ་བ་དང་། བརྒྱད་པར། ཧྭགས་དང་ཁཎྜ་ཀ་ར་དཀར། ཞེས་དང་། བུ་རམ་དཀར་སླུག་སྦྲང་རྩི་ལ་སྦྲོག་ཆགས་ཀྱིས་སྦྱེ་བ་བུང་བ་ལས་བྱུང་བ་དང་། གྲོག་མ་ལས་བྱུང་བ་གཉིས། གནས་ཀྱི་དབྱེ་བ་ཞིང་སྦྲང་བྲག་སྦྲང་། ངོ་བོས་དབྱེ་བ་སྨན་སྦྲང་གཡུང་དང་དུག་སྦྲང་ལ་རྐྱེད་ཅེས་པ་གཉིས་དེ་དག་སོགས་ཀ་རའི་རིགས་དང་། གཞན་ཡང་ཤ་དང་མར་གསར་སོགས་ཁོངས་ནས་གྲ་མ་ཅན་གྱི་འབྲུ་དང་། འོ་མ་དང་། བརྒྱད་པའི་སྙིང་པོའི་རང་འགྲེལ་དུ། གསེར་དང་ཞེས་ཀྱང་འབྱུང་ངོ་། །གོང་དུ་བཤད་པ་དེ་རྣམས་དང་། དེ་དག་དང་རོ་དེ་དང་འདྲ་བའི་སྨན་གཞན་དག་ཀྱང་མངར་བའི་སྨན་ཕྱོགས་གཅིག་ཏུ་བསྡེབས་པའི་སྡེ་ཡིན་ནོ། །

༢ སྐྱུར་བའི་སྡེ།

སེ་འབྲུ་སྟར་བུ་བསེ་ཡབ་སྐྱུ་རུ་ར། །ཞོ་ཤུག་ད་ཊིག་ཉོ་དར་ཆང་དང་སྐྱབས། །དེ་དང་དེ་འདྲ་ལ་སོགས་སྐྱུར་བའི་སྡེ། །

སེའབྲུ་སྟར་བུ་བསེཡབ་སྐྱུ་རུ་ར་དཀར་དམར་གཉིས། ཞོ་ཤུག ད་ཊིག ཉོ། དར་བ། ཆང་། ཚཚང་ངམ་སྐྱབས། དེ་དང་གཞན་ཡང་དེ་དང་འདྲ་བ་ལ་སོགས་པའི་སྨྲས། རང་འགྲེལ་དུ། དངུལ་དང་། བལ་པོའི་སེའུ་དང་། ཀུ་ཤུ་དང་། ཚུ་རྐང་རྣམས་ཀྱང་བཤད་ལ། དེ་དག་ལ་སོགས་པ་ནི་སྐྱུར་བའི་སྡེའོ། །

༣ ལན་ཚྭའི་སྡེ།

རྒྱམ་ཚྭ་རྒྱ་ཚྭ་ལྕེ་མྱང་ཚྭ་དང་ནི། །རྭ་ཚྭ་ཁ་རུ་ཚྭ་དང་ཙབས་རུ་ཚྭ། །ཟེ་ཚྭ་བྱ་ཚྭ་མཛེ་ཚྭ་ཐལ་ཚྭ་དང་། །ཤིང་ཚ་ཡ་བཀྵ་ར་བུལ་ཏོག་རྣམས། །དེ་དང་དེ་འདྲ་ལ་སོགས་ལན་ཚྭའི་སྡེ། །

རྒྱ་ཚྭ་དང་རྒྱམ་ཚྭ་དང་ལྕེ་མྱང་ཚྭ་དང་། བཟོས་པའི་ཚྭ་རིགས་རྭ་ཚྭ་དང་ཁ་རུ་ཚྭ་དང་ཙབས་རུ་ཚྭ་དང་ཟེ་ཚྭ་དང་། རྗེ་བྱུར་མཁར་བས། ཤིང་ཚ་མཐུག་པོ་ལ་ད་ཚྭའམ་ཕ་ཚྭ་བྲ་ཚྭར་བཞེད་པའི་བྲ་ཚྭའམ། ཡང་སྟོད་ནས་ཡོང་བའི་བག་ཕྱེ་འདྲ་བ་དེ་དང་རང་གྲུབ་མཛེ་ཚྭ་དང་བཟོས་པའི་ཐལ་ཚྭ་དང་། ཤིང་ཚ་དང་ཡ་བཀྵ་ར་དང་། བུལ་ཏོག་རྣམས་དང་། གོང་དུ་བཤད་པ་དེ་དང་དེ་དག་འདྲ་བ་རང་འགྲེལ་དུ་ར་མཉེ་དང་ཞེས་འབྱུང་བ་ལ་སོགས་པའི་སྐབས་གཞན་ཡང་བསྡུས་ཏེ་དེ་དག་ལ་སོགས་ནི་རོ་ལན་ཚྭ་བའི་སྡེའོ། །

༤ **ཁ་བའི་སྡེ།**

ཉིམ་པ་ཧིག་ཏ་བོང་ང་དཀར་པོ་དང་། །ཧོང་ལེན་གསེར་གྱི་མེ་ཏོག་དུག་མོ་ཉུང་། །
ཟླ་སྒྲི་མཁྲིས་པ་སྐྱེར་པ་བ་ཤ་ཀ །བྲག་ཞུན་ཀྱི་ལྕེ་རེ་སྐོན་ལ་སོགས་པ། །དེ་དང་དེ་འདྲ་ཁ་
བའི་སྨན་སྡེ་ཡིན། །

ཞིང་སྨན་ཉིམ་པ་དང་། ཧིག་ཏ་རིགས་བཞི། སུམ་ཅུ་ཏིག བོང་ང་དཀར་པོ་དང་དེའི་རིགས་བོང་ང་དམར་སེར་གཉིས། ཧོང་ལེན་དང་གསེར་གྱི་མེ་ཏོག་དང་དུག་མོ་ཉུང་དང་ཟླ་སྒྲི་དང་མཁྲིས་པ་མཐའ་དག་དང་སྐྱེར་བའི་བར་ཤུན་དང་བ་ཤ་ཀའི་ལོ་མ་དང་བྲག་ཞུན་རིགས་ལྔ་དང་། ཀྱི་ལྕེ་དཀར་ནག་དང་རེ་སྐོན་ལ་སོགས་པའི་ཁོངས་སུ་རང་འགྲེལ་དུ། འཁར་བ་དང་ལྕགས་དང་བ་ལེ་ཀ་དང་ཙན་དན་ཨུ་ཤི་ར་དང་རྒྱ་སྤྲོས་ཨ་ག་ར། ཆུ་སྒྲི་སོ་གཡུང་བ་དང་ཟླ་སྐྱང་ཆེན་པོ་དང་པོ་སོ་ཆ་ག་རཀྟ་སླེ་ཏྲེས་དང་གཧྨ་ཀ་རི་དང་ཤུ་དག་དང་ཞེས་འབྱུང་བས། དེ་རྣམས་དང་གཞན་དེ་དག་དང་འདྲ་བ་རྣམས་ནི་རོ་ཁ་བ་གཙོ་བོར་གྱུར་པའི་སྨན་སྡེ་ཡིན་ནོ། །

༥ **ཚ་བའི་སྡེ།**

ན་ལེ་ཤམ་དང་བཙའ་སྒ་པི་པི་ལིང་། །སྙེའུ་གཞེར་ཤིང་ཀུན་སྲུབ་ཀ་ལྕེ་ཚ་བ། །དྭ་བ་
བཙོང་དང་སྒོག་སྐྱ་ལ་སོགས་པ། །དེ་དང་དེ་འདྲ་ཚ་བའི་སྨན་སྡེ་ཡིན། །

ན་ལེ་ཤམ་དང་། ཧྲུད་སྨན་དང་། ཕོ་བ་རིས་དང་། བཙའ་སྒ་ཁོད་གཡུང་གཉིས་དང་། པི་པི་ལིང་དང་། སྙེའུ་གཞེར་ནི་བཙ་ཉིང་སྟེ། སྨན་གྱི་མཛོད་བརྗོད་དུ་སྙེ་གཞེར་ནི་ཁ་འདམ་སྟེ་བཙའ་སྒ་དང་རོ་ནུས་ཆ་མཚུངས་ཞིང་། ཞེས་པ་དེ་དང་། ཞིང་ཀུན་དང་སྲུབ་ཀ་དང་ལྕེ་ཚ་བ། མེ་ཏོག་གསུམ་པ་དང་། དྭ་བ་ཁོད་གཡུང་དང་བཙོང་དཀར་ནག་དང་སྒོག་པ་སྐྱ་བོ་དང་ལ་སོགས་པའི་སྐབས་རང་འགྲེལ་དུ་ཕྱི་ཏང་ཀ་དང་། དབྱི་མོང་དང་ཙི་ཏྲ་ཀ བ་གཅིན་དང་གོ་བྱེ་དང་ཞེས་པ་དེ་རྣམས་དང་གཞན་དེ་དག་དང་འདྲ་བ་རྣམས་ནི་རོ་ཚ་བའི་སྨན་གྱི་སྡེ་ཡིན་ནོ། །

༦ **བསྐ་བའི་སྡེ།**

ཙན་དན་ཨ་རུ་ར་དང་བ་རུ་ར། །ཨུཏྤལ་ག་དུར་སྨུག་དང་མོན་ཆ་ར། །འོམ་བུ་ལ་
སོགས་དེ་འདྲ་བསྐ་བའི་སྡེ། །

ཙན་དན་དཀར་སེར་དམར་གསུམ་དང་། ཨ་རུ་ར་རིགས་ལྔ་དང་། བ་རུ་ར་དང་། ཨུཏྤལ་དཀར

སྤོ་དམར་གསུམ་དང་། ག་དུར་རིགས་གཉིས་དང་། སྨུག་དཀར་ནག་དང་། མོན་ཆ་ར་འཚམ་བེ་ནག་གི་ཁྲག་དང་འབྲས་བུ་གཉིས། ཚུ་ཤིང་འོམ་བུ་དང་། ལ་སོགས་པའི་སྦྲུས་རང་འགྲེལ་དུ་སེང་ལྡེང་དང་། ཨུ་དུམ་ཝ་རའི་མེ་ཏོག་དང་འབྲས་བུ་དང་། མུ་ཏིག་དང་། བྱུ་རུ་དང་། ཡིག་བུ་མིག་དང་། པདྨ་དང་ཞེས་འབྱུང་བས་དེ་དག་དང་དེ་འདྲ་བ་གཞན་རྣམས་ནི་རོ་བསྐ་བའི་སྨན་གྱི་སྡེའོ། །

གཉིས་པ། ལྡན་པའི་རོ་ཡི་སྡེ་ཚན།

ག་བུར་ཆུ་མ་རྩི་ལ་སོགས་པ་ཡི། །ལྡན་པའི་རོ་རྣམས་དེ་ལས་བསྒྲེས་ཏེ་དཔྱད། །

ག་བུར་རིགས་གསུམ་རོ་ཁ་བ་དང་བསྐ་བ་མཉམ་པར་ལྡན་པ་ལའང་། ས་ཆུའི་མཚན་ཉིད་ཀྱང་ལྡན་ཞིང་རླུང་གི་མཚན་ཉིད་ལྷག་པར་ཆེ་བ་དང་། པདྨ་རྩ་རི་རིགས་བཞིའི་ནང་ཚན་ཆུ་མ་རྩི་རོ་མང་ར་ཁ་བསྐ་བ་མཉམ་པར་ལྡན་པ་དང་། ཆུ་དང་རླུང་ནི་མཚན་ཉིད་ལྷག་པར་ཆེ་ཡང་སའི་མཚན་ཉིད་སྟོབས་དང་ལྡན་པའི་གྲོགས་ཆུ་དང་ལྡན་པའི་ཕྱིར་འབྲུས་སྨན་དུ་བཤད་པ་དང་། ལ་སོགས་པའི་སྦྲུས་རོ་མཉམ་པར་ལྡན་པ་ལ་འབྱུང་བའི་མཚན་ཉིད་སྟོབས་ཆེ་ཆུང་གིས་བསྒྱུར་བ་རྣམས་དང་། ཨ་རུ་ར་ལྟ་བུ་རོ་དྲུག་གམ་ལྔ་དང་ལྡན་པ་ལས་གཙོ་ཆེ་བའི་ཕྱིར་བསྐ་བའི་སྡེར་བསྡུས་པ་དང་། ཚང་ལྟ་བུ་རོ་གསུམ་དང་ལྡན་པ་ལས་སྐྱུར་བའི་སྡེར་བསྡུས་པ་དང་། གཞན་ཡང་དྲུག་ནས་གཉིས་ཀྱི་བར་གྱི་རྐྱང་པར་དེ་ལས་གྱེས་པའི་དུ་མར་གྱུར་པ་རྣམས་ཀྱང་རྩ་བའི་རོ་དྲུག་པོ་དེ་ལས་བསྲེས་ཏེ། འདི་ནི་རོ་འདི་དག་དང་ལྡན་པས་འདིའི་སྡེ་ཚན་དུ་འགྱུར་རོ་སྙམ་དུ་དཔྱད་པར་བྱའོ། །ཇི་ལྟར་དཔྱད་ཅེ་ན་རྫས་གཅིག་ལ་རོ་གཉིས་ལྡན་གསུམ་ལྡན་བཞི་ལྡན་ལྔ་ལྡན་དྲུག་ལྡན། དེ་ལས་མཉམ་པར་ལྡན་པ་ཆ་ཤས་ཆེ་ཆུང་དུ་ལྡན་པ་རྣམས་དང་། དང་པོ་ཁ་བ་ལྟ་བུ་ལས་གཞན་མི་གསལ་ཞིང་། རྗེས་མངར་བ་ལྟ་བུ་བྱིངས་ལ་ཡོད་པ་རྣམས་ལ་ཞིབ་ཏུ་དཔྱད་པར་བྱ་སྟེ། རོ་ལ་བསྟེན་ནས་ནུས་པ་རྟོགས་པར་འགྱུར་བས་སོ། །

ས་བཅད་ལྔ་པ། རོ་ཡི་ལས་བསྟན་པ།

དང་པོ། སྦྱོར་ཉེས་གསུམ་སེལ་བའི་ལས།

༡ རླུང་སེལ་བའི་རོ།

ནད་གང་སེལ་བ་རོ་ཡི་ལས་བསྟན་པ། །མངར་སྐྱུར་ལན་ཚྭ་ཆ་བས་རླུང་འཇོམས་

ཤིང་། །

རླུང་མཁྲིས་བད་ཀན་གསུམ་གྱིས་བསྡུས་པའི་ནད་གང་ཞིག་རོ་གང་གིས་སེལ་བ་དེས་བྱ་བའམ་ལས་བསྟན་པ་ནི། རོ་མངར་བ་དང་། སྐྱུར་བ་དང་། ལན་ཚྭ་བ་དང་། ཚ་བས་རླུང་རབ་འཁྲིང་ཐ་གསུམ་རིམ་པ་བཞིན་འཇོམས་ཤིང་ཞི་བར་བྱེད་དེ། དེ་ཡང་ས་དང་ཆུའི་རང་བཞིན་ཅན་གྱི་རོ་མངར་བ་ལ་ཏེ་ཀྲར། སྣུམ་ལྕི་འཇམ་བརྟན་བཞི་ཡིས་རླུང་ནད་སེལ། ཞེས་འབྱུང་ཞིང་ཐོག་མའི་ནུས་པ་ཡིན་པས་རླུང་རབ་ཏུ་སེལ་ལོ། མེ་སའི་རང་བཞིན་རོ་སྐྱུར་བ་ལ་ཏེ་ཀྲར། སྣུམ་ལྕི་བརྟན་གསུམ་ལྡན་པས་རླུང་ནད་སེལ། ཞེས་འབྱུང་ཡང་། སྣུམ་པ་ཆུང་ངུ་ཕྲད་པ་དང་། ལྕི་བ་དང་། ཡང་བ་འཐབ་པས་རླུང་ནད་འཁྲིང་དུ་སེལ་ལོ། མེ་ཆུའི་རང་བཞིན་ལན་ཚྭ་བ་ལ་ཏེ་ཀྲར། སྣུམ་ལྕི་དྲོ་གསུམ་རླུང་གི་གཉེན་པོར་ཆེ། ཞེས་འབྱུང་བར་ལྕི་བ་དང་ཡང་བ་འཐབ་པས་ལྕི་བ་དང་། ཚ་བསིལ་ཕྲད་པའི་དྲོ་བ་ཡིན་པས་རླུང་ནད་འཁྲིང་དུ་སེལ་ལོ། མེ་རླུང་གི་རང་བཞིན་རོ་ཚ་བ་ལ་ཏེ་ཀྲར། མེའི་ཚ་བ་རླུང་གི་ཡང་གཡོས་འབུད། ཅེས་དང་། ཚ་བའི་དྲོད་ཀྱིས་རླུང་གི་གྲང་བ་སེལ། ཞེས་འབྱུང་བས་རླུང་ནད་ཆུང་ངུ་སེལ་ལོ། །

རླུང་ནད་སེལ་བའི་རོའི་རེའུ་མིག

རོ།	འབྱུང་བ།	འབྱུང་བའི་ཡོན་ཏན།	ཉེས་པ་སེལ་ཚུལ།
མངར་བ།	ས་ཆུ།	སྣུམ་ལྕི་འཇམ་བརྟན།	རླུང་རབ་སེལ།
སྐྱུར་བ།	མེ་ས།	སྣུམ་ལྕི་བརྟན།	རླུང་འཁྲིང་སེལ།
ལན་ཚྭ་བ།	ཆུ་མེ།	སྣུམ་ལྕི་དྲོ།	རླུང་འཁྲིང་སེལ།
ཚ་བ།	མེ་རླུང་།	ཚ་བ།	རླུང་ཆུང་ངུ་སེལ།

༣ མཁྲིས་པ་སེལ་བའི་རོ།

ཁ་དང་མངར་དང་བསྐ་བས་མཁྲིས་པ་སེལ། །

རོ་ཁ་བ་དང་། མངར་བ་དང་། བསྐ་བས་མཁྲིས་པ་རབ་འཁྲིང་ཐ་གསུམ་རིམ་པ་བཞིན་སེལ་ཞིང་། དེ་ཡང་ཆུ་རླུང་གི་རང་བཞིན་རོ་ཁ་བ་ལ་ཏེ་ཀྲར། སླ་བསིལ་རྟུལ་མཉེན་བཞི་ཡིས་མཁྲིས་པ་སེལ། ཞེས་དང་། ཡང་རྩུབ་གྲང་བསིལ་བཞིས་རླུང་སྐྱེད་པར་བཤད་པས་ཀྱང་མཁྲིས་པ་རབ་ཏུ་སེལ་ལོ། །ས་ཆུའི་རང་བཞིན་རོ་མངར་བ་ལ་ཏེ་ཀྲར། སླ་བསིལ་རྟུལ་མཉེན་བཞི་ཡིས་མཁྲིས་པ་སེལ་ཞེས་འབྱུང་ཡང་། དེ་ལ་སྣུམ་ལྕི་འཇམ་བརྟན་དང་ལྡན་པས་མཁྲིས་པ་འཁྲིང་དུ་སེལ་ལོ། ས་རླུང་གི་རང་བཞིན་རོ་བསྐ་བ་ལ་ཏེ་ཀྲར། གྲང་རྟུལ་སྐམ་གསུམ་ལྡན་པས་མཁྲིས་པ་སེལ། ཞེས་འབྱུང་ཡང་། རླུང་སྐྱུང་པའི་གྲང་བ་ཙམ

དང་། སཀྲུང་པའི་རྟུལ་བ་ཙམ་ཡིན་པས་མཁྲིས་པ་ཆུང་ངུ་སེལ་ལོ། །

མཁྲིས་ནད་སེལ་བའི་སྦོའི་རེའུ་མིག

སྦོ།	འབྱུང་བ།	འབྱུང་བའི་ཡོན་ཏན།	ཉེས་པ་སེལ་ཚུལ།
ཁ་བ།	ཆུ་རླུང་།	སླ་བསིལ་རྟུལ་མཉེན།	མཁྲིས་པ་རབ་སེལ།
མངར་བ།	ས་ཆུ།	སླ་བསིལ་རྟུལ་མཉེན།	མཁྲིས་པ་འབྲིང་སེལ།
བསྐ་བ།	ས་རླུང་།	གྲང་རྟུལ་སྐམ།	མཁྲིས་པ་ཆུང་ངུ་སེལ།

༣ བད་ཀན་སེལ་བའི་སྦོ།

ཚ་སྐྱུར་ལན་ཚྭས་བད་ཀན་སེལ་བར་བྱེད། །

རོ་ཚ་བ་དང་། སྐྱུར་བ་དང་། ལན་ཚྭ་བས་བད་ཀན་རབ་འབྲིང་ཐ་གསུམ་རིམ་པ་བཞིན་སེལ་བར་བྱེད་དེ། དེ་ཡང་། མེ་རླུང་གི་རང་བཞིན་རོ་ཚ་བ་ལ་ཏེ་སྐར། ཡང་རྩུབ་ཚ་རྣོ་སྐྱ་གཡོ་དྲུག །ལྡན་ཕྱིར་བད་ཀན་གཉེན་པོར་བཤད། །ཅེས་པས་བད་ཀན་ལྷག་པར་སེལ་ལོ། མེ་སའི་རང་བཞིན་རོ་སྐྱུར་བ་ལ་ཏེ་སྐར། ཚ་རྣོ་རྩུབ་གསུམ་ལྡན་པས་བད་ཀན་སེལ། ཞེས་འབྱུང་ཡང་ཚ་བ་མེ་གཅིག་པུ་ཡིན་པ་དང་། རྣོ་རྩུབ་གཉིས་ཀྱང་འཇམ་རྟུལ་དང་འཐབ་པ་ཡིན་པས་འབྲིང་དུ་སེལ་ལོ། མེ་ཆུའི་རང་བཞིན་རོ་ལན་ཚྭ་བ་ལ་ཏེ་སྐར། རྣོ་དྲོ་རྩུབ་གསུམ་ལྡན་པས་བད་ཀན་སེལ། །ཞེས་འབྱུང་ཡང་སྣུམ་ལྕི་ཡོད་པ་དང་། རྣོ་དྲོ་རྩུབ་པ་གསུམ་ཀ་མི་སྣན་ཆུ་སྣན་དང་འཐབ་པ་ཡིན་པས་བད་ཀན་ཆུང་ངུ་སེལ་བར་བྱེད་དོ། །དེ་ལ་རོ་དེ་རྣམས་ཀྱི་ནང་ནས་དང་པོའི་རོ་གསུམ་སྟེ། མངར་བ་དང་སྐྱུར་བ་དང་ལན་ཚྭ་བ་རྣམས་ནི་རླུང་འཇོམས་ཤིང་ཞི་བར་བྱེད་པ་ཡིན་ནོ། གཞན་ཚ་བ་དང་། ཁ་བ་དང་། བསྐ་བ་གསུམ་པོ་དག་གིས་ནི་རླུང་དེ་ཉིད་བསྐྱེད་པར་བྱེད་ཅིང་འཕྲུག་པར་བྱེད་པ་ཡིན་ནོ། །ཚ་སོགས་བད་ཀན་སེལ་ཞེས་བྱ་བ་ནི་ཚ་བ་དང་། ཁ་བ་དང་། བསྐ་བ་གསུམ་གྱིས་བད་ཀན་སེལ་བ་ཡིན་ལ། མངར་བ་དང་སྐྱུར་བ་ལན་ཚྭ་སྟེ་གསུམ་པོ་གཞན་དག་གིས་ནི་བད་ཀན་བསྐྱེད་པ་ཡིན་ནོ། །བསྐ་བ་དང་། ཁ་བ་དང་། མངར་བས་ནི་མཁྲིས་པ་སེལ་བ་ཡིན་ལ། སྐྱུར་བ་དང་། ལན་ཚྭ་དང་། ཚ་བ་སྟེ་གཞན་དག་གིས་ནི་མཁྲིས་པ་དེ་ཉིད་སྐྱེད་པར་བྱེད་པ་ཡིན་ནོ། །

མེས་ཞལ་ལས། དེས་ནི་འདི་སྐད་སྟོན་པར་འགྱུར་ཏེ། མངར་བ་ནི་རླུང་དང་མཁྲིས་པ་སེལ་ཞིང་བད་ཀན་བསྐྱེད་པ་ཡིན་ནོ། །སྐྱུར་བ་ནི་རླུང་སེལ་ཞིང་བད་ཀན་དང་མཁྲིས་པ་བསྐྱེད་པ་ཡིན་ནོ། །ལན་

ཚྭ་ནི་རླུང་སེལ་ཞིང་བད་ཀན་དང་མཁྲིས་པ་བསྐྱེད་པ་ཡིན་ནོ། །ཚ་བ་ནི་བད་ཀན་སེལ་ཞིང་རླུང་དང་མཁྲིས་པ་བསྐྱེད་པ་ཡིན་ནོ། །ཁ་བ་ནི་བད་ཀན་དང་མཁྲིས་པ་སེལ་ཞིང་རླུང་བསྐྱེད་པ་ཡིན་ནོ། །བསྐ་བ་ནི་བད་ཀན་དང་མཁྲིས་པ་སེལ་ཞིང་རླུང་བསྐྱེད་པ་ཡིན་ནོ། །ཞེས་ཚ་བས་ཀྱང་རླུང་བསྐྱེད་ཅིང་། སྐྱུར་བ་དང་། ལན་ཚྭས་བད་ཀན་བསྐྱེད་པར་བཤད་ཀྱང་མ་དག་པའམ་ཧ་ཅང་ཐལ་དྲགས་པ་ལ་དགོངས་པ་ཡིན་ལ། འདི་ལ་བརྟེན་ནས་ཕལ་ཆེར་གྱིས་ལན་ཚྭ་བ་བཞག་ནས། མངར་སྐྱུར་ཚ་བ་གསུམ་གྱི་ཞེས་པ་གཞུང་འཆོས་པ་དག་ཀྱང་ཡོད་སྲིད། དེ་རྣམས་ནི་མ་ཡིན་ཏེ། ཅིའི་ཕྱིར་ཞེ་ན། འདི་ཉིད་ཁོ་ན་མདོར་བསྡུས་ཀྱི་སྐབས་དང་མཐུན་ཞིང་། ཁྱད་པར་དུ་སྐྱུར་བ་ནི་མེ་ས་ལས་བྱུང་བ་ཡིན་པས་མེའི་ཡོན་ཏན་བདུན་དང་། སའི་ཡོན་ཏན་དྲུག་སྐྱུར་བའི་སྟེང་དུ་ཚོགས་པའི་ཚོ་ཚ་རྣོ་རྩུབ་གཡོ་སྣུམ་ལྷི་སྐམ་པ་དང་ལྡན་པར་འགྱུར་ལ། དེ་བཞིན་དུ་ལན་ཚྭ་ནི་ཆུ་མེ་ལས་འབྱུང་བས་ཆུའི་ཡོན་ཏན་བདུན་དང་། མེའི་ཡོན་ཏན་བདུན་པོ་ལན་ཚྭའི་སྟེང་དུ་ཚོགས་པའི་ཚོ་རྣོ་དྲོ་རྩུབ་གཡོ་སྣུམ་ལྷི་སླ་མཉེན་དང་ལྡན་པར་འབྱུང་བ་འདི་གཉིས་ཀའང་བད་ཀན་གྱི་མཚན་ཉིད་ཤས་ཆེ་བས་ཆོས་མི་མཐུན་པ་ཡིན་ཞིང་། དེ་དང་མཚུངས་པར་ཚ་བ་ཡང་མེ་རླུང་ལས་བྱུང་བས་མེའི་ཡོན་ཏན་བདུན་དང་། རླུང་གི་ཡོན་ཏན་དྲུག་པོ་ལྷན་ཅིག་ཏུ་ཚོགས་པའི་ཚོ་ཚ་རྣོ་ཡང་གཡོ་སྐམ་རྩུབ་སྐྱ་བ་དང་ལྡན་པའི་ཚ་རྣོ་གཉིས་མེའི་ཡོན་ཏན་སྟོབས་དང་ལྡན་པ་ཡིན་པས་རླུང་སེལ་བ་ཤས་ཆེ་བ་ལ་དགོངས་པ་ཡིན་ནོ། །དེ་བས་ན་སྨན་གྱི་རོ་བཤད་པ་འདི་ལ་སོགས་པ་ཕལ་ཆེར་དུ་རོ་ནུས་ཞུ་རྗེས་ཐམས་ཅད་མཐུན་པའི་དབང་དུ་བྱས་པ་ཡིན་གྱི། རོའི་རྗེས་དང་ནུས་པ་མི་འཐད་བ་རྣམས་ལ་ནི་དེ་ལྟར་ངེས་པ་མ་ཡིན་ནོ། །ཞེས་སོ། །

བད་ཀན་ནད་སེལ་བའི་རོའི་རེའུ་མིག

རོ།	འབྱུང་བ།	འབྱུང་བའི་ཡོན་ཏན།	ཉེས་པ་སེལ་ཚུལ།
ཚ་བ།	མེ་རླུང་།	ཡང་རྩུབ་ཚ་རྣོ་སྐྱ་གཡོ།	བད་ཀན་རབ་སེལ།
སྐྱུར་བ།	མེ་ས།	ཚ་རྣོ་རྩུབ།	བད་ཀན་འབྲིང་སེལ།
ལན་ཚྭ་བ།	ཆུ་མེ།	རྣོ་དྲོ་རྩུབ།	བད་ཀན་ཆུང་ངུ་སེལ

གཉིས་པ། བྱེ་བྲག་རོ་སོ་སོའི་ལས།

༡ མངར་བ།

(༡)རོ་མངར་བའི་ཡོན་ཏན།

ཁྱད་པར་མངར་བས་འཕྲོད་ཅིང་ཟུངས་སྟོབས་སྐྱེད། །ཏས་བྱིས་རྙིམ་པོ་བྲེ་བ་སློ་ལ་ཕན། །ལུས་བཏས་རྩ་འགྱུར་མདངས་བཀྲ་དབང་པོ་གསལ། །ཚེ་རིང་འཚོ་བྱེད་དུག་དང་རླུང་མཁྲིས་སེལ། །

རོ་མངར་བའི་ཡོན་ཏན་བཅུ་གཅིག་སྟེ། རོ་མངར་བའི་ཡོན་ཏན་གྱི་ལས་ནི། སྤྱིར་འདོད་པ་དང་མཐུན་པ་ལ་འཕྲོད་པའི་ཐ་སྙད་བྱེད་ལ། འདིར་སྤྲོག་གི་རྟེན་ལུས་ཟུངས་འཕེལ་བར་བྱེད་ཅིང་བདེ་བར་འཚོ་བར་བྱེད་པས་མངར་བ་འཕྲོད་ཅིང་ལུས་ཟུངས་དང་སྟོབས་སྐྱེད། ཏས་པ་དང་། བྱིས་པ་དང་། ཤ་རྙམ་པོ་དང་། གྲེ་བ་དས་ཚད་ཀྱི་ནད་དང་། སློ་རོལ་ཏེ་སློ་ནས་ཁྲག་འོང་བ་རྣམས་ལ་ཕན་ཞིང་། ལུས་ཀྱི་ཟུངས་སྟོབས་འཕེལ་ཞིང་བཏས་པར་བྱེད་ཅིང་། ཆག་བུར་དང་རྨ་འགྱུར་བར་བྱེད་པ་དང་། རྨ་འགྱུར་ཞིང་མྱུར་དུ་འཚོ་བར་བྱེད་པ་དང་། མདངས་དང་བཀྲག་བཟང་པོར་བྱེད་པ་དང་། དབང་པོ་རྣམས་ཡུལ་ལ་གསལ་བར་བྱེད་པ་དང་། ཚེ་རིང་དུ་འཚོ་བར་བྱེད་པ་དང་། ཟུངས་སྟོབས་འབྲི་ཞིང་ཟད་པའི་རྩུལ་ཅན་གྱི་ནད་དང་། རླུང་དང་མཁྲིས་པའི་ནད་སེལ་ཏེ་མངར་བ་འཚམས་པར་བསྟེན་པའི་ཡོན་ཏན་ནམ་མཐུན་པའི་ལས་ཡིན་ནོ། །

སྙིང་པོ་བསྡུས་པར། ལས་ནི་རོ་མངར་བ་དག་གིས། །སྐྱེས་ནས་འཕྲོད་པར་བྱེད་པ་དང་། །ལུས་ཟུངས་མཐུ་སྟོབས་རབ་བསྐྱེད་ཅིང་། །བྱིས་པ་རྒན་པོ་སློ་རོལ་རྙམ། །མདོག་མདངས་སྒྲ་དང་དབང་པོ་བཟང་། །ལུས་བཏས་སྐད་འགགས་ཕན་ཞིང་ལྟེ། །ནུ་ཞོ་བསྐྱེད་ཅིང་རྨ་འགྱུར་ཏེ། །ཚེ་རིང་འཚོ་བྱེད་སྨུམ་པ་དང་། །རླུང་དང་མཁྲིས་པ་དུག་རྣམས་སེལ། །ཞེས་བྱ་བ་ལ་རོ་མངར་བ་བསྟེན་ཞིང་སྤྱད་ན་ལས་འདི་དག་བྱེད་དོ། །དེ་ཡང་སྐྱེས་ནས་འཕྲོད་པར་བྱེད་སྟེ་སྐྱེས་པ་ནས་བརྩམས་ཏེ་འཕྲོད་ཅིང་རྗེས་སུ་མཐུན་པ་ཡིན་པའི་ཕྱིར་བཅུད་ཀྱི་དྭངས་མ་ལ་སོགས་པའི་ལུས་ཟུངས་རྣམས་ཀྱི་མཐུ་སྟོབས་རབ་ཏུ་བསྐྱེད་པར་བྱེད་པ་སྟེ། ནུས་པ་ཁྱད་པར་ཅན་དང་ལྡན་པའི་སྟོབས་བསྐྱེད་པར་འགྱུར་རོ། །ཞེས་བྱ་བའི་དོན་ནོ། །དེ་བཞིན་དུ་རྟག་ཏུ་བྱིས་པ་དང་། རྒན་པོ་དང་། སློ་བརྗོལ་བ་དང་། རྙམས་པ་དང་། མདོག་མདངས་དང་། སྒྲ་དང་། དབང་པོ་རྣམས་ལ་བཟང་ཞིང་བསྔགས་པར་བྱ་བ་ཡིན་ནོ། །དེ་བཞིན་དུ་ལུས་བཏས་པར་བྱེད་པ་དང་། སྐད་འགགས་པ་དང་། སྙིག་མ་ལ་ཕན་པ་དང་། བུད་མེད་ཀྱི་ནུ་ཞོ་བསྐྱེད་པ་དང་། རྨ་དང་རྡུམས་པ་ཆག་པ་འགྱུར་ཞིང་འཚོ་བར་བྱེད་པ་དང་། ཚེ་རིང་བར་བྱེད་པ་དང་། འཚོ་བར་བྱེད་ཅིང་མདངས་

བསྐྱེད་པ་དང་། སྐྱུམ་པའི་ཡོན་ཏན་དང་ལྡན་པ་དང་། དེ་བཞིན་དུ་རླུང་དང་མཁྲིས་པའི་ནད་དང་། དུག་ལས་གྱུར་བའི་ནད་རྣམས་སེལ་བར་བྱེད་པ་ཡིན་ནོ། །ཞེས་སོ། །

(༢) བསྟེན་དྲགས་པའི་སྐྱོན།

བསྟེན་དྲགས་བད་ཀན་ཚིལ་སྐྱེད་མེ་དྲོད་འགྲིབ། །ལུས་སྦོམ་གཅིན་ནད་ལྒ་བ་སྐྲན་བུ་བསྐྱེད། །

རོ་མངར་བ་ཏ་ཙང་བསྟེན་དྲགས་པའི་སྐྱོན་བདུན་ཏེ། བད་ཀན་དང་། ཚིལ་སོགས་རྟེན་དང་བརྟེན་པ་ལྷན་དུ་འཕེལ་བས་ཕོ་བའི་མེ་དྲོད་འགྲིབ་པ་དང་། ལུས་ལྷག་པར་སྦོམ་པ་སྟེ་ཤ་ཚོ་བ་དང་། གཅིན་སྙིའི་ནད་དང་། ལྒ་བ་དང་། སྐྲན་བུའི་ནད་རྣམས་འཕེལ་ཞིང་བསྐྱེད་པར་བྱེད་དོ། །དེ་ཡང་ཟླ་ཟེར་ལས། ཏ་ཙང་དྲགས་ན་ཚིལ་བཅས་དང་། །བད་ཀན་ལས་བྱུང་ནད་བསྐྱེད་ཅིང་། །ལུས་སྦོམ་དྲོད་འགྲིབ་ཆང་ནད་དང་། །གཅིན་ནད་ལྒ་བ་སྐྲ་སོགས་བསྐྱེད། །ཅེས་སོ། །

༢ སྐུར་བ།

(༡)ཡོན་ཏན།

སྐུར་བས་དྲོད་སྐྱེད་ཡི་ག་འབྱེད་པ་དང་། །ཚིལ་འདུལ་གཅོད་བྱེད་འཇུ་ཞིང་རེག་པ་བསིལ། །རླུང་འགགས་རྒྱུ་ཞིང་......།

རོ་སྐུར་བའི་ཡོན་ཏན་བདུན་ཏེ། རོ་སྐུར་བའི་ཁྱད་པར་གྱི་ལས་ནི། ཁོང་གི་མེ་དྲོད་སྐྱེད། དེས་ཟས་སྐོམ་ལེགས་པར་འཇུ་བས་ཡི་ག་འབྱེད་པ་དང་། ཚིལ་འདུལ་བ་དང་གཅོད་པར་བྱེད་པ་སྟེ། ཚིལ་འཇུ་བར་བྱེད་པ་དང་། ཁུ་བས་བཀྲུས་སམ་དྲགས་བྱས་ན། རེག་བྱ་འམ་རེག་པ་པགས་སྐྱི་ལ་གནས་པའི་ཚ་བ་བྲི་བས་བསིལ་བར་བྱེད་དོ། འཇུ་བྱེད་ཀྱི་ནུས་པས་རྩ་ལམ་ཕྱེས་པས་རླུང་འགགས་པ་རྣམས་རང་སོར་རྒྱུ་བའོ།

(༢) བསྟེན་དྲགས་པའི་སྐྱོན། བསྟེན་དྲགས་ཁྲག་མཁྲིས་སྐྱེད། །ལུས་ལྷོད་རབ་རིབ་མགོ་འཁོར་སྐྲ་ཐབ་འཚེར། །མེ་དབལ་གཡན་པ་ཐོར་བུ་སྐོམ་རིམས་བསྐྱེད། །

རོ་སྐུར་བ་ཏ་ཙང་བསྟེན་དྲགས་པའི་སྐྱོན་གྱི་ལས་བཅུ་གཉིས་ཏེ། ཁྲག་དང་མཁྲིས་པ་སྐྱེད་པ་དང་། ལུས་ཀྱི་ཤ་སླ་སྐེ་ལྷོད་པོར་འགྱུར་བ་དང་། མིག་ལ་རབ་རིབ་ཀྱི་ནད་འབྱུང་བ་དང་། མགོ་འཁོར་བ་དང་། སྐྲ་ཐབ་འཚེར་ནད་ཚ་བ་དང་། མེ་དབལ་དང་གཡན་པ་དང་། ལུས་ལ་ཐོར་བུ་ནད་འབྱུང་བ་དང་། སྐོམ་དད་དང་། རིམས་བལ་ནད་སོགས་བསྐྱེད་དོ། །

༣ ལན་ཚྭ་བ།

(༡)ཡོན་ཏན།

ལན་ཚྭས་སྲ་འཁྲིལ་འགགས་པ་འབྱིན་པ་དང་། །དུགས་ཀྱིས་རྩུབ་དང་རྒྱོད་སྐྱེད་ཡི་ག་འབྱེད། །

རོ་ལན་ཚྭ་བར་ཡོན་ཏན་དྲུག་སྟེ། རོ་ལན་ཚྭ་བའི་མཐུན་པའི་ལས་ནི་ལྟོ་བ་སྲ་སྟེ་ཟས་སྨན་འཇུ་དཀའ་བ་སློ་བར་བྱེད་ཅིང་བེ་སྣབས་འཇུ་བས་ཐུར་རླུང་འཁྲིལ་བའི་གླང་ཐབས་དང་། དྲི་མ་འགགས་པ་རྣམས་ཕྱིར་འབྱིན་པ་དང་། ལན་ཚྭའི་དུགས་ཀྱིས་རྩུབ་འདོན་པར་བྱེད་པ་དང་། ལུས་ཀྱི་རྒྱོད་སྐྱེད་ཅིང་ཡི་ག་འབྱེད་པར་བྱེད་དོ། །

ཟླ་ཟེར་ལས། རོ་ལན་ཚྭ་ཅན་བརྟེན་ཞིང་ལོངས་སྤྱོད་ན་སྲ་བ་འབྱིན་པར་བྱེད་པ་དང་། འཁྲིལ་བ་འབྱིན་པར་བྱེད་པ་དང་། འགགས་པ་འབྱིན་པར་བྱེད་པ་ཡིན་ནོ། །དེ་ཡང་སྲ་བ་ནི་རེངས་ཤིང་འགྱུར་མི་ཤེས་པའོ། །འཁྲིལ་བ་ནི་བཤང་བ་ལ་སོགས་པའི་ཚོགས་འཁྲིལ་ཞིང་འབྱུང་དུ་མི་བཏུབ་པའོ། །འགགས་པ་ནི་རྩ་སྒྲུབས་རྣམས་འགགས་པ་སྟེ། དེ་དག་འབྱིན་ཞིང་སེལ་བར་བྱེད་པ་ཡིན་ནོ། །དེ་བཞིན་དུ་རྒྱོད་བསྐྱེད་ཅིང་མེའི་རང་བཞིན་ཤས་ཆེར་འཕེལ་བར་བྱེད་པ་དང་། སྐུམ་པ་དང་དུགས་ཀྱིས་རྩུབ་འབྱིན་པར་བྱེད་པ་དང་། རྣ་ཞིང་འཇུག་པ་སྐྱུར་བ་དང་། ཡི་ག་འབྱེད་ཅིང་ཟས་འདོད་པ་དང་། གཙོད་ཅིང་ཁ་གཉིས་སུ་བྱེད་པ་དང་། འབྱེད་ཅིང་འཛིག་པར་བྱེད་པ་ཡིན་ནོ། །ཞེས་སོ། །

(༢)བསྟེན་དྲགས་པའི་སྐྱོན།

བསྟེན་དྲགས་སྐྲ་འཛི་སྐྲ་དཀར་གཉེར་མ་མང་། །སྟོབས་འབྲི་རྐྲམ་མཛེ་མེ་དབལ་ཁྲག་མཁྲིས་བསྐྱེད། །

རོ་ལན་ཚྭ་བ་ནན་གྱིས་བསྟེན་དྲགས་པའི་ལས་ཀྱི་སྐྱོན་དགུ་སྟེ། ལན་ཚྭས་ནི། ཁྲག་དང་མཁྲིས་པའི་ཚད་པ་རྒྱོད་རླངས་མགོ་ལ་དོན་པས་སྐྲ་བྱི་ཞིང་ཡང་ན་སྐྲ་དཀར་པོར་འགྱུར་བ་དང་། གདོང་སོགས་ལུས་ལ་གཉེར་མ་མང་དུ་འབྱུང་ཞིང་། ལུས་སྟོབས་འབྲི་བ་དང་། རྐྲམ་དད་ཀྱི་ནད་དུ་འགྱུར་བ་མ་ཟད་མཛེ་ནད་དང་མེ་དབལ་ཡང་འབྱུང་ངོ་། མདོར་ན་ཁྲག་དང་མཁྲིས་པའི་ནད་དང་ཆུ་སེར་དཀར་ནག་གི་ནད་རྣམས་བསྐྱེད་པར་བྱེད་དོ། །

༤ ཁ་བ།

(༡)ཡོན་ཏན།

ཁ་བས་ཡི་ག་འཚུས་དང་སྲིན་རྐྲམ་དུག །མཛེ་དང་བརྒྱལ་དང་རིམས་སྐྲོན་མཁྲིས་པ་འཇོམས། །འདྲུལ་དང་ཆིལ་ཞག་རྐང་མར་བཤང་གཅི་སྐྲེམ། །ཡིད་གཞུངས་ཧྲུ་མའི་ནད་

དང་སྐད་འགགས་སེལ། །

རོ་ཁ་བའི་ཡོན་ཏན་བཅོ་བརྒྱད་ཡོད་དེ། ཡོན་ཏན་གྱི་ལས་ནི་ཡི་ག་འཆུས་པ་དང་། སྲིན་བུ་དང་། སྐྲོམ་ནད་དང་། དུག་ནད་དང་། མཛེ་ནད་དང་། བརྒྱལ་བ་དང་། རིམས་དང་། སློན་ཞེས་པ་སྐྱུགས་པ་དང་། མཁྲིས་པའི་ནད་རྣམས་འཇོམས་ཤིང་། ལུས་ཀྱི་འདྲུལ་བའམ་རུལ་བ་དང་། ཚིལ་དང་། ཞག་དང་། རྐང་མར་དང་། བཤང་གཅི་རྣམས་སྐེམ་ཞིང་། ཡིད་གཞུངས་པར་འགྱུར་བ་དང་། བུད་མེད་ཀྱི་ནུ་མའི་ནད་དང་། སྐད་འགགས་པ་རྣམས་སེལ་ཏེ་ལུས་ཀྱི་རྩ་སྒྲུགས་རྣམས་ཡངས་པར་བྱེད་པས་སོ། །

ཟླ་ཟེར་ལས། རོ་ཁ་བ་ནི་རང་ཉིད་ཞིམ་པ་མ་ཡིན་ཞིང་། ཡི་ག་འབྱེད་པར་བྱེད་པ་ཡིན་ཡང་རང་ཉིད་ཡི་གར་མི་འོང་བ་ཡིན་ནོ། །དེ་བཞིན་དུ་ཡི་ག་འཆུས་པ་ནས་བད་ཀན་གྱི་བར་དུ་འཇོམས་པར་བྱེད་པ་ཡིན་ནོ། །དེ་བཞིན་དུ་འདྲུལ་བ་ལ་སོགས་པ་ཞུ་ཞིང་གཤེར་བའི་ཚུལ་ཅན་དག་སྐེམ་པར་བྱེད་པ་དང་། དེ་བཞིན་དུ་རང་བཞིན་ཡང་བ་དང་། ཡིད་གཞུང་ཞིང་ཤེས་རབ་འཕེལ་བ་དང་། བསིལ་ཞིང་གྲང་བའི་ནུས་པ་བསྐྱེད་པ་དང་དེ་བཞིན་དུ་རྩུབ་པ་དང་། བུད་མེད་ཀྱི་ནུ་མའི་ནད་དང་སྐ་འགགས་པའི་ལྐོག་མའི་ནད་སེལ་ཞིང་འཇོམས་པ་ཡིན་ནོ། །ཞེས་སོ། །

(༣) བསྟེན་དྲགས་པའི་སྐྱོན།

བསྟེན་དྲགས་ཟུངས་འཛད་རླུང་དང་བད་ཀན་བསྐྱེད། །

རོ་ཁ་བ་ཧ་ཅང་བསྟེན་དྲགས་པའི་སྐྱོན་གྱི་ལས་གསུམ་སྟེ། ལུས་སྟོབས་ཀྱི་ཟུངས་བདུན་འཛད་པ་སྟེ་ཕྲི་བར་འགྱུར་ལ། རྒྱུ་ཆུ་རླུང་གི་རང་བཞིན་དང་མཚུངས་ལྡན་གྱི་རླུང་དང་བད་ཀན་གྱི་ནད་རྣམས་བསྐྱེད་པར་བྱེད་དོ། །

༥ ཚ་བ།

(༡) ཡོན་ཏན།

ཚ་བས་ སྐྲོག་ ནད་ གག་ པ་ མཛེ་ འོར་ སེལ། །རྨ་ འཛིག་ དྲོད་ སྐྱེད་ འཇུ་ བྱེད་ ཡི་ ག་ འབྱེད། །ཚིལ་དང་འདྲུལ་བག་སྐེམ་སྒོང་རྩ་སྒྲུབས་འབྱེད། །

རོ་ཚ་བའི་ཡོན་ཏན་བཅུ་གཅིག་སྟེ། ཡོན་ཏན་གྱི་ལས་ནི། སྐྲོག་མའི་ནད་དང་། གྲི་བ་འགགས་པ་དང་། མཛེ་ནད་དང་། འོར་རྣམས་སེལ་ཞིང་། མེ་རླུང་གིས་ནི་ཟུངས་འཛོམས་པ་བྱེད་པར་ཡིན་པས་རྨ་འཛིག་པའམ་བཤིག་པར་བྱེད་པ་དང་། ཕོ་ནང་གི་དྲོད་བསྐྱེད་ཅིང་ཁ་ཟས་འཇུ་བར་བྱེད་ལ་ཡི་ག་འབྱེད་པ་དང་། ཚིལ་དང་། ཞག་འདྲུལ་བའི་བག་རྣམས་འཇུ་ཞིང་སྐེམ། ཕྱར་དུ་སྦྱོང་ཞིང་རྩའི་སྒྲུབས་རྣམས་འབྱེད་པར་བྱེད་དོ། །

སྙིང་པོ་བསྡུས་པར། ཚ་བས་སྐྲོག་ནད་གག་པ་དང་། །མཛེ་དང་མ་ཞུ་འོར་ནད་སེལ། །རྨ་འཛིག

བྱེད་ཅིང་སྐྲུམ་པ་དང་། ཚིལ་དང་འདྲུལ་བག་སྙེམ་པར་བྱེད། །ཐྲོད་བསྐྱེད་འཇུ་བྱེད་ཡི་ག་འབྱེད། །སྦྱོང་ཞིང་ཟས་ནི་འཇིག་པར་བྱེད། །འཆིང་བ་གཅོད་ཅིང་རྩ་སྦུབས་དག །རྣམ་པར་འབྱེད་ཅིང་བད་ཀན་སེལ། །ཞེས་བྱ་བ་ལ། །ཟླ་ཟེར་ལས། རོ་ཚ་བས་ནི་གློག་མའི་ནད་ལ་སོགས་པ་སེལ་བར་བྱེད་དེ། གློག་ནད་ནི་གློག་མའི་ཕྱོགས་སུ་འབྱུང་བའི་ནད་དོ། །གག་པ་ནི་ཐྲང་འགགས་ཤིང་བད་ཀན་རྒྱས་པ་ལས་བྱུང་བའི་ནད་ལ་བྱའོ། །ལ་ལ་ནི་གྲང་བའི་འོར་ནད་ལ་ཨུ་ཏ་རྡུ་ཞེས་བྱ་བའོ། །ཞེས་ཟེར་རོ། །གཞན་དག་གིས་ནི་གྲང་བའི་དུས་སུ་ཁྱད་པར་དུ་གྲང་བའི་ཆུ་རེག་པ་ལས་གློག་མར་སྐྲངས་པའི་ནད་གག་པ་ཞེས་བྱ་བའི་བད་ཀན་འབྱུང་ཞེས་བཤད་དོ། །མ་ཞུ་བ་ནི་མ་ཞུ་བའི་བེ་སྐབས་ཅན་ནོ། །ཡང་ན་རྨ་འགྱུར་བ་དག་གི་གེགས་བྱེད་དོ་ཞེས་པའོ། །དེ་བཞིན་དུ་སྐྲུམ་པ་དང་ཚིལ་ལ་སོགས་པ་སྙེམ་ཞིང་འབྲི་བར་བྱེད་པ་དང་། མེ་ཐྲོད་བསྐྱེད་ཅིང་འཕེལ་བ་དང་། མ་ཞུ་བ་འཇུ་བར་བྱེད་པ་དང་། ཁ་ཟས་ཀྱི་ཡི་ག་འབྱེད་པར་བྱེད་པ་དང་། རྩ་སྦུགས་སྦྱོང་བར་བྱེད་པ་དང་། ཟས་འཇིག་པར་བྱེད་པ་དང་། འཆིང་བ་གཅོད་པ་སྟེ་རྡོ་བས་ལྷུ་ཚིགས་ཀྱི་འཆིང་བ་དམ་པོར་སློད་པར་བྱེད་པ་དང་། རྩ་སྦུགས་ཀྱི་ཁ་སྐྲུམ་པར་འབྱེད་པ་དང་། བད་ཀན་སེལ་ཞིང་འཇོམས་པ་ཡིན་ནོ། །

(༣) བསྟེན་དྲགས་པའི་སྐྱོན།

བསྟེན་དྲགས་ཁུ་བ་སྟོབས་ཟད་ལུས་འཁྲུམས་འདར། །བརྒྱལ་ཞིང་རྨེད་པ་རྐྱབ་སོགས་ན་བར་བྱེད། །

རོ་ཚ་བ་ཏ་ཅང་བསྟེན་དྲགས་པའི་སྐྱོན་བདུན་གྱི་ལས་ནི། ཁུ་བ་འབྲི་ཞིང་སྟོབས་ཟད་པ་དང་། ལུས་དང་ཡན་ལག་རྣམས་འཁྲུམས་ཤིང་འདར་བ་དང་། བརྒྱལ་འཐོགས་ཀྱི་ནད་དང་། རྨེད་པ་དང་རྐྱབ་དང་སོགས་ཀྱི་སྐྲན་ཚིགས་རྣམས་དང་བད་ཀན་གྱི་གནས་ཕལ་ཆེར་ན་བར་བྱེད་དེ་མདོར་ན་བད་ཀན་ཟད་པར་བྱེད་པས་སོ། སྙིང་པོ་བསྡུས་པར། དེ་ནི་ཤིན་ཏུ་དྲགས་གྱུར་ན། །སྙེམ་བསྐྱེད་ཁུ་བ་སྟོབས་ཟད་ཅིང་། །བརྒྱལ་ཞིང་ལུས་འཁྲུམས་འདར་བ་དང་། །སྙེད་པ་རྐྱབ་སོགས་ན་བར་བྱེད། །ཅེས་པར་ཟླ་ཟེར་ལས། ཚ་བ་དེ་ཤིན་ཏུ་དྲགས་པ་བསྟེན་ཞིང་ཟོས་པ་ནི་སྙེམ་དད་བསྐྱེད་པ་ལ་སོགས་པ་བྱེད་པ་ཡིན་ནོ། །བརྒྱལ་བ་ནི་ཐོངས་པར་གྱུར་པའོ། །ལུས་འཁྲུམས་པ་ནི་ཡན་ལག་ཤིང་ལྟར་གྱུར་པའོ། །དེ་བཞིན་དུ་འདར་བ་དང་རྨེད་པ་དང་རྐྱབ་ན་བ་སྟེ་དེ་དག་ཏུ་གཟེར་བ་ལ་སོགས་པ་མི་བཟད་པས་འདེབས་པ་དང་། སོགས་པའི་སྒྲས་ནི་རྐང་པ་དང་རྩིབ་ལོག་ལ་སོགས་པ་ན་བར་བྱེད་པ་ཡིན་ནོ། །ཞེས་སོ། །

༨ བསྐ་བ།

(༡) ཡོན་ཏན།

བསྐ་བས་ཁྲག་མཁྲིས་ཚིལ་དང་འདྲུལ་བག་སྙེམ། །རྨ་འཚོ་ཚིལ་དང་ལྤགས་མདོག

དྭངས་པར་བྱེད། །

རོ་བསྐ་བའི་ཡོན་ཏན་བདུན་ཏེ། རོ་བསྐ་བའི་ཁྱད་པར་གྱི་ཡོན་ཏན་གྱི་ལས་ནི། ཁྲག་དང་མཁྲིས་པ་སེལ། ཚིལ་དང་འདྲུལ་བག་སྐེམ་ཞིང་འབྲི། རྨ་སྨྱུར་དུ་འཚོ། ལུས་བསིལ་བ་དང་། པགས་པའི་མདོག་དྭངས་པར་བྱེད་དོ། །

ཟླ་ཟེར་ལས། རོ་བསྐ་བ་བསྟེན་ཞིང་སྤྱད་པས་ནི་མཁྲིས་པ་དང་བད་ཀན་སེལ་ཞིང་འཛོམས་པར་བྱེད་པ་དང་། ཞི་བའི་ཡོན་ཏན་དང་ལྡན་པ་དང་། ཁྲག་གི་ནད་རྣམ་པར་སྦྱོང་བ་ལ་སོགས་པ་བྱེད་པ་དང་། བེ་སྐབས་འཁྲིལ་ཞིང་ཐོགས་པ་བྱེད་པ་དང་། བཤང་བ་སྲི་བར་བྱེད་པ་དང་། དེ་བཞིན་དུ་ཤིན་ཏུ་རྩུབ་པ་དང་པགས་པའི་མདོག་རབ་ཏུ་དྭངས་ཤིང་མདོག་གསལ་བར་བྱེད་པ་ཡིན་ནོ། ། ཞེས་སོ། །

(༣)བསྟེན་དྲགས་པའི་སྐྱོན།

བསྟེན་དྲགས་བེ་སྐབས་འཁྲིལ་དང་བཤང་བ་སྲི། ། ལྟོ་སྦོ་སྙིང་ནད་སྐེམ་དང་རྩ་སྒོ་འགགས། །

རོ་བསྐ་བ་ཧ་ཅང་བསྟེན་དྲགས་པའི་སྐྱོན་བྱུང་སྟེ། ཕོ་བར་བད་ཀན་བེ་སྐབས་འཁྲིལ་བ་དང་། བཤང་བ་སྲི་ཞིང་ལྟོ་བ་སྦོས་པ་དང་། སྙིང་གི་ནད་སྐྱེད་ཅིང་། ལུས་སྐེམ་པོར་བྱེད་པ་དང་། བུ་གའི་ལམ་དང་། རྩའི་རྒྱུན་ལམ་གྱི་སྒོ་རྣམས་འགག་པ་ཡིན་ནོ། །

གསུམ་པ། མདོར་བསྡུས་དམིགས་བསལ་གྱི་ལས།

༡ མདར་བ།

(༡)མདོར་བསྡུས་ཀྱི་ལས།

མདོར་བསྡུས་མངར་བའི་རོ་ཡིས་རླུང་མཁྲིས་སེལ། །

རོ་མངར་བ་དེའི་རོ་ཁོ་ནའི་དབང་དུ་བཏང་ན་ཡོན་ཏན་ཞི་བ་དང་བརྟན་པ། སྨུམ་པ་འཇམ་པ་བཅས་ཀྱིས་རླུང་འཕེལ་བ་འཛོམས་ཤིང་སེལ་བ་དང་། བསིལ་བ་དང་རྟུལ་བ། སླ་བ་མཉེན་པ་དང་སྣུམ་པ་བཅས་ཀྱི་ཡོན་ཏན་གྱིས་མཁྲིས་པ་སེལ་བར་དགོངས་ནས་རོ་མངར་བས་རླུང་དང་མཁྲིས་ནད་སེལ་བ་ཡིན་ཞེས་པའོ། །

(༢) དམིགས་བསལ་གྱི་ལས།

ནས་སྙིང་རྨམ་སའི་ཤ་རྣམས་མ་གཏོགས་པ། ། ཕལ་ཆེར་བད་ཀན་སྐྱེད་པར་བྱེད་ནའང་། ། གཡག་རྐོད་ཀ་ལུག་ཤ་དང་སྦྲང་རྩིས་ཕན། །

འབྲུ་རིགས་རྣམས་ལས་ནས་སྙིང་པ་དང་། ཤ་རིགས་རྣམས་ལས་ཡུལ་སྐམ་སའི་ཤ་སྟེ། སྐམ་ལ་གནས་པའི་རི་དྭ་ཁྲོན་གྱིས་ཆོ་བ་དང་། མཆུ་ཡིས་ཆོ་བ་དང་། རི་དྭགས་ཀྱི་སྡེ་ཆེ་ཆུང་རྣམས་མ་གཏོགས་པ་གཞན་རོ་མངར་བ་ཕལ་ཆེར་གྱིས་བད་ཀན་བསྐྱེད་པར་བྱེད་པ་ཡིན་ཡང་། དམིགས་བསལ་ནི་གཡག་རྒོད་དང་། ཉ་དང་། ལུག་ཤ་དང་། སྦྲང་རྩི་རྣམས་ནི་རྙེན་དང་སྦྱོར་བས་མི་འདྲ་བས་བད་ཀན་སེལ་བས་བད་ཀན་གྱི་ནད་ཅན་ལ་ཕན། ཞེས་པའི་རྒྱུ་མཚན་ནི། འབྱུང་བ་ལྔའི་རང་བཞིན་དང་ལྡན་ཡང་། ས་དང་ཆུ་ཤས་ཆེ་བས་སྐྱེད་པའི་རོ་མངར་བ་གཞིར་བཅས་པའི་རྫས་ཀྱི་ངོ་བོ་ཐ་དད་པ་ལ་རོ་དྲུག་ཀའི་ཆ་ཤས་ཆེ་ཆུང་ཡོད་པ་དང་། དེ་དང་ལྷན་ཅིག་པའི་འབྱུང་བ་ལྔ་ཡི་མཚན་ཉིད་ཡོད་ཅིང་མེ་དྲོད་གསུམ་གྱི་དབང་གིས་རོ་གཞན་དུ་བསྒྱུར་བ་དང་རྗེས་སུ་མཐུན་པའི་ནུས་པ་འཆིན་པར་ལྟ་སྟེ། སྤྱི་ཙམ་དུ་རོ་མངར་བ་ས་ཆུ་ཤས་ཆེ་བའི་རང་བཞིན་ཅན་དེ་ལ། སའི་རང་བཞིན་ལྕི་བརྟན་རྟུལ་འཇམ་སྐམ་པ་དང་། ཆུའི་རང་བཞིན་སླ་བསིལ་ལྕི་རྟུལ་སྣུམ་འཇམ་མཉེན་པ་དང་ཕྲད་པ་ལས། ལྕི་རྟུལ་འཇམ་སྣུམ་ནང་ཕྲད་པས་མཐུ་སྟོབས་ཆེ་བ་དང་། སའི་བརྟན་པ་དང་ཆུའི་བསིལ་བ་དང་མཉེན་པ་ཡ་རྒྱ་ཐོན་པས་སྟོབས་འབྲིང་དང་། སའི་སྐམ་པ་དང་། ཆུའི་སླ་བ་འཐབ་པས་སླ་བའི་ནུས་པ་ཐོན་ཡང་སྟོབས་ཆུང་བ་སྟེ། རྒྱུའི་རང་བཞིན་བཅུ་གསུམ་ལས། འབྲས་བུའི་མཚན་ཉིད་དམ་ནུས་པ་སྣུམ་ལྕི་འཇམ་བརྟན་སླ་བསིལ་རྟུལ་མཉེན་བརྒྱད་འབྱུང་སྟེ། དེ་ལ་མངར་བའི་མཚན་ཉིད་སྣུམ་ལྕི་འཇམ་བརྟན་ནུས་པས་ཡང་རྩུབ་སྲ་ཕྲ་གཡོ་བ་སོགས་ཀྱི་མཚན་ཉིད་ཞི་བར་བྱེད་པའི་ཚུལ་གྱིས་རླུང་སེལ། སླ་བསིལ་རྟུལ་མཉེན་སོགས་ཀྱི་མཚན་ཉིད་ཀྱིས། སྣུམ་བཅས་ཚ་རྣོ་སོགས་ཀྱི་མཚན་ཉིད་ཅན་མཁྲིས་པ་སེལ་བའི་ནུས་པ་དང་ལྡན་པས་མངར་བས་རླུང་མཁྲིས་སེལ་བ་ཡིན་ནོ། དེ་ཡང་མངར་བའི་མཚན་ཉིད་བརྒྱད་པོ་དེ་དང་། བད་ཀན་གྱི་མཚན་ཉིད་སྣུམ་བསིལ་ལྕི་རྟུལ་འཇམ་བརྟན་འབྱར་བག་རྣམས་མཚན་ཉིད་མཐུན་ཏེ་ལྷན་ཅིག་ཏུ་འཕེལ་བས་བད་ཀན་བསྐྱེད་པ་ཡིན་ནོ། །མངར་བའི་རོ་ཕལ་ཆེར་དེ་ལྟར་ཡིན་དུ་ཟིན་ཀྱང་ཞུ་རྗེས་གཞན་དུ་འགྱུར་བའི་ཕྱིར་དམིགས་བསལ་དུ་ནས་སྙིང་སོགས་འབྲུ་རྣམས་ཀྱང་། བསྡུས་པའི་ལུང་ཟླ་ཟེར་དུ་དྲངས་པ་ལས། འབྲུ་ནི་མངར་ཡང་སྐྱུར་བ་ཉིད། ཅེས་པས། ས་ཆུའི་རང་བཞིན་རོ་མངར་བ་ཡང་། ས་མེའི་རང་བཞིན་རོ་སྐྱུར་བ་དང་ལྡན་པར་གྱུར་ནས། ཚ་རྣོ་རྩུབ་གཡོ་སྣུམ་ལྕི་བརྟན་སྐམ་བརྒྱད་དང་ལྡན་པས་བད་ཀན་དང་མཚན་ཉིད་མི་མཐུན་པའི་ཕྱིར་མགོ་བོ་མནན་པས་མི་བསྐྱེད་དོ། །སྐམ་སའི་ཤ་ནི་མངར་བ་ལས་ཆུ་རླུང་གི་རང་བཞིན་རོ་ཁ་བ་དང་ལྡན་པར་གྱུར་པས། བསིལ་ཞིང་ཡང་རྩུབ་གཡོ་བ་སོགས་དང་ལྡན་པས་བསྙོངས་ཤིང་མགོ་མནན་པས་བད་ཀན་མི་བསྐྱེད་དེ། སྐམ་སའི་ཤ་རྣམས་བསིལ་ཤིང་ཡང་ལ་རྩུབ། །རླུང་དང་བད་ཀན་ལྡན་པའི་ཚ་བ་སེལ། །ཞེས་པས་སོ། །གཡག་རྒོད་ཤ་དང་། ཉ་ཤ་དང་། ལུག་ཤ་རྣམས་མངར་བ་ལས་ཚ་བ་དང་ལྡན་པ་དང་། སྦྲང་རྩི་ནི་སྐྱུར་བ་དང་ལྡན་པས། མེའི་རང་བཞིན་གྱི་ནུས་པས་ཆུའི་ནུས་པ་ཟིལ་གྱིས

མནན་པ་སྟེ། ཚ་རྩེ་སྐམ་རྩུབ་ཡང་གཡོ་དང་ལྡན་པས་དེ་དང་མཚན་ཉིད་མི་མཐུན་པའི་བད་ཀན་ཞི་བར་བྱེད་པས་བད་ཀན་ཅན་ལ་ཕན་ཞེས་བཤད་དོ། །མདོར་ན་མངར་བ་ཐམས་ཅད་ནི་ས་ཆུའི་རང་བཞིན་གྱི་ནུས་པས་རླུང་མཁྲིས་སེལ། བད་ཀན་བསྐྱེད་པའི་ལས་བྱེད་ལ། དམིགས་བསལ་དུ་བཤད་པ་འདི་རྣམས་ཀྱིས་བད་རླུང་སེལ་མཁྲིས་པ་བསྐྱེད་དེ། རོ་གཞན་དང་ལྡན་པར་འགྱུར་བའི་དབང་ལས་སོ། །ཀླ་ཟེར་དུ། ཇི་ལྟར་མངར་བའི་རོ་ཐོས་ན་མངར་བར་རོ་ཁྱད་པར་འབྱུང་ཞིང་དེའི་བསྟན་བཅོས་ཤེས་པ་དག་གི་ཞུ་བ་ཡིན་ནོ། །ཞེས་འབྱུང་བས་རྩལ་འདི་ལྟ་བུས་གཞན་ལྷ་ལའང་ཞིབ་ཏུ་དཔྱད་པར་བྱའོ། །

རོ་མངར་བའི་ཡོན་ཏན་མདོར་བསྡུས་རེའུ་མིག

ཡོན་ཏན།	ལྕི།	རྩུབ།	བསིལ།	སྣུ།	བརྟན།	སྣུམ།	འཇམ།	མཉེན།
གྲངས།	༡༠	༧	༥	༥	༥	༥	༣	༡
མདོ་བསྡུས་ཀྱི་ལས།	རླུང་དང་མཁྲིས་པ་སེལ།							
	བད་ཀན་བསྐྱེད།							
དམིགས་བསལ་གྱི་ལས།	ནས་སྙིང་དང་སྐམ་སའི་ཤ་མ་གཏོགས་ཕལ་ཆེར་གྱིས་བད་ཀན་བསྐྱེད་ལ། གཡག་རྐོད་ཉ་ལུག་ཤ་དང་སྦྲང་རྩི་བཅས་ཀྱིས་ཕན།							

༣ སྦྱར་བ།

(༡)མདོར་བསྡུས་ཀྱི་ལས།

སྦྱར་བས་བད་ཀན་སེལ་བྱེད་མཁྲིས་སྐྱེད་ཀྱང་། །

མེ་དང་སའི་རང་བཞིན་ཅན་གྱི་རོ་སྦྱར་བའི་ལས་མདོར་བསྡུས་པ་ནི། ཚ་སྐམ་སྣུམ་བརྟན་ལྕི་རྩེ་དང་ལྡན་པས་སོ།

ཚིག་དོན་ཉི་མ་ལས། ཚ་རྩེ་རྩུབ་གཡོ་སྣུམ་ལྕི་བརྟན་སྐམ་ཞེས་པས་བརྟག་དེ་དང་མི་མཐུན་པའི་མཚན་ཉིད་ཅན་གྱི་བད་ཀན་སེལ་ཞིང་། མཚན་ཉིད་གཅིག་པའི་མཁྲིས་པ་བསྐྱེད་ཀྱང་། ཞེས་སོ། །

(༢)དམིགས་བསལ་གྱི་ལས།

སྐྱུ་རུ་ར་ཡིས་ཁྲག་མཁྲིས་ཚ་བ་སེལ། །

སྐྱུ་རུ་ར་ནི་རྟེན་སྟོབས་ངོ་བོའི་དམིགས་བསལ་གྱི་ནུས་པས་ཁྲག་དང་མཁྲིས་པའི་ཚ་བའི་ནད་རྣམས་སེལ་བར་ཡིན་ནོ།

ཟླ་ཟེར་ལས། སྦྲུ་རུ་ར་ནི་ནུས་པ་བསིལ། ཞུ་རྗེས་མངར་བས་བད་ཀན་སྐྱེད། ཡང་ཞིང་རྩུབ་ཀྱང་རླུང་མི་སྐྱེད། ཅེས་དང་། སྐྱེམས་པས། སྦྲུ་རུ་ར་ནི་སྐྱུར་ཡང་མངར་ཁ་ལྡན་པར་སྒྱུར་ནས་ཁྲག་དང་མཁྲིས་པའི་ཚ་བ་སེལ། ཞེས་སོ། །

ནོ་སྐྱུར་བའི་ཡོན་ཏན་མདོར་བསྡུས་རེའུ་མིག

ཡོན་ཏན།	ཚ།	སྐམ།	སྣུམ།	བརྟན།	ལྗི།	རྣོ།	རྩུབ།	
གྲངས།	༧	༦	༥	༥	༣	༣	༡	
མདོ་བསྡུས་ཀྱི་ལས།	བད་ཀན་སེལ།							
	མཁྲིས་པ་བསྐྱེད།							
དམིགས་བསལ་གྱི་ལས།	སྦྲུ་རུ་ར་ཡིས་ཁྲག་མཁྲིས་ཚ་བ་སེལ།							

༣ ལན་ཚྭ་བ།

(༡) མདོར་བསྡུས་ཀྱི་ལས།

ལན་ཚྭས་རླུང་དང་བད་ཀན་སེལ་བྱེད་ཅིང་། །

མི་ཆུ་ལས་བྱུང་བའི་ལན་ཚྭའི་མདོར་བསྡུས་ཀྱི་ལས་ནི། སླ་སྣུམ་རྩུབ་རྣོ་ཚ་མཉེན་གཡོ་དང་ལྡན་པས་རླུང་དང་བད་ཀན་སེལ་བར་བྱེད་དོ། །

སྐྱེམས་པས་རྣོ་དྲོ་རྩུབ་གཡོ་སྣུམ་ལྗི་སླ་མཉེན་ཞེས་གསུངས་པས་དཔྱད་པར་བྱའོ། །

(༢) དམིགས་བསལ་གྱི་ལས།

ལྕེ་མྱང་རྒྱམ་ཚྭ་མ་གཏོགས་མཁྲིས་པ་བསྐྱེད། །ཀ་ཅང་ཐལ་དྲགས་སྐྱི་བས་བད་ཀན་བསྐྱེད། །

ལྕེ་མྱང་ཚྭ་དང་རྒྱམ་ཚྭ་གཉིས་ཞུ་རྗེས་ཆེས་མངར་བས་རོ་བཞིན་མི་གནོད་པ་མ་གཏོགས་གཞན་ལན་ཚྭ་བ་རྣམས་ཀྱིས་མཁྲིས་པ་བསྐྱེད་པར་བསྟན་ཏེ། བརྒྱད་པའི་སྙིང་པོར། ལྕེ་མྱང་ཚྭ་ནི་རོ་མངར་ཞེས་དང་། ཡང་ཟླ་ཟེར་ལས། རྒྱ་མཚོའི་ལན་ཚྭ་ནི་ཞུ་རྗེས་མངར། ལན་ཚྭ་སེན་དུ་བ་ལྕེ་མྱང་ཚྭ་དང་། རྒྱམ་ཚྭ་ནི་རོ་མངར་བས་མཁྲིས་པ་མི་བསྐྱེད་ལ། དེ་གཉིས་མ་གཏོགས་པའི་ལན་ཚྭ་བ་རྣམས་ཀྱིས་ནི་མཚན་ཉིད་མཐུན་པའི་མཁྲིས་པ་བསྐྱེད་ཅིང་། དེ་ཡང་ཀ་ཅང་བསྟེན་པ་ཐལ་དྲགས་ན་སྣུམ་པ་དང་ལྗི་བས་བད་ཀན

བསྐྱེད་དེ། ཞུ་རྗེས་སུ་མེ་དེ་ས་རུ་གྱུར་ནས་མངར་བར་འགྱུར་བའི་དོན་ནོ། །ཞེས་སོ། །

རོ་ལྡན་རྩྭའི་ཡོན་ཏན་མདོར་བསྡུས།

ཡོན་ཏན།	སྨུམ།	རྩུབ།	རྣོ།	ཚ།	ལྡི།	མཉེན།	སླ།	གཡོ།
གྲངས།	༤	༤	༢	༢	༡	༡	༡	༡
མདོ་བསྡུས་ཀྱི་ལས།	རླུང་དང་བད་ཀན་སེལ།							
	མཁྲིས་པ་བསྐྱེད།							
དམིགས་བསལ་གྱི་ལས།	ལྡེ་མྱང་རྩྭ་དང་རྒྱམ་རྩྭ་གཉིས་ཀྱིས་མཁྲིས་པ་སེལ།							

༤ ཁ་བ།

(༡)མདོར་བསྡུས་ཀྱི་ལས།

ཁ་བས་མཁྲིས་སེལ་བད་རླུང་སྐྱེད་ན་ཡང་། །

ཆུ་རླུང་གི་རང་བཞིན་རོ་ཁ་བའི་མདོར་བསྡུས་ཀྱི་ལས་ནི། བསིལ་སླ་གཡོ་སྨུམ་རྩུབ་མཉེན་དང་ལྡན་པས་མཁྲིས་པའི་མཚན་ཉིད་དང་ཆོས་མི་མཐུན་པས་མཁྲིས་པའི་ནད་སེལ་ཞིང་། བད་ཀན་དང་རླུང་གི་མཚན་ཉིད་དང་མཐུན་པས་ཉེས་པ་དེ་གཉིས་བསྐྱེད་པར་བྱེད་པ་ཡིན་ནོ། །

(༢)དམིགས་བསལ་གྱི་ལས།

ཀ་ར་ཛྷ་དང་སླེ་ཏྲེས་བད་རླུང་སེལ། །

སྤྱིར་རོ་ཁ་བའི་རང་བཞིན་གྱིས་བད་རླུང་བསྐྱེད་ནའང་། རོ་ཁ་བའི་ནང་ཚན་ལས། ཀ་ར་ཛྷར་རོ་ཚ་(ཁ་བ་ཡང་ཟེར)བ་དང་ལྡན་པས་བད་ཀན་སེལ་བ་དང་། དེ་བཞིན་དུ་སླེ་ཏྲེས་རོ་མངར་(ཁ་བ་ཡང་ཟེར)བ་དང་ལྡན་པས་བད་རླུང་སེལ་བ་ཡིན་ནོ། །

རོ་ཁ་བའི་ཡོན་ཏན་མདོར་བསྡུས།

ཡོན་ཏན།	བསིལ།	སླ།	གཡོ།	གྲང་།	རྩུབ།	རྟུལ།	ཡང་།	མཉེན།
གྲངས།	༦	༥	༥	༩	༣	༣	༣	༡
མདོ་བསྡུས་ཀྱི་ལས།	མཁྲིས་པ་སེལ།							
	བད་ཀན་དང་རླུང་བསྐྱེད།							
དམིགས་བསལ་གྱི་ལས།	ཀ་རཱུ་དང་སྣི་ཊི་བད་རླུང་སེལ།							

༥ ཚ་བ།

(༡)མདོར་བསྡུས་ཀྱི་ལས།

ཚ་བས་རླུང་དང་བད་ཀན་སེལ་བྱེད་ལ། །

མེ་རླུང་རང་བཞིན་ཅན་རོ་ཚ་བའི་མདོར་བསྡུས་ཀྱི་ལས་ནི། མེ་དང་རླུང་གི་མཚན་ཉིད་ཡང་རྩུབ་གཡོ་སྐམ་ཚ་རྣོ་སྐྱ་བ་དང་ལྡན་པས་རླུང་དང་བད་ཀན་གྱི་མཚན་ཉིད་དང་ཆོས་མི་མཐུན་པས་སེལ་བར་བྱེད་པ་ཡིན་ཞིང་། །ཁྲག་དང་མཁྲིས་པའི་མཚན་ཉིད་དང་ཆོས་མཚུངས་པས་བསྐྱེད་དོ། །

(༢)དམིགས་བསལ་གྱི་ལས།

སྒོག་སྐྱ་ པི་ པི་ ལིང་ མིན་ མཁྲིས་ པ་ སྐྱེད། །ཏ་ ཙང་ ཐལ་ དྲུགས་ ཡང་ རྩུབ་ རླུང་ ཡང་ བསྐྱེད། །

སྒོག་སྐྱ་དང་པི་པི་ལིང་ནི་རོ་ཚ་བ་དང་ཞུ་རྗེས་མངར་ཞིས་དང་། སྙིང་པོ་བསྡུས་པར། པི་པི་ལིང་ཡང་བསྐ་བ་ཉིད། །ཅེས་དེ་གཉིས་མིན་པའི་རོ་ཚ་བ་རྣམས་ཀྱིས་མཁྲིས་པ་བསྐྱེད། ཏ་ཙང་ཐལ་དྲུགས་ན་ཡང་རྩུབ་གཡོ་བ་སོགས་ཀྱིས་རླུང་ཡང་བསྐྱེད་པར་བྱེད་དེ། མེ་དེ་ཆུ་རུ་འགྱུར་ནས་ཁ་བའི་ལས་བྱེད་པས་སོ། །

རོ་ཚ་བའི་ཡོན་ཏན་མདོར་བསྡུས།

ཡོན་ཏན།	ཡང་།	རྩུབ།	རྣོ།	སྐམ།	གཡོ།	ཚ།	སྣུ
གྲངས།	༨	༧	༦	༦	༦	༥	༡
མདོ་བསྡུས་ཀྱི་ལས།	རླུང་དང་བད་ཀན་སེལ། །						
	མཁྲིས་པ་བསྐྱེད།						
དམིགས་བསལ་གྱི་ལས།	སྐོག་སྐྲ་ཕི་ཕི་ལིང་གིས་མཁྲིས་པ་སེལ།						

༦ **བསྐ་བ།**

(༡)མདོར་བསྡུས་ཀྱི་ལས།

བསྐ་བས་མཁྲིས་སེལ……། །

སདང་རླུང་གི་རང་བཞིན་ཅན་རོ་བསྐ་བའི་མདོར་བསྡུས་ཀྱི་ལས་ནི། ཡོན་ཏན་རྟུལ་གྲང་སྐམ་གསུམ་དང་ལྡན་པས་མཁྲིས་པ་སེལ་ལོ། །

སྐྱེམས་པས་རྟུལ། གྲང་སྐམ་རྩུབ་བརྟན་པ་དང་ལྡན། ཞེས་གསུངས་པར་དཔྱད་པར་བྱའོ། །

(༢)དམིགས་བསལ་གྱི་ལས།

……ཨ་རུ་བ་རུ་ར། །མ་གཏོགས་ཕལ་ཆེས་བད་རླུང་གཉིས་ལ་གནོད། །

རོ་བསྐ་བ་ཤས་ཆེ་བ་ལ་ཞུ་རྗེས་མངར་བའི་ཨ་རུ་ར་དང་། བ་རུ་ར་མ་གཏོགས་པ་ཕལ་ཆེས་ནི་བད་རླུང་གཉིས་ཀྱི་མཚན་ཉིད་དང་ཆོས་མཐུན་པས་དེ་གཉིས་ལ་གནོད་པ་སྐྱེ་འཕེལ་བར་བྱེད་དོ། །

བརྒྱུད་པའི་སྙིང་པོ་བསྡུས་པར། ཨ་རུ་ར་རོ་བསྐ་ཞུ་རྗེས་མངར། །ཞེས་རོ་བསྐ་བ་ཤས་ཆེ་ལ་ཞུ་རྗེས་མངར་བས་ཨ་རུ་ར་དང་། བ་རུ་ར་ནི་མངར་ལ་བསིལ་ཞིང་། ཞུ་རྗེས་ནི་ཚ་བ་ཞེས་འབྱུང་བས་བད་རླུང་སེལ་ལ། དེ་གཉིས་མ་གཏོགས་པའི་རོ་བསྐ་བ་ཕལ་ཆེར་གྱིས་བད་རླུང་གཉིས་ཀྱི་མཚན་ཉིད་དང་གཅིག་པར་འཕེལ་བས་བད་རླུང་ཅན་ལ་གནོད་དོ། །ཅེས་དང་། ཡང་དེ་ཉིད་ལས། འབྲས་སྙིང་ནས་དང་གྲོ་སྙིང་དང་། །སྲུད་ག་སྤྲང་རྩི་ཤ་ཁ་ར། །སྐམ་སའི་ཤ་རྣམས་མ་གཏོགས་པ། །མངར་བ་ཕལ་ཆེར་བད་ཀན་བསྐྱེད། །ཅེས་སོ། །

རྡོ་བརྒྱ་བའི་ཡོན་ཏན་མདོར་བསྡུས།

ཡོན་ཏན།	རྩལ།	གྲང་།	སྐམ།
གྲངས།	༤	༤	༣
མདོ་བསྡུས་ཀྱི་ལས།	མཁྲིས་པ་སེལ།		
	བད་ཀན་དང་རླུང་ལ་གནོད།		
དམིགས་བསལ་གྱི་ལས།	ཨ་རུ་ར་དང་བ་རུ་ར་གཉིས་ཀྱིས་བད་ཀན་དང་རླུང་སེལ།		

(ཀརྨ་ཚོགས་གཉིས། ཞིམ་རབ་རྒྱ་མཚོ།)

བསམ་གཞིགས།

༡ འབྱུང་བ་སོ་སོའི་བྱེད་ལས་དང་དེས་རོ་ལ་ཐོན་པའི་ནུས་པ་ཅི་ཡིན།

༢ སྨན་གྱི་རོ་ནུས་མི་འདྲ་བ་དྲུག་ཏུ་འབྱུང་བའི་རྒྱུ་མཚན་ཅི་ཡིན།

༣ འབྱུང་བ་ལྔས་རོ་དྲུག་ཇི་ལྟར་བསྐྱེད་པ་ཡིན།

༤ འབྱུང་བ་སོ་སོའི་ཡོན་ཏན་དང་བྱེད་ལས་ཅི་ཞིག་ཡིན།

༥ གོ་རིམ་བཞིན་དུ་འཚོ་བྱེད་སྟོབས་ཆེན་ཡིན་ཞེས་པའི་རྒྱུ་མཚན་ཅི་ཡིན།

༦ བད་ཀན་སེལ་བའི་རོ་གང་དང་གང་ཡོད། དེ་སོ་སོས་བད་ཀན་ཇི་ལྟར་སེལ་བ་ཡིན།

༧ རོ་ཁ་བ་བསྟེན་དྲགས་ན་རླུང་དང་བད་ཀན་བསྐྱེད་པའི་རྒྱུ་མཚན་གང་ཡིན།

༨ བཀྲུ་སྨན་ཕལ་ཆེར་དང་པོའི་རོ་ལས་འབྱུང་ཞེས་པའི་རྒྱུ་མཚན་ཅི་ཡིན།

ལེའུ་གསུམ་པ། སྨན་གྱི་ཞུ་རྗེས་བསྟན་པ།

ཞུ་རྗེས་ཞེས་པ་ནི་རོ་དྲུག་གིས་བསྡུས་པའི་ཟས་སྨན་གང་ཡང་རུང་བའི་རྫས་ཀྱི་དངོས་པོ་རྣམས་ཁར་ཟོས་པས་དེ་ཉིད་དང་པོ་བད་ཀན་སྨྱུག་བྱེད་དང་འཕྲོད་པས་སྨྱུག་པར་བྱེད། བར་དུ་མཁྲིས་པ་འཇུ་བྱེད་དང་འཕྲོད་པས་འཇུ་བར་བྱེད། ཐ་མར་རླུང་མེ་མཉམ་དང་འཕྲོད་པས་དྭངས་སྙིགས་འབྱེད་པར་བྱེད་པའི་བརྒྱུད་རིམ་ནང་། རོ་དྲུག་གི་ཟས་སྨན་གང་དག་ཕྱི་མ་ལས་གནས་གཞན་དུ་འགྱུར་བ་ལས་དེ་དང་ལྡན་ཅིག་པའི་འབྱུང་བའི་མཚན་ཉིད་ཀྱི་ལས་བྱེད་པའི་ནུས་པ་སྟོབས་ཅན་དེ་ལ་ཞུ་རྗེས་ཞེས་བྱ་སྟེ། སྐྱིམས་འགྲེལ་ལས། རྫས་གང་ཞིག་མེ་དྲོད་གསུམ་གྱིས་སྨྱུགས་བཞུ་དྭངས་སྙིགས་ཕྱེས་པ་ལས་ཁྱད་པར་དུ་སྨིན་ཅིང་གཞན་དུ་གྱུར་པའི་གནས་སྐབས་དེ་ལ་ཞུ་རྗེས་ཞེས་བྱ་སྟེ། ཟླ་ཟེར་དུ་གཞན་གྱི་ལུང་དྲངས་པར། ཕོ་བའི་མེ་དང་ཕྲད་པ་ལས། །གང་ཞིག་རོ་རྣམས་གཞན་གྱུར་པ། །རོ་རྣམས་ཞུ་བའི་ཐ་མ་དག །དེ་ནི་ཞུ་རྗེས་ཞེས་བཤད་དོ། །ཞེས་པས་ན་ཁྱད་པར་དུ་སྨིན་པར་གྱུར་པ་ལ་ཞུ་རྗེས་ཞེས་བྱ་ཡི་ཙུང་ཟད་སྨིན་པ་ནི་མ་ཡིན་ནོ། །ཞེས་པའི་ཞུ་རྗེས་ཀྱི་ལེའུ་འདིར་རོ་དྲུག་ཇི་ལྟར་ཞུ་བའི་ཚུལ་དང་། ཞུ་རྗེས་ཀྱི་རོ། ཞུ་རྗེས་ཀྱི་ལས་བཅས་སོ། །

ས་བཅད་དང་པོ། རོ་དྲུག་ཇི་ལྟར་ཞུ་བའི་ཚུལ་བསྟན་པ།

ཞུ་རྗེས་ཕོ་བའི་མེ་དང་འཕྲད་པའི་ཚེ། །བད་མཁྲིས་རླུང་གིས་རིམ་པར་ཞུ་བ་ལས། །

ཞུ་རྗེས་ནི་སྐབས་འདིར་གཙོ་བོ་རོ་དྲུག་གི་བདག་ཉིད་ཅན་གྱི་སྨན་གང་ཞིག་ཟོས་པས་ཕོ་བའི་མེ་དྲོད་དེ། བད་ཀན་སྨྱུག་བྱེད་དང་། མཁྲིས་པ་འཇུ་བྱེད། རླུང་མེ་མཉམ་བཅས་ཀྱིས་རིམ་པ་བཞིན་སྨྱུག་བཞུ་དྭངས་སྙིགས་ཕྱེ་ནས་བཞུས་ཟིན་པའི་རྗེས་ཀྱི་རོ་ཇི་ལྟར་གྱུར་པ་ལས། དེ་དང་ལྡན་ཅིག་པའི་འབྱུང་བའི་མཚན་ཉིད་ཀྱིས་ཐོན་པའི་བྱེད་ལས་སམ་ནུས་པ་ལ་བྱ་བ་ཡིན་སྟེ། སྙིང་པོ་བསྡུས་པའི་རང་འགྲེལ་དུ། སྨན་གྱི་རོ་རྣམས་ཞུ་བར་གྱུར་པའི་རྗེས་ལ་སྨན་གྱི་སྟོབས་ཀྱིས་ལས་བྱེད་པ་དེ་ནི་ཞུ་བའམ་སྨིན་པ་ཞེས་ཀྱང་བྱ། ཞེས་གསུངས་པ་ལྟར་རོ། འདིར་སྦྱོར་བ་སྨན་གྱི་གནས་བསྟན་པའི་སྐབས་ཡིན་པས་གཙོ་བོ་སྨན་གྱི་ཞུ་རྗེས་ལ་གསུངས་པ་ཡིན་ཡང་། རོ་དྲུག་གི་བདག་ཉིད་ཅན་དུ་གྱུར་པའི་ཟས་སྐོམ་གྱི་ཞུ་རྗེས་ཀྱང་འགྱུར་

ཚུལ་གཅིག་ཏུ་ གྱུར་པ་ཡིན་ཏེ་ཟས་སྐོམ་གང་ཡང་འབྱུང་བ་ལས་གྲུབ་པ་ཤ་སྟག་ཡིན་པ་གང་ཞིག་འཇུ་བར་བྱེད་པ་པོ་ནི། བད་མཁྲིས་རླུང་གི་མེ་དྲོད་རྣམ་གསུམ་གཅིག་མཚུངས་ཡིན་པའི་ཕྱིར་ན། ཟས་སྐོམ་གྱི་ཞུ་རྗེས་ཀྱང་ཚུལ་འདིས་ཤེས་པར་བྱ་དགོས་སོ། །

དཔྱད་གཞི།

ཟུར་མཁར་བློ་གྲོས་རྒྱལ་པོས། སྨན་ནི་རོ་དང་ནུས་པ་དང་། །ཞུ་རྗེས་གང་གིས་བྱ་བ་བྱེད། །གལ་ཏེ་སྦྱོར་བའི་ཁྱད་པར་གྱིས། །གཅིག་ཏུ་ངེས་པ་མེད་ཅེ་ན། །ཟས་སྨན་གང་ཡང་ཟོས་མ་ཐག །ཕོ་བའི་གནས་སུ་མྱགས་བྱེད་ཀྱིས། །མྱགས་པས་རོ་མངར་འཇུ་བྱེད་ཀྱིས། །བཞུས་པས་རོ་སྐྱུར་མེ་མཉམ་གྱིས། །དྭངས་སྙིགས་ཕྱེ་བས་ཁ་འགྱུར་བའི། །རྗེས་ཀྱི་ནུས་པས་བྱ་བ་བྱེད། །དེ་ཕྱིར་རོ་དེ་མ་ཞུ་བར། །ནུས་པ་འབྱུང་བ་འགལ་ཡོད་དམ། །ནུས་པ་མེད་པའི་སྨན་དེ་ཡིས། །ཇི་ལྟར་ཕན་དང་གནོད་པར་བྱེད། །གང་ཡང་ཞུ་རྗེས་དང་པོ་དང་། །གཉིས་པ་གསུམ་པར་རིམ་བཞིན་དུ། །འབྱུང་ཤས་ཆེ་ཆུང་དབང་གིས་ནི། །བད་མཁྲིས་རླུང་གསུམ་བསྐྱེད་ཅེ་ན། །ཟས་དང་སྨན་ནི་གང་ཟོས་ཀྱང་། །ཕན་པའི་སྐབས་ཅི་ཙོ་བོ་ཡང་། །དུག་ཏུ་འགྱུར་བས་རེ་ཞིག་ཏུ། །སྨན་ཞེས་རྣ་བའི་རྒྱན་དུ་ཟད། །ཐམས་ཅད་མཐུན་ན་ལས་བྱེད་པ། །རོ་ཡིན་ཞེས་ཀྱང་རོ་དེ་ནི། །ནུས་པ་དག་ལ་བལྟོས་མི་བལྟོས། །བལྟོས་ན་དེ་ལྟར་མི་འཐད་ཅིང་། །མི་བལྟོས་ན་ནི་ཟོས་ཙམ་གྱིས། །སྐད་ཅིག་གཉིས་པར་ཕན་པར་འགྱུར། །ཞུ་རྗེས་གསུམ་པར་མེ་རླུང་གཉིས། །ཤས་ཆེའི་ཕྱིར་ན་ཚ་བ་ལ། །ད་ལྟ་ཀུན་གྱིས་ཁ་བར་འདོད། །འདི་ཡང་དུས་ཀྱི་ཉེས་པར་མཐོང་། །དེ་ལྟར་ཞུ་རྗེས་མངར་བ་དང་། །ལན་ཚྭ་མངར་ཞིང་སྐྱུར་བ་མཚུངས། །གཞན་གསུམ་ཁ་བར་ཞུ་ཞེས་པའང་། །གོང་དུ་ཟས་སྐོམ་གང་ཟོས་པ། །ཕོ་བར་རིམ་བཞིན་མངར་སྐྱུར་ཁར། །ཞུ་རྗེས་བཤད་པ་ཅིས་མི་འགལ། །ཞེས་བྱ་བ་ལ་སོགས་པའི་སྒོ་ནས་མཁས་པའི་དབང་པོ་བྱ་བ་མི་ཕམ་བཀྲ་ཤིས་རྣམ་རྒྱལ་ལ་དྲིས་པའི་འདི་སྐབས་ཀྱི་ལན་དུ། ཞུ་རྗེས་ནི། བཤད་རྒྱུད་ལས། ཞུ་རྗེས་ཕོ་བའི་མེ་དང་ཕྲད་པ་ལས། །བད་མཁྲིས་རླུང་གིས་རིམ་པས་ཞུ་རྗེས་ལ། །མངར་དང་ལན་ཚྭའི་ཞུ་རྗེས་མངར་བར་ཞུ། །སྐྱུར་བ་རོ་མཚུངས་ཁ་ཚ་བསྐ་གསུམ་ཁ། །ཉེས་པ་གསུམ་གྱིས་གཉིས་གཉིས་རེ་རེས་སེལ། །ཞེས་པས། དེའང་ཇི་ལྟར་འཇུ་ཚུལ་ནི། དང་པོ་རོ་དྲུག་ཟས་སྐོམ་གང་ཟོས་པ། །བད་ཀན་མྱགས་བྱེད་དག་གིས་མྱགས་པར་བྱེད། །རོ་མངར་ལྦུ་བ་ཅན་གྱུར་བད་ཀན་བསྐྱེད། །བར་དུ་མཁྲིས་པ་འཇུ་བྱེད་ཀྱིས་བཞུས་བས། །རྣམ་པར་ཚ་བས་རོ་སྐྱུར་མཁྲིས་པ་བསྐྱེད། །ཐ་མར་མེ་མཉམ་རླུང་གིས་དྭངས་སྙིགས་ཕྱེས། །ཁ་བར་གྱུར་ཏེ་དེ་ཡིས་རླུང་བསྐྱེད་འགྱུར། །ཞེས་པ་དང་། བད་མཁྲིས་རླུང་གི་རིམ་པས་ཞེས་པ་མཐུན་པས། སྦྱོར་བསྟན་ཟས་སྐོམ་གང་ཟོས་ཀྱང་ཐོག་མར་བད་ཀན་མྱགས་བྱེད་ཀྱིས་མྱགས་པས་རོ་མངར་བ་དང་། བར་དུ་མཁྲིས་པ་འཇུ་བྱེད་ཀྱིས་བཞུས་པས་རོ་སྐྱུར་བ་དང་། ཐ་མར་མེ་མཉམ་རླུང་གིས་དྭངས་སྙིགས་ཕྱེ་བས་ཁ་བར་འགྱུར་བའི་རིམ་པ་གསུམ་ཡོད་ཀྱང་སྨན་སྦྱོར་བསྟན་ལ་མངར་བ་དང་ལན་ཚྭའི་ཞུ་རྗེས

མངར་བ་དང་། སྐྱུར་བའི་ཞུ་རྗེས་སྐྱུར་བ་དང་། ཁ་ཚ་བསྐ་གསུམ་གྱི་ཞུ་རྗེས་ཁ་བར་ཞུ་བར་བཞེད་དོ། །འོ་ན་དེ་དག་ལ་རླུང་མཁྲིས་བད་ཀན་ཡོད་མེད་ཀྱི་ཁྱད་པར་ཡོད་དམ་མེད། ཡོད་ན་སྐྱུར་ཁ་ཚ་བསྐ་བཞི་ལ་མཁྲིས་པ་འཇུ་བྱེད་དང་རླུང་མེ་མཉམ་གྱིས་ལས་མི་འཇུག་པར་འགྱུར་ལ། མེད་ན་རོ་ཐམས་ཅད་ལའང་ཞུ་རྗེས་སྐབས་གསུམ་དུ་འགྱུར་བས་སྨན་སྦྱོར་བསྟན་གྱི་ཞུ་རྗེས་དང་འགལ་ལོ་ཞེ་ན་སྐྱོན་མེད་དེ། རོ་ཐམས་ཅད་ལ་བད་ཀན་མྱོགས་བྱེད་དང་མཁྲིས་པ་འཇུ་བྱེད་དང་རླུང་མེ་མཉམ་གསུམ་གའི་བྱ་བ་འཇུག་ཀྱང་ལན་ཚྭ་དང་མངར་བ་ལ་བད་ཀན་མྱོགས་བྱེད་ཀྱི་ལས་གཙོ་ཆེ་བ་དང་། སྐྱུར་བ་ལ་མཁྲིས་པ་འཇུ་བྱེད་ཀྱི་ལས་གཙོ་ཆེ་བ་དང་ཁ་ཚ་བསྐ་གསུམ་ལ་མེ་མཉམ་རླུང་གི་ལས་གཙོ་ཆེ་བའི་ཁྱད་པར་ཡོད་པའི་ཕྱིར། དེས་ན་བད་ཀན་ཟོས་མ་ཐག་ཏུ་ལྡང་བ་དང་། རླུང་ཞུ་བའི་རྗེས་སུ་ལྡང་བ་དང་། དེ་གཉིས་ཀྱི་རིགས་པས་མཁྲིས་པ་འཇུ་བའི་དུས་ལྡང་བའི་ཁྱད་པར་ཡང་འཐད་པ་ཡིན་ནོ། །བྱེ་བྲག་ཏུ་ཞུ་རྗེས་དེའི་ཐོག་ཏུ་མ་ངེས་ཏེ། སྤྱིར་མངར་བའི་ཞུ་རྗེས་མངར་བ་ཡིན་ཡང་། འབྲས་བུ་མངར་ཡང་ཞུ་རྗེས་སྐྱུར་བ་ནི། མཁྲིས་པ་འཇུ་བྱེད་ཀྱི་ལས་གཙོ་ཆེ་བ་དང་། སྐྱུར་བའི་ཞུ་རྗེས་སྐྱུར་བ་ཡིན་ཡང་ཏིལ་མར་སྐྱུར་ཡང་ཞུ་རྗེས་ཁ་བ་ནི་རླུང་མེ་མཉམ་གྱི་ལས་གཙོ་ཆེ་བ་དང་། ཚ་བའི་ཞུ་རྗེས་ཁ་བ་ཡིན་ཡང་པི་པི་ལིང་ཚ་ཡང་ཞུ་རྗེས་བསྐ་བ་ནི་རླུང་མེ་མཉམ་གྱི་ལས་གཉིས་སུ་འགྱུར་བའི་དོན་དང་། སེའུ་སྐྱུར་ཡང་ཞུ་རྗེས་མངར་བ་ནི་བད་ཀན་མྱོགས་བྱེད་ཀྱི་ལས་གཙོ་ཆེ་བའི་དོན་དང་། ཨ་རུ་ར་དང་བཙའ་སྔ་དང་སྙེའུ་གཞེར་སོགས་རང་རང་གི་རོའི་ཞུ་རྗེས་སྤྱི་དང་མི་མཐུན་པར་ཞུ་བ་རྣམས་གོང་གི་རིག་པས་དཔྱད་དགོས་པའི་དོན་ནོ། །རོའི་སྐབས་སུ་མངར་བ་ས་ཆུ། ཁ་བ་ཆུ་རླུང་། ལན་ཚྭ་ཆུ་མེ། ཚ་བ་མེ་རླུང་། བསྐ་བ་ས་རླུང་གིས་བསྐྱེད་པར་བཤད་ལ། ཞུ་རྗེས་གསུམ་པར་མེ་རླུང་གཉིས་ཤས་ཆེ་བའི་ཕྱིར་ཚ་བར་འགྱུར་ཚུལ་འདི་ལ་ལུང་ཁུངས་རྣམ་དག་དང་སྒྲུབ་བྱེད་ཚད་ལྡན་དགོས་སྣང་ངོ་། །འདིར་དྲངས་པའི་གཞུང་བཤད་དང་བསྟུན་ན་ཞུ་བ་གསུམ་གྱི་དང་པོར་བད་ཀན་མྱོགས་བྱེད་ཀྱི་མཚན་ཉིད་སྣུམ་བསིལ་ལྕི་རྟུལ་འཇམ་བརྟན་ཡོད་ཅིང་ས་ཆུ་ལ་ལྕི་བ་ནང་འཕྲད་ཤིན་ཏུ་ལྕི་བ་དང་། ཤིན་ཏུ་རྟུལ་བ་དང་། ཤིན་ཏུ་སྣུམ་པ་དང་། ཤིན་ཏུ་འཇམ་པ་རྣམས་ཡོད་པས་མངར་བར་ཞུ་བ་དང་། གཉིས་པར་མཁྲིས་པ་འཇུ་བྱེད་ལ་མཚན་ཉིད་སྣུམ་རྣོ་ཚ་ཡང་རྣམས་ཡོད་ཅིང་མེ་ས་ལ་རྣོ་བ་དང་ཤིན་ཏུ་སྣུམ་པ་དང་། ཚ་བ་དང་གཡོ་བ་ཡོད་པས་སྐྱུར་བར་ཞུ་བ་དང་། གསུམ་པར་རླུང་མེ་མཉམ་ལ་མཚན་ཉིད་རྩུབ་ཡང་གྲང་གཡོ་ཡོད་ཅིང་། ཆུ་རླུང་ལ་ཤིན་ཏུ་བསིལ་བ་དང་རྩུབ་པ་དང་གཡོ་བ་རྣམས་ཡོད་པས་ཁ་བར་ཞུ་སྟེ། བད་ཀན་མཁྲིས་པ་རླུང་གི་ནུས་པ་དང་མཐུན་པར་ཞུ་བའོ། །དེ་བཞིན་དུ་བྱེ་བྲག་ལའང་བརྟག་པར་བྱའོ། ཟས་སྨན་གྱི་ཞུ་རྗེས་སྤྱི་དང་རོའི་ཞུ་རྗེས་བྱེ་བྲག་པ་མ་མཐུན་པ་ནི་གོང་གི་རྒྱུ་མཚན་ལས་ཤེས་ཤིང་ཟས་སྨན་སྤྱི་དང་བྱེ་བྲག་པའི་དབང་ལས་ཡིན་པས་འགལ་བར་མི་ལྟའོ། །ཞེས་བྱ་བ་ལ་སོགས་པ་བྱུང་ངོ་། །ཞུ་རྗེས་གསུམ་པར་མེ་རླུང་ཤས་ཆེ་བའི་དབང་གིས་ཞུ་རྗེས་ཚ་བར་འཐད་ཚུལ་ལ་ལུང་རིགས་སྒྲུབ་བྱེད་ཚད་ལྡན་དགོས་སྣང་ངོ་། །ཞེས་པ་ལ་འདི་ལྟར་འབུལ་ཏེ། སློབ་དཔོན་གྱི་མདོ་གནས་ལེའུ་དང་པོ་ལས། ཟས་ཀྱི་ཞུ་བ་རྣམ་གསུམ་སྟེ། །མངར་སྐྱུར་ཚ་བའི་བདག་ཉིད་ཅན། །ཞེས་དང་། རང་འགྲེལ་ལས། སྨན་གྱི་ཞུ་བའི་རྗེས་ནི་རྣམ་པ་གསུམ་སྟེ། མངར་བ་དང་སྐྱུར་བ་དང་ཚ་བའི་རང་བཞིན་ཡིན་ནོ། །ཞེས་དང་། ཀླུ་

ཟེར་ལས། ཞུ་བ་ནི་རྣམ་པ་གསུམ་དེ་ཟས་ཐམས་ཅད་ཡོངས་སུ་ཞུ་བའི་དུས་འབྲས་བུ་ལས་རྗེས་སུ་དཔག་པར་བྱེད་དེ་ཕོ་བའི་མེ་དང་འཕྲད་པ་ལས་རོ་རྣམས་རང་རང་གི་རང་བཞིན་ལས་གཞན་དུ་གྱུར་པ་དེ་ལ་ནི་རྣམ་པ་གསུམ་ཉིད་ཡིན་གྱི། དྲུག་ཡོད་ཀྱང་དྲུག་ནི་མ་ཡིན་ནོ། །དེ་ནས་ཟས་ལ་ལ་ནི་མངར་བར་ཞུ། ལ་ལ་ནི་སྐྱུར་བར་ཞུ། ལ་ལ་ནི་ཚ་བར་ཞུ་བ་ཡིན་ནོ། །དེ་ལ་མངར་བ་དང་ལན་ཚྭ་ནི་མངར་བར་ཞུ་བའོ། །སྐྱུར་བ་ནི་སྐྱུར་བའོ། །ཚ་བ་དང་བསྐ་བ་དང་ཁ་བ་ནི་ཚ་བའོ། །དེ་ནི་འབྲས་བུ་ལས་རྗེས་སུ་དཔགས་པ་ཡིན་ནོ། །དེ་ཡང་ཕོ་བའི་མེ་དང་འཕྲད་པ་ལས། །གང་ཞིག་རོ་ནི་གཞན་གྱུར་པ། །རོ་རྣམས་ཞུ་བའི་ཐ་མ་དག །དེ་ནི་ཞུ་བ་ཞེས་བཤད་དོ། །ཞེས་འབྱུང་བ་ཡིན་ནོ། །དེ་བས་ན་ཁྱད་པར་དུ་སྨིན་པ་ལ་ཞུ་བ་ཞེས་བྱ་བའི། །ཅུང་ཟད་སྨིན་པ་ནི་མ་ཡིན་ནོ། །དེ་བཞིན་དུ་ཐོ་བཙུན་དྲུང་སྟོང་ཅ་ར་ཀས་ཀྱང་། ཟས་ཀྱི་རོ་ནི་འབབ་པ་ན། །ལས་ཀྱི་མཐའ་ནི་ཞུ་བ་ཡིན། །ཇི་སྲིད་གནས་པའི་ཡོན་ཏན་ཏེ། །ནུས་པས་ལས་ནི་ཤེས་པར་འགྱུར། །ཞེས་བཤད་པ་ཡིན་ནོ། །དེ་ལྟར་ན་ལས་བྱས་པའི་རྗེས་སུ་དཔགས་པའི་ཚུལ་གཅིག་པའི་གནས་སྐབས་ཕོ་བའི་མེ་དང་འཕྲད་པ་ལས་རོ་རྣམས་རོ་གཞན་དུ་གྱུར་པ་གང་ཡིན་པ་དེ་ཉིད་ཞུ་བ་ཞེས་བྱའོ། །གང་ཕོ་བའི་མེ་དང་འཕྲད་པ་ཙམ་གྱིས་རོ་རྣམས་གནས་སྐབས་དུ་མར་འགྱུར་ཏེ། དང་པོ་ནི་མངར་བའོ། །དེའི་རྗེས་ཐོག་དེ་ཉིད་སྨིན་པ་ན་སྐྱུར་བའོ། །དེ་ལས་ཀྱང་སྨིན་པའི་མཐར་ཐུག་པ་ན་ཚ་བར་འགྱུར་རོ། །ཞེས་བཤད་ཅིང་། རིགས་པ་ནི་བད་ཀན་སྨུག་བྱེད་ས་ཆུའི་རང་བཞིན་ལས་སྐྱེས་པའི་ཞུ་རྗེས་མངར། དེ་ནས་མཁྲིས་པ་འཇུ་བྱེད་ཀྱི་སྐབས་སུ་ཆུའི་ཆ་ཤས་མེས་བསྐམས་ནས་ས་མེ་ཤས་ཆེ་བའི་ཞུ་རྗེས་སྐྱུར། དེ་ནས་མེ་མཉམ་རླུང་གིས་ས་གཏོར་ནས་མེ་རླུང་ཤས་ཆེར་གནས་པའི་ཕྱིར་དང་། མེ་རླུང་ལས་རོ་ཚ་བ་བསྐྱེད་པ་ཁྱོད་རང་ཡང་འདོད་པའི་ཕྱིར། འབྱུང་བ་ཆུ་དང་ས་ལ་མེ་རླུང་གིས་དེ་ལྟར་གནོད་ཚུལ་མི་འཐད་པའང་མ་ཡིན་ཏེ། ཇི་ལྟར་ཕྱི་རོལ་དེ་བཞིན་ནང་། །ཞེས་གསུངས་པ་བཞིན་ཕྱི་རོལ་དུ་ཚུལ་དེ་ལྟར་མཐོང་བའི་ཕྱིར། དེས་ན་ཞུ་རྗེས་གསུམ་པ་ཁ་བ་ཞེས་འབྱུང་བའི་རྒྱུ་མཚན་ཅི་ཡིན་ཞེ་ན། འདིས་ནི་རོ་ནུས་ཞུ་རྗེས་ལས་འཕྲོས་པའི་དྲིས་ལན་གཞན་རྣམས་ཀྱང་དོན་མེད་དུ་སོང་བ་ཡིན་ནོ། །སྔ་རབས་པ་རྣམས་ཀྱིས་འདི་ལྟར་འདོད་དེ། རོ་དྲུག་པོ་དེ་ཕོ་བའི་མེ་དང་ཕྲད་པ་ལས་དང་པོ་བད་ཀན་མྱགས་བྱེད་ཀྱིས་མྱགས། བར་དུ་མཁྲིས་པ་འཇུ་བྱེད་ཀྱིས་བཞུས། ཐ་མར་མེ་མཉམ་རླུང་གིས་དྭངས་སྙིགས་ཤན་ཕྱེ་བའི་དུས་ཀྱི་དྭངས་མ་རྩ་མིག་གི་བུ་གར་མ་ཞུགས་པ་དེའི་དུས་ན་ཞུ་རྗེས་ཀྱི་རོ་འབྱུང་བའོ། །དེ་ཡང་མངར་བ་དང་ལན་ཚྭའི་ཞུ་རྗེས་མངར་རོ། སྐྱུར་བའི་ཞུ་རྗེས་ཀྱང་རོ་བཞིན་དུ་སྐྱུར་རོ། །ཁ་ཚ་བསྐ་གསུམ་ཞུ་རྗེས་ཀྱི་རོ་ཁ་བའོ། །དེ་ཅིའི་ཕྱིར་ཞེ་ན། མངར་བ་ས་ཆུ་ལས་སྐྱེས་པས་རོ་ཡང་མངར། ཞུ་རྗེས་ཀྱི་དུས་ན་ཡང་ས་ཆུ་ཤས་ཆེ་བ་ལས་མ་འགྱུར་བས་ཞུ་རྗེས་ཀྱང་མངར་བའོ། །དེ་བཞིན་དུ་སྐྱུར་བ་ཡང་མེ་དང་ས་ལས་མ་འགྱུར་བས་རོ་དང་ཞུ་རྗེས་གཉིས་ཀ་སྐྱུར་རོ། །ཁ་བ་ཡང་ཆུ་དང་རླུང་ལས་མ་འགྱུར་བས་རོ་དང་ཞུ་རྗེས་གཉིས་ཀ་ཁ་བའོ། །ལན་ཚྭ་ནི་མེ་ཆུ་གཉིས་ཀྱིས་བསྐྱེད་པ་ཡིན་ཀྱང་ཞུ་རྗེས་དུས་སུ་མེ་སྟོབས་ཆུང་བར་གྱུར་ཏེ། ས་ཆུ་ཤས་ཆེ་བས་མངར་བའོ། །ཚ་བ་ནི་མེ་རླུང་གཉིས་ལས་བསྐྱེད་པ་ཡིན་ཡང་ཞུ་རྗེས་དུས་སུ་མེ་ཡི་སྟེ་རླུང་གི་སྟོབས་སུ་གྱུར་པས་ཆུ་རླུང་ཤས་ཆེ་བས་རོ་ཁ་བར་ཞུ་བའོ། །བསྐ་བ་ནི་ས་དང་རླུང་ལས་གྱུར་པ་ཡིན་ནོ། །

ཡང་ཞུ་རྗེས་ཀྱི་དུས་སུ་ས་སྟོབས་ཆུང་ཞུར་ཏེ་ཆུ་རླུང་ཤས་ཆེ་བས་ཁ་བར་ཞུ་བའོ། །དེ་རྣམས་ཀྱང་ཕལ་ཆེ་བ་ལ་དགོངས་པ་ཡིན་གྱི། རོ་དང་ཞུ་རྗེས་མཐུན་པར་བཤད་པ་ལ་མི་མཐུན་པ་འབྱུང་། མི་མཐུན་པར་བཤད་པ་ལ་མཐུན་པ་ཡང་འབྱུང་བར་ཤེས་པར་བྱའོ། །ཞེས་ཟེར་རོ། །དེ་ལ་འདི་ལྟར་འདྲི་སྟེ། རོ་མངར་བ་དེ་བད་ཀན་སྨུག་བྱེད་དང་འཕྲད་པའི་ཚེ་ཞུ་རྗེས་མངར་བར་ཞུ་བ་ནི་བདེན་མོད། ལན་ཚྭ་བ་ནི་སྨུག་བྱེད་དང་འཕྲད་པའི་ཚེ་ལན་ཚྭ་ཆུ་མེ་ཤས་ཆེ་བའི་མེ་སྟོབས་ཆེ་བར་འགྱུར་ན་ཆུ་སྟོབས་མེད་པར་འགྱུར་བ་སོགས་རྒྱུ་འབྲས་ཀྱི་རྣམ་གཞག་འཚོལ་བར་འགྱུར་ཞིང་། དེ་གཉིས་ཀ་འཇུ་བྱེད་དང་མེ་མཉམ་གཉིས་ཀྱི་སྐབས་སུ་སླེབས་པའི་ཚེ་ཞུ་རྗེས་གང་དུ་འགྱུར། དེ་བཞིན་དུ་སྐྱུར་བའི་རང་བཞིན་དེ་འཇུ་བྱེད་དང་འཕྲད་པའི་ཚེ་མེ་ས་ལས་མ་འགྱུར་བ་མི་འཐད་དེ། ཐོག་མར་སྨུག་བྱེད་དང་འཕྲད་པའི་དུས་སུ་མེ་སྟོབས་ཆེ་བར་འགྱུར་བ་ཁྱོད་རང་གི་ལུགས་ཡིན་པའི་ཕྱིར། སྐྱུར་བ་འདི་ཡང་བད་རླུང་གཉིས་དང་འཕྲད་པའི་སྐབས་སུ་ཞུ་རྗེས་ཅིར་འགྱུར། ཁྱད་པར་དུ་ཚ་བ་མེ་རླུང་ལས་བསྐྱེད་པ་དེ་མེ་མཉམ་གྱི་སྐབས་སུ་འཇུ་བྱེད་མེའི་ཆ་ཤས་དང་བཅས་པས་མེ་རླུང་ནང་ཕྲད་ཤིན་ཏུ་སྟོབས་ཆེ་བའི་གནས་དེར་ཁ་བར་ཞུ་བ་གར་འཐད། དེར་ཆུའི་ཆ་ཤས་འབྱུང་བའི་སྐབས་ཨེ་འདུག རྣམ་པ་གཅིག་ཏུ་ན་རོ་ཚ་བའི་རང་བཞིན་ཅན་གྱི་མེ་རླུང་གཉིས་ཀ་སྨུག་བྱེད་དང་ཕྲད་པའི་སྐབས་སུ་ས་ཆུའི་ནུས་པས་ཉམས་མི་འགྲོ་བའི་རྒྱུ་མཚན་ཅི་ཡིན། བསྐ་བའི་སྐབས་སུ་ཡང་ས་སྟོབས་ཆུང་མི་འགྱུར་བ་གོང་གིས་ཤེས་ལ། འདི་གཉིས་བད་མཁྲིས་གཉིས་དང་འཕྲད་པའི་དུས་ཀྱི་ཞུ་རྗེས་གང་ཡིན་ཞེས་སོགས་ཀྱི་སྒོ་ནས་བརྩད་ན་རང་བཟོས་བཞག་པའི་གྲུབ་མཐའ་ཐམས་ཅད་བྱེ་མའི་ཕུང་པོ་ཆུ་དང་འཕྲད་པ་ལྟར་འཇིག་གོ །

ཡང་བདག་ཆེན་རྣམ་རྒྱལ་གྲགས་པས། འགྲེལ་པ་བདུད་རྩིའི་ཆུ་རྒྱུན་དང་། འགྲེལ་ཆུང་དོན་གསལ་གཉིས་ཀར་གཞུང་ཚིག་ཇི་ལྟ་བའི་འབྲུ་མནན་ཙམ་མ་གཏོགས་ཞིབ་ཆ་མ་མཛད་ཀྱང་། རྩོམ་པ་ཆེན་མོ་ཡིད་བཞིན་ནོར་བུ། ཆུང་བ་དཀའ་འཕྲང་མུན་སེལ། བར་མ་རིན་ཆེན་སྒྲོམ་བུ་རྣམས་མཐུན་པར། དེ་ནས་ཞུ་རྗེས་གསལ་བར་བཤད་པ་ནི། རོ་དྲུག་ཟས་སྐོམ་གང་ཡང་ཟོས་འཐུངས་པ། །བད་ཀན་སྨུག་བྱེད་དག་གིས་སྨུག་པར་བྱེད། །རོ་མངར་ལྦུ་བ་ཅན་འགྱུར་བད་ཀན་བསྐྱེད། །བར་དུ་མཁྲིས་པ་འཇུ་བྱེད་ཀྱིས་བཞུས་པས། །རྣམ་པར་ཚ་ཞིང་རོ་སྐྱུར་མཁྲིས་པ་འཕེལ། །ཐ་མར་མེ་མཉམ་རླུང་གིས་དྭངས་སྙིགས་ཕྱེ། །ཁ་བར་གྱུར་ཏེ་རླུང་བསྐྱེད་བྱེད་པ་ཡིན། །མངར་བ་ལན་ཚྭའི་ཞུ་རྗེས་མངར་བ་སོགས། །ཞུ་རྗེས་དེ་དག་རོ་ནུས་གཉིས་དང་འགལ། །དཔེར་ན་ལན་ཚྭའི་ཞུ་རྗེས་མངར་བ་དང་། །རོ་ཡིས་བད་རླུང་སེལ་ཞིང་ཞུ་རྗེས་ཀྱིས། །བད་རླུང་སྐྱོང་ཕྱིར་དེ་དག་མ་ཡིན་ཏེ། །བད་མཁྲིས་རླུང་གིས་རིམ་པའི་ཞུ་རྗེས་ལ། །སྨན་གྱི་ནུས་པ་འབྱིན་པའི་ཞུ་རྗེས་ནི། །རོ་དྲུག་རང་རང་གང་བཏང་ཚིམ་པར་འཇུ། །ཞེས་བཤད་དོ། །འདིས་ནི་ཁ་ཟས་ཀྱི་འཇུ་ཚུལ་དང་སྨན་གྱི་འཇུ་ཚུལ་མ་མཐུན་པ་དག་གིས་འགལ་བ་སྤོང་མ་ནུས་དག་གིས་ཉོངས་པ་ཡིན་ཏེ། ཁྱད་པར་དུ་ལན་ཚྭའི་རོས་བད་རླུང་སེལ་བར་བཤད་པ་བདེན་མོད། ཞུ་རྗེས་ཀྱིས་བད་རླུང་སྐྱོང་ཞེས་པ་མི་རིགས་ཏེ། ལན་ཚྭའི་ཞུ་རྗེས་མངར་བར་ཞུ་བས་མངར་བས་བད་ཀན་སྐྱོང་བ་ཙམ་འཐད་ཀྱང་རླུང་སྐྱོང་བར་གང་གིས་འགྱུར། ཁྱོད་རང་ལྟར་ན་རོ་དྲུག་ཟས་སྐོམ་གང་ཡང་ཟོས་འཐུངས་པ། བད་ཀན་སྨུག

བྱེད་དག་གིས་སྨུག་པར་བྱེད། །རོ་མངར་ལྷུ་བ་ཅན་འགྱུར་བད་ཀན་བསྐྱེད། །ཅེས་པ་ལ་འོ་ན་ཚ་བས་རླུང་དང་བད་ཀན་སེལ་བྱེད་ལ། །ཞེས་པ་དང་། རོ་ཚ་བའི་ཟས་སྐོམ་གང་ཟོས་ཀྱང་བད་ཀན་སྨུག་བྱེད་ཀྱིས་སྨུགས་པ་རོ་མངར་ལྷུ་བ་ཅན་འགྱུར་བད་ཀན་བསྐྱེད་པ་གཉིས་ནང་འགལ་ལ། ཟོས་འབྱུངས་གང་བྱུས་ཀུན་གྱི་ཐོག་མར་བད་ཀན། བར་དུ་མཁྲིས་པ། ཐ་མར་རླུང་བསྐྱེད་པ་འབའ་ཞིག་ཡིན་ན་བཟའ་བཏུང་ཐམས་ཅད་དུག་ཁོ་ན་ལས་གཞན་ཅིར་འགྱུར། རོ་དྲུག་རང་རང་གང་བཏང་འཚམ་པར་འཇུ། །ཞེས་པའི་འཇུ་ཚུལ་དེ་རང་གང་ཡིན། ཞུ་རྗེས་གསུམ་ལས་མང་བ་མེད་ན་ནི་གང་བཏང་འཚམ་པར་འཇུ་བ་དང་འགལ་ལ། དེ་ལས་མང་བར་འདོད་ན་བད་ཀན་སྨུག་བྱེད་སོགས་ཀྱི་སྐབས་སུ་གསུམ་བཤད་པ་དང་འགལ་ཞིང་། བད་མཁྲིས་རླུང་གི་རིམ་པས་ཞེས་པའི་ཚིག་ལ་དཔག་ན་རྒྱུ་དང་འབྲས་བུའི་རྣམ་གཞག་ཁས་ལེན་པར་སྣང་བས། སྤྱང་ཙི་ལྟ་བུ་བད་ཀན་སྨུག་བྱེད་ཀྱིས་སྨུག་པའི་ཚེ་ཞུ་རྗེས་གང་དུ་འགྱུར། མངར་བར་ཞུ་ན་ནི་སྤྱང་ཙིས་བད་ཀན་སེལ་བར་འགལ། གཞན་དུ་ན་རང་ཚིག་ཉམས་པར་འགྱུར་ཞིང་བད་ཀན་ས་ཆུའི་རང་བཞིན་ལ་རོ་གཞན་སྐྱེ་བར་ཡང་འགལ། དེ་བཞིན་དུ་གཞན་རྣམས་ལའང་མཚོན་པའི་དྲི་བ་གོང་དུ་སྨོས་པ་རྣམས་འདིར་ཡང་འཇུག་པར་འགྱུར་རོ། །གཞན་ཡང་རོ་དང་ཞུ་རྗེས་ཀྱི་བྱ་བ་མི་མཐུན་པ་བསམ་ལས་འདས་སོ། དེ་ལྟར་ཡང་། ཐམས་ཅད་མཐུན་ན་རོ་ཡིས་ལས་བྱེད་ལ། །རོ་བཞིན་མི་གནོད་ཞུ་རྗེས་ལས་བྱེད་དེ། །རོ་ལས་གོ་ཟློག་ནུས་པས་ལས་བྱེད་པས། །རོ་བསྙེབས་ནུས་བསྙེབས་ཞུ་རྗེས་བསྙེབས་ཏེ་སྟེར། །ཞེས་གསུངས་པའི་ཕྱིར། དེས་ན་ཁྱོད་ཀྱིས་ཁས་ལེན་ཚུལ་འདི་ནི་སྤྱིར་བཏང་དམིགས་བསལ་གྱི་རྣམ་གཞག་ཞིབ་མོའི་བློས་འཛལ་བར་མ་ནུས་པས་ཉེས་པ་འབའ་ཞིག་ཏུ་མཐོང་ངོ་། །ཞེས་པ་བཞིན་ཤེས་པར་བྱའོ། །

ས་བཅད་གཉིས་པ། ཞུ་རྗེས་ཀྱི་རོ་བསྟན་པ།

དང་པོ། ཞུ་རྗེས་མངར་བ།

མངར་དང་ལན་ཚྭའི་ཞུ་རྗེས་མངར་བར་ཞུ། །

རོ་མངར་བ་དང་རོ་ལན་ཚྭ་བ་གཉིས་ཀྱི་འཇུ་ཚུལ་སོ་སོར་བཤད་པ་ལ་གཉིས་ཡོད་དེ།

༡ རོ་མངར་བ་ནི་ས་ཆུ་ལས་སྐྱེད་པས་འབྲས་བུའི་དུས་ནའང་དེ་ཉིད་ཤས་ཆེ་བ་དེ་སྨུག་བྱེད་དང་རང་བཞིན་མཐུན་ལ། འདི་ཉིད་འཇུ་བྱེད་དང་ཕྲད་པའི་ཚེ་མངར་བའི་སའི་རང་བཞིན་ནི་མེའི་བུ་ཡིན་ལ། ཆུ་ནི་དཀྲ་ཡིན་རང་གནས་སུ་རང་སྟོབས་ཆེ་བས་ཆུ་ནུས་ཞི་སྐྱེ་མི་གསལ། མངར་བའི་ཆུ་ནུས་འཇུ་བྱེད་ཀྱི་སྐབས་སུ་ཞུ་བས་འདིར་རླུང་གི་ས་བོན་ཙམ་ཡང་ལྡང་མི་འཇུག ས་ནུས་ནི་རླུང་གིས་གཡོར་བས་རྒྱ་མེད་དུ

སོང་ངོ། །

༣ ལན་རྩྭ་ནི་རྩ་མེ་ལས་སྐྱེད་པས་རྩའི་རང་བཞིན་དུ་མཐུན་ཡང་མེའི་རང་བཞིན་ནི་སྨུག་བྱེད་ཀྱི་རྩུས་ཉམས་པར་བྱས་པས་ན་ཞུ་རྗེས་མངར་བ་ལས་འོས་ཅི་ཡོད། འདི་ཉིད་འཇུ་བྱེད་དང་ཕྲད་པའི་ཚེ་རྩ་ནིད་གྲ་ཡིན་པས་རང་གནས་སུ་རང་སྟོབས་ཆེ་བས་རྩ་ནུས་ཞི་སྟེ་མི་གསལ། མེ་ནུས་ནང་ཕྲད་ཅིང་མེ་གཅིག་པུ་ལས་རོ་མི་སྐྱེ། དེ་བཞིན་དུ་མེ་མཉམ་དང་ཕྲད་པའི་ཚེ་ནའང་རང་གནས་སྨུག་བྱེད་ལས་རིང་དུ་སོང་བས་མི་གསལ་དུ་འགྲོ་སྟེ། ལན་རྩྭའི་རྩ་ནུས་འཇུ་བྱེད་ཀྱི་སྐབས་སུ་ཞུ་ལ། མེ་རླུང་གི་ནུས་པ་སྟོབས་ཆེར་སོང་སྟེ་ཞུ་རྗེས་ཚ་བ་ཙམ་ཞིག་སྐྱེ་བ་ཡིན་ནོ། །

མེ་ཐྲེད་གསུམ་པོས་རོ་མངར་བ་དང་ལན་རྩྭ་བ་གཉིས་ཞུ་རྗེས་མངར་བར་འཇུ་ཚུལ་གྱི་རེའུ་མིག[①]

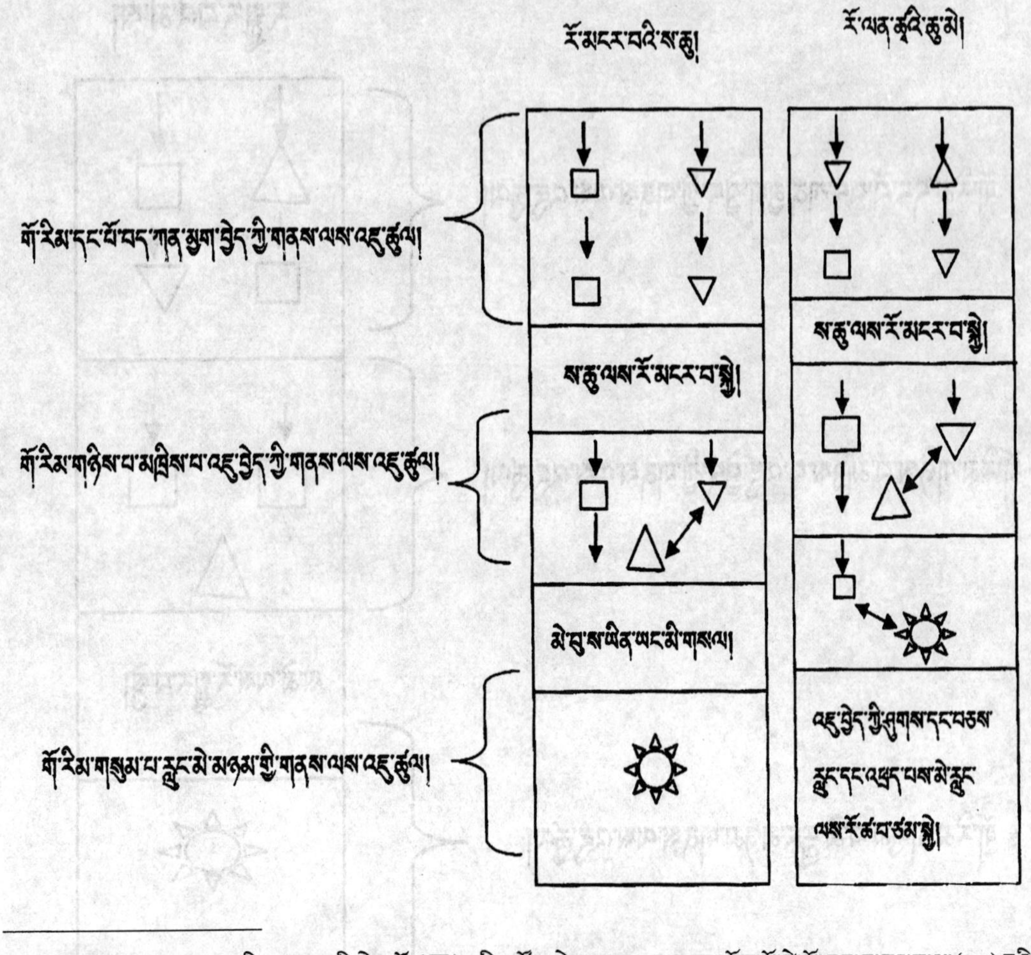

---

① མཆན། འབྱུང་བ་བཞི་ལས་གྲུ་བཞི་སེར་པོ(□)སའི་མཚོན་བྱེད་དང་། གྲུ་གསུམ་སྔོན་པོ་རྩེ་མོ་ཐུར་དུ་བསྟན་པ(▽)ཆུའི་མཚོན་བྱེད་དང་། གྲུ་གསུམ་དམར་པོ་རྩེ་མོ་གྱེན་དུ་བསྟན་པ(△)མེའི་མཚོན་བྱེད་དང་། འཁོར་ལོ་མཐིང་ནག(¤)རླུང་གི་མཚོན་བྱེད་ཡིན། དེ་ལ་ཞོ་བ་ནས་ལུས་ཡོངས་ཀྱི་མེ་ཐྲོད་གསུམ་པོས་རོ་དྲུག་པོ་ཇི་ལྟར་འཇུ་ཚུལ་རྣམས་མེ་ཐྲོད་གསུམ་པོའི་གོ་རིམ་བཞིན་དུ་བཞག་སྟེ་བཤད་པ་ལ། རེའུ་མིག་སོ་སོ་ལས་འབྱུང་བ་རང་རང་གི་མཚོན་བྱེད་དཔེ་རིས་སུ་བཀོད་པ་ལྟར་མཐུན་པ་རྣམས་འདྲེས་ཤིང་། མི་མཐུན་པ་རྣམས་འཐབ་ཅིང་རྒྱུ་བ་ཡིན་ནོ།

གཉིས་པ། ཞུ་རྗེས་སྐྱུར་བ།

སྐྱུར་བ་རོ་མཚུངས……། །

རོ་སྐྱུར་བའི་ཞུ་རྗེས་རོ་དང་མཚུངས་རྒྱུ་ནི་འཇུ་བྱེད་ཀྱི་སྐབས་སུ་ཡིན་ཡང་། ཐོག་མར་སྨུག་བྱེད་དང་ཕྲད་པའི་ཚེ་ཇི་ལྟར་འགྱུར་ཚུལ་འཆད་དགོས་པས། འདིའི་དགོངས་པ་ནི་སྐྱུར་བ་མེ་ས་ལས་བྱུང་བ

མེ་ཏྲོད་གསུམ་གྱིས་རོ་སྐྱུར་བ་ཞུ་རྗེས་སྐྱུར་བར་འཇུ་ཚུལ་གྱི་རེའུ་མིག

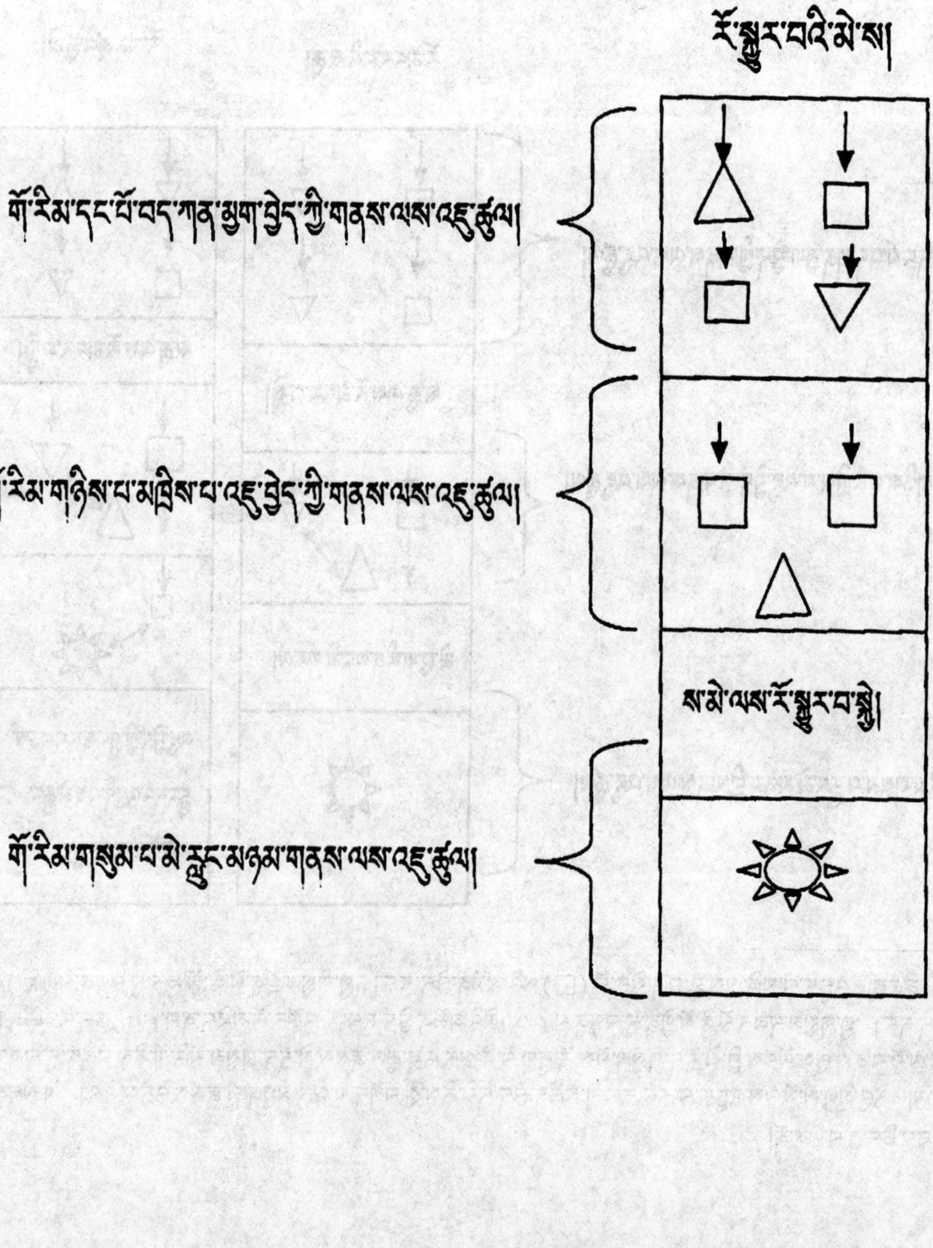

འབྲས་བུའི་དུས་ནའང་དེ་ཉིད་ཤས་ཆེ་བས་དེ་སྨུག་ཅེད་ས་ཆུའི་རང་བཞིན་དང་ཕྲད་པའི་དུས་མི་ནུས་ཞི་བས་མང་ར་བ་ཙམ་དུ་འཇུ་ཡང་སླར་འཇུ་ཅེད་དང་ཕྲད་པའི་ཚེ་མེ་སྟོབས་རང་གི་ས་བོན་ལས་ལྡང་ཞིང་། ས་སྟོབས་ནི་གནས་སྐབས་དེ་གཉིས་ཀར་མི་ཉམས་ལ། མེའི་བུ་ཡང་ཡིན་པས་སྟོབས་འཕེལ་ཏེ། ས་མེ་ལས་སྐྱུར་བ་སྐྱེ་བར་གྲུབ་བོ། །སླར་ཡང་སྐྱུར་བ་ནི་མེ་མཉམ་དང་ཕྲད་པའི་ཚེ་ས་ནུས་ནི་རླུང་གིས་གཏོར་ལ། མེ་ཡང་རང་སྟོབས་ཆུང་ནས་འཆི་བས་ཞུ་རྗེས་ཁ་ཅང་མི་གསལ་ལོ། །

གསུམ་པ། ཞུ་རྗེས་ཁ་བ།

……ཁ་ཚ་བསྐ་གསུམ་ཁ། །

མེ་རྡྲོད་གསུམ་གྱིས་སྨུག་བཞུ་དྭངས་སྙིགས་རིམ་པར་ཕྱེས་ནས་མཐར་རོ་ཁ་ཚ་བསྐ་གསུམ་པོ་ཕལ་ཆེར་ཁ་བར་འགྱུར་བ་འོག་ནས་ཞིབ་པར་བསྟན་པ་ནི།

༡ རོ་ཁ་བ་དང་ཚ་བ་བསྐ་བ་གསུམ་ལས་ཁ་བ་ཆུ་རླུང་གིས་བསྐྱེད་པ་དེ་སྨུག་ཅེད་དང་ཕྲད་པའི་སྐབས་སུ་ཆུ་ནང་འཕྲད་ནས་ས་ཆུ་གཉིས་ཀས་རླུང་ལ་གནོད་པས་རང་སྟོབས་མི་གསལ། དེ་ནས་འཇུ་ཅེད་དང་ཕྲད་པའི་ཚེ་མེས་ཆུ་ནུས་སྐེམ་ཞིང་། རླུང་ས་བོན་ལས་ཀྱང་མི་ལྡང་བས་རང་སྟོབས་འདིར་ཡང་མི་ཐོན། དེ་ནས་མེ་མཉམ་དང་ཕྲད་པའི་དུས་རླུང་ས་བོན་ལས་ལངས་ནས་མ་བུ་ཕྲད་པས་ཆུ་ནུས་ཀྱང་ལྡང་སྟེ་ཆུ་རླུང་ལས་ཞུ་རྗེས་ཁ་བ་སྐྱེ་བར་གྲུབ།

༢ ཚ་བ་མེ་རླུང་གིས་བསྐྱེད་པར་སྨུག་ཅེད་དང་ཕྲད་པའི་དུས་མེ་ནུས་ནི་ཉམས། རླུང་དགྲ་མཉེན་གཉིས་ཀ་དང་ཕྲད་པས་བཏང་སྙོམས་སུ་ལུས་ཏེ་རང་སྟོབས་མི་གསལ། འཇུ་ཅེད་ཀྱི་སྐབས་མེ་ས་བོན་ལས་ལངས་ནས་མེ་ནུས་ནང་འཕྲད་དེ་ཏ་ཅང་སྟོབས་ཆེས་བས་རླུང་ནུས་བཙོམ་སྟེ་མི་གསལ། མེ་མཉམ་དང་ཕྲད་པའི་དུས་སུ་རླུང་ས་བོན་ལས་ལངས་ནས་དེ་གཉིས་ལས་མེ་སྟོབས་སྦྱར་ནས་ཞུ་རྗེས་ཚ་བ་སྐྱེ་བར་འགྱུར་བོ། །

༣ བསྐ་བ་ས་རླུང་གིས་བསྐྱེད་པ་དེ་སྨུག་ཅེད་དང་ཕྲད་པའི་དུས་སུ་ས་ནུས་ནང་ཕྲད་པས་རླུང་ནུས་བཙོམ་སྟེ་མི་གསལ། འཇུ་ཅེད་ཀྱི་སྐབས་སུ་ས་ནི་མ་དང་ཕྲད་ལ། རླུང་ནི་བུ་དང་ཕྲད་པས་མེ་སྟོབས་སྦར་ཏེ་ས་མེ་ལས་སྐྱུར་བ་སྐྱེ་བས་མི་འགལ། དེ་མེ་མཉམ་དང་ཕྲད་པའི་སྐབས་སུ་རླུང་ནང་ཕྲད་པས་ས་ནུས་གཏོར། འཇུ་ཅེད་ཀྱི་ཤུགས་དང་བཅས་པས་མེ་རླུང་ལས་ཞུ་རྗེས་ཚ་བ་སྐྱེ་བར་རིགས་པས་ཡང་དག་པར་གྲུབ་བོ། །

མི་ཏྲོད་གསུམ་པོས་རོ་ཁ་ཚ་བསྐ་གསུམ་ཞུ་རྗེས་(ཚ་བ་)ཁ་བདར་འཇུ་རྒྱུལ་རེའུ་མིག

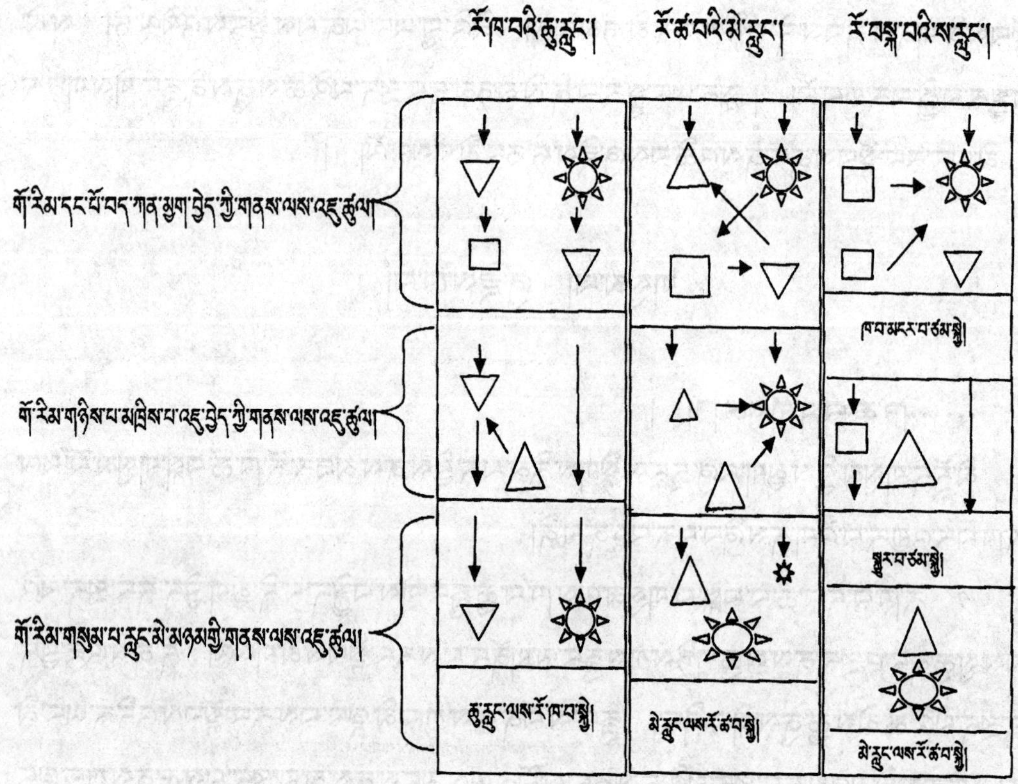

ས་བཅད་གསུམ་པ། ཞུ་རྗེས་ཀྱི་ལས་བསྟན་པ།

ཉེས་པ་གསུམ་པོ་གཉིས་གཉིས་རེ་རེས་སེལ། །

གནོད་ཅིང་སྲུན་འཕྱིན་པའི་ཉེས་པ་རླུང་མཁྲིས་བད་ཀན་གསུམ་པོ་རྣམས་ཀྱང་གཉིས་གཉིས་བྱས་པའི་ཞུ་རྗེས་རེ་རེས་སེལ་བར་བྱེད་པ་ཡིན་ཏེ། མངར་བའི་ཞུ་རྗེས་འཇམ་བརྟན་གྱིས་རླུང་སེལ། སླ་བསིལ་རྩུལ་མཉེན་གྱིས་མཁྲིས་པ་སེལ་བས་རླུང་མཁྲིས་གཉིས་ལྡན་གྱི་ནད་སེལ་ལོ། སྐྱུར་བའི་ཞུ་རྗེས་བརྟན་པས་རླུང་སེལ། ཚ་རྣོ་རྩུབ་རྣམ་གྱིས་བད་ཀན་སེལ་བས་བད་ཀན་དང་རླུང་གཉིས་ལྡན་གྱི་ནད་སེལ་ལོ། ཁ་བའི་ཡང་རྩུབ་གཡོ་བས་བད་ཀན་སེལ། སླ་བསིལ་རྩུལ་མཉེན་གྱིས་མཁྲིས་པ་སེལ་བས་བད་མཁྲིས་གཉིས་ལྡན་གྱི་ནད་སེལ་ལོ། །

དཔྱད་གཞི།

དང་པོ། དཔོན་བསྟན་དུ་དེའུ་དམར་པས། ཞུ་རྗེས་ཕོ་བའི་མེ་དང་འཕྲད་པའི་ཚེ། །བད་མཁྲིས་རླུང་གིས་རིམ་པར་བཞུས་པ་ལས། །ཞེས་བཞུ་ཚུལ་གསུངས་པ་ལྟར། དེ་ནི་ལུས་ཆགས་ཤིང་གནས་པར་བྱེད་པ་རླུང་མཁྲིས་བད་ཀན་གསུམ་པོ་སྟེ། དེ་རེ་རེ་ལའང་ལྔ་རེ་ཡོད་པའི་ནང་གཅིག་ཕོ་བར་གནས་པའི་འཇུ་བྱེད་ཀྱི་མེ་དྲོད་གསུམ་ཡོད་པས་དེས་རིམ་པར་བཞུ་ཚུལ་ནི། དང་པོ་ཟས་སྣ་གང་ཟོས་རྗེས་ཕོ་བའི་མེ་དང་འཕྲད་པས་བད་ཀན་མྱག་བྱེད་ཀྱིས་མྱག་པར་བྱེད། བར་དུ་མཁྲིས་པ་འཇུ་བྱེད་ཀྱི་མེ་དང་འཕྲད་པས་བཞུ་བར་བྱེད། ཐ་མ་རླུང་མེ་མཉམ་དང་འཕྲད་པས་དྭངས་སྙིགས་འབྱེད་པར་བྱེད་པའོ། །དེའི་སྐབས་སུ་རོ་དྲུག་གི་ཟས་སྣ་གང་དག་ཕྱི་མ་ལས་གནས་འགྱུར་ཏེ་རོ་གསུམ་གང་རུང་དུ་ལྡང་བ་ནི་ཞུ་རྗེས་གསུམ་ཞེས་བྱ་སྟེ། དེ་ལ་ཡང་སྤྱིར་བསྟན་པ་དང་། བྱེ་བྲག་སོ་སོར་ཐ་དད་པ་གཉིས་ཡོད་དེ། དང་པོ་སྤྱིར་བསྟན་པ་ནི། རྒྱུད་དེ་ཉིད་ལས། མངར་དང་ལན་ཚྭའི་ཞུ་རྗེས་མངར་བར་ཞུ། །སྐྱུར་བ་རོ་མཚུངས་ཁ་ཚ་བསྐ་གསུམ་ཁ། །ཞེས་དང་འགྲེལ་བ་ཟླ་ཟེར་ལས། མངར་དང་ལན་ཚྭ་ཞུ་རྗེས་མངར། །སྐྱུར་བའི་ཞུ་རྗེས་སྐྱུར་བ་ཡིན། །ཁ་དང་ཚ་གཉིས་བསྐ་བ་རྣམས། །ཞུ་རྗེས་ཕལ་ཆེར་ཁ་ཆེ་ཡིན། །ཞེས་གསུངས་སོ། །ཞུ་རྗེས་དེ་གསུམ་ཉེས་པ་གསུམ་པོ་དང་ཕྲད་པའི་ཚེ་འཕྲོད་པས་འཇོམས་པ་དང་། མི་འཕྲོད་པས་ལྡང་བར་བྱེད་པ་ཡིན། བཤད་རྒྱུད་ལས། ཉེས་པ་གསུམ་པོ་གཉིས་གཉིས་རེ་རེས་སེལ། །ཞེས་གསུངས་པའི་སེལ་ཚུལ་ཡང་། ཡན་ལག་བརྒྱད་པར། མངར་བས་རླུང་དང་མཁྲིས་པ་སེལ། །སྐྱུར་བས་བད་རླུང་སེལ་བར་བྱེད། །ཁ་བས་མཁྲིས་པ་བད་ཀན་སེལ། །ཞེས་བཤད་པའོ། །འོ་ན་གཉིས་རེ་འཇོམས་པའི་ཚེ་གཅིག་ཤོས་དེ་གང་ལྟར་འགྱུར་ཞེ་ན། བཤད་རྒྱུད་ལས། གཅིག་སེལ་གཉིས་སྐྱེད་གཉིས་སེལ་གཅིག་སྐྱེད་འགྱུར། །མངར་བས་རླུང་མཁྲིས་སེལ་ཚེ་བད་ཀན་བསྐྱེད་པ་དང་། སྐྱུར་བས་བད་རླུང་སེལ་ཚེ་མཁྲིས་པ་བསྐྱེད་པ་དང་། ཁ་བས་བད་མཁྲིས་སེལ་ཚེ་རླུང་བསྐྱེད་ཅིང་། ཡང་སློབ་དཔོན་དཔའ་བོས། ལན་ཚྭས་རླུང་སེལ་ཁ་བས་མཁྲིས་པ་སེལ། །ཚ་བས་བད་ཀན་སེལ་ཏེ་དེ་ཡི་ཚེ། །གང་མི་སེལ་བ་གཉིས་པོ་བསྐྱེད་པར་བྱེད། །ཅེས་གསུངས་པ་བཞིན། ལན་ཚྭས་རླུང་སེལ་ཚེ་བད་མཁྲིས་བསྐྱེད། ཁ་བས་མཁྲིས་པ་སེལ་ཚེ་བད་རླུང་གཉིས་བསྐྱེད་པ་དང་། ཚ་བས་བད་ཀན་སེལ་ཚེ་རླུང་མཁྲིས་གཉིས་བསྐྱེད་པར་འགྱུར་རོ། །ཉེས་པ་གསུམ་པོ་རེ་རེ་གཙོ་ཆེ་བའི་དབང་ལས་དེ་ལས་ཅུང་སྟོབས་ཆུང་བ་ཙམ་གྱིས་ཉེས་པ་གཞན་སྟོང་ཟླར་གྱུར་བ་ནི་ནད་གཉིས་འཇོམས་པ་ལྡན་པ། གསུམ་འཇོམས་པ་ལ་འདུས་པ་ཞེས་བྱ་སྟེ། དེ་ལྟའི་ལྡན་འདུས་གཞོམ་པའི་ཚུལ་ཡང་། སྙིང་པོ་བསྡུས་པ་ལས། ལན་ཚྭ་མངར་སྐྱུར་གསུམ་གྱིས་རླུང་གསུམ། །ཁ་བསྐ་མངར་བ་གསུམ་གྱིས་མཁྲིས་པ་གསུམ། །ཚ་སྐྱུར་བསྐ་བ་གསུམ་གྱིས་བད་ཀན་གསུམ་སེལ་བ། །རིམ་པས་གཅིག་རྐྱང་གཉིས་ལྡན་གསུམ་འདུས་ལ། ཞེས་གསུངས་པས། རླུང་རྐྱང་བར་ལན་ཚྭ་གཏོང་བ་དང་། དེ་སྟེང་མངར་བ་བསྣན་པས་རླུང་དང་མཁྲིས་པ་ལྡན་པ་སེལ་ཞིང་། དེ་སྟེང་སྐྱུར་བ་བསྣན་པས་རླུང་མཁྲིས་ལྡན་པར་བད་ཀན་འདུས་པ་སེལ་བས་རླུང་གསུམ་སེལ་ཚུལ་དང་། དེ་བཞིན་ཁ་བས་མཁྲིས་པ་རྐྱང་བ་སེལ་བ་

དང་། དེ་སྙིང་བསྐ་བ་བསྟན་པས་མཁྲིས་པ་བད་ལྷན་སེལ། །དེ་སྙིང་མངར་བ་བསྟན་པས་མཁྲིས་པ་བད་ལྷན་ལ་རླུང་འདུས་པ་སེལ་བས་མཁྲིས་པ་གསུམ་སེལ་ཚུལ་དང་། དེ་བཞིན་ཚ་བས་བད་ཀན་ཀྲུང་བ་སེལ་བ་དང་། དེ་སྙིང་སྐྱུར་བ་བསྟན་པས་བད་ཀན་ལ་རླུང་ལྷན་པ་སེལ་ཞིང་། དེ་སྙིང་བསྐ་བ་བསྟན་པས་བད་རླུང་ལྷན་པ་ལ་མཁྲིས་པ་འདུས་པ་སེལ་བས་བད་ཀན་གསུམ་སེལ་ཚུལ་ལོ། །དེ་ལྟར་ནད་བསྐྱེད་པ་དང་སེལ་བའི་རྒྱུ་མཚན་ཞིབ་པར་རོ་སྟེབས་ནུས་སྦྱོར་སྐབས་ལོགས་སུ་བཤད་པས་གསལ་ལོ། །འདིར་ཡང་རོ་མངར་བ་རྣམས་ཤས་ཆེ་བ་ས་ཆུ་གཉིས་ལས་བསྐྱེད་པ་དང་། བད་ཀན་སྨུག་བྱེད་ས་ཆུའི་རང་བཞིན་ཅན་ཡིན་པས་བསྐྱེད་པ་ནི་སྟོང་ཟླར་འགྱུར་ལ། བད་ཀན་བསྐྱེད་ཅེས་པ་ཡང་བད་ཀན་ལས་བྱུང་བའི་ན་ཟུག་འཕྲལ་དུ་སློང་བ་ནི་མ་ཡིན་ཀྱང་། ལྷུ་བ་འབྱར་བག་ཅན་བད་ཀན་གྱི་མཚན་ཉིད་དང་རྗེས་སུ་མཐུན་པ་ཙམ་ལ་དགོངས་པ་སྟེ་བསྟེན་དྲགས་ཐལ་ན་ན་ཟུག་ཀྱང་རིམ་གྱིས་འཕེལ་བར་ནུས་སོ། །རིགས་འདིས་འགྲེལ་བས་མཁྲིས་པ་འཛུ་བྱེད་དང་རླུང་མེ་མཉམ་གྱི་སྐབས་སུའང་སྦྱར་ཤེས་པར་བྱའོ། གོང་དུ་སྨོས་པ་བཞིན་རླུང་མཁྲིས་བད་ཀན་དབྱེ་བ་བཅོ་ལྔ་པོ་རྣམ་པར་མ་གྱུར་པ་ལ་བརྟེན་ནས་ལུས་ཆགས་ཤིང་གནས་པར་བྱེད་ནའང་། བཅོ་ལྔ་པོ་རིགས་གང་རྣམ་པར་གྱུར་པའི་ཚེ། མི་དྲོད་གསུམ་པོ་གང་རུང་ངམ་གཉིས་གསུམ་སོགས་མཐུ་ཉམས་པས་ནད་ཀུན་ལྡང་ཞིང་འཛིག་པའི་རྐྱེན་ཡང་བྱེད་པས་ན། བད་ཀན་སྨུག་བྱེད་ཀྱིས་སྨུག་མ་ཐུབ་པ་དང་། མཁྲིས་པ་འཛུ་བྱེད་ཀྱིས་འཛུ་མ་ནུས་པ་དང་། རླུང་མེ་མཉམ་གྱིས་དྭངས་སྙིགས་མ་ཕྱེད་པ་སོགས་གང་གི་ཚེ་ཡང་རང་རྟགས་སྟོན་པར་བྱེད་དེ། གསེར་འོད་དམ་པར། བད་ཀན་ཆེ་བ་ཟོས་མ་ཐག་ཏུ་ལྡང་། །མཁྲིས་པ་ཆེ་བ་འཛུ་བའི་དུས་ན་ལྡང་། །རླུང་ཤས་ཆེ་བ་ཞུ་བའི་རྗེས་སུ་ལྡང་། །ཁམས་གསུམ་གཡོ་བ་དེ་ནི་དེ་འདྲའོ། །ཞེས་གསུངས་སོ། །གཉིས་པ་བྱེ་བྲག་སོ་སོར་ཐ་དད་པ་ནི། ཐུར་ཟླ་ཟེར་གྱི་ལུང་མཇུག་དེར། ཐལ་ཆེར་ཞེས་སྨོས་པ་ནི། ཐལ་ཆེར་བ་ནི་སྤྱིར་སྨོས་པ་འདི་ལྟར་ན་འགའ་ཞིག་ནི་མི་མཐུན་པ་ཐ་དད་དུ་ཡོད་པ་ཐེ་ཚོམ་པ་ཐུན་མོང་གི་ཚིག་ཐལ་ཆེར་ཞེས་པ་ཡིན་པས། དམིགས་བསལ་འགའ་ཞིག་སྤྱི་དང་མི་མཐུན་པའི་ཞུ་རྗེས་ཀྱི་རོ་སྟོན་པ་ཡོད་པ་ནི། དཔའ་བོའི་སྙིང་པོ་བསྡུས་པ་ལས། འབྲུ་ནི་མངར་ཡང་སྐྱུར་བ་ཡིན། །དེ་བཞིན་སེ་འབྲུ་སྐྱུར་ཡང་མངར། །ཏིལ་མར་ཁ་བར་འགྱུར་བ་དང་། །པི་པི་ལིང་ཡང་བསྐ་བར་འགྱུར། །ཞེས་དང་། འབྲུ་ལ་གནས་པའི་རོ་མངར་ཡང་ཞུ་རྗེས་སྐྱུར་ལ། དེ་བཞིན་འབྲུ་ནི་བསྐ་བ་ཡང་ཞུ་རྗེས་སྐྱུར་བ་ཡིན་པས་མཁྲིས་པ་བསྐྱེད་ཅིང་ལྗི་བ་ཡིན་ནོ། །དེ་བཞིན་དུ་ཨ་རུ་ར་དང་བཙའ་སྔ་དང་པི་པི་ལིང་སོགས་ཀྱང་སྨྱུར་རོ། །སེ་འབྲུ་སྐྱུར་ཡང་མངར་བར་འཛུ་བ་དང་། །ཏིལ་མར་སྐྱུར་ཡང་ཁ་བར་འགྱུར་བ་དང་། །པི་ལིང་ཚ་ཡང་བསྐ་བར་འགྱུར་བ་དང་། གདམས་པ་སུམ་ཅུ་ལས། ཨ་རུ་རོ་ལྔ་ལན་ཚྭ་མེད་ཀྱང་རོ། །མངར་དང་ཁ་བས་བརླན་ཅིང་འབྲུ་བར་བྱེད། །སྐྱུར་དང་ཚ་བས་གྲང་རླུང་ནད་ཀུན་སེལ། །ཕྱི་ཤུན་བསྐ་བས་སྐེམ་པར་བྱེད་པ་ཡིན། །བ་རུ་ར་ནི་ཞུ་རྗེས་མངར་ལ་སྐོམས། །བད་ཀན་ཚུ་སེར་ནག་པོ་སྐེམ་པར་བྱེད། །སྐྱུ་རུས་བད་སེལ་མཁྲིས་སེལ་རླུང་མི་བསྐྱེད། །འབྲས་བུ་གསུམ་པོ་བཅུད་ལེན་སྨན་གྱི་མཆོག །ནད་ཀུན་ལ་ཕན་ཁྱད་པར་མིག་ནད་སེལ། །ཙན་དན་དཀར་པོ་བསིལ་འཇམ་ཡང་ལ་སྐམ། །ཤ་ཕྲུགས་ཚ་བའི་ནད་ལ་སྦྱུགས་པས་སེལ། །དམར་པོའི་ལྗི་གྲུས་ཡན་ལག་སྐྲངས་པ་འཇིབ། །

ག་བུར་བསིལ་ཡང་གྲང་ཞིང་སྐམ་ལ་རྩུབ། །རྒྱལ་སྔོན་དཔྱད་རྟུགས་རྒྱས་པའི་ཚད་པ་སེལ། །སྣན་འཕྲོད་
གཞན་གྱི་གཞན་ཡང་ཡང་བར་བྱེད། །གུར་གུམ་བསིལ་ཞིང་ལུས་ཟུངས་འཕེལ་བར་བྱེད། །ཙུ་གང་
བསིལ་རྣོན་མིག་སེར་ནད་ལ་ཕན། །ཚད་པ་རུས་ཞེན་རིམས་ནད་ཆོང་བུ་སེལ། །ལས་ཀྱི་གོ་རིམ་གློ་མཆིན་
བྱ་ར་བ། །སུག་སྨེལ་དྲི་སྐམ་ཕོ་བའི་ནད་ལ་ཤེས། །ལི་ཤི་སྐམ་ཞིང་འགྲོལ་ལ་ཡི་ག་འབྱེད། །ཕོ་བ་མཆིན་
པའི་དྲོད་སྐྱེས་ཁ་ཟས་འཇུ། །ཞེས་དང་། །སློབ་དཔོན་གྱིས། །འོ་མ་ཕལ་ཆེར་རོ་ཞུ་མངར། །སྣུམ་ཞིང་
མདངས་སྐྱེད་ལུས་ཟུངས་འཕེལ། །རླུང་དང་མཁྲིས་སེལ་རོ་ཙ་བྱེད། །ལྕི་བསིལ་བད་ཀན་བསྐྱེད་པ་
ཡིན། །ཞོ་ནི་རོ་དང་ཞུ་རྗེས་སྐྱུར། །རྟུག་སྐམ་ལྕི་ལ་རླུང་ནད་སེལ། །བུ་རམ་ཤིང་ཁུ་འབྲུ་ལྕི་སྣུམ། །ཤ་
སྐྱེ་རོ་ཙ་སྐྱུག་གཅིན་འཕེལ། །བསིལ་ཞིང་ཁྲག་མཁྲིས་སེལ་བ་དང་། །རོ་དང་ཞུ་རྗེས་མངར་བ་ཡིན། །ཨོ་
རཱ་མར་ཚ་ཞིང་ཁ། །ཞུ་རྗེས་མངར་ལྕི་འབྲུ་བ་ཡིན། །ཆང་ནི་དྲོད་འབར་ཡི་ག་འབྱེད། །རྣོ་ཞིང་དྲོད་
བསྐྱེད་ཁོང་རྟག་དགའ། །མངར་བཅས་ཁ་ཞིང་ཚ་བ་དང་། །ཞུ་རྗེས་སྐྱུར་ཞིང་ཙུང་ཟད་འབྲུ། །གོང་
བཞིན་འབྲས་ནི་བཟང་པོ་དག །རོ་མངར་ཞུ་རྗེས་མངར་ཞིང་སྣུམ། །རོ་ཙ་བཤང་གཅི་སྐ་ཞིང་ཆུང་། །
ལུས་ཡང་དཀར་ཞིང་ཕན་པ་དང་། །ནན་གླ་ཏ་ཡ་ན་ཆར་མ། །རོ་མངར་དྲོ་ཞིང་ལྕི་ལ་སྣུམ། །ཞུ་བའི་
རྗེས་སྐྱུར་བད་མཁྲིས་བསྐྱེད། །མོན་སྨན་གྲེའུ་དཀར་སྨན་ཆུང་སོགས། །གོང་བུ་ཅན་གྱི་འབྲས་བུས་རྩ་སྒོ་
འགེགས། །རོ་བསྐ་མངར་ཞིང་འབྲུ་བ་གཅོད། །ཞུ་རྗེས་ཚ་ལ་བསིལ་ཞིང་ཡང་། །རྒྱ་སྲན་ནག་ཆུང་ཞུ་
རྗེས་སྐྱུར། །ཏིལ་འབྲུ་དྲོ་ཞིང་པགས་པ་འཛམ། །བསིལ་ཞིང་སྐྲ་དང་སྟོབས་བསྐྱེད་ལ། །ལྕི་ཞིང་གཅིན་
ཉུང་ཞུ་རྗེས་ཚ། །ཡིད་གཞུངས་དྲོད་བསྐྱེད་བད་མཁྲིས་འཕེལ། །ཟར་མ་སྣུམ་མངར་ཁ་ཞིང་དྲོ། །ལྕི་
ཞིང་བད་ཀན་མཁྲིས་པ་བསྐྱེད། །མིག་གནོད་འབྲུ་སྐམ་ཞུ་རྗེས་ཚ། །ལི་བརྒྱན་སྦེ་འབྲས་དེ་དང་འདྲ། །
ཨི་ཐང་ཤ་ནི་དྲོད་བསྐྱེད་རྩུབ། །ཞུ་རྗེས་ཚ་ཞིང་འབྲུ་གཅོད་བསིལ། །པ་ཏོ་ལ་ཞིམ་སྲིན་ནད་སེལ། །ཞུ་
རྗེས་མངར་ཞིང་ཡི་ག་འབྱེད། །ཏན་དུ་ལི་བསིལ་རྩུབ་པ་དང་། །རོ་མངར་ཞུ་རྗེས་མངར་ཞིང་ཡང་། །
ལ་ཕུག་ནར་སོན་རོ་ཞུ་རྗེས། །ཚ་ལ་དྲོད་དང་ཉེས་གསུམ་བསྐྱེད། །སྔོག་སྐྱ་རབ་ཏུ་ཚ་ཞིང་རྣོ། །ཞུ་རྗེས་
ཚ་ཞིང་འབྲུ་བ་དང་། །ཞིམ་ཞིང་སྐྲ་བསྐྱེད་ལྷེ་རོ་ཚ། །སྣུམ་ཞིང་དྲོད་སྐྱེད་ཡི་ག་འབྱེད། །རྒྱུན་འབྱུམ་
འབྲས་བུའི་མཆོག་ཡིན་ཏེ། །རོ་ཙ་མིག་ཕན་བཤང་གཅི་སྐྱ། །མངར་ཞིང་ཞུ་རྗེས་སྣུམ་པ་དང་། །ཙུང་
ཟད་བསྐ་ཞིང་བསིལ་ལ་ལྕི། །མ་གསོ་འདྲ་གོ་པ་ན་པ། །རྒྱ་སྟར་བ་རུ་བ་ཤ་ཀ། ཨ་སྨ་ཏ་ལ་ཀརྐར
བཅས། །རཛན་དང་མ་དུའི་འབྲས། །རྒྱ་ཤུག་སོ་བི་ར་ཨང་ཀོལ། །ཕལ་གུ་སླལ་མ་ཧིའི་འབྲས་བུ། །
ཏ་མལ་བི་ཤུ་སྟར་ཁའི་འབྲས། །ཨུ་ལུ་ལ་དང་རྒྱ་ཁམས་དང་། །ཨ་རུ་མལ་ན་ཡིས་ལ་འབྲས། །བསྡུས་
བྱེད་ལྕི་ཞིང་བསིལ་བ་ཡིན། །ལུས་ཚ་གློ་རྫོལ་གློ་གཅོང་སེལ། །ཁྲག་དང་མཁྲིས་པ་སྐྱོམས་པར་བྱེད། །ཞུ་
རྗེས་མངར་ཞིང་སྣུམ་པ་དང་། །བཤང་སྒྲི་བད་ཀན་ཁུ་བ་འཕེལ། །ཙབས་རུ་ཙྭ་ཡང་ཡིད་འོང་ཞིང་། །
སྒྲིགས་པ་སྦྱོང་ཞིང་དྲི་ཞིམ་ལ། །ཞུ་རྗེས་ཚ་ལ་ཡི་ག་འབྱེད། །དྲོད་བསྐྱེད་ཡི་ག་འབྱེད་བྱེད་ཡིན། །རྒྱ་
མཚོའི་ལན་ཚྭ་ཞུ་རྗེས་མངར། །ལྕི་ཞིང་བད་ཀན་རྣམས་འཕེལ་བྱེད། །ཤིང་ཀུན་རླུང་དང་བད་ཀན་
སེལ། །གཟེར་འཛོམས་མཁྲིས་པ་བསྐྱེད་བྱེད་དེ། །ཞུ་རྗེས་ཚ་ལ་ཡི་ག་འབྱེད། །དྲོད་བསྐྱེད་ཟས་འཇུ

ཡང་བ་ཡིན། །ཨ་རུ་རོ་བསྐ་ཞུ་རྗེས་མངར། །རྩུབ་ཅིང་ལན་ཚྭའི་རོ་མེད་ཀྱང་། །ཡོན་ཏན་ཅུང་དམན་བ་རུ་ར། །ཞུ་རྗེས་ཚ་མངར་སྐྲ་མིག་ཕན། །ན་ལེ་ཤམ་ནི་མཁྲིས་བསྐྱེད་ཆོ། །རྩུབ་ཅིང་དྲོད་བསྐྱེད་ཡི་ག་འཛིད། །རོ་དང་ཞུ་རྗེས་དག་ཀྱང་ཚ། །བད་ཀན་འཛོམས་ཤིང་ཡང་བ་ཡིན། །པི་པི་ལིང་རློན་བད་བསྐྱེད་མངར། །བསིལ་ཞིང་སློ་ལ་སྨུམ་པ་ཡིན། །སྐམ་པོ་དེ་ལས་ལྡོག་པ་ཡིན། །ཞུ་རྗེས་ཚ་ལ་རོ་ཙ་རེམ། །ཞུ་རྗེས་མངར་ཞིང་མཉྲུང་དང་། །ལུད་པ་དབུགས་མི་བདེ་སེལ་འབྲུ། །དོང་གྲ་དྲོད་བསྐྱེད་རོ་ཙ་ལ། །འབྲུ་གཅོད་ཡིད་འོང་སྐྲིགས་པ་སེལ། །ཡི་ག་འཛིད་ལ་ཞུ་རྗེས་མངར། །ཁོང་སྨུམ་དྲོད་ཆེ་བད་རླུང་སེལ། །སྣ་གཤེར་དེ་དང་འདྲ་བ་ཡིན། །ཞེས་གསུངས་པས། །ཞུ་རྗེས་ཚ་བ་དང་བསྐ་བ་ཡང་ཡོད་པ་དང་ཞུ་རྗེས་སྟོན་ཚུལ་མང་བ་དེ་བཞིན་དང་། བདུད་རྩི་བུམ་པ་ལས། གང་ཞིག་རོ་བཞིན་བྱུང་གྱུར་པས། །རོ་རྣམས་ཀྱི་ནི་མཐར་ཞུ་བ། །དེ་ནི་ཞུ་བ་ཞེས་བཤད་དོ། །མངར་དང་ལན་ཚྭ་ཞུ་རྗེས་མངར། །སྐྱུར་བའི་ཞུ་རྗེས་སྐྱུར་བ་ཡིན། །ཁ་དང་བསྐ་དང་ཚ་བ་རྣམས། །ཞུ་རྗེས་ཕལ་ཆེར་ཁ་བ་ཡིན། །ཕྲ་བ་སོ་སོ་བ་ཡང་ཡོད། །རོ་ནུས་ལས་ཀྱང་ཐ་དད་མང་། །ཞེས་གསུངས་པས་རོ་དང་ཞུ་རྗེས་ཀྱི་ནུས་པ་དེ་ཡང་འདྲ་ལ་མི་མཚུངས་པ་དང་། །སྟོབས་ཀྱི་ཁྱད་པར་ཆེ་ཆུང་ཡོད་པ་སོགས་ཀྱང་། །ཟླ་ཟེར་ལས། རོ་ཚ་སྐྱུར་དང་ལན་ཚྭ་རྣམས། །གོ་རིམ་བཞིན་དུ་དྲོ་ནུས་ལྡན། །ཞེས་གསུངས་པ་ནི། །རོ་ཚ་བ་ནི་ཚ་ཞིང་དྲོ། །སྐྱུར་བ་ནི་རབ་ཏུ་དྲོ། ལན་ཚྭ་ནི་མཆོག་ཏུ་དྲོ་བའི་ནུས་པ་དང་ལྡན་པ་ཡིན། །ཡང་དེ་ཉིད་ལས། ཁ་དང་ཚ་དང་བསྐ་བ་ཡིན། །ཞེས་པས། ཁ་བ་ནི་བསིལ་བ་ཡིན། །བསྐ་བ་ནི་རབ་ཏུ་བསིལ། །མངར་བ་ནི་མཆོག་ཏུ་བསིལ་བའོ། །ཡང་། ལན་ཚྭ་སྐྱུར་མངར་སྨུམ་པ་ཡིན། །བཤང་གཅི་ཐུར་གྱི་སྒྲུབས་འབྱེད་བྱེད། ཅེས་པས། ལན་ཚྭ་སྨུམ་དང་བཤང་གཅི་འབྱིན་ཞིང་ཐུར་དུ་ཁ་བསྟན་པའི་སྒྲུབས་ཏེ་བུ་ག་འབྱེད་ཅིང་དེར་གནས་པའི་དྲི་མ་སོགས་འབྱིན་པར་བྱེད་དོ། །དེ་བཞིན་དུ་སྐྱུར་བ་རབ་ཏུ་དེ་ལྟར་བྱེད། །མངར་བས་ནི་ཤིན་ཏུ་སྔ་མ་ལྟར་རོ། །ཡང་། ལན་ཚྭ་ལས་བསྐ་དེ་ལས་མངར་བ་ལྡི། །ཞེས་པས་ལན་ཚྭ་ལྡི། བསྐ་བ་རབ་ཏུ་ལྡི། མངར་བ་མཆོག་ཏུ་ལྡི་བའོ། །ཡང་། སྐྱུར་བ་ལས་ཚ་དེ་ལས་ཀྱང་། །ཁ་བ་དག་ནི་ཡང་བ་ཡིན། །ཞེས་པས། སྐྱུར་བ་ཡང་། དེ་ལས་ཚ་བ་རབ་ཏུ་ཡང་། དེ་ལས་ཁ་བ་ཤིན་ཏུ་ཡང་བའོ། །རོ་དང་ཞུ་རྗེས་ལ་སོགས་འདྲ་ཡང་ནུས་མཐུ་མི་འདྲ་བ་ནི། ཡང་དེ་ཉིད་ལས། དན་ཏིག་དང་ནི་ཙི་ཏྲ་ཀ། རོ་སོགས་མཚུངས་ཀྱང་དན་ཏིག་འབྲུ། །ཤིང་མངར་དང་ནི་རྒུན་འབྲུམ་གཉིས། །འདྲ་ཡང་རྒུན་འབྲུམ་འབྲུ་བྱེད་ཡིན། །འོ་མ་མར་འདྲ་མར་དྲོད་བསྐྱེད། །ཅེས་དང་། བདུད་རྩི་བུམ་པ་ལས། འབྲུ་སྙིང་སྤྲང་རྩི་ཤ་ར་ཀ། སྐམ་སའི་ཤ་རྣམས་མ་གཏོགས་པའི། །མངར་བ་ཕལ་ཆེར་བད་ཀན་བསྐྱེད། །ཛྭ་བ་སེ་འབྲུ་མ་གཏོགས་པའི། །སྐྱུར་བ་ཕལ་ཆེར་མཁྲིས་པ་བསྐྱེད། །རྒྱམ་ཚྭ་ཟྭེ་མྱང་ཚྭ་མ་གཏོགས། །ལན་ཚྭ་ཕལ་ཆེར་མིག་ལ་གནོད། །སླེ་ཏྲེས་པ་ཧོ་ལ་ཚ་བསྐ། སྙོག་སྐྲ་པི་ལིང་མ་གཏོགས་པའི། །མངར་ཁ་ཚ་བ་ཕལ་ཆེར་ནི། །རོ་ཙ་འབྲི་ཞིང་རླུང་བསྐྱེད་ཡིན། །བསྐ་ཁ་ཨ་རུ་མ་གཏོགས་པ། །ཕལ་ཆེར་གཞིལ་དང་གྲི་བར་བྱེད། །ཅེས་གསུངས། སྔར་ཡང་འདྲ་ལ་མི་མཚུངས་པ་གང་ཞེ་ན་སྨྲས་པ། རོ་ཡི་ལས་དང་འབྲས་བུའི་མཐུས། །མི་མཐུན་པ་ཡང་འགའ་མཐོང་དཔེ། །མངར་བས་བད་ཀན་བསྐྱེད་ན་ཡང་། །སྦྲང་རྩི་བད་

ཀན་འཛོམས་པའི་རྟ། །ཉུས་པ་བསིལ་བས་རླུང་བསྐྱེད་འགྱུར། །རླན་ཆེའི་ས་ལས་བྱུང་བའི་ཆུ། །ཉུས་
པ་དྲོ་བས་མཁྲིས་པ་བསྐྱེད། །དེ་བཞིན་ཧིལ་དང་མར་གཉིས་ནི། །ཞུ་རྗེས་ཁ་བས་བཤང་གཅི་བསྐྱེད། །
རྩབས་མོ་སྐྱུར་ཡང་རྩུབ་ཅིང་དྲོ། །བསིལ་བས་རྒྱང་རྩུབ་མཁྲིས་པ་བསྐྱེད། །སྐྱུ་རུ་ར་ནི་རོ་སྐྱུར་ཡང་། །
ཉུས་བསིལ་རྗེས་མངར་བད་ཀན་བསྐྱེད། །ཁྲག་ལ་ཕན་ཡང་སྙིང་ལ་གནོད། །ཡང་ཞིང་རྩུབ་ཀྱང་རླུང་མི་
བསྐྱེད། །ཟྭེ་སྨྱང་རྩྭ་ནི་རོ་ཚ་ཡང་། །ཞུ་རྗེས་མངར་བས་མཁྲིས་པ་བསྐྱེད། །ཉུས་པ་ཡང་བས་བད་ཀན་
སེལ། །ཕྱུ་ཤེལ་ཅེ་དང་བཅའ་སྣ་ནི། །སྣུམ་དྲོ་ཞུ་རྗེས་མངར་བ་ཡིན། །རླུང་ནད་སེལ་ཡང་བད་མི་བསྐྱེད།
སྒོག་སྐྱ་ཤིང་ཀུན་སྣུམ་ཚ་སྐྱུར། །རླུང་སེལ་བད་ཀན་བསྐྱེད་པར་བྱེད། །ལ་ཕུག་རྒྱས་པོ་ཞུ་རྗེས་མངར། །
རླུང་ནད་བད་ཀན་བསྐྱེད་པར་བྱེད། །གྲོ་དང་ནས་གཉིས་མངར་འདྲ་ཡང་། །གྲོ་ཟྭེ་རླུང་འཛོམས་བད་
རླུང་བསྐྱེད། །ཉ་ཤ་རོ་མངར་ཉུས་པ་དྲོ། །འོ་མ་མངར་ཡང་ཞུ་རྗེས་དང་། །ཉུས་པ་གཉིས་ཀ་བསིལ་བ་
ཡིན། །སེང་གེའི་ཤ་ནི་མངར་ན་ཡང་། །ཞུ་རྗེས་ལ་སོགས་ཁ་བར་བཤད། །ཕག་ཤ་མངར་ལ་ཞུ་རྗེས་
མངར། །གཞན་ཡང་ལན་ཚྭ་ཁ་བསྐ་བའི། །རོ་གསུམ་འདི་ཡང་རིམ་པ་བཞིན། །རླུང་སེལ་བད་མཁྲིས་
བསྐྱེད་པ་ནི། །ལན་ཚྭ་ནང་ནས་མཚོ་ཚྭ་དང་། །ཁ་རུ་ཚྭ་གཉིས་ལྟ་བུའོ། །མཁྲིས་སེལ་བད་རླུང་བསྐྱེད་
པ་ནི། །ཁ་བ་བོང་དཀར་ལྟ་བུའོ། །བད་སེལ་རླུང་མཁྲིས་བསྐྱེད་པ་ནི། །བསྐ་བ་བ་རུ་ར་དང་ནི། །
སྲན་མ་ལྟ་བུ་ཤེས་པར་བྱ། །དེ་བཞིན་གནོད་པ་འདྲར་སྣང་ཡང་། །མི་གནོད་ཕན་པ་ཞུ་རྗེས་ཀྱི། །ལས་
བྱེད་པ་ནི་འདི་ལྟ་སྟེ། །མངར་བས་བད་ཀན་བསྐྱེད་འོས་ཀྱང་། །མི་གནོད་ཕན་པ་སྦྲང་རྩི་དང་། །སྐམ་
པའི་ཤ་རྣམས་ལྟ་བུའོ། །སྐྱུར་བས་བད་ཀན་མི་བསྐྱེད་པ། །སེ་འབྲུ་བསེ་ཡབ་ཕན་ལ་སྟོས། །ལན་ཚྭས་
བད་མཁྲིས་བསྐྱེད་འོས་ཀྱང་། །རྒྱམ་ཚྭ་ཟྭེ་སྨྱང་ཚྭ་ལྟ་བུའོ། །ཁ་བས་བད་རླུང་བསྐྱེད་ན་ཡང་། །མ་ནུ་རུ་
རྟས་ཕན་པར་འགྱུར། །ཚ་བས་རླུང་ནད་བསྐྱེད་འོས་ཀྱང་། །པི་ལིང་སྣ་སྐྱུས་མི་གནོད་ཕན། །བསྐ་བས་
བད་རླུང་མི་བསྐྱེད་པ། །ཨ་རུ་ར་ཡིས་ཕན་པ་མཚར། །དེ་བཞིན་ཕན་པར་འོས་པས་ཀྱང་། །མི་ཕན་
གནོད་པའང་ཞུ་རྗེས་ལན། །མངར་བས་རླུང་ལ་ཕན་འོས་ཀྱང་། །མི་ཕན་གནོད་པ་ཕག་ཤ་བཞིན། །
མངར་བས་མཁྲིས་པར་མི་ཕན་པ། །བུ་རམ་གྱིས་ནི་གནོད་ལ་སྟོས། །སྐྱུར་བས་བད་རླུང་མི་སེལ་བ། །
སྐྱར་བུའི་གནོད་པ་ཇི་བཞིན་ནོ། །ལན་ཚྭས་རླུང་ལ་མི་ཕན་པ། །ཟེ་ཚྭ་བཞིན་དུ་གནོད་པ་ཡོད། །ཁ་
བས་མཁྲིས་པ་མི་སེལ་བ། །བྲ་བོས་གནོད་པར་མ་བཤད་དམ། །ཚ་བས་བད་ཀན་མི་འཛོམས་པ། །རི་
སྒོག་པ་ཡི་གནོད་དང་མཚུངས། །བསྐ་བས་མཁྲིས་པར་མ་ཕན་པར། །ཅན་དན་གྱིས་ནི་གནོད་ཅེས་
གྲོས། །ལྷག་པར་མངར་བས་བད་ཀན་ལ། །གནོད་པ་བྱ་རྒོད་ཉ་ཡི་ཤ །སྐྱུར་བས་ལྷག་པར་མཁྲིས་པ་
ལ། །སྐྱུ་རུ་ར་ཡིས་གནོད་པར་བཤད། །སྐྱུར་བས་ཁྱད་པར་བད་ཀན་ལ། །གནོད་པ་ཆང་སྐྱུར་སིངས་པོ་
བཤད། །བསྐ་བས་ཁྱད་པར་བད་ཀན་ལ། །གནོད་པ་ཨུཏྤལ་རིགས་ཡིན་གསུངས། །ལན་ཚྭ་རླུང་ལ་
གནོད་པ་ནི། །ཁ་རུ་ཚྭ་ཉིད་ཡིན་པར་བཤད། །ལན་ཚྭས་མཁྲིས་པ་ལ་ཕན་པ། །རྒྱམ་ཚྭ་ཡིན་ཞེས་གཞུང་
ལས་བཤད། །ཁ་ཚྭས་རླུང་ལ་ཕན་པ་ནི། །སླེ་ཏྲེས་ཡིན་པ་སུས་ཀྱང་ཤེས། །ཚ་བས་མཁྲིས་པ་ལ་གནོད་
ཀྱང་། །བད་ཀན་དག་ལ་ཕན་པ་སྟེ། །ཀ་རཱུ་ཡིན་མཁས་རྣམས་གསུངས། །ཚ་བས་རླུང་མཁྲིས་ལ་ཕན་

ཀྱང་། །བད་ཀན་ལ་གནོད་སྣ་སྐྱ་ལྟར། །གཞན་ཡང་མངར་བས་རོ་ལྡན་པ། །ཕག་པའི་ཤ་ཡིས་རོ་ཡི་ལས། །བྱེད་པས་མཁྲིས་པ་ལ་ཕན་ཞིང་། །ཞུ་རྗེས་ཀྱིས་ནི་ལས་བྱེད་པ། །རླུང་ལ་ཕན་གནོད་མེད་པ་དང་། །ནུས་པས་ལས་བྱེད་བད་ཀན་ལ། །ཕན་པ་ཡིན་ཞེས་ཁ་ཆེ་ཡི། །པཎ་ཆེན་ཟླ་བ་མངོན་དགས་གསུངས། །དེ་ལྟར་རོ་ལས་གོ་ལྡོག་པའི། །ནུས་པས་ལས་ནི་བྱེད་པ་དང་། །རོ་དང་མི་མཐུན་ཞུ་རྗེས་ལས། །བྱེད་པ་སོགས་ཀྱི་དངོས་སྟོབས་ནི། །མངོན་ཤེས་ལྡན་པས་བྱས་པ་ཡི། །གཞུང་ལས་གསལ་བ་མ་གཏོགས་པ། །རིགས་པས་མི་ཚོད་གཡུ་ཐོག་གསུངས། །དེ་ཕྱིར་དྲང་སྲོང་མཁས་གཞུང་ལས། །གསུད་དུ་བཤད་པ་དེ་དག་ལ། །མཁས་པས་ཡིད་གཏོན་བྱེད་པར་འོས། །དེ་ལྟར་ཤེས་ནས་མཁས་འདོད་པས། །སྨན་གྱི་སྦྱོར་བ་འདི་ལྟར་བཟླབ། །རྒྱུ་མཚན་རྟེན་སྟོབས་ལས་བྱུང་བ། །སྦྱར་བ་ལས་བྱུང་སྦྱར་ལས་བྱུང་། །གསུམ་ཡིན་དང་པོ་རྟེན་སྟོབས་ནི། །འབྱུང་བ་གཅིག་ཤས་ཆེ་བ་དང་། །གཉིས་སམ་གསུམ་མམ་བཞི་ཤས་ཆེ། །ལྔ་ཚོགས་པའང་ཡོད་པས་ན། །འབྱུང་ཤས་ཆེ་ཆུང་དབང་གིས་ནི། །རོ་རེར་དྲུག་དྲུག་སོ་དྲུག་འབྱུང་། །དེ་ལས་ནུས་པ་ཐ་དད་དུ། །འབྱུང་བ་སོ་སོའི་རྟེན་སྟོབས་ཡིན། །གཉིས་པ་སྦྱར་བ་ལས་བྱུང་བ། །དཔེར་ན་ཆང་དང་སྦྲང་རྩི་དང་། །རྩབས་དང་ཉ་རྣམས་ལྷ་བྱ་སྡེ། །དང་པོའི་རོ་ལས་ཕྱིས་གཞན་དུ། །སྦྱར་ལས་ནུས་པ་སོ་སོར་འབྱུང་། །ནས་ལས་ཆན་དང་ཆན་ལས་ཆང་། །ཆང་ལས་ཨ་རག་རིམ་པ་ལྟར། །བཅོས་པའི་དབང་ལས་སྒྱུར་བའོ། །གསུམ་པ་སྦྱར་བའི་དབང་སྒྱུར་བ། །ཐང་ཕྱེ་རིལ་བུ་ལ་སོགས་པ། །སྦྱོར་བའི་གྲོགས་ཀྱི་ནུས་པ་ཡང་། །སོ་སོར་འདོད་ཕྱིར་ཕྱེ་རྒྱུད་དུ། །སེ་འབྲུ་བརྒྱད་པའི་རིགས་ལྟར་རོ། །རོ་ཞུ་ནུས་གསུམ་མི་མཐུན་ན། །འོག་མས་གོང་མ་ཟིལ་གནོན་གསུངས། །དེ་ནི་ནུས་པ་དབང་ཆེ་བས། །ནུས་པས་ཞུ་རྗེས་ཟིལ་གནོན་ཞིང་། །ཞུ་རྗེས་ཀྱིས་ནི་རོ་ཟིལ་གནོན། །རོ་ཞུ་ནུས་གསུམ་མཐུན་པས་ན། །རོ་ཡི་ལས་ཉིད་བྱེད་པ་ཡིན། །གཞུང་ལས་རོ་དྲུག་ནུས་པ་བརྒྱད། །ཞུ་རྗེས་གསུམ་དང་ཡོད་ཏན་ནི། །བཅུ་བདུན་བཤད་པ་དེ་ཉིད་ཡིན། །དེ་ཤེས་ལྡན་པས་དེ་ལྟར་བཟླབ། །རོ་ཡི་ལས་བྱེད་སྨན་རྣམས་ནི། །རོ་ཡི་བྱེད་ལས་དང་བསྟུན་སྦྱར། །ཞུ་རྗེས་ཀྱིས་ནི་ལས་བྱེད་སྨན། །ཞུ་རྗེས་ལས་དང་མཐུན་པར་བཟླབ། །དེར་ཡང་ལྡན་འདུས་ནད་བྱུང་ན། །གཅིག་ལ་མི་གནོད་གཅིག་ལ་ཕན། །འདོགས་པའི་དུས་སུ་ཞུ་རྗེས་བཟླབ། །དཔེར་ན་ཚད་པ་བཅོས་དུས་སུ། །བད་ཀན་བསྐྱེད་པར་སྒྱུར་བ་ན། །པི་པི་ལིང་དང་རྒྱམ་ཚྭ་བཟླབ། །དེ་ཡིས་ཚ་བར་མི་གནོད་ཀྱང་། །བད་ཀན་ལ་ནི་ཕན་པའོ། །ཚ་བ་མ་གཅོག་རླུང་སྐྱེས་ན། །ཚ་སྟོབས་ཆེ་ཚེ་སླེ་ཏྲེས་ཀྱིས། །རླུང་ཁ་གནོན་པས་ཚ་བ་སྨིན། །གཉེན་པོ་སྦྲིད་ཀྱང་རླུང་མི་སྐྱེ། །སླེ་ཏྲེས་མ་ནོན་ཧུས་ཐང་དང་། །སྨོག་ཐལ་གང་འོས་རླུང་གཞིལ་བས། །ཚ་བར་མི་གནོད་རླུང་སེལ་ལྟར། །འཕྲུལ་འཁོར་ཁ་ལོ་མི་བསྒྱུར་ན། །སྨན་པ་བྱེད་ཐབས་ཡོད་རེ་སྐན། །དེ་བཞིན་ནུས་པས་ལས་བྱེད་དང་། །མཐུ་དང་རྟེན་འབྲེལ་རྒྱུ་མཐུན་དང་། །གཉེན་པོ་མ་ངེས་ཤེས་པར་མཛོད། །

གཉིས་པ། ཀྲུགས་བསྟན་དུ་མེས་ཞལ་ལས། སྨན་གྱི་རོ་བཤད་པའི་སྐབས་སུ། ག་བུར་ཙུ་མ་རྩི་ལ་སོགས་པ་ཡི། །ལྡན་པའི་རོ་རྣམས་དེ་ལས་བསྒྲིས་ཏེ་དཔྱད། །ཅེས་གསུངས་པའི་རིགས་པས་རྒྱང་བའི་རོ་དྲུག་གི་ཞུ་རྗེས་དེ་ལྟར་འབྱུང་བ་ལས་རྗེས་སུ་དཔགས་པས་སྨན་གཅིག་ལ་རོ་དྲུག་ག་ལྡན་པ་དང་། ལྷ་ལྡན་

བཞི་ལྡན་སུམ་ལྡན་གཉིས་ལྡན་ལྷ་བུ་དང་། རོ་སྟོབས་ཀྱི་སྦྱོར་བ་ཇི་སྙེད་ཅིག་ཡོད་པ་རྣམས་ཀྱི་ཞུ་རྗེས་ཀྱང་ཤེས་དགོས་ཏེ། འདི་ཡང་ཐང་བཤད་པ་དང་འདྲ་བར་སྦྱིར་བཏང་དུ་ཕོ་བའི་བད་མཁྲིས་རླུང་གསུམ་གྱི་ཁམས་གཙོ་ཆེ་བའི་དབང་དུ་བྱས་ནས་དུས་ལ་བསྟོས་པའི་ཞུ་རྗེས་གསུམ་དང་། ཅུང་ཟད་དམིགས་ཀྱིས་བསལ་བ་མྱུག་བྱེད་སོགས་ཀྱི་ཁམས་དང་རོ་རྣམས་ཀྱི་ཁམས་ཕན་ཚུན་འཕྲད་པ་གཙོ་ཆེ་བའི་དབང་དུ་བྱས་ནས་ཞུ་རྗེས་གསུམ་སོ་སོར་འབྱུང་ཚུལ་དང་། ཤིན་ཏུ་དམིགས་ཀྱིས་བསལ་བ་སྨན་དང་རང་རང་གི་མཐུ་ཉིད་གཙོ་ཆེ་བར་དོན་ལ་གནས་པ་ལྟར། མྱུག་བྱེད་སོགས་དང་རོའི་ཁམས་གང་ལའང་མ་བསྟོས་པའི་ཞུ་རྗེས་གསུམ་རང་སྟོབས་ཀྱིས་འབྱུང་བའི་ཚུལ་ལས་ནམ་ཡང་འདའ་བ་མེད་ལ། དེ་བཞིན་དུ་སྦྱར་བའི་ཁྱད་པར་ལས་བྱུང་བའི་སྨན་ཞི་སྦྱོང་གི་སྦྱོར་སྡེ་རེ་རེ་བ་རྣམས་ཀྱི་ཞུ་རྗེས་ཀྱང་མཚུངས་སོད། འོན་ཏུ་ཟིན་ཀྱང་ཞི་སྦྱོང་གི་སྨན་མཐའ་དག་ཀུན་ཀྱང་འོག་ནས་ནུས་པ་སོ་སོར་བཤད་པའི་སྐབས་བཞིན། རྫས་རང་རང་གི་ནུས་པ་གནས་ཚོད་དང་མཐུན་པ་སྟོབས་ཆེ་བའི་དབང་དུ་བྱས་ནས་ནུས་བསྐྱེབས་འབའ་ཞིག་ཏུ་སྦྱར་བ་ཡིན་པས། དཔྱད་པ་སྔ་མ་གཉིས་ཀྱི་དབང་དུ་ཅུང་ཟད་ཀྱང་མི་འགྲོ་བར་དཔྱད་པ་གསུམ་པ་ཤིན་ཏུ་དམིགས་ཀྱིས་བསལ་བ་ཁོ་ན་ལྟར་དོན་ལ་གནས་པ་ཡིན་ནོ། །འདིར་ཡང་། སྤྱིར་བཏང་བ་ལ་དམིགས་ཀྱིས་བསལ། །བསྟན་བཅོས་ཀུན་ལ་རབ་ཏུ་གཅེས། །ཞེས་བྱ་བའི་རྣམ་པར་གཞག་པ་ཅི་ནས་ཀྱང་དྲན་པར་བྱའོ། །

(ཀརྨ་ཚོགས་གཉིས།)

བསམ་གཞིགས།

༡ ཞུ་རྗེས་ཞེས་པའི་གོ་དོན་ཅི་ཡིན།

༢ སྒྱུར་བ་རོ་མཚུངས་ཞེས་པའི་དོན་ཅི་ཡིན། དེ་མེ་དྲོད་གསུམ་ལས་གང་གི་གནས་སྐབས་གཙོ་ཆེར་ཞུ་བ་ཡིན།

༣ ཟས་སྐོམ་གང་ཡང་ཞུ་རྗེས་གསུམ་དུ་འཇུ་ཞིང་གྲངས་ངེས་པའི་རྒྱུ་མཚན་ཅི་ཡིན།

༤ ཞུ་རྗེས་མངར་སྐྱུར་ཁ་གསུམ་མེ་དྲོད་གསུམ་གྱི་གནས་སྐབས་ཀྱི་འཇུ་ཚུལ་ལ་ཁྱད་པར་ཡོད་དམ།

༥ ཞུ་རྗེས་ཀྱི་རོའི་ངོ་བོ་ཇི་ལྟར་ཡིན།

༦ ཁ་ཚ་བསྐ་གསུམ་ཁ་དང་ཁ་ཚ་བསྐ་གསུམ་ཚ་ཟེར་བའི་ལུགས་གཉིས་ཀྱི་གོ་བ་ཇི་ལྟར་འགྲེལ་དགོས།

༧ ཞུ་རྗེས་སོ་སོའི་ལས་ཇི་ལྟར་ཡིན་ནམ།

༨ ཞུ་རྗེས་ཀྱི་རོ་ནུས་ཞེས་པ་དེ་གང་ལ་བསྟོས་ནས་བཞག་པ་ཡིན།

༩ རོ་མངར་བ་ཞུ་རྗེས་མངར་བར་འཇུ་ཚུལ་རེའུ་མིག་གི་ལམ་ནས་ཁོད་ཅིག

ལེའུ་བཞི་པ། སྨན་གྱི་རོའི་ནུས་པ་བསྟན་པ།

རྫས་གང་ཞིག་ཚུལ་ལྡན་དུ་བསྟེན་ན་བདེ་བ་བསྐྱེད་པའི་ཕྱིར་ན་སྨན་ཞེས་འབྲས་བུའི་མིང་རྒྱུ་ལ་བཏགས་སྟེ། དེས་གཞན་ཕྱོགས་འཇོམས་ཤིང་། རང་ཕྱོགས་འཕེལ་བྱེད་ཀྱི་དོན་བྱེད་ནུས་པས་ནུས་པ་ཞེས་བྱ་ལ། དེ་ལ་རོ་དྲུག་དང་ལྷན་ཅིག་ཏུ་གནས་པའི་ནུས་པ་དང་། རྫས་རང་རང་ལ་གནས་པའི་ངོ་བོའི་ནུས་པ་གཉིས་ལས། རྫས་ཐམས་ཅད་རོ་དྲུག་ལས་མི་འདའ་བས་སྤྱི་ལ་ཁྱབ་པ་དང་། རྫས་རེ་རེའི་བྱེ་བྲག་སོ་སོར་སྟོན་པ་ཞེས་རོའི་ནུས་པ་སྤྱིར་བསྟན་པ་དང་ངོ་བོའི་ནུས་པ་བྱེ་བྲག་ཏུ་བསྟན་པའོ། རྒྱུད་ལས། སྨན་གྱི་ནུས་པ་རོ་ནུས་ངོ་བོ་གཉིས། །སྤྱི་དང་བྱེ་བྲག་ཅེས་སུ་གསུངས་པ་ཡིན། །དང་པོ་ནུས་སྟོབས་ཡོན་ཏན་གསུམ་དུ་བཤད། །ཅེས་གསུངས་པ་ལས་འདིར་སྐབས་བབས་ཀྱི་བརྗོད་བྱ་དང་པོ་རོ་ཡི་ནུས་པ་བསྟན་པ་ལ་ནང་ཚན་དུ་དབྱེ་ན་ནུས་པ་དང་སྟོབས་དང་ཡོན་ཏན་གསུམ་ཡིན་ཞིང་། རོ་སྤྱིའི་རང་རྒྱུད་ལ་ཡོད་པའི་འབྱུང་བའི་རང་བཞིན་ལྷི་སྣུམ་སོགས་བརྒྱད་པོ་དེ་དོན་བྱེད་ནུས་པའི་ཕྱིར་ནུས་པ་ཞེས་བྱ་ལ། དེ་རྣམས་ཀྱི་ནང་ནས་ཀྱང་རོ་ནུས་ཞུ་རྗེས་ཐམས་ཅད་དུ་ནད་སེལ་བའི་བྱ་བ་མཐར་ཕྱིན་པའི་ངང་ཚུལ་ཁྱད་པར་ཐོན་པ་དེར་མཐུ་ཞེས་བྱ་ཞིང་། མཐུ་དེ་ཡང་ཚ་བསིལ་གཉིས་གང་དུ་གྱུར་བ། དེའི་བྱེད་པ་ཕུལ་དུ་ཕྱིན་པས་མི་མཐུན་ཕྱོགས་འཇོམས་པ་དེ་ལ་སྟོབས་ཞེས་བྱ་ལ། ཡོན་ཏན་ནི་མཐུ་དང་སྟོབས་དེ་དག་ལ་ཡོད་པའི་མཚུངས་ལྡན་གྱི་ཆོས་ཀྱི་དེ་དང་མི་མཐུན་པའི་ཆོས་གཞན་འཇོམས་པར་བྱེད་པ་དེ་ལ་བྱ་ལ། དཔེར་ན་ཉིམའི་འོད་ཟེར་གསལ་ཞིང་ཚ་བ་དེ་ལ་ནུས་པ། ཚ་རེག་ཁྱད་པར་ཅན་དེ་ལ་མཐུ། དེ་ཡིས་མུན་པ་འཇོམས་པ་དང་གྲང་བ་སེལ་བའི་ཐོགས་རྡུགས་མེད་པའི་རྩལ་ཤུགས་ཅན་དེ་ལ་སྟོབས་ཞེས་པ་དང་། དེ་ལས་དངོས་པོའི་སྣང་བ་དང་། རྩི་ཤིང་སྨིན་པ་སོགས་ཡོན་ཏན་ཞེས་བྱ་བ་ལྟ་བུའོ། །ཟུར་མཁར་བློ་གྲོས་རྒྱལ་པོས། ནུས་པ་ཞེས་པ་ནི་ཡོན་ཏན་གྱི་སྙིང་པོ་རྣམས་བསྡུས་པ་ཞིག་ཡིན་ཏེ་དཔེར་ན། འོ་མ་ལས་མར་དང་། མར་ལས་ཞུན་མར་གྱི་ཁྱད་པར་ཡོད་པ་བཞིན། ཡོན་ཏན་དང་ནུས་པ་སྟོབས་གསུམ་པོ་འདིས་སྨན་ཐམས་ཅད་ཀྱི་བྱ་བའི་ཁྱད་པར་རྒྱས་འབྲིང་བསྡུས་གསུམ་གྱི་ཚུལ་དུ་གསུངས་པའོ། །ཞེས་གསུངས་པ་བཞིན་នོ། །

ས་བཅད་དང་པོ། རུས་པ་བསྟན་པ།

དང་པོ། ནུས་པའི་རྣམ་གྲངས།

ནུས་པ་ལྕི་སྣུམ་བསིལ་དང་རྟུལ་བ་དང་། །ཡང་རྩུབ་ཚ་དང་རྣོ་བ་རྣམ་པ་བརྒྱད། །

སྨན་གྱི་ནུས་སྟོབས་ཡོན་ཏན་གསུམ་གྱི་ནང་ཚན་ནུས་པ་ཞེས་བྱ་བ་ནི་ལྕི་བ་དང་། སྣུམ་པ་དང་། བསིལ་བ་དང་། རྟུལ་བ་སྟེ་རྩ་བའི་ནུས་པ་བཞི་དང་། དེ་ལས་ལོག་ཕྱོགས་པ་ཡང་བ་དང་རྩུབ་པ་དང་ཚ་བ་དང་རྣོ་བ་བཅས་ཡན་ལག་གི་ནུས་པ་བཞི་སྟེ་རྣམ་པ་བརྒྱད་དོ། །ཡན་ལག་བརྒྱད་པའི་སྙིང་པོར། སྨན་མཐུ་ལ་ལས་བཤད་པ་ནི། །ལྕི་སྣུམ་བསིལ་དང་འཇམ་པ་དང་། །ཡང་རྩུབ་ཚ་དང་རྣོ་བ་སྟེ། །དེ་ལྟར་རྣམ་པ་བརྒྱད་དུ་འདོད། །ཅེས་པ་ལ་ཟླ་ཟེར་དུ། སྨན་གྱི་མཐུ་ནི་ཐམས་ཅད་དུ་ཐོགས་པ་དང་རྟོགས་པ་མེད་པར་འགྲོ་བ་ཡིན་པས། སྨན་གང་ལ་ཡོན་ཏན་གྱི་རིགས་གང་ཅུང་ཟད་ཡོད་པ་དེ་ཐམས་ཅད་ལ་མཐུའམ་ནུས་པ་ཞེས་བྱའོ། །ཞེས་དང་། རང་འགྲེལ་དུ་ཡང་སྨན་གྱི་སྟོབས་ནི་སྨན་པ་ཁ་ཅིག་ན་རེ་རྣམ་པ་བརྒྱད་ཡོད་དེ། སྨན་ལ་ལའི་མཐུ་སྟོབས་ནི་ལྕི། ལ་ལ་ནི་སྣུམ། ལ་ལ་ནི་བསིལ། ལ་ལ་ནི་འཇམ། ལ་ལ་ནི་ཡང་། ལ་ལ་ནི་རྩུབ། ལ་ལ་ནི་ཚ། ལ་ལ་ནི་རྣོ་སྟེ། རྣམ་པ་བརྒྱད་དུ་ལྟའོ་ཞེས་འཆད་དོ། །ཡང་བརྒྱད་པའི་སྙིང་པོ་ལས། སྨན་མཐུ་ཙ་ར་ཀས་བཤད་པས། གང་གི་བྱ་བ་གང་བྱེད་པ། །མཐུ་མིན་ཅི་ཡང་མི་བྱེད་དེ། །དེ་དག་ཐམས་ཅད་མཐུ་ཡིས་བྱེད། །ཅེས་བྱ་བ་ལ་རྒྱ་མཚན་ཡང་ཚིག་དོན་ཉི་མ་ལས། ཡང་བ་གཡོ་སྐྱུར་བཅས་པའི་རྫས། །བྱེད་ལས་མྱུར་དུ་འབྱུང་བའོ། །རྣོ་བ་ཕྲ་གཡོ་སླ་བཅས་རྫས། །ནུས་པ་མྱུར་འཕྱིན་འབིགས་པའོ། །ཚ་བའི་ནུས་པ་དེ་མེད་ཅིང་། །གྲང་བ་འཇོམས་པའི་མཐུ་ལྡན་ནོ། །སྐྱ་བར་སྣུམ་པ་ཅུང་ཟད་མེད། །རྩུབ་ཡང་ཚ་ཡང་ལྡན་པའོ། །རྩུབ་པ་སྐྱ་ཡང་བཅས་པའི་རྫས། །རྣོ་སྐམ་ནུས་པ་མྱུར་འཕྱིན་པའོ། །སླ་བ་རྣོ་དང་བཅས་པའི་རྫས། །དངོས་པོ་སྐམ་རྣམས་འཇིག་བྱེད་པའོ། །སྲ་བ་དྲི་སྐམ་བཅས་པའི་རྫས། །སླ་དང་འབྲུལ་བ་བརྟན་བྱེད་པའོ། །གཡོ་བ་ཡང་དང་བཅས་པའི་རྫས། །བྱེད་ལས་མང་ལ་འདེགས་སྐྱེན་པའོ། །སྟོམ་པ་སྐམ་རྩུབ་བཅས་པའི་རྫས། །འཇུག་སྒོ་བུག་འགགས་བྱེད་པའོ། །སླ་བག་མཉེན་དང་བཅས་པའི་རྫས། །བསྐ་བག་ཆ་ཡི་འཇིག་པ་ཡིན། །ལྕི་བ་སྣུམ་དྲོད་བཅས་པའི་རྫས། །སྣོན་པའི་མཐུ་དང་ལྡན་པའོ། །རྟུལ་བ་བསིལ་སྐམ་བཅས་པའི་རྫས། །ནུས་བྲུལ་ཙར་མི་འཇུག་པའོ། །བསིལ་བ་དྲོ་ནུས་མེད་པའི་རྫས། །ཚ་བ་འཇོམས་པའི་

མཐུ་ལྡན་པའོ། །སྨུམ་པ་དྲོ་འཇམ་བཅས་པའི་རྫས། །རང་བཞིན་སྨུམ་དང་ལྡན་པའོ། །འཇམ་པ་སྨུམ་དྲོ་བཅས་པའི་རྫས། །རྣོ་ཟུག་མི་བྱེད་དལ་བའོ། །སྐ་བ་སྲ་རྩུབ་བཅས་པའི་རྫས། །དངོས་པོ་སླ་རྣམས་སྐམ་བྱེད་པའོ། །མཉེན་པ་སྨུམ་འཇམ་བཅས་པའི་རྫས། །དངོས་པོ་བརླན་པར་གནས་པའོ། །བརྟན་པ་ལྷི་དྲོ་བཅས་པའི་རྫས། །བྱེད་ལས་སྨུར་བོར་གནས་པའོ། །ཕྲ་བ་སྐྱ་བསིལ་གཡོ་བའི་རྫས། །ཙར་འཇུག་འཛིག་པའི་ནུས་ཅན་ནོ། །སྐ་བག་སླ་བའི་དངོས་པོ་རྣམས། །དལ་བུས་སྐ་བར་བྱེད་པ་ཡིན། །ཞེས་སོ། །

གཉིས་པ། ནུས་པའི་ལས།

ནུསཔའི་ལས་དེ་ལའང་ལྷི་སྨུམ་བསིལ་རྩུབ་ཡང་རྣོ་ཚ་རྣོ་བརྒྱད་པོ་རང་གི་མཚན་ཉིད་དང་མི་མཐུན་པའི་ཕྱོགས་ཕྱོགས་འཇོམས་ཏེ་ཉེས་པ་གང་ཞིག་སེལ་བའི་ཡོན་ཏན་དང་། མཚན་ཉིད་དང་ཆོས་མཐུན་པས་ཉེས་པ་གང་ཞིག་བསྐྱེད་པའི་སྐྱོན་དང་གཉིས་སུ་བསྟན་པའོ། །

༡ ཉེས་གསུམ་སེལ་བའི་ཡོན་ཏན།

(༡) དང་པོའི་ནུས་པ་བཞི།

དང་པོ་བཞི་པོས་རླུང་དང་མཁྲིས་པ་སེལ། །

དང་པོར་བཤད་པའི་རྩ་བའི་ནུས་པ་ལྷི་སྨུམ་བསིལ་རྩུབ་བཞི་ཡི་ནང་ནས་ལྷི་སྨུམ་གཉིས་ཀྱིས་རླུང་ནད་སེལ་བ་དང་། བསིལ་རྩུབ་གཉིས་ཀྱིས་མཁྲིས་ནད་སེལ་བ་དང་། ལྷི་སྨུམ་གཉིས་ལ་དྲོ་བ་མི་འདུག་པས་རླུང་སེལ་ལམ་སྙམ་ན། རླུང་ནི་ཟུང་འཇུག་ཡིན་པས་ལྷི་ལ་དྲོ་བ་དང་སྨུམ་ལ་དྲོ་བ་གཉིས་ཀྱིས་རླུང་བད་ཀན་དང་བསྲོངས་པ་སེལ་ལ། ལྷི་ལ་བསིལ་བ་དང་སྨུམ་ལ་བསིལ་བ་གཉིས་ཀྱིས་རླུང་མཁྲིས་པ་དང་བསྲོངས་པ་སེལ་བ་སྟེ་བསིལ་དྲོད་གཉིས་གང་རུང་ཞིག་དང་མི་ལྡན་པའི་ལྷི་སྨུམ་མེད་པའི་ཕྱིར་རླུང་སེལ་བའི་ཡོན་ཏན་དུ་བསྟན་པའོ། །དེ་ཡང་རོ་མངར་སྐྱུར་ལན་ཚྭ་ལས་བྱུང་བའི་ལྷི་བ་དང་སྨུམ་པས་གཡོ་སྲ་ཕྲ་སོགས་ཀྱི་མཚན་ཉིད་ཅན་གྱི་རླུང་སེལ། མངར་ཁ་བསྐ་བ་ལས་བྱུང་བའི་བསིལ་རྩུལ་གྱིས་ཚ་རྣོ་སོགས་ཀྱི་མཚན་ཉིད་ཅན་གྱི་མཁྲིས་པ་སེལ་ལོ། །གོང་གི་ནུས་པ་བཞི་པོ་ལས་ནུས་པ་གཉིས་གཉིས་ཀྱིས་ཉེས་པ་རེ་རེ་སེལ་བར་ཡིན་པས་དེས་ན་འདི་ལ་རྩ་བའི་ནུསཔའམ་མཆོག་གི་ནུས་པ་བཞི་ཡང་ཟེར་རོ། །

(༢) འོག་མའི་ནུས་པ་བཞི།

འོག་མ་བཞི་ཡིས་བད་ཀན་སེལ་བ་བྱེད། །

འོག་མ་ཡང་རྩུབ་ཚ་རྣོ་བཞི་ཡིས་བད་ཀན་སེལ་བར་བྱེད་དེ། ཚ་སྐྱུར་ཁ་བ་ལས་བྱུང་བའི་ཡང་ལ་རྩུབ་པ་དང་། ཚ་སྐྱུར་ལན་ཚྭ་ལས་བྱུང་བའི་ཚ་རྣོ་རྣམས་ཀྱིས་འཇམ་བསིལ་ལྕི་རྟུལ་གྱི་མཚན་ཉིད་ཅན་བད་ཀན་སེལ་ལོ། །འོག་མའི་ནུས་པ་བཞི་ཡིས་ཉེས་པ་གཅིག་པོ་ན་སེལ་བས་དེས་ན་འདི་ལ་ཡན་ལག་གི་ནུས་པའམ་དམན་པའི་ནུས་པ་བཞི་ཡང་ཟེར་རོ། །

ནུས་པ་བརྒྱད་ཀྱི་རེའུ་མིག

དང་པོའི་ནུས་པ་བཞི།				འོག་མའི་ནུས་པ་བཞི།			
ལྕི་བ།	སྣུམ་པ།	བསིལ་བ།	རྟུལ་བ།	ཡང་བ།	རྩུབ་པ།	ཚ་བ།	རྣོ་བ།
རླུང་སེལ།		མཁྲིས་པ་སེལ།		བད་ཀན་སེལ།			

༣ ཉེས་གསུམ་བསྐྱེད་པའི་ལས།

(༡)རླུང་བསྐྱེད་པའི་ནུས་པ།

ཡང་རྩུབ་བསིལ་བ་གསུམ་གྱིས་རླུང་བསྐྱེད་ཅིང་། །

ཕྱི་འབྱུང་བའི་རང་བཞིན་ལས་རོ་དྲུག་དང་། ནང་གི་ཟུངས་ལ་བརྟེན་པའི་ཉེས་པ་རྣམས་ཀྱང་མཚན་ཉིད་ཐ་དད་དུ་རྐྱེན་ལ་བལྟོས་པར་གནས་པའི་ངེས་པས། གཅིག་སེལ་བ་དེས་གཅིག་ཤོས་བསྐྱེད་པར་བྱེད་དེ། (ཟླ་ཟེར་ལས། མཁའ་རླུང་ཞེས) ཆུ་རླུང་གི་རང་བཞིན་ཅན་རོ་ཁ་བར་ལས་ཤས་ཆེར་སྐྱེད་པའི་ཡང་རྩུབ་བསིལ་བ་གསུམ་གྱིས་དེ་དང་དེའི་མཚན་ཉིད་མཐུན་པའི་རླུང་ཟད་པ་བསྐྱེད་ཅིང་མཉམ་པ་དང་། མཉམ་པ་འཕེལ་བ་ཡིན་ནོ། །

(༢)མཁྲིས་པ་བསྐྱེད་པའི་ནུས་པ།

ཚ་རྣོ་སྣུམ་པ་གསུམ་གྱིས་མཁྲིས་པ་བསྐྱེད། །

ས་མེའི་རང་བཞིན་ཅན་གྱི་རོ་སྐྱུར་བར་ཤས་ཆེར་སྐྱེད་པའི་ནུས་པ་ཚ་རྣོ་སྣུམ་པ་གསུམ་ནི་མཁྲིས་པའི་མཚན་ཉིད་དང་ཆོས་མཚུངས་པ་ཡིན་པས་ཟད་པ་བསྐྱེད་ཅིང་མཉམ་པ་དང་། མཉམ་པ་འཕེལ་ལོ། །

(༣)བད་ཀན་བསྐྱེད་པའི་ནུས་པ།

ལྕི་སྣུམ་བསིལ་རྟུལ་བཞི་ཡིས་བད་ཀན་བསྐྱེད། །

ས་ཆུའི་རང་བཞིན་ཅན་གྱི་རོ་མངར་བར་ཤས་ཆེར་སྐྱེད་པའི་ནུས་པ་ལྕི་སྣུམ་བསིལ་རྟུལ་བཞི་ནི་བད་

ཀུན་གྱི་མཚན་ཉིད་དང་ཆོས་མཚུངས་པ་ཡིན་པས་ཟད་པ་བསྐྱེད་ཅིང་མཉམ་པ་དང་། མཉམ་པ་འཕེལ་བའོ། །འདི་དག་ནི་ཤས་ཆེ་བས་སྨོས་པ་ཡིན་ལ། འབྱུང་བའི་རང་བཞིན་ཅན་རོའི་མཚན་ཉིད་དང་། ཉེས་པའི་མཚན་ཉིད་མཐུན་པས་བསྐྱེད་པ་སྟེ་འཕེལ་བར་བྱེད་པ་དང་། མི་མཐུན་པས་སེལ་བ་སྟེ་ཐྲི་བར་བྱེད་པ་ནི། རོ་ཐམས་ཅད་ཀྱི་ནུས་པ་ལ་མཚུངས་པར་ལྟའོ། །

༣ ནུས་པའི་རྒྱ་མཚན།

ཡོན་ཏན་མ་ལུས་སྨིན་པོར་གྱུར་བ་དང་། །ནུས་པའི་ཁྱད་དང་ལྡན་པས་མཐུ་ཞེས་བརྗོད། །

འབྱུང་བ་ལྔའི་རང་བཞིན་རོ་དྲུག་པོ་ལ་ཡོད་པའི་ཡོན་ཏན་མ་ལུས་པ་ཐམས་ཅད་ཀྱི་ནང་ནས་རབ་ཏུ་གཅེས་པའི་ཀུན་གྱི་གཙོ་བོའི་དོན་གྱི་སྨིན་པོར་གྱུར་བ་དང་། ནད་ཉེས་པ་གསུམ་སེལ་བའི་ནུས་པའི་ཁྱད་པར་དང་ལྡན་པས་ཟི་སྣུམ་སོགས་བརྒྱད་པོ་འདི་ལ་སྨན་གྱི་མཐུ་ཞེས་བརྗོད་པ་ཡིན་ཅིང་། དེའང་ནང་གསེས་ཀྱི་དབྱེ་བ་ཞིབ་པར་མི་འདྲ་བ་ཅུང་ཡོད་པ་ནི་གོང་གི་གསལ་བཤད་ལས་ཤེས་པར་བྱའོ། །

དཔྱད་གཞི།

མེས་ཞལ་ལས། གང་གི་བྱ་བ་གང་བྱེད་པ། མཐུ་མིན་ཅི་ཡང་མི་བྱེད་དེ། །དེ་དག་ཐམས་ཅད་མཐུ་ཡིས་བྱེད། །ཅེས་བྱ་བ་ལ་དྲང་སྲོང་ཙ་ར་ཀས་སྨན་གྱི་མཐུའམ་ནུས་པ་བཤད་ཅིང་བསྟན་པ་ནི། དངོས་པོ་གང་གི་བྱེད་པ་གང་ལ་ཞུགས་ཤིང་བྱ་བ་གང་ཞིག་བྱེད་ཅིང་རྫོགས་པར་འགྱུར་བས་དངོས་པོའི་རང་བཞིན་དེ་དེའི་མཐུ་ཡིན་ནོ། །ཞེས་བཤད་དེ། མཐུ་གང་གིས་བྱ་བ་གང་བྱེད་པ་ཞེས་བྱ་བའི་ཚིག་གིས་ནི་ནུས་པ་མཐུ་ཡིན་ཅིང་རོ་ཡང་མཐུ་ཡིན་པ་དེ་བཞིན་དུ་སྨན་ལ་བརྟེན་པའི་ཡོན་ཏན་ཟི་བ་ལ་སོགས་གང་ཅི་ཡང་རུང་བ་དེ་ཐམས་ཅད་ནི་སྨན་དེའི་མཐུ་ཞེས་བྱ་སྟེ། ནུས་པ་ཉིད་ལས་མ་འདས་པར་མཐུ་འབྱུང་བ་ཡིན་ནོ། དེའི་ཕྱིར་ཁྱད་པར་ཅན་གྱི་ནུས་པ་དང་ལྡན་པའི་ཟི་བ་ལ་སོགས་པའི་ཡོན་ཏན་བརྒྱད་ལ་མཐུ་ཞེས་བྱ་བའི་མིང་ཐོབ་པ་ཡིན་ནོ། །དེས་ན་ཡོན་ཏན་ནི་བརྒྱད་པོ་དེ་དག་ཉིད་ཡིན་ནོ། །ཡང་གང་གི་སྦྱོར་བ་ལས་བྱེད་པ། །རྫས་དེའི་ནུས་པ་ཡིན་ཞེས་བྱ། །ཞེས་བྱ་བ་ཡིན་ནོ། །དེ་ལྟར་སྨན་གང་ལ་ཡོན་ཏན་གྱི་རིགས་གང་དག་ཡོད་པ་དེ་དག་ཐམས་ཅད་སྨན་དེའི་མཐུ་ཡིན་ཀྱི། མཐུ་དང་འབྲལ་ཞིང་མཐུ་མ་ཡིན་པས་ནི་དངོས་པོའི་རིགས་དེའི་བྱ་བ་ཅི་ཡང་མི་བྱེད་དེ། བྱ་བ་གང་ཞིག་ཀྱང་རྫོགས་པར་མི་ནུས་སོ། །དེ་བས་ན་བྱ་བ་དེ་དག་ཐམས་ཅད་མཐུ་ཡིས་བྱེད་ཅིང་ནུས་པས་རྫོགས་པར་བྱེད་པ་ཡིན་ནོ། །གལ་ཏེ་དེ་ལྟར་བྱ་བ་ཐམས་ཅད་མཐུ་ཡིས་ཡིན་ན་ཅིའི་ཕྱིར་ཟི་བ་ལ་སོགས་པའི་ཡོན་ཏན་བརྒྱད་པོ་ཉིད་ལ་མཐུ་ཞེས་བྱ་ཡི། རོ་ལ་སོགས་པའི་ཡོན་ཏན་གཞན་དག་ལ་མཐུ་ཞེས་ཅིའི་ཕྱིར་མི་བྱ། དེ་དག་གིས་ཀྱང་བྱ་བ་དེ་ནི་བྱེད་པ་ཉིད་ཡིན་ནོ། །ཞེས་པ་དེའི་

ཕྱིར་སྨྲས་པ་ནི། དེས་ནི་ལྡི་བ་ལ་སོགས་ཉིད། །ནུས་པའི་ཁྱད་པར་ལྡན་པ་ནི། །ཡོན་ཏན་མ་ལུས་སྙིང་པོར་ནི། གྱུར་པས་མཐུ་ཞེས་བཤད་པ་དག །དོན་དང་མཐུན་པར་ཐ་སྙད་བཏགས། །ཞེས་བྱ་བ་ལ། དེས་ན་ལྡི་བ་ལ་སོགས་པའི་བརྒྱད་པོ་ཉིད་ནི་ནུས་པའི་ཁྱད་པར་དང་ལྡན་པ་ཡིན་ཞིང་། ཡོན་ཏན་མ་ལུས་པའི་སྙིང་པོར་གྱུར་པ་ཡིན་པས་མཐུ་ཞེས་བཤད་ཅིང་ནུས་པ་ཞེས་མིང་དུ་བཏགས་པ་དེ་ནི་གཞུང་དང་དོན་མཐུན་ཞིང་དོན་དང་ལྡན་པར་མིང་བཏགས་པ་ཡིན་ནོ། །དེ་ལ་ནུས་པ་ཁྱད་པར་དང་ལྡན་པ་ནི་ཡོན་ཏན་ལྷག་པ་ཉིད་དེ་ཕྱུལ་དུ་བྱུང་བའི་ནུས་པའོ། །ཡོན་ཏན་མ་ལུས་པའི་སྙིང་པོ་ནི་ཡོན་ཏན་མཐའ་དག་གི་དམ་པར་གྱུར་པའོ། །རོ་ལ་སོགས་པའི་ཡོན་ཏན་ལས་དེ་རྣམས་མཆོག་ཏུ་བཟུང་བ་འོག་ནས་འཆད་དེ། བད་ཀན་ལ་སོགས་པའི་ནད་ཀྱི་རང་བཞིན་བརྟགས་པ་ན་རང་རང་གི་ཡོན་ཏན་ལྡི་བ་ལ་སོགས་པ་ཡོད་པར་བསྟན་པ་དང་། བད་ཀན་ལྡི་ཞིང་བསིལ་ལ་སྣུམ། །ཞེས་བཤད་ཀྱི་མངར་བར་མ་བཤད་པ་དང་། མཁྲིས་པ་སྣུམ་བཅས་རྣོ་ཞིང་ཚ། །ཞེས་བཤད་ཀྱི་མངར་བར་མ་བཤད་པ་ཡིན་ནོ། །དེ་བས་གོ་ནི་ལོག་པའི་ཕྱིར། །དེ་ནི་རོ་ལ་སོགས་པ་ལ། །སྲིད་དུ་ཟིན་ཀྱང་མ་བཤད་དེ། །དེ་ལས་ལྡི་བ་ལ་སོགས་ཡིན། །ཞེས་བྱ་བ་ལ་དེ་བས་དེ་ལྟར་བསྟན་པའི་རྒྱུ་འདི་ནི་ཡོན་ཏན་མ་ལུས་པའི་སྙིང་པོར་གྱུར་པ་ལ་སོགས་པ་ལས་གང་གོ་བཟློག་པར་གྱུར་པའི་རོ་ལ་སོགས་པ་ཞེས་བྱ་བ་སྟེ། རོ་དང་འཇུ་བ་ལ་སོགས་པའི་ཡོན་ཏན་གཞན་དག་ལ་དེ་སྲིད་ཀྱང་ཞེས་བྱ་བ་སྟེ། མཐུ་ཡོད་དུ་ཟིན་ཀྱང་གཙོ་བོར་མ་གྱུར་པ་མཐུ་ཞེས་དེ་ལ་མ་བཤད་པ་ཡིན་ནོ། །དེ་བས་ན་ལྡི་བ་ལ་སོགས་པ་ཉིད་མཐུ་ཡིན་གྱི་རོ་ལ་སོགས་པ་ནི་མ་ཡིན་ནོ། །ཞེས་གསལ་བར་བཤད་པ་ལྟར་རྟོགས་པར་བྱའོ། །

ས་བཅད་གཉིས་པ། སྟོབས་བསྟན་པ།

དང་པོ། སྟོབས་ཀྱི་རྒྱུ་མཚན།

གངས་ཅན་འབིགས་བྱེད་ཟླ་ཉིའི་སྟོབས་ཅན་ལས། །བསིལ་དྲོད་ཕྱུལ་དུ་བྱུང་བས་སྟོབས་ཞེས་བྱ། །

རྩ་རྒྱུད་ཀྱི་གླིང་གཞིར་བཤད་པའི་རི་བོ་གངས་ཅན་ངོས་དང་། ཚ་མཐུངས་ཀྱི་བྱང་ལྷའི་ངོས་དང་། འབིགས་བྱེད་ངོས་དང་། ཚ་མཐུངས་ལྷོ་ལྷའི་ངོས་དང་། དེ་གཉིས་ཀྱི་ནི་ཉི་མ་དང་ཟླ་བའི་སྟོབས་ཅན་ཡིན་ལ། འབིགས་བྱེད་ནི་ཚ་རེག་སྟོབས་ཅན་གྱི་ཉི་མའི་སྟོབས་ཅན་ཚ་བ་ཕྱུལ་དུ་བྱུང་བ་ལ་ཚ་བའི་སྟོབས་ཞེས་བརྗོད་ཅིང་། གངས་ཅན་ནི་བསིལ་ཟེར་སྟོབས་ཅན་གྱི་ཟླ་བའི་སྟོབས་ཅན་བསིལ་བ་ཕྱུལ་དུ་བྱུང་བ་ལ་བསིལ་བའི་སྟོབས་ཅན་ཞེས་བརྗོད་དེ། སྨན་སྣ་ཚོགས་པར་ཡོད་དུ་ཟིན་ཀྱང་ཉི་མ་མེའི་རང་བཞིན་ཚ་བ

དང༌། ཟླ་བ་ཆུ་ཡི་རང་བཞིན་བསིལ་བ་འདི་གཉིས་སྟོབས་ཆེ་བས་སྨན་ཡང་ཚ་བ་དང་བསིལ་བའི་སྟོབས་གཉིས་ལས་མི་འདའ་བའོ། །དེ་ལ་གསོ་དཔྱད་ཀྱི་དོན་རྩིལ་གྱིས་དྲིལ་ན་འདིར་འདུས་ཏེ། ཚ་གྲང་གཉིས་སུ་མ་འདུས་ནད་གཞན་མེད། །བསིལ་དྲོད་གཉིས་སུ་མ་འདུས་སྨན་གཞན་མེད། ཅེས་སོ། །

ཟླ་ཟེར་ལས། གཞན་དག་ཚ་དང་བསིལ་ཉིད་གཉིས། །སྟོབས་ཡིན་ཞེས་ཀྱང་སྟོན་པར་བྱེད། ཅེས་བྱ་བ་ལ། སློབ་དཔོན་གཞན་དག་ནི་སྨན་གྱི་ཚ་བ་དང་བསིལ་བ་གཉིས་ལ་སྟོབས་ཞེས་བྱའོ། །ཞེས་ཀྱང་སྟོན་ཏོ། །ཉིད་ཅེས་བྱ་བ་ནི་ངེས་པར་དུ་བཟུང་བའོ། །དེ་ཡང་རྫས་གང་གིས་བྱ་བ་གང་བྱེད་པ་དེ་ལ་སྟོབས་ཞེས་བྱ་ཡི། ལྗི་བ་ལ་སོགས་པའི་ཡོན་ཏན་བརྒྱད་པོ་ནི་སྟོབས་མ་ཡིན་ནོ། །དེའང་ཚ་དང་བསིལ་བའི་མཚན་ཉིད་ཅན་གྱི་སྟོབས་གཉིས་པོ་འདི་ཐར་བཤད་པའི་མཐུའམ་ནུས་པ་ཐམས་ཅད་འདུས་པ་ཡིན་པའི་ཕྱིར་རོ། །འདིར་གཏན་ཚིགས་སྨྲས་པ་ནི། སྨན་ནི་རྣ་ཚོགས་བདག་ཉིད་ཅན། །ཉི་མ་ཟླ་བའི་སྟོབས་ཅན་ཡིན། །འགྲོ་འདི་གསལ་དང་མི་གསལ་ལས། །ནམ་ཡང་འདའ་བར་མི་འགྱུར་རོ། །ཞེས་བྱ་བ་ལ། གང་འདི་འགྲོ་བ་ན་སྨན་རྣམས་ནི་ངོ་བོ་གཅིག་ཀྱང་སྣ་ཚོགས་པའི་བདག་ཉིད་དུ་སྣང་ལ། དེའང་ཉི་མ་དང་ཟླ་བ་ཉིད་ནི་སྟོབས་ཆེ་བ་ཡིན་པས་ན་དེའི་རང་བཞིན་ལས་འདའ་བར་མི་བྱེད་དེ། དེའི་བདག་ཉིད་ཅན་ཡིན་པའི་ཕྱིར་རོ། །དེ་ལ་རེ་ཞིག་རྫས་འདི་དག་སྣ་ཚོགས་པ་དེ་དག་ཀྱང་ཉི་ཟླའི་རང་བཞིན་ལས་འདའ་བར་མི་བྱེད་ཅེ་ན། དེའི་དཔེ་བསྟན་པའི་ཕྱིར་ན་འོག་ནས་འདི་སྐྱོས་པ་ཡིན་ཏེ་ཇི་ལྟར་འགྲོ་བ་འདི་དག་ནི་གསལ་བ་དང་མི་གསལ་བར་སྣང་བའི་ཚོས་ལས་ནམ་ཡང་འདའ་བར་མི་འགྱུར་རོ། །དེ་བཞིན་དུ་རྒྱུ་བ་དང་མི་རྒྱུ་བའི་ཚུལ་གྱི་སྣ་ཚོགས་པའི་བདག་ཉིད་ཅན་དུ་གནས་བ་དག་ཀྱང་ཉི་མ་དང་ཟླ་བའི་རང་བཞིན་ལས་འདའ་བར་མི་བྱེད་དོ། །དེ་ལྟར་སྨན་ལ་ལ་ཉི་མའི་རང་བཞིན་ཅན་ཡིན་ལ། སྨན་ལ་ལ་ནི་ཟླ་བའི་རང་བཞིན་ཅན་ཡིན་པའི་རྒྱུ་མཚན་གྱིས་སྨན་ལ་ལ་ནི་ཚ་བའི་སྟོབས་ཅན་ཡིན་ལ། ལ་ལ་ནི་གྲང་བའི་སྟོབས་ཅན་ཡིན་ནོ། །

གཉིས་པ། སྟོབས་ཀྱི་ལས།

དེ་ལ་ཚ་བས་གྲང་བའི་ནད་རྣམས་སེལ། །བསིལ་བས་ཚ་བའི་ནད་རྣམས་སེལ་བར་བྱེད། །

དེ་ལ་ཚ་བའི་སྟོབས་དང་ལྡན་པའི་སྨན་རྣམས་ཀྱིས་གྲང་བའི་ནད་རྣམས་སེལ་བར་བྱེད་ཅིང༌། བསིལ་བའི་སྟོབས་དང་ལྡན་པའི་སྨན་རྣམས་ཀྱིས་ཚ་བའི་ནད་རྣམས་སེལ་བར་བྱེད་པ་ཡིན་ནོ།

ཟླ་ཟེར་ལས། དེ་ལ་ཚ་བས་མགོ་འཁོར་སྐོམ། །རྒྱ་རྟུལ་ཚ་ཞིང་སྨུར་འཇུ་བྱེད། །རླུང་དང་བད་ཀན་ཞི་བར་བྱེད། །ཅེས་བྱ་བ་ལ། དེ་ལ་ཞེས་བྱ་བ་ནི་ཚ་བ་དང་བསིལ་བའི་སྟོབས་གཉིས་ཀྱི་ནང་ནས་སྨན་ཚ་བའི་སྟོབས་ཅན་ནི་མགོ་འཁོར་བ་ལ་སོགས་པ་བྱེད་དོ། །སྨུར་འཇུ་བྱེད་ཅེས་བྱ་བ་ནི་ཟས་སྨུར་བ་ཉིད་དུ་

འཇུ་བར་བྱེད་པའོ། །རླུང་དང་བད་ཀན་གཉིས་ཞི་བར་བྱེད་པ་ནི་རླུང་ནད་དང་བད་ཀན་གྱི་ནད་སེལ་བར་བྱེད་པའོ། །བསིལ་བ་དག་ནི་ཚིམ་བྱེད་ཀྱི། །འཚོ་དང་རེངས་པར་བྱེད་པ་དང་། །ཁྲག་དང་མཁྲིས་པ་རབ་དྭངས་བྱེད། །ཅེས་བྱ་བ་ལ། སྨན་བསིལ་ཞིང་སྦྱོབས་གྲང་བ་དང་ལྡན་པ་ནི་ཚིམ་པར་བྱེད་པ་ལ་སོགས་པ་དང་། ཁྲག་དང་མཁྲིས་པ་རབ་ཏུ་དྭངས་པར་བྱེད་དོ། །དེ་ལ་ཚིམ་པ་ནི་བདེ་བ་སྐྱིད་པར་བྱེད་པའོ། །འཚོ་བ་ནི་གཟི་མདངས་འཕེལ་བར་བྱེད་པའོ། །རེངས་པར་བྱེད་པ་ནི་ལུས་ཤིང་བཞིན་རེངས་པར་བྱེད་པའོ། །ཁྲག་དང་མཁྲིས་པ་རབ་ཏུ་དྭངས་པ་ནི་དེ་དག་གསལ་ཞིང་རྙོག་པ་མེད་པའོ། །ཞེས་གསུངས་སོ། །

ས་བཅད་གསུམ་པ། ཡོན་ཏན་བསྟན་པ།

དང་པོ། ཡོན་ཏན་གྱི་རྣམ་གྲངས།

ཡོན་ཏན་འཇམ་དང་ལྕི་དྲོ་སྣུམ་དང་བརྟན། །གྲང་དང་རྟུལ་བ་བསིལ་མཉེན་སླ་དང་སྐམ། །སྐྱ་དང་ཚ་བ་ཡང་དང་རྣོ་རྩུབ་གཡོ། །

རྟེན་འབྱུང་བ་ལྔས་བསྐྱེད་པའི་རོ་དྲུག་གི་རང་བཞིན་མཚན་ཉིད་དམ་ཡོན་ཏན་ནི། འཇམ་པ་དང་ལྕི་བ་དང་དྲོ་བ་དང་སྣུམ་པ་དང་བརྟན་པ་དང་གྲང་བ་དང་རྟུལ་བ་དང་བསིལ་བ་དང་མཉེན་པ་དང་སླ་བ་དང་སྐམ་པ་དང་སྐྱ་བ་དང་ཚ་བ་དང་ཡང་བ་དང་རྣོ་བ་དང་རྩུབ་པ་དང་གཡོ་བའོ། །ཉེས་གསུམ་སེལ་བའི་དབང་དུ་བཏང་ནས་དབྱེ་ན་ཡོན་ཏན་འཇམ་དང་ལྕི་དྲོ་སྣུམ་དང་བརྟན་པ་སྟེ་རླུང་སེལ་བ་ལྔ། གྲང་དང་རྟུལ་བ་བསིལ་མཉེན་སླ་དང་སྐམ་པ་སྟེ་མཁྲིས་པ་སེལ་བ་དྲུག སྐྱ་དང་ཚ་བ་ཡང་དང་རྣོ་རྩུབ་གཡོ་བ་སྟེ་བད་ཀན་སེལ་བ་དྲུག་སྟེ་སྦྱོར་དྲིལ་བས་བཅུ་བདུན་དུ་མཛད་པ་ནི། བརྒྱུད་པའི་སློབ་པོར། སྲ་བ་དང་སྲོམ་པོ་དང་སླ་བག་ཅན་སྐམ་བག་ཅན་ཞེས་འབྱུང་ཡང་། སྲ་བ་མཁྲང་བའི་ཁམས་འཛིན་པ་དང་། སྲོམ་པ་ཕྲ་མོར་མི་འཇུག་པས་དེ་གཉིས་རྟུལ་བའི་ཁོངས་སུ་བསྡུས། སླ་བག་ཅན་དང་སྐམ་བག་ཅན་ཅུང་ཟད་སླ་བ་དང་སྐམ་པ་ཡིན་པས་སླ་བའི་ཁོངས་སུ་བསྡུས། ཚ་བ་དང་བསིལ་བ་ལ་སྦྱོབས་ཆེ་ཆུང་གི་ཁྱད་པར་ཆེ་བར་དགོངས་ནས། དྲོ་བ་དང་གྲང་བ་གཉིས་སྣར་བཙུད་པ་ནི། བརྒྱུད་པར་གོ་ལོག་པ་དང་བཅས་པས་ནད་འཇོམས་ཚུལ་ཅི་ཙམ་དུ་བསྟན་ལ། འདིར་ནུས་པའི་འགྲོ་དམིགས་བྱེ་བྲག་ཏུ་བསྟན་པར་སྣང་ངོ། །ཡང་ན་སྨན་གྱི་ཡོན་ཏན་ནི་རྒྱུ་འབྱུང་བའི་རང་བཞིན་ལ་ལྟོས་པ་སྟེ། འབྱུང་བའི་རང་བཞིན་དུ། སྲ། སྲོམ། སྐམ་བག་སླ་བག་ཅེས་པ་མེད་ལ་གྲང་བ་ཡོད་ཅིང་དེའི་ཤུགས་བསྟན་དུ་དྲོ་བ་ཡོད་པར་རིགས་པ

ཡིན་ནོ། །

སྨན་གྱི་ཡོན་ཏན་བརྒྱ་དང་དྲུག་ཅུའི་རེའུ་མིག

ཨང་།	མངར་བ།		སྐྱུར་བ།		ལན་ཚྭ་བ།		ཁ་བ།		ཚ་བ།		བསྐ་བ།	
༡	ལྕི	༡༠	ཚ	༧	སྣུམ	༤	བསིལ	༥	ཡང	༩	རྟུལ	༤
༢	བརྟན	༥	རྣོ	༣	རྩུབ	༤	སླ	༥	རྩུབ	༧	གྲང	༤
༣	རྟུལ	༧	སྐམ	༦	རྣོ	༣	གཡོ	༥	ཚ	༣	སྐམ	༣
༤	འཇམ	༣	སྣུམ	༤	ཚ	༣	གྲང	༤	རྣོ	༦		
༥	སྣུམ	༤	ལྕི	༣	སླ	༡	རྩུབ	༣	གཡོ	༦		
༦	སླ	༥	བརྟན	༤	ལྕི	༡	ཡང	༣	སྐམ	༦		
༧	བསིལ	༥	རྩུབ	༡	གཡོ	༡	རྟུལ	༣	སྲ	༡		
༨	མཉེན	༡			མཉེན	༡	མཉེན	༡				
		༤༠		༣༧		༡༧		༣༨		༣༨		༡༠
ཡོན་ཏན་བསྡོམས་ན་༡༦༠ཡོད།												

གཉིས་པ། ཡོན་ཏན་གྱི་ལས།

བཅུ་དང་བདུན་གྱིས་མཚན་ཉིད་ཉི་ཤུ་འཛོམས། །

གོང་གི་རྣམ་གྲངས་བཅུ་བདུན་གྱིས་ནད་རླུང་མཁྲིས་བད་ཀན་གསུམ་གྱི་མཚན་ཉིད་ཉི་ཤུ་ཐམ་པ་འཛོམས་པ་ཡིན་ཞིང་། དེ་ལའང་བསལ་བྱ་ནད་ཀྱི་མཚན་ཉིད་ཉི་ཤུ་དང་། སེལ་བྱེད་ཡོན་ཏན་བཅུ་བདུན་དུ་འདུས་ཚུལ། ནད་དང་གཉེན་པོ་སྦྱོར་པའི་ངེས་པ་རིམ་པ་བཞིན་དུ་འོག་ནས་ཤུགས་སུ་བསྟན་པ་ཡིན་ནོ། །

༡ བསལ་བྱ་ནད་ཀྱི་མཚན་ཉིད།

དང་པོ་ནི་རྣམ་པར་མ་གྱུར་བའི་རྒྱུ་ལ་རང་བཞིན་གྱི་གནས་པ་ལས་རྐྱེན་གྱིས་འཕེལ་ཟད་འཁྲུགས་ནས་མངོན་མཚན་དུ་སྟོན་པའི་ཉེས་པ་གསུམ་གྱི་མཚན་ཉིད་དེའོ། སྤྱིར་མཚན་ཉིད་ཅེས་པ་གནས་བརྒྱད་ཆེན་པོའི་རྩ་བར་མཚན་མ་ནི་མཚོན་པར་ནུས་པའོ། །ཞེས་པས་ནི་ཤུ་བོ་འདི་དག་གིས་ཉེས་པ་གསུམ་མཚོན་པར་ནུས་ཤིང་ཉེས་པ་གསུམ་གྱི་ངོ་བོ་དེ་ཁོ་ན་ཉིད་ཡིན་པས། དེ་གཉིས་ཀྱི་སྒྲ་བསྡུས་པ་ནི་མཚན་ཉིད་ཅེས་བྱའོ། །དེ་ལ་རླུང་གི་མཚན་ཉིད་རྩུབ་ཅིང་ཡང་བ་དང་། །གྲང་ཞིང་ཕྲ་ལ་སྲ་ཞིང་གཡོ་བ་ཡིན། ཞེས་པའི་མཚན་ཉིད་དྲུག་ལྡན་ལ་རླུང་ཞེས་བྱའོ། །མཁྲིས་པའི་མཚན་ཉིད་སྣུམ་བཅས་རྣོ་ཞིང་ཚ། །ཡང་ཞིང་དྲི་མནམ་འཁྲུ་ཞིང་གཤེར་བ་ཡིན། །ཞེས་པའི་མཚན་ཉིད་བདུན་ལྡན་ལ་མཁྲིས་པ་དང་། བད་ཀན་མཚན་ཉིད་སྣུམ་ཞིང་བསིལ་བ་དང་། །ལྕི་རྟུལ་འཇམ་བརྟན་འབྱར་བག་ཅན་དུ་གནས། །ཞེས་པའི་མཚན་ཉིད་བདུན་ལྡན་ལ་བད་ཀན་ཞེས་སོ། །

སྨན་གྱི་ཡོན་ཏན་འབྱུང་བའི་གཞི་རོ་དྲུག་དང་དེ་ལས་བྱུང་བའི་འབྱུང་བའི་འབྲས་བུ།

རོ	མངར་བ།		སྐྱུར་བ།		ལན་ཚྭ་བ།		ཁ་བ།		ཚ་བ།		བསྐ་བ།	
འབྱུང་བ	ས	ཆུ	མེ	ས	ཆུ	མེ	ཆུ	རླུང	མེ	རླུང	ས	རླུང
༡	ལྕི	སླ	ཚ	ལྕི	སླ	ཚ	སླ	ཡང	ཚ	ཡང	ལྕི	ཡང
༢	བརྟན	བསིལ	རྣོ	བརྟན	བསིལ	རྣོ	བསིལ	གཡོ	རྣོ	གཡོ	བརྟན	གཡོ
༣	རྟུལ	ལྕི	སྐམ	རྟུལ	ལྕི	སྐམ	ལྕི	གྲང	སྐམ	གྲང	རྟུལ	གྲང
༤	འཇམ	རྟུལ	རྩུབ	འཇམ	རྟུལ	རྩུབ	རྟུལ	རྩུབ	རྩུབ	རྩུབ	འཇམ	རྩུབ
༥	སྣུམ	སྣུམ	ཡང	སྣུམ	སྣུམ	ཡང	སྣུམ	སྐྱ	ཡང	སྐྱ	སྣུམ	སྐྱ
༦	སྐམ	མཉེན	སྣུམ	སྐམ	མཉེན	སྣུམ	མཉེན	སྐམ	སྣུམ	སྐམ	སྐམ	སྐམ
༧	དྲག	དྲག	གཡོ	དྲག	དྲག	གཡོ	དྲག	དྲག	གཡོ	དྲག	དྲག	དྲག

༢ སེལ་བྱེད་ཡོན་ཏན་བཅུ་བདུན་དུ་འདུས་ཚུལ།

ཡོན་ཏན་འཛམ་དང་ལྡི་དྲོ་སྣུམ་དང་བརྟན་པ་སྟེ་རླུང་སེལ་བ་ལྔ་དང་། གྲང་དང་རྟུལ་བ་བསིལ་མཉེན་སླ་དང་སྐམ་པ་སྟེ་མཁྲིས་པ་སེལ་བ་དྲུག་དང་། སྐྱ་དང་ཚ་བ་ཡང་དང་རྣོ་རྩུབ་གཡོ་བ་སྟེ་བད་ཀན་སེལ་བ་དྲུག་སྟེ་སྤྱིར་དྲིལ་བས་བཅུ་བདུན་དུ་མཛད་པ་ནི། གོང་གི་ལུང་ལྟར་ཡིན་ནོ། །

མདོར་བསྡུས་ཡོན་ཏན་བཅུ་བདུན་གྱི་རེའུ་མིག

ནད། གཉེན་ པོ།	རླུང་ནད་སེལ་བའི་ཡོན་ཏན།	མཁྲིས་ནད་སེལ་བའི་ཡོན་ཏན།	བད་ཀན་ནད་སེལ་བའི་ཡོན་ཏན།
༡	འཛམ་པ།	གྲང་བ།	སྐྱ་བ།
༢	ལྡི་བ།	རྟུལ་བ།	ཚ་བ།
༣	དྲོ་བ།	བསིལ་བ།	ཡང་བ།
༤	སྣུམ་པ།	མཉེན་པ།	རྣོ་བ།
༥	བརྟན་པ།	སླ་བ།	རྩུབ་པ།
༦		སྐམ་པ།	གཡོ་བ།

༣ ནད་དང་གཉེན་པོ་སྦྱོར་བའི་རིམ་པ།

མཚན་ཉིད་ཉི་ཤུ་པོ་འདི་དག་མ་སྙོམས་པ་འཕེལ་བའམ་ཡང་ན་ཟད་པ་གང་རུང་ལ་ནི་ནད་ཅེས་བྱ་ཞིང་། མཉམ་པར་གནས་པ་ནི་ནད་མེད་དུ་འགྱུར་ལ། དཔའ་བོས། ནད་ནི་ཉེས་པ་མ་སྙོམས་ཡིན། ཉེས་པ་སྙོམས་པ་ནད་མེད་ཡིན། ཞེས་པས་སོ། །དེ་ལ་སྤྱིར་མཚན་ཉིད་ཉི་ཤུ་པོ་གང་རུང་འཕེལ་བ་དང་ཟད་པ་འཁྲུགས་པ་ལས་ནད་དུ་གྱུར་པའི་ཚེ། ཡོན་ཏན་བཅུ་བདུན་པོ་གང་རུང་གི་མཚན་ཉིད་དང་ནད་ཀྱི་མཚན་ཉིད་མི་མཐུན་པས་འཕེལ་བ་ཐྲིད་པ་དང་། མཚན་ཉིད་མཐུན་པ་དེས་ཟད་པ་གསོ་བར་བྱེད་དོ། །བྱེ་བྲག་ཏུ་ཡང་རྩུབ་གྲང་སྲ་ཐྲ་གཡོ་བའི་མཚན་ཉིད་ལྡན་ཅིག་ཏུ་འཕེལ་བའི་རླུང་གི་ནད་དེ་ལ། སྨན་གྱི་ཡོན་ཏན་འཛམ་ལྡི་དྲོ་སྣུམ་བརྟན་པའི་མཚན་ཉིད་ཀྱིས་འཇོམས་སོ། །རླུང་གི་མཚན་ཉིད་དེ་དག་ཟད་པའི་ནད་ལ་ནི་སྨན་གྱི་ཡོན་ཏན་ཡང་གཡོ་གྲང་རྩུབ་སྲ་ཐྲའི་མཚན་ཉིད་ཅན་གྱིས་སྐྱར་གསོས་ཏེ་འཕེལ་བར་

བྱེད་དོ། །དེ་བཞིན་དུ་མཁྲིས་པའི་མཚན་ཉིད་སྣུམ་བཙས་རྣོ་བ་སོགས་བདུན་ལྡན་དུ་འཕེལ་བའི་ཚད་ལས་ཐལ་བའི་ནད་དེ་ལ་སྨན་གྱི་ཡོན་ཏན་གྲང་རྟུལ་དྲུག་གིས་འཇོམས་ཤིང་ཟད་པའི་ཚད་བྲི་ནད་ནི་སྨན་གྱི་ཡོན་ཏན་རྣོ་ཚ་སོགས་མཁྲིས་པ་དང་མཚན་ཉིད་མཐུན་པས་བསྐྱེད་དོ། །དེ་བཞིན་དུ་བད་ཀན་གྱི་མཚན་ཉིད་སྣུམ་ལྕི་སོགས་ལྡན་དུ་འཕེལ་བའི་གྲང་ནད་དེ་ལ། སྨན་གྱི་ཡོན་ཏན་རྣོ་ཚ་སོགས་དྲུག་གིས་འཇོམས་ཤིང་ཟད་པ་ལ་མཚན་ཉིད་མཐུན་པས་བསྐྱེད་དོ། །དེ་བཞིན་དུ་ལྡན་འདུས་ཀྱི་འཕེལ་ཟད་ལའང་སྨན་གྱི་ཡོན་ཏན་ཇི་ལྟར་རིགས་པ་བསྟེན་པས་ལྷག་ཆད་སྙོམས་ནས་ནད་མེད་པར་འགྱུར་ཏེ། ལྷག་ན་གང་ལྷག་དགྲར་ལྡང་ཕ་ཕྱུན་འདྲ། །ཆད་ན་གང་ཉེས་སྐྱོང་དགོས་མོ་དན་འདྲ། །དེས་ན་འདུ་བ་ལྷག་ཆད་མེད་པར་སྙོམས། ཞེས་པའི་དོན་ནོ། །དཔེར་ན་གྲང་བའི་ནད་དེ་ཡང་ས་ཆུའི་རང་བཞིན་ལས་བསིལ་བ་སོགས་ཀྱི་མཚན་ཉིད་དུ་མ་དང་ལྡན་པ་ཡིན་མོད། དེ་འཇོམས་བྱེད་ཀྱི་གཉེན་པོ་ཡང་མེའི་རང་བཞིན་གྱི་ཡོན་ཏན་དྲོ་བ་སོགས་དུ་མ་དང་ལྡན་པས་ཞི་བར་ནུས་པ་ལྟར། ཚ་བ་དང་རླུང་དང་ལྡན་འདུས་ཐམས་ཅད་ལ་དཔག་སྟེ་ཤེས་པར་བྱའོ། །སྨན་གྱི་སྟོབས་གཉིས་དང་ནུས་པ་བརྒྱད་ཀྱིས་ཚ་གྲང་གཉིས་དང་ཉེས་པ་གསུམ་འཇོམས་པ་ཡིན་ནའང་། དེ་དག་གི་རྒྱུ་མཚན་ཞིབ་པར་དཔྱད་པའི་ཚེ། ཉེས་པའི་མཚན་ཉིད་ཉི་ཤུ་འཕེལ་བའི་ནད་དེ་ལ། སྨན་གྱི་ཡོན་ཏན་བཅུ་བདུན་གྱིས་ཞི་བར་ནུས་དགོས་པ་ལས། རེ་རེ་བཞིན་གྲངས་སྦྱར་དེ་འཇོམས་པའི་ཚུལ་ནི། འཇམ་པ་སོགས་ལྔ་ཡིས་རླུང་གི་མཚན་ཉིད་དྲུག་འཇོམས་ཏེ། སྨན་གྱི་ཡོན་ཏན་འཇམ་པས་ནད་ཀྱི་མཚན་ཉིད་རྩུབ་པ་འཇོམས་ཏེ། བྱམས་པས་ཞེ་སྡང་འཇོམས་པ་ལྟ་བུའོ། །ལྕི་བས་ཡང་བ་འཇོམས་ཏེ་བྱ་སྤུ་རྡོ་བས་མནན་པ་ལྟ་བུའོ། །དྲོ་བས་གྲང་བ་འཇོམས་ཏེ། ཉི་མས་ལྷགས་པ་འཇོམས་པ་བཞིན་ནོ། །སྣུམ་པས་སྲ་ཐྲ་གཉིས་འཇོམས་ཏེ། སྣུམ་པས་སྲ་བ་མཉེན་པར་བྱེད་པ་ནི་ཀོ་བ་མཉེ་བ་ལ་སྣུམ་བྱུགས་པ་བཞིན་ནོ། །སྣུམ་པས་ཐྲ་བ་གང་དུ་ཞུགས་པ་དེར་ཁྱབ་པར་བྱེད་པ་ནི་བྱི་ཁུང་དུ་དུད་པ་བཏང་བ་བཞིན་ནོ། །དེས་ན་ཊཱི་ཀཱ་ལས། སྲ་བ་སྣུམ་གྱིས་མཉེན་པར་འདུལ། །ཐྲ་བའི་བུག་པ་སྣུམ་གྱིས་འགེངས། །དེ་ཕྱིར་སྲ་ཐྲ་སོ་སོར་ཡང་། གཉེན་པོ་སྣུམ་པ་གཅིག་གིས་འཇོམས། །ཞེས་པས་འདིར་སྣུམ་པ་ལ་གྲོགས་དྲོ་བ་དང་ལྕི་བ་སོགས་ཡོད་པའི་དོན་གྱིས་སོ། །བརྟན་པས་གཡོ་བ་འཇོམས་ཏེ། རླུང་གི་སྒོ་བཅད་པ་ལྟ་བུའོ། །གྲང་བ་སོགས་དྲུག་གིས་མཁྲིས་པའི་མཚན་ཉིད་བདུན་འཇོམས་པ་ནི། དེ་ལ་གྲང་བས་སྣུམ་བཙས་སེལ་ཏེ། སྣུམ་བཙས་ནི་ཚ་བ་ལས་བྱུང་བའི་ཅུང་ཟད་སྣུམ་པ་ཙམ་ཡིན་པས། གྲང་བས་འཇོམས་ནུས་ཏེ། དྲོད་དང་བཅས་པའི་མི་ཡི་གདོང་སྣུམ་པར་བསེར་བུ་ཕོག་པས་མེད་པར་འགྱུར་བ་དང་། མར་ཆིལ་གྱིས་སྣུམ་གྲང་བས་འཁྱགས་པའམ་སྒྲོང་ནུས་པ་ལྟར་ཡིན་ལ། དོན་ནི་ཚ་བསིལ་གྱི་སྟོབས་ལ་རག་ལས་པ་ལས་སྐབས་འདིར་བསིལ་བ་སྟོབས་ཆེ་བས་སོ། །རྟུལ་བས་རྣོ་བ་འཇོམས་ཏེ་མཐོ་བས་ཁབ་རྩེ་བཞིན་ནོ། །བསིལ་བས་ཚ་བ་འཇོམས་ཏེ། ཉི་མས་གདུངས་པ་གྲིབ་མ

བསྟེན་པ་བཞིན་ནོ། །མཉེན་པས་ཡང་བ་འཛོམས་ཏེ། མཉེན་པ་ཆུའི་རང་བཞིན་ཡིན་པས་ལྗི་བ་སོགས
དང་ལྡན་པ་དང་། ཤོག་བུ་ཆུ་ལ་བཅུག་པས་མཉེན་ཞིང་ལྗི་བར་འགྱུར་བ་ལྟ་བུ་ངོ་བོ་ཡང་བ་འཛོམས་པ
དང་། ཀོ་བ་མཉེན་པས་སོ་ཟིན་པ་ལྟར་ཟློག་ཁ་ཡང་བ་འཛོམས་སོ། །སླ་བས་དྲི་མནམ་པ་འཛོམས་ཏེ།
གོས་ཀྱི་རྟུལ་དྲི་ཆུས་གདོན་པ་བཞིན་ནོ། །སྐམ་པས་འབྲུ་གཤེར་གཉིས་འཛོམས་ཏེ། གཤེར་བ་ནི་སླ་བག
ཅན་དང་། དེ་ཐུར་དུ་འབབ་པས་འབྲུ་བར་བྱེད་ལ། སྐམ་པས་གཤེར་བ་འཛོམས་ཏེ། ཟན་ཏྲན་ལ་རྩམ
པ་བཏབ་པ་བཞིན། རྒྱུ་གཤེར་བ་དེ་བསྐམས་པར་གྱུར་ན། འབྲུ་བ་རང་ཞིར་འགྱུར་ཏེ་རྒྱུ་མེད་པས
སོ། །དེས་ན་ཊཱི་ཀཱ་ལས། བརྟན་པ་གཤེར་བའི་ཆ་འཛིན་ཞིང་། །ཐུར་དུ་འབབ་པས་འབྲུ་བར
བྱེད། །དེ་ཕྱིར་འབྲུ་གཤེར་སོ་སོ་ཡང་། །གཉེན་པོ་སྐམ་པ་གཅིག་གིས་འཛོམས། ཞེས་པས་སོ།
གཞན་དག་གིས་སླ་སྐམ་གོ་ལྡོག་པས་གཅིག་ཡོད་པས་གཅིག་མི་འབྱུང་བས། དྲི་མནམ་པ་དང་འབྲུ་བ་སེལ
མི་ནུས་སོ་ཞེ་ན། འབུམ་ནག་དང་འབུམ་ཆུང་དུ་སླ་སྐམ་གཉིས་ཀོ་ལོག་ཀྱང་འདི་གཉིས་དུས་གཅིག་ཏུ
མཁྲིས་པའི་གཉེན་པོར་གཏོང་བ་མིན། སླ་བ་ནི་ཆུ་ལས་བྱུང་བའི་སླ་བསིལ་ཡིན་པས་སླ་བས་དྲི་མནམ་པ
དེ་བཀྲུས་ནས། བསིལ་བས་མི་འདྲུལ་བར་བྱེད་ལ། དེ་ནས་སྐམ་པ་དེས་འབྲུ་བ་གཅོད་གཤེར་བ་སྐམ
པར་བྱེད་དོ། །དཔེར་ན་རྒྱུ་གཟེར་ལ་སླ་བས་ཏུལ་དྲི་སྦྱངས། དེ་རྗེས་སྐམ་པས་འབྲུ་གཤེར་གཅོད་པ་མི
འགལ་བ་བཞིན་ནོ། །ཞེས་གསུངས་པ་འདི་ལེགས་སོ། །སྨན་གྱི་ཡོན་ཏན་སྐྱ་བ་སོགས་དྲུག་གིས་བད
ཀན་གྱི་མཚན་ཉིད་བདུན་འཛོམས་ཏེ། དེ་ལ་སྐྱ་བས་སྣུམ་པ་སེལ་ཏེ། སྲན་མ་སྣུམ་གྱི་ཁོག་མར་བཙོས་པ
བཞིན་ནོ། །ཚ་བས་བསིལ་བ་འཛོམས་ཏེ་མེ་ཡིས་གྲང་བ་སེལ་བ་བཞིན་ནོ། །ཡང་བས་ལྗི་བ་འཛོམས
ཏེ། ཀོ་གྲུས་ལྕགས་དང་རྡོ་སོགས་འདྲེན་པ་བཞིན་ནོ། །རྣོ་བས་རྟུལ་བ་འཛོམས་ཏེ་མེ་དང་ཤིང་བཞིན
ནོ། །རྩུབ་པས་འཇམ་པ་དང་འབྱར་བག་གཉིས་འཛོམས་ཏེ། འཇམ་པ་འཐྲད་པར་བྱེད་པ་སོ་མངས
དང་སྣམ་བུ་བཞིན་ནོ། །འབྱར་བག་གཅོད་པར་བྱེད་པ་གྲི་ཐལ་དང་སྒྲིན་བཞིན་ཏེ། ཊཱི་ཀཱ་ལས།
འཇམ་པ་རྩུབ་པས་འཐྲད་པར་བྱེད། །འབྱར་བག་རྩུབ་པས་དུམ་བུར་གཅོད། །དེ་ཕྱིར་འཇམ་འབྱར
སོ་སོ་ཡང་། །གཉེན་པོ་རྩུབ་པ་གཅིག་གིས་འཛོམས། །ཞེས་སོ། །གཡོ་བས་བརྟན་པ་འཛོམས་ཏེ།
དུས་ཀྱི་རླུང་གིས་རི་རབ་འཛོམས་པ་བཞིན་ནོ། །འདི་དག་ནི་མཚན་ཉིད་མི་མཐུན་པ་འཛོམས་པའི་ཡོན
ཏན་གྱི་ཚུལ་དུ་ལྟ་སྟེ། འཕེལ་བ་འབྲིད་པ་ནི་འདི་བཞིན་ཡིན་ལ། ཟད་པ་གསོ་བ་ཡང་འདིར་འདུས་ཏེ།
དཔེར་ན་འཇམ་པས་རླུང་གི་རྩུབ་པ་འཕེལ་བ་འབྲིད། བད་ཀན་གྱིས་འཇམ་པ་ཟད་པ་གསོ་བ་ལྟ་བུ་སྟེ།
གང་ཉེས་པའི་མཚན་ཉིད་མཐུན་པ་དེས་སྔར་འཕེལ་བར་བྱེད་དོ། །འབྲུགས་པ་ཡང་ཉེས་པའི་མཚན
ཉིད་མི་མཐུན་པ་གཅིག་འཕེལ་ནས་གཅིག་ཤོས་འཛོམས་པར་རྩོམ་ཞིང་ཐུབ་པ་ཡིན་ཏེ། དེ་ལ་གང་ཡང
འཕེལ་བ་དེ་ལ་འཛོམས་བྱེད་ཀྱི་གཉེན་པོ་བསྟེན་ནས་འཕེལ་བ་དེ་ཁྲི་བར་བྱས་ན། དེའི་ཤུགས་ལས་གཅིག

ཐོས་ཟད་པ་དེ་གསོས་ན་མཚན་ཉིད་ཆ་སྙོམས་པར་བྱེད་པ་ནི་སྨན་གྱི་ཡོན་ཏན་དུ་ཤེས་པར་བྱ་ཞིང་། དེ་དག་ཀྱང་ནུས་པ་དང་སྟོབས་ཀྱི་འགྲོ་ལྡོག་ལ་རག་ལས་པ་ཉིད་དོ། །གཞན་དུ་ཡོན་ཏན་བཅུ་བདུན་རེ་རེ་སྨན་ངོ་བོའི་འདྲ་མཚུངས་རེ་རེ་ཡོང་འདུག་ཀྱང་། འདིར་མ་བྲིས་པ་ནི། སྨན་དེ་དག་ལ་ཡོན་ཏན་གཅིག་མེད་པ་མ་ཡིན་པ་དང་། འདིར་རོའི་ནུས་པའི་ཡོན་ཏན་སྤྱིར་བསྟན་པའི་སྐབས་ཡིན་པས་སྤྲོན་དུ་མི་འགྱུར་ཞིང་། ཟས་རེ་རེའི་ནུས་པའི་སྐབས་སུ་ཤེས་པར་བྱའོ། །འོ་ན་སྨན་གྱི་རྫོག་གཅིག་ལ་ཡོན་ཏན་འདི་དག་ཚང་དང་མ་ཚང་ཞེ་ན། ཡོན་ཏན་ཐམས་ཅད་ཀྱི་འཆར་གཞི་ཡོད་པར་འདོད་དགོས་ཏེ། རྒྱུ་འམ་རྟེན་འབྱུང་བ་ལྔ་མ་ཚང་ན་མི་འགྲུབ་ཅིང་། འབྱུང་བ་ལྔས་གྲུབ་ཕྱིན་ཆད་དེ་དག་གི་ཡོན་ཏན་གྱིས་ཁྱབ་མོད། འོན་ཀྱང་ཆ་ཤས་ཆེ་ཆུང་གི་དབང་གིས། དེ་མཐུན་གྱི་རོ་དང་། དེ་དག་དང་འབྲེལ་བའི་ཞུ་རྗེས་དང་ནུས་པ་འབྱུང་ཞིང་། དེ་ལའང་གནས་དང་། གྲོགས་སོགས་ཀྱི་རྐྱེན་དང་འཕྲད་པ་ལས་རྒྱུའི་རང་བཞིན་གང་རུང་ཞིག་གི་སྟོབས་སྐྱེས་པའི་ཚེ། དེ་དང་མི་མཐུན་པའི་རང་བཞིན་སྟོབས་ཆུང་བ་དེ་ཟིལ་གྱིས་གནོན་ནས་བག་ལ་ཉལ་དུ་བཅུག གཞན་རྣམས་དེའི་གྲོགས་སུ་འགྱུར་བ་ལྟར་སྣང་སྟེ། དཔེར་ན་སྤྱི་ཙམ་དུ་ག་བུར་ལ་རྟེན་ཆུ་རླུང་གཙོ་བོར་གྱུར་བའི་རོ་ཁ་བ། ཞུ་རྗེས་ཁ་བ། ནུས་སྟོབས་བསིལ་བ་ཁོ་ན་ཡོད་ལ་གཞན་དེ་མཐུན་རྣམས་གྲོགས་དང་། མི་མཐུན་པ་རྣམས་བག་ལ་ཉལ་བའི་ཚུལ་དུ་གནས་སོ། རྐྱེན་ཚ་བ་དང་འཕྲད་པ་ལས་དྲོ་བ་སོགས་དེའི་སྟོབས་སུ་འགྱུར་བ་ནི། མངོན་སུམ་དུ་མེ་དང་འཕྲད་པ་ལས་མེའི་སྟོབས་སུ་འགྱུར་ཏེ་ག་བུར་ལས་འབར་བའི་མེས་གཞན་ཚིག་པར་ནུས་པ་དེའི་ཚེ་བསིལ་བ་སོགས་བག་ལ་ཉལ་ཞིང་། གཞན་ཀུན་དྲོ་བའི་སྟོབས་སུ་འགྱུར་སྲིད་པས། སྨན་ཡང་རྐྱེན་གྱིས་དུ་མར་བསྒྱུར་བ་དང་། དེ་བཞིན་དུ་གནོད་བྱ་དང་། གནོད་བྱེད་ཀྱང་། འབྱུང་བ་ལྔ་ལས་བསྐྱེད་པས་དེའི་རང་བཞིན་གྱིས་ཁྱབ་དགོས་ཏེ། རྒྱུ་དང་འབྲས་བུའི་དོན་ནོ། །འོན་ཀྱང་ཤས་ཆེ་ཆུང་གིས་རྟེན་དང་བརྟེན་པ་འབྲེལ་བའི་ཉེས་པ་གསུམ་སོགས་ཀྱི་མཚན་ཉིད་སོ་སོར་སྣང་ཞིང་། རྐྱེན་གྱིས་བསྒྱུར་བའི་ཚེ། ལ་ལ་བག་ལ་ཉལ་ཞིང་གང་སྟོབས་ཆེ་བ་དེའི་ཚུལ་གཅིག་པ་ལྟར་སྣང་སྟེ། དཔེར་ན་མཁྲིས་པ་ལྟ་བུ་གཅིག་ལ་ཡང་མཚན་ཉིད་ཉི་ཤུས་ཁྱབ་ཀྱང་ཚ་རྣོ་སོགས་མཚན་ཉིད་བདུན་འཕེལ་བའི་ཚེ་ཚ་བར་འགྱུར་ཞིང་བད་ཀན་འཛོམས། རླུང་གྲོགས་སུ་གྱུར་པའི་ཚུལ་གྱིས་ལུས་ཐུངས་བསྒྲིགས་ཏེ། ལུས་ཐུངས་ཚ་བས་བསྒྲིགས་ཕྱིར་རྒྱས་ཞེས་བྱ། །ཞེས་སོ། །ཡང་རྐྱེན་ཆུ་བཞི་དང་འཕྲད་པས་ཟད་པའི་ཚེ་རང་གི་ངོ་བོ་བྲི་ནས་གྲང་བའི་ཆ་ཤས་སྐྱེས་པས་དེའི་རང་བཞིན་ལྟར་གྱུར་ཏེ། མཁྲིས་ཟད་དྲོད་མདོག་ཉམས་པས་གྲང་ལ་ནག ཅེས་སོ། །དེས་ན་དང་པོ་ནས་རྒྱུ་འམ་རྒྱས་འགྱུར་གྱི་རིགས་གཏན་ནས་མེད་ན། ཕྱིས་ཀྱང་འགྱུར་དུ་མི་བཏུབ་ཅིང་དང་པོ་ནས་ཁྱབ་པ་དེ་རྐྱེན་གྱི་བྱེ་བྲག་དུ་མར་འགྱུར་བ་འདི་ལས་གསོ་དཔྱད་འཇུག་པའི་གཞི་རྟེན་གཞན་མ་ཡིན་པས། བློ་དང་ལྡན་པ་རྣམས་ཀྱིས་ཞིབ་ཏུ་དཔྱད་དེ་རྟོགས་པར་བྱའོ་ཞེས་ཆེད་དུ་གདམས་སོ། །

དཔྱད་གཞི།

ནད་ཀྱི་མཚན་ཉིད་ཉི་ཤུ་འཛོམས་པའི་ཡོན་ཏན་ནི་རྩུབ་པ་ལས་གོ་བཟློག་པའི་འཇམ་པ་དང་། ཡང་བ་ལས་བཟློག་པའི་ལྡི་བ་དང་། གྲང་བ་ལས་བཟློག་པའི་ཙྪ་བ་དང་། སྐྱ་བ་ལས་བཟློག་པའི་སྣུམ་པ་དང་། གཡོ་བ་ལས་བཟློག་པའི་བརྟན་པ་དང་། ཙྪ་བ་ལས་བཟློག་པའི་གྲང་བ་དང་། རྣོ་བ་ལས་བཟློག་པའི་རྟུལ་བ་དང་། ཚ་བ་ལས་བཟློག་པའི་བསིལ་བ་དང་། སྲ་བ་ལས་བཟློག་པའི་མཉེན་པ་དང་། གར་བ་ལས་བཟློག་པའི་སླ་བ་དང་། སླ་བ་ལས་བཟློག་པའི་སྐམ་པ་དང་། སྣུམ་པ་ལས་བཟློག་པའི་སྐྱ་བ་དང་། བསིལ་བ་ལས་བཟློག་པའི་ཚ་བ་དང་། ལྡི་བ་ལས་བཟློག་པའི་ཡང་བ་དང་། རྟུལ་བ་ལས་བཟློག་པའི་རྣོ་བ་དང་། འཇམ་པ་ལས་བཟློག་པའི་རྩུབ་པ་དང་། བརྟན་པ་ལས་བཟློག་པའི་གཡོ་བ་སྟེ་བཅུ་བདུན་པོ་འདི་ཉིད་ཀྱིས་རླུང་གི་མཚན་ཉིད་དྲུག་དང་མཁྲིས་པའི་མཚན་ཉིད་བདུན། བད་ཀན་གྱི་མཚན་ཉིད་བདུན་ཏེ་ནད་ཀྱི་མཚན་ཉིད་ཀྱི་ཟུར་མི་འདྲ་བ་ཉི་ཤུ་པོ་རྣམ་པར་འཛོམས་པ། རླུང་སེལ་བའི་ཡོན་ཏན་ལྔ། མཁྲིས་པ་སེལ་བའི་ཡོན་ཏན་དྲུག །བད་ཀན་སེལ་བའི་ཡོན་ཏན་དྲུག་སྟེ་སྤྱིར་བཅུ་བདུན་ནོ། །དེ་ལ་རླུང་སེལ་བ་ལྔ་ལས་འཇམ་པས་རླུང་རྩུབ་པ་སེལ་ཏེ། སླི་ཊིས་དང་གནྡྷ་ཀ་རི་འབྲས་ཐུག་ཡོས་ཐུག་ལྟ་བུའོ། །ལྡི་བས་རླུང་ཡང་བ་སེལ་ཏེ། ཁ་རུ་ཚྭ་བུ་རམ་རུས་རྙིང་ཟན་སྐམ་གྱི་ཚོད་མ་ལྟ་བུའོ། །ཙྪ་བས་རླུང་གྲང་བ་སེལ་ཏེ། གསར་འཇམ་གྱི་ཆང་། ཟ་ཚོད་ཅོང་སྔོག་ལུག་ཤར་ཚ་བ་ལྟ་བུའོ། །སྣུམ་པས་རླུང་སྐྱ་བ་དང་ཕྲ་བ་སེལ་ཏེ། མར་དང་འབྲུ་མར་རྐང་མར་ཚིལ་ལྟ་བུའོ། །བརྟན་པ་ནི་རླུང་གཡོ་བ་སེལ་བའི་གཉེན་པོ་སྟེ། དྷ་ཏི་སྔོག་སྐྱ་ལ་ཕྱུག་ལ་སོགས་པའོ། །མཁྲིས་པ་སེལ་བ་ལ་དྲུག་ལས། གྲང་བ་བཤད་པ་ལ་ཞལ་གདམས་ཀྱི་སྐྱ་བཅས་བཅུག་སྟེ། སྐྱ་བཅས་ནི་མཁྲིས་པ་སྣུམ་བཅས་སེལ་བའི་གཉེན་པོ་སྟེ། ཞོ་ཐུག་སྔོར་མེད། དྲིལ་ཐུག་རྩམ་སྐྱ། ཆུ་གྲོག་སོགས་བཅུད་མེད་རྣམས་སོ། །རྟུལ་བས་མཁྲིས་པ་རྣོ་བ་སེལ་ཏེ། ཅུ་གང་ཨུཏྤལ་ག་དུར་བོང་ང་དཀར་པོ་སོགས་སྙིམ་སྨན་དང་དུག་སྨན་རྣམས་སོ། །བསིལ་བས་མཁྲིས་པ་ཚ་བ་སེལ་ཏེ་ག་བུར་ཙནྡན་གི་ཝཾ་ཏིག་ཏ་ཧོང་ལེན་ལྟ་བུའོ། །མཉེན་པ་ནི་མཁྲིས་པ་ཡང་བའི་གཉེན་པོར་བཤད་ཀྱང་འདིར་ཞལ་གདམས་ཀྱི་མཁྲིས་པ་ཡང་བའི་གཉེན་པོར་གྲང་བ་གཏོང་སྟེ། ཡང་བ་ནི་གཉེན་པོའི་ཁ་ན་ཡང་ཞིང་། བསིལ་བ་མེད་ཀྱང་གྲང་བ་ཙམ་གྱིས་སེལ་བ་ནུས་ཏེ། གྲང་བ་ནི་ཆུ་གྲང་ཇ་བ་ཞོ་དར་བ་མར་གསར་སྐྱབས་དང་ཁྲུར་ཚོད་ལ་སོགས་པ་ལྟ་བུ་ཏེ། སླ་བས་མཁྲིས་པ་དྲི་མནམ་པ་སེལ་ཏེ་བཤལ་སྨན་རྣམས་སོ། །སྐམ་པས་མཁྲིས་པ་འབྲུ་གཤེར་སེལ་ཏེ། འབྲུ་གཅོད་ཐམས་ཅད་དོ། །བད་ཀན་སེལ་བ་ལ་དྲུག་ལས། སྐྱ་བས་བད་ཀན་སྣུམ་པ་སེལ་ཏེ་སྲན་མ་སྲན་ཆུང་ཅོང་ཞི་ལྟ་བུའོ། །ཚ་བས་བད་ཀན་བསིལ་བ་སེལ་ཏེ་ན་ལེ་ཤམ་དང་ཙི་ཏྲ་ཀ་སྨན་སྒ་ཤིང་ཀུན་ལྟ་བུའོ། །ཡང་བས་བད་ཀན་ལྡི་བ་སེལ་ཏེ་གཡེར་མ་དར་གསར་ཡོས་ཐུག་ཆུ་སྐོལ་ལ་སོགས་པའོ། །ཞེས་བཤད་ཀྱང་། དེ་རྣམས་ཀྱིས་ལྡི་བ་སེལ་མི་ནུས་ཏེ། ལྡི་བ་ནི་གཉེན་པོའི་ཁ་ན་ལྡི་བས་མེ་བཞི་ཡུན་བསྟེན་པ་ནི་ཡང་བའོ། །རྣོ་བས་བད་ཀན་བརྟུལ་བ་སེལ་ཏེ་རྒྱམ་ཚྭ་དང་ཆང་དང་བོང་ང་ནག་པོ་དང་། སྤྲོའི་ཚ་བ་གསུམ་ལྟ་བུའོ། །རྩུབ་པས་བད་ཀན་འཇམ་པ་དང་འབྱར་བག་ཅན་སེལ་ཏེ། སྟར་བུ་ཅོང་ཞི་

ཀྲོད་བཏུལ་ཞ་ཤ་ཐག་ཤ་ལ་སོགས་པའོ། །གཡོ་བས་བད་ཀན་བརྟན་པ་སེལ་ཏེ་སྐྱུག་སྨན་ཐམས་ཅད་དོ། །
ཞེས་སོ། །

སྨན་གྱི་ཡོན་ཏན་བཅུ་བདུན་གྱིས་ནད་ཀྱི་མཚན་ཉིད་ཉི་ཤུ་འཛོམས་ཚུལ་གྱི་རེའུ་མིག

	སྨན་གྱི་ཡོན་ཏན།	ནད་ཀྱི་མཚན་ཉིད།	སྨན་གྱི་ཡོན་ཏན།	ནད་ཀྱི་མཚན་ཉིད།	སྨན་གྱི་ཡོན་ཏན།	ནད་ཀྱི་མཚན་ཉིད།
༡	འཇམ་པ།	རྩུབ་པ།	གྲང་བ།	སྣུམ་པ།	སྐྱ་བ།	སྣུམ་པ།
༢	ལྕི་བ།	ཡང་བ།	རྟུལ་བ།	རྣོ་བ།	ཚ་བ།	བསིལ་བ།
༣	དྲོ་བ།	གྲང་བ།	བསིལ་བ།	ཚ་བ།	ཡང་བ།	ལྕི་བ།
༤	སྣུམ་པ།	སྐྱ་སྐྱ།	མཉེན་པ།	ཡང་བ།	རྣོ་བ།	རྟུལ་བ།
༥	བརྟན་པ།	གཡོ་བ།	སླ་བ།	དྲི་མནམ་པ།	རྩུབ་པ།	འཇམ་འབྱར།
			སྐམ་པ།	འཁྲུ་གཞེར།	གཡོ་བ།	བརྟན་པ།

གསུམ་པ། ཡོན་ཏན་ཞེས་པའི་རྒྱུ་མཚན།

དེ་ཕྱིར་ཡོན་ཏན་ཞེས་སུ་བཤད་པ་ཡིན། །

སྦྱོར་འབྱུང་ལྡས་སྐྱེད་པའི་རྫས་གང་ཁོང་དུ་བསྟེན་པའི་ཚེ་ཁམས་རང་རང་གི་མཚན་ཉིད་དང་མཐུན་པའི་ལུས་ཀྱི་འབྱུང་ཁམས་གསོ་སྐྱེད་བྱེད་ཅིང་། རང་དང་མཚན་ཉིད་མི་མཐུན་པ་རྣམས་འཇོམས་པར་བྱེད་པའི་ནུས་པ་ཡོད་པ་དེའི་ཕྱིར་ན་ཡོན་ཏན་བཅུ་བདུན་ཞེས་སྟོད་པ་དང་ཐལ་བའི་རྒྱུད་འདིར་ལེགས་པར་བཤད་པ་ཡིན་ནོ། །

ས་བཅད་བཞི་པ། ནུས་པའི་འབྱུང་ཁུངས།

དང་པོ། ནུས་པའི་འབྱུང་ཚུལ་སྤྱིར།

དེ་དག་ཕལ་ཆེར་རོ་ལས་རྗེས་འབྱུང་སྟེ། །རོ་ནི་ས་སོགས་རྣམས་ལ་བརྟེན་པའི་ཕྱིར། །ལྷི་སྣུམ་ལ་སོགས་དེ་ལས་འབྱུང་བ་ཡིན། །

གོང་དུ་བཤད་པའི་སྨན་གྱི་ནུས་པ་བརྒྱད། སྟོབས་གཉིས། ཡོན་ཏན་བཅུ་བདུན་པོ་དེ་དག་ཕལ་ཆེར་ནི་རོ་དྲུག་གང་ཡིན་པ་དེ་ལ་བརྟེན་ཏེ་བྱུང་བས། ནུས་སྟོབས་ཡོན་ཏན་ཡང་དང་པོའི་རོ་གང་ཡིན་དེའི་རྗེས་སུ་མཐུན་པ་འབྱུང་སྟེ། ཡང་ཕལ་ཆེར་གྱི་སྒྲས་ནི། དང་པོ་རོའི་ལས། ཞུ་རྗེས་དང་ནུས་པའི་དུས་རོ་གཞན་དུ་འགྱུར་ནས་དེའི་རོ་དང་མཐུན་པའི་ནུས་པ་འབྱུང་བར་བསྟན་པ་ཡིན་ཏེ། འོན་ཀྱང་ནུས་སྟོབས་ཡོན་ཏན་ཐམས་ཅད་རོ་ཡིས་ཁྱབ་པའི་ངེས་པས་ནུས་སྟོབས་ཡོན་ཏན་ནི་ཞུ་རྗེས་ལ་བརྟེན། ཞུ་རྗེས་ནི་རོ་ལ་བརྟེན། རོ་ནི་ས་ལ་སོགས་པའི་འབྱུང་བ་རྣམས་ལ་བརྟེན་ནས་གནས་པའི་ཕྱིར་ལྗི་བ་དང་སྣུམ་པ་ལ་སོགས་པའི་ནུས་པ་ཐམས་ཅད་ཀྱང་འབྱུང་བའི་རང་བཞིན་དེ་ལས་འབྱུང་བ་ཡིན་ཏེ། དེ་ཡང་རོ་དྲུག་པོ་ས་ལ་སོགས་པའི་འབྱུང་བ་རྣམས་ལ་ཇི་ལྟར་བརྟེན་པ་དང་། རོ་དེ་ལས་ལྗི་སྣུམ་ལ་སོགས་ཇི་ལྟར་འབྱུང་བའི་ཚུལ་ནི། རྗེ་ཟུར་མཁར་པ་མཉམ་ཉིད་རྡོ་རྗེ་མཛད་པའི་རྒྱུ་འབྱུང་པའི་ནུས་པ་དང་། དེ་ལ་བརྟེན་པའི་འབྲས་བུ་རོའི་ནུས་པ་གཉིས་ཀྱི་རེའུ་མིག་མཛད་པ་འདི་ཉིད་གོ་སླ་བར་སྣང་བས་འདིར་འགོད་པར་བྱའོ། །

རྒྱུའམ་རྟེན་འབྱུང་བའི་རང་བཞིན་གྱི་རེའུ་མིག

འབྱུང་བཞི།	ས།	ཆུ།	མེ།	རླུང་།
༡	ལྕི	སླ	ཚ	ཡང
༢	བརྟན	བསིལ	རྣོ	གཡོ
༣	རྩུབ	ལྕི	སྣུམ	སྐྱང
༤	འཇམ	རྩུབ	རྩུབ	རྩུབ
༥	སྣུམ	སྣུམ	ཡང	སྲ
༦	སྐམ	འཇམ	སྣུམ	སྐམ
༧	དྲག་པོ	མཉེན	གཡོ	དྲག་པོ

འབྲས་བུ་རོ་དྲུག་གི་མཚན་ཉིད་དམ་ནུས་པའི་རེའུ་མིག

	མངར།	སྐྱུར།	ལན་ཚྭ།	ཁ།	ཚ།	བསྐ།
༡	སྣུམ།	ཚ།	རྣོ།	སླ།	ཡང་།	གྲང་།
༢	ལྕི།	རྣོ།	དྲོ།	བསིལ།	རྩུབ།	རྟུལ།
༣	འཇམ།	རྩུབ།	རྩུབ།	རྟུལ།	རྣོ།	སྐམ།
༤	བརྟན།	གཡོ།	གཡོ།	མཉེན།	ཚ།	རྩུབ།
༥	སླ།	སྣུམ།	སྣུམ།	ཡང་།	སྐྱུ།	བརྟན།
༦	བསིལ།	ལྕི།	ལྕི།	རྩུབ།	གཡོ།	
༧	རྟུལ།	བརྟན།	སླ།	གཡོ།	སྐམ།	
༨	མཉེན།	སྐམ།	མཉེན།	ཁ་བ།	ཚ་བ།	

འདི་ཡང་འབྱུང་བའི་ནུས་པ་རྣམས་རྒྱུད་དུ་སྦྱོར་སྦྱོར་གྱི་དང་པོ་དབང་བཙན་པ་ལ་དགོངས་ནས་གང་སྟོབས་ཆེ་བའམ། གཙོ་བོར་གྱུར་པ་དེ་ཐོག་མར་བཀོད་ལ། འབྲས་བུའི་ནུས་པ་བསྟི་བའི་སྐབས་སུ། ཉེས་པ་གསུམ་གྱི་གཉེན་པོ་ཕྱོགས་སུ་བསྡེབ་པར་དགོངས་ནས་རོ་རང་གི་ནང་ཚན་གྱི་ཆེ་ཆུང་མ་མཐོང་པར་ཀླུང་མཁྲིས་བད་ཀན་གྱི་མཚན་ཉིད་འཛོམས་ཚུལ་དང་བསྟུན་པར་སྣང་ངོ་། །དེ་ཡང་བྱུར་མཁར་བས། སློབ་གསར་རྣམས་ལ་འཇུག་ཁྲིད་སླ་བའི་ཕྱིར། །སྔོན་ཆད་མ་གྲགས་མཐོང་གསལ་རེའུ་མིག་འདི། །གཞུང་གི་དོན་བཞིན་བྱུར་མཁར་ཞེས་བྱ་བར། །རྣམ་ལྡ་མིས་ལྷག་བསམ་དག་པས་བྲིས། །ཞེས་འབྱུང་ངོ་། །འདི་དག་གི་རྒྱུ་མཚན་ཅུང་ཟད་ཞིབ་པར་དཔྱད་ན། འབྱུང་བ་ས་དང་ཆུ་ཤས་ཆེ་བ་ལས་བྱུང་བའི་རོ་མངར་བའི་ས་ཡི་རང་བཞིན་ནི། ནུས་པ་ལྕི་བརྟན་རྟུལ་འཇམ་སྣུམ་དང་སྐམ་པ་དྲུག ཆུ་ཡི་རང་བཞིན་ལ་སླ་བསིལ་ལྕི་རྟུལ་སྣུམ་འཇམ་མཉེན་པ་བདུན་ཏེ། རྟེན་གྱི་ནུས་པ་བཅུ་གསུམ་པོ་རོ་མངར་བ་ལ་ཇི་ལྟར་ཡོད་པའི་འབྲས་བུའི་ནུས་པ་ནི། འབྱུང་བ་བཞི་ག་ལ་ཡོད་པའི་གང་གཙོ་ཆེ་བ་དེ་དང་པོ་མཐོང

ཅིང་། གང་མཐུ་ཆུང་བ་དེ་ཐ་མར་མཛད་པའི་ངེས་པས། ས་ཡི་དང་པོ་ལྕི་བ་དང་། ཆུ་ཡི་གསུམ་པ་ལྕི་བ་ནང་འཕྲོད་པས་ལྷག་པར་ལྕི་བར་འགྱུར་ཏེ། ལྕི་བའི་རྫས་གཉིས་གཅིག་ཏུ་འདྲིལ་བ་བཞིན་ནོ། །ས་ཡི་གསུམ་པ་རྟུལ་བ་དང་། ཆུ་ཡི་བཞི་པ་རྟུལ་བ་གཉིས་ནང་འཕྲོད་པས་རབ་ཏུ་རྟུལ་བ་གཅིག ས་ཡི་བཞི་པ་འཇམ་པ་དང་། ཆུ་ཡི་དྲུག་པ་འཇམ་པ་ནང་འཕྲོད་པས་ཤིན་ཏུ་འཇམ་པ་གཅིག ས་དང་ཆུ་ཡི་ལྔ་བར་གཉིས་ནང་འཕྲོད་པས་ཤིན་ཏུ་སྣུམ་པ་གཅིག ས་ལ་གཉིས་པ་བརྟན་པ་ཡ་རྟུ་ཐོན་པ་གཅིག ཆུ་ཡི་དང་པོ་སླ་བས་སའི་དྲུག་པ་སྐམ་པ་ཟིལ་གྱིས་མནན་པའི་སླ་བ་གཅིག ཆུ་ལ་གསུམ་པ་བསིལ་བ་དང་། བདུན་པར་མཉེན་པ་སོ་སོར་ཐོན་པ་གཉིས་སོ། །དེ་ལྟར་རོ་མངར་བ་ལ་གོ་རིམ་དང་པོར་ནང་འཕྲོད་པར་ལྷག་པར་ནུས་པ་ཆེ་བ་དང་། བར་དང་མཐུག་ཏུ་ནང་འཕྲོད་པར་ལྷག་པར་ནུས་པ་ཆེ་བ་དང་། སོ་སོར་ཐོན་པ་དང་པོ་བར་ཐ་གང་དུ་བྱུང་བའི་སྟོབས་ཆེ་ཆུང་དང་། འཐབ་པ་རྣམས་སྟོབས་གང་ཆེ་བས་ཆུང་བ་ཟིལ་གྱིས་མནན་ཀྱང་། གཅིག་ཤོས་དང་མདོར་བའི་ཤས་ཡོད་པ་རྣམས་ལ་བརྟག་པའི་ཚེ། ནུས་པ་ཆེ་ཆུང་ལ་ལྟོས་ན། ལྕི་རྟུལ་འཇམ་སྣུམ་བརྟན་བསིལ་སླ་མཉེན་མངར་ཞེས་རིགས་ན་ཡང་རྗེ་བྲུར་མཁར་པས། དང་པོ་བཞི་ཡིས་རླུང་སེལ་བ་དང་། རྗེས་མ་བཞི་ཡིས་མཁྲིས་པ་སེལ་བ་ལ་དགོངས་ནས། སྣུམ་ལྕི་འཇམ་བརྟན་སླ་བསིལ་རྟུལ་མཉེན་མངར་ཞེས་མཛད་དོ། །དེ་བཞིན་དུ་རོ་སྐྱུར་བ་ལ་རྟེན་ས་ཡི་ནུས་པ་དྲུག་དང་། མེ་ཡི་ནུས་པ་ཚ་རྣོ་སྐམ་རྩུབ་ཡང་སྣུམ་གཡོ་བ་བདུན་ཏེ་བཅུ་གསུམ་པོ་རོ་སྐྱུར་བ་ལ་ཡོད་པའི་ཚུལ་ནི། མེ་ཡི་དང་པོ་ཚ་བའི་སྟོབས་ལྷག་པར་ཐོན་པ་གཅིག མེ་ཡི་གསུམ་པ་དང་། ས་ཡི་དྲུག་པ་ནང་འཕྲོད་པའི་ཤིན་ཏུ་སྐམ་པ་གཅིག ས་ཡི་ལྔ་པ་དང་། མེ་ཡི་དྲུག་པ་ནང་ཕྲོད་པའི་ཤིན་ཏུ་སྣུམ་པ་གཅིག ས་ཡི་དང་པོ་ལྕི་བས་མེའི་ལྔ་བ་ཟིལ་གྱིས་མནན་པའི་ལྕི་བ་གཅིག ས་ཡི་གཉིས་པ་བརྟན་པས་མེའི་བདུན་པ་གཡོ་བ་ཟིལ་གྱིས་མནན་པའི་བརྟན་པ་གཅིག མེ་ཡི་གཉིས་པ་རྣོ་བས་སའི་གསུམ་པ་རྟུལ་བ་ཟིལ་གྱིས་མནན་པའི་རྣོ་བ་གཅིག ས་ཡི་འཇམ་པ་དང་མེའི་རྣོ་བ་བཞི་པར་འདྲ་ཡང་རྣོ་བས་རྟུལ་བ་བཅོམ་པའི་ཤུགས་ལས་རྩུབ་པས་ནུས་པ་ཐོན་པ་གཅིག་སྟེ་ནུས་པའི་སྟོབས་ཆེ་ཆུང་ལ་ལྟོས་ན་ཚ་སྐམ་སྣུམ་ལྕི་བརྟན་རྣོ་རྩུབ་བདུན་སྐྱུར་ཞེས་པ་རིགས་ཤིང་། རྗེ་བྲུར་མཁར་པས་བད་རླུང་སེལ་བ་ལ་དགོངས་ནས། ཚ་རྣོ་རྩུབ་གཡོ་སྣུམ་ལྕི་བརྟན་སྐམ་སྐྱུར་ཞེས་འབྱུང་ཡང་། བརྟན་པས་གཡོ་བ་ཟིལ་གྱིས་མནན་པས་གཡོ་བ་འདིར་མ་བཙུད་ནའང་འཐད་པར་སེམས་སོ། །ལན་ཚྭ་བ་ལ་རྟེན་མེའི་ནུས་པ་བདུན། ཆུའི་ནུས་པ་བདུན། བཅུ་བཞི་ཡོད་པ་ལན་ཚྭ་བ་ལ་འདྲིལ་བའི་འབྲས་བུའི་ནུས་པ་ནི། ཆུ་ཡི་དང་པོ་སླ་བས་མེ་ཡི་གསུམ་པ་སྐམ་པ་ཟིལ་གྱིས་མནན་པའི་སླ་བ་གཅིག མེའི་དང་པོ་ཚ་བ་དང་ཆུའི་གཉིས་པ་བསིལ་བ་འཕྲོད་པའི་དྲོ་བའི་ནུས་པ་གཅིག མེ་ཡི་དྲུག་པ་སྣུམ་པ་དང་། ཆུའི་ལྔ་བ་སྣུམ་པ་ནང་འཕྲོད་པའི་སྣུམ་པ་གཅིག མེ་ཡི་གཉིས་པ་རྣོ་བས་ཆུའི་བཞི་པ་རྟུལ་བ་ཟིལ་གྱིས་མནན་པའི་རྣོ་བ་གཅིག ཆུ་ཡི་གསུམ་པ་ལྕི་བས་མེའི་ལྔ་པ་ཡང་བ་ཟིལ

གྱིས་མནན་པའི་ལྡི་བ་གཅིག མེ་ཡི་བཞི་པ་རྩུབ་པས་ཆུ་ཡི་དྲུག་པ་འཇམ་པ་ཟླ་ཡིས་མནན་པའི་རྩུབ་པ་གཅིག ཆུ་ཡི་བདུན་པ་དང་། མེའི་བདུན་པ་ལ་མཉེན་པ་དང་གཡོ་བ་སོ་སོར་ཐོན་པ་རེ་རེ་སྟེ། སླ་དྭྲ་སྣུམ་རྣོ་ལྡི་རྩུབ་མཉེན་གཡོ་ལན་ཚྭ་ཞེས་འབྱུང་གི རྗེ་བྲུར་མཁར་པས་སྤྱི་ཙམ་བད་རླུང་མཁྲིས་པ་སེལ་བ་ལ་དགོངས་ནས། རྣོ་དྭྲ་རྩུབ་གཡོ་སྣུམ་ལྡི་སླ་མཉེན་ལན་ཚྭ་ཞེས་མཛད་དོ། །རོ་ཁ་བ་ལ་རྟེན་ཆུའི་ནུས་པ་བདུན། རླུང་གི་ནུས་པ་ཡང་རྩུབ་གྲང་གཡོ་སྐྱ་སྐམ་དྲུག་སྟེ་བཅུ་གསུམ་པོ་ཁ་བ་ལ་འདྲིལ་བའི་འབྲས་བུའི་ནུས་པ་ནི། ཆུ་ཡི་དང་པོ་སླ་བས་རླུང་གི་མཐའ་མ་སྐམ་པ་ཟླ་ཡིས་མནན་པའི་སླ་བ་གཅིག ཆུའི་གཉིས་པ་བསིལ་བ་དང་རླུང་གི་གསུམ་པ་གྲང་བ་བསྡོངས་པའི་ལྷག་པར་བསིལ་བ་གཅིག རླུང་གི་དང་པོ་ཡང་བས། ཆུའི་གསུམ་པ་ལྡི་བ་ཟླ་ཡིས་མནན་པའི་ཡང་བ་གཅིག རླུང་གི་གཉིས་པ་རྩུབ་པས་ཆུའི་དྲུག་པ་འཇམ་པ་ཟླ་ཡིས་མནན་པའི་རྩུབ་པ་གཅིག རླུང་དང་ཆུའི་སྐྱ་སྣུམ་སྟོབས་སྙོམས་པས་ནུས་པ་གཅིག་ཏུ་བསྒྲང་དུ་མ་བྱུང་བར་བག་ལ་ཉལ། ཆུ་ལས་བཞི་པ་གཡོ་བ་སོ་སོར་ཐོན་པ་སྟེ། སྟོབས་ལ་ལྟོས་ན། བསིལ་སླ་ཡང་རྩུབ་རྟུལ་མཉེན་གཡོ་བདུན་ཁ། ཞེས་འབྱུང་ཡང་། རྗེ་རིན་པོ་ཆེའི་ཊཱིཀར། སླ་བསིལ་རྟུལ་མཉེན་བཞི་ཡིས་མཁྲིས་པ་སེལ། །ཞེས་སོགས་ལ་དགོངས་ནས། སླ་བསིལ་རྟུལ་མཉེན་ཡང་རྩུབ་གཡོ་བ་ཁ་ཞེས་མཛད་དོ། །རོ་ཚ་བ། མེའི་ནུས་པ་བདུན། རླུང་གི་དྲུག་སྟེ་བཅུ་གསུམ་པོ་ཚ་བ་ལ་འདྲིལ་བས་འབྲས་བུའི་ནུས་པ་ནི་རླུང་གི་དང་པོ་ཡང་བ་དང་མེ་ཡི་ལྷ་པ་ཡང་བ་ནང་ཕྲད་པས་ལྷག་པར་ཡང་བ་གཅིག རླུང་གི་གཉིས་པ་རྩུབ་པ་དང་མེའི་བཞི་པ་རྩུབ་པ་ནང་ཕྲད་པས་རབ་ཏུ་རྩུབ་པ་གཅིག མེའི་གསུམ་པ་སྐམ་པ་དང་རླུང་གི་དྲུག་པ་སྐམ་པ་ནང་འཕྲད་པས་ཤིན་ཏུ་སྐམ་པ་གཅིག མེའི་དང་པོ་ཚ་བས་རླུང་གི་གསུམ་པ་གྲང་བ་ཟླ་ཡིས་མནན་པའི་ཚ་བ་གཅིག རླུང་གི་བཞི་པ་གཡོ་བ་དང་མེའི་དྲུག་པ་གཡོ་བ་ནང་འཕྲད་པས་ཤིན་ཏུ་གཡོ་བ་གཅིག མེའི་གཉིས་པ་རྣོ་བ་ཡ་རྐྱ་ཐོན་པ་གཅིག རླུང་གི་ལྔ་པ་སྐྱ་བས་མེའི་དྲུག་པ་སྣུམ་པ་ཟླ་ཡིས་མནན་པའི་ཙུང་ཟད་སྐྱ་བ་གཅིག་སྟེ། སྟོབས་ལ་ལྟོས་ནས། ཡང་རྩུབ་སྐམ་ཚ་གཡོ་རྣོ་སྐྱ་ཚ་ཞེས་འབྱུང་ལ། རྗེ་རིན་པོ་ཆེས་སྒྲིག་བདེ་བར་དགོངས་ནས། ཡང་རྩུབ་རྣོ་ཚ་སྐྱ་གཡོ་སྐམ་པ་ཚ་ཞེས་མཛད་དོ། །རོ་བསྐ་བའི་རྟེན་ས་ཡི་ནུས་པ་བདུན། རླུང་གི་ནུས་པ་དྲུག་བཅུ་གསུམ་པོ་བསྐ་བ་ལ་འདྲིལ་བའི་འབྲས་བུའི་ནུས་པ་ནི། ས་རླུང་གཉིས་ཀའི་དང་པོའི་ལྡི་ཡང་གཉིས། ལྔ་བའི་སྐྱ་སྣུམ་གཉིས་ནི་སྟོབས་མཉམ་པའི་ཡོག་ཕྱོགས་ཡིན་པས་རྐྱེན་གྱིས་མ་སྒྱུར་ན། འདིར་དངོས་སུ་བསྒྲང་རྒྱུ་མ་བྱུང་བའོ། །ས་རླུང་ཐ་མའི་སྐམ་པ་ནང་འཕྲད་པས་སྐམ་པ་གཅིག ས་ཡི་གཉིས་པ་བརྟན་པས་རླུང་གི་བཞི་པ་གཡོ་བ་ཟླ་ཡིས་མནན་པས་བརྟན་པ་གཅིག རླུང་གི་གཉིས་པ་རྩུབ་པས་སའི་བཞི་པ་འཇམ་པ་ཟླ་ཡིས་མནན་པའི་རྩུབ་པ་གཅིག ས་ཡི་གསུམ་པ་རྟུལ་བ་དང་། རླུང་གི་གསུམ་པ་གྲང་བ་སོ་སོར་ཐོན་པ་སྟེ། སྟོབས་ཆེ་ཆུང་ལ་ལྟོས་ན། སྐམ་བརྟན་རྩུབ་རྟུལ་གྲང་བ་ལྔ་བསྐ་བ། ཞེས་འབྱུང་། རྗེ་བྲུར་མཁར་ཊཱིཀའི་དངོས

བསྟན་ལྟར། གྲང་རླུལ་སྐམ་རྩུབ་བརྟན་པ་གཡོ་བའི་རོ། །ཞེས་མཛད་དེ་བཀོད་སྣང་ངོ་། །འདི་དག་ནི་འབྱུང་བ་གཉིས་ལྡན་དང་རོ་རྐྱང་པའི་ནུས་པ་ཡིན་ལ། འདི་ལས་གཞན་པ་རོ་གཉིས་ལྡན། གསུམ་ལྡན། བཞི་ལྡན། ལྔ་ལྡན། དྲུག་ལྡན་དང་། དེ་བས་ཀྱང་ཆེས་མང་ཞིང་གྲངས་ལས་འདས་པར་གྱུར་པ་རྣམས་ལའང་གོང་ལྟར་འབྱུང་བའི་རང་བཞིན་བརྩིས་ཏེ་ནུས་སྟོབས་ཡོན་ཏན་རྗེས་སུ་དཔག་ཅིང་རྫས་གཅིག་ལ་ཡོད་པ་དང་། སྔ་གཉིས་སམ་མང་པོས་སྦྱར་བ་ལས། ནུས་པ་ལ་ལ་བག་ལ་ཉལ། ལ་ལའི་སྟོབས་ཐོན་པ་སོགས་ལ་ཞིབ་ཏུ་བསམ་པར་བྱ་སྟེ། དཔེར་ན་མངར་སྐྱུར་ལྡན་པ་ལ། ས་མེ་ཆུ་སྟེ། རྒྱུའི་ནུས་པ་ནི་འབྲུ་འབྲས་བུའི་ནུས་པ་གཉིས་ཀ་ལ་ཡོད་པ་དང་། མེ་ཆུའི་སྟོབས་ཆེ་ཆུང་རྐྱང་པའི་རོ་ལྟར་ཤེས་པར་བྱ་བ་ལྟ་བུ་སྟེ་གཞན་ལའང་སྦྱར་རོ། །

གཉིས་པ། ནུས་པ་འབྱུང་ཚུལ་ཁྱད་པར།

༡ ཞུ་བ།

ལན་ཚྭ་བསྐ་མངར་རྣམ་གསུམ་རིམ་བཞིན་ཞུ། །

ཟུར་མཁར་སྡེ་ཕྱི་ཀུན་གྱིས། ལན་ཚྭ་སྐྱུར་མངར་རྣམ་གསུམ་རིམ་བཞིན་ཞུ། །ཞེས་དངོས་མཐོང་དང་བསྟུན་པར་སྣང་སྟེ་ད་ལམ་ཟུར་མཁར་སྡེ་ཕྱི་དང་སྐྱེམས་པ་ཚེ་དབང་སོགས་ཟུར་ལུགས་མཁན་པོའི་རྗེས་འབྲང་ལྟར་དུ་འགྲེལ་ན། དེ་ཡང་ཡོན་ཏན་རྣམས་ཀྱི་ནང་ནས་གཙོ་བོའམ་སྙིང་པོར་གྱུར་ཅིང་ནུས་པའི་ཁྱད་པར་དང་ལྡན་པའི་མཐུ་ཅན་བརྒྱད་པོ་འདི་དག་རོ་དྲུག་སོ་སོ་ལ་ཡང་ཆེ་ཆུང་གི་ཁྱད་པར་དང་བཅས་ཏེ་གནས་པ་དེ་ལ། རླུང་སེལ་བའི་མཐུ་ཅན་ཞུ་རྨུམ་གཉིས་ནི་རོ་ལན་ཚྭ་བ་དང་། སྐྱུར་བ་དང་། མངར་བ་རྣམ་པ་གསུམ་ག་ལ་ཡོད་ཀྱང་། ཆེ་ཆུང་གི་ཁྱད་པར་ནི་ཡོད་དེ། ལན་ཚྭ་བ་ལ། ཉེན་ཆུའི་གསུམ་པ་ཞུ་བ་ཡིན་ལ། མེའི་ལྷ་བར་ཡང་བའི་ལྡོག་ཕྱོགས་ཡོད་པས་ཞུ་བ་ཙམ་དང་། སྐྱུར་བ་ལ་མེའི་ལྷ་བར་ཡང་བ་ཡོད་ཀྱང་སའི་ཐོག་མར་ཞུ་བ་དང་གྲོགས་བརྟན་པ་སོགས་ཡོད་པ་དང་མངར་བ་ལ་སའི་ཐོག་མར་ཞུ་བ་དང་། ཆུའི་གསུམ་པ་ཞུ་བ་ནང་ཐད་པས་རབ་ཏུ་ཞུ་སྟེ། དེས་ན་རིམ་པ་བཞིན་དུ་ལན་ཚྭ་བ་ལས་སྐྱུར་བ་ཞུ། ཡང་ན་ལན་ཚྭ་བ་ཐ་མར་ཞུ། སྐྱུར་བ་འབྲིང་དུ་ཞུ། མངར་བ་ལྷག་པར་ཞུའོ། །སྐྱུར་བས་མངར་བ་ཞུ་བ་ཡིན་ནོ། །ཞུ་བའི་རིམ་པ་དེ་བཞིན་དུ་གཞན་རྣམས་ལ་ཡང་ཡོད་དོ། །

༢ རྨུམ་པ།

དེ་བཞིན་ལན་ཚྭ་སྐྱུར་མངར་རྨུམ་པ་ཡིན། །

ཞེས་པ་དེ་ལ་བྲུར་མཁར་སྔ་ཕྱི་དང་སྐྱེམས་པ་སོགས་ཀྱི་ལུགས་ལྟར་འགྲེལ་ན་དེ་བཞིན་མངར་སྐྱུར་ལན་ཚྭ་སྨྲུམ་པ་ཡིན། །ཞེས་པར་ལན་ཚྭ་བ་དང་སྐྱུར་བ་དང་མངར་བ་གསུམ་ལ་སྨྲུམ་པའི་ནུས་པ་ཆེ་ཆུང་གི་ཁྱད་པར་ཡོད་པ་ཡིན་ཏེ། ལན་ཚྭ་བ་ལ་ཆུ་ཡི་ལྡེ་པར་སྨྲུམ་དང་། མེའི་དྲུག་པར་སྨྲུམ་ནང་ཕྲད་པ་ལ། ཏིཀྐ་སྨྲུམ་པ་ཆུང་བ་ནང་ཕྲད་སྨྲུམ་ཞེས་པ་དང་། སྐྱུར་བ་ལ་སའི་ལྡེ་པ་དང་། མེའི་དྲུག་པ་ནང་ཕྲད་པའི་སྟེང་དུ་མེའི་ཚ་བའི་གྲོགས་ཅན་དང་། མངར་བ་ལ་སཆུ་གཉིས་ཀའི་ལྡེ་པར་སྨྲུམ་པ་ནང་ཕྲད་པས་རབ་ཏུ་སྨྲུམ་པ་སྟེ། ལན་ཚྭ་བ་ལས་སྐྱུར་བ་སྨྲུམ། སྐྱུར་བ་ལས་མངར་བ་སྨྲུམ་པ་ཡིན་ནོ། །

༣ བསིལ་བ།

བསྐ་ཁ་མངར་བསིལ……།

དེ་ཡང་གོང་གི་ལུགས་ལྟར་ན་ཁ་མངར་བསྐ་བསིལ། །ཞེས་དང་། མཁྲིས་པ་སེལ་བའི་མཐུ་ཅན་བསིལ་རྟུལ་གཉིས་བསྐ་མངར་ཁ་བ་གསུམ་ཀ་ལ་གནས་ཀྱང་ནུས་པ་ཆེ་ཆུང་གི་ཁྱད་པར་ཡོད་དེ། བསྐ་བ་ལ་རླུང་གི་གསུམ་པ་གྲང་བ་ཡོད་པ་དང་། མངར་བ་ལ་ཆུའི་གཉིས་པ་བསིལ་བ་ཡོད་པ་དང་། ཁ་བ་ལ་ཆུའི་གཉིས་པ་བསིལ་བ་དང་། རླུང་གི་གསུམ་པ་གྲང་བ་ཕྲད་པའི་ལྷག་པར་བསིལ་བ་སྟེ། བསྐ་བ་ལས་མངར་བ་བསིལ། མངར་བ་ལས་ཁ་བ་ལྷག་པར་བསིལ་ལོ། །

༤ རྟུལ་བ།

……ཁ་བསྐ་མངར་བ་རྟུལ། །

གོང་དུ་ལུགས་ལྟར་ན་མངར་བསྐ་ཁ་བ་རྟུལ། ཞེས་དང་། ཁ་བ་ལ་ཆུའི་བཞི་པར་རྟུལ་བ་དང་། བསྐ་བ་ལ་སའི་གསུམ་པར་རྟུལ་བ་དང་། མངར་བ་ལ་སའི་གསུམ་པ་དང་ཆུའི་བཞི་པར་ནང་ཕྲད་པས། ཁ་བ་ལས་བསྐ་བ་རྟུལ། བསྐ་བ་ལས་མངར་བ་རྟུལ་བའོ། །

༥ ཡང་བ་དང་རྩུབ་པ།

སྐྱུར་ཚ་ཁ་བ་རྣམ་གསུམ་ཡང་ལ་རྩུབ། །

དེ་ཡང་གོང་གི་ལུགས་ལྟར་ན་སྐྱུར་ཁ་ཚ་བ་རྣམ་གསུམ་ཡང་ལ་རྩུབ། །ཞེས་དང་། ཁ་བ་ལ་ཆུའི་བཞི་པར་ནང་ཕྲད་པས། ཁ་བ་ལས་བསྐ་བ་རྟུལ། བསྐ་བ་ལས་མངར་བ་རྟུལ་ལོ། བད་ཀན་གྱི་ལྕི་འཇམ་འབྱར་བག་སེལ་བའི་མཐུ་ཅན་ཡང་རྩུབ་གཉིས་ནི་སྐྱུར་ཁ་ཚ་བ་རྣམ་པ་གསུམ་ཀར་ཡོད་ཀྱང་། ཆེ་ཆུང་གི་ཁྱད་པར་ཡོད་དེ། སྐྱུར་བ་ལ་སའི་དང་པོ་ལྕི་བས་མེའི་ལྡེ་པ་ཡང་བ་ཟིལ་གྱིས་མནན་པའི་ཡང་བ་བག་ལ

ཉལ་བའི་ཚད་དང་། ས་དང་མེའི་བཞི་བར་འཇམ་རྩུབ་ཕྲད་པ་ལས། མེའི་རྗེ་བ་སོགས་ཀྱི་དབང་གིས་རྩུབ་པའི་ནུས་པ་ཐོན་ཙམ་ཞིག་དང་། ཁ་བ་ལ་རླུང་གི་དང་པོ་ཡང་བ་རྒྱུའི་གསུམ་པ་ལྡི་བ་ཟིལ་གྱིས་མནན་པའི་ལྡི་བའི་ཁ་གནོན་དང་བཅས་པ་དང་། རླུང་གི་ནུས་པ་རྩུབ་པས་རྒྱུའི་དྲུག་པ་འཇམ་པ་ཟིལ་གྱིས་མནན་པའི་རྩུབ་པ་དང་། ཚ་བ་ལ་རླུང་གི་དང་པོར་ཡང་བ་དང་། མེའི་ལྔ་བ་ཡང་བ་ནང་ཕྲད་པས་ལྷག་པར་ཡང་བ་དང་། རླུང་གི་གཉིས་པར་རྩུབ་པ་དང་། མེའི་བཞི་བར་རྩུབ་པ་ནང་ཕྲད་པའི་རབ་ཏུ་རྩུབ་པ་སྟེ། སྐྱུར་བ་ལས་ཁ་བ་ཡང་ལ་རྩུབ། ཁ་བ་ལས་ཚ་བ་ཡང་ལ་རྩུབ་བོ། །བརྒྱད་པའི་སྙིང་པོའི་རང་འགྲེལ་དུ། རོ་སྐྱུར་བ་ལས་ནི་ཚ་བ་ཡང་ངོ་། །དེ་བས་ནི་ཁ་བ་ཆེས་ཡང་ངོ་། །ཞེས་ཀྱང་གཞུང་འདི་དང་ཅུང་ཟད་མི་མཐུན་ཏེ། རྒྱུ་མཚན་ནི་འདིར་ཁ་བ་ཆུ་རླུང་གིས་བསྐྱེད་པར་འདོད་པ་དང་། བརྒྱད་པར་མཁའ་རླུང་གིས་བསྐྱེད་པར་འདོད་ཅིང་། ཁ་བའི་སྐབས་སུ་འགྲེལ་བ་མཁན་རྣམས་ཀྱིས་རྒྱ་བོད་ཀྱི་ཁྱད་པར་ཞེས་འཕྲོག་བཤད་བྱས་པ་ལས་བྱུང་བ་ཡིན་ནོ། །ཡང་ཁ་བ་ལ་ཡང་བ་དང་རྩུབ་པ་ཡོད་ཀྱང་བསིལ་བ་གཙོ་ཆེ་བས་བད་ཀན་གྱི་གཉེན་པོར་མི་རིགས་ཞེ་ན། ཁ་བའི་རྗེན་རླུང་ལ། སྲ་ཞིང་སྐྱོད་དང་ཁྲབ་བྱེད་བད་མཁྲིས་སེལ། །ཞེས་དང་། བསིལ་བས་བད་ཀན་སྐྲངས་ནས་མགོ་མནན། ཡང་རྩུབ་ཀྱིས་བད་ཀན་གྱི་མཚན་ཉིད་ལྡི་འཇམ་འབྱར་བག་སོགས་ཞི་བར་ནུས་པས་གཞུང་དབང་བཙན་པར་བྱ་དགོས་ཤིང་། གཞན་ཡང་མན་ངག་དང་ཞལ་གདམས་ཞེས་བཏགས་ནས་འབྲུ་འབྲ་མིན་དུ་བཙོས་པ་རྣམས་ལ་བློ་དང་ལྡན་པ་རྣམས་ཀྱིས་ཞིབ་ཏུ་བརྟག་པར་འཚལ་ལོ། །

༨ ཚ་བ་དང་རྗོ་བ།

ཚ་སྐྱུར་ལན་ཚྭ་རྣམ་གསུམ་ཚ་ལ་རྗོ། །

གོང་གི་ལུགས་སུ་ལན་ཚྭ་སྐྱུར་ཚ་རྣམ་གསུམ་ཚ་ལ་རྗོ། ཞེས་བད་ཀན་གྱི་བསིལ་རྟུལ་སེལ་བའི་མཐུ་ཅན་དང་། ཚ་རྗོ་གཉིས་ནི། ལན་ཚྭ་བ་དང་། སྐྱུར་བ་དང་། ཚ་བ་རྣམ་པ་གསུམ་གར་ཡོད་ཀྱང་ནུས་པ་ཆེ་ཆུང་གི་ཁྱད་པར་ཡོད་དེ། ལན་ཚྭ་བ་ལ་མེའི་དང་པོ་ཚ་བ་དང་། ཆུའི་གཉིས་པ་བསིལ་བ་ཕྲད་པའི་དྲོ་བ་དང་། མེའི་གཉིས་པ་རྗོ་བས་ཆུའི་བཞི་པ་རྟུལ་བ་ཟིལ་གྱིས་མནན་པའི་རྗོ་བ་དང་། སྐྱུར་བ་ལ་མེའི་དང་པོ་ཚ་བ་ཡ་ཏུ་ཐོན་པ་དང་། མེའི་གཉིས་པ་རྗོ་བས་སའི་གསུམ་པ་རྟུལ་པ་ཟིལ་གྱིས་མནན་པའི་རྗོ་བ་དང་། ཚ་བ་ལ་མེའི་དང་པོ་ཚ་བ་རླུང་གི་ཡང་གཡོའི་ནུས་པས་ལྷག་པར་ཚ་བ་དང་། མེའི་གཉིས་པ་རྗོ་བ་རླུང་གི་རྩུབ་སོགས་ཀྱི་གྲོགས་དང་བཅས་པས་ལྷག་པར་རྗོ་བ་སྟེ། ལན་ཚྭ་བ་ལས་སྐྱུར་བ་ཚ་ལ་རྗོ། སྐྱུར་བ་ལས་ཚ་བ་ཆེས་ཚ་ལ་རྗོ་བ་ཡིན་ནོ། །

རོ་དྲུག་པོ་ལས་བྱུང་བའི་རྣམ་པ་སྐྱེ་སྐམ་སོགས་ཀྱི་རེའུ་མིག་རྒྱུད་བཞིའི་ལུགས།

ར	སྐྱེ	ར	སྐམ	ར	བསིལ	ར	རྒྱལ
ལན་ཚྭ	༣	ལན་ཚྭ	༨	བསྐ	༨	ཁ	༣
བསྐ	༠	སྐྱུར	༨	ཁ	༢	བསྐ	༨
མངར	༡༠	མངར	༨	མངར	༥	མངར	༧
ར	ཡང	ར	སྐྱབ	ར	ཚ	ར	རྗེ
སྐྱུར	༠	སྐྱུར	༡	ཚ	༣	ཚ	༦
ཚ	༢	ཚ	༧	སྐྱུར	༧	སྐྱུར	༣
ཁ	༣	ཁ	༣	ལན་ཚྭ	༡	ལན་ཚྭ	༣

ཟུར་མཁར་ཕྱི་མའི་ལུགས་རེའུ་མིག་ཏུ་འཀོད་པ།

ར	སྐྱེ	ར	སྐམ	ར	བསིལ	ར	རྒྱལ
ལན་ཚྭ	༣	ལན་ཚྭ	༨	བསྐ	༨	ཁ	༣
སྐྱུར	༨	སྐྱུར	༨	ཁ	༢	བསྐ	༨
མངར	༡༠	མངར	༨	མངར	༥	མངར	༧
ར	ཡང	ར	སྐྱབ	ར	ཚ	ར	རྗེ
སྐྱུར	༠	སྐྱུར	༡	ཚྭ	༣	ལན་ཚྭ	༡
ཚ	༢	ཚ	༧	སྐྱུར	༧	སྐྱུར	༣
ཁ	༣	ཁ	༣	ལན་ཚྭ	༡	ཚ	༦

བསྒྲགས་པ་ཀུན་ཤེས་ལུགས་རེའུ་མིག་ཏུ་འགོད་པ།

རོ	ལྗི	རོ	སྟུམ	རོ	བསིལ	རོ	རྩུབ
མངར	༡༠	མངར	༩	མངར	༣	ཁ	༣
ལན་ཚྭ	༣	ལན་ཚྭ	༩	ཁ	༨	བསྐ	༩
སྐྱུར	༩	སྐྱུར	༩	བསྐ	༩	མངར	༧
རོ	ཡང་	རོ	རྩུབ	རོ	ཚ	རོ	རྣོ
སྐྱུར	༠	སྐྱུར	༡	ལན་ཚྭ	༡	ལན་ཚྭ	༡
ཚ	༨	ཚ	༨	ཚ	༣	ཚ	༦
ཁ	༣	ཁ	༣	སྐྱུར	༧	སྐྱུར	༣

བསྒྲགས་པ་ཀུན་ཤེས་ལས། མངར་དང་ལན་ཚྭ་སྐྱུར་གསུམ་རིམ་བཞིན་ལྗི། དེ་བཞིན་མངར་དང་ལན་ཚྭ་སྐྱུར་སྟུམ་ཡིན། མངར་ཁ་བསྐ་བསིལ་ཁ་བསྐ་མངར་བ་རྩུབ། སྐྱུར་ཁ་ཚ་བ་རྣམ་གསུམ་ཡང་ལ་རྩུབ། ལན་ཚྭ་སྐྱུར་དང་ཚ་གསུམ་ཚ་ལ་རྣོ། ཞེས་པ་རྒྱུད་བཞིའི་ལུགས་དང་མེས་ཞལ་ལུགས། བསྒྲགས་པ་ཀུན་ཤེས་ཀྱི་ལུགས་འདི་གསུམ་ཀ་གསར་སློབ་རྣམས་ཀྱི་བལྟ་བདེ་བའི་ཆེད་རེའུ་མིག་ཏུ་བཀོད་ཡོད་པས་དཔྱད་པར་བྱའོ། །

མེས་པོའི་ཞལ་ལུང་ལས། ཐ་ཕྱིའི་སྨན་པ་རྣམས་ཀྱིས་འདི་སྐབས་ཀྱི་འཆད་ལུགས་མི་འདྲ་བ་སྣ་ཚོགས་པ་འདུག་ཀྱང་། སྐབས་འདི་ནི་དཔྱད་པར་ཤིན་ཏུ་དཀའ་ཞིང་སྨན་པ་རྣམས་ཀྱིས་མི་ཤེས་སུ་མི་རུང་བའི་དོན་གནད་ཆེ་སར་འདུག་པས་གོ་བདེ་བ་ནི། སྨན་གྱི་ནུས་སྟོབས་ཡོན་ཏན་ཐམས་ཅད་ཀྱང་འབྱུང་བའི་གཞི་ནི་སྨན་གྱི་རོ་འབའ་ཞིག་ཡིན་ཞིང་། རོ་དེའང་ས་ཆུ་སོགས་འབྱུང་བ་ལྔ་པོ་རྣམས་ཚོགས་པ་ལས་འབྱུང་ཞིང་། འབྱུང་བ་དེ་རྣམས་ལ་བརྟེན་པའི་རྒྱུ་མཚན་གྱིས་ལྗི་སྟུམ་ལ་སོགས་ཡོན་ཏན་ཚང་མ་རོ་དེ་ལས་བྱུང་བ་ནི་དངོས་པོའི་མཚན་ཉིད་ཡིན་ལ། དེ་བས་ན་རོ་དྲུག་ཏུ་བཤད་པའི་ནང་ནས་ལན་ཚྭ་བ་དང་། བསྐ་བ་དང་། མངར་བ་གསུམ་ནི་རིམ་པ་ཇི་ལྟ་བ་བཞིན་དུ་ཐ་མ་ཐ་མ་ལས་ཕྱི་མ་ཕྱི་མ་རྣམས་ལྗི་བ་ཡིན་ཏེ། ལན་ཚྭ་ལས་བསྐ་བ་ལྗི། བསྐ་བ་ལས་མངར་བ་ལྗི་བ་ཡིན་ནོ། །དཔེ་དེ་བཞིན་དུ་ལན་ཚྭ་དང་སྐྱུར་བ་དང་མངར་བ་

གསུམ་ནི་སྔ་མ་སྔ་མ་ལས་ཕྱི་མ་ཕྱི་མ་རྣམས་སྐྱུམ་པ་ཡིན་ཞིང་། བསྐ་བ་དང་། ཁ་བ་དང་མངར་བ་གསུམ་པོ་ནི་ཕྱི་མ་ཕྱི་མ་རྣམས་བསིལ་བ། ཁ་བ་དང་བསྐ་བ་དང་མངར་བ་རྣམས་ནི་ཕྱི་མ་ཕྱི་མ་རྣམས་རྟུལ་བ་དང་། སྐྱུར་བ་དང་ཚ་བ་དང་ཁ་བ་རྣམ་པ་གསུམ་ནི་རིམ་པས་ཡང་ལ་རྩུབ་པ་ཡིན་ཞིང་། ཚ་བ་དང་སྐྱུར་བ་དང་ལན་ཚྭ་རྣམ་པ་གསུམ་ནི་རིམ་གྱིས་ཕྱི་མ་ཕྱི་མ་རྣམས་ཚ་ལ་རྩུབ་པ་ཡིན་ནོ། །འདི་ནི་གཞུང་ཇི་ལྟ་བུའི་འགྲོ་སྟོན་ཡིན་མོད། གོ་བབས་ལྟར་ན་གཞུང་འདི་ཉིད་རོ་ནུས་ཞུ་རྗེས་རྣམས་མཐུན་པའི་དབང་དུ་བྱས་སྣང་བས་དེས་ན། ལན་ཚྭ་སྐྱུར་མངར་རྣམ་གསུམ་རིམ་བཞིན་ལྕི། །དེ་བཞིན་མངར་སྐྱུར་ལན་ཚྭ་སྣུམ་པ་ཡིན། བསྐ་མངར་ཁ་བསིལ་བསྐ་ཁ་མངར་བརྟུལ། །སྐྱུར་ཁ་ཚ་བ་རྣམས་གསུམ་ཡང་ལ་རྩུབ། །ལན་ཚྭ་སྐྱུར་ཚ་རྣམ་གསུམ་ཚ་ལ་རྣོ། །ཞེས་པ་ལྟར་བྱས་ན་གོ་བབས་དང་མཐུན་པ་འདྲའོ། །འདི་དང་གོང་གི་ནུས་སྟོབས་ཡོན་ཏན་གྱི་སྐབས་ཐམས་ཅད་དུ་རྟེན་རྒྱུའི་རིའུ་མིག་རྣམས་ཀྱི་ས་སྨན་གྱི་ཡོན་ཏན་དྲུག་དང་ཆུ་སྨན་གྱི་དྲུག མེ་སྨན་གྱི་བདུན་རླུང་སྨན་གྱི་དྲུག་རྣམས་ཕན་ཚུན་འཕྲད་པ་ལ་བརྟེན་ནས་བརྟེན་པ་འབྲས་བུ་རིའུ་མིག་ཏུ་འབྱུང་བ་དེའང་དཔེར་ན། རོ་ནི་མངར་སྐྱུར་ལན་ཚྭ་ཁ་ཚ་བསྐ། །གོ་རིམ་བཞིན་དུ་འཚོ་བྱེད་སྟོབས་ཆེན་ཡིན། །ཞེས་པ་ཕྱི་མ་བསྐ་བ་ལས་སྔ་མ་ཚ་བ་དང་ཁ་བ་སོགས་མངར་བའི་བར་དུ་ཡོན་ཏན་སྟོབས་ཆེ་བར་གསུངས་པའི་རིགས་པས་མངར་བ་ལ་ས་ཆུ་གཉིས་ཤས་པས་ཡོན་ཏན་ལྕི་རྟུལ་བསིལ་ལ་བརྟན་སྣུམ་འཇམ་མཉེན་བརྒྱད་དང་ལྡན་པ་ལ། ལྕི་བ་ལ་ཡོན་ཏན་བཅུ། རྟུལ་བ་ལ་བདུན། བསིལ་སླ་བརྟན་གསུམ་ལ་ལྔ་ལྔ་འབྱུང་བ་ཡང་མངར་བའི་ནུས་པའི་གོ་རིམ་དང་བསྟུན། སྣུམ་པ་ལ་བཞི། འཇམ་པ་ལ་གསུམ། མཉེན་པ་ལ་གཅིག་རྣམས་སུ་གྲུབ་ཚུལ་དེ་བཞིན་དུ་སྐྱུར་བ་ལ་མེ་ས་གཉིས་ཤས་པས་ཚ་བསྐ་སྣུམ་བརྟན་ལྕི་རྣོ་རྩུབ་པ་བདུན་དང་ལྡན་པ། ཚ་བ་ཡོན་ཏན་བདུན། སྐམ་པ་ལ་དྲུག སྣུམ་བརྟན་གཉིས་ལ་བཞི་བཞི། ལྕི་བ་ལ་གསུམ། རྣོ་བ་ལ་གཉིས། རྩུབ་ལ་གཅིག་རྣམས་སུ་གྲུབ། ལན་ཚྭ་ལ་ཆུ་མེ་གཉིས་ཤས་པས་སྣུམ་རྩུབ་རྣོ་ཚ་ལྕི་མཉེན་གཡོ་བ་བརྒྱད་དང་ལྡན་པའི་སྣུམ་རྩུབ་གཉིས་ལ་ཡོན་ཏན་བཞི་བཞི་ཡིན་ཀྱང་ལན་ཚྭ་ལ་རྩུབ་པ་ལས་སྣུམ་པ་ཡོན་ཏན་ཆེ་བའི་དབང་གིས་སྣུམ་པ་ཐོག་མར་བཞག དེ་ནས་རྩུབ་པ་གཉིས་པ་རྣོ་བ་གསུམ། ཚ་བ་ལ་གཉིས། ལྕི་སླ་མཉེན་གཡོ་བཞི་ལ་ཡོན་ཏན་རེ་རེ་ཡིན་ཀྱང་། ལན་ཚྭ་ལ་སྟོབས་ཆེ་ཆུང་གི་དབང་གིས་རིམ་པ་གོང་ལྟར་བཞག་གོ། ཁ་བ་རྒྱ་རླུང་གཉིས་ལས་བྱུང་བས་ཡོན་ཏན་བསིལ་སླ་རྟུལ་རྩུབ་མཉེན་དྲུག་དང་ལྡན་པའི་བསིལ་བ་ལ་བདུན། སླ་བ་ལ་ལྔ། རྟུལ་བ་དང་རྩུབ་པ་ལ་གསུམ་གསུམ། ཡང་བ་ལ་གཉིས། མཉེན་པ་ལ་གཅིག་རྣམས་སོ། །ཚ་བ་མེ་རླུང་ལས་གྲུབ་པས་ཡོན་ཏན་ཡང་རྩུབ་སྐམ་གཡོ་རྣོ་ཚ་དྲུག་དང་ལྡན་པའི་ཡང་བ་ལ་དགུ། རྩུབ་པ་ལ་བདུན། སྐམ་གཡོ་རྣོ་གསུམ་ལ་དྲུག་དྲུག། ཚ་བ་ལ་ལྔ་སྟེ་གོ་རིམ་ནི་སྔ་མས་ཤེས་སོ། །བསྐ་བ་ནི་ས་རླུང་ལས་གྲུབ་པས་ཡོན་ཏན་གྲང་རྟུལ་སྐམ་པ་གསུམ་ལས་མེད་པས་གྲང་རྟུལ་གཉིས་ལས་ཡོན་ཏན་བཞི་བཞིར་མཉམ་ཡང་བསྐ་བ་ལ་གྲང་བ་ཙུང་ཟད་སྟོབས་ཆེ་བས་དང་པོ་རྟུལ་བ་གཉིས་པ་སྐམ་པ་ལ་ཡོན་ཏན་གཉིས་ལས་མེད་དོ། །འདི་དང་མཐུན་པར་རྒྱུ་འབྲས་ཀྱི་རིའུ་མིག་སོ་སོའི་གྲངས་ཡིག་དང་བཅས་པ་ཁ་ཐོས་བཀོད་པ་དག་ཡོད་པས་དེར་ཞིབ་ཏུ་རྟོགས་ཤིག འདི་ལ་ཟུར་མཁར་ཨ་པོ་ཆོས་རྗེས་རྒྱུ་འབྲས་ཀྱི་རིའུ་མིག་ཟུར་དུ་བཀོད་པ་ཞིག་འདུག་ཀྱང་། ཕྱོན་ཆད་བོད་གངས་ཅན་དུ་སྔ་ཕྱིའི་སྨན་པ་

སྲུས་ཀྱང་མ་བྱས་པ་ལ་འདི་ལྟ་བུ་ཤིང་རྟའི་སྲོལ་འབྱེད་དུ་བྱུང་འདུག་ཀྱང་ཅི་སྐྲ་སྨུན་སེལ་སྒྲོན་མེ་གཞིར་གཞག་གི་བཤད་པར་འདུག་པས་ནོངས་པ་མང་ལ། དེར་ནི་ཚ་བ་དང་བསིལ་བ་ཕྲད་པས་དྲོ་བ་འབྱུང་ཟེར་བ། དེ་འདྲ་བ་ནི་ཇ་ལྟ་བུ་སྡོད་གཅིག་གིས་བར་དུ་ཆོད་ན་མ་གཏོགས་སྨན་གྱི་ནུས་སྟོབས་ཡོན་ཏན་གྱི་སྐབས་འདིར་ནི་དེ་ལྟ་བུ་ཤིན་ཏུ་མི་རུང་སྟེ་ཚ་བ་སྟོབས་ཆེ་བསིལ་བ་སྟོབས་ཆུང་ན་ཚ་བ་དེས་བསིལ་བའི་སྟོབས་ལྷག་མེད་དུ་གཏོང་། བསིལ་བ་སྟོབས་ཆེ་ཚ་བ་སྟོབས་ཆུང་ན་བསིལ་བ་དེས་ཚ་བ་ལྷག་མེད་དུ་གཏོང་། དེ་གཉིས་སྟོབས་མཉམ་ན་གཉིས་ཀ་ལྷག་མེད་དུ་འགྲོ་བ་འདི་ལྟ་བུའི་རྒྱུ་འབྲས་ཀྱི་རྩོམ་རྩུལ་མ་ཤེས་པས་རྣམ་པར་འཁྲུམས་པའི་གནས་མང་ངོ་། །འདི་ལ་གོང་དུ་བཀྲངས་པའི། ཞྭ་བ་རྨུམ་གྱིས་མཉེན་པར་འདུལ། །ཞེས་སོགས་སུ་ཀློ་ཀ་གསུམ་ནི་གཡུ་ཐོག་པ་ཡོན་ཏན་མགོན་པོའི་གསུང་ན་འདུག་པ་དེ་ཙམ་མ་གཏོགས་བརྟག་དཔྱད་བྱེད་པའི་བསྟན་བཅོས་སུ་མི་སྣང་ངོ་། །བཀླགས་པ་ཀུན་ཤེས་ལས། མངར་དང་ལན་ཚྭ་སྐྱུར་གསུམ་རིམ་བཞིན་ལྡི། དེ་བཞིན་མངར་དང་ལན་ཚྭ་སྐྱུར་སྣུམ་ཡིན། མངར་ཁ་བསྐ་བསིལ་ཁ་བསྐ་མངར་བ་རྟུལ། སྐྱུར་ཚ་ཁ་བ་རྣམ་གསུམ་ཡང་ལ་རྣོ། ལན་ཚ་སྐྱུར་དང་ཚ་གསུམ་ཚ་ལ་རྣོ། ཞེས་དང་།

ས་བཅད་ལྔ་པ། མཇུག་བསྡུ་བ།

དང་པོ། རོ་སོགས་མི་མཐུན་པའི་རྒྱུ་མཚན།

རོ་སོགས་མ་བཅོས་གང་ཡང་སྟོབས་ཅན་ཡིན། །རོ་མཉམ་ནུས་པ་སོ་སོ་རྟེན་སྟོབས་དང་། །གྱུར་བ་སྦྱར་བའི་དབང་ལས་འབྱུང་འགྱུར་ཏེ། །མི་མཐུན་འོག་མས་གོང་མ་ཟིལ་གྱིས་གནོན། །

རོ་མངར་བ་ལྟ་བུའི་ཞུ་རྗེས་ཀྱང་མངར་བར་ཞུ། ནུས་པའང་ལྡི་རྟུལ་བསིལ་སླ་སྣུམ་བརྟན་སོགས་རོ་ནུས་ཞུ་རྗེས་མཐུན་པ་སྟེ། དེ་ལྟ་བུ་ནི་རོ་གང་ལ་ཡོད་ཀྱང་སྟོབས་ཆེ་བ་ཡིན་ལ། གལ་ཏེ་རོ་ནུས་ཞུ་རྗེས་མཉམ་དུ་ཟིན་ཀྱང་། ནུས་པ་སོ་སོའི་རྟེན་འབྱུང་བ་ལྔ་ཤས་ཆེ་ཆུང་གི་སྟོབས་དང་འབྱུང་འགྱུར་ཡང་སྨན་སོ་སོའི་གསར་རྙིང་སྣ་ཚོགས་པ་ལས་གྱུར་པ་དང་། ཐང་ཕྱེ་ལ་སོགས་པ་སྦྱར་བའི་དབང་ལས་མཐར་ཐུག་གི་ནུས་པ་ཆེ་ཆུང་དང་ཕན་གནོད་སྣ་ཚོགས་སུ་འབྱུང་བ་དེའི་ཕྱིར། རོ་ནུས་ཞུ་རྗེས་མི་མཐུན་ན་གང་མི་མཐུན་པ་དེའི་ནུས་པ་འོག་མས་གོང་མ་ཟིལ་གྱིས་གནོན་པར་འགྱུར་བ་ཡིན་ནོ། །

སྐྱེམས་པ་ཚེ་དབང་གིས་མཛད་པའི་རྒྱུད་བཞི་རྣམ་བཤད་ལས། སྨན་གང་དང་གང་ལ་བརྟེན་པའི་སྨན་གྱི་རོ་དང་སོགས་པའི་སྨྲས་ཞུ་རྗེས་དང་ནུས་པ་ཐམས་ཅད་དུ། དང་པོའི་རོ་དེ་ལས་གཞན་དུ་མ་སྒྱུར་མ་བཅོས་པའི་སྨན་གང་ཡིན་པ་དེ་ལྷག་པར་སྟོབས་ཆེན་པོ་ཡིན་ཏེ། དཔེར་ན། རོ་མངར་ཞུ་རྗེས་ཐམས་ཅད་

མངར་བར་ཞུ་བའི་སྨན་དེ་ནུས་པ་སྟུམ་ལྡེ་འཇམ་བརྟན། སྣ་བསིལ་རྟུལ་མཉེན་གྱི་སྟོབས་ཆེན་པོ་ཡིན་ཏེ། དེ་དང་མི་མཐུན་པའི་མཚན་ཉིད་ཅན་རླུང་མཁྲིས་འཇོམས་པར་བྱེད། སྨན་བཅོས་ཤིང་བསྒྱུར་བ་གཞན་ཟིལ་གྱིས་གནོན་པར་བྱེད་དེ། རང་འགྲེལ་དུ། སྨན་ཚ་བའམ་བསིལ་བ་གང་ཡང་རུང་བའི་སྟོབས་མཉམ་སྟེ་བཏང་ན་དེའི་ནང་ནས་མ་སྒྱུར་མ་བཅོས་པའི་རང་བཞིན་ཚ་བའམ་བསིལ་བའི་སྨན་དེ་སྟོབས་ཆེའོ་ཞེས་འབྱུང་ངོ་། །འོ་ན་རོ་མཚུངས་པ་རྣམས་ཀྱང་ནུས་པ་ཐ་དད་དུ་འབྱུང་བ་ཅི་ཞེ་ན། དེའི་ཕྱིར་བརྗོད་པ་ནི། རོ་མཉམ་ནུས་པ་སོ་སོ་རྟེན་སྟོབས་དང་། །སྦྱར་བ་སྦྱར་བའི་དབང་ལས་འབྱུང་འགྱུར་ཏེ། །ཞེས་སྨོས་པ་ཡིན་ཏེ། སྨན་གང་ཞིག་རོ་མཉམ་པ་ལས་ནུས་པ་སོ་སོ་འབྱུང་བ་ནི། རོའི་རྟེན་འབྱུང་བའི་དབང་ནི་བསྒྱུར་བ་དང་། སྟོབས་ཚ་བསིལ་ལམ་ཆེ་ཆུང་གི་དབང་གིས་བསྒྱུར་བ་དང་། སྦྱར་བ་མེ་ཏྲིད་དང་ཐྲད་པ་ལས་ཟྲུངས་དང་དྲི་མའི་བར་དུ་གནས་ཀྱི་དབང་གིས་བསྒྱུར་བ་དང་། གྲོགས་གཞན་དང་ཚུལ་དུ་མར་སྦྱོར་བའི་དབང་གིས་བསྒྱུར་བས་ན། རོ་མཉམ་པ་ལ་ནུས་པ་སོ་སོར་འབྱུང་སྟེ། དེ་ལ་མངར་བར་མཉམ་པ་ནི། རང་འགྲེལ་དུ། འོ་མ་དང་མར་གཉིས་མངར་བར་འདྲ་མོད་ཀྱི། འོ་མ་ནི་བསིལ། མར་ནི་དྲོའོ། །ཞེས་དང་། སྐྱུར་བར་མཉམ་ཡང་། བསྡུས་པའི་ལུང་ཟླ་ཟེར་དུ་དྲངས་པ་ལས། ཐིལ་བའི་རྐང་ནི་རྩུབ་པས་མཁྲིས་པ་སྐྱེད་ལ། སྐྱུ་རུ་ར་ནི་བསིལ་བས་བད་ཀན་སྐྱེད་པ་དང་། ཡང་རྩུབ་ཀྱི་རླུང་ཡང་མི་སྐྱེད་པ་དང་ཞེས་སོ། །ལན་ཚྭ་བར་མཉམ་ཡང་། མཚོ་ཚྭ་ལྷ་བྱུས་མཁྲིས་པ་སྐྱེད་ལ། ཟླ་ཟེར་དུ་ལྕེ་མྱང་ཚྭ་ནི་ཞུ་རྗེས་མངར་བས་མཁྲིས་པ་སེལ་ཞིང་ཡང་བས་བད་ཀན་ལ་ཕན། ཞེས་དང་། ཁ་བར་མཉམ་ཡང་། ཏིག་ཏ་ལྷ་བྱུས་མཁྲིས་པ་སེལ་ལ། དེ་ཉིད་དུ། འབྲི་ཏ་ཧི་དང་གནྡ་ཀ་རི་ནི་རྩུབ་པས་མཁྲིས་པ་བསྐྱེད་ཅེས་དང་། ཚ་བར་མཉམ་ལ་རང་འགྲེལ་དུ། ཙི་ཏྲ་ཀ་དང་དཉྫ་གཉིས་རོ་ལ་སོགས་པ་འདྲ་ཡང་དཉྫའི་མཐུ་ནི་ལྷག་པར་འཕྲོའོ། །ཞེས་དང་། བསྐ་བར་མཉམ་ཡང་། ག་དུར་ནི་མཁྲིས་པ་སེལ་ལ། ཟླ་ཟེར་དུ། ཀུ་ལ་ད་ཐ་ནི་རོ་བསྐ་ཡང་ཞུ་རྗེས་ཚ་བས་རླུང་སེལ་མཁྲིས་པ་བསྐྱེད་པ་ཡིན་ནོ། །ཞེས་པས་སོ། །དེ་དག་དང་། གཞན་ཡང་རོ་མཉམ་པ་ལས་ནུས་པ་སོ་སོར་འབྱུང་བ་རྣམས་ནི། སྨན་གྱི་རོའི་རྟེན་འབྱུང་བའི་ཆ་ཤས་ཆེ་ཆུང་དང་། ལུས་ཀྱི་འབྱུང་བའི་ཆ་ཤས་ཆེ་ཆུང་དང་ཐྲད་པའི་དབང་གིས་འགྱུར་བ་སྟེ། དེས་བསྐྱེད་ཕྱུར་ཀྱང་ཤས་ཆེར་རོ་གཅིག་མིན། །ཞེས་པའི་ཤུགས་དང་། འབྱུང་བ་ལྔ་ལྡན་ཟས་ཀྱི་ཡོན་ཏན་གྱིས། །ལུས་ཀྱི་འབྱུང་བ་ལྔ་པོ་རྒྱས་པར་བྱེད། །ཅེས་པའི་ཤུགས་བསྟན་ལས་སོ། །སྟོབས་ཀྱིས་བསྒྱུར་བ་ནི། ལུས་དང་ནད་ཀྱང་བསིལ་དྲོད་གཉིས་སུ་འདུས། སྨན་ཡང་བསིལ་དྲོད་གཉིས་སུ་འདུས་ཏེ། བརྒྱུད་པའི་སྙིང་པོར། སྨན་ནི་སྣ་ཚོགས་བདག་ཉིད་ཅན། །ཉི་མ་ཟླ་བའི་སྟོབས་ཅན་ཡིན། །ཞེས་དང་། ཟླ་ཟེར་དུ། གལ་ཏེ་རྫས་རྣམ་པ་སྣ་ཚོགས་ཡོད་མོད་ཀྱི་འོན་ཀྱང་འགྲོ་བ་ནི་མེ་དང་ཟླ་བའི་བདག་ཉིད་ཅན་ཡིན་པའི་ཕྱིར་ནུས་པ་རྣམ་པ་གཉིས་ཁོ་ནར་བཤད་དོ་ཞེས་པས་དེས་ན་ལུས་ཀྱི་ཚ་གྲང་གང་དུ་སྨན་སློབས་པའི་ཚེ་སྟོབས་ཆེ་ཆུང་གིས་འགྱུར་བ་སྟེ། ཡང་ཟླ་ཟེར་དུ། ཚེའི་རིག་བྱེད་ཐམས་ཅད་ལ་ཚ་བ་དང་བསིལ་བའི་ནུས་པ་གཉིས་པོ་ཉིད་དུ་བཤད་པ་ནི་རྒྱུ་དང་འབྲས་བུའི་དོན་ནོ། །ཞེས་པས་སོ། །ཡང་རོ་ནུས་ཞུ་རྗེས་སོགས་གང་སྟོབས་དང་ལྡན་པ་དེས་སྟོབས་ཆུང་བ་གཞན་ཟིལ་གྱིས་མནན་པས་དེའི་ཕན་གནོད་མི་མངོན་པ་སྟོབས་ཆེ་ཆུང་གིས་སྒྱུར་ཏེ། སྨན་ནི་རོ་

སོགས་གང་དང་གང་། །སྟོབས་ལྡན་ཉིད་ཀྱི་གནས་བྱེད་དེ། །ཤིན་ཏུ་ཟིལ་མནན་དེ་དང་དེ། །སྐྱབ་ཅིང་རྒྱུན་ཉིད་དུ་གནས། །ཞེས་པས་སོ། །གྱུར་བའི་དབང་གིས་བསྒྱུར་བ་ནི། ཕོ་བའི་མེ་དྲོད་གསུམ་དང་ཕྲད་པ་ནས་བཟུང་སྟེ། ལུས་ཟུངས་བདུན་དང་དེ་དག་གི་དྲི་མའི་མཐར་ཐུག་པའི་རང་རང་གི་མེ་དྲོད་དང་གནས་ཀྱི་དབང་གིས་ལ་ལར་འབྲི། ལ་ལ་འཕེལ་བར་འགྱུར་བ་སྟེ། ཟས་སྐོམ་སྤྱོད་གི་རླུང་གིས་སྤོ་བར་བཅུག་ཅེས་པ་ནས། ཚེ་གནས་གཟི་མདངས་བཀྲག་དང་ལྡན་པར་བྱེད་ཅེས་པའི་བར་གྱིས་བསྟན་པས་སོ། །འདིར་གཞན་རྣམས་ན་རེ། ཆུ་ཚང་དུ་སྒྱུར་བ་དང་། འོ་མ་ཞོ་རུ་གྱུར་པ་ཞེས་འཆད་ཀྱང་། དེ་དག་ནི་ལུས་ལ་བརྟེན་པའི་གྱུར་པ་མིན་ཏེ་ཟས་དེ་ལ་གནས་པའི་ཕྱིར་རོ། །སྦྱོར་བའི་དབང་གིས་འགྱུར་བ་ནི། གྲོགས་ཀྱི་བསྡོངས་ཟླས་སོ་སོ་དུ་མར་འགྱུར་བ་དང་། སྦྱོར་ཚུལ་ཐང་ཕྱེ་སོགས་སྡེ་ཚན་བརྒྱད་དང་ལས་ལྔ་སོགས་ཀྱིས་འགྱུར་བ་སྟེ་གཙོ་བོ་དེ་ལ་འཁོར་གྱིས་ཁ་བསྒྱུར་བ་ཞེས་སོགས་དང་། སྡེ་ཚན་བརྒྱད་ཀྱིས་ཞི་བྱེད་སྦྱོར་བ་བསྟན་ཞེས་སོགས་གསུངས་པས་སོ། །རོ་མཉམ་པ་ལས་ནུས་པ་སོ་སོ་འབྱུང་བ་ནི་རྟེན་དང་སྟོབས་དང་གྱུར་པ་དང་སྦྱོར་བའི་དབང་ལས་ཕན་གནོད་ཀྱི་དོན་བྱེད་ནུས་པ་སོ་སོ་བ་དུ་མ་འབྱུང་སྟེ། དང་པོའི་རོ་བཞིན་དུ་མཐུན་པར་འོང་རིགས་པ་ལ་མི་མཐུན་པ་གཞན་ཞིག་འོང་བ་ནི། འོག་མ་ཞུ་རྗེས་ཀྱི་རོ་དང་ནུས་པས། གོང་མ་སྟེ་དང་པོའི་རོ་ཟིལ་གྱིས་གནོན་པ་སྟེ། དཔེར་ན་ཀ་གཡོས་སུ་བྱས་པ་ལྟ་བུ་རོ་མངར་བ་དེས། མངར་བའི་ལས་དང་མཐུན་པ་རླུང་མཁྲིས་སེལ། བད་ཀན་བསྐྱེད་པར་རིགས་པ་ལ་དེ་དང་མི་མཐུན་པ་བད་ཀན་སེལ། མཁྲིས་པ་བསྐྱེད་པ་ནི་སྦྱོར་བ་དང་གྱུར་པ་དང་སྟོབས་དང་། རྟེན་གྱི་དབང་གིས། དང་པོའི་མངར་བ་དེ་ཚ་བར་སྒྱུར་ནས། དེ་དང་ལྷན་ཅིག་པའི་ཡང་རྩུབ་ཚ་རྣོ་སོགས་ཀྱིས། དང་པོའི་མངར་བ་དང་ལྷན་ཅིག་པའི་སྣུམ་ལྗི་འཇམ་བརྟན་སོགས་ཟིལ་གྱིས་གནོན་པ་ལྟ་བུ་སྟེ། རང་འགྲེལ་དུ། འོ་མ་དང་ཉ་གཉིས་བསིལ་བར་འདྲ་མོད་ཀྱི་ཉ་ཞུ་བའི་རྗེས་ནི་ཚའོ། །ཞེས་སོ། །

གཉིས་པ། རོ་ནུས་ཞུ་རྗེས་མཐུན་དགོས་པར་གདམས་པ།

ཐམས་ཅད་མཐུན་ན་རོ་ཡིས་ལས་བྱེད་ལ། །རོ་བཞིན་མི་གནོད་ཞུ་རྗེས་ལས་བྱེད་དེ། །རོ་ལས་གོ་ལྡོག་ནུས་པས་ལས་བྱེད་པས། །རོ་སྡེབས་ནུས་སྡེབས་ཞུ་རྗེས་སྡེབས་ཏེ་སྦྱར། །

རོ་ནུས་ཞུ་རྗེས་རྣམས་མི་མཐུན་ན་འོག་མས་གོང་མར་ཟིལ་གྱིས་གནོན་པའི་རྒྱུ་མཚན་དེ་ལྟ་བས་ན། དེ་གསུམ་གོང་དུ་སྨོས་པ་ལྟར་མཐུན་པ་གཅིག་བྱུང་ན། རོ་ཡིས་ལས་བྱེད་པ་ཞེས་བྱ་ལ། རོ་བཞིན་མི་གནོད་ཅེས་པ་ནི། རོའི་དབང་དུ་བྱས་ན་རླུང་མཁྲིས་བད་ཀན་གང་རུང་ལ་མི་གནོད་པའི་སྨན་གང་ཞིག་ཡིན་ཡང་གནོད་པ་ལྟར་བྱུང་བ་ནི་ཞུ་རྗེས་ཀྱི་ལས་བྱེད་པ་ཞེས་བྱ་ལ། དེ་ལས་ལྡོག་པའི་སྨན་གང་རུང་ཞིག་རླུང་མཁྲིས་བད་ཀན་གང་རུང་ཞིག་ལ་གནོད་པ་ལྟར་འདུག་ནའང་མི་གནོད་པ་ཕན་པ་ལྟར་དུ་བྱུང་བ་དེ་ནི་

རོ་ལས་གོ་ལྡོག་པ་ཞེས་བྱ་སྟེ་ནུས་པས་ལས་བྱེད་པ་ཡིན་པས་དེས་ན་ཐང་ཕྱེ་རིལ་བུའི་སྦྱོར་བ་གང་དང་གང་ཞིག་ཡིན་ཡང་རོས་ལས་བྱེད་པ་རྣམས་ཕྱོགས་གཅིག་ཏུ་སྡེབས། དེ་བཞིན་ནུས་པས་ལས་བྱེད་པ་རྣམས་ཕྱོགས་གཅིག་ཏུ་སྡེབས། ཞུ་རྗེས་ཀྱིས་ལས་བྱེད་པ་རྣམས་ཕྱོགས་གཅིག་ཏུ་བསྡེབས་ཏེ་སྦྱར་དགོས་པས་དེ་ལྟ་བུའི་སྦྱོར་ཚུལ་ཤེས་པ་གལ་ཆེའོ། །①

སྨན་གྱི་རོ་ནུས་ཞུ་རྗེས་སྦྱར་ཐབས་ཀྱི་རྗེས་འགྲེལ་རྒྱུད་དགོངས་གསལ་སྟོན་ལས། དུག་གསུམ་རྒྱུ་འབྲས་ནད་སེལ་སྨན་གྱི་བླ། རྒྱུད་འཛིན་སྤུང་མར་བཅས་ལ་ཕྱག་བྱས་ནས། །ནད་ལ་གསོ་བར་བྱེད་པའི་གཉེན་པོ་ནི། །སྦྱོར་བ་སྨན་གྱི་གནས་ལ་བསླབ་པའི་ཐབས། །མན་ངག་གནས་ཀྱི་རྗེས་འགྲེལ་ཡང་སྙིང་བཅུད། །ཡོན་ཏན་མགོན་ནས་བླ་མ་མཆོག་གི་བར། །སྨན་ལ་བརྒྱུད་ཅིང་སྟོན་ཚད་ཡིག་ལམ་དུ། །མ་སྤེལ་གསང་བ་ལས་ཀྱང་ཆེས་གསང་བ། །ཕྱག་ལེན་བརྒྱུད་ལྡན་སྙིང་ཐིག་སྨས་ཆེས་ཕྱིར། །ཀུན་ལ་མ་གྲགས་དེང་སང་ནུབ་ཉེ་བར། །དེ་རིང་ཁོ་བོས་ལྷག་པའི་བསམ་པ་ཡིས། །བརྗེད་ཐོ་ཙམ་ཞིག་ཡི་གེར་མདོར་བསྡུས་འབྲི། །བླ་མ་ཡི་དམ་མཁའ་འགྲོ་སྲུང་མར་བཅས། །བཟོ་བས་གནང་མཛོད་དགེ་བའི་ཤེས་པས་སྐྱོངས། །འདི་ལ་དང་པོ་བཀྲམ་བྱའི་རྗེའུ་ནི། །ས་སེར་ཆུ་སྔོ་མེ་དམར་རླུང་ནག་པོ། །ལ་སོགས་འབྱུང་བཞི་དཔེ་འདྲེས་རོ་དང་ནི། །ནུས་ཡོན་མཚོན་པའི་རྗེའུ་བསགས་པའམ། །ཡང་ན་འབྱུང་བ་རོ་ནུས་ཡོན་ཏན་དང་། །ཉེས་གསུམ་མཚན་ཉིད་བཅས་པའི་མཚན་མ་ཡི། །རྗེའུ་བསགས་པ་སྟོན་དུ་འགྲོ་བྱས་ནས། །རོ་དང་ནུས་པ་ཞུ་རྗེས་སྦྱར་ཐབས་བཞི། །དང་པོ་རོ་ལ་རྟེན་དབྱེ་ལས་དང་གསུམ། །རྟེན་ནི་འབྱུང་བ་ལྔ་ལས་བསྐྱེད་གྱུར་ཏེ། །ས་ཡིས་གཞི་རྟེན་ཆུས་བརླན་མེས་དྲོད་བསྐྱེད། །རླུང་གི་བསྐྱོད་བྱེད་ནམ་མཁས་གོ་དབྱེ་བ། །དེས་བསྐྱེད་གྱུར་ཀྱང་ཤས་ཆེར་རོ་གཅིག་མིན། །དེ་ཕྱིར་རོ་བསྐྱེད་རྟེན་གྱི་འབྱུང་རྩལ་ནི། །ས་ཆུ་མེ་ས་ཆུ་མེ་ཆུ་རླུང་དང་། །མེ་རླུང་ས་རླུང་གཉིས་རེ་རིམ་བཞིན་བོར། །དབྱེ་བ་འབྱུང་བ་གཉིས་གཉིས་ཀྱིས་བསྐྱེད་པ། །རོ་ནི་མངར་སྐྱུར་ལན་ཚྭ་ཁ་ཚ་བསྐ། །གོ་རིམ་བཞིན་དུ་སྟོབས་ཆེན་ཡིན་དེ་བཀྲམ། །དེ་ཡིས་རོ་དྲུག་རྐྱང་བ་རྟོགས་བྱས་ནས། །ལྡན་པའི་རོ་རྣམས་དེ་ལས་བསྒྲེས་ཏེ་བསྐྱེད། །ཅེས་པ་ག་བུར་ཁ་དང་ཚ་བ་ལྡན། །ཆུ་མ་རྩི་རོ་མངར་སྐྱུར་བསྐ་གསུམ་ཚོགས། །དེ་བཞིན་ཨ་རུ་རྣམ་རྒྱལ་རོ་དྲུག་ཚོགས། །གཞན་པ་ལན་ཚྭ་མ་གཏོགས་ལྔར་ལྡན་ཀྱང་། །ངོ་བོ་བསྐ་བ་ཤས་ཆེར་གནས་པ་བཞིན། །རྫས་ཀྱི་ངོ་བོ་གཅིག་པུ་ཉིད་ནའང་། །རོ་དྲུག་ཚ་མཉམ་གྱུར་ལ་དྲུག་ལྡན

① ཐང་ཕྱེ་སོགས་གཉེན་པོའི་སྨན་གང་དང་གང་ཞིག་ཡིན་ཡང་ནད་ཀྱི་ཚ་གྲང་མཚན་ཉིད་དང་བསྟུན་ནས་རོས་ལས་བྱེད་པ་དང་དེ་བཞིན་ནུས་པས་ལས་བྱེད་པ་དང་ཞུ་རྗེས་ཀྱི་ལས་བྱེད་པ་རྣམས་སློས་ཞིབ་ཅིང་ཕྲ་བའི་སྒོ་ནས་དཔྱད་ཅིང་བསྡུར་བར་བྱས་ནས་རོ་ནུས་ཞུ་རྗེས་རྣམས་ཕྱོགས་ཕྱོགས་སུ་མི་སྡེབས་པ་སྨན་གྱི་སྦྱོར་བ་གཅིག་ལའང་རོ་ནུས་ཞུ་རྗེས་གསུམ་ག་ཡོད་པའི་དབང་གིས་དེ་རྣམས་མི་འགལ་བ་མཐུན་པར་སྡེབས་པ་ཞིག་ཡིན་སྙམ། ནད་དེའི་གཉེན་པོར་གོ་མ་ལོག་པ་ཞིག་བྱེད་དེ་སྨན་སྦྱོར་སྡེབས་པ་ལ་རོ་སྡེབས་ནུས་སྡེབས་ཞུ་རྗེས་སྡེབས་ཏེ་སྦྱར་ཞེས་ཟེར་བ་ཨེ་ཡིན་སྙམ་ཡང་དཔྱད་པར་འཚལ་ལོ། །

དང་། །ལྷ་ལྡན་བཞི་ལྡན་གསུམ་ལྡན་གཉིས་ལྡན་དང་། །དེ་ལས་རིམ་དམན་དང་ནི་གཙིག་ཆེ་ལ། །གཞན་པ་དམན་མཉམ་མི་མཉམ་དེ་བཞིན་ནོ། །གཉིས་ཆེ་སོགས་དང་གཉིས་མཉམ་ཆེ་ཆུང་སོགས། །དྲུ་མ་གནས་པ་འགྲོ་འདེས་ཤུགས་ཀྱིས་འཐོན། །དེ་དག་མདོར་བསྡུས་སྡེ་ཚན་བཞི་ཁྲི་དང་། །དྲུག་སྟོང་དྲུག་བརྒྱ་དྲུག་འདས་པ་ནི། །དཀའ་བར་གསུངས་ཕྱིར་དམན་པའི་སྤྱོད་ཡུལ་མིན། །ཁ་ཆེ་ཟླ་དགས། འབྱུང་ལྔས་བསྐྱེད་པའི་རོ་དྲུག་གི། །རྒྱུད་དང་ལྡན་འདུས་ཚོགས་པ་སོགས། །ཆ་ཡིས་ཕྱེ་བས་བཞི་ཁྲི་དང་། །དྲུག་སྟོང་དྲུག་བརྒྱ་ང་དྲུག་གི །ཤིན་ཏུ་ཕྲ་བར་གྱེས་པ་ནི། །ཁྱེས་པས་བགྲང་བར་ནུས་མ་ཡིན། །རྒྱུན་ཤེས་བུས་ཀྱང་རབ་ཏུ་དཀའ། །ཞེས་གསུངས་སོ། །བློ་ལྡན་དོན་དུ་མདོ་ཙམ་བརྗོད་པ་ནི། །མངར་བའི་མངར་བ་མངར་བའི་སྐྱུར་བ་དང་། །མངར་བའི་ལན་ཚྭ་མངར་བའི་ཁ་བ་དང་། །མངར་བའི་ཚ་བ་མངར་བའི་བསྐ་བ་དང་། །དྲུག་པོ་འདི་བཞིན་གཞན་པ་ལྔར་སྦྱར་བས། །དྲུག་དྲུག་སུམ་ཅུ་རྩ་དྲུག་འབྱུང་དེ་ལས། །གྱེས་པ་མངར་བའི་མངར་བ་སྐྱུར་བ་དང་། །མངར་བའི་སྐྱུར་བ་ལན་ཚྭ་བ་དང་ནི། །མངར་བའི་ལན་ཚྭ་བ་དང་ཁ་བ་དང་། །མངར་བའི་ཁ་བ་ཚ་བ་ཉིད་དང་ནི། །མངར་བའི་ཚ་བ་བསྐ་བ་ཡང་མངར་བའི། །བསྐ་བ་སྐྱུར་བ་དེ་སྦྱར་གོང་བཤད་པའི། །སོ་དྲུག་ལ་སྦྱར་ཉིས་བརྒྱ་བཅུ་དྲུག་དང་། །དེ་ལས་གྱེས་པའི་བཞི་རུ་འཚོགས་པ་ཡང་། །མངར་བའི་མངར་བ་སྐྱུར་བ་ལན་ཚྭ་བ། །མངར་བའི་སྐྱུར་བ་ལན་ཚྭ་ཁ་བ་སོགས། །དྲུག་པོ་གོང་མ་ལ་སྦྱར་སྟོང་དང་ནི། །ཉིས་བརྒྱ་དགུ་བཅུ་རྩ་དྲུག་འབྱུང་བ་ཡིན། །དེ་ལས་གྱེས་པ་ལྔ་ཚོགས་བསྟན་པ་ནི། །མངར་བའི་མངར་སྐྱུར་ལན་ཚྭ་ཁ་བ་དང་། །མངར་བའི་སྐྱུར་སྐྱུར་ལན་ཚྭ་ཁ་བ་དང་། །མངར་བའི་ལན་ཚྭ་ལན་ཚྭ་སྐྱུར་ཁ་བ། །མངར་བའི་ཁ་བ་ཁ་བ་སྐྱུར་བ་ལན། ཚ་བའི་ཚ་བ་ཚ་བ་ལན་ཚྭ་ཁ། །མངར་བའི་བསྐ་བ་བསྐ་བ་ཁ་ལན་ཚྭ། །དྲུག་པོ་སྟོང་སོགས་གོང་མར་སྦྱར་བ་ཡིས། །བདུན་སྟོང་བདུན་བརྒྱ་བདུན་ཅུ་རྩ་དྲུག་འབྱུང་། །དེ་ལས་གྱེས་པ་དྲུག་ཚོགས་དཔེར་བརྗོད་ནི། །མངར་བ་ཤས་ཆེ་གཅིག་ལ་རོ་གཞན་ལྔ། །ལྡན་ཞིང་རིམ་པས་ཆུང་བ་འདི་བཞིན་ཏེ། །མངར་བའི་སྐྱུར་བ་ལན་ཚྭ་ཁ་ཚ་བསྐ། །སྐྱུར་བའི་ལན་ཚྭ་ཁ་ཚ་བསྐ་མངར་བ། །ལན་ཚྭའི་ཁ་ཚ་བསྐ་མངར་སྐྱུར་བ་བཞིན། །གཞན་གསུམ་ལ་སྦྱར་དྲུག་འདི་གོང་བཤད་པའི། །བདུན་སྟོང་སོགས་ལ་སྦྱར་བས་བཞི་ཁྲི་དང་། །དྲུག་སྟོང་དྲུག་བརྒྱ་ང་དྲུག་ངེས་པར་འབྱུང་། །དེ་ལྟར་རོ་ལ་བོར་དེ་ཡང་ཤས་ཆེ་ཆུང་། །རིམ་པས་གྲངས་ཀྱི་འཕེལ་འགྲིབ་བགྲམ་པ་ཡིན། །ལས་ཀྱི་ནད་གང་སེལ་བའི་རོ་བསྟན་པ། །མངར(རླུང་མཁྲིས་ལྡན་པ)སྐྱུར(བད་རླུང་ལྡན)ལན་ཚྭ(རླུང་རྒྱུང)གསུམ་གྱིས་རླུང་འཇོམས་ཤིང་། །ཁ(མཁྲིས་རྒྱུང)མངར(རླུང་མཁྲིས)བསྐ་བ(བད་མཁྲིས་ལྡན་པ)གསུམ་གྱིས་མཁྲིས་ནད་སེལ། །ཚ(བད་རྒྱུང)སྐྱུར(བད་རྒྱུང)ལན་ཚྭ(བད་རླུང)གསུམ་གྱིས་བད་ཀན་སེལ། །གང་མི་སེལ་བ་དེ་ཉིད་བསྐྱེད་བྱེད་དེ། །གཅིག་སེལ་བ་དེས་གཉིས་བསྐྱེད་གཉིས་སེལ་བས། །

གཅིག་བསྐྱེད་དཔེར་ན་མངར་བས་རླུང་མཁྲིས་སེལ། །བད་བསྐྱེད་ཚ་བས་བད་སེལ་རླུང་མཁྲིས་བསྐྱེད། །ཚུལ་དེ་བཞིན་དུ་གཞན་ལའང་སྦྱར་ཤེས་དགོས། །གཉིས་པ་ནུས་པར་དབྱེ་བ་ཁུངས་བྱེད་གསུངས། །དབྱེ་བ་ལྡི་སྨུམ་བསིལ་བ་རྟུལ་བ་དང་། །ཡང་རྩུབ་ཚ་དང་རྣོ་བ་རྣམ་པ་བརྒྱད། །ཁུངས་ནི་འབྱུང་བ་ལྔ་ལས་བྱུང་བ་སྟེ། །རོ་ནི་ས་སོགས་རྣམས་ལ་རྟེན་པ་ཡི། །ལྡི་སྨུམ་ལ་སོགས་དེ་ལས་བྱུང་བའི་ཕྱིར། །ལན་ཚྭ་བསྐ་མངར་རྣམ་གསུམ་རིམ་བཞིན་ལྡི། །དེ་བཞིན་ལན་ཚྭ་སྐྱུར་མངར་སྨུམ་པ་ཡིན། །བསྐ་ཁ་མངར་བསིལ་ཁ་བསྐ་མངར་བ་རྟུལ། །སྐྱུར་ཚ་ཁ་བ་རྣམ་གསུམ་ཡང་ལ་རྩུབ། །ཚ་སྐྱུར་ལན་ཚྭ་རྣམ་གསུམ་ཚྭ་ལ་རྣོ། །ས་སྨན་ལྡི་བརྟན་རྟུལ་འཇམ་སྨུམ་སྐམ་དྲུག །ཆུ་སྨན་སླ་བསིལ་ལྡི་རྟུལ་སྨུམ་འཇམ་མཉེན། །མེ་སྨན་ཚ་རྣོ་སྐམ་རྩུབ་ཡང་སྨུམ་གཡོ། །རླུང་སྨན་ཡང་གཡོ་གྲང་རྩུབ་སྐྱ་ལ་སྐམ། །ནུས་པ་ས་རླུང་གཉིས་ལ་དྲུག་རེ་སྟེ། །མེ་དང་ཆུ་ལ་ནུས་པ་བདུན་རེ་ཡིན། །ནམ་མཁའ་འབྱུང་བཞིའི་སྨན་ལ་སྤྱིར་ཁྱབ་པོ། །འབྱུང་བཞི་སོ་སོའི་ནུས་ཛེལ་དེ་ལྟར་བོར། །བྱེད་པའི་ལས་ནི་ནུས་པ་བརྒྱད་པོ་དེས། །དང་པོ་བཞི་ཡིས་རླུང་དང་མཁྲིས་པ་སེལ། །འོག་མ་བཞི་ཡིས་བད་ཀན་སེལ་བར་བྱེད། །ས་སྨན་མཁྲང་བརྟན་སྡུད་བྱེད་རླུང་ནད་སེལ། །ཆུ་སྨན་རླན་འཇམ་སྡུད་བྱེད་མཁྲིས་ནད་སེལ། །མེ་སྨན་དྲོད་བསྐྱེད་སྨིན་ཅིང་བད་ཀན་སེལ། །རླུང་སྨན་སྲ་བསྐྱོད་ཁྱབ་བྱེད་བད་མཁྲིས་སེལ། །ཡང་རྩུབ་བསིལ་བ་གསུམ་གྱིས་རླུང་བསྐྱེད་ཅིང་། །ཚ་རྣོ་སྨུམ་པ་གསུམ་གྱིས་མཁྲིས་པ་བསྐྱེད། །ལྡི་སྨུམ་བསིལ་རྟུལ་བཞི་ཡིས་བད་ཀན་བསྐྱེད། །ཨ་རུ་མཆུ་སྒྲུང་ཞིག་ལ་དཔེར་མཚོན་པའི། །ནུས་ཛེལ་བགྲམ་པའི་ཚུལ་ཡང་འདི་ལྟ་སྟེ། །མཆུ་རིང་མཆུ་ནི་མངར་ཁ་ནད་རྣམས་འཇོམས། །ཙ་བ་བསྐ་ཚ་སྐྱུར་བས་འཁྲུ་བ་གཅོད། །(དྲང་སྲོང་ཙ་ར་ཀའི་བདུད་རྩི་བམ་པོ་བཞི་པར)གསུང་བཞིན་བཤད་ན་རྩེ་མོས་བཤལ་བའི་དོན། །མངར་བ་ས་ཆུ་གཉིས་ཀྱིས་བསྐྱེད་པའི་ཕྱིར། །ས་ཆུའི་ཡོན་ཏན་ཛེའུ་སོ་སོར་བོར། །རིགས་མཐུན་བསྡོམས་པས་ནུས་ཆེ་སྨུམ་ལྡི་དང་། །འཇམ་བརྟན་སླ་བསིལ་རྟུལ་མཉེན་བརྒྱད་དང་ལྡན། །དེ་བཞིན་ཁ་བ་ཆུ་རླུང་གིས་བསྐྱེད་པའི། །ཛེའུ་སོ་སོར་བགྲམ་ལ་སྦྱར་བཞིན་བྱ། །སླ་བསིལ་རྟུལ་མཉེན་ཡང་གཡོ་བདུན་དང་ལྡན། །མངར་ཁ་གཉིས་ཀྱི་ནུས་པ་བཅོ་ལྔ་སྟེ། །གཅིག་ཏུ་ཚོགས་ཕྱིར་ཕན་ཚུན་ནང་བཅོམ་པ། །དེ་ལ་མངར་བའི་ཐོག་མར་སླ་བསིལ་དང་། །རྟུལ་མཉེན་བཞི་ཡོད་ཁ་བའི་ཐོག་མར་ཡང་། །དེ་བཞིན་ཡོད་པ་ནང་འཁྲུད་གཅིག་གི་གྲོགས། །གཅིག་བྱས་སྟོབས་ལྡན་གཉིས་འགྱུར་དེ་ཛེལ་འགྲིམ། །ལྡི་འཇམ་བརྟན་གསུམ་མངར་བའི་ཐོག་མར་ཡོད། །ཊཱི་ཀཱ་མུན་སེལ་སྒྲོན་མེ་ལས། །དེ་ཕྱིར་འཁྲུ་གཅོད་སྐབས་བསིལ་བ་མང་ཞེས་སོ། །དེ་དང་མི་མཐུན་ཡང་རྩུབ་གཡོ་བ་གསུམ། །ཁ་བའི་ཐ་མར་ཡོད་དེ་འཐབ་པའི་ཚེ། །སྟོབས་ལྡན་གོང་མས་འོག་མ་སོ་སོར་བཅོམ། །བཅོམ་པའི་ཛེལ་རོ་དོར་བས་བཤལ་གྱི་དགྲ། །གཉེན་འདེགས་རླུང་གི་ནུས་པ་ཡང་རྩུབ

གཡོ། །ལ་སོགས་ནུས་པ་དྲུག་ལྡན་དེ་བཅོམ་པས། །རླུང་ནད་མི་ལྡང་སྨན་འཇམ་ནུས་པ་རྗེ། །སླ
བསིལ་རྟུལ་མཉེན་གཉིས་སྟོབས་ལྡན་པ་དང་། །སྣུམ་ལྕི་འཇམ་བརྟན་ཀྱང་སྟོབས་བརྒྱད་ལྡན་གྱི། །
ཐུར་དུ་བཤལ་བའི་རྒྱུ་མཚན་ངེས་པར་ཐོན། །དེ་བཞིན་རྩ་བས་འབྲུ་གཙོད་བྱེད་པའི་དོན། །བསྐ་ཚ
སྐྱུར་གསུམ་བསྐྱེད་པའི་འབྱུང་བ་ཡི། །ཡོན་ཏན་རྗེའུ་སོ་སོར་བཀྲམ་པ་ལས། །གོང་ལྟར་བགྲིས་པས
བསྐ་ལ་གྲང་རྟུལ་སྐམ། །གསུམ་ཡོད་ཚ་ལ་ཡང་རྩུབ་རྣོ་བ་དང་། །ཚ་སྐྱུ་གཡོ་སྐམ་བདུན་ཡོད་སྐྱུར་བ
ལ། །ཚ་རྗེ་སྣུམ་ལྕི་བརྟན་སྐམ་དྲུག་ཡོད་ལ། །དེ་དག་ནང་དུ་འཐབ་པས་སྐམ་པ་ལྔ། །ཚ་དང་རྗེ་བར
གཉིས་ཏེ་རྩུབ་པར་གཅིག །སྐྱུ་བ་གཅིག་ལས་གཞན་ཡང་བཅོམ་ནུས་མེད། །དེ་ཕྱིར་འབྲུ་གཤེར་སླ
གཤེར་སྐམ་པས་བསལ། །གྱེན་འདྲེན་སྨན་ནི་མེ་དང་རླུང་གིས་བསྐྱེད། །ཊཱི་ཀཱ་མུན་སེལ་སྒྲོན་མེ
ལས། །སྐམ་པ་ནང་ཕྲད་ཤིན་ཏུ་སྐམ་ཕྱིར་འབྲུ་མི་ཁྲིད། །ཅེས་སོ། །ཐུར་འགྲོ་ས་དང་ཆུ་ལས་འབྱུང་
བའི་ཕྱིར། །བཀྲུ་སྨན་ཕལ་ཆེར་དང་པོའི་རོ་ལས་འབྱུང་། །ཕལ་ཆེར་རོ་ལས་རྗེས་སུ་འབྱུང་བ་ཡིན། །
ནུས་བརྒྱད་མི་མཐུན་ཕན་ཚུན་དགྲར་སྦྱར་ཚུལ། །ལྕི་ཡང་གཉིས་འཐབ་སྣུམ་རྩུབ་ཕན་ཚུན་དགྲ །ཚ
བསིལ་གཉིས་དགྲ་དེ་བཞིན་རྣོ་རྟུལ་དགྲ །འཐབ་ཚུལ་ནུས་པ་རིགས་མཐུན་སྟོབས་ཆེར་འཕེལ། །མི
མཐུན་གོང་མ་སྟོབས་ཆེ་འོག་མ་བཅོམ། །གོང་འོག་མེད་མཉམ་གཉིས་ཀ་འབྲས་བུ་མེད། །ཡོན་ཏན
འཇམ་དང་ལྕི་དྲོ་སྣུམ་དང་བརྟན། །གྲང་དང་རྟུལ་བ་བསིལ་མཉེན་སླ་དང་སྐམ། །སྐྱུ་དང་ཚ་བ་ཡང་
དང་རྣོ་རྩུབ་གཡོ། །བཅུ་དང་བདུན་གྱིས་མཚན་ཉིད་ཉི་ཤུ་འཇོམས། །གསུང་འདིར་གཞོམ་བྱ་འཇོམས
བྱེད་འཇོམས་ཚུལ་གསུངས། །ཞེས་པ་འཇོམས་བྱེད་རླུང་སེལ་ཡོན་ཏན་ལྔ། །མཁྲིས་དང་བད་ཀན་སེལ
ནུས་དྲུག་དྲུག་གོ །གཞོམ་བྱ་ཉེས་གསུམ་མཚན་ཉིད་ཉི་ཤུ་ནི། །རླུང་གི་མཚན་ཉིད་རྩུབ་ཅིང་ཡང་བ
དང་། །གྲང་ཞིང་ཕྲ་ལ་སྲ་ཞིང་གཡོ་བ་དྲུག །མཁྲིས་པའི་མཚན་ཉིད་སྣུམ་བཅས་རྣོ་ཞིང་ཚ། །ཡང
ཞིང་དྲི་མནམ་འཁྲུ་ཞིང་གཤེར་བ་བདུན། །བད་ཀན་མཚན་ཉིད་སྣུམ་ཞིང་བསིལ་བ་དང་། །ལྕི་རྟུལ
འཇམ་བརྟན་འབྱར་བག་ཅན་དུ་གནས། །འཇོམས་བྱེད་སྨན་གྱི་ཡོན་ཏན་བཅུ་བདུན་དེ། །དབྱེ་བས
འཇམ་ལྕི་དྲོ་སྣུམ་བརྟན་པ་ནི། །རླུང་ནད་སེལ་བྱེད་ཡོན་ཏན་ལྔ་རུ་གྲགས། །སྐྱུ་རྟུལ་བསིལ་ལྕི་སླ་སྐམ
མཁྲིས་སེལ་དྲུག །སྐྱ་ཚ་ཡང་རྣོ་གཡོ་རྩུབ་བད་སེལ་དྲུག །འཇོམས་ཚུལ་འཇམ་མཉེན་རྩུབ་བཅོམ་ལྕི
བས་ཡང་། །དྲོ་བས་གྲང་བཅོམ་བརྟན་པས་གཡོ་བ་འཇོམས། །ཕྲ་སྲ་གཉིས་ནི་སྣུམ་པ་གཅིག་པུས
འཇོམས། །མཁྲིས་པར་སྐྱུ་བས་སྣུམ་འཇོམས་རྟུལ་བས་རྣོ། །བསིལ་བས་ཚ་འཇོམས་ལྕི་བས་ཡང་བ
འཇོམས། །སླ་བས་དྲི་མནམ་འཇོམས་ལ་སླ་གཤེར་གཉིས། །སྐམ་པའི་ནུས་པ་གཅིག་པུས་འཇོམས་པར
བཤད། །བད་ལ་སྐྱུ་བས་སྣུམ་འཇོམས་ཚ་བས་བསིལ། །ཡང་བས་ལྕི་བཅོམ་རྣོ་བས་རྟུལ་བས
བཅོམ། །གཡོ་བས་བརྟན་བཅོམ་འཇམ་དང་འབྱར་བག་གཉིས། །རྩུབ་པའི་ནུས་པ་གཅིག་པུས

འཇོམས་པར་བྱེད། །ཡོན་ཏན་དེ་དང་ལྡན་པའི་སྨན་དང་ཟས། །སླེ་ཏྲེས་གནྟ་ཀ་རི་འོ་མ་དང་། །
འབྲས་ཐུག་ལ་སོགས་དེ་འདྲ་འཇམ་པའི་སྡེ། །ཛ་ཏི་བུ་རམ་མར་སྙིང་ལ་སོགས་པ། །བཅུད་ལྡན་དེ་དང་
དེ་འདྲ་འཇམ་པའི་སྡེ། །ཟླ་དང་ཤིང་ཀུན་དག་ནི་སྔོག་སྐྱུ་ཡི། །རྩ་བ་ལུག་ཤ་ལ་སོགས་དྲོ་བའི་སྡེ། །ཨ
ག་རུ་དང་ཁ་རུ་ཚ་སོགས་བརྟན། །རྩི་མར་འབྲུ་མར་ཀྲང་ཚིལ་ལ་སོགས་སྣུམ། །ཙོང་ཞི་ལ་སོགས་ནུས
པ་བསིལ་བའི་སྡེ། །སྲན་མ་སྤེ་ཐུག་ཆག་ཚོ་སྔོར་མེད་དང་། །ཆུ་གྲང་ལ་སོགས་སྣུམ་བཅུད་མེད་པ
སྐྱ། །ཅུ་གང་ཨུཏྤལ་བོང་ང་དཀར་དམར་སེར། །དུག་སྨན་ཕལ་ཆེར་བརྟན་ཏེ་དོན་ལ་སྦྱ། །ག་ཕུར་
ཙན་དན་གི་ཤང་ཁ་ཆེ་དང་། །ཏིག་ཏ་ཧོང་ལེན་ལ་སོགས་བསིལ་ལ་གྲང་། །བཅུད་བསིལ་མེད་ཅིང་ཏ
ཙང་དྲོ་སྐྱུའང་མིན། །འཇུ་བར་སླ་བའི་ཟས་སྨན་ཐམས་ཅད་ཡང་། །ཐུར་དུ་ལྡོ་ནས་བཤལ་སྨན་སླ་བ
ཡིན། །ན་ལེ་ཤམ་དང་སྣ་པི་ཕོ་བ་རིས། །ཙི་ཏྲ་ཀ་སོགས་དེ་འདྲ་ཚ་བའི་སྡེ། །རྒྱ་ཚ་བྱང་བ་ཐིག་སྲིན
གསུམ་དང་ནི། །འཐོན་པ་ཆང་སོགས་དེ་འདྲ་རྣོ་བའི་སྡེ། །སྐྱུག་སྨན་ཐམས་ཅད་གཡོ་བའི་སྨན་སྡེར
བཤད། །སྣར་བུ་ཙོང་ཞི་རྐོད་རྟུལ་ཤ་ཟན་གྱི། །ཤ་རྣམས་རྩུབ་པའི་སྨན་གྱི་སྡེ་རུ་བཤད། །མར་གསར
འོ་སྨན་ལ་སོགས་འཇམ་ལ་མཉེན། །དོམ་མཁྲིས་སཛྫི་ཀ་དང་ཐ་རམ་སྨུག །སླ་སྣང་བྱ་རྐང་མོན་སྣ་ར
དང་ནི། །བྱ་ཕང་ཤ་སོགས་འབྲུ་སྐྱུག་གཅོད་པ་དང་། །རྩ་ཁ་སྡོམ་པའི་ཟས་སྨན་ཕལ་ཆེར་རྟུལ། །
གསུམ་པ་ཞུ་རྗེས་ཕོ་བའི་མེ་འཕྲོད་ཚོ། །བད་མཁྲིས་རླུང་གི་རིམ་པས་ཞུ་བ་ལས། །མངར་དང་ལན་ཚྭ
ཞུ་རྗེས་མངར་བར་ཞུ། །སྐྱུར་བ་རོ་མཚུངས་ཁ་ཚ་བསྐ་གསུམ་ཁ། །སྤྱིར་བཏང་དེ་ལས་དམིགས་བསལ
འདི་ལྟར་གསུངས། །(དཔའ་བོའི་སྙིང་པོ་བསྡུས་པར)ཆང་གི་རོ་ནི་མངར་སྐྱུར་ཁན་ཡང་། །ཞུ་རྗེས
སྐྱུར་བ་ཉིད་དུ་འགྱུར་བ་ཡིན། །དེ་བཞིན་སེའུ་འབྲུ་སྐྱུར་ཡང་ཞུ་རྗེས་མངར། །ཏིལ་མར་ཁ་ལ་པི་ལིང་
ཞུ་རྗེས་བསྐ །རྩབས་རུ་ཚ་དང་ན་ལེ་ཤམ་དང་ཚ། །ཤིང་ཀུན་རོ་ཚན་ཡང་ཞུ་རྗེས་ཚ། །ཨ་རུ་རོ་བསྐ
ཞུ་རྗེས་མངར་བ་ཡིན། །བ་རུ་རོ་བསྐ་ཞུ་རྗེས་ཚ་ལ་མངར། །ཞེས་པ་གསུམ་པོ་གཉིས་གཉིས་ཞུ་རྗེས
རོ། །རེ་རེས་སེལ་ཞེས་ཚུལ་ནི་མངར་བ་ཡིས། །རླུང་མཁྲིས་གཉིས་སེལ་སྐྱུར་བས་བད་རླུང་སེལ། །ཁ
བས་བད་ཀན་དང་ནི་མཁྲིས་པ་སེལ། །དེ་ལྟར་མེ་དྲོད་གསུམ་གྱི་རིམ་པ་ནི། །དང་པོ་བད་ཀན་སྦྱག
བྱེད་ཀྱིས་སྦྱག་ནས། །བར་དུ་མཁྲིས་པ་འཇུ་བྱེད་ཀྱིས་བཞུས་པ། །ཐ་མ་མེ་མཉམ་རླུང་གིས་དྭངས
སྙིགས་འབྱེད། །དེ་དག་ཀུན་ལའང་སྟོན་བཞིན་རྗེལ་བཀྲམ་ལ། །ནང་བཙོམ་ནད་དང་འཐབ་པས
གསལ་བར་འབྱུང་། །བཞི་བར་སྦྱོར་ཐབས་རོ་སྦྱོར་ནུས་སྦྱོར་གཉིས། །རོ་བསྡེབས་སྦྱོར་བ་ལྔ་བཅུ་རྩ
བདུན་ཏེ། །གཉིས་པར་སྦྱར་ལ་མངར་ལྔ་སྐྱུར་བ་བཞི། །ལན་ཚྭ་གསུམ་ལ་ཁ་གཉིས་ཚ་བ་གཅིག །དེ
ཚུལ་མངར་སྐྱུར་གཉིས་དང་མངར་ལན་གཉིས། །མངར་ཁ་གཉིས་དང་མངར་ཚ་མངར་བསྐ་ལྔ། །
མངར་བ་སོང་ནས་སྐྱུར་སྦྱོར་སྐྱུར་ལན་གཉིས། །སྐྱུར་ཁ་གཉིས་སོགས་འདིས་འགྲེ་ཀུན་ལ་སྦྱར། །

གསུམ་དུ་སྦྱར་ལ་མངར་བཙུ་སྐྱུར་བ་དྲུག །ལན་ཚྭ་གསུམ་ལ་ཁ་བ་གཅིག་ཕུ་ཉིད། །བཞི་སྦྱར་མངར་བཙུ་སྐྱུར་བཞི་ལན་ཚྭ་གཅིག །ལྔ་སྦྱར་མངར་བ་ལྔ་ལ་སྐྱུར་བ་གཅིག །བཞི་བ་གཉིས་པ་བཅོ་ལྔ་ལྔ་བ་དྲུག །གསུམ་པ་ཉི་ཤུ་དྲུག་ཏུ་སྦྱར་བ་གཅིག །རྒྱང་པ་དྲུག་སྟེ་དྲུག་བཅུ་རྩ་གསུམ་མོ། །སོ་སོར་ཇི་འུ་ཚུལ་བཞིན་བཀྲམ་ལ་བལྟ། །དེ་དག་ཉེས་གསུམ་ནད་ཀྱི་འཕེལ་ཟད་ནི། །འཕེལ་དང་རབ་འཕེལ་མཆོག་འཕེལ་ཟད་པ་ཡང་། །སྦྱར་བའི་བཅོ་བརྒྱད་ལ་འབྲེལ་ཉེས་པ་གསུམ། །འཕེལ་ཟད་བདུན་ཙུ་རྩ་བཞིའི་མཉེན་པོར་སྦྱོར། །དེ་ཚུལ་ཁོ་བོས་ལོགས་སུ་རྒྱས་བཤད་པར། །གསལ་བས་མདོར་བསྡུས་ཚུལ་འདིས་ཆོག་པར་སྨོན། །དེའི་དམར་བའི་རྒྱུད་དགོངས་གསལ་སྟོན་འདི་ནས་རྫོགས་པ་ཡིན་པས་རྟེན་དང་སྟོབས་དང་གྱུར་པ་སྦྱོར་བ་ཐམས་ཅད་མཐུན་ན། དང་པོའི་རོ་དང་གང་དང་གང་ཡིན་དེ་ཡིས་ཕན་གནོད་ཀྱི་ལས་བྱེད་པ་མངར་བས་རླུང་མཁྲིས་སེལ་བད་ཀན་བསྐྱེད་པ་ལྟ་བུ་ཡིན་ལ་རོ་ཇི་ལྟ་བ་བཞིན་དུ་བསྟེན་པས་ནད་ཀྱི་མཚན་ཉིད་འཕེལ་ནས་ལུས་ལ་གནོད་པར་རིགས་པ་ལས། མི་གནོད་པ་ནི་ཞུ་རྗེས་ཀྱི་ལས་བྱེད་པ་སྟེ། དཔེར་ན་ལན་ཚྭ་བས་ཁྲག་མཁྲིས་འཕེལ་ཏེ་ལུས་ལ་གནོད་པར་རིགས་པ་ལ་ཁྲག་མཁྲིས་མི་བསྐྱེད་པ་དང་། ལན་ཚྭ་བ་མངར་བར་ཞུ་བ་ལྕེ་མྱང་ཚྭ་ལྟ་བུ་སྟེ། མངར་དང་ལན་ཚྭའི་ཞུ་རྗེས་མངར་བར་ཞུ། །ཞེས་པ་ལྟར། དང་པོ་རོ་ཡི་ཕན་གནོད་བྱེད་པ་ལས་གོ་ལོག་པའི་ཕན་པར་རིགས་པ་གནོད། གནོད་པར་རིགས་པ་ཕན་པ་ནི། ནུས་པས་ལས་བྱེད་པ་སྟེ། རོ་དེ་གཞན་དུ་བྱེད་པས་སོ། །དཔེར་ན་སྐྱུ་རུ་ར་སྐྱུར་བའི་རོ་ཡིན་ལ། སྐྱུར་བས་བད་རླུང་སེལ་ཞིང་མཁྲིས་པ་སྐྱེད་པར་བཤད་པ་ལས། སྐྱུ་རུ་ར་ནི་རྟེན་སྟོབས་གྱུར་པའི་དབང་གིས་རོ་ལས་གོ་ལོག་པ་མཁྲིས་པ་སེལ་བ་ལྟ་བུ་སྟེ། སྐྱུ་རུ་ར་ཡིས་ཁྲག་མཁྲིས་ཚབ་སེལ། །ཞེས་པས་སོ། །རོ་དང་ཞུ་རྗེས་དང་ནུས་པ་གསུམ་གྱི་གོ་དོན་ནི། སྐྱེ་ཙམ་དུ་འབྱུང་བ་ཤས་ཆེ་བ་གཉིས་ལྡན་གྱི་རོ་གང་ཞིག་ཕོ་བའི་མེ་དྲོད་དང་མ་ཕྲད་བར་གྱི་ཞུ་རྗེས་དང་ནུས་པ་རྗེས་སུ་དཔག་པའི་གཞི་དེ་ལ་རྗེས་དེའི་དང་པོའི་རོ་ཞེས་བྱ་སྟེ་རགས་པའོ། །དེ་ནས་ཕོ་བར་མེ་དྲོད་གསུམ་གྱིས་སྨྱུགས་བཞུས་དྭངས་སྙིགས་ཕྱེས་པའི་སོ་སོའི་དུས་སུ་ཟས་སྦྱོར་བསྟན་གྱི་ཞུ་རྗེས་དང་དྭངས་མའི་སྐབས་ཁྲག་ཏུ་མ་གྱུར་ཚུན་དེ་ལ། སྨན་གྱི་ཞུ་རྗེས་ཞེས་བྱ་སྟེ་ཞུ་རྗེས་ཕོ་བའི་མེ་དང་ཕྲད་པ་ལས། །བད་མཁྲིས་རླུང་གིས་རིམ་པས་ཞུ་རྗེས་ལ། །ཞེས་པས་ཏེ་རྩིང་ངོ་། །དེ་ནས་མདངས་ཀྱི་བར་དུ་ཕན་གནོད་བྱེད་པ་ལ་ནུས་པ་ཞེས་བྱ་སྟེ། རོ་དང་ཞུ་རྗེས་ནུས་པ་སྦྱར་ཐབས་བཞི། །ཞེས་རིམ་བཞིན་དུ་བཤད་པ་ནི་སྤྱི་ཙམ་མོ། །འདི་ཙམ་ཚུན་དུ་ནི་སྨན་པ་ཕལ་ཆེར་གྱིས་ཕྱེས་ཤིང་དཔྱད་པར་བྱས་སོ། །དོན་ནི་འདི་ཡིན་ཏེ། འབྱུང་པ་ལྔའི་ཆ་ཤས་ཆེ་ཆུང་ལས་རོ་དངོས་བསྟན་དུ་གསལ་བ་དང་། བག་ལ་ཉལ་བ་དང་། རྗེས་སུ་གྲོ་བ་དང་ལྷན་ཅིག་པའི་འབྱུང་བའི་རང་བཞིན་དུ་མ་དང་ལྡན་པ་གང་ཞིག་བཟང་ངན་ལས་ཀྱི་འཕེལ་བྱེད་དང་བཅས་པའི་བྱེད་པོས་ཉེ་བར་བརྟེན་པ་ལས། ནད་ཟུངས་དྲི་མའི་གནོད་བྱ་གནོད་བྱེད་ཀྱི་མཚན་ཉིད་ཉི་ཤུ་དང་བཅས་པའི་

ལུས་འདི་ཡང་འབྱུང་པའི་རང་བཞིན་ལས་གྲུབ་པའི་ཕྱིར། འབྱུང་པའི་རང་བཞིན་གཉིས་ལྡན་ནམ་གསུམ་ལྡན་སོགས་གང་ཤས་ཆེ་བར་རྟེན་དང་བརྟེན་པ་ལྷན་ཅིག་ཏུ་གནས་ཤིང་དེ་མཐུན་གྱི་གཟུགས་སྒྲ་དྲི་རོ་རེག་བྱའི་ཆ་ཤས་ཡོད་པ་དེར། སྨན་དང་སྤྱད་པ་ལས། དུས་གདོན་ཟས་སྤྱོད། རྐྱེན་སྟོབས་སྦྱོར་བ་སོགས་དང་། འབྱུང་པའི་མཚན་ཉིད་དེ་དག་ལས་བྱུང་བའི་མི་འདྲ་གསུམ་གྱིས་མྱུགས་པ་ནས་མདངས་ཀྱི་མཐར་ཐུག་པའི་བར་དུ་རང་རང་གི་གནས་སུ་སྐྱིན་པར་བྱས་པ་ན་ཞུ་མའི་རོ་སོགས་འགྱུར་བའི་དྭངས་སྙིགས་ཕྱེ་བ་སོགས་ལ་ཞུ་རྗེས་དང་། ལུས་སེམས་ལྷན་ཅིག་པ་གང་དུ་སྨན་གྱི་ཕན་གནོད་བྱེད་པ་ལ་ནུས་པ་ཞེས་བྱ་སྟེ། དེས་ན་རོ་ནུས་ཞུ་རྗེས་གསུམ་གནས་སྐབས་ལ་ལྟོས་ན་དུ་མར་འགྱུར་ཞིང་། བྱེད་པ་ལ་ལྟོས་ན་རྒྱུན་གཅིག་ལས་མི་འདའ་སྟེ། སྐྱེས་བུའི་ནུ་ཚོད་བཞིན་ནོ། །རྒྱུ་མཚན་དེའི་ཕྱིར་སྨན་གྱི་རོ་མཆོག་གཅིག་པར་མཐུན་པ་རྣམས་ཇི་ལྟ་བར་སྟེབ་པ་དང་། རོ་མི་མཐུན་ཡང་ཞུ་རྗེས་སུ་བྱེད་པ་ཕྱོགས་གཅིག་པར་མཐུན་པ་རྣམས་ཞུ་རྗེས་ཇི་ལྟ་བར་བསྡེབས། རོ་དང་ཞུ་རྗེས་དང་པོ་དང་མི་མཐུན་ཡང་ནུས་པའི་འགྲོ་ལྡོག་ཕྱོགས་གཅིག་པ་རྣམས་ནུས་པ་ཇི་ལྟ་བ་བཞིན་བསྡེབས་ཏེ་ལྷན་ཅིག་སྦྱར་བར་བྱའོ། །

(ཀརྨ་ཚོགས་གཉིས།)

བསམ་གཞིགས།

༡ སྨན་གྱི་རོའི་ནུས་པ་ཞེས་པ་དེ་ཅི་ཞིག་ལ་ཟེར། དེ་དང་ངོ་བོའི་ནུས་པ་བར་གྱི་ཁྱད་པར་ཅི་ཡིན།

༢ ནུས་པ་བརྒྱད་གང་དག་ཡིན། དེ་དག་སོ་སོས་ཉེས་གསུམ་སེལ་ཚུལ་ཇི་ལྟར་ཡིན།

༣ ནུས་སྟོབས་ཡོན་ཏན་གསུམ་གྱི་ཁྱད་པར་དང་གོ་རིམ་བཞིན་འཇོག་པའི་རྒྱུ་མཚན་ཅི་ཡིན།

༤ སྨན་གྱི་ཡོན་ཏན་བཅུ་བདུན་གྱིས་ནད་ཀྱི་མཚན་ཉིད་ཉི་ཤུ་འཇོམས་ཚུལ་ཇི་ལྟར་ཡིན།

༥ ནུས་པའི་འབྱུང་ཚུལ་དང་དེ་དག་གི་ཁྱད་པར་ཅི་ཡིན།

༦ ལན་ཚྭ་བསྐ་རྣམས་གསུམ་རིམ་བཞིན་ལྡི་ཞེས་པ་ཇི་ལྟར་འགྲེལ་དགོས།

༧ རོ་ནུས་ཞུ་རྗེས་ཕན་ཚུན་མཐུན་བསྡེབས་བྱེད་དགོས་དོན་གང་ཡིན།

༨ ཡོན་ཏན་ཞེས་པའི་རྒྱུ་མཚན་ཅི་ཡིན།

ལེའུ་ལྔ་པ། སྨན་གྱི་ཇོ་བོའི་ནུས་པ།

སྨན་གྱི་ཇོ་བོའི་ནུས་པ་ཞེས་པ། རོ་འདྲ་ཡང་ཞུ་རྗེས་དང་ནུས་པ་མི་འདྲ་བ་དང་། ནུས་པ་འདྲ་ཡང་བྱེད་ལས་མི་འདྲ་བ་དུ་མ་དག་བྱུང་བ་ནི། སྔོན་གྱི་སངས་རྒྱས་དང་དྲང་སྲོང་མངོན་པར་ཤེས་པའི་སྤྱན་མངའ་བ་རྣམས་མ་གཏོགས་མཁས་པ་གཞན་པའི་སྤྱོད་ཡུལ་མིན་ཏེ། བྱང་བ་རིགས་ལྡན་ཆེན་པོས། དེས་ན་རོ་ལས་གོ་ལྡོག་པའི། །ནུས་པས་ལས་ནི་བྱེད་པ་དང་། །རོ་དང་མི་མཐུན་ཞུ་རྗེས་ལས། །བྱེད་པ་སོགས་ཀྱི་དངོས་སྟོབས་ནི། །མངོན་ཤེས་ལྡན་པས་བྱས་པ་ཡི། །གཞུང་ལས་གསལ་བར་མ་རྟོགས་པ། །རིག་པས་མི་ཚོད་མཁས་པས་གསུངས། །ཞེས་གསུངས་པས། མངོན་ཤེས་ཅན་གྱི་མཛད་པའི་གཞུང་དག་ཀྱང་ཕྱོགས་གཅིག་ཏུ་ཚང་བ་ནི་དཀོན། གཞུང་མང་པོ་ནི་རྙེད་པའི་གོ་སྐབས་དང་བཙལ་བའི་བརྩོན་པ་གཉིས་ཀས་ཕོངས་པ་རྣམས་ལ་འདི་ལྟར་ངོ་བོ་ཟུར་རེ་རེའི་ནུས་པ་དང་། དེའི་ངོས་འཛིན་མིང་བཅས་ཆེད་དུ་འགོད་བྱར་དམིགས་སོ། །དེ་ལ་ངོ་བོའི་ནུས་པ་འང་ནང་ཚན་དུ་དབྱེ་ན། སྟོབས་ཀྱི་ནུས་པ་དང་། རོ་དང་ཕྱོགས་མཐུན་གྱི་ནུས་པ་དང་། དྲིའི་ནུས་པ་དང་། གཉེན་པོའི་ནུས་པ་དང་། རིགས་མཐུན་གྱི་ནུས་པ་དང་། དབྱིབས་མཐུན་གྱི་ནུས་པ་དང་། རྟེན་འབྲེལ་གྱི་ནུས་པ་དང་། སྨོན་ལམ་གྱི་ནུས་པ་སྟེ་བརྒྱད་དུ་ཡོད་དོ། །

ས་བཅད་དང་པོ། ཇོ་བོའི་ནུས་པ་སྤྱིར་བསྟན་པ།

དང་པོ། སྟོབས་ཀྱི་ནུས་པ།

རྒྱུད་ལས། གངས་ཅན་འབིགས་བྱེད་ཟླ་ཉིའི་སྟོབས་ལྡན་པས། །ཞེས་གསུངས་པས། གངས་ཅན་ཏེ་གངས་རི་ཛ་མཐོན་སྲིབས་ཕྱོགས་ཏེ། བསིལ་བའི་སར་སྐྱེས་པ་ནི་ཟླ་བའི་སྟོབས་དང་ལྡན་ཞིང་ཤིན་ཏུ་བསིལ་བས། གནས་དེར་སྐྱེས་པའི་བསིལ་སྨན་ནི་སྐྱེ་སར་སྐྱེས་པས་མཆོག་ཏུ་བཟང་ལ། གནས་དེའི་དྲོད་སྨན་ནི་གནས་མ་ཡིན་པར་སྐྱེས་པས་ནུས་པ་དམན་པས་བཏུ་བར་མི་བྱའོ། །འབིགས་བྱེད་དེ་ཉིན་ཕྱོགས་དང་ཚད་རོང་སོགས་དྲོ་སར་སྐྱེས་པ་ནི་ཉི་མའི་སྟོབས་དང་ལྡན་ཞིང་ཤིན་ཏུ་དྲོ་བས། གནས་དེར་སྐྱེས་པའི་དྲོད་སྨན་ནི་སྐྱེ་སར་སྐྱེས་པས་མཆོག་ཏུ་བཟང་ལ། གནས་དེའི་བསིལ་སྨན་ནི་གནས་མ་ཡིན་པར་སྐྱེས་པས

ནུས་པ་དམན་པར་འགྱུར་ཕྱིར་སྤང་པར་བྱའོ། །འདི་ནི་རྒྱུད་དང་མན་ངག་ཐམས་ཅད་ལས་ཡོན་ཏན་གྱི་སྙིང་པོ་ནུས་པའི་སྟོབས་སུ་བསྟན་པས་ཤིན་ཏུ་གལ་ཆེ་བའོ། །

གཉིས་པ། རོ་དང་ཕྱོགས་མཐུན་གྱི་ནུས་པ།

འཆད་བྱ་དངོས་ཀྱི་རྐྱང་སེལ་འདི་དག་ཡིན་ཏེ་ངོ་བོའི་ནུས་པ་ཡིན་ཡང་རོ་དང་ཕྱོགས་མཐུན་པའོ། །

གསུམ་པ། དྲིའི་ནུས་པ།

གབུར་དང་ཙན་དན་དཀར་པོ་ཤིང་ཀུན་ཁ་ཆེའི་གུར་གུམ་སླ་རྩི་སོགས་ཏེ་རྩི་སྨན་དྲི་དང་ལྡན་ཆེ་ནུས་པ་སྨན་དུ་འགྱུར་ལ། དྲི་མ་ཡལ་ནས་རོ་ཡོད་ཀྱང་སྨན་གྱི་ནུས་པ་མི་འབྱུང་བའོ། །

བཞི་པ། གཉེན་པོའི་ནུས་པ།

རྒྱ་བྱའི་ཤ་དང་མཁྲིས་སྒྲོས་དུག་ལ་ཕན་པ་དང་། ཕག་སྨས་གཉན་ རྨོག་ལ་ཕན་པ། སྲམ་གྱི་ཤ་ཚིལ་གྱིས་གྲི་བར་ཉ་རུས་ཟུག་པ་ལ་ཕན་པ་དང་། ཆུ་བལ་དང་ཆུར་གནས་མཁྲིས་པས་མེས་ཚིག་རྨ་ལ་ཕན་པ། གཟིག་དང་འབྲུག་གི་རུས་པས་ཁྱིའི་སོས་བཏབ་པའི་རྨ་ལ་ཕན་པ། གླ་རྩིས་སྦྲུལ་དུག་ལ་ཕན་པ། གཞན་ཡང་འབྱུང་པོའི་གདོན་ལ་གཉེན་པོ་སྐྱོད་པའི་རྫས་རིགས་ལྟ་བུའོ། །

ལྔ་པ། རིགས་མཐུན་གྱི་ནུས་པ།

མགོ་གཟེར་ལ་ཐོད་རུས་དང་། མིག་ལ་སྦྲུལ་མིག ལྟེ་སྐྲངས་ལ་སྤྱང་ལྟེ། སོ་གཟེར་ལ་སྟག་གཟིག་འབྲུག་གསུམ་གྱི་སོ། མགུལ་ལྷྲ་ལ་ལུག་གི་སྐེ་རྨེན། སྙིང་གཟེར་ལ་འབྲོང་དང་ནེ་ཙོ་རི་བོང་མི་གྲིར་ཤིའི་སྙིང་། གློ་ནད་ལ་ཕ་དང་ཁྲག་ཧ་རེའུ་ཞོ་འཕྱང་གི་གློ་བ། མཆིན་དུག་ལ་བྱ་མོ་སྟག་ལོ་བཅུ་གཉིས་ལོན་པ་གྲི་ཤིའི་མཆིན་པ། མཁྲིས་ནད་ལ་མཁྲིས་པ་སྣ་ཚོགས་ཀྱིས་ཕན་པ་དང་། མཁལ་ཚད་ལ་ཐོང་ཆེར་མཁལ་མ། རྒྱུ་གཟེར་ལ་གཡི་དང་གྲུམ་པའི་རྒྱུ་མ་རྣམས་ཀྱིས་ཕན་པ་ལྟ་བུའོ། །

དྲུག་པ། དབྱིབས་མཐུན་གྱི་ནུས་པ།

དབྱིབས་ནི། གླད་པ་ལ་རྗོ་གླད་དང་། སྙིང་དབྱིབས་ཀྱིས་ལྷ་བ་དང་རྙིལ་ནད་ལ་ཕན་པ་དང་། སྙིང་མཆིན་མཁལ་མཚེར་གྱི་ནད་ལ་ནོ་ཤ་བཞི་པོ་སོ་སོར་ཕན་པ་ལྟ་བུའོ།

ཙན་དན་འབྲི་མོག་མཚལ་མཛོ་ཤིང་སྐྱག་སོགས་དམར་པོས་ཁྲག་དང་། སྐྱེར་པ་སོགས་སེར་པོས་མཁྲིས་པར་ཕན་པ་ལྟ་བུའོ། །

བདུན་པ། རྟེན་འབྲེལ་གྱི་ནུས་པ།

མི་ཐོག་གིས་བསད་པའི་ནུས་པ་དང་། རྒྱ་གཟེར་གྱིས་ཤི་བའི་ནུས་པས་རྒྱ་གཟེར་ལ་ཕན་པ་དང་། ཤར་ལྷའི་བྱི་སས་རྒྱུ་ཀན་ལ་ཕན་པ། རི་བོང་གླད་པ་དང་ལྡད་རག་གིས་དམར་བཤལ་ལ་ཕན་པ། མགོ་ཆག་གི་ནུས་པ་བྲུར་གསུམ་པས་མགོ་ཆག་ལ་ཕན་པ་ལྟ་བུ་རྣམས་སོ། །

བརྒྱད་པ། སྨོན་ལམ་གྱི་ནུས་པ།

སྔོན་གྱི་སངས་རྒྱས་ལྷ་དང་བྲང་སྲོང་སོགས་ཀྱིས་འགྲོ་བའི་དོན་དུ་སྨོན་ལམ་བཏབ་པའི་མཐུ་ལས་འཁྲུངས་པ་དབང་པོ་རིལ་བུ་དང་ཀོ་ཁས་དུག་ལ་ཕན་པ་དང་། ད་ལིས་དང་དབང་ལག་བཙུད་ལེན་དུ་སྨན་པ་སོགས་ཀྱིས་མཚོན་པའོ། །

ས་བཅད་གཉིས་པ། ངོ་བོའི་ནུས་པ་བྱེ་བྲག་ཏུ་བསྟན་པ།

བྱེ་བྲག་ཏུ་ངོ་བོ་སོ་སོའི་ནུས་པ་བསྟན་པ་ལ། ངོ་བོ་རྫས་རེའི་ནུས་པ་བསྟན་པ་ནི། །རིན་པོ་ཆེ་ཡི་སྨན་དང་ས་རྡོའི་སྨན། །ཤིང་སྨན་རྩི་སྨན་ཐང་སྨན་སྔོ་སྨན་དང་། །སྲོག་ཆགས་སྨན་དང་དབྱེ་བ་བརྒྱད་དུ་བཤད། །

སྨན་གྱི་ངོ་བོ་རྫས་རེ་རེའི་ནུས་པ་ཞིབ་ཏུ་བསྟན་པ་ལ། རིན་པོ་ཆེའི་སྨན་དང་། རྡོའི་སྨན་དང་། སའི་སྨན་དང་། ཤིང་སྨན་དང་། རྩི་སྨན་དང་། ཐང་སྨན་དང་། སྔོ་སྨན་དང་། སྲོག་ཆགས་ཀྱི་སྨན

བཅས་དབྱེ་བའི་ས་བཅད་རྣམ་པ་བརྒྱད་དུ་བཤད་པའོ། །

དང་པོ། རིན་པོ་ཆེའི་སྨན་གྱི་ནུས་པ་བསྟན་པ།

དང་པོ་རིན་པོ་ཆེ་ཡི་ནུས་པ་ནི། །

ཞེས་པ་སྟེ། ཇོ་བོ་རྫས་རེ་རེའི་ནུས་པ་ཞིབ་ཏུ་བསྟན་པ་ལ་དབྱེ་བའི་ས་བཅད་བརྒྱད་ཀྱི་དང་པོ་རིན་པོ་ཆེའི་སྨན་གྱི་ནུས་པ་བསྟན་པ་ནི་ཞེས་པའོ། །

གསེར། གསེར་གྱིས་ཚེ་རིང་རྒས་སྲུ་དབྱིག་དུག་སེལ། །ཞེས་པ་ལ། མིང་། སོན། གསེར། སུ་ཕཱ། མདོག་བཟང་། ཞུགས་མཆོག མདངས་ལྡན། ཁ་དོག་རྒྱལ་པོ། ཞུགས་ཀྱི་གཙོ་བོ། སྐྱེ་བ་རྒྱུན་གཅོད་སོགས་ཟེར།

[ངོ་བོ།] བཤད་རྒྱུ་མང་ཡང་མཐོང་མང་བ་ནི་མདོག་སེར་ལ་དམར་མདངས་ཅན་དང་། སེར་སྐྱ་དཀར་ཤས་ཅན་སོགས་བཟང་ངན་མང་ལ། ཀུན་གྱིས་རྟོགས་པས་འཕྲུལ་གཞི་ཆུང་ཡང་གསེར་ཤིན་ཏུ་སྦྱངས་ལེགས་དགོས་པ་ལས་ལྷད་ཡོད་ན་གདན་ནས་མི་རུང་།

[ནུས་པ།] ཚེ་རིང་བ་དང་རྒས་ཀ་སྲ་ཞིང་དབྱིག་དུག་ཅེས་རིན་པོ་ཆེ་ལ་སྦྱར་བའི་དུག་སེལ་ལོ། །སྙིང་པོ་བསྡུས་པར། པདྨའི་འདབ་མ་ཆུ་བཞིན་དུ། །གསེར་གྱི་ཡན་ལག་ལ་མི་ཆགས། །ཚེ་ཡང་རིང་དུ་འཕེལ་བར་འགྱུར། །ཞེས་དང་། ཟླ་ཟེར་ལས། གང་གི་ཕྱིར་གསེར་འབྱུང་པར་གྱུར་པས་དུག་ཟོས་པའི་ཡན་ལག་རྣམས་ལ་དུག་དེ་ཆགས་ཤིང་ཞེན་པར་མི་འགྱུར་ཏེ། དཔེར་ན་པདྨའི་འདབ་མར་ཆུ་ཆགས་པར་མི་འགྱུར་བ་དེ་བཞིན་དུ་དུག་ཆགས་པར་མི་འགྱུར་བ་དང་། དེ་བཞིན་དུ་གསེར་འབྱུང་པར་གྱུར་པ་དག་གི་ཚེ་རིང་ཞིང་འཕེལ་བར་འགྱུར་བ་ཉིད་ཀྱང་ཐོབ་པར་གྱུར་རོ། །ཞེས་དང་། རང་བྱུང་རྡོ་རྗེས། གསེར་གྱིས་རྒས་པ་རྣམ་པར་འཇོམས། །ཞེས་དང་། མན་ངག་བེ་བུམ་ལས། གསེར་ནི་རོ་བསྐ་ཞུ་རྗེས་ཁ། །ནུས་བསིལ་དུག་སེལ་ཚེ་འཕེལ་ཡང་། །དུག་དང་ལྡན་པས་སྐྱི་རྒྱུན་གཅོད། །ཅེས་གསུངས་པ་ལྟར་རོ། །

དངུལ། དངུལ་གྱིས་ཆུ་སེར་ནད་དང་རྣག་ཁྲག་སྐེམ། །ཞེས་པ་ལ། མིང་། རཱུ་པྱཱ། དུརྻཱ། མདོག་ངན། རྡོ་སྙིང་སོགས་ཟེར།

[ངོ་བོ།] རྒྱ་དངུལ་འོ་ཁ་མ་དང་། ཁམས་དངུལ་ཞོ་ཁ་མ། དེ་བཞིན་ཞུགས་དངུལ་དང་། གཤའ་དངུལ་སོགས་དབྱེ་བ་མང་ཡང་། བོད་རང་གིས་བཟོས་པའི་དངུལ་ཊཾ་དང་། རྒྱ་དཀར་ནག་ནས་ཐོན་པའི་ཊཾ་ཀ་སོགས་ཡོད་མོད། ལྷག་པར་དུ་དེང་སྐབས་རྒྱ་ནག་ནས་ཐོན་པའི་རྒྱ་དངུལ་ས་ཕག་འདྲ་བ་དེ་ཤིན་ཏུ་ལེགས།

[ནུས་པ།] ཚ་སེར་གྱི་ནད་དང་རྣག་ཁྲག་སྐེམ་པར་བྱེད། རང་བྱུང་རྡོ་རྗེས། གསེར་དངུལ་ཐལ་བས་ཤ་རོ་རྨེན་རོ་གཅོད། །ཅེས་སོ། །

ཟངས། ཟངས་ཀྱིས་རྣག་སྐེམ་གློ་མཆིན་ཚ་བ་སེལ། །ཞེས་པ་ལ། མིང་། ཏཱ་མྲ། ཟངས་མ། ལོ་ཧི་ཏཱ་ཡཿ། ལྷགས་དམར། དམར་ཏུག་སོགས་ཟེར།

[ངོ་བོ།] རང་བྱུང་ཟངས་རྡོ་བཞུས་པ་ལས་བྱུང་བའི་ཁ་དོག་དམར་ལ་གཉེན་པ་བརྡུང་ཚེ་སྐད་བཟང་བ་དེ་མོ་ཟངས་ཡིན་པས་ལེགས། དམར་ནག་གྱོང་ལ་སྐད་ངན་པ་དེ་ཕོ་ཟངས་ཡིན་པས་ཅུང་དམན། བཞུ་བཏུལ་མི་དགོས་པའི་རང་བྱུང་ཟངས་ཀྱང་ཡོད་པས་དེ་འདྲ་བྱུང་ན་ཤིན་ཏུ་ལེགས།

[ནུས་པ།] རྣག་སྐེམ་ཞིང་གློ་བ་དང་མཆིན་པའི་ཚ་བ་སེལ། རང་བྱུང་བས། ཟངས་ཀྱིས་རྒྱུ་ཛིང་སྐེམ་པར་བྱེད། །ཅེས་དང་། ཟངས་ཐལ་ཆུ་སེར་མ་ལུས་སེལ། །ཞེས་སོ། །

ལྕགས། ལྕགས་ཀྱིས་མཆིན་དུག་མིག་ནད་སྐྲ་ཐབ་སེལ། །ཞེས་པ་ལ། མིང་ལ། ལོ་ཧ། ལྕགས། ཧི། རྣོན་པོ། རི་སྙིང་། གཅོད་བྱེད། ངར་འཕྲུང་སོགས་ཟེར།

[ངོ་བོ།] མོ་ལྕགས་དཀར་ཤས་ཅན་བཟོ་བརྡུང་བྱས་ན་ངར་མི་འཕྲུང་བ་ལེགས། ཁ་དོག་ནག་ལ་བརྡུང་རྗེས་དམར་བ་དང་། དཀར་ཡང་ངར་ཆེར་འཕྲུང་བ་ཕོ་ལྕགས་ཡིན། ཤིང་སོལ་གྱིས་བསྲེག་པས་བརྡུང་མི་བཏུབ་པའི་རིགས་ནི་དུག་ལྕགས་ཡིན་པས་ངན།

[ནུས་པ།] མཆིན་པའི་དུག་དང་མིག་ནད་སྐྲ་ཐབ་རྣམས་སེལ། རང་བྱུང་བས། ལྕགས་ཀྱིས་ཆུ་དང་མཆོན་རྣམས་ལྡོག་ཅེས་སོ། །

གཡུ། གཡུ་ཡིས་དུག་དང་མཆིན་པའི་ཚ་བ་སེལ། །ཞེས་པ་ལ། མིང་། པཻ་ནཱ་ཛ་ཞེས་རིན་པོ་ཆེའི་རྒྱལ་པོའམ། རྡོ་ཡི་རྒྱལ་པོ་ལ་འཇུག

[ངོ་བོ།] གཡུ་རྙིང་རིགས་གསུམ། བར་གཡུ་རིགས་གཉིས། གཡུ་གསར་རིགས་གསུམ་བཅས་བརྒྱད་དུ་དབྱེ་བ་དང་། དེང་སྐབས་དྲུག་དཀར། དྲུག་དམར། གཡུ་སྔུང་། གཡུ་སྔོན། བར་དམར། གཡུ་གསར་བཅས་འབྱུང་བས། སྔོ་ན་འདྲ་ལ་རྡོ་རོ་འདྲེས་པ་དེ་ནི་ཐ་མའམ་གཡུ་རོ་ཡིན། སྨན་ལ་སྔོན་མ་གཡུ་རྙིང་རྣམས་གང་བྱུང་བཏང་བ་ལས་ཕྱི་མས་ནི་མི་རུང་། ལྷག་པར་གཡུ་གསར་ནི་ངོ་བོ་ས་ཡིན་པ་འདྲ་བས་བཙོས་པའི་རྗེས་ས་འདམ་འདྲ་བ་ཞིག་ཏུ་འགྱུར་འགྲོ་འདུག་པས་སྨན་དུ་བཏང་མི་རུང་། གཡུ་བཟང་ཞན་གང་ལྟར་ངོ་བོ་རྡོ་ཡིན་པ་ཞིག་ངེས་པར་དགོས།

[ནུས་པ།] དུག་དང་མཆིན་པའི་ཚད་པ་མ་ལུས་པ་སེལ་བར་བྱེད།

མུ་ཏིག མུ་ཏིག་གླད་པ་འཛག་གཅོད་དུག་ནད་སེལ། །ཞེས་པ་ལ། མིང་ནི་མུཀྟི་ཀ ཕྲོལ་བ་ཅན། མུཀྟ་ཕ་ལཾ། མུ་ཏིག་འབྲས། ཀ་ཤ་ཛཾ། ཉུག་སྐྱེས། ཆུའི་འབྲས་བུ་སོགས་སོ། །

[ངོ་བོ།] མཆོག་སྤྲུལ་གྱི་མགོ་ནས་འབྱུང་བ་སོགས་བཤད་ཀྱང་ལག་ཏུ་ལོན་པ་ནི་ངོ་བོ་མདོག་དཀར་ལ་དམར་མདངས་ཅུང་ཟད་ཡོད་པ་འབར་འབུར་སོགས་ཆེར་མེད་པ་འཇམ་ཧྲིལ་དེ་མཆོག དམན་པ་ཁ་དོག་དཀར་ལ་འབར་འབུར་སོགས་རྩུབ་ཉམས་ཅན་འབུ་གྲོག་མའི་སྒོ་ང་འདྲ་བ་ཆེ་ཆུང་སྣ་ཚོགས་ཡོད་པ་མིས་གསོས་མུ་ཏིག་ཟེར།

[ནུས་པ།]སྐྱད་པ་འཛག་པ་གཅོད་ཅིང་དུག་ནད་སེལ། །

ཀ་ཕྲིས། ཀ་ཕྲིས་ནུས་པ་མུ་ཏིག་ཁྱད་པར་མེད། །ཅེས་པ་ལ། མིང་། ཀ་སྐྱོགས། མུ་ཏིག་ཤུན་པ། ཀ་ཕྲིས་རྣམས་ཟེར།

[ངོ་བོ།] འདི་ལ་རིགས་གཉིས་ཏེ་དུང་ལྟར་འཁྱིལ་བ་མདངས་དཀར་ལ་དམར་འོད་ཅན་དེ་བཟང་། མུ་ཏིག་དང་ནུས་པ་མཚུངས་པ་ནི་འདི་ཁོ་ན་ཡིན། མཐོང་མང་བ་ནི་ལེབ་མོ་ཐལ་མོ་གཉིས་སྦྱར་ལྟར་ཕྱི་རྩུབ་ཉམས་ཅན་འོད་མདངས་འཕྲོ་བ་མུ་ཏིག་གི་འབྲུམ་ཐྲན་ཡོད་པ་དེ་བཟང་། དཔེ་བས་སོགས་དེ་དང་འདྲ་བ་དཀར་པོ་ཆུང་ཙམ་དེ་དམན། ཕྱི་མ་གཉིས་བྱུང་ན་རབ་དང་ཕྱི་མས་ཀྱང་རུང་ཙམ་མོ། །

[ནུས་པ།] མུ་ཏིག་གི་ནུས་པ་དང་ཁྱད་མེད། །

དུང་། དུང་གིས་རྣག་སྐྲུམ་འགྲིངས་འབིགས་རུས་ཚད་སེལ། །ཞེས་པ་ལ། མིང་། ཤཾ་ཁ། དུང་། ཛ་ལ་ཛ། ཆུ་སྐྱེས། ཁབ་ཀྱི་ཁ། ནི་བུ་ཤ་སོགས་ཟེར།

[ངོ་བོ།] ཡོངས་གྲགས་དུང་དཀར་ཟེར་བ་དེ་དགོས། ར་འཛེར་མང་པོ་ཡོད་པ་དུང་ཚེར་མ་ཅན་ཟེར་བ་དེས་མི་རུང་།

[ནུས་པ།]རྣག་སྐྲུམ་ཞིང་ཁོང་དུ་རྣག་དང་ཆུ་སེར་སོགས་འགྲིངས་པ་ཐམས་ཅད་འབིགས་ཏེ་བཙོལ་ནུས་པ་དང་རུས་པའི་ཚད་པ་སེལ་བར་བྱེད། །

ཐྱུ་ཏུ། ཐྱུ་ཏུས་མཆིན་ཚད་རྩ་ཚད་དུག་ཚད་སེལ། །ཞེས་པ་ལ། མིང་། ཕཱུཀྵ་ཀ། མདོག་ཅན། ཕྲ་བ་ལ། སྤོབས་རབ། རྣམ་པར་ཤིང་། སབ་ར་སོགས་ཟེར།

[ངོ་བོ།] རིགས་དཀར་པོ་དང་། དམར་པོ། ནག་པོ་གསུམ་ཡོད་པ་ནི་རྒྱ་མཚོ་ཆེན་པོའི་གླིང་ལག་ནས་ཁ་ཅིག་བྲག་ལས་ཤིང་ལྟར་སྐྱེས་པ་ངོ་བོ་རྡོ་རིགས་ཡིན་པ། སློབ་ཆེ་ཆུང་གིས་ཁ་དོག་གསུམ་དུ་འགྱུར་བ་ཡིན་གསུངས། དེང་སང་དཀར་ཤས་ཅན་དང་དམར་པོ་གཉིས་ལས་ནག་པོ་མཐོང་རྒྱུ་མེད། སྐབས་འདིར་བསྟགས་པ་ནི་དམར་པོའོ། །བྱུར་འདྲ་དང་ནོར་སོ་ཡོད་པས་གཟབ་དགོས། །

[ནུས་པ།] མཆིན་ཚད་དང་རྩ་ཚད་དུག་ཚད་རྣམས་སེལ་བར་བྱེད། །རང་བྱུང་བས། ཐྱུ་ཏུས འདུས་པའི་ནད་ལ་ཕན། །ཞེས་སོ། །

མུ་མེན། མུ་མེན་དུག་དང་ཆུ་སེར་མཛེ་ནད་སེལ། །ཞེས་པ་ལ། མིང་། བཻ་ར་ཏ། མུ་མེན། ནཱ་ཛ་ཕཏ། རྒྱལ་པོ་འཁྱིལ་བ་སོགས་ཟེར། །

[ངོ་བོ།] འདི་ལ་རིགས་གསུམ་སྟེ། མཐིང་མདོག་གསེར་ཐིག་འདྲེན་པ་གསེར་མུ་མེན་མཆོག་དང་། སྔོ་ནག་ལྷད་མེད་སྨུམ་ཞད་ཅན་མཐིང་མུ་མེན་འབྲིང་། སྔོ་སྐྱ་རྡོ་དཀར་འདྲེས་པ་རྡོ་མུ་མེན་དུ་བཞེད་པ་ནི་དམན་པ་ཡིན་ནོ། །

[ནུས་པ།] དུག་དང་ཁྱད་པར་ཆུ་སེར་གྱི་ནད་དང་དེ་ལས་གྱུར་པའི་མཛེ་ནད་སེལ་བར་བྱེད། །རང་བྱུང་ལས། མུ་མེན་དུག་དང་སྐྲ་དཀར་འཇོམས། །ཞེས་སོ། །འདིར་དངོས་བསྟན་རིན་པོ་ཆེ་ཉུང་ངུ་འདི་ཙམ་ལས་མ་བསྟན་པ་ནི་ས་བོན་ཙམ་ཞིག་ཡིན། འོན་ཀྱང་རིན་ཆེན་རིལ་ནག་ཆེན་མོ་དང་། དབང་རིལ་ཤེལ་དཀར་མཆོད་རྟེན། རཏྣ་བསམ་འཕེལ་སོགས་ཀྱི་སྦྱོར་སྡེའི་སྐབས་རིན་པོ་ཆེའི་སྨན་མང་པོ་གསུངས་པ་རྣམས་ནི་སྐབས་དེ་དང་དེར་ཤེས་པར་བྱའོ། །

གཉིས་པ། རྡོ་ཡི་སྨན་གྱི་ནུས་པ།

རྡོ་ཡི་སྨན་གྱི་ནུས་པ་བསྟན་པ་ནི། །ཞེས་པ་སྟེ། རྡོ་ཡི་སྨན་གྱི་སྡེ་ཚན་གྱི་ངོ་བོའི་ནུས་པ་སོ་སོར་བསྟན་པ་ནི་ཞེས་པའོ། །

སྨུག་པོ་སྤྲལ་རྒྱབ། སྨུག་པོ་སྤྲལ་རྒྱལ་ཕོ་སྤྲལ་མོ་སྤྲལ་གཉིས། །ཆུ་སེར་འཕྱུལ་འདྲེན་རྨིམ་ཞིང་ལྷ་བ་འཛིན། །རུས་པ་ཆག་པ་སྦྱོར་ཞིང་ཀླད་པ་སྡོམ། །ཞེས་པ་ལ། མིང་། ཧི་ཡ་སྨུག་ཆེར། དྲི་མ་སྨུག་པོ། རྡོ་གཡུར་དྲི་ལྡན་ཟེར།

[ངོ་བོ།] སྤྲལ་རྒྱལ་འདི་ལ་མདོག་གི་དབྱེ་བས་གཉིས་ཡོད་པ་ལས་ཕོ་སྤྲལ་རྡོ་སྨུག་ལ་མཁྲེགས་པ་རྒྱ་སྐྱེས་ཀྱི་མདོག་ལྟར་དབྱིབས་ལེབ་འཇོང་སོགས་མ་ངེས་པ་ཕྱི་ལ་འབྲུམ་པ་ཡོད་པ་འོད་འཚེར་བ། བཙག་ན་སྣ་སྨུག་ཞིབ་མོ་ཡོད་པ་དེ་དང་། མོ་སྤྲལ་དེ་དང་འདྲ་བ་ལ་ཕྱི་འབྲུམ་པ་མེད་པའི་འཇམ་པ་དེའོ། །

[ནུས་པ།] དེ་གཉིས་ཀྱིས་ཆུ་སེར་ནང་ནས་ཕྱིར་འཕྱུལ་ཞིང་འདྲེན་པར་བྱེད་པ་དང་། ནང་དུ་རྨིམ་པར་བྱེད་ཅིང་ལྷ་བ་འཛིན་ཏེ་རུས་པའི་ལྷ་བ་གཞན་དུ་མི་གཏོང་བར་འཛིན་པ་དང་། རུས་པ་ཆག་པ་སྦྱོར་ཞིང་ཀླད་པ་འཛག་པའང་སྡོམ་པར་བྱེད། རང་བྱུང་བས། སྤྲལ་རྒྱབ་ཆུ་སེར་ནད་ཀུན་ཕན། །ཞེས་དང་། ཧྲཆམས། སྤྲལ་རྒྱབ་རུས་པ་ཆག་པ་སྦྱོར། །ཀླ་གསོ་རྣག་རྨིམ་ཀླད་རལ་སྡོམ། །ཞེས་སོ། །

དཀར་པོ་སྤྲལ་རྒྱབ་དང་། ཆིག་ཐུབ་དཀར་སྨུག དཀར་པོ་སྤྲལ་རྒྱབ་དཀར་པོ་ཆིག་ཐུབ་དང་། །སྨུག་པོ་ཆིག་ཐུབ་ལ་སོགས་དེ་དང་འདྲ། །ཞེས་པ་སྟེ།

[ངོ་བོ།] དཀར་པོ་སྤྲལ་རྒྱབ་ནི་དབྱིབས་དང་བཙག་ཤུལ་རྣམས་སྔར་དང་འདྲ་བ་ལ་མདོག་དཀར་པོའོ། །དཀར་པོ་ཆིག་ཐུབ་བམ་མདུང་རྩེ་དཀར་པོ་ནི་རྡོ་སྲ་མཁྲེགས་རྩ་སྦོམ་རྩེ་ཕྲ་བཅག་ན་རྒྱ་ཁབ་གཤིབས

པ་ལྷར་འོད་ཤིག་ཤིག་ཁ་དོག་དཀར་པོ་དང་། སྨུག་པོ་ནི་རྗེ་རྒྱུ་དང་དབྱིབས་རིས་གོང་བཞིན་རྗེ་ལ་རི་མོ་བྲིས་ན་དམར་སྨུག་ནོད་པ་དེ་ཡིན། གཞན་ཡང་སྤྲལ་མདུང་འདྲིས་མ་ཞེས་ཕྱི་སྤྲལ་རྒྱབ་ཡིན་པ་ལ་ནང་མདུང་རྩེ་ཡིན་པ་དེ་ལའང་དཀར་སྨུག་གཉིས་སྣང་།

[ནུས་པ།] གོང་དུ་བསྟན་པའི་སྨུག་པོ་སྤྲལ་རྒྱབ་དེ་དང་ནུས་པ་འདྲའོ། །

གངས་ཐིགས། གངས་ཐིགས་དེ་བཞིན་མཆིན་པའི་ཚ་བ་སེལ། །ཞེས་པ་སྟེ།

[ངོ་བོ།] སྲིད་པའི་གངས་ཅན་རྙིང་ནས་ཡུན་རིང་པོ་སོང་བ་དེ་ཞུ་རྫེས་ཉེ་མ་མི་ཕོག་པའི་བྲག་ངོས་སུ་ཆགས་ནས་ཐིགས་པོར་འཁྲིལ་བ་ལུག་ཚིལ་འདྲ་བའམ། ཅོང་ཞིའི་འདག་པ་འདྲ་བ་སྤུབས་མཚམས་སུ་ས་དམར་གྱི་རི་མོ་ཡོད་པ་བཙོས་ན་སོ་མི་སེག་པ་དེ་དང་། དེ་ཉིད་ས་ལ་ཟགས་ནས་གངས་ཏི་སིའི་གངས་ཐིགས་ཞེས་པའི་རིལ་བུ་དེ་གཉིས་གང་རུང་དགོས། ཐོག་མར་གང་ཐིགས་དངོས་ཡིན་ཀྱང་ས་ལ་ཟགས་ནས་ཡུན་རིང་ཆར་ཉིས་གདུངས་ནས་མཁྲིགས་པོར་གྱུར་པ་དེ་མི་རུང་ལ་ཚབས་གཞན་གྱིས་ཀྱང་མི་རུང་།

[ནུས་པ།] གངས་ཐིགས་དེ་བཞིན་ཞེས་པས་གོང་གི་སྨུག་པོ་སྤྲལ་རྒྱབ་སོགས་ཀྱི་ནུས་པ་ཇི་ལྟ་བ་དེ་བཞིན་དུ་ཡོད་པ་མ་ཟད་མཆིན་པའི་ཚ་བ་སེལ་བར་བྱེད། རང་བྱུང་བས། གངས་ཐིགས་འབྲུམ་པའི་རྒྱུ་སེར་སྐེམ། །ཞེས་སོ། །

ཁབ་ལེན། ཁབ་ལེན་མདེའུ་འབྱིན་གླད་རུས་རྩ་ནད་སེལ། །ཞེས་པ་སྟེ།

[ངོ་བོ།] རྡོ་ལ་མཁྲིགས་པ་དང་། ནག་ལ་སྣི་བ་སོགས་ཁ་དོག་དང་དབྱིབས་གཅིག་ཏུ་མ་ངེས་ཀྱང་བརྡུངན་ལྕགས་ཀྱི་དྲི་མནམ་པ། ལྕགས་ཀྱིས་བརྡུང་བ་དང་། ཕན་ཚུན་བརྡུང་ན་བ་སྤུ་ཟིང་བ། ཁབ་སོགས་ལྕགས་ལེན་ཐུབ་པ། ལྕགས་ལེན་ཆེ་ཆུང་གིས་བཟང་ངན་དབྱེ་བ་འབྱེད་ཚོག་མོད། དེ་ལ་རིགས་བཞི་ཡོད་པའི་འགུགས་བྱེད། གཅོད་བྱེད། འབིགས་བྱེད། སྐོར་བྱེད་བཅས་རེ་རེ་ལའང་རབ་འབྲིང་ཐ་གསུམ་གྱི་དབྱེ་བ་འབྱེད་པའང་ཡོད། སྨན་དུ་རབ་གཉིས་གང་རུང་དགོས་ལ། ངེས་པར་རྒྱུ་རྗེ་རིགས་ཡིན་དགོས་པ་ལས་ལྕགས་རིགས་སོགས་རྫས་སྦྱོར་བྱས་ནས་ཁབ་ལེན་མཁན་མང་དུ་འདུག་པས་གཏན་ནས་མི་རུང་། །

[ནུས་པ།] ཁོང་པ་སོགས་ལ་མདེའུ་སོང་བ་འབྱིན་ཞིང་གླད་པ་དང་རུས་པའི་རྩ་ནད་རྣམས་སེལ་བར་བྱེད། །

ཐེ་སྐྱབས། ཐེ་སྐྱབས་རུས་སྦྱོར་རྨེན་གཅོད་ཤའུ་སྐྱེད། །ཅེས་པ་སྟེ།

[ངོ་བོ།] མདོག་གིས་དབྱེ་བས་སེར་སྐྱ་དང་སེར་སྨུག་གཉིས་འབྱུང་། གཉིས་ཀ་འོད་དང་ལྡན་པ་མེ་རྗེ་ལེགས་པ་འདྲ་ལ་དྭངས་པའོ། །

[ནུས་པ།] ཐེ་སྐྱབས་ཀྱི་རིགས་ཐམས་ཅད་ཀྱིས་རུས་པ་སྦྱོར་ཞིང་རྨེན་བུ་གཅོད་པ་དང་ཤའུ་སྐྱེད་པར་བྱེད།

མཆེར། མཆེར་ཡིས་རུས་པའི་ཚད་པ་སེལ། ཞེས་པ་སྟེ། །

[ངོ་བོ།] རྗེ་སྨུག་པོ་དང་ནག་པོ་མ་ངེས་ལ། དབྱིབས་མཆིན་པ་སྐྱི་སྙིང་ཙམ་འདྲ་བ་གཉེར་བ་དང་། ཞུ་བ་དང་བབས་པའི་ཉམས་ཡོད་པ། བཅག་འཕྲོ་འོད་དང་ལྡན་ཞིང་སྣ་ལ་མཁྲིགས་པ། ཁ་དོག་ལྷང་སྔོ་སེར་སོགས་ཀྱང་སྣང་ངོ་། །ཟངས་ཞྭགས་དངུལ་སོགས་བཞུས་ཤུལ་གྱི་རྗེ་ཞུ་བའི་སྙི་ནག་དང་མདོར་བ་གལ་ཆེའོ། །ངོས་འཛིན་ཚུལ་དེ་ལ་བྱུར་མཁར་བ་དང་གོང་སྨན་སྐྱེམས་པ་སོགས་ཞལ་འཆམས་ལ། ཕེ་སྔོན་དུ་མདོག་མ་ངེས་པར། ལུག་གི་ར་འདྲ་བ་དང་། དཀའ་འགྲེལ་གྱི་རི་མོ་ལྷ་བུའི་ཕོ་སྐར་གྱི་དབྱིབས་ཅན་སྟིང་བ་པོ། ཞིབ་ཅིང་འཇམ་པ་མོ། འབྲིང་བ་མ་ཉིང་དུ་འཛིན་ཞེས་ཀྱང་གསུངས་སོ། །

[ནུས་པ།] རུས་པའི་ཚད་པ་རྣམས་སེལ་བར་བྱེད། །

ཕག་མགོ ཕག་མགོའི་རུས་པ་གསོ་ཞིང་ཆུ་སེར་འདྲེན། །ཞེས་པ་སྟེ།

[ངོ་བོ།] ཕག་གི་མགོ་དབྱིབས་འདྲ་བ་མདོག་ཤས་ཆེར་དམར་སེར་སྨུལ་རིས་དོད་པ་དང་མ་ངེས་པ་ཡང་ཡོད་པའོ། །

[ནུས་པ།] རུས་པ་ཉམས་པ་རྣམས་གསོ་ཞིང་ཆུ་སེར་འདྲེན་པར་བྱེད། །

བྱི་འུ་མགོ། བྱི་འུ་མགོ་དེ་བཞིན་ཤའུ་སྐྱེད་པ་དང་། །ཞེས་པ་སྟེ།

[ངོ་བོ།] ཐག་རྡོ་དཀར་པོའི་ནང་སོགས་ནས་འབྱུང་བ་དང་། ས་ནང་གྲམ་ཁྲོད་སོགས་ནས་འབྱུང་ལ། རིགས་གཉིས་ཏེ་ཁ་དོག་དཀར་པོ་ཆུང་ལ་འཇམ་པ་བྱི་འུ་ནས་ཟན་གྱི་མགོ་འདྲ་བ་མཆོག་དང་། ཁ་དོག་དམར་སྐྱ་དང་སྔོན་པོ་སོགས་ལ་ཁྲ་ཡི་མགོ་འདྲ་ཞིང་གཤོག་པའི་སྐྱུལ་རིས་དོད་པ། གཤོག་སྒོ་བརྟེག་ལ་ཆེ་བ་རྣམས་དམན་ལ་རྩུབ་པར་གསུངས། །

[ནུས་པ།] གོང་མ་ཕག་མགོ་དེ་བཞིན་དུ་ཤའུ་སྐྱེད་པར་བྱེད་པ་དང་། རང་བྱུང་བས། བྱི་མགོས་མགོ་ཡི་རུས་ཆག་སྦྱོར། །ཞེས་གསུངས་སོ། །

གསེར་རྡོ་དང་དངུལ་རྡོ། གསེར་རྡོ་དངུལ་རྡོ་ཆུ་སེར་འདྲེན་པར་བྱེད། །ཅེས་པ་ལ། མིང་། ཧ་ཐྲ་སྟེ་ཏ་ཙ་ཡང་ཟེར་བ། ཙ་སུ་དང་སྐབས་ཕྱེད་དགོས། གསེར་རྡེའུ་འམ་ཡུགས་རྡོ་འང་ཟེར།

[ངོ་བོ།] ངོས་འཛིན་མི་འདྲ་བ་འགའ་ཞིག་ཡོད་ཀྱང་རྡོ་རིགས་ལྕི་བ། ཕྱི་ནང་གང་དུ་འང་གསེར་རྡེལ་ཙག་ཙིག་ཡོད་པ། དབྱིབས་མ་ངེས་པ། བཞུས་ན་གསེར་འབབ་རྒྱུ་ཡོད་པ་དེ་དང་། ཡང་གསེར་འབྱུང་བའི་ས་ཕྱོགས་ནས་དོན་པ། རྡེའུ་མཆིན་ཁ་ཕྱི་འཇམ་ལ་འོད་ཅན་མོ་སྦལ་འདྲ་བ། བཅག་ན་ནང་དུ་སྲུལ་ཞིབ་ཡོད་པ། རྡོ་ལ་བརྡར་ན་རི་མོ་དམར་སྨུག་དོད་པ། འདི་གར་ཡོད་ལ་གསེར་ཡོད་པ་ངོས་འཛིན་ཞིང་། གསེར་འབྱུང་བའི་ས་ཕྱོགས་བརྐོས་འཕྲོལ་ཡུགས་ཟེར་བས་ཡུགས་རྡོ་ཟེར་བ་དེ་དང་། ཁ་ཅིག་གྲུ་བཞི་ཤོ་འདྲ་ལ་མཁྲིགས་པ་ཕྱི་ནང་གཉིས་ཀ་གསེར་མདངས་ཅན་ཞིག་འབྱུང་ཞེས་གསུངས་པ་འདི་ཉིད་དེང་དུས་ཞྭགས

སེར་པོ་ཡིན་པའི་ངོས་འཛིན་བྱེད་ཀྱི་འདུག ། ཡང་རྡོ་སྐྱ་སེར་སྣི་ལ་ཉུལ་བ་འདྲ་བ། གསེར་ཅིག་འདྲེས་པ་བཞུས་ན་གསེར་འབབ་རྒྱུ་ཡོད་པ་དེ་དག་གང་ཡང་ཉུང་ངོ་། གང་ཡང་མ་སྨིན་པའི་རྡོ་ལྷད་རྣམས་ནི་ངེས་པར་དུ་བསལ་དགོས་སོ། །

དངུལ་རྡོ།

[ངོ་བོ།] རྡོ་རིགས་སྔོ་ནག་ལྗི་ལ་འོད་ཁྲམ་ཁྲིམ་ཡོད་པ། ཕྱི་ལ་རྡོ་རྩི་སྐྱ་བོ་དང་དངུལ་རྡོ་ཅག་ཅིག་ཡོད་པ། བཅག་ན་ནང་དུ་དངུལ་མདངས་འཕྲོ་བ་དེ་ཡིན། ། དབྱིབས་དང་ཆེ་ཆུང་མ་ངེས་པ་རྡོ་རིགས་ཀྱི་ཁྱད་པར་ལས་བཞུས་མ་ཐག་ནས་དངུལ་འབབས་པ་དང་། དང་པོ་ལྩགས་དང་། དེ་ནས་གཤའ། ཟངས། ཞ་ཉེ་གང་ཉུང་འབབས་ཤིང་། སྐར་བཞུ་བརྟུལ་བྱས་ན་སྔ་མ་དག་ལས་དངུལ་འབབས་པའང་ཡོད། གཤའ་རྡོ་དང་ལྩགས་རྡོ་སོགས་དང་འཁྲུལ་སོ་ཡོད་པས་ཞིབ་པར་བརྟག་དགོས།

[ནུས་པ།] གསེར་རྡོ་དང་དངུལ་རྡོ་གཉིས་ཀྱིས་ཆུ་སེར་རྣམས་འདྲེན་པར་བྱེད། ཤེལ་གོང་དུ། ཙ་ནད་སྦྱངས་ལ་དུག་ནད་འཛོམ་པར་བྱེད། ། ཅེས་སོ།

སྐྱང་ཟིལ་གསེར་ཟིལ་དངུལ་ཟིལ། སྐྱང་ཟིལ་གསེར་ཟིལ་དངུལ་ཟིལ་ཉམས་མདོག་འཛིན། ། ཞེས་པའི་གསེར་ཟིལ་ལ་མིང་། རྡོ་བྱུང་བ། སྐྲ་འདྲ། སྐྱོང་ཆེ་རོག་པོ་ཡང་ཟེར།

[ངོ་བོ།] རྡོ་ཁ་དོག་ནག་པོ་བཅག་ན་ཕག་ཟེ་ལྟར་ཞིག་ལ་འོད་ཟེར་འཕྲོ་བ། ནག་པའི་ཚད་ནི་སངས་རྒྱས་ཀྱི་དབུ་སྐྲ་ལ་དབུ་སྐྲ་བྱུང་བ་ལྟར་ནག་པ་ཞེས་དཔེར་མཛད་པ་དང་། འདྲ་དཔེར། སྐྱང་ཟིལ་ཕག་ཟེ་གཤིབས་པ་འདྲ། ཞེས་སམ། སྐྱང་ཟིལ་སངས་རྒྱས་དབུ་སྐྲ་འདྲ། ། ཞེས་སོ། །

གསེར་ཟིལ།

[ངོ་བོ།] དབྱིབས་མ་ངེས་པ་གསེར་རྡོ་འདྲ་བ་ལས་འོད་དེ་ལས་སྣ་རིང་ལ་འབོལ་བའོ། །

དངུལ་ཟིལ།

[ངོ་བོ།] དབྱིབས་ངེས་མེད་འོད་ཁབ་གཤིབས་པ་ལྟར་རིང་ལ་ཁ་དོག་དངུལ་རྡོ་ལས་ཅུང་ལྡང་ལ་དཀར་ཞིང་འབོལ་བ་ཞིག་གོ །

[ནུས་པ།] དེ་གསུམ་གྱིས་ཉམས་མདོག་འཛིན་ཏེ་ཉམས་པའི་མདོག་གཞན་དུ་འགྱུར་བ་དེ་ཉིད་ཇ་བ་འགྲུག་ཅིང་སྐར་རང་མདོག་འཛིན་པར་བྱེད་དོ། །

གྲུ་བཞི། གྲུ་བཞི་ཀླད་པ་གསོ་ཞིང་ཆུ་སེར་འདྲེན། ། ཞེས་པ་སྟེ། གྲུ་བཞི་ལ་མིང་། དམ་ཅན་ཀླུ་རྡོ་དང་། ཕ་ཕང་ལོང་བུ། ཁ་ཕང་ཆེ་ལོ་ཟེར།

[ངོ་བོ།] དབྱིབས་གྲུ་བཞི། ཕྱི་སྨུག་ལ་བཅག་ཁ་གསེར་འོད་འཕྲོ་བ་རྡོ་སྣད་མ་འདྲེས་པ་ཞིག་དང་། བཅག་ཁ་དཀར་ཤས་ཆེ་བ་ཞིག་སྟེ་རིགས་གཉིས་ངོ་བོ་གཅིག་པ་སྟེ་གྲུ་བཞིའམ་ཕ་ཕང་ལོང་བུ་ལ་ངོས་འཛིན་པ

དང་། ཡང་ངོ་བོ་ཐ་དད་དུ་ངོས་འཛིན་ནས་སྔ་མ་བཅག་ཁ་སེར་ཤས་ཆེ་བ་ལ་གྲུ་བཞི་དང་། ཕྱི་མ་བཅག་ཁ་དཀར་ཤས་ཆེ་བ་ལ་ཕ་ལྷང་ལོང་བུར་ངོས་འཛིན་བྱེད་པའང་ཡོད།

[ནུས་པ།] ཀླད་པ་གསོ་ཞིང་ཆུ་སེར་འདྲེན་པར་བྱེད། །རང་བྱུང་ཞབས་ཀྱིས། ནག་པོ་གྲུ་བཞི་མཆིན་སྐྲན་ཕན། །ཞེས་དང་། ཕ་ལྷང་དཀར་པོས་མིག་ལ་ཕན། །ཞེས་སོ། །

ཅོག་ལ་མ། ཅོག་ལ་མ་ཡིས་རྩ་དང་ལྷ་བ་འཛིན། །ཞེས་པ་སྟེ།

[ངོ་བོ།] འདི་རྒྱ་དཀར་ནག་གི་མཚལ་ཅོག་ལ་མ་སྟེ་རང་བྱུང་གི་མཚལ་རྒྱ་ཁབ་གཤིབས་པ་འདྲ་ལ་འོད་ཁྲོབ། འདུལ་ན་ཁ་དོག་སྨུག་ཤས་ཆེ་བ་ཕོ་མཚལ་ཏེ། བཟོ་བླུག་བྱས་པའི་ཉམས་མེད་པ་ལ་རང་བྱུང་གི་རྟགས་སུ་རྡོ་རྩི་གཞན་འབྱར་བ་དེ་ཡིན།

[ནུས་པ།] རྩ་དང་ལྷ་བ་རྣམས་རང་མལ་དུ་འཛིན་པར་བྱེད།

རྡོ་ཀླད། རྡོ་ཀླད་ཀླད་པ་སྡོམ་ཞིང་ཤའུ་གསོ། །ཞེས་པ་སྟེ།

[ངོ་བོ།] རྡོ་དཀར་ཕྲོ་ཕྱི་དབྱིབས་ཀླད་པ་འདྲ་ལ་ཀླད་འབྱམ་ཡོད་པ་སྟེ། ཤིན་ཏུ་མཁྲེགས་པ་བཅག་འཁྲོ་ཁ་དོག་བཅས་བ་སོ་འདྲ་བ་ཞིག་ཡོད་དོ། །

[ནུས་པ།] ཀླད་པ་སྡོམ་ཞིང་ཤའུ་གསོ་བར་བྱེད། །

ལི་ཁྲི། ལི་ཁྲིས་རུལ་གཅོད། །ཅེས་པ་སྟེ།

[ངོ་བོ།] རྒྱ་དཀར་ནག་བལ་པོ་སོགས་ནས་ཡོང་བའི་རང་བྱུང་ཁ་དོག་ཏུར་སྨིག་དྭངས་པ་ཁར་ཐོ་བ་མེད་པ་བཟང་། དམར་ཤས་ཆེ་ལ་ལན་ཚྭ་ཐོ་བ་དང་ཤིང་ཕྱེད་ཁ་དོག་བསྒྱུར་བ་རྣམས་བཟོས་མ་ཡིན་པས་ངན། བལ་པོས་ཞ་ཉེ་ལས་བཟོས་པར་གྲགས་པ། ཚོན་དུ་བྱུག་པ་ཡུན་ལོན་ནས་ནག་པོར་འགྲོ་བ་ཡང་ངན། བཟོས་མ་དང་རང་བྱུང་བརྟག་པ་ནི། སྦྱིན་ཤས་ཆུང་བ་རེ་བྱས་ནས་ཚོན་དུ་བྱུག་པར་དགོང་མོ་མུན་རུབ་སྐབས་རྒྱང་ནས་བལྟས་པས་ངམ་ནག་པོ་མཐོང་ན་བཟོས་མ་ཡིན། སྐྱ་བོ་མཐོང་བ་རང་བྱུང་ཡིན་པར་བཤད།

[ནུས་པ།] རུལ་བ་གཅོད་པར་བྱེད། གཞན་ཡང་ཤ་དང་རྩའི་ཚད་པ་སེལ་བར་བྱེད་དོ། །

རྡོ་ཆུ། རྡོ་ཆུས་རུས་པ་སྦྱོར། །ཞེས་པ་ལ། མིང་། རྡོ་སྐྱུར། ཆུ་སྐྱུར་རྡོ་སོགས་ཟེར།

[ངོ་བོ།] དུས་འཁོར་ཡེ་ཤེས་ལེའུའི་ཚིགས་བཅད་གཉིས་པར། རྡོ་ཡི་ཆུ་ནི་ས་རུ་འགྱུར་ཏེ། ཞེས་དང་། མ་ལ་ཡའི་དཀའ་འགྲེལ་དུ་རྡོ་ཆུའི་རང་བཞིན་ཆུ་ཚན་ཡིན་ཞེས་སོགས་གསུངས་པ་ལྟར་ཆུ་ཚན་དངོས་མིན་པའི་ཆུ་སྐྱུར་རྡོད་ལྡན་མཆུར་དྲི་མནམ་པ། བཏུང་ན་མ་ཞུ་བ་དང་། ཕོ་བ་སྨུག་པོ། བད་མཁྲིས་སོགས་སྐྱུག་ཐུབ་པས་ཕོ་ཆུར་གྲགས་པའི་ནང་དུ་ཡོད་པའི་ས་མིན་རྡོ་མིན་སོབ་སོབ་ཅན། ལྕེ་ལ་རེག་ན་སྐྱུར་ཞད་ཡོད་པ་དེ་ཡིན། འདི་སྐབས་ཁ་ཅིག་གིས་རྡོ་ཆུ་དང་། རྡོ་སྐྱུར་རམ་ཆུ་སྐྱུར་རྡོ་སོ་སོར་བཤད་འདུག་ཀྱང་། དངུལ་ཆུའི་དུག་ལ་ཕན་པ་ནི་རྡོ་ཆུ་སྟེ་དངུལ་ཆུ་བཙོ་བཀྲུ་ཆེན་མོའི་སྐབས། ཆུ་སྐྱུར་རྡོ་དང་ལྷང་ཚེར་དམར་ཞེས་སོགས་གསུངས་པའི་ཁམས་བརྒྱད་ནང་གི་ཆུ་སྐྱུར་རྡོ་ཟེར་བ་དེ་རང་ཡིན་ནོ། །

[ཕན་ནུས།] ནུས་པ་ཆག་པ་དང་གས་པ་ཐམས་ཅད་སྦྱོར་ཞིང་། དངུལ་གྱི་དུག་ལའང་ཕན་པ་ཡིན་ནོ། །

རྡོ་མཁྲིས། རྡོ་མཁྲིས་རྩ་སྦོམ། །ཞེས་པ་སྟེ།

[ངོ་བོ།] འདི་ལ་རིགས་གཉིས། རྡོ་བཙག་སེར་པོ་དང་། དེ་ལས་ཅུང་མཁྲིགས་པ་ལྗང་སེར་མཁྲིས་པ་འདྲ་བ་སྟེ། གང་ཡང་ལྕེ་ལ་རེག་ན་འགྱུར་ལ་ རོ་ཁ་བའི་རྣམ་པ་ཅན་མཆོག རོ་ངེས་མེད་ནི་དམན་པའོ། །

[ཕན་ནུས།] རྒྱ་ཡི་རྩ་ཁ་སྦོམ་པར་བྱེད་པ་དང་། སྨན་མིང་རྒྱ་མཚོར། རྡོ་མཁྲིས་མཁྲིས་པ་མིག་སེར་སེལ། །ཞེས་སོ། །

གཤའ་དཀར། གཤའ་དཀར་ཤའུ་སྐྱེད། །ཅེས་པ་སྟེ།

[ངོ་བོ།] དངུལ་རྡོ་འདྲ་ལ་བཞུས་ན་གཤའ་འབབ་པ་ཞིག་ལ་བཟང་ངན་གཉིས་ཏེ། གཤའ་རྒྱུ་དཀར་ནག་དང་། གཤའ་འབབ་ཆེ་ཆུང་གིས་སོ། །

[ཕན་ནུས།] རྒྱ་གསོ་ཞིང་ཤའུ་སྐྱེད་པར་བྱེད། །

སྤང་རྩིས་དང་བ་བླ། སྤོང་རྩིས་བཙླས་རྨེན་ངན་རུལ་བ་གཅོད། །ཅེས་པ་སྟེ། སྤོང་རྩིས་ལ་མིང་། མ་ན་ཤིལ། མ་ནི་ཚ། དམར་པོ་དྲི་ལྡན་ཞེས་ཟེར།

[ངོ་བོ།] རྡོ་དམར་སེར་ལི་ཁྲིའི་མདོག་ཅན་མུ་ཟིའི་དྲི་ལས་ཁྱད་པར་དྲི་ངན་མནམ་པ། མེར་བསྲེགས་ན་དུད་པ་སེར་པོ་བཅས་འཇུ་བ་དེ་ལ་རིགས་གཉིས། དམར་སེར་ཤིན་ཏུ་དྭངས་པ་ཕྱི་ནང་མི་སྒྲིབ་པ་ཕྲ་བྱུ་མོ་རིགས་སུ་བཤད་པ་དེ་བཟང་། སྨུག་ལ་སྣ་ཐུང་བ་ཕོ་རིགས་སུ་བཤད་པ་ཅུང་དམན།

བཙླ་ལ་མིང་། ཏ་རི་ཏ་ལ། སེར་པོ་དྲི་ལྡན། ཕྲ་ཡིན་བཟའ་ཟེར།

[ངོ་བོ།] སྤོང་རྩིས་ཕྲ་བྱུའི་དྲི་མ་དེ་ལས་འཇམ་ཙམ་གྲོ་བ། མེར་བསྲེགས་ན་དུད་པ་སེར་པོར་འཇུ་བའོ། །དེ་ལ་རིགས་གསུམ་སྟེ། རབ་ཁ་དོག་དམར་ངམ་ཡོད་པ་ཤིན་ཏུ་སེར་ལ་དྭངས་པ་ཏ་སོ་བཙག་པ་འདྲའོ། །འབྲིང་འོད་ལྡན་གསེར་ཤོག་བརྩེགས་པ་ལྟར་རིམ་པ་ཕྱེ་རྒྱུ་ཡོད་པ་ཁ་དོག་ལྗང་འོད་ཅུང་ཟད་ཡོད་པ་གཉིས་ལེགས། ཐ་མ་རྡོ་རུལ་ཕྲ་བྱུ་སྔོ་ལྗང་འདྲེས་པ་དེ་སྨན་དུ་བཏང་མི་རུང་ངོ་། །

[ཕན་ནུས།] དེ་གཉིས་ཀྱིས་རྨེན་ངན་དང་རྨ་སོགས་རུལ་བ་གཅོད་པ་དང་། རང་བྱུང་པས། སྤོང་རྩིས་གག་པའི་སྨན་མཆོག་ཡིན། ཞེས་དང་། བཙླས་གདོན་ནད་སེལ་བར་བྱེད། ཅེས་སོ། །

རྡོ་སོལ། རྡོ་སོལ་རྡོ་རྣམས་འཇུ་ཞིང་རྩ་ཁ་སྦོམ། །ཞེས་པ་སྟེ།

[ངོ་བོ།] རྡོ་ཁ་དོག་མ་ངེས་པ་ལས་ཁྱད་པར་ནག་ཤས་ཆེ་བ་འབྱུང་ཞིང་། མེ་ལ་བསྲེགས་ན་མེར་འབར་ལ། མ་བསྲེགས་པར་རང་བཞིན་གྱང་སོ་ཆུར་བཙུག་ན་ཡུན་ཙམ་སོང་ནས་རིམ་པས་ཆུ་དྲོ་ཞིང་རླངས་པ་འབྱུང་བ་དང་། ཚ་ཙམ་དང་ཁོལ་བ་སོགས་སྟོབས་མཐུན་འབྱུང་བ་དང་། ཡང་ན་ཆུ་ཐིགས་ཙམ་བྲན་ན

སེག་སྐྲ་དང་རྣ་ངས་པ་འཕྲུལ་བའོ། །དོན་ལ་ཚུ་ཚན་ཁོལ་བྱེད་ཀྱི་རྫ་དེ་ཡིན། །ཞལ་ལུང་སོགས་ཀྱིས་ནི། རྫ་ནག་པོ་བསམ་སོབ་འདྲ་བ་མེ་ལ་བསྲེག་ན་འབར་བ་དེའོ་ཞེས་གསུངས་འདུག་པ་དེ་ཤེལ་ཕྲེང་དུ་སོལ་རྫ་ཡིན་པར་བཤད། །

[ཕྱུགས་པ།] རྫ་སོལ་གྱི་རིགས་ཐམས་ཅད་ཀྱིས་རྫ་མ་ཞུ་བ་དང་མཁྲིས་པ་དང་ལྷང་བ་སོགས་ཀྱི་རྫ་སྐྲན་རྣམས་འཇུ་ཞིང་རྩ་ཁ་ཡང་སྡོམ་པར་བྱེད་པ་དང་། སྨན་མིང་རྒྱ་མཚོར། རྫ་སོལ་དབྱིག་གི་དུག་ལ་ཕན། །ཞེས་གསུངས་སོ། །

བ་རྡུ་དང་། རྫ་རྒྱུས། མཐིང་རྒྱུས། བ་ཏུ་རྫ་རྒྱུས་མཐིང་རྒྱུས་ཚུ་བ་གསོ། །ཞེས་པ་སྟེ། བ་ཏུ་ལ་མིང་། རྫ་ཕྱིན་པོ་ཆེའང་ཟེར།

[ངོ་བོ།] དབྱིབས་བ་ཡི་ཏུ་མའམ་མདེའུ་འདྲ་ལ་ཕྱི་ལ་གཉེར་མ་རྣ་ཁྲིག་ལྟར་ཡོད་པ། དབུས་སུ་ཏུ་ཁུང་ལྟར་བུ་ག་བཅས་ཡོད་ལ། ཁ་དོག་མ་ངེས་ཀྱང་ཤས་ཆེར་སྔོ་དཀར་བརྡུངས་ན་རྣ་གཞོབ་བྲོ་བ་ཡོང་བ་ཡིན། །

རྫ་རྒྱུས་ནི།

[ངོ་བོ།] ཁ་དོག་སྔོ་ལ་དཀར་མདངས་ཅན་རྒྱུས་པ་སྐམ་པོ་འདྲ་བ་བརྡུང་ཞིང་བསེད་ན་བཙྭ་ཁོད་ཀྱི་སྤུ་ལྟར་འབྱུང་བ། ཁར་བལྡད་ན་རྒྱུས་པ་བལྡད་པ་འདྲ་བ་དེ་ནི་བཙྭ་བལ་མ་སྟེ་བཟང་། ངན་པ་ཤིང་ལྟར་བརྡུངས་ན་ཞིག་ཅིང་འཆག་ལ་དགྲེ་བཀུག་བཏུབ་ཙམ་མོ། །

མཐིང་རྒྱུས།

[ངོ་བོ།] དབྱིབས་རྒྱུས་པ་འདྲ་བ་བརྡུངས་ན་སྒོངས་པོ་འཛིག་པ་ལ་ སྤྲ་མ་ལྷ་བུའི་མཉེན་ཆ་དང་འབོལ་བ་མེད་ཅིང་ནན་གྱིས་བརྡུངས་ན་ཕྱེ་མར་འགྲོ་བ་ཡིན། འདི་འདྲ་ལ་ཁ་དོག་གིས་དབྱེ་བས། སྔོན་པོ་མཐིང་རྒྱུས་དང་། སྔོ་ལྗང་ལ་སྤང་རྒྱུས། ཞེས་སྤྲ་ཕྱི་དེ་གསུམ་ལ་རྫ་ཡི་རྒྱུས་པ་རྣམ་གསུམ་ཟེར། འབའ་རྒྱུས་ཞེས་རྒྱུ་དབྱིབས་གོང་དང་འདྲ་ལ་མདོག་ཁམས་པ་ཞིག་ཀྱང་ཡོད་ཅེས་བགྲ་འབུམ་གྱིས་བཤད། །

[ཕྱུགས་པ།] བ་ཏུ་དང་རྫ་རྒྱུས་མཐིང་རྒྱུས་རྣམས་ཀྱིས་ཚུ་བ་ཆད་པ་གསོ་བར་བྱེད་པ་དང་། རྗེ་རང་བྱུང་བས། རྫ་རྒྱུས་རྒྱུས་པའི་ནད་ལ་ཕན། ཞེས་སོ། །

ཧི་ཙ་སེར་པོ། ཧི་ཚ་སེར་པོས་རྩ་འབྲུབ་མིག་ལ་ཕན། །ཞེས་པ་ལ། མིང་། མཛོ་སྣའི་རྫ་ཟེར།

[ངོ་བོ།] རྫ་སེར་པོ་གསེར་རྫ་འདྲ་བར་སྤང་མཐིང་འགོས་པའམ། བཙའ་སེར་པོ་ཆགས་པ་དང་། དམར་པོ་ཞིག་ཀྱང་འབྱུང་། །གང་ཡང་མེ་ལ་བཞུས་ན་དུད་པ་འབྱུང་བ་དང་། ནག་པོ་དངུལ་རྫ་འདྲ་བ་གཉིས་འབྱུང་། བཞུས་ན་ཧི་ཚ་སྔོ་ཚོག་རང་འབབས་པ་ལ་བྱེད། །རྫ་འདི་རང་ལོག་གམ། རྫ་གཞན་ལ་འགོས་པ་འབྱར་བ་ཅི་རིགས་འབྱུང་ངོ་། །

[ནུས་པ།] རྒྱ་འབྲུབ་ཅིང་མིག་ནད་ལ་ཕན་པ་དང་། རང་བྱུང་རྡོ་རྗེས། ཏི་ཚ་དམར་ནག་རྒྱུ་སེར་སྐེམ། ཞེས་སོ།

མཚལ། མཚལ་གྱིས་རྒྱ་འབྲུབ་སྒྲོ་མཆིན་རྩ་ཚད་སེལ། །ཞེས་པ་ལ། མིང་། ཊཱི་ཀ་ན་དང་། ཀླ་ར་ན་ཟེར།

[ངོ་བོ།] ཇི་སྐད་དུ། དཀར་པོའི་དྭངས་མ་འཕྲོར་བ་ལས། །དམར་པོ་རྫེས་འབྲང་ཕྱི་ནས་གབ། །གཉིས་ཀྱི་བཅུད་འདུས་རིན་ཆེན་མཚལ། །ཁུ་བ་བརྟོན་པས་དངུལ་ཆུ་ཟེར། །ཞེས་གསུངས་པ་དེ་འབྱུང་ཡུལ་ལས་དྲང་བའི་རིགས་ལ་ཤག་མཚལ། སོག་མཚལ། མཚལ་པོ་ཆེ། ཞིང་མཚལ། ཁམས་མཚལ་སོགས་མང་ཡང་། བསྡུ་ན་དཀར་ནག་གཉིས་ཏེ། ནག་པོ་ནི་ཅོག་ལ་སྡེ་གོང་དུ་བཤད་ཟིན། ཁ་དོག་དམར་དཀར་དྭངས་ཤས་ཆེ་བ་འཛམ་ལ་འོད་ཆུང་བ་འདུལ་ན་དམར་ཤས་ཆེ་བ་མཚལ་དཀར་རམ་སོ་མཚལ་ཡིན། གཞན་ཡང་རང་བྱུང་རྡོ་མཚལ་ཁྲག་ཤ་འདྲ་བ་ཞིག་ལ་བཞེད་པ་དང་། མཚལ་དཀར་གྱི་རིགས་ཡིན་པ་རང་བྱུང་ཁ་དོག་དཀར་པོ་སེར་ཤས་ཅན་ཞིག་ཀྱང་འབྱུང་ངོ་། །

[ནུས་པ།] རྒྱ་རྣམས་འབྲུབ་ཅིང་སྒྲོ་བ་དང་མཆིན་པ་རྩ་ཡི་ཚད་པ་སེལ་བར་བྱེད། །

ལིག་བྱ་མིག བཙག ཕྱུགས། ལིག་བྱ་མིག་དང་བཙག་ཕྱུགས་རྣམས་ལ་སོགས། །མིག་ནད་རུས་ཚད་སེལ་ཞིང་ཆུ་སེར་སྐེམ། །ཞེས་པ་སྔེ་ལིག་བྱ་མིག་ལ་མིང་། སོ་ཏི་ཛོ་ན། སི་སཱཀྐེ་ར། ལ་ལས་སྨུག་པོ་མདུང་རྩེ། སྨུག་ནག་མདུང་རྩེའང་ཟེར།

[ངོ་བོ།] རྡོ་སྨུག་ནག་མདུང་རྩེ་འདྲ་བ་ལ་དེ་ལས་ནག་ཅིང་མཁྲེགས་པ་བརྡར་ན་ཁུ་བ་དམར་སེར་དོན་པ་དེའོ། །པད་དཀར་རྒྱན་པོར་བཤད་པའི་ལིག་བྱ་མིག་ནི་རིན་པོ་ཆེའི་ཁོང་གཏོགས་ཏེ་འདི་ནི་ཆུ་ལས་བྱུང་བའི་རིན་པོ་ཆེ་ཞེས་གསུངས་པ་དང་། དེའང་ངོ་བོ་ནི་རྡོ་ཡིན་ཞེས་གསུངས། །

བཙག་ལ་མིང་། གཻ་རི་ཀ་དང་ཧཱུཾ་ཡ་ཟེར།

[ངོ་བོ།] འདི་ས་འོག་ནས་དོན་པའི་མདོག་ཤིན་ཏུ་དམར་བའི་རྡོ་བཙག་ཤིང་ཚོན་རུང་བ་ཡུལ་སྐད་དུ་བཙག་རང་ཟེར་བ་དེའོ། དེ་དང་འདྲ་བའི་ས་བཙག་ཞིག་ཀྱང་ཡོད།

ཕྱུགས་ལ་མིང་། ཕྱུགས་རྡོ། སྨུག་རྡོ། རྡེའུ་ཁྲག་ལྤག་ཟེར།

[ངོ་བོ།] གསེར་འབྱུང་བའི་ས་ཕྱོགས་ནས་དོན་པའི་རྡེའུ་མཆིན་ཁ་ཕྱུགས་རྡོ་ཟེར་བ་གོང་གསེར་རྡོའི་སྐབས་བཤད་པ་དེའོ།

[ནུས་པ།] དེ་རྣམས་རིམ་པ་བཞིན་དུ་ལིག་བྱ་མིག་གིས་མིག་ནད་སེལ་བ་དང་། བཙག་གིས་རུས་ཚད་སེལ། ཕྱུགས་ཀྱིས་ཆུ་སེར་སྐེམ་པར་བྱེད་པ་དང་། གཞན་དུ་ལིག་བྱ་མིག་གིས་ནི། རང་བྱུང་རྡོ་རྗེས། སྨུག་པོ་མིག་གདོན་ཀུན་ལ་ཕན། །ཞེས་དང་། ཕྱུགས་ཀྱིས་ནི། སྨུག་གིས་རྒྱ་ཡི་ཆུ་སེར་སྐེམ། །ཞེས

གསུངས། །

ཙོང་ཞི། ཙོང་ཞིས་འབྲུ་གཙོད་བད་ཀན་ཚ་བ་སེལ། །ཞེས་པ་ལ། མིང་། ཤེ་ལོ་ད་ཀ མཚན་མོའི་འོད་ཅན། གཙོང་ནད་གཅིག་ཐུབ། རྡོའི་དྭངས་མ། རྡོའི་ཚིལ་བུ་སོགས་ཟེར།

[ངོ་བོ།] འདི་ལ་རྩ་བའི་དབྱེ་བ་ནི། མ་ལ་ཡའི་དཀའ་འགྲེལ་དུ། ཕོ་མོ་མ་ནིང་བུ་བུ་མོ། །རྩ་བའི་དབྱེ་བ་རིགས་ལྔ་ཡིན། །ཞེས་པ་ལྟར། ཕོ་ཙོང་ནི། ཕོ་ཙོང་ཧ་སོ་བཅག་པ་འདྲ། །ཞེས་པ་འདི་ཀུན་གྱིས་བཞེད་པ་མཐུན། བུ་ཙོང་སྐྱ་སོབ་སྔ་རིང་མཉེན་ལ་འབོལ་བ་ཞིག་སྟེ་འདི་གཉིས་ཕོ་ཙོང་གི་རིགས་ཡིན་នོ། །མོ་ཙོང་ལ་དབྱེ་བ་མང་ཡང་། །མདོག་ཅུང་སེར་བ་དྲིག་པ་ཆགས་པ་དབྱིབས་ཤེལ་ཁབ་གཤིབ་པ་འདྲ་བ་ཅུང་སྣི་བ་ཞིག་སྟེ་ཕལ་ཆེར་བཞེད་པ་མཐུན། བུ་མོ་ཙོང་ཞི་ནི་སེར་པོ་ཆ་ཤྩིབ་འདྲ་བ་སེར་ལ་སྙོམ་པ་དྲིག་པ་ཅན་གཡའ་བྲག་གི་སྐྱུབས་ནས་འབྱུང་། མ་ནིང་ཙོང་ཞི་ལའང་རབ་འབྲིང་སོགས་ཀྱི་དབྱེ་བ་མང་ཡང་། ཙོང་ཞི་འབྱུང་བའི་བྲག་རྡོ་ལས་བྱུང་བ་ནར་དབྱིབས་བཅག་ན་ནང་དུ་རི་མོ་སྒོར་དབྱིབས་ཅན་ཁ་དོག་ཁམ་ཞད་ཅུང་ཟད་ཡོད་པ་སྙོམས་ཤིང་མཉེན་པ་སྟེ་ལྔ། དེ་ལ་མཆོག་རབ་འབྲིང་ཐ་མའི་དབྱེ་བས་ནི་ཤུར་དབྱེ་བ་དང་། ཁ་དོག་གི་དབྱེ་བས་དཀར་པོ་ཟླ་འོད་མ་ལ་བཤད་མ་ཐག་པའི་ཕོ་མོ་མ་ནིང་བུ་བུ་མོ་ལྔ་དང་། དེ་བཞིན་དམར་པོ་མཚལ་མདོག་མ་ལ་ལྔ་སྟེ། དེའང་རྒྱ་ཙོང་ཞི་ལ་ཁ་དོག་དམར་པོ། བཅག་ན། ཏ་ལམ་ཙོག་ལ་འདྲ་བ་ཞིག་སྣང་བ་དེ་མཆོག་ཡིན། དེ་མིན་དམར་ཤས་ཅུང་ཟད་ཡོད་པ་ཕྱི་ནང་དུ་རྡོ་དྲིག་དམར་པོ་འགོས་བ་དེ་ནི་དམན་པ་ཡིན། སེར་པོ་ཚ་མཁྲིས་མ་ལ་ལྔ་སྟེ་དེའང་རྡོ་རྒྱུ་ཙོང་ཞི་ལ་སེར་སྨུག་མར་ཁུའི་མདོག་ཅན་དེ་དངོས་ཡིན། ཙོང་ཞི་བྲག་རྡོ་ཆེན་པོའི་དཀྱིལ་ནས་མདོག་སེར་སྨུག་ཅན་ཞིག་འབྱུང་བ་དེའང་ཙོང་ཞི་སེར་པོའི་གྲས་སུ་གཏོགས། སྔོན་པོ་མཐིང་ཟལ་མ་ལ་ལྔ། སྔོ་དམར་ཕུག་སྐྲ་མ་ལ་ལྔ་སྟེ་ཉེར་ལྔ་སོགས་ནང་གསེས་རྒྱས་བཤད་མ་ལ་ཡའི་དཀའ་འགྲེལ་སོགས་ལས་རྟོགས་པར་བྱའོ། །ཙོང་ཞི་ནག་པོ་ནི་དུག་ཙོང་ཞེས་སྨན་དུ་གཏོང་མི་རུང་བར་གསུངས་སོ། །

[ནུས་པ།] འབྲུ་བ་གཙོད་ཅིང་བད་ཀན་གྱི་ཚ་བ་རྣམས་སེལ་བ་དང་། དཔག་བསམ་ལྗོན་ཤིང་ལས། ཙོང་ཞིས་མཆོག་ཏུ་གྲང་ནད་སེལ། །ཚ་བ་ཀུན་སེལ་བདུད་རྩི་འདྲ། །སྨྲོམ་པར་བྱེད་ལ་ཞུ་རྗེས་དྲོ། །ཞེས་དང་། རང་བྱུང་རྡོ་རྗེས། ཙོང་ཞིས་རུས་པའི་དྭངས་མ་གཙོད། །ཅེས་སོ། །

རྡོ་ཐལ། རྡོ་ཐལ་ཕོ་བའི་བད་ཀན་འདྲིལ་བ་གཙོད། །ཅེས་པ་ལ་མིང་། བྱ་རྡོ། ཚོས་རྡོ། ཞུན་རྡོ། རྡོ་དཀར་ཟེར།

[ངོ་བོ།] རྗེ་ཟུར་མཁར་བའི་རྡོ་ཞུན་སྦྱོར་སྡེ་ལས། རྡོ་རིགས་དཀར་པོ་སྟོ་སྐྱུ་དང་། སྐྱུ་བོ་དམར་སྐྱུ་སྟོ་ནག་ལྔ། རིམ་བཞིན་འོ་མ་ཕུག་རོན་སྐེ། ག་བོའི་རྒྱབ་དང་ཧ་གློ་དང་། ཆར་སྤྲིན་འདྲ་བ་གང་རྙེད་བཙལ། བརྡུང་ཆེ་རྣ་གཞོབ་དྲི་ལྡན་ཞིང་། ས་ཡིས་འོག་ནས་བརྐོས་པ་གཅེས། ཞེས་པས། དཀར་པོ་འོ་མ་ཁ་དང་།

སྔོན་པོ་ཕྱུག་རྩོན་སྐེ་དང་། སྐྱ་བོ་གོ་བོའི་རྒྱབ་འདྲ་དང་། དམར་སྐྱ་ཧ་གློ་ཁ་དང་། སྔོ་ནག་ཚར་ཕྲིན་མདོག་དང་ལྷ་ཕྱི་བར་མཛད་ལ། རྗེ་རང་བྱུང་རྡོ་རྗེས། དེ་སྙིང་སེར་པོ་དང་དུག་ཏུ་ངོས་འཛིན་མཛད། གང་ཡང་སོལ་མེས་ཚོས་པར་བསྲེགས་ལ་གྲང་ནས་ཆུ་དྲོན་དུ་བསྐུར་ན་ཁོལ་ཞིང་རྡོ་ཞོར་འཇུ་བའོ། །བསྲེགས་ཐབ་ཀྱི་ལག་ལེན་ཞིབ་པ་གཞན་དུ་ཤེས་པར་བྱའོ། །

[ནུས་པ།] ལག་ལེན་རྩུལ་བཞིན་བྱས་པའི་རྡོ་ཐལ་གྱིས་ནི་ཕོ་བ་བད་ཀན་འབྲིལ་བ་རྣམས་གཅོད། རང་བྱུང་བས། རྡོ་ཞོས་སྨྱོད་ཀྱི་ནད་རྣམས་སེལ། ཞེས་དང་། ཅེ་བྲག་སོ་སོའི་ཡོན་ཏན་ནི། དཀར་པོ་ལྤུག་གདོང་སྐྲན་ལ་ཕན། ཕྱུག་རྩོན་སྐེ་འདྲས་ལྟུགས་དྲིག་འཇོམས། གོ་བོའི་རྒྱབ་འདྲས་གྲང་སྐྲན་འཇིག ཧ་གློ་ཁ་ཡིས་འབྲིལ་རྣམས་བཤིག སྐྱང་ཀའི་རྒྱབ་འདྲས་གློ་སྐྲན་ཕན། སེར་པོས་མཆིན་མཁྲིས་འབྲིལ་རྣམས་སེལ། ཞེས་སོ། །

ཏ་ཤིག ཏ་ཤིག་ཙ་སྦྱོང་། །ཞེས་པ་ལ། མིང་། ཁ་ཊཾ་ག ཁྲར་དཀར། ཐོ་ལེ་ཀོར་ཟེར།

[ངོ་བོ།] འདི་རྡོ་མཉེན་གྱི་རིགས་ཡིན་ལ་དྭངས་པས་གཏིང་མཐོང་བ་འདྲ་བ། སེན་མོས་ཐུབ་པ་གོས་དམར་ནག་སོགས་ལ་རི་མོ་དཀར་པོ་དོད་པ་བཏར་ཕྱི་ཁར་མྱང་ན་འཇུ་སློམ་པ། ལག་པར་ཕྱུག་ལ་འཕུར་ན་འོདདང་བཅས་ཧྲི་འཇམ་པོར་འགྱུར། །དེ་ལ་ཁ་དོག་དཀར་དམར་སྔོ་ལྗང་སེར་ནག་ངེས་མེད་འབྱུང་། ནག་པོ་མཆོག་ཡིན་པར་གསུངས།

[ནུས་པ།] ཙ་ནད་རྣམས་སྦྱོང་བར་བྱེད། རང་བྱུང་བས། ཐོ་ལེ་ཀོར་གྱིས་ཙ་ལམ་སེལ། །ཞེས་སོ། །

མོ་རྡེ། མོ་རྡེ་རྡེའུ་ནད་སེལ། །ཞེས་པ་སྟེ།

[ངོ་བོ།] བུད་མེད་རྡེའུའི་ནད་བྱུང་ནས་བཏོན་པ་མོ་རྡེའུ་སྟེ། ཕོ་ལ་གཏོང་བའི་དབང་གཙོ་བོར་མཛད་ནས་མོ་རྡེའུ་ཞེས་པ་ལས་ཕོ་ལས་བཏོན་པ་མོར་གཏོང་བ་ཡིན་ནོ། །

[ནུས་པ།] རྡེའུ་ནད་སེལ་བར་བྱེད། བདུད་རྩི་སྔོན་ཆུང་ལས། ཕོ་བའི་ཞྭང་པའི་ནད་རྣམས་ལ། །མོ་ཡི་རྡེའུ་མཆོག་ཏུ་བསྔགས། །དེ་བཞིན་མོ་ལ་ཕོ་རྡེའུ་ཕན། །རང་ནད་རང་གིས་སེལ་བར་བྱེད། །ཅེས་སོ། །

གསུམ་པ། ས་སྨན་གྱི་ནུས་པ།

ས་ཡི་སྨན་གྱི་ནུས་པ་བསྟན་པ་ནི། །ཞེས་པ་སྟེ་ད་ནི་གསུམ་པ་ས་ཡི་སྨན་གྱི་སྤྱི་ཚན་གྱི་ནུས་པ་བསྟན་པ་ནི་ཞེས་སོ། །

གསེར་གྱི་བྱེ་མ། གསེར་གྱི་བྱེ་མས་མཁལ་ནད་ཆུ་འགག་སེལ། །ཞེས་པ་སྟེ།

[ངོ་བོ།] འདི་ལ་ངོས་འཛིན་ཚུལ་མི་འདྲ་བ་འགའ་སྣང་སྟེ། དེའང་དབྱར་དུས་བྱུང་རིགས་ཀྱི་མཚོ་ནས་འབྱུང་བའི་བྱེ་མ་འདྲ་བ་དེ་ཉིད་ནི་མཚོ་གནས་སྲོག་ཆགས་ཕྲ་མོའི་རོ་ཡིན་འདུག་པ་དང་། མཚོ་དང་། ཆུ་ཕྲན་རྡོ་འཛིང་དཀར་གྱི་གསེབ་སོགས་ནས་འབྱུང་བའི་བྱེ་མ་འོད་ཉིལ་ཉིལ་བྱེད་པ་སོས་བརྟག་ན་ཕྱི་ནང་མང་དུ་བྱེ་བ་དེ་ནི་རྒྱུ་ལྷང་ཚེར་ཡིན་འདུག་པས་དེ་དག་ནི་རོ་ནུས་ངོ་བོ་གང་ནས་དཔྱད་ཀྱང་འཐད་པར་མ་མཐོང་། གཞན་ཡང་། གསེར་གྱི་བྱེ་མ་རྒྱུག་པའི་རྩེ་ལ་ཡོད། ཟེར་བའི་བོན་པོ་རྒྱུག་པ་ཟེར་བའི་སྤོ་ལྕུམ་དེའི་འབྲུ་ལ་ནུས་པ་གོ་མ་ཡོག་ཙམ་ནི་ཡོད། འདྲ་ཡིག་ལས། གསེར་གྱི་བྱེ་མ་གསེར་ཕྱེ་ཐུམ་པོ་འདྲ། ཞེས་པ་ཡང་དེ་ཉིད་ཡིན་པར་མངོན་ཀྱང་འདིར་སསྨན་གྱི་སྡེ་ཚན་དུ་གསུངས་པས་ངོ་བོ་ས་ཡིན་དགོས་པས་ངེས་ཤེས་སྐྱེད་པའི་སྨན་ངོ་མ་འཕྲོད་པས་དཔྱོད་ལྡན་རྣམས་ཀྱིས་ཞིབ་ནས་དཔྱད་པར་རིགས་སོ། །

[ནུས་པ།] མཁལ་ནད་དང་ཆུ་འགགས་སེལ་བར་བྱེད། །རང་བྱུང་རྡོ་རྗེས། བྱེ་མས་མཁལ་ནད་རྩ་ནད་སེལ། ཞེས་སོ། །

སིནྡྷུ་ར། སིནྡྷུ་ར་ཡིས་རྩ་ཚད་དོན་རྨ་གསོ། །རྣག་ཁྲག་སྐེམ་ཞིང་སེམས་ཚིག་རྨ་ལ་ཕན། །ཞེས་པ་ལ། མིང་། རྒྱ་མཚོའི་དྲིག་པ། ར་ཚགས་ས་ཟེར། ཁྲག་ལའང་འཇུག

[ངོ་བོ།] ཙ་རི་སོགས་གནས་བཟང་གི་བྲག་ཕུག་ལྷན་དང་མ་བྲལ་བའི་འགྲམ་དུ་ཁྲག་ཆགས་པ་ལྟ་བུ་མདོག་ལི་ཁྲི་འདྲ་བ་རོ་མངར་བ་སོ་ཐམ་ཐམ་འབྱུར་བ་བཟང་། མཚོ་འགྲམ་དང་ཆུ་མིག་ཀོ་མོག་དང་ཆུ་ཚན་སོགས་ནས་འབྱུང་བའི་དྲི་བཟང་བྲོ་བ་ཀོ་བཙག་དམར་སེར་དེས་ཀྱང་རུང་།

[ནུས་པ།] རྩ་ཚད་དང་། དོན་རྨ་གསོ་བ་དང་། རྣག་ཁྲག་སྐེམ་ཞིང་། ཆུ་ལས་བྱུང་ཕྱིར་སེམས་ཚིག་གི་རྨ་ལའང་ཕན།

ཟེ་ཚྭ། ཟེ་ཚྭས་རྡོ་འཇུ་རྗེའུ་རྡོ་སྐྲན་བཤིག །ཅེས་པ་ལ། མིང་། སའི་ཤེལ། ཚ་ཏྲག་ཅན། མེ་འབར་ཚྭ་སོགས་ཟེར།

[ངོ་བོ།] ཁང་རུལ་ཀྱང་ཞབས་གད་ཕུག་སོགས་ལ་ཆགས་པའི་ས་སྨུམ་འབོལ་རྒྱ་ཚའི་རོ་བྲོ་བ་དེ་བསྒྲུངས་པ་དཀར་ལ་དྭངས་པ་ཤེལ་ཁབ་འདྲ་བ་དེ་ཡོངས་གྲགས་ཡིན། མདོར་ན་མེ་དང་འཕྲད་མ་ཐག་སྒྲུར་སྒྲ་དང་བཅས་ཚ་ཚ་འཕྲོ་ཞིང་ཡལ་འགྲོ་བ་དེ་དགོས། དེ་རབ་ཏུ་བསྐོལ་ན་གྲུ་བཞིར་ཆགས་པ་དེ་ནི་ཟེ་ཚྭ་ཡིན། དེང་དུས་རྒྱ་ནག་སོགས་ནས་བྱེ་མ་ཀ་ར་འདྲ་བ་ཞིག་འབྱུང་བ་དེས་མི་རུང་།

[ནུས་པ།] རྡོ་རྣམས་འཇུ་ཞིང་རྗེའུ་དང་རྡོ་སྐྲན་བཤིག རང་བྱུང་རྡོ་རྗེས། ཟེ་ཚྭས་སྲིན་གསོད་རྗེ་སྐྲན་བཤིག། ཅེས་གསུངས།

ཡ་བཀྲ་ར། ཡ་བཀྲ་རས་རྩོད་སྐྱེད་སྐྲན་ནད་སྦྱོང་། །ཞེས་པ་ལ། མིང་། རྒྱ་ནག་པས་ཀེའུ་ལ་ཀ

ཟེར། །ཟླ་ཟེར་དུ་ནས་ཚིག་འཁྲུས་པའི་ཐལ་བ་ཞེས་བསྒྱུར་བ་སོགས་སྣང་། །

[ངོ་བོ།] ནས་ཚིག་ཁྲུ་བའི་ཐལ་བ་སོགས་དུ་མར་བཤད་ཀྱང་དེང་སང་ལག་ཏུ་ལེན་བྱ་དངོས་ནི། རྒྱུད་རིན་ཆེན་སྤུངས་པ་ལས། ཡ་བཀྲ་ར་བག་ཕྱེ་སིགས་མེད་འདྲ། །བཙངས་ན་ཁྲིག་སྐྲ་འཕྱིན་པས་ཁ་བ་འདྲ། །ཞེས་པ་ལྟར་བྲག་རལ་གད་ཕུག་སོགས་སུ་ཆགས་པའི་ཁ་དོག་དཀར་འཇམ་བག་ཕྱེ་འདྲ་བ་བཙངས་ན་འཁྲུག་སྐྲ་འཕྱིན་པ་ཡང་ཞིང་རོ་ལན་ཚྭ་ལ་མངར་ཤས་ཅན་དེའོ། །དེ་ཆགས་པའི་བྲག་ལ་ཤ་ཁྲ་སྟུམ་ཅན་ཕྱུག་པས་ཕྱི་ལོར་ཟེ་ཚྭར་འགྱུར་བར་བཤད། །

[ནུས་པ།] རྡོད་སྐྱེད་ཅིང་སྐྲན་ནད་སྦྱོང་བར་བྱེད། །

བྱལ་ཏོག བྱལ་ཏོག་རུལ་གཙོད་རྨ་པ་སྨྱུགས་པར་བྱེད། །ཅེས་པ་ལ། མིང་། ཐེ་བུ་ཀ ཐོད་ཚྭ། བྱང་ཐོག ལེ་བུར་ཟེར།

[ངོ་བོ།] ལྷོ་བྱང་སོགས་མ་ངེས་གར་ནས་ཀྱང་འབྱུང་རུང་། ཁ་དོག་དཀར་ཞིང་ལྡི་བ་རོ་ཁ་མངར་ལན་ཚྭ་བ་དེ་བཟང་། རོ་ཚ་ལ་སྐྱུར་བ་ཚྭ་བྱལ་ཡིན་པས་ངན། གང་ཡང་ས་རྡོ་སོགས་ཀྱི་ལྷད་མེད་པ་དགོས།

[ནུས་པ།] རུས་པ་གཙོད་ཅིང་རྨ་པ་སྨྱུགས་པར་བྱེད། །དཔག་བསམ་ལྗོན་པར། བྱལ་ཏོག་འཇུ་བར་བྱེད་པ་ཡིན། །བད་ཀན་ཕོ་བར་ཐིང་པར་སེལ། །སྲིན་དང་དུག་ཐབས་མཐའ་དག་འཇོམས། །ཞེས་དང་། རང་བྱུང་བས། བྱལ་ཏོག་ནད་རྣམས་ཐུར་དུ་འབྲུ། །ཞེས་གསུངས། །

མུ་ཟི་སེར་པོ། མུ་ཟི་སེར་པོས་གདོན་འཇོམས་རྣག་ཁྲག་སྐེམ། །ཞེས་པ་ལ། མིང་། སཱ་ལ་ཧི། ཧྲི་ཅན། སྟོབས་ལྡན་ཞག གབ་མིང་དུ་ཚ་བའི་དབུགས་ཅན། ས་བཅུད། བཙུན་མོ་དམར་ཚ་སོགས་ཟེར།

[ངོ་བོ།] ཆུ་ཚན་དང་ཉེ་བའི་ས་སོགས་ལས་བྱུང་བ་ཤས་ཆེ། ས་རྡོའི་ལྷད་མེད་པ་གསེར་འདྲ་ཞེས་སེར་མདངས་ཆེ་བ་དེ་ལེགས། སེར་སྐྱ་མདོག་མི་གསལ་བ་ས་རྡོ་དང་བ་བླ་སོགས་འདྲེས་པ་ངན། བསྲོལ་དུས་ཚིག་སྐྱོན་ཤོར་བ་སོགས་ཀྱིས་མི་རུང་། གང་ཡང་མེར་བསྲེགས་ན་འབར་བ་དང་། དུད་པ་དྲི་མ་དུགས་ལ་སྣོད་དུ་བཞུས་ན་མར་ལྟར་འཇུ་བ་དེ་བཞུ་བཏུལ་ལེགས་པར་བྱ།

[ནུས་པ།] གདོན་འཇོམས་ཤིང་རྣག་ཁྲག་དང་ཆུ་སེར་སྐེམ་པར་བྱེད། རང་བྱུང་བས། མུ་ཟིས་མཛེ་དང་ཆུ་སེར་སྐེམ། །ཞེས་གསུངས།

ནག་མཚུར། སེར་མཚུར། ནག་མཚུར་སེར་མཚུར་རུལ་གཙོད་སྐྲན་ལ་བཀོ། །ཞེས་པ་སྟེ།

[ངོ་བོ།] ནག་མཚུར་ཤས་ཆེ་ས་དང་བྲག་ལས་ཀྱང་འབྱུང་བ་དང་། དེའང་ས་བྲག་སྦོ་བ་དང་ནག་པ་ལས་བྱུང་བ་ཤས་ཆེ། ཁ་དོག་དཀར་ལ་སེར་ཁ་ཆགས་ཤིང་ལྕགས་ལ་བྱུགས་ན་ཟངས་ལྟར་དམར་པོར་འགྱུར་བ་དང་། སྣམ་ཕྲུག་སོགས་ལ་ཚོས་རྒྱབ་བྱེད་ཨ་རུ་ར་དང་མཉམ་དུ་བསྲེས་ན་ཁ་དོག་ནག་པོར་འགྱུར་བ་རོ་ཤིན་ཏུ་སྐྱུར་བ་དེ་ལེགས།

སེར་མཚུར།

[ངོ་བོ།] སེར་མཚུར་བྲག་དཀར་བ་དང་སྐྱ་བ་ལས་འབྱུང་བ་ཤས་ཆེ། ཁ་དོག་སྐྱ་ལ་རོ་སྐྱུར་བ། དམར་ཚོས་རྒྱབ་སྐབས་ཚོས་གདན་ནམ་སྐྱུར་ཁུར་རུང་བ་ཨ་རུ་རའི་ཆུར་བཏབ་ན་སེར་པོར་འགྱུར་བ་དེ་དགོས། ངེས་པ་ནི། སྐྱ་ལོ། བྲ་བོ། ཨ་རུ་ར། སེ་འབྲུའི་གང་བུ་རྣམས་གང་རིགས་དང་མཉམ་དུ་ཆུར་སྦྱར་ན་མཚུར་ནག་སེར་གང་ཡིན་རང་མདོག་སྟོན། འདྲེས་པས་སེར་ལྗང་ཡོང་བ་བཤད།

[ནུས་པ།] དེ་གཉིས་ཀྱིས་རུལ་བ་གཅོད་ཅིང་སྐྲན་ལའང་བཀོ།

ཐིག་པན། ཐིག་པན་འབྲས་གཅོད་སྐྲན་བཤིག་ལིང་ཐོག་ལེན། །ཞེས་པ་ལ། མིང་། ད་ཚུར། བེག་ཧྲན། མཚུར་དཀར། སྔོན་པོ་ལ་ནི་ལ་ཐོ་ཁྲ་སོགས་ཟེར།

[ངོ་བོ།] ཐིག་པན་དངོས་ནི་རྒྱ་མཚུར་དཀར་པོ་ཤིན་ཏུ་དྭངས་པ་ཤེལ་འདྲ་བ་རོ་བསྐ་སྐྱུར་མཚུར་གཞན་མ་ལྟ་བུ་དེ་ཡིན། ཁ་དོག་མཐིང་ག་དང་གཡུ་ཁ་དབྱིབས་དང་དྭངས་ཆ་མཚུར་དཀར་དང་འདྲ་བ་རོ་ཤིན་ཏུ་བསྐ་སྐྱུར་ཅན་དེ་ལ་བྱེད་པ་སྣང་ཡང་ལྷ་མ་དེ་ལེགས། ཀླུང་ཚད་སྐབས་སློག་བསྲེགས་ཐལ་བར་ཐིག་པན་ཟེར།

[ནུས་པ།] འབྲས་གཅོད་ཅིང་སྐྲན་བཤིག་པ་དང་། ལིང་ཐོག་ཀྱང་ལེན་པར་བྱེད་དོ། །

རྡོ་དྲེག རྡོ་དྲེག་དུག་དང་ཚད་པ་རྙིང་པ་སེལ། །ཞེས་པ་ལ། མིང་། ཤི་ལ་ཛྫི། བྲག་གི་མེ་ཏོག ཕ་བོང་དྲེག་པ། བརྟན་པོའི་དྲེག་པ། བྲག་སྟི། རྡོ་དྲེག་རྣམས་ཟེར།

[ངོ་བོ།] བྲག་ལ་དྲེག་པ་མེ་ཏོག་རིས་སུ་ཆགས་པ་ཁ་དོག་དམར་སེར་དཀར་ལྗང་ནག་པོ་སོགས་ཀྱི་ནང་ནས་ཁ་བྱང་དུ་བལྟ་བའི་བྲག་དྲེག་དམར་པོ་མཆོག་ཏུ་འཛིན།

[ནུས་པ།] དུག་དང་ཚད་པ་རྙིང་བ་སེལ་བར་བྱེད། །དཔག་བསམ་ལྗོན་ཤིང་ལས། རྡོ་དྲེག་འདུས་པའི་འབྲུ་བ་གཅོད། །སྐྱུག་དང་ཡི་ག་འཆུས་པ་སེལ། །ཞེས་དང་། གསོ་བ་རིག་པའི་རྩ་བ་ལས། ཕ་བོང་དྲེག་པ་བསིལ་ལ་སྐམ། །དུག་དང་ཚ་སེར་གསོ་བར་བྱེད། །ཅེས་སོ། །

བྲག་ཞུན། བྲག་ཞུན་ཚད་པའི་ནད་རྣམས་ཀུན་ལ་ཕན། །ཁྱད་པར་ཕོ་མཆིན་མཁལ་ཚད་སེལ་བའི་མཆོག །ཅེས་པ་ལ། མིང་། ཨ་ག་ཡ། ཤི་ལ་ཛྫ་ཏུར། གབ་མིང་དུ་སྲིད་པའི་བྱང་སེམས་དམར་པོ། ཁྲག་དར་ཡ་ཀན། བྲག་གི་བདུད་རྩི། རིན་ཆེན་བཅུད། མཆིན་པའི་རྩི་རྣམས་ཟེར།

[ངོ་བོ།] སྙིང་པོ་བསྡུས་པར། སོས་ཀ་ཚད་པས་གདུངས་བྲག་ལས། །གསེར་སོགས་འབྱུང་ཁུངས་རྡུག་གི་བཅུད། །རྒྱ་སྐྱེགས་ཁུ་བ་ལྟར་འཛག་གང་། །དེ་ནི་བྲག་ཞུན་ཞེས་སུ་བཤད། །ཅེས་གསུངས་པ་ལྟར། གསེར་དངུལ་ཟངས་ལྕགས་དང་། ཞ་ཉེ་དཀར་ནག་གཅིག་ཏུ་བསྡུས་པའི་རྩ་བའི་རིགས་ལྔར་གསུངས། མཐོང་མང་བ་ནི་ལྕགས་ཞུན་ཡིན་པར་སྣང་། འོན་ཀྱང་ཡུལ་སོ་སོའི་གཏེར་ཁམས་ཀྱི་དབང་གིས

ཡིན་པས་གསེར་ཞུན་དང་། དངུལ་ཞུན་བྱུང་ན་ལེགས། དེ་ལའང་མཆོག་རབ་སོགས་ཀྱི་དབྱེ་བ་མང་ཡང་སྤྱིར་བཟང་ངན་ཀུན། དཀའ་འགྲེལ་ལས། སྤྱིར་ནི་ཁ་དོག་དྲི་རོ་གསལ། །ཆུ་ལ་སྦྱར་ན་སྙིགས་མ་མེད། །བརྟེགས་ན་ལྕི་ཞིང་མཁྲེགས་པ་བཟང་། །དྲིག་མཁྲེགས་འཇམ་ཞིང་དྲོ་ན་བཟང་། །གཡང་ས་ཆེ་བའི་ངོས་བྱུང་བཟང་། །ས་རྡོ་སེམས་ཅན་བྱུན་མ་འདྲེས། །ཕྱིན་རླབས་ཅན་གྱི་གནས་བྱུང་བཟང་། །དེ་ལས་ལྡོག་པ་ངན་པའོ། །ཞེས་གསུངས་པ་ལྟར། ས་རྡོ་དང་སེམས་ཅན་གྱི་བྱུན་མ་འདྲེས་པ་དགོས། བྲ་བའི་རིལ་མ་འདྲེས་པ་དང་བྲ་རིལ་དང་བྱ་མ་བྱིའུ་བྱུན་ལ་ངོས་འཛིན་པ་ནི་འཕྲུལ་ཚབས་ཆེའོ། །

[ནུས་པ།] ཚད་པའི་ནད་རྣམས་ཀུན་དང་། ཁྱད་པར་དུ་ཕོ་བ་དང་མཆིན་པ་དང་། མཁལ་མའི་ཚད་པ་རྣམས་སེལ་བའི་མཆོག་གོ །རིན་སྤུངས་ལས། བྲག་ཞུན་བསིལ་ལ་རྩེ་བས་མཆིན་ནད་རྙིང་པ་སེལ། །ཞེས་དང་། དཔག་བསམ་ལྗོན་ཤིང་ལས། ཤེ་ལ་ཛ་ཏུར་ཆུ་སྲི་སེལ། །མཆིན་པའི་ཚ་བ་སེལ་བའི་མཆོག །ཅེས་སོ། །

བཞི་པ། ཤིང་སྨན་གྱི་ནུས་པ།

ཤིང་སྨན་རྩ་བ་ལྦུམ་བུ་སྡོང་པོ་དང་། །ཡལ་ག་ཀང་དང་ཤུན་པ་ཐང་ཆུ་དང་། །ལོ་མ་མེ་ཏོག་འབྲས་བུ་བཅུ་རུ་འགྱུར། །

ཞེས་པ་སྟེ་སྨན་ལ་རྩ་བ་དང་། ལྦུམ་བུ་དང་། སྡོང་པོ་དང་། ཡལ་ག་དང་། ཀང་དང་། ཤུན་པ་དང་། ཐང་ཆུ་དང་། ལོ་མ་དང་། མེ་ཏོག་དང་། འབྲས་བུ་སྟེ་བཅུ་རུ་འགྱུར་བ་གསུངས་སོ། །

ལྔ་པ། རྩི་སྨན་གྱི་ནུས་པ་བསྟན་པ།

རྩི་སྨན་རྩ་ཤིང་སྲོག་ཆགས་ལས་བྱུང་བ། །

ཞེས་པ་སྟེ། སྤྱིར་ནད་སེལ་བའི་ནུས་པ་ཡོད་ཀྱང་ཟུངས་སྐྱིད་པའི་ནུས་པ་མེད་ན་སྨན་ཡིན་ཡང་རྩི་སྨན་མིན་ལ། ནད་སེལ་བའི་ནུས་པ་ལྡན་པར་མ་ཟད། ཟུངས་གསོ་བའི་ནུས་པའང་ལྡན་པའི་སྨན་གྱི་རིགས་ནི་རྩི་སྨན་ཏེ། དེའང་རྩ་ལས་བྱུང་བ་དང་། ཤིང་ལས་བྱུང་བ་དང་། སྲོག་ཆགས་ལས་བྱུང་བ་རྣམས་སོ། །

དྲུག་པ། ཐང་སྨན་གྱི་ནུས་པ་བསྟན་པ།

ཐང་སྨན་རྩ་བ་ངར་བ་ལོ་མ་དང་། །མེ་ཏོག་འབྲས་བུ་ལྔ་རུ་འགྱུར་བ་ཡིན། །དེ་དག་གང་ལ་གང་ཕན་ནུས་པ་ནི། །

ཞེས་པ་སྟེ། ཐང་སྨན་ལ་རྩ་བ་དང་། ངར་བ་དང་། ལོ་མ་དང་། མེ་ཏོག་དང་འབྲས་བུ་སྟེ་ལྔ་རུ་འགྱུར་བ་ཡིན་ནོ། །

གོང་གི་ས་བཅད་ཤིང་སྨན་གྱི་རིགས་དང་དེ་བཞིན་རྩི་སྨན་དང་། ཐང་སྨན་དེ་དག་གོ་རིམ་མ་ངེས་པའི་ཚུལ་གྱིས་ནད་གང་ལ་སྨན་གང་གིས་ཕན་པའི་ནུས་པ་རྒྱས་པར་བཤད་པའོ། །

ག་བུར། ག་བུར་ཚ་བ་རྒྱས་པ་ཐོག་བབས་གསོད། །རྙིངས་ཤིང་ཞེན་པའི་ཚ་བ་རྩད་ནས་འཇིན། །ཞེས་པ་ལ། མིང་གཙྲ་རཾ། གབུར། ཧི་མ་བལུ་ཀཱ། ཁ་བའི་ཕྱེ་མ། ཊ་རུ་སྣ་ར། ཤིང་གི་སྙིང་པོ། གབ་ཏུ། ཟླ་བ། སེང་གེའི་འོ་མ་སོགས་ཟེར། །

[ངོ་བོ།] ཤེལ་དང་། སྟག་ཟིལ། མང་ག་བུར་ཏེ་རིགས་གསུམ་ཡོད་པ་ལས་སོ་སོའི་འབྱུང་ཁུངས་སོགས་བཤད་པ་མང་ཡང་། རྒྱུད་ཕྱི་མར། དེ་རིགས་མང་དང་སྟག་ཟིལ་ཤེལ་དང་གསུམ། །མང་ནི་སེར་ལ་སྔ་རིང་མཉེན་ལ་འཇམ། །ཡང་ན་དཀར་འཇམ་ཁ་བ་བསྐོངས་བ་འདྲ། །ཞེས་དང་། སྟག་ཟིལ་མདངས་སེར་སྲུལ་མང་ཕོ་ཅིང་འདྲ། །ཞེས་དང་། ཤེལ་ནི་དཀར་ལ་གྲོན་ཏེ་འཁྲུགས་པ་འདྲ། །ཞེས་དང་། འདྲ་ཡིག་དུང་གི་མིག་ལས། དང་པོ་བསིལ་གྱི་རྒྱལ་པོ་ག་བུར་ནི། །ཤེལ་ག་བུར་ནི་གངས་དཀར་ཚལ་བ་འདྲ། །སྟག་ཟིལ་ག་བུར་འབྲི་མར་གཤགས་པ་འདྲ། །མང་ག་བུར་ནི་ཁ་བ་བསྐོངས་པ་འདྲ། །ཞེས་པ་ལྟར། མང་ག་བུར་ནི་སེར་ལ་སྔ་རིང་ཞིང་མཉེན་པ་ཞིག་དང་ཡང་ན་དཀར་ལ་འཇམ་པ་ཁ་བ་བསྐོང་པ་འདྲ་བ་ཞིག་སྟེ་དེ་གཉིས་ནི་བསིལ་ཤེད་ཆུང་བ་དང་། སྟག་ཟིལ་ག་བུར་ནི་མདངས་སེར་ལ་སྲུལ་ཅན་ནུས་པ་བསིལ་ཤེད་འབྲིང་། ཤེལ་ག་བུར་ནི་ཤིན་ཏུ་དཀར་སྤོ་འཁྲུགས་པའི་དུམ་བུ་འདྲ་བ་དེ་བསིལ་ཤེད་ཤིན་ཏུ་ཆེ་བ་བཅས་གསུམ་མོ། །

[ནུས་པ།] ཚ་བ་རྒྱས་པ་རྣམས་ཐོག་བབས་སུ་གསོད་ཅིང་། ལུས་ལ་ཡུན་རིང་དུ་རྙིངས་ཤིང་ཞེན་པའི་ཚ་བ་རྣམས་རྩད་ནས་འཇིན་པར་བྱེད། ཕྱི་མ་རྒྱུད་ལས། དེ་རིགས་མང་དང་སྟག་ཟིལ་ཤེལ་དང་གསུམ། །ཞེས་རིམ་བཞིན་འཇམ་ལ་བསིལ་བས་རླུང་ལྡན་ཚད་པ་སེལ། ཞེས་དང་། མང་བས་རྩུབ་བསིལ་ཚ་བ་ཀུན་ལ་རྒྱུག །ཅེས་དང་། ཤིན་ཏུ་བསིལ་བས་རྒྱས་ཚད་ཀྲུང་བ་འཇོམས། ཞེས་དང་། རང་བྱུང་ཞབས་ཀྱིས། རྩི་སྨན་རྒྱལ་པོ་ག་བུར་ཏེ། །གཉྫ་ག་བུར་རྒྱས་ཚད་སེལ། །ཤེལ་དེ་རྩུབ་བསིལ་དེ་དང་

འདྲ། །སྨུག་ཟིལ་སེར་གཉེན་ཁྲག་མཁྲིས་སེལ། །མང་གིས་རླུང་ལྷན་ཚད་པ་འཇོམས། །ཞེས་སོ། །

ཙན་དན་དཀར་པོ། ཙན་དན་དཀར་པོས་གློ་སྙིང་འཁྲུགས་ཚད་སེལ། །ཞེས་པ་ལ། མིང་དེ་ལ་པཏྲི་ཀ ཧི་ལ་མར་འདབ་ཅན། ཤྲཱི་ཁཎྜ་ཙན་དན། ཙན་དན་དཀར་པོ། གོ་ཤཱིརྵ། ས་མཆོག་ཟེར།

[ངོ་བོ།] མིང་དང་འབྱུང་ཚུལ་སོགས་སྤྲོས་པ་མང་ཡང་། འདྲ་ཡིག་དུང་མིག་ལས། ཙན་དན་དཀར་པོ་དག་ལ་རིགས་གསུམ་ཡོད། སྦྲུལ་གྱི་སྙིང་པོ་དཀར་ཡོལ་བཅག་པ་འདྲ། །གོ་ཤཱིརྵ་ནི་སྨུག་མ་བཅག་པ་འདྲ། །ས་མཆོག་སོམ་སྐྱ་སོམ་པའི་དུམ་བུ་འདྲ། །ཀུན་ཀྱང་སྦྲུམ་ལ་དྲི་ཞིམ་བཟང་། །ཞེས་རིགས་གསུམ་གསུངས་པ་ལ། ད་ལྟ་མཐོང་མང་བ་ནི་དཀར་པོ་མཁྲེགས་པ་ཞིག་དང་ཅུང་ཟད་སེར་ཉམས་ཡོད་པ་ཞིག་སྟེ་གཉིས་སྣང་། གང་ལྟར་ཐོད་པ་ལ་གཏུགས་པས་རེག་བྱ་ཤིང་གཞན་ལས་བསིལ་བ། སོས་ཀ་མར་ཁུ་ཚ་པོའི་ནང་དུ་མདའ་སྨུག་ཙམ་རེ་བཙུག་ན་དེ་མ་ཐག་མར་ཁུ་འཁྱགས་ནུས་ཤིང་མེར་བསྲེགས་པའི་དུད་པ་སོགས་ལ་དྲི་ཕུན་སུམ་ཚོགས་པ་ལྡང་ཞིང་སྣ་ལ་མཁྲེགས་པ་དེ་མཆོག་ཡིན། དེ་ལྟར་མ་བྱུང་ནའང་ཤིང་གཞན་ལས་བསིལ་ཞིང་མེར་བསྲེགས་ན་དྲི་ཞིམ་པ་ཞག་ཚི་ཕྲན་ཙམ་ཡོད་པ་དེ་བཟང་། བརྡ་སྤྲོད་ལས། ཙན་དན་བཟང་ངན་ཆུ་ལ་དྲིས། །ཆུར་བྱིངས་ངད་པ་ལྡན་པ་བཟང་། །ཞེས་གསུངས་པ་ལྟར་རོ། །

[ནུས་པ།] གློ་བ་དང་སྙིང་གི་འཁྲུགས་ཚད་སེལ་བར་བྱེད། །རོ་སྙེར་ལས། ཙན་དན་བསིལ་ལ་འཇམ་པས་གློ་སྙིང་སྟོངས་པའི་ཚད་པ་སེལ། ཞེས་དང་། བདུད་རྩི་ཐིགས་པ་ལས། ཙན་དན་དཀར་པོ་བསིལ་འཇམ་ཡང་ལ་སྐམ། །ཤ་ཁྲག་ཚ་བའི་ནད་ལ་བྱུགས་པས་ཕན། །ཞེས་དང་། རང་བྱུང་བས། ཙན་དན་དཀར་པོ་དྲི་ལྡན་གྱིས། །བཅུད་ལེན་དྲི་མེད་ཚད་རྒྱུང་སེལ། །ཞེས་སོ།

ཙན་དན་དམར་པོ། ཙན་དན་དམར་པོས་ཁྲག་གི་ཚད་པ་སེལ། །ཞེས་པ་ལ། མིང་རཀྟ་ཙན་དན། ཙན་དན་དམར་པོ། མ་ལ་ཡའི་ཙན་དན་སོགས་ཟེར། །

[ངོ་བོ།] ཁ་དོག་དམར་པོ་ལྗི་ཞིང་རྭ་ལྟར་མཁྲེགས་པ་དྲི་ཞིམ་ཅན་མེར་བསྲེགས་ན་སྤྱུར་དྲི་ཕྲན་བུ་མནམ་པ་དེ་བཟང་། འདིའི་རིགས་སྨུག་པོ་ཞིག་ཀྱང་འབྱུང་ངོ་། །

[ནུས་པ།] ཁྲག་གི་ཚད་པ་རྣམས་སེལ་བར་བྱེད། །བདུད་རྩི་ཐིགས་པར། དམར་པོའི་ལྗི་གྲུས་ཡན་ལག་སྐྲངས་པ་འཇོམ། །ཅེས་དང་། རང་བྱུང་རྡོ་རྗེས། དམར་པོས་ཁྲག་རླུང་འཐབ་པ་སེལ། །སྨུག་པོས་ཚད་པ་ཀུན་ལ་ཕན། །ཞེས་གསུངས།

ཨ་ག་རུ། ཨ་ག་རུ་ཡིས་སྙིང་སྲོག་ཚ་བ་སེལ། །ཞེས་པ་ལ་སྤྱིར་མིང་ཨ་ག་རུ། ཀློ་མེད། སྙིང་སེལ། གཉྫ་ཀཱུ དྲིའི་ཤིང་། གུ་རུ། ཀློ་བ་སོགས་ཟེར།

[ངོ་བོ།] འདི་ལ་དྲང་སྲོང་གྲུབ་པས། ཀློ་སྨུམ་བསིལ་བའི་ཨ་གར་རིགས་གསུམ་དང་། ཞེས་དང་། གཟའ་རྒྱུད་ལས། ཨ་ག་རུ་སྨུམ་བསིལ་ལ་ཀློ། །ཞེས་གསུངས་པ་ལྟར་ཀློ་བ་ཨར་སྐྱ། སྨུམ་པ་ཨར་ནག

བསིལ་བ་ཨར་དམར་དང་གསུམ་སོ། །ཨུ་བ་ཨར་སྐྱ་ཞེས་དཀར་པོ་སྟེ། ཤུང་མའི་སྡོང་ཚལ་འདྲ་བ་ཅུང་ཡང་ལ་གསོབ་པ་ཡིན། འདི་ལའང་ཨུ་ཡང་དང་དྲི་ཆེ་ཆུང་གིས་དབྱེ་བས་མཆོག་དམན་རིགས་གསུམ། སྦྱོས་ལ་སྣི་བ་དྲི་ཞིམ་བཟང་། སྨན་ལ་དྲི་ཆུང་གསར་(སྲ)མཁྲེགས་བཟང་ངོ་། །

སྨུམ་པ། ཨར་ནག་ལ། ཤིང་སྣ་སྙིང་ཞིབ་དང་དྲི་དང་སྨུམ་སྐྱི་ཁ་དོག་གི་དབྱེ་བས་བཟང་ངན་མང་ཡང་། དེང་སང་མཐོང་མང་བ། ཨར་ནག་འཁྲོང་གི་རྣ་ཚལ་འདྲ། ཞེས་པ་ལྟར་ཤིན་ཏུ་སྲ་མཁྲེགས་ཡིན་པ། མདོག་ནག་པོ་རྣ་འདྲ་བ། མེར་བསྲེགས་ན་དྲི་ཞིམ་ལ་སྨུམ་འཛིར་བ་དེ་མཆོག་ཡིན་ཏེ། རྒྱུད་རྡོ་རྗེ་མཁའ་འགྲོ་ལས། ཨ་ག་རུ་ནི་ཨུ་བ་དང་། སྨུམ་ཞིང་བྱ་རོག་མཆུ་འདྲ་ཤིས། །ཞེས་གསུངས། དམན་པ་ཤིང་སྒྲུར་པ་རྩུ་སོང་འདྲ་བ་སོབ་ལ་ཡང་བ་དྲི་མེད་པ་དེའོ། །

བསིལ་བ་ཨར་དམར་ཞེས་གོ་སྙོད་མ་ནི། ལྗོ་མོན་སོགས་རོང་ཆེན་ནས་འབྱུང་བ་སྲ་སྣི་སོགས་ཨར་སྐྱ་འདྲ་ཅུང་ཁ་དོག་དམར་ཤས་ཡོད་པ་འབོལ་ཞིང་བཞུན་པ། དྲི་མ་གོ་སྙོད་འདྲ་བའི་ངད་ཆེ་བ་ཞིག་སྟེ། དེ་ལྟར་ཨགར་རིགས་གསུམ་སྤྱི་ལ།

[ངོ་བོ།]ཇི་སྐད་དུ། ཨགར་བཟང་ངན་མེ་ལ་དྲིས། །མེར་བཙུག་དྲི་ཆེ་ཁོལ་ན་བཟང་། །ཞེས་པ་ལྟར་རོ། །

[ནུས་པ།] སྙིང་དང་སྲོག་རྩའི་ཚ་བ་རྣམས་སེལ་བར་བྱེད། རང་བྱུང་རྡོ་རྗེས། ཨ་ག་རུ་ནི་སྲོག་རྩ་དང་། སྙིང་གི་ཚད་གླུང་ཐམས་ཅད་སེལ། །ཞེས་དང་། ཨགར་དམར་པོས་གླུང་ཚད་འཇོམས། །ཞེས་གསུངས།

གི་ཝཾ། གི་ཝཾ་རིམས་དུག་མཆིན་ཚད་སྙིང་ཚད་སེལ། །ཞེས་པ་ལ། མིང་། གོ་རོ་ཙ་ན། གླང་ཆེན་མཁྲིས་པ། གླ་ཆེན་སྐྱེ། དྭད་འགྲོའི་མེ་ཟེར། །

[ངོ་བོ།] གླང་ཆེན་དང་། རྟ་མཛོ་སོགས་ཀྱི་མཁྲིས་པའི་ནང་ནས་འབྱུང་བ། ཕྱི་མདོག་སེར་སྨུག་ལྗང་རོས་ཀྱི་ཁ་དོག་ལྟར་བཙག་ན་ལི་ཁྲང་དང་། སེར་པོ་གཉིས་གང་ཡང་ཕྱི་ནང་རིམ་པ་མང་པོ་བརྩེགས་ནས་ཆགས་པ་ཕྱི་དབྱིབས་སྣ་ཚོགས་ཡོད་པ། ངོ་བོ་སྙི་འབོལ་ལེ་བ། རོ་མངར་ཁ་གཉིས་དང་ལྡན་པ། སྨན་གཞན་དང་བསྲེས་ནས་འདུལ་ན་སེར་པོ་འགྲོ་བས་ཁྱུས་ཆེ་བ་དེ་ལེགས། དེ་མིན་མི་དང་རྟ་ཟྭོག་གི་མཁྲིས་པའི་རྫི་སྐྲན་རིགས་ནི་ཁར་ཟོས་ན་སག་སྒྲ་གྲགས་པ་རོ་ཁ་བ་ཡིན་ལེགས་པར་བརྟག་ལ་མནོར་བ་གཅེས། །

[ནུས་པ།] རིམས་དུག་དང་མཆིན་ཚད་སྙིང་ཚད་རྣམས་སེལ་བར་བྱེད། །

ཅུ་གང་། ཅུ་གང་གློ་ནད་ཀུན་སེལ་རྨ་ཚད་གསོ། ཅེས་པ་ལ། མིང་། བམ་ཤ་རོ་ཙ་ན། སྨྱིག་མ། སྐྱི་འཛམ་ཟེར།

[ངོ་བོ།] འདི་ལ་རིགས་གསུམ་སྟེ། མཆོག་ནི་དཀའ་འགྲེལ་ལས། ཅུ་གང་ཤྭ་ནྟུ་ཙ་སྣི་ལ། །སར་

བཏབ་ཞེས་བྱ་འོད་མའི་རིགས། །དེ་ཡི་རྒྱུ་རུ་གྱུར་པ་ཞིག །སོན་མ་བྱུས་པའི་སྦུབས་ནས་འབྱུང་། །ཞེས་གསུངས་པ་བཞིན། ཡུལ་ཤྰ་ནྟ་ན་སི་སོགས་ནས་སྨུག་མའི་རྐང་ལས་བྱུང་བ། འདྲ་ཡིག་དུང་མིག་ལས། ཅུ་གང་དག་ལ་རིགས་གསུམ་ལས། །ཤིང་གི་ཅུ་གང་མཆོག་ཡིན་པ། །འབྲས་ཀྱི་ཕྱེ་མ་དཀར་ཞིབ་ནི། །མར་དཀར་དག་གིས་སྦྲུས་འཕུར་འདྲ། །ཞེས་དང་། དཀའ་འགྲེལ་ལས། ཡང་ལ་རོ་རབ་མི་གསལ་བ། །ལྷོ་སྟེང་དངོས་མེད་འཇུ་བས་བཟང་། །ཞེས་གསུངས་པ་ལྟར། དབྱིབས་གང་ཐིགས་ཁྲིབ་བརྟུངས་བྱུས་པ་འདྲ་བ་ཟློས་ན་སོ་མི་སིག་པ་དེང་སང་རྒྱ་ནག་སོགས་ནས་ཀྱང་འབྱུང་བ་དེ་ལེགས་ཀྱང་རྫུན་མའང་མང་། ཆུ་ཅུ་གང་ནི། དཀའ་འགྲེལ་ལས། མཚན་མ་ཕྲེ་ཏ་ཕུ་རིའི་ཡུལ། །རང་འབྱུང་དྲི་ཆུའི་ནང་ནས་སྐྱེ། །ཕུང་བོ་ཤིན་ཏུ་ཆེ་བ་ལ། །ཙྪ་སྣ་འོང་བའི་ས་ལས་སྐྱེས། །ཞེས་དང་། དཀའ་འགྲེལ་ལས། ཕྲེ་ཏ་ཕུ་རིའི་ཅུ་གང་ཡང་། །དེ་ལས་དམན་ཏེ་གོང་བཤད་པ། །ཏ་ཤིག་བརྡར་བའི་ཕྱེ་མ་འདྲ། །མང་དུ་སྐྱུངས་ན་ཙུང་ཟད་སེར། འཇམ་ཞིང་དཀར་བ་ཤེས་པར་བྱ། ཞེས་དང་། དུང་མིག་ལས། ཆུ་ཅུ་གང་འབྲིང་སྟེ་བག་ཕྱེ་སིག་མེད་འདྲ། ཞེས་པ་ལྟར་ད་ལྟ་གནས་གངས་རི་སོགས་ཀྱི་བྲག་ཕུག་ཉེ་འོད་མི་ཕོག་པའི་སར་བྲག་གི་ཁམས་ཆུའི་ཚུལ་དུ་འབབ་ནས་ཆགས་པ་ནི་སྨུག་ཅུ་གང་ལས་ཅུང་དམན། ཅུ་གང་ཐ་མ་ནི། དུང་མིག་ལས། ཅུ་གང་ཐ་མ་རྣ་སོ་བཅག་པ་འདྲ། །ཞེས་པ་ལྟར། ཡུལ་གར་ནས་ཡང་འབྱུང་བའི་ཆུ་ཅུ་གང་དེ་རིགས་རྐྱས་ནས་རྫོར་གྱུར་པའི་སྲ་མཁྲིག་ཅན་དང་ལན་ཚྭ་བྲོ་བ་སོགས་གཞན་རྐྱེན་གྱིས་བསྒྱུར་བ་རྣམས་སྤང་བར་བྱ། མདོར་ན། བརྡ་སྤྲོད་ལས། ཅུ་གང་དཀར་ལ་རོ་མེད་བཟང་། འཇམ་ལ་སོ་མི་སིག་པ་དགོས། །ཞེས་དང་། དཀའ་འགྲེལ་ལས། ཅུ་གང་དཀར་ཞིང་ཙུང་ཟད་དྭངས། །བརྟེགས་ན་ཡང་ཞིང་སོ་མི་སིག། རོ་མི་གསལ་ཞིང་ལྟོ་སྟེང་དུ། །བཞག་ན་བྲ་བོའི་ཡོས་ལྟར་འཇུ། །ཡུན་རིང་སྦྱང་ན་ཙུང་དང་མངར། །དེ་འདྲའི་ཅུ་གང་བཟང་པོ་ཡིན། །ཞེས་གསུངས་པ་ལྟར་རོ། །

[ནུས་པ།] གློ་ནད་ཀྱི་རིགས་ཀུན་སེལ་ཞིང་རྨ་ཚད་གཅོག་པར་བྱེད། བདུད་རྩི་ཐིགས་པར། ཅུ་གང་བསིལ་བརྟན་མིག་སེར་ནད་ལ་ཕན། ཞེས་སོ། །

གུར་གུམ། གུར་གུམ་མཆིན་ནད་ཀུན་སེལ་ཙ་ཁ་སྡོམ། །ཞེས་པ་ལ། མིང་། ཀུང་ཀུ་མཾ། ཀུ་སུམ། ཁ་ཆེར་སྐྱེས། དྲི་བཟང་། གབ་ཏུ། མཆིན་སྨན་གཙོ་བོ། ལི་ཁྲིའི་མདངས་ཅན། ལེ་ཀན་རྩི་སོགས་ཟེར།

[ངོ་བོ།] འདིའི་ཁུངས་དང་ལོ་རྒྱུས་རིགས་དབྱེ་སོགས་བཤད་པ་མང་ཡང་། མ་ལ་ཡའི་དཀའ་འགྲེལ་ལས། གུར་གུམ་དམར་སེར་སིལ་བུ་ལ། །དྲི་ཞིམ་རོ་མངར་ཁ་བ་ཆེ། །ཞེས་དང་། འདྲ་དཔེར། གུར་གུམ་གཡག་ཤ་ཕྱེ་མ་འདྲ། །ཞེས་པ་ལྟར་ཡུལ་མིང་ མེ་ཏོག་ལ་ཐོགས་པ་ཁ་ཆེ་མ་ནི། ཁ་དོག་དམར་སེར་ཟེའུ་འབྲུའི་རྐང་སྲབ་ལ་ཤིན་ཏུ་ཁྲིབ་པ་སྐྱ་ཅིག་ཅིག་ཡོད་པ། དྲི་རོ་ཁ་བ་ལྷག་པར་བཟང་བ་དེ་མཆོག དེ་ལས་ཅུང་དམན་པ་ནི། རྒྱུད་རྡོ་རྗེ་མཁའ་འགྲོ་ལས། གེ་སར་སྡོམ་ཞིང་སེར་བ་དང་། །སྤང་རྩིའི་དྲི་ལྡན་འབྲིང་

པོ་ཡིན། །ཞེས་པ་སྔ་མ་ལས་གེ་སར་སྨྲིམ་ཞིང་སེར་བ་ཞིག་གོ། མདོག་དམར་སྨུག་སྨུམ་ཕིང་ངེ་བའམ་སེར་ལ་འཛམ་པ་ནི་ཁུ་བ་བཙོན་ཟིན་པ་ཡིན། གཞན་བཙོས་མའི་རིགས་མང་བས་མ་ནོར་བ་ཞིབ་པར་བརྟག་པ་གལ་ཆེ། བཟང་ངན་བརྟག་པའང་། མ་ལ་ཡའི་དཀའ་འགྲེལ་ལས། གུར་གུམ་ཤིན་ཏུ་མི་དམར་ཞིང་། །ཤིན་ཏུ་སྨུག་པ་མ་ཡིན་པ། །དམར་སེར་སྨུམ་ཞིང་ཞྭི་བ་དང་། །རོ་མངར་དྲི་མ་ཆེ་ལ་ཞིམ། །ཁུ་བ་དམར་སེར་གར་ན་བཟང་། །དེ་ལས་ཇི་ལྟར་ལྡོག་བཞིན་ཞན། །ཞེས་གསུངས་པ་བཞིན་ཤེས་པར་བྱའོ། །གཞན་ཡང་བལ་པོ་གུར་གུམ་དཀྱུས་མ་མདོག་དམར་སེར་ལེབ་ཏན་ཙི་འང་ཟེར་བ་དེ་ཡིན། བོད་ཀྱི་གུར་གུམ་ཕྲི་ཡང་ཀུ་སྨི་ནུས་པ་བལ་གུར་དང་མཚུངས། །

[ནུས་པ།] མཆིན་ནད་ཀུན་སེལ་ཞིང་ཙ་ཁ་སྡོམས་པར་བྱེད། །དཔག་བསམ་ལྗོན་ཤིང་ལས། གུར་གུམ་མཆིན་པའི་ཚ་བ་སེལ། །ཞེས་དང་། ཞུགས་ཕྲེང་ལས། གུར་གུམ་བསིལ་ལ་ཞྭི་བས་རང་གི་ནུས་པས་མཆིན་ནད་གསར་རྙིང་སེལ། ཞེས་དང་། བདུད་རྩི་ཐིགས་པར། གུར་གུམ་བསིལ་ཞིང་ལུས་ཟུངས་འཕེལ་བར་བྱེད། །ཅེས་སོ། །

སུག་སྨེལ། སུག་སྨེལ་མཁལ་ནད་གྲང་བ་མ་ལུས་སེལ། །ཞེས་པ་ལ། རིགས་གཉིས་ལས་མཆོག་གི་མིང་ནི། སྨུགྨཻ་ ལ། སུཀྵྨ་མེ། ཨེ་ལ་ཕྲ་མོ། སེག་བརྟར་རིས་ཟེར། དམན་པ་ལ་མིང་། ཏྲི་པི་རི། ཨེ་ལ་སྦྲིམ་པ། སློ་སུག་གམ་མོན་སུག་ཟེར།

[ངོ་བོ།] ཇི་སྐད་དུ། སུག་སྨེལ་ཅུང་ཟད་དཀར་བ་དང་། །སེག་བརྟར་རི་མོ་གསལ་བ་དང་། །བཅག་ན་དཀར་ཞིང་དྲི་མ་ཆེ། །དཀར་གོང་ཕྱེ་མ་མེད་ན་བཟང་། །ཞེས་དང་། སུག་སྨེལ་བྲ་བོ་སྨིན་པ་འདྲ། །ཞེས་པ་ལྟར་རྒྱ་གར་ནས་འབྱུང་བའི་གང་བུ་དཀར་པོ་ཟུར་གསུམ་པ། ནང་འབྲས་ཟུར་གསུམ་ལེབ་མོ་སེག་བརྟར་རིས་དོད་པ། དྲི་བཟང་བ་དེ་ལའང་གང་བུ་དང་དྲི་ཆེ་ཆུང་རིགས་གཉིས་འབྱུང་། །དམན་པ་སློ་སུག་ཟེར་བ་ནི། སུག་སྨེལ་ཕུད་བུ་གོ་ལ་འདྲ། །ཞེས་པ་ལྟར་ཕྱི་དབྱིབས་ཏ་ལམ་ཀོ་ལ་འདྲ་བ་ཞིག་དང་རི་ལ་མོ་ཤུན་པགས་མཐུག་པོ་ཅན་ནང་འབྲས་སེག་བརྟར་རི་མོ་མེད་པ་ཞིག་ཀྱང་འབྱུང་བ་དེ་གཉིས་དམན་ཡང་ནུས་པ་ཕྱོགས་མཐུན་ཡོད། སྐབས་འགར་ཨེ་ལ་སྦྲིམ་པ་ག་ཀོ་ལར་འཛུག་པའང་ཡོད་པས་སྐབས་ཕྱེ་ཤེས་པར་བྱ། །

[ནུས་པ།] མཁལ་ནད་དང་གྲང་བའི་རིགས་རྣམས་མ་ལུས་པ་སེལ། བདུད་རྩི་ཐིགས་པར། སུག་སྨེལ་དྲོ་སྐམ་ཕོ་བའི་ནད་ལ་ཤེས། །ཞེས་གསུངས་སོ། །

ཛཱ་ཏི། ཛཱ་ཏིས་རླུང་འཛོམས་སྙིང་གི་ནད་རྣམས་སེལ། །ཞེས་པ་ལ། མིང་། ཛཱ་ཏི། ནྲ་མ། ཡིད་བཟང་མ། ཕྲེང་བ་ཅན་རྣམས་ཛཱ་ཏིའི་ཤིང་གི་མིང་ངོ་། །འབྲས་བུ་ལ། ཛཱ་ཏི། སྦུབས་ཅན། ཛཱ་ཏིའི་འབྲས་བུ། ཛཱ་ཏི་ཕ་ལ་ཟེར།

[ངོ་བོ།] དཀའ་འགྲེལ་ལས། ཧྭ་ཧི་ཆེ་ཆུང་གོ་ཡུ་ཙམ། །བཙག་ན་དཀར་སྨུག་འདྲེས་པ་འོང་། །བསྲེགས་དང་བསྣམས་ན་དྲི་མ་ཞིམ། །ཕྱི་ཤྐོག་འདུག་ན་ཕྲལ་ནས་བརྟགས། །ཡང་ཀ་མ་ནི་མེས་ཆོག་འདྲ། །ཞེས་དང་། ཧྭ་ཧི་མཁལ་མ་གོ་ཡུ་འདྲ། །ཞེས་དང་། འདྲ་དཔེ་ལས། ཧྭ་ཧི་སྲེག་པའི་སྒོ་ང་འདྲ། །ཞེས་དང་། འདྲ་ཡིག་དུང་མིག་ལས། ཧྭ་ཧི་མི་མགོ་སྐམ་པོ་འདྲ། །ཞེས་གསུངས། དབྱེ་བ་ནི། དཀའ་འགྲེལ་ལས། དབྱེ་བ་ཧྭ་ཧི་རིགས་གཉིས་ཏེ། །ཆེ་ཞིང་ཙུང་ཟད་སྨུམ་པ་དང་། །ཆུང་ཞིང་རྗོག་ཏུ་འདྲིལ་བའོ། །གཉེར་མ་ཅན་ནི་མ་སྨིན་པ། །ཡང་ཀའི་གླིང་ནས་འོང་བ་དང་། །གླིང་གཞན་དག་ནས་འོང་བ་ཡིན། །ཞེས་གསུངས་པ་ལྟར་དང་། བཟང་ངན་ཡང་། དཀའ་འགྲེལ་ལས། ཧྭ་ཧི་སྲ་མཁྲེགས་རབ་ལྕི་ཞིང་། །སྨུམ་ལ་དྲི་ཆེ་རོ་ཚ་བཟང་། །དེ་ལས་ལྡོག་པ་ངན་པ་ཡིན། །ཞེས་དང་། རྒྱུད་རྡོ་རྗེ་མཁའ་འགྲོ་ལས། ཧྭ་ཧི་ཕ་ལ་སྦྲ་ཆེ་ཞིང་། །ལྕི་ལ་སྨུམ་པ་ཤིན་ཏུ་གཅེས། །ཞེས་གསུངས་པ་ལྟར་བཙག་ན་དཀར་སྨུག་འདྲེས་པ། སྨུམ་ཞིང་ལྕི་ལ་དྲི་ཞིམ་པ་དེ་བྱུང་ན་ལེགས། །

[ནུས་པ།] རླུང་འཛོམས་ཤིང་སྙིང་གི་ནད་རྣམས་སེལ་བར་བྱེད། སྟེས་ཉི་ཟླའི་འཁོར་ལོ་ལས། ཧྭ་ཧི་ཕ་ལ་སྨུམ་ལ་ལྕི་བས་སྙིང་ནད་སྟོང་བ་སེལ། །ཞུ་རྗེས་བསིལ་དུ་འགྲོ་བས་མཁལ་ནད་ཅན་ལ་ངན། །གྲོགས་ཀྱི་སྟོབས་ཀྱིས་རིམས་ནད་སེལ་བར་བཤད། །ཅེས་དང་། བདུད་རྩི་ཐིགས་པར། ཧྭ་ཧིས་དྲོད་སྐྱེད་ཟས་འཇུ་སྙིང་རླུང་སེལ། །ཞེས་སོ། །

ལི་ཤི། ལི་ཤིས་སྲོག་རྩའི་ནད་དང་གྲང་རླུང་སེལ། །ཞེས་པ་ལ། མིང་། ཤྲཱིསཾཛྙཱ། དཔལ་གྱི་མིང་ཅན། དེ་བ་ཀུ་སུཾ་མ། ལྷའི་མེ་ཏོག་ཟེར།

[ངོ་བོ།] དཀའ་འགྲེལ་ལས། ལི་ཤི་སིཾ་ག་ལི་ཁྱད་ཅན། འབྲུ་རྣམས་ཆེ་ཞིང་རགས་པ་ཡིན། །གཞན་ནས་འོང་བ་དེ་ལས་ཕྲ། །ཞེས་དང་། བཟང་ངན་ཡང་། ལི་ཤི་སྨུག་ཅིང་སྲ་ལ་ལྕི། །དྲི་བཟང་རོ་ནི་ཚ་ལ་ཁ། །འབྲུ་རྣམས་ཉམས་པ་མེད་ན་བཟང་། །ཞེས་དང་། ལི་ཤི་ལ་ཤི་མེད་ན་བཟང་། འདྲ་དཔེར། ལི་ཤི་ཟངས་ཀྱི་གཟེར་ཆུང་འདྲ། །ཞེས་གསུངས་པ་ལྟར་རིགས་དབྱེ་བཟང་ངན་ཡོངས་གྲགས་ཤེས་སླའོ། །

[ནུས་པ།] སྲོག་རྩ་ལས་གྱུར་པའི་ནད་དང་གྲང་རླུང་སེལ་བར་བྱེད། །རིན་སྤུངས་ལས། ལི་ཤི་ཚ་ལ་རྩུབ་པ་སྟེ། །གྲང་སེལ་འབྲུམ་བུའི་ནད་ལ་ཕན། །ཞེས་དང་། གདམས་པ་སུམ་ཅུ་པ་ལས། ལི་ཤི་སྐམ་ཞིང་དྲོ་ལ་ཡིག་འབྱེད། །ཕོ་བ་མཆིན་པའི་དྲོད་སྐྱེད་ཁ་ཟས་འཇུ། །ཞེས་སོ། །

ཀ་ཀོ་ལ། ཀ་ཀོ་ལ་ཡིས་ཕོ་མཆེར་གྲང་བ་སེལ། །ཞེས་པ་སྟེ།

[ངོ་བོ།] དཀའ་འགྲེལ་ལས། ཀོ་ལ་དཀར་སྨུག་ཁྱད་གཡུང་གཉིས། །དཀར་པོ་སྐྱ་ལ་གོང་བུ་སྲབ། །སྨུག་པོ་གང་བུ་འབྲུ་རྣམས་སྨུམ། །ཀོ་ལ་ཆུང་བ་སུག་སྨེལ་ཙམ། །རིལ་མོ་ནག་ཅིང་དཀར་བས་གཡོགས། །གང་བུའི་ནང་ནས་ཕན་ཚུན་འདྲེས། །དྲི་རོ་གཡུར་ཙང་ཟད་འདྲ། །ཆེ་བ་རྒྱ་སྲན་འབྲས་བུ་

ཅམ། །གང་བུ་སྐྱ་ལ་ནང་སྔོག་ཅན། །ཞེས་གསུངས་པ་ལྟར་དྲི་དང་རོ་གང་བཟང་བ་ལེགས། །འདྲ་དཔེར། ཀ་ཀོ་ལ་ནི་མི་ཏན་ཐུལ་གྱིན་འདྲ། །ཞེས་དང་། དུང་མིག་ལས། ཀ་ཀོ་ལ་ནི་དྲིས་རྫོག་འདྲ། །ཞེས་དང་། འདྲ་བཤད་ལས། ཀོ་ལ་མི་ཏན་སེན་མོ་འདྲ། །ཞེས་སོ། །

[ནུས་པ།] ཕོ་བ་དང་མཆེར་པའི་གྲང་བ་རྣམས་སེལ་བར་བྱེད། ལྕགས་ཕྲེང་ལས། ཀོ་ལ་ཙུང་ཟད་དྲོ་ལ་ཞུ་རྗེས་བསིལ་དུ་འགྲོ །ཚ་ཞིང་རྩུབ་ལ་ཞུ་རྗེས་བསིལ་དུ་འགྱུར། །ཞེས་དང་། བདུད་རྩི་ཐིགས་པར། ཀ་ཀོ་ལ་ཡང་དྲོ་ཞིང་འཇུ་སྟོབས་ཆེ། །ཞེས་སོ། །

གླ་རྩི། གླ་རྩིས་དུག་སྲིན་མཁལ་མཆིན་གཉན་ནད་སེལ། །ཞེས་པ་ལ། མིང་། ཀསྟུ་རི། རི་དྭགས་ཀྱི་ཚ། གབ་ཏུ། རི་དྭགས་ལྟེ་བ། དྲི་ཅན་ལྟེ་བ། རི་དྭགས་རྩི་ཟེར། །

[ངོ་བོ།] རྒྱུད་རྡོ་རྗེ་མཁའ་འགྲོ་ལས། ཀེ་ཏ་ཀ་ལྟར་དྲི་ཞིམ་ཞིང་། །ཡང་ལ་སྨུམ་པ་གླ་རྩིའི་མཆོག །ཅེས་དང་། གཞན་ཡང་། གང་ཞིག་མཉེས་ན་ཀེ་ཏ་ཡི། །དྲི་ལྟ་བུ་ཡིད་ལྡན་ཞིང་། །ཁ་དོག་དག་ནི་ཤིན་ཏུ་སེར། །མྱང་ན་ཁ་དང་ཚ་བའི་རོ། །མཉེས་ན་སྨུམ་ཞེས་དང་། བཟང་ངན་དབྱེ་བ་ཡང་རྡོ་རྗེ་མཁའ་འགྲོར། དཀར་པོ་དང་ནི་དམར་པོ་དང་། །ཁྱད་པར་དུ་ནི་སེར་པོ་སྟེ། །དེ་རྣམས་དབྱེ་བ་བཤད་པར་བྱ། །མཆོག་དང་དམན་དང་བར་མ་ཡིན། །ཞེས་གསུངས་པ་ལྟར། གླ་སྐྱ་དང་གླ་ནག་གཉིས་ལས་ཕྱི་མའི་རྩི་བཟང་སྟེ་རྩི་རྡོག་ཆེ་ཞིང་དྲི་ངར་བ་ཡིན་ལ། རྩི་རིལ་རྡོག་གཅིག་མ་ནི་ཤིན་ཏུ་བཟང་། རྩི་རིལ་སྲན་མ་ཙམ་མང་པོ་ཡོད་པ་འབྲིང་། རྩི་རིལ་མེད་པ་རྩི་ཉོབ་ཕྱེ་མ་ངན་པའོ། གླ་གསར་གྱི་རྩི་ཤ་རྣུས་སྐམ་པོ་འདྲ་བ་དྲི་ཆེར་མེད་པས་མི་རུང་། དངོས་དང་བཅོས་མ་བརྟག་པ་ནི། ཇི་སྐད་དུ། བསྲེགས་ན་ཐལ་བ་མི་འགྱུར་ཞིང་། །པགས་པ་ལང་ཡོང་དྲི་དང་ལྡན། །རི་དྭགས་མཆོག་གི་ལུས་ལས་བྱུང་། །ཞེས་དང་། རི་དྭགས་ལུས་ལས་བྱུང་བའི་དྲི། །མཁས་པ་ཡིས་ནི་བརྟག་བྱས་ཏེ། །ལག་པའི་མཐིལ་དུ་ཆུ་བླུགས་ནས། །དེ་ཡི་ནང་དུ་བཞག་པར་བྱ། །སྐད་ཅིག་གིས་ནི་དམར་པོའམ། །ཆུ་ཡི་ཁ་དོག་སེར་མཐོང་ན། །དེ་ནི་བཅོས་མ་ཤེས་བྱས་ཏེ། །རིན་ཐང་བསྐྱེད་པར་མི་བྱའོ། །ཞེས་པ་བཞིན། རྩི་ལ་གླ་མཆིན་སོགས་ཀྱི་བསྲེ་ལྷད་མང་བས་ལེགས་པར་བརྟག་ཤེས་པ་གལ་ཆེའོ། །

[ནུས་པ།] དུག་དང་སྲིན་དང་། མཁལ་མཆིན་གྱི་ནད་དང་ཞ་ལོག་སོགས་གཉན་རིམས་ཀྱི་ནད་སེལ་བར་བྱེད། རིན་སྤུངས་ལས། གླ་རྩི་ཤིན་ཏུ་བསིལ་བའི་མཆོག །

དོམ་མཁྲིས། དོམ་མཁྲིས་ཟ་སྔོམ་རུལ་གཅོད་ཤའུ་སྐྱེད། །ཅེས་པ་ལ། མིང་། ཛ་ལུ་སིཀྵ། སྲོག་གི་མེ་ཏོག །ཐུགས་ཀར་མེ་ཏོག ནག་པོ་བཙད་འཇོམས། ཟ་སྔོམ་ཤུགས་ཆེན་རྣམས་ཟེར། །

[ངོ་བོ།] རིགས་གསེར་མཁྲིས་སེར་པོ། གཡུ་མཁྲིས་སྔོན་པོ་གཉིས་ཏེ་བཟང་ངན་བརྟག་པ་ལ། དོམ་མཁྲིས་བཟང་ངན་རྒྱུ་ལ་དྲིས། །འཛའ་ཡི་ཀ་བ་རྩུགས་ན་བཟང་། །ཟེར་བ་དང་། ཡིན་མིན་བརྟགས་པ

ལ་མཁྲིས་པའི་ཁ་ཡི་ལྷགས་པ་མཉེས་པས་མི་འཆག་པར་དངོས་དང་པགས་པ་ཡར་ཞིང་ཆག་ན་གཞན་ཡིན་ཟེར་ཡང་ངེས་པ་ཆེར་མི་འདུག་པས་ཁུངས་བདེན་ལྟད་མེད་དགོས། འབྲོང་མཁྲིས་ཀྱང་ཚབ་ཏུ་རུང་བར་བཤད།

[ནུས་པ།] རྒྱ་སོགས་ཀྱི་རྩ་ཁ་བསྡམ་ཞིང་རུལ་བ་གཙོད་པ་དང་། ཤའུ་སྐྱེད་པར་བྱེད་དོ། །

ཨུཏྤལ། ཨུཏྤལ་སྔོ་མཆིན་ཚད་པ་མ་ལུས་སེལ། །ཞེས་པ་ལ། མིང་། ནཱི་ལ་ཨུཏྤལ། ཨུཏྤལ་སྔོན་པོ་ཟེར།

[ངོ་བོ།] མངོན་རྟོགས་སུ། བསིལ་ལ་མཐོ་བའི་བྱང་བལྟའི་རིར་སྐྱེས་པ། །ཨུཏྤལ་ཞེས་བྱའི་མེ་ཏོག་དྲི་བསུང་ལྡན། །རྩ་བ་རྐང་གཅིག་ལྟ་བ་འདྲ་བ་ལ། །ལོ་མ་རྩེ་རླུམ་ལྡོང་སྐྱ་སྡུ་ཆུང་ཅན། །སྡོང་བུ་མེ་ཏོག་ལྕུམ་རའི་རྒྱ་མེན་འདྲ། །གེ་སར་རིང་ལ་ཟེ་འབྲུ་ཕྲུམ་ཕྲུམ་རྒྱས། །གོང་བུ་རྡོ་རྗེ་ཕྱེད་པའི་ཁོང་བུ་ཏྭ། །འཐས་བུ་ནག་ལ་ཞིབ་མང་ལྡན་པ་ཡིན། །རོ་ནི་མངར་བསྐ་དྲི་བསུང་དྲད་དང་ལྡན། །མེ་ཏོག་ཁ་དོག་དབང་གིས་རིགས་བཞི་འབྱུང་། །དཀར་པོས་བད་རླུང་སྔོན་པོས་ཚད་མཁྲིས་འཇོམས། །དམར་པོས་ཁྲག་འཇོམས་སེར་པོས་བད་ཀན་སྨུགས། །ཞེས་གསུངས་པ་ལྟར་ལས་འདིར་སྔོན་པོ་སྟེ། ལོ་སྡོང་སྡུ་ཆུང་ཅན་མེ་ཏོག་སྔོན་པོ་འདབ་མ་ལྔ་དྲུག་ཡོད་པ་དྲི་བསུང་ཅན་མགོ་ཕུར་དུ་སྨུབ་པ། གཡུ་ཐོག་པས། ཨུཏྤལ་སྔོན་པོ་ཆ་ཡིདམ་ནོམ་འདྲ། །ཞེས་དང་། ཇོ་བོས། ཨུཏྤལ་སྔོན་པོ་དཔའ་བོ་ཚིག་སྐྱེས་མང་། །ཞེས་པ་ལྟར་རྩ་བ་གཅིག་ལ་མེ་ཏོག་མང་ཡང་རྒྱ་མེན་ལྟར་ཁེར་སྐྱེས་ལས་མགོ་འབྲིལ་མི་འབྱུང་ངོ་། །

[ནུས་པ།] སྔོ་བ་དང་མཆིན་པའི་ཚད་པ་མ་ལུས་པ་སེལ་བར་བྱེད། རང་བྱུང་རྡོ་རྗེས། ཨུཏྤལ་སྔོ་མཆིན་ཚད་པ་འཇོམས། །ཞེས་སོ། །

ནཱ་ག་པུཥྤ་པ། ནཱ་ག་གེ་སར། པདྨ་གེ་སར། ནཱ་ག་པུཥྤ་ནཱ་ག་གེ་སར་དང་། །པདྨ་གེ་སར་སྔོ་མཆིན་སྙིང་ཚད་སེལ། །ཞེས་པ་ལ་མིང་། ནཱ་ག་པུཥྤ། ཀླུའི་མེ་ཏོག ནཱ་ག་གེ་སར། ཀླུའི་སྤྲ་རྟུལ། པུཥྤ་གེ་སར། པདྨ་གེ་སར། པདྨའི་ཟེ་བ་སོགས་ཟེར།

[ངོ་བོ།] འདི་ལ་འགའ་ཞིག་གིས་ཕྱི་པདྨ་གེ་སར། ནང་ནཱ་ག་གེ་སར། བར་པུཥྤ་གེ་སར་ཞེས་ངོ་བོ་གཅིག་ཡིན་པར་འདོད་པ་དང་། རིགས་ཐ་དད་པ་གསུམ་སོ་སོར་འཛིན་པ་སོགས་སྣང་མོད། ནཱ་ག་པུཥྤ་ཞེས་ཀླུ་ཤིང་གི་མེ་ཏོག་དང་དེའི་ཟེ་འབྲུ་ལ་ནཱ་ག་གེ་སར་ཞེས་པ་དེ་གཉིས་དང་། སྙིང་པོ་བསྡུས་པའི་རང་འགྲེལ་དུ། པདྨ་གེ་སར་པདྨའི་ཟེ་བ་དང་། ཞེས་པས་པདྨའི་གེ་སར་རམ་ཟེ་འབྲུ་ལ་སྐྱེམས་པ་སོགས་ཀྱི་བཞེད་ཚུལ་དེ་ཉིད་འཐད་ཆེ་བར་སེམས་ཀྱང་སླད་ནས་དཔྱོད་ལྡན་རྣམས་ཀྱིས་རོ་ནུས་སོགས་ལ་ཞིབ་ཏུ་དཔྱད་དེ་ངོས་སེལ་དགོས་པར་སྣང་། །

[ནུས་པ།] རིམ་བཞིན་ནཱ་ག་པུཥྤས་སྔོ་ཚད་དང་ནཱ་ག་གེ་སར་གྱིས་མཆིན་ཚད། པདྨ་གེ་སར་གྱིས

སྙིང་ཚད་སེལ་བར་བྱེད། རོ་སྙོམས་ལས། པདྨ་གེ་སར་བསིལ་ལ་རྩུབ་པས་མཁྲིས་ནད་སེལ། །ནཱ་ག་ཕུ་སྒྲ་ཡང་ནི་དེ་དང་འདྲ། །ཞེས་སོ། །

ཟི་ར་དཀར་པོ། ཟི་ར་དཀར་པོས་གློ་ཡིས་ཚད་པ་སེལ། །ཞེས་པ་ལ་མིང་། ཤྭེ་ཛཱི་ར། ཟི་ར་དཀར་པོ་ཟེར།

[ངོ་བོ།] འཕྲུངས་དཔེར། ཟི་ར་དཀར་པོ་ལྷུམ་རར་སྐྱེས། །ལོ་མ་ཕྲལ་ལ་ཉ་ག་ཅན། །མེ་ཏོག་དཀར་པོ་གདུགས་ཀྱི་ཚུལ། །འབྲས་བུ་དག་ནི་གོ་སྙོད་འདྲ། །ཞེས་དང་། འདྲ་ཡིག་ལས། ཟི་ར་དཀར་པོ་གོ་སྙོད་འདྲ། །ཞེས་པ་བཞིན་གོ་སྙོད་འབྲས་བུ་འདྲ་བ་མཚུ་ཐུང་བ་དེ་དང་། མེ་ཏོག་སེར་པོ་འབྱུང་བ་ལ་ཟི་ར་སེར་པོ་ཟེར།

[ནུས་པ།] གློ་བའི་ཚད་པ་སེལ་བར་བྱེད། བདུད་རྩི་ཐིགས་པར། ཟི་རས་དྲོད་སྐྱེད་ཟས་འཇུ་ཡི་ག་འབྱེད། །ཅེས་དང་། ཕྱུགས་ཕྲེང་ལས། ཟི་ར་དྲོ་ལ་ཞུ་རྗེས་བསིལ། །ཞེས་དང་། རང་བྱུང་བས། ཟི་ར་དཀར་ནག་གློ་རླུང་འཇོམས། །ཞེས་སོ། །

ཟི་ར་ནག་པོ། ཟི་ར་ནག་པོ་མཆིན་པའི་གྲང་བ་སེལ། །ཞེས་པ་ལ་མིང་། ཀཱ་ལ་ཛཱི་ར། ནག་པོ་ཟི་ར། གབ་ཏུ། ཤཱ་ཁྲི་བོང་ཁྲི་ཟེར།

[ངོ་བོ།] འཕྲུངས་དཔེར། ཟི་ར་ནག་པོ་ལོ་མ་སྟུམ། །སྡོང་པོ་ཕྲལ་རིང་བ་ལ། །མེ་ཏོག་སྔོན་པོ་ཆུང་བ་ཡིན། །འབྲས་བུ་ནག་པོ་ལྷུགས་སྦྱི་འདྲ། །རོ་ནི་མངར་སྐྱུམ་ཡུད་ཙམ་ཚ། །ནུས་པ་ཕོ་བའི་ནད་རྣམས་སེལ། །ཞེས་གསུངས། །འདྲ་དཔེར། ཟི་ར་ནག་པོ་ཕག་ཤིག་འདྲ། །ཞེས་དང་། ཟི་ར་ནག་པོ་བདུད་ཀྱི་ལྷ་བཤོས་འདྲ། །ཞེས་འབྲས་བུ་ནག་པོ་རྩུབ་པ་ཟུར་གསུམ་པ་དེའོ། །

[ནུས་པ།] མཆིན་པའི་གྲང་བ་སེལ་བར་བྱེད། །

ལ་ལ་ཕུད། ལ་ལ་ཕུད་ཀྱིས་ཕོ་ནད་གྲང་བ་སེལ། །ཞེས་པ་ལ་མིང་། ཨགྣི་ཧི་པོ། མེའི་སྒྲོམ་བུ། ཕྱུག་དགའ། དྲག་ཤུལ་བྲི། ཞྭ་བ་གོ་སྙོད། གོ་སྙོད་དཀར་པོ་ཟེར། །

[ངོ་བོ།] འདི་ལ་སྐྱེ་གནས་སོགས་ཀྱི་ཁྱད་པར་རིགས་དྲུག་བཤད་པ་སོགས་འདུག་ཀྱང་། དབྱིབས་གོ་སྙོད་ལྟ་བུ་ལ་མེ་ཏོག་ཁ་དོག་གིས་དབྱེ་བས་དཀར་སེར་ནག་གསུམ་སྟེ་འབྲས་བུ་ཁ་དོག་སྐྱ་བོ་དང་། སེར་སྐྱ་དང་། དམར་སྨུག་གསུམ་འབྱུང་། འབྲས་བུ་ཟི་ར་འདྲ་བ་ལེབ་མོ་སྲུལ་རིས་ཅན་དབྱིབས་སྒྲུར་བས་ཟླ་ཚེས་ལྟ་བུ་ལ་མཆུ་སྣང་བ་ཆེ་ཆུང་རྒྱ་ཧིལ་འབྲུ་ཙམ་རོ་ཚ་ལ་དྲི་ཆེ་བ་ཡིན། བཟ་སྦྱོད་དུ། ལ་ལ་ཕུད་ནི་ཡོག་མོའི་འབྲུ་གུ་འདྲ། །ཞེས་དང་། ལ་ལ་ཕུད་ནི་འཐག་མཁན་སྒྲོམ་བུ་འདྲ། །ཞེས་ཟེར་བའོ། །

[ནུས་པ།] ཕོ་ནད་གྲང་བ་རྣམས་སེལ་བར་བྱེད། །རང་བྱུང་རྡོ་རྗེས། ལ་ལ་ཕུད་ནི་སྨིན་ལ་ཕན། །ཞེས་སོ། །

སོ་མ་ར་ཛ། སོ་མ་ར་ཛས་པགས་ནད་ཆུ་སེར་སེལ། །ཞེས་པ་ལ་མིང་། སོ་མ་ར་ཛ། ཟླ་བའི་རྟུལ། ཙནྡྲ་རེ་ཀ། ཟླ་བའི་རི་མོ། མཛེ་འཇོམས་ཟེར།

[ངོ་བོ།] འདྲ་ཡིག་ལས། སོ་མ་ར་ཛ་བྱེའུའི་མཁལ་མ་འདྲ། །ཞེས་དང་། འདྲ་དཔེར། སོ་མ་ར་ཛ་ཐང་ཕྲོམ་འབྲས་བུ་འདྲ། །ཞེས་པ་ལྟར་རྒྱ་བལ་ལྷོ་མོན་སོགས་ནས་གང་བུ་ཟུར་གསུམ་གྱི་ནང་ནས་འབྲས་བུ་ཐང་ཕྲོམ་འབྲུ་ཙམ་མཁལ་དབྱིབས་ནེའུ་ལེའི་རི་མོ་ཡོད་པ་ཞིག་འབྱུང་བ་དེ་ཡིན། ཞིང་སྐྱེས་སྲོ་མའི་འབྲས་བུ་སྔོ་ཉམས་ཅན་ལ་བྱེད་པ་ནི་ནོར་བའོ། །

[ནུས་པ།] པགས་པའི་ནད་དང་ཆུ་སེར་རྣམས་སེལ་བར་བྱེད། །ཞུགས་ཐིང་ལས། སོ་མ་ར་ཛ་བསིལ་ལ་རྩུབ་པ་སྟེ། །རང་གི་ནུས་པས་ཆུ་སེར་འཇོམས་པ་སྟེ། །ཞེས་དང་། རང་བྱུང་བས། སོ་མ་ར་ཛས་མཛེ་ནད་སེལ། །ཞེས་སོ། །

ཐལ་ཀ་རྡོ་རྗེ། ཐལ་ཀ་རྡོ་རྗེ་དག་ཀྱང་དེ་བཞིན་ནོ། །ཞེས་པ་ལ་མིང་། ཨ་ཏི། ཤ་རི་རཾ་ཟེར།

[ངོ་བོ།] འཁྲུངས་དཔེར། ཐལ་ཀ་རྡོ་རྗེ་ཞེས་བྱ་བ། །ཤིང་ཕུང་ཕྲ་ཞིང་ཆུང་བ་ལ། །མེ་ཏོག་སེར་པོ་སྤུལ་ཅན་ཏེ། །ལོ་མ་འབྲས་བུ་ཆུང་བ་སྟེ། །གང་བུ་རིང་ལ་འབྲས་བུ་ནི། །ཁྲི་ཡི་སོ་མཚན་འདྲ་བ་ཡོད། །རོ་ནི་ཡུད་ཙམ་ཁ་བ་ཡིན། །ཞེས་དང་། འདྲ་ཡིག་ཏུ། ཐལ་ཀ་རྡོ་རྗེ་ཁྲི་ཡི་སོ་མཚན་འདྲ། །ཞེས་པ་དེ་ལ་རིགས་ཕོ་མོ་འམ་རྐོད་གཡུང་གཉིས་ཏེ། ཕོ་རིགས་འབྲས་བུ་ཁ་དོག་དཀར་ཤས་ཆེ་བའི་ཀྲི་ཀ་ཡོད་པ་བཅུད་ལེན་དང་སྐྱིད་འཕེལ་ལ་བསྟགས་པར་བཤད་པ་དེ་དང་། མོ་རིགས་འབྲས་བུ་སེར་འཛོང་ཞིག་ཡོད་ལ། གཉིས་ཀ་སྨྲ་མཁྲིགས་འོད་དུ་འབབ་བའོ། །

[ནུས་པ།] སོ་མ་ར་ཛའི་ནུས་པ་དེ་དང་འདྲ་བ་པགས་ནད་དང་ཆུ་སེར་སེལ་བར་བྱེད། ཞུགས་ཐིང་ལས། ཐལ་ཀ་སྐོམས་ལ་ཡིད་ནད་སེལ། །ཆུ་སེར་འཇོམས་དང་ཤུ་བ་གསོ་བར་བྱེད། །ཅེས་དང་། རང་བྱུང་རྡོ་རྗེས། ཐལ་ཀས་གཟའ་དང་ཆུ་སེར་འདྲེན། །ཞེས་སོ། །

གསེར་གྱི་མེ་ཏོག གསེར་གྱི་མེ་ཏོག་སྐྱོད་ཚད་མཁྲིས་ཚད་སེལ། །ཞེས་པ་ལ། མིང་། སོན་པུཥྤ། གསེར་མེ། གསེར་མགོ། གཟོང་ཆུང་ཟེར།

[ངོ་བོ།] འཁྲུངས་དཔེར། གསེར་གྱི་མེ་ཏོག་ཅེས་བྱ་བ། །སྡོང་པོ་ཕྲ་རིང་ལོ་མ་ཆེ། །མེ་ཏོག་སེར་པོ་འོད་དུ་འབར། །འབྲས་བུ་ཤིང་བཟོའི་གསོར་དང་འདྲ། །གཞན་ལ་འཁྲིས་ཤིང་སྐྱེ་བ་ཡིན། །ཞེས་དང་། གསེར་གྱི་མེ་ཏོག་གསོར་གྱི་རྩེ་མོ་འདྲ། །ཞེས་པ་ལྟར་གཞན་ལ་འཁྲིས་ནས་སྐྱེ་བ་འབྲས་བུ་གསོར་ལྟེ་འདྲབ་ནོར་སོ་ཆུང་བ་དེ་ཉིད་དང་། རྒྱ་གར་ནག་ནས་འོང་བའི་འབྲས་བུ་ཞེང་སོར་གང་ཙམ་གསེར་མེ་འཁོར་ལོ་མ་ཟེར་བ་དེ་ཡང་ནུས་པ་ཕྱོགས་མཐུངས་ཡོད་པར་བཤད། ལྷ་རྗེ་འགའ་ཞིག་གིས་ནི་གསེར་གྱི་མེ་ཏོག་དངོས་ལ་བྱེད་པའང་འདུག་གོ །

[ནུས་པ།] སྟོད་ཀྱི་ཚད་པ་དང་མཁྲིས་ཚད་རྣམས་སེལ་བར་བྱེད། ཕྱིས་ཉི་ཟླའི་འཁོར་ལོ་ལས། གསེར་གྱི་མེ་ཏོག་བསིལ་ལ་རྩེ་བས་མཁྲིས་པ་སྟོད་ལྷུང་སེལ། །ཞེས་དང་། རང་བྱུང་བས། གསེར་གྱི་མེ་ཏོག་མཁྲིས་པའི་སྨན། །ཞེས་སོ། །

གསེར་གྱི་ཕུད་བུ། གསེར་གྱི་ཕུད་བུས་མཁྲིས་པ་ཀྱིན་དུ་འདྲེན། །ཞེས་པ་ལ་མིང་། གསེར་རོགས་ཟེར།

[ངོ་བོ།] བརྡ་སྤྲོད་ལས། གསེར་གྱི་ཕུད་བུ་སྤུར་བ་ཞར་བ་འདྲ། །ཟེར་བ་དང་མཐུན་པའི་འབྲས་བུ་རྣམས་གཏུམས་པ་མེ་ཏོག་སེར་པོ་སྐྱེ་ཚུལ་གསེར་མེ་དང་འདྲ་བ་ཞིག་གི་འབྲུ་ལ་བྱེད་པ་དང་། གསེར་གྱི་ཕུད་བུ་ཞེས་གསེར་གྱི་མེ་ཏོག་གི་ཕུད་བུའམ་ཕྱིའི་པགས་པ་ལ་ངོས་འཛིན་པ་ཡང་སྣང་བས་དེ་ལ་ཀྱིན་དུ་འདྲེན་པའི་ནུས་པ་བཟང་པོ་ཡོད་པས་དཔྱད་པར་འཚལ། འབྱུངས་དཔེ་དང་འདྲ་བའི་དཔེ་སོགས་ཡིག་སྐྱོན་ནོར་འཁྲུལ་རྒྱུན་འབྱམས་ནས་ཀུ་བའི་འབྲས་བུ་ལ་བྱེད་པ་མི་འཐད་དེ། དེ་ནི་གསེར་ལ་ཕུད་བུ་ཡིན་ནོ། །

[ནུས་པ།] མཁྲིས་པའི་ནད་རྣམས་ཀྱིན་དུ་འདྲེན་པར་བྱེད། རང་བྱུང་བས། གསེར་གྱི་ཕུད་བུས་སྟོད་དུ་འདྲེན། །ཞེས་སོ།

དུག་མོ་ཉུང་། དུག་མོ་ཉུང་གིས་མཁྲིས་སེལ་ཚ་འཁྲུ་གཅོད། །ཅེས་པ་ལ། མིང་། ཀུ་ཊ་ཛ། བཙད་སྐྱེས། ཨིནྡྲ་ཛ་བ། དབང་པོའི་ས་བོན། འབྲས་ནག་སོགས་ཟེར། །

[ངོ་བོ།] སྙིང་པོ་བསྡུས་པའི་རང་འགྲེལ་དུ། ཨིནྡྲ་ཡ་བ་དུག་མོ་ཉུང་། །ཞེས་པས། མངོན་རྟོགས་ལས། ཨིནྡྲ་ཡ་བ་ཞེས་བྱ་བ། །ས་རྔོང་གྲམ་དང་ནགས་གསེབ་སྐྱེ། །ལོ་མ་བྲ་བོ་འདྲ་ལ་ཆེ། །སྡོང་བུ་ཤིང་ལ་འཁྲིས་ནས་སྐྱེ། །འཁྲིས་ས་མེད་ན་འབྲུ་རེ་ཙམ། །འཁྲིས་པ་ཕྱོགས་ཀྱིས་གར་སླེབས་སྐྱེ། །མེ་ཏོག་སེར་པོ་ཆུང་བ་ཡིན། །གོང་བུ་རིལ་མོ་མཆུ་རིང་ནང་། །འབྲས་བུ་ནི་ཙོའི་ལྡེ་འདྲ་བ། །བྱ་རྒོད་སྤུ་འདྲས་དྲིལ་ནས་ཡོད། །ཅེས་དང་། བརྡ་སྤྲོད་དུ། དུག་ཉུང་བྱེའུ་ལྡེ་སྐམ་པོ་འདྲ། །ཞེས་གསུངས་པ་ལྟར། རྒྱ་བལ་ལྷོ་མོན་སོགས་ནས་འབྱུང་བ་འབྲས་བུ་ཆུང་བ་དེ་བཟང་། བོད་དུ་སྐྱེ་བའི་སྤྱི་དུག་མོ་ཉུང་གིས་ཀྱང་རུང་ངོ་། ངོན་དུ་རོ་གང་ཁ་བ་བཟང་བར་གསུངས་སོ། །

[ནུས་པ།] མཁྲིས་པ་སེལ་ཞིང་ཚ་བས་འཁྲུ་བ་གཅོད་པར་བྱེད། རང་བྱུང་བས། དུག་ཉུང་མཁྲིས་ནད་གཉེན་པོ་སྟེ། །ཞེས་སོ། །

རྒྱུན་འབྲུམ། རྒྱུན་འབྲུམ་གློ་ནད་སེལ་ཞིང་ཚད་པ་སྦྱོང་། །ཞེས་པ་ལ་མིང་། མྲིདྷི་ཀ རྒྱུན་འབྲུམ། རས་སྣི། རོ་ལྡན། རོ་མངར་ཟེར།

[ངོ་བོ།] འདི་ལ་རིགས་དབྱེ་མངོན་རྟོགས་འབྱུངས་དཔེ་མང་དུ་བཤད་ཀྱང་ངོས་འཛིན་ཡོངས་གྲགས་ནི་འབྲས་བུ་དཀར་ཤས་ཆེ་ཞིང་རོ་ཤིན་ཏུ་མངར་བ་རུས་པ་མེད་པ་ནི་མཆོག ཡུལ་ཕྱོགས་གཞན་འགའ་ཞིག

ནས་འབྱུང་བའི་འབྲས་བུ་ཁ་དོག་དམར་སེར་དང་སྔོ་ནག སླུག་ཤས་ཆེ་ཞིང་རོ་དེ་ཙམ་མི་ཞིམ་པ་སྐྱུར་བ་སོགས་ནི་དམན་པའོ། །

[ནུས་པ།] གློ་བའི་ནད་སེལ་ཞིང་ཚད་པ་སྦྱོང་བར་བྱེད། རིན་སྤུངས་ལས། རྒུན་འབྲུམ་སྐོམས་ལ་ཡང་བས་གློ་ལ་ཕན། །ཞེས་དང་། དཔག་བསམ་ལྗོན་པར། རྒུན་གྱིས་གློ་བའི་ཚད་པ་སེལ། །ཞེས་དང་། རང་བྱུང་ཞབས་ཀྱིས། རྒུན་འབྲུམ་བྱིས་པའི་གློ་ནད་སེལ། །ཞེས་སོ། །

ཨུ་སུ། ཨུ་སུས་ཕོ་བའི་བད་ཀན་ཚ་བ་སེལ། །ཞེས་པ་ལ་མིང་། ཤ་ཏ་པུཥྤི། མེ་ཏོག་བརྒྱ་པ། སྐམ་སེལ་དང་། ནག་པོ་ལ་ཟླུ་ར་ཟེར།

[ངོ་བོ།] འཕྲེང་དཔེར། ཨུ་སུ་ཞེས་བྱའི་སྨན་མཆོག་ནི། །ལྷུམ་ར་བཟང་པོ་དག་ཏུ་སྐྱེ། །ལོ་སྡོང་མེ་ཏོག་སོ་སྐྱོད་འདྲ། །འབྲས་བུ་ག་ཨུ་ཁ་སྦྱོར་འདྲ། །རང་གི་ནུས་པས་བད་ཀན་སེལ། །མཆོག་ཏུ་སླུག་པོ་འཇོམས་པར་བྱེད། །ཅེས་གསུངས་པ་ལ་རིགས་དཀར་ནག་གཉིས་འབྱུང་། དཀར་པོ་ལ་འདྲ་ཡིག་ཏུ། ཨུ་སུ་ག་ཨུ་ཁ་སྦྱོར་འདྲ། །ཞེས་པ་ཡོངས་གྲགས་དེ་དང་། ནག་པོ་ནི་ལྷུམ་ར་གྲམ་ཁྲོད་རླན་ཅན་དུ་སྐྱེ་བའི་ལོ་མ་ཉ་ག་ཙན་རྒྱབ་དམར་བ་མེ་ཏོག་སེར་པོ་འཆར་བ་ནི་ཤུ་ཏི་ཡིན་ཏེ། ཟླ་ཟེར་དུ། ཤུ་ཏི་ནི་ཤ་ཏ་པུཥྤི་འོ། དེ་ནི་མ་སིའོ་ཞེས་དང་། ཧ་བ་ཧ་ཏའི་རྡོ་རྗེ་མཁའ་འགྲོའི་འགྲེལ་བར། ཤ་ཏ་པུཥྤི་ཨུ་སུའི་མེ་ཏོག། ཅེས་གསུངས། ཤུ་ཏི་སྤྲུ་འབྲུ་ཡིན་ཟེར་བ་ཡིག་ནོར་རྗེས་འབྲང་མ་དག་ཚུལ་ཤེལ་ཕྲེང་དུ་གསུངས་པ་དོན་ལ་གནས་སོ། །

[ནུས་པ།] ཕོ་བའི་བད་ཀན་ཚ་བ་སེལ་བར་བྱེད། ཤྭགས་ཕྲེང་ལས། ཨུ་སུ་ཤུ་ཏི་བསེ་ཡབ་འདྲ་སྟེ་ཚོ་བར་བྱེད། །ཅེས་དང་། དཔག་བསམ་ལྗོན་པར། ཨུ་སུ་ཐང་དུ་བསྐོལ་བླུད་ན། །བད་ཀན་སླུག་པོ་འཇོམས་པ་ཡིན། །ཞེས་དང་། རང་བྱུང་བས། ཨུ་སུ་གླང་ཐབས་སྣང་སེལ་མཆོག །ཅེས་སོ། །

སྐར་བྲ། སྐར་བུས་གློ་བཙོ་ཁྲག་འཇུ་བད་ཀན་གཅོད། །ཅེས་པ་ལ། མིང་། གླ་བ་ཤིང་། གླ་བ་ཚེར་མ། གླ་ཚེར། འཚམས་ཚེར་ཟེར།

[ངོ་བོ།] འཕྲེང་དཔེར། སྐར་བུ་གདུག་རྩུབ་ཚེར་མ་ཅན། །འབྲས་བུ་བྱིའུ་ཕྲུ་གུ་འདྲ། །རོ་ནི་སྐྱུར་ཞིང་ལྟེ་འབིགས་བྱེད། །ཅེས་པ་འདི་ལ་རིགས་གསུམ། གང་ཡང་ཤིང་ཚེར་མ་ཅན་ཡིན། ཆེ་བ་གནམ་སྐར་རང་ཆེན་དུ་སྐྱེ་བ་ཤིང་སྡོང་ཤིན་ཏུ་ཆེ། འབྲིང་བ་བར་སྐར་བར་མོད་དུ་སྐྱེ་བ་མི་ལུས་ལྟག་ཙམ་དང་། ཆུང་བ་ས་སྐར་ཁ་སྟོད་ཆུ་འགྲམ་དུ་སྐྱེ་བ་ལོ་མ་འོག་དཀར་པོ་ཅན་བོང་ཐུ་མ་ལས་ཐུང་བ་གསུམ་ལས། འདིར་ཕྱི་མ་དེ་གཏོང་། དཔྱལ་ཆུའི་སྐབས་སུ་སྡོང་བོ་རིང་བའི་གནམ་སྐར་ནུས་པ་རྩུབ་པ་དེ་ཡིན། ཇི་སྐད་དུ། སྐར་ཆེན་ནུས་པས་དཔྱལ་ཆུ་བཤིག །ཅེས་གསུངས། གང་ཡང་ལག་ལེན་ཚད་ལྡན་གྱི་ཁྲ་དགོས་ཏེ། འདྲ་དཔེར། སྐར་བུ་བུ་རམ་སླུག་པོ་འདྲ། །ཞེས་སོ།

[ནུས་པ།] གློ་བཅོ་ཞིང་ཁྲག་འཚུ་བ་དང་བད་ཀན་གཅོད་པར་བྱེད། རོ་སྙོར་ལས། སྐར་བུ་རྩེ་ལ་ཡང་བས་གློ་དང་གྲེ་བར་བད་ཀན་ཞུགས་པ་དག་ལ་ཕན། ཞེས་དང་། དཔག་བསམ་ལྗོན་ཤིང་ལས། སྐར་བུས་མ་ཞུ་མཆིན་ནད་སེལ། །ཞེས་དང་། རང་བྱུང་བས། སྐར་ཞུན་སྐར་བུས་གློ་ནད་སེལ། །ཞེས་དང་། འདྲ་དཔེར། སྐར་ཆུང་ནུས་པས་གློ་ནད་སེལ། །ཞེས་སོ། །

བསེ་ཡབ། བསེ་ཡབ་བད་ཀན་ཚབ་སེལ་བར་བྱེད། །ཅེས་པ་ལ། མིང་། ཅི་ཙ་ནི། དྲ་བ་ཕིང་སྨད་ཟེར།

[ངོ་བོ།] འགྲུངས་དཔེར། བསེ་ཡབ་ཤིང་སྡོང་ཆེ་བ་ལ། །ལོ་མ་ཆེ་ལ་མེ་ཏོག་དཀར། །གང་བུ་རིལ་ལ་འབྲས་བུའི་དབྱིབས། །མ་ནུ་རྩེ་དང་འདྲ་བ་ཡིན། །ཞེས་པ་ལ་མཆོག་དམན་གཉིས། མཆོག་གམ་ཕོ་རིགས་ནི། སྨ་མོན་གྱི་མཐིལ་ནས་འབྱུང་བ་ལོ་སྡོང་མེ་ཏོག་སོགས་ཀུ་ཤུ་འདྲ་ལ། འབྲས་བུ་བུ་རམ་སྦྲུར་མ་འདྲ་ཟེར་བ་ལྟར་རིལ་མོ་རོ་སྐྱུར་བ་ནང་དུ་འབྲས་བུ་ནུས་པ་མཁྲིགས་པ་མ་ནུ་རྩེ་འདྲ་བའོ། །དམན་པ་མོ་རིགས་ནི་ཡུལ་ཕྱོགས་གང་ཡང་སྐྱེ་བའི་སྡོང་པོ་ཚར་པ་ལྟར་ཚེར་མ་ཅན་ལོ་མ་མེ་ཏོག་གོང་དང་མཚུངས། འབྲས་བུ་སྐར་གཟི་རྡོག་འདྲ་བ། ནང་དུ་ཚི་གུ་ལེབ་མོ་མང་པོ་ཅན་དེའོ། །

[ནུས་པ།] བད་ཀན་ཚ་བའི་རིགས་རྣམས་སེལ་བར་བྱེད། །འགྲུངས་དཔེར། བསེ་ཡབ་ནུས་པས་སླུག་པོ་འཇོམས། །རྣ་བའི་ནད་ཀྱི་བདུད་རྩི་ཡིན། །ཞེས་དང་། རང་བྱུང་རྡོ་རྗེས། བསེ་ཡབ་བད་ཀན་སེལ་བ་སྟེ། །ཞེས་སོ། །

སེ་འབྲུ། སེ་འབྲུ་ཕོ་བའི་ནད་རྣམས་མ་ལུས་སེལ། །མེ་དྲོད་སྐྱེད་ཅིང་བད་ཀན་གྲང་ནད་འཇོམས། །ཞེས་པ་ལ། མིང་། སེ་ལ་ཤ མཆིན་ནད་ཀྱི་དགྲ །ཕ་ལ་ཧ་ཀ གབ་ཏུ། ཕོ་བའི་གཉེན་སོགས་ཟེར།

[ངོ་བོ།] འགྲུངས་དཔེར། སེ་འབྲུ་ཞེས་བྱ་དྲོད་ཀྱི་ཤིང་། །སྡོང་པོ་གདུགས་ཀྱི་ཚུལ་དུ་འཁྱིལ། །ལོ་མ་སྔོར་མོ་ཆུང་བ་སྟེ། །མེ་ཏོག་དཀར་པོ་རབ་ཏུ་མཛེས། །གང་བུ་ཀུ་བའི་དབྱིབས་དང་འདྲ། །ནང་འབྲས་དམར་པོས་ཕྱུར་བུར་གང་། །རོ་ནི་སྐྱུར་མངར་ནུས་པ་སྣུམ། །རང་གི་ནུས་པས་གྲང་རླུང་སེལ། །ཕོ་བའི་མེ་དྲོད་སྐྱེད་པའི་མཆོག །ཅེས་གསུངས་པ་ལྟར། ཡོངས་གྲགས་དེ་ལས་བཙ་སྤྱོད་དུ། སེ་འབྲུ་སྣུམ་ལ་རོ་སྐྱུར་བཟང་། །ཞེས་པ་བཞིན་འབྲས་བུ་མདོག་སྨུག་ནག་སྨིན་ཅིང་སྣུམ་པ་ཚི་ཅན་རོ་ཤིན་ཏུ་སྐྱུར་བ། ཁ་བ་མ་བཏོན་པ་དེ་ཉིད་མཆོག་ཡིན་ལ། མ་སྨིན་པ་དང་། ཁ་བ་བཏོན་པ་སོགས་འབྲས་བུ་སྐམ་པོ་དེ་ཞན། །

[ནུས་པ།] ཕོ་བའི་ནད་མ་ལུས་པ་སེལ་བ་དང་། མེ་དྲོད་སྐྱེད་ཅིང་། བད་ཀན་གྲང་བའི་ནད་རྣམས་འཇོམ་པར་བྱེད། ཤུགས་ཕྲེང་ལས། སེ་འབྲུ་སྐྱུར་ཏེ་ཞུ་རྗེས་དྲོད་དུ་འགྱུར། །ཕོ་བའི་མེ་དྲོད་ཉམས་ལ་ཕན་པ་ཡིན། །ཞེས་དང་། རང་བྱུང་བས། སེ་འབྲུས་བད་ཀན་ཀུན་གཞི་སྐེམས། །ཞེས་སོ། །

ན་ལེ་ཤམ། ན་ལེ་ཤམ་གྱིས་བད་ཀན་གྲང་བ་སེལ། །ཞེས་པ་ལ། མིང་། ཨ་བ་ཀུ་ཙ། མ་རྀ་ཙ། ན་ལེ་ཤམ། ཤི་གྲུ །སོ་བཏླུན། འདྲ་མིང་དུ། ཕོ་བ་རིས། ཏྲོད་སྨན་ཧྲིལ་མོ་ཟེར།

[ངོ་བོ།] འདྲ་ཡིག་ལས། ཕོ་རིས་སྤྲན་མ་བཙོས་སྐམ་འདྲ། །ཞེས་པ་ལ་རིགས་དཀར་ནག་གཉིས་ཏེ་ནག་པོ་ཕོ་རིས་ཡོད་པ་རོ་ཤིན་ཏུ་ཚ་བ་ཏྲོད་ཆེ་ཞིང་རྩུབ། དཀར་པོ་རི་མོ་མེད་པ་ཁ་སྒྱུར་གྱི་དབྱིབས་ཅན་རོ་ནུས་ནག་པོ་ལས་འཇམ་པ་ལ་ཤི་གྲུ་ཟེར། འགའ་ཞིག་རི་མོ་ཡོད་པ་ཕོ་བ་རིས། རི་མོ་མེད་པ་ན་ལེ་ཤམ་ཞེས་ཟེར།

[ནུས་པ།] བད་ཀན་གྲང་བའི་རིགས་སེལ་བར་བྱེད། །སྙིང་པོ་བསྡུས་པར། ན་ལེ་ཤམ་ནི་མཁྲིས་བསྐྱེད་རྩ། །རྩུབ་ཅིང་ཏྲོད་སྐྱེད་ཡི་ག་འབྱེད། །རོ་དང་ཞུ་རྗེས་དག་ཀྱང་ཚ། །བད་ཀན་འཛོམས་ཤིང་ཡང་བ་ཡིན། །ཞེས་དང་། ཤུགས་ཕྲེང་ལས། ན་ལེ་ཤམ་ནི་ཏྲོ་ལ་རྩུབ་སྟེ་གྲང་རླུང་སེལ། །རྒྱུན་དུ་མང་བསྟེན་རླུང་སྐྱེད་ཟེར། །ཞེས་དང་། རང་བྱུང་རྡོ་རྗེས། གྲང་ནད་ཀུན་འཛོམས་ན་ལེ་ཤམ། །ཞེས་གསུངས། །

པི་པི་ལིང་། པི་པི་ལིང་གིས་གྲང་ནད་མ་ལུས་སེལ། །ཞེས་པ་ལ། མིང་། ཀྲིཥྞ། ནག་པོ། སྲིག་བྱེད། ཏྲོད་སྨན་ནར་མོ། སྤྱོད་ནར། ནག་པོ་ཚིལྡི། གྲོག་མའི་གཟུགས་ཅན་སོགས་ཟེར།

[ངོ་བོ།] འདྲ་དཔེར། པི་ལིང་བྱི་བའི་རིལ་མ་འདྲ། །ཞེས་པ་འདི་ལ་རིགས་ལྔ་སོགས་བཤད་ཀྱང་སྤོ་ནག་ཆུང་ངུ་འབྲས་འབྲུམ་མི་གསལ་བ་མོ་རིགས་མཆོག་ཤུགས་སྨྱུག་མ་ཟེར། དེ་ལས་ནག་པ་འབྲུམ་པ་གསལ་བ་ཕོ་རིགས་རབ་བྱི་རིལ་མ་ཟེར་བ་འདི་གཉིས་རྒྱ་གར་ནས་འབྱུང་། རྒྱ་ནག་ནས་ཆེ་ལ་འབྲས་འབྲུམ་པ་རོ་ཤིན་ཏུ་ཚ་མངར་གྲོ་བ། ཁ་དོག་ཁམ་སེར་ཅན་ཞིག་ཡོང་བ་ནི་དབང་ཕྱོགས་པི་ལིང་ཞེས་བཟང་བ་དང་། ལྷོ་མིན་སོགས་ཡུལ་འགའ་ཞིག་ནས་འབྱུང་བའི་སྣང་པོའི་པི་ལིང་ཟེར་བ་སོགས་ནི་རོ་འཇམ་པ་སྟེ་དམན་པའོ། །

[ནུས་པ།] གྲང་བའི་ནད་ཀྱི་རིགས་མ་ལུས་པ་སེལ་བར་བྱེད། སྙིང་པོ་བསྡུས་པར། པི་པི་ལིང་སྨན་བད་སྐྱེད་མངར། །བསིལ་ཞིང་ལྕི་ལ་སྣུམ་པ་ཡིན། །སྐམ་པོ་དེ་ལས་ལྡོག་པ་སྟེ། །སྣུམ་ཞིང་རོ་ཙ་རོ་ཚ་ལ། །ཞུ་རྗེས་མངར་ཞིང་བད་རླུང་དང་། །ལུད་པ་དབུགས་མི་བདེ་སེལ་འགྲུ། །འདི་ཉིད་བཙུད་ལེན་མ་གཏོགས་པ། །གཞན་ལ་ཤས་ཆེར་སྦྱར་མི་བྱ། །ཞེས་བཙུད་ལེན་སྐབས་དང་སྐམ་པོ་ནི་དེ་ལས་ལྡོག་པའི་རོ་ནུས་དང་ལྡན་པ་སྟེ། རོ་སྐོར་ལས་པི་པི་ལིང་ནི་སྣུམ་ལ་ལྕི་བས་གྲང་རླུང་སེལ། །གློ་ཡི་ནད་ལ་ཕན་པས་གྲོགས་ཀྱི་སྟོབས། །དེ་ལས་བད་ཀན་སྨུག་པོ་དག་ལ་ཕྱང་། །ཚད་པ་ཕྱོགས་ཙམ་སྐྱེད་པར་བྱེད། །ཅེས་དང་། རང་བྱུང་བས། ཉེས་པ་གསུམ་སེལ་པི་པི་ལིང་། །ཞེས་དང་། འཚོ་མཛད་གྲུབ་པས། པི་ལིང་རོ་ཚ་ནུས་པ་རྣོ། །རྩུབ་ཏྲོ་ཡང་ལ་སྣུམ་པ་ཡིན། །ཞེས་སོ། །

སྨན་སྣ། སྨན་སྣས་དྲོད་སྐྱེད་ཟས་ལེན་བད་ཀན་འཇོམས། །ཞེས་པ་ལ། མིང་། བཙའ་སྣ །སྣ་སྨུག དོང་གྲ །སྣ་དམར། སྣ་སྐེའུ། སྤོད་སྣ སྔོན་པ་ལ་སྐེའུ་གཞེར་སོགས་ཟེར། །

[ངོ་བོ།] འདི་ལ་ངོས་འཛིན་གནད་དུ་སྨིན་པ་ཉུང་ཞིང་བཤད་པ་འདྲ་མིན་མང་དུ་སྣང་ཉུང་། འདྲ་དཔེར། སྨན་སྣ་ར་མའི་སྐམ་པོ་འདྲ། །ཞེས་དང་། འདྲ་ཡིག་ལས། དོང་གྲ་སྲུལ་པ་རྐང་མེད་འདྲ། །ཞེས་དང་། བཟང་ངན་ཡང་། སྨན་སྣ་གོང་སྒྲུ་མེད་ན་བཟང་། །ཞེས་གསུངས་པ་བཞིན། ཞིང་སྐྱེས་རྩ་རྫོག་ཆུང་ཞིང་བཙག་ཁ་དམར་ཁམ་སྨུམ་བག་ཙན་ཁོང་སྒྲུ་མེད་པ་རོ་ཚ་བ་ཤེད་རྫོགས་སྨིན་པ་བཟང་། སྐམ་སྔོན་དབང་གི་སྔོན་པ་ལ་སྐེའུ་གཞེར་ཟེར་བ་སོགས་མིང་དོན་རྒྱུ་མཚན་དང་འབྲེལ་བ་ཤེས་ནུས་སོ། །

[ནུས་པ།] དྲོད་སྐྱེད་ཅིང་ཟས་ལེན་ལ་བད་ཀན་གྲང་བ་རྣམས་འཇོམས་པར་བྱེད། གཉེར་མཛོད་ལས། སྨན་སྣ་ཚ་མངར་ཞུ་རྗེས་མངར། །ཟས་ལེན་དྲོད་སྐྱེད་བད་ཀན་སེལ། །ཞེས་དང་། བདུད་རྩི་ཕྲེང་བར། སྨན་སྣ་པགས་མངར་ཤ་ནི་ཚ། །ཞུ་རྗེས་མངར་བར་ཞུ་བ་ཡིན། །ནུས་པས་བད་ཀན་སེལ་བྱེད་དོ། །སྙིང་པོ་བསྡུས་པར། དོང་གྲས་གློ་ནག་འདྲེན་པར་བྱེད། །ཅེས་དང་རང་བྱུང་བས། དོང་གྲས་གློ་ནག་གཅིན་དུ་འདྲེན། །ཞེས་དང་། ལྷུགས་ཕྲེང་ལས། སྐེའུ་གཞེར་རྩུབ་ལ་ཚ་སྐེ་ཞུ་རྗེས་བསིལ། །སྨན་སྣ་ཚ་མངར་ཞུ་རྗེས་མངར་ཡང་དྲོ་བ་ཡིན། །ཞེས་སོ། །

སྣ་སྐྱུ། སྣ་སྐྱུས་བད་ཀན་སེལ་ཞིང་ཁྲག་འཁྱུགས་འཇུ། །ཞེས་པ་ལ། སྣ་པོ་ཆེ། སྣ་ཁོད། ཟྲུར་པ ཟེར།

[ངོ་བོ།] འདི་ལ་འཕྲུངས་དཔེ་མ་མཐོང་ཡང་། རི་སྐྱེས་རྩ་རྫོག་ཆེ་ཞིང་། བཙག་ཁ་ལྷ་མ་ལས་གསོབ་ཅིང་དཀར་ལ་ཁོང་སྒྲུ་ཡོད་པ། སྤྱི་ཀོང་སོགས་སྐྱེ་སའི་ཡུལ་མིས་སྣ་ཁོད་མ་ཟེར་བ་དེ་ཡིན། །

[ནུས་པ།] བད་ཀན་སེལ་ཞིང་ཁྲག་འཁྱུགས་ཀྱང་འཇུ་བར་བྱེད། །བདུད་རྩི་ཐིགས་པར། སྣ་ནི་རྩུབ་ཅིང་བད་ཀན་སེལ་བར་བྱེད། །ཅེས་སོ། །

ཙི་ཏྲ་ཀ ཙི་ཏྲ་ཀ་སྟོབས་མེ་འདྲ་མེ་དྲོད་སྐྱེད། །འོར་ནད་གཞང་འབྲུམ་སྐྲན་ནད་མཛེ་ནད་སེལ། །ཞེས་པ་ལ། མིང་། ཨགྣ་བ་ལི། མེ་སྟོབས། སྲེག་བྱེད། མེ་འདྲ་སོགས་ཟེར།

[ངོ་བོ།] འདི་ལ་རིགས་དང་ངོས་འཛིན་མང་ཡང་ད་ལྟ་ལག་ཏུ་ལོན་པ་ནི། འཕྲུངས་དཔེར། དྲོད་ཀྱི་རྒྱལ་པོ་ཙི་ཏྲ་ཀ །ས་གཞི་དྲོད་ཅན་ཡུལ་དུ་སྐྱེ། །ལོ་མ་ལེབ་ཆགས་ཉ་ག་ཅན། །གང་བུ་དམར་སེར་འབྲུ་དང་ལྡན། །རོ་ནི་ཚ་བའི་མཐར་ཐུག་སྟེ། །རང་གི་ནུས་པས་གྲང་ཀན་སེལ། །སྐྲན་རིགས་འཇོམས་པར་བྱེད་པ་ཡིན། །ཞེས་ས་གཞི་དྲོད་ཅན་དུ་སྐྱེ་བའི་ཤིང་སྲུར་པཙྭ་ཟེར་བ་གོང་བུ་སྔོང་མོ་སྲུར་པན་གཞན་ལས་ཆུང་བ་ཁ་དོག་དམར་སེར་གྱི་ནང་དུ་འབྲུ་ལེབ་ཆགས་སུ་ཡོད་པ་རོ་ཤིན་ཏུ་ཚ་བ་དེ་ཉིད་ཡིན། །

[ནུས་པ།] ཕོ་བའི་མེ་དྲོད་སྐྱེད་ཅིང་འོར་ནད་དང་གཞང་འབྲུམ་དང་སྐྲན་ནད་དང་མཛེ་ནད་རྣམས

སེལ་བར་བྱེད། ཞང་སྨན་པས། ཙི་ཏྲ་ཀ་སྡོམས་མེ་དྲོད་གཞང་འབྲུམ་དང་། འོར་ནད་སྤྲིན་མཛེ་འབྲས་ལ་མཆོག་ཏུ་ཕན། །ཞེས་དང་། རང་བྱུང་བས། ཙི་ཏྲ་ཀ་ཡིས་མེ་དྲོད་སྐྱེད། །ཅེས་སོ། །

ཤིང་ཚ། ཤིང་ཚས་ཕོ་མཆིན་གྲང་རླུང་སེལ་བར་བྱེད། །ཅེས་པ་ལ། མིང་ཀནྩུ་ཙ། ཏྭ་ཙ་ཟེར།

[ངོ་བོ།] འབྲུངས་དཔེར། ཤིང་ཚ་ཞེས་བྱ་དྲོད་ཀྱི་ཤིང་། །རོང་གི་ནགས་ཚལ་མཐུག་པོར་སྐྱེ། །སྡོང་པོ་མཁྲིགས་ལ་ལོ་མ་ཆུང་། །ཤུན་པ་མཐུག་སྲབ་རྣམ་པ་གཉིས། །སྲབ་པ་དྲོད་ཆེ་མཐུག་པ་སྐྱོམས། །རོ་ནི་ཚ་མངར་བསྐ་བ་དང་། །ཅུང་ཟད་ལན་ཚྭའི་རོ་དང་བཅས། །རང་གི་ནུས་པས་དྲོད་རྣམས་སྐྱེད། །ཅེས་པས་སྲབ་ཅིང་ཁ་དོག་དམར་བ་རོ་ཚ་བ་མཆོག་སྟེ་ཤིང་ཚ། མཐུག་ཅིང་རྒྱབ་སྐྱ་བ་རོ་ཚ་ཤས་ཆུང་བ་དམན་པའམ་དཀྭ། འགའ་ཞིག་གིས་ཨ་གར་གོ་སྙོད་ཀྱི་ཤུན་པ་ཡིན་པར་བཤད།

[ནུས་པ།] ཕོ་བ་དང་མཆིན་པའི་གྲང་རླུང་རྣམས་སེལ་བར་བྱེད། བདུད་རྩི་ཐིགས་པར། ཤིང་ཚ་དྲོ་སྐམ་དྲོད་སྐྱེད་འབྲུ་བ་གཅོད། །ཅེས་དང་། རང་བྱུང་བས། ཤིང་ཚས་རླུང་སེལ་གློ་ནག་འདྲེན། །ཞེས་སོ། །

ཀ་རཉྫ། ཀ་རཉྫ་ཡིས་ཕོ་བའི་མེ་དྲོད་སྐྱེད། །ཅེས་པ་ལ། མིང་། ཀ་རཉྫ། ལག་པའི་ཐལ་མོ་ཟེར།

[ངོ་བོ།] འདི་ལ་ངོས་བཟུང་མིང་བཤད་མི་འདྲ་བ་མང་དུ་མཆིས་ཀྱང་། ཐང་ཧྲིས། འཇམ་འབྲས་དང་ཀ་རཉྫ་གཅིག་པར་གཡུ་ཐོག་པས་གསུངས་ཞེས་དང་། བཤད་སྦྱོར་དུ། ཀ་རཉྫ་སྤྲུལ་གྱི་སྒོ་ང་འདྲ། །ཞེས་པ་ལྟར། གཡུ་ཐོག་པ་དང་། ཟུར་མཁར་པ། ཐང་ཧྲི། སྐྱེམས་པ། དེའུ་དམར་བ་སོགས་བཞེད་དོན་མཐུན་པ། སྙིང་པོ་བསྡུས་པའི་རང་འགྲེལ་དུ། ཀ་རཉྫ་རྣམ་པ་གཉིས་དང་། ཞེས་རིགས་གཉིས་གསུངས་པ་ལས། གང་བུ་ཐལ་མོ་སྦྲུར་འདྲའི་ནང་འབྲས་ཁམ་ཞད་ཅན་སྲུལ་རིས་ཀླུམ་འཁོར་མང་དུ་ཡོད་པ་དེ་ཡོངས་གྲགས་དངོས་ཡིན་ནོ། །དེ་ལྟར་ན་ཀ་རཉྫ་དང་འཇམ་འབྲས་གཉིས་རྒྱུང་སེལ་ཐ་དད་དུ་གསུངས་པ་མིང་ཀློས་ཚུལ་དང་། ངོ་བོ་ངོས་འཛིན། མིང་དོན་སྒྲ་བཤད་སོགས་དངོས་དོན་དང་འགྱུར་བའི་ལེགས་བཤད་དྲི་མེད་ཤེལ་ཕྲེང་དུ་གསལ་ལོ། །

[ནུས་པ།] ཕོ་བའི་མེ་དྲོད་རྣམས་སྐྱེད་པར་བྱེད། །

ཤིང་ཀུན། ཤིན་ཀུན་སྲིན་འཛོམས་གྲང་ནད་སྙིང་རླུང་སེལ། །ཞེས་པ་ལ། མིང་། ཧི་ཀྲུ་མ། ཙི་བོ་ཆེ། བོ་ཀྐ་ན། དྲི་ཆེན། གབ་ཏུ། གནོད་སྦྱིན་ཀང་མར་ཟེར།

[ངོ་བོ།] དངོས་ནི་དུས་འཁོར་འགྲེལ་ཆེན་ལས། བོཀྐ་ནི་ཤིང་ཀུན་ཏེ་གང་སྲད་བུ་དཀར་པོ་ལ་བྱུགས་ན་སྔོན་པོ་བྱེད་པའོ། ཞེས་དང་། བཤད་སྦྱོར་དུ། ཤིང་ཀུན་རྒྱུས་པ་སྐམ་པོ་འདྲ། །ཞེས་དྲི་ཤིན་ཏུ་ཆེ་བ་ཁ་དོག་དཀར་སེར་རྒྱུས་པ་སྐམ་པོ་འདྲ་བ་དེ་ནོར་སོ་ཆུང་། སྔོག་རིགས་སོགས་ལས་བཟོ་པ་ནི་ཁ་དོག་སེར་བའམ་སྔོ་རྡམ་ཅན་དྲི་ཕྱ་མ་ལས་ཆུང་དེ་སྲིན་ནད་སྐབས་མ་གཏོགས་སྙིང་རླུང་སོགས་ཀྱི་སྐབས་དངོས་ལས

ནུས་པ་དམན་པར་བཤད།

[ནུས་པ།] སྲིན་འཛོམས་ཤིང་གྲང་བའི་ནད་དང་སྙིང་རླུང་རྣམས་སེལ་བར་བྱེད། རྩིས་ཉི་ཟླའི་འཁོར་ལོ་ལས། ཤིང་ཀུན་ལྡི་ལ་ཚ་སྐྱ་བད་ཀན་སྐྱེད། །རླུང་ནད་ལྡི་འཚུབ་པ་ལ་མཆོག་ཏུ་ཕན། །ཞེས་དང་། དཔའ་བོས། ཤིང་ཀུན་རླུང་དང་བད་ཀན་སེལ། །གཟེར་འཛོམས་མཁྲིས་པ་སྐྱེད་བྱེད་དེ། །ཨུ་རྫེས་རོ་ཚ་ཡིག་འབྱེད། །དྲོད་སྐྱེད་དེས་འཇུ་ཡང་བ་ཡིན། །ཞེས་དང་། རང་བྱུང་བས། ཤིང་ཀུན་རླུང་ནད་ཐམས་ཅད་འཛོམས། །ཞེས་གསུངས། །

བྱི་ཏང་ག བྱི་ཏང་ག་ཡིས་སྲིན་སེལ་མེ་དྲོད་སྐྱེད། །ཅེས་པ་ལ་མིང་། བི་ཊ་ཀ། སྲིན་དགྲ་སྟོང་སེལ། འབུ་འཛོམས་སོགས་ཟེར།

[ངོ་བོ།] འབྱུངས་དཔེར། བྱི་ཏང་ག་ཞེས་བྱ་བའི་སྨན། །སྡོང་པོ་ཕྲལ་རིང་བ་སྐྱེ། །ལོ་མ་སྐྱ་ཆུང་རྩུབ་པ་ཡིན། །མེ་ཏོག་སྔོ་དམར་ཆུང་བ་ལ། །འབྲས་བུ་སྲད་མ་སད་ཕྱིར་འདྲ། །རོ་ནི་སྐྱུར་ལ་མངར་བ་ཡིན། །རང་གི་ནུས་པས་སྲིན་བུ་ཡི། །གྲོང་ཁྱེར་ཐམས་ཅད་གསོད་པར་བྱེད། །ཅེས་དང་། བརྡ་སྤྲོད་དུ། བྱི་ཏང་ག་སྲད་མ་སད་ཕྱིར་འདྲ། །ཞེས་པ་འབྲས་བུ་དམར་སྐྱ་སྲན་མ་སད་ཕྱིར་འདྲ་བ་དེའོ། །

[ནུས་པ།] སྲིན་སེལ་ཞིང་ཕོ་བའི་མེ་དྲོད་སྐྱེད་པར་བྱེད། །རྩིས་ཉི་ཟླའི་འཁོར་ལོ་ལས། བྱི་ཏང་ག་ནི་ཚ་ཞིང་རྣོ་སྐྱེ་སྲིན་དང་སྐྱ་ཐབ་སེལ་ཏེ་རྗེ་བས་འགྲུ། ཞེས་དང་། རང་བྱུང་བས། བྱི་ཏང་ག་དང་མ་ནུ་ཙེ། །སྲིན་ནད་སེལ་བའི་སྨན་དུ་གསུངས། །ཞེས་སོ། །

མ་ནུ་ཙེ། མ་ནུ་ཙེ་ཡིས་སྲིན་ནད་སེལ་བར་བྱེད། །ཅེས་པ་ལ། མིང་། རཀྟ་གུཉྫ། མ་ནུ་ཙེ་དམར་པོ། གབ་ཏུ། སྲིན་བུ་དམར་ལེབ་ཟེར།

[ངོ་བོ།] འབྱུངས་དཔེར། སྲིན་ནད་འཛོམས་པའི་མ་ནུ་ཙེ། །ས་གཞི་དྲོད་ཆེའི་ཡུལ་ན་སྐྱེ། །ལོ་མ་སྔོ་སྲུན་ཕུང་པོ་ཆེ། །སྡོང་པོ་ཕྲ་མོ་མེ་ཏོག་སེར། །འབྲས་བུ་དམར་སེར་བྱིའུ་མཆིན་འདྲ། །རོ་ནི་ཁ་ལ་མངར་བ་ཡིན། །རང་གི་ནུས་པས་སྲིན་ནད་འཛོམས། །ཞེས་དང་། འདྲ་དཔེར། མ་ནུ་ཙེ་ནི་བུ་མོའི་བྱ་ལེ་འདྲ། །ཚི་གུ་བྱིའུ་མཆིན་འདྲ་ལ་དམར། །ཞེས་དང་། བརྡ་སྤྲོད་དུ། མ་ནུ་ཙེ་ནི་བྱིའུའི་མཆིན་པ་འདྲ། །ཞེས་པ་ཉོར་སོ་མེད་པ་དེའོ། །རིགས་དཀར་པོ་ཞིག་ཀྱང་ཡོད་པར་བཤད། །

[ནུས་པ།] སྲིན་གྱི་ནད་རྣམས་སེལ་བར་བྱེད་དོ། །

ག་བྲེ། ག་བྲེས་སྲིན་གསོད་ཟུལ་གཙོད་ཕོ་རིམས་སེལ། །ཞེས་པ་ལ། མིང་། ཛྙི་ལ་བ། བསེ་མནྭ། བསེ་འབྲས། མནྭ་ཁྲག་ཅན་ཟེར།

[ངོ་བོ།] བསེ་ཤིང་དཀར་ནག་གཉིས་ལས་བསེ་དཀར་གྱི་འབྲས་བུ་སྟེ། འབྲས་བུའི་ཕྱི་ཕྲོགས་སྐྱི་མཚམས་སུ་རྒྱལ་པའི་ཁ་སྒྲོ་ལྟར་འདུས་ཤིང་། ཕྱི་དབྱིབས་ནི་ག་བྲེ་ཏ་ཡི་ནུ་མདེའུ་འདྲ། ཞེས་པ་ལྟར་དང་།

ནང་དུ་སྟུམ་དམར་པོ་ཁྲག་འདྲ་བ་ཡོད་པས། བརྡ་སྤྲོད་དུ་གོ་བྱེ་ཁྲག་གི་རྒྱལ་པ་འདྲ། །ཞེས་པ་དེ་ཡིན་ནོ། །དུག་བསྲུང་མ་ཤེས་པས་ལག་ལེན་མི་གཏུབ་ཅེས་གསུངས་པའང་ཤེས་པར་བྱའོ། །

[ནུས་པ།] སྲིན་གསོད་ཅིང་རུལ་བ་གཅོད་པ་དང་། ཕོ་བའི་རིམས་ནད་རྣམས་སེལ་བར་བྱེད། བདུད་རྩི་ཐིགས་པར། བསེ་ཤིང་འབྲས་བུ་དྲོ་ཞིང་སྐམ་པས་ནི། །ཆུ་སེར་སྐམ་ཞིང་རྨེན་སེལ་བཅུད་ལེན་འགྱུར། །ཞེས་དང་། རང་བྱུང་བས། གོ་བྱེ་སྨུག་པོ་སེལ་བའི་མཆོག །ཅེས་སོ། །

སྤོས་དཀར། སྤོས་དཀར་ཆུ་སེར་སེལ་ཞིང་སྐེམ་པར་བྱེད། །ཅེས་པ་ལ། མིང་། སརྫ་པ། ཀུན་ཏུ་རྒྱུ། གུ་གུལ་དཀར་པོ་ཟེར།

[ངོ་བོ།] བརྡ་སྤྲོད་དུ། སྤོས་དཀར་ཐང་ཆུ་སྐམ་པོ་འདྲ། །ཞེས་པ་ཚི་བ་དཀར་པོ་ཆ་སོ་འདྲ་བ་སྤོས་དཀར་ཞེས་བཟང་། ཀློ་ཡུལ་ནས་ཡོང་བའི་སྨུག་ནག་ནི་སྤོས་སྨུག་ཅེས་ངན་པར་བཤད་དོ། །

[ནུས་པ།] ཆུ་སེར་གྱི་ནད་རྣམས་སེལ་ཞིང་རང་སར་སྐེམ་པར་བྱེད་དོ། །བདུད་རྩི་ཐིགས་པར། གུ་གུལ་དཀར་པོ་དྲོ་སྐམ་ཆུ་སེར་འབྱིན། །རླུང་དང་ཆུ་སེར་ཧྲིག་ཧྲུག་སྐྲངས་པ་སེལ། །ཞེས་སོ། །

གུ་གུལ། གུ་གུལ་ས་གདོན་སྐྱག་པ་གཉན་གཟེར་འཇོམས། །ཞེས་པ་ལ་མིང་། གུགྒུ་ལ། འདྲེ་འཇིག་ཐང་ཆུ། བགེགས་སྒྲོད། གཟའ་དུག་རྫས་ཀྱི་ཕྱུག་རྗོར་ཟེར། །

[ངོ་བོ།] གུ་གུལ་དཀར་ནག་གཉིས་ལས་དཀར་པོ་སྤོས་དཀར་དང་། ནག་པོ་ནི་འདྲེ་འཇིག་ཤིང་གི་ཐང་ཆུ་ཁ་དོག་སེར་ནག་དྭངས་པ་རོ་ཁ་ལ་མེར་བསྲེགས་ན་རོ་མེད་འཇུ་ལ་དྲི་ཞིམ་པ་དེ་བཟང་། སྣ་ཕྲུང་ནག་པོ་བསྲེགས་རོ་ཅན་དང་དྲི་མི་ཞིམ་པ་ནི་ངན་པའོ། །

[ནུས་པ།] ཀླུ་གཉན་ས་བདག་གི་གདོན་དང་། སྐྱག་པ་དང་གཉན་གཟེར་གྱི་རིགས་རྣམས་འཇོམས་པར་བྱེད། ཤུགས་ཕྲེང་དུ། གུ་གུལ་བསིལ་ལ་ལྡི་བས་རང་གི་ནུས་པས་མཆིན་ནད་གསར་རྙིང་སེལ། ཞེས་སོ། །

ཤེལ་ཏ། ཤེལ་ཏས་ལྷ་རུས་ཆུ་སེར་བཙོན་དུ་འཛིན། །ཞེས་པ་ལ། མིང་། སཡབ། ཐང་ཆུ་ཟེར།

[ངོ་བོ།] ཐང་མ་སྔོན་ཤིང་སྟུམ་ཅན་དེའི་ཚི་བ་ཡིན་པས་ན་ཐང་ཆུ་ཞེས་བྱ་སྟེ། བརྡ་སྤྲོད་དུ། ཤེལ་ཏ་ཤུག་པའི་ཐང་ཆུ་འདྲ། །ཞེས་པ་དེའོ། །

[ནུས་པ།] ལྷ་བ་དང་རུས་པའི་ཆུ་སེར་རྣམས་བཙོན་དུ་འཛིན་པར་བྱེད། རང་བྱུང་བས། ཐང་ཆུས་རྨ་ཡི་ཆུ་སེར་འདྲེན། ཞེས་པའོ།

རྒྱ་ཚྭ། རྒྱ་ཚྭས་དུག་དང་སྲིན་གསོད་རྩ་ནད་སྦྱོང་། །གག་པ་ཤ་རོ་གཅོད་ཅིང་ཆུ་འགགས་འབིགས། །ཞེས་པ་ལ་མིང་། ཛོད་ཀྵེ་ཏྲ། ལྡེ་འབིགས། ཆུ་ཡི་སྙིང་པོ། ཚྭ་རྒྱ་ལ། ཆུད་བྱེད་ཀུང་ཟེར།

[ངོ་བོ།] དབྱིབས་ཤེལ་ལྟར་དྭངས་ཤིང་བཅག་ན་ཚི་འཛིན་པ་ཁ་ཞབས་དྭངས་སྙིགས་མེད་པ་མྱང་ན་རོ་ཤིན་ཏུ་ཚ་ངར་ཅན་ལྡེ་འབིགས་སྐམ་བྱེད་པ་དེ་རང་བྱུང་ཡིན་པས་བཟང་། སྐྱ་ལ་སོབ་པ་བཅག་ན་སྣ་སྲུལ་

ཡོད་པ་དྭངས་སྙིགས་ཀྱི་རིམས་ཙན་རོ་ཚ་ཞིང་མཚུར་བྲོ་བ་བཅོས་མ་སྟེ། བཛ་ཤྲཱིད་དུ། རྒྱ་ཚྭ་ཙོང་ཞི་བཅག་པ་འདྲ། །ཞེས་སོ།

[ནུས་པ།] དུག་རིགས་རྣམས་སེལ་བ་དང་། སྲིན་གསོད་ཅིང་རྩ་ནད་སྦྱོང་བ་དང་། གག་པ་སོགས་ཤ་རོ་གཅོད་ཅིང་ཆུ་འགགས་འབིགས་པར་བྱེད། བདུད་རྩི་ཐིགས་པར། རྒྱ་ཚྭ་རྣོ་ཞིང་ལྡེ་ཁྲུང་ཆུ་འགག་སེལ། །རྩ་ཡི་ནུས་གཅོད་ཆུ་སེར་འདྲེན་པར་བྱེད། །ཅེས་དང་། རང་བྱུང་བས། རྒྱ་ཚྭ་རྩ་སྦྱོང་བདུད་རྩི་ཡིན། །ཞེས་གསུངས། །

རྒྱམ་ཚྭ། རྒྱམ་ཚྭས་བད་རླུང་མ་ཞུ་གྲང་བ་སེལ། །ཞེས་པ་ལ་མིང་། སཻནྡྷ་ཝ་ལ་ཎ། རྒྱ་མཚོའི་ཚྭ། རྒྱ་མཚོ་ལས་བྱུང་བ་སོགས་ཟེར།

[ངོ་བོ།] བྲག་ལས་བྱུང་བ་སྤོད་ཀར་ཤེལ་ལྟར་དྭངས་པ་ཛི་ལྟར་བཅག་ཀྱང་གྲུ་བཞིར་འགྲོ་བ་རོ་མངར་ཤས་ཆེ་བ་དེ་བཟང་། བཛ་ཤྲཱིད་དུ། རྒྱམ་ཚྭ་འཁྱགས་པ་བཅག་པ་འདྲ། །ཞེས་གསུངས། མ་རྙེད་ན་བྱང་ཚྭ་སླད་མེད་དྭངས་ལ་མངར་བ་འཁར་གོང་འདྲ་བས་ཚབ་ནུང་སྟེ། རང་བྱུང་བས། བྱང་ཚྭ་ལྷད་མེད་རྒྱམ་ཚྭར་མཚུངས། །ཞེས་སོ། །

[ནུས་པ།] བད་རླུང་དང་། མ་ཞུ་བ་དང་གྲང་རླུང་རྣམས་སེལ་བར་བྱེད། བསྡུས་པར། རྒྱ་མཚོའི་ལན་ཚྭ་ཞུ་རྗེས་མངར། །ལྕེ་ཞིང་བད་ཀན་འཕེལ་བར་བྱེད། །ཅེས་དང་། རང་བྱུང་བས། རྒྱམ་ཚྭས་ཉེས་པ་གསུམ་ཀ་སེལ། །ཞེས་སོ། །

ལྕེ་མྱང་ཚྭ། ལྕེ་མྱང་ཚྭ་ཡང་དེ་བཞིན་མིག་ལ་ཕན། །

ངོ་བོ། གཡུ་ཐོག་གསེར་མཆན་དུ། ལྕེ་མྱང་ཚྭ་ནི་རྒྱམ་ཚྭ་འདྲ་བའི་དམར་ངམ་ཅན་དེ་ཡིན་ནོ། །ཞེས་འབྱུང་བ་དང་། འདྲ་ཡིག་ལས། ལྕེ་མྱང་ཚྭ་ནི་ལན་ཚྭ་འདྲ་སྟེ་དམར། །ཞེས་པས་རང་བྱུང་ཚྭ་དཀར་ལ་དམར་མདངས་ཆགས་པ་དེ་ཡིན། རྒྱམ་ཚྭ་དང་ལྕེ་མྱང་ཚྭ་ལ་ཚྭ་མཆོག་གཉིས་ཞེས་བྱ་སྟེ་ཟླ་ཟེར་དུ། ཚྭ་མཆོག་ནི་རྒྱམ་ཚྭ་དང་ལྕེ་མྱང་ཚྭའོ། །ཞེས་སོ། །

[ནུས་པ།] རྒྱམ་ཚྭའི་ནུས་པ་དེ་བཞིན་ལ་ཁྱད་པར་མིག་ལ་ཕན་ནོ། །སྔོན་གསལ་ལས། ལྕེ་མྱང་ཚྭ་ནི་དྲོ་མངར་མིག་ལ་ཕན། །ཡིད་འོང་རོ་ཙ་ཉེས་གསུམ་སེལ་བར་བྱེད། །ཚ་བ་མི་སྐྱེ་ཕོ་བའི་མེ་དྲོད་སྤོར། །ཞེས་དང་། རང་བྱུང་བས། ལྕེ་མྱང་ཚྭ་ཡིས་གྲང་སྐྲན་སེལ། །ཞེས་སོ། །

ཁ་རུ་ཚྭ། ཙབས་རུ་ཚྭ། ཁ་རུ་ཚྭ་དང་ཙབས་རུ་ཚྭ་གཉིས་ཀྱིས། །དྲོད་སྐྱེད་སྲོ་སྒྲིབ་འཁྱིངས་དང་བད་རླུང་འཇོམས། །

[ངོ་བོ།] འདྲ་ཡིག་ཏུ། ཁ་རུ་ཚྭ་ནི་མེ་རྗེ་བཅག་པ་འདྲ། །ནག་གམ་དམར་ལ་རྣ་གཞོབ་དྲི་མ་བྲོ། །ཞེས་པ་འདི་ལ་རང་བྱུང་དང་བཅོས་མ་གཉིས། རང་བྱུང་ལའང་དམར་ནག་གཉིས་ལས་དམར་པོ་སྣ་ཙོང་ཞི

འདྲ་བ་འོད་དང་ལྡན་ཞིང་རོ་ཚ་ལ་རྣ་གཞོན་བྲོ་བ་ཡིན། ནག་པོ་ནི་ཁ་དོག་སྔོ་ནག་སྦལ་ཅན་རྣ་གཞོན་དྲི་ཞིམ་ཏུ་ཆེ་བ་ཞིག་སྟེ། འདྲ་དཔེར། ཁ་རུ་ཙྭ་ནི་ཅོང་ཞི་ནག་པོ་འདྲ། །ཞེས་དང་། བརྡ་སྤྲོད་དུ། ཁ་རུ་ཙྭ་ནི་རྡོ་སྔོན་བཙག་པ་འདྲ། །ཞེས་གསུངས། བཟོས་མ་ནི་བཟོ་ཁྱད་ལ་དབྱིབས་མ་ངེས་ཀྱང་རོ་ སྔ་མ་འདྲ་བ་དེའོ། །

ཙབས་རུ་ཙྭ།

[ངོ་བོ།] རང་གྲུབ་དཀར་པོ་མདུང་རྩེ་འདྲ་བ་མཆོག་དང་དམན་པ་བཟོས་མ་སྐྱ་བོ་ལན་ཚྭའི་རོ་ཡོད་ཙམ་ཞིག་དང་བཟོ་ཁྱད་ལ་རག་ལས་པས། འདྲ་ཡིག་ལས། ཙབས་རུ་ཙྭ་ནི་དམར་སྨུག་གོ་རུལ་འདྲ། །ཞེས་པ་ལྟ་བུའང་འབྱུང་ངོ་། །

[ནུས་པ།] དེ་གཉིས་ཀྱིས་དྲོད་སྐྱེད་ཅིང་སྦོ་སྒྲིག་འགྲིངས་པ་དང་། བད་རླུང་རྣམས་འཛོམས་པར་བྱེད། ཁྱད་པར་དུ་ཁ་རུ་ཙྭ་ལ་སྔོན་གསལ་ལས། ཁ་རུ་ཙྭ་ནི་སྣུམ་ཞིང་དྲོ་ལ་ཚ། །སྟོད་ཀྱི་བད་ཀན་སྨད་ཀྱི་རླུང་ནད་འཛོམས། །གཟེར་དང་ཐུག་དང་ལུས་ཀྱི་རྟུག་རྐམ་དང་། །བཤང་འགགས་སྦོ་སྦོས་སེལ་ཞིང་མེ་དྲོད་སྐྱེད། །ཅེས་དང་། རང་བྱུང་བས། ཁ་རུ་ཙྭ་ནི་དྲོད་ཀྱི་གཙོ། །རྒྱུ་ལོང་ཚད་སེལ་ངོ་མཚར་ཆེ། །ཞེས་གསུངས། ཙབས་རུ་ཙྭ་ལ། བདུད་རྩི་ཐིགས་པར། ཙབས་རུ་ཙྭ་ཡིས་དྲོད་སྐྱེད་སྒྲིགས་པ་སྦྱོང་། །ཡིད་འོང་དྲི་ཞིམ་བཤང་གཅི་སྤྲི་བ་སེལ། །བད་ཀན་ཡིག་འགགས་ལ་མཆོག་ཏུ་ཕན། །ཞེས་སོ། །

རྣ་ཙྭ། ཐལ་ཙྭ། རྣ་ཙྭ་ཐལ་ཚྭས་སྟོད་ཀྱི་གྲང་བ་སེལ། །ཞེས་པ་ལ།

[ངོ་བོ།] རྣ་སྣ་དང་སྦྱར་བཟོ་བྱས་པའི་ཙྭ་རོ་ཙྭ་ངད་ཆེ་བ་སྟེ། འདྲ་ཡིག་ལས། རྣ་ཙྭ་རྣ་རུ་འདྲ་ལ་རྣ་གཞོན་བྲོ། །ཞེས་སོ། །

ཐལ་ཙྭ།

[ངོ་བོ།] ཤིང་ཚེར་མ་ཅན་གྱི་ཐལ་བ་སོགས་ལས་བྱུང་བའི་ཙྭ་སྟེ། འདྲ་ཡིག་ཏུ། ཐལ་ཙྭ་ཐལ་བའི་རིལ་བུ་འདྲ། །ཡང་ན་ནག་སོབ་ཐལ་བསྐོངས་འདྲ། །ཞེས་དང་། འདྲ་དཔེར། ཐལ་ཙྭ་ཁུན་བུར་འདྲ་ལ་རྒྱ་ཙྭ་བྲོ། །ཞེས་པ་ལྟ་བུ་ཞིག་ཀྱང་ཡོད་པར་བཤད། །

[ནུས་པ།] སྟོད་ཀྱི་གྲང་བ་སེལ་བར་བྱེད། ཁྱད་པར་དུ་རྣ་ཙྭ་ལ། ཐུགས་ཐིག་ལས། རྣ་ཙྭ་ཚ་ཞིང་རྩུབ་པས་གྲང་བ་སེལ། །རྩུབ་པས་སྙིང་རླུང་དག་ལ་གནོད་ལགས་སོ། །ཞེས་དང་། རང་བྱུང་བས། རྣ་ཙྭས་རྒྱུ་ལོང་གྲང་བ་སེལ། །ཞེས་གསུངས། །

ཐལ་ཙྭ་ལ། ཐུགས་ཐིག་ལས། ཐལ་ཙྭ་ཡ་བརླ་ར་འདྲ་བ་སྟེ་སྤོས་པ་འཛོམས། །ཞེས་དང་། རང་བྱུང་ཞབས་ཀྱིས། ཐལ་ཙྭ་ཕོ་མྱང་ཙྭ་དང་མཐུན། །ཞེས་སོ།

མཛེ་ཙྭ། མཛེ་ཙྭས་ཁྲག་འཇུ་རྨ་ཡི་ཆུ་སེར་འདྲེན། །ཞེས་པ་ལ།

[ངོ་བོ།] མཆོག་དམན་གཉིས་ལས་མཆོག་ནི། ཐག་ལ་མཚུར་གྱི་ལྦུ་བ་ལྟར་ཆགས་པ་བྱུང་ཙྭ་ལྟར་དཀར་ཞིང་དྭངས་པ་ཙྭ་བྲོ་བའོ། །དེ་ཉིད་ཡུན་ཡོན་ན་སྐྱ་བོ་སོབ་པ་བྱུལ་ཏོག་འདྲ་བ་ནི་དམན་པ་སྟེ་ཡ་བཀླ་ར་རྒས་པའོ། །བཏ་ཕྱོད་ལས། མཛེ་ཙྭ་ཚ་ལའི་ཕྱེ་མ་འདྲ། །ཞེས་སོ། །

[ནུས་པ།] ཁྲག་རྣམས་འཇུ་ཞིང་རྨའི་ཆུ་སེར་འདྲེན་པར་བྱེད།

ཚ་ལ། ཚ་ལས་རྨ་འབྲུབ་ཁྲག་འཇུ་སྦྱོང་བར་བྱེད། །ཅེས་པ་ལ། མིང་། ཏིཀྲ། དར་ཚུར། ཟངས་སྟི། འཇུ་བྱེད་ཟེར།

[ངོ་བོ།] གཏེར་ཁ་ནས་ཐོན་པ་ཁ་དོག་ནག་ཁམ་ཤེལ་ལྟར་དྭངས་ལ་མཁྲེགས་པ། ཕྱི་ལ་བྱུལ་སྟི་ཆགས་པ་དང་། ཡང་ན་དཀར་ལ་དྭངས་པ་སྟིང་ཏོབ་རང་བྱུང་བཙོས་སླད་མ་སོང་བ་གང་ཡང་རོ་མངར་ཞིང་མེ་མ་བསྲེགས་ན་འཇུ་ཞིང་ཁོལ་བ། ལྦུ་བ་དཀར་པོར་བྲ་བོའི་ཡོས་ལྟར་འཕེལ་བ་བཟང་། ཕྱི་བྱུན་མ་ནི་རྙིང་ནས་ཡལ་སོང་བ་བྱུལ་ཏོག་འདྲ་བ་དཀར་ཉོབ་མེར་མི་འཇུ་བའམ་འཇུ་ཡང་མི་འཕེལ་བ་ནི་དམན་པའོ། །

[ནུས་པ།] རྨ་འབྲུབ་ཅིང་ཁྲག་འཇུ་བ་དང་སྦྱོང་བར་ཡང་བྱེད། རང་བྱུང་བས། ཚ་ལ་དཀར་པོས་དྲག་པོར་སྦྱོང་། །ཞེས་གསུངས། །

ལྦ་ཙྭ། ལྦ་ཙྭས་ལྦ་བ་འཇོམས་པར་བྱེད་པའོ། །ཞེས་པ་ལ།

[ངོ་བོ།] ཙྭ་རིགས་བྱེ་མ་ཀ་ར་གོང་བུ་འདྲིལ་བ་འདྲ་ལ། ཙྭའི་རོ་ཤིན་ཏུ་དུགས་པ་དེ་ཕལ་ཆེར་གྱིས་བྱེད། སི་ཏུ་པཎ་ཆེན་སློབ་བརྒྱུད་བཅས་ཀྱིས་རྒྱ་མཚོའི་འགྲམ་གྱི་ཆུ་རྫ་ནག་ལེབ་ཙྭའི་བྲོ་བ་ཤིན་ཏུ་ཆེ་བ་རྒྱ་ནག་པས་ཧེ་ཧྲིག་ཟེར་བ་དེ་ལ་ངོས་འཛིན་མཛད་ལ་ལྦ་བ་འཇོམས་པའི་ནུས་པའང་ཡོད། གཞན་ཡང་འཇང་གི་ཙྭ་ནག་དང་། སཕུག་དང་ཐག་ངོས་ཀྱི་བཙྭས་ཚབ་རུང་བར་བཤད་དོ། །

[ནུས་པ།] ལྦ་བ་རྣམས་འཇོམས་པར་བྱེད། །རང་བྱུང་དོ་རྗེས། ལྦ་ཙྭས་ལྦ་བ་མཇིན་བུར་ཕན། །འཇང་གི་ཙྭ་ནག་དེ་དང་འདྲ། །ཞེས་གསུངས། །

ཨ་རུ། ཨ་རུ་ལན་ཙྭ་མ་གཏོགས་རོ་ལྔ་ལྡན། །འཚོ་བྱེད་དྲོད་སྐྱེད་ཟས་འཇུ་འཕྲོད་པར་བྱེད། །རླུང་མཁྲིས་བད་ཀན་ལས་གྱུར་ནད་ཀུན་འཇོམས། །ཞེས་པ་སྟེ། ཨ་རུ་ཤིང་སྤྱིའི་མིང་ནི། ཨ་རུ་ར་དང་། ཏྲེ་ཡ་སྐི། དགེ་ལེགས་ཅན། ཧ་ཏྭ། དཔལ་ཡོན་ཅན། རོ་བསྐ། བཅུད་ལེན། ནད་རབ་འཇོམས། རོ་ལྡན། ནུས་ལྡན། དུག་འཇོམས་སོགས་ཟེར།

[ངོ་བོ།] འབྲུངས་དཔེར། ཨ་རུ་ར་ཞེས་བྱ་བའི་ཤིང་། །སྡོང་པོ་ཆེ་ལ་ལོ་མ་མཐུག །མེ་ཏོག་སེར་པོ་འབྲས་བུ་ལ། །རིགས་ནི་བརྒྱད་དམ་བདུན་ནམ་ལྔ། །རོ་ནི་དྲུག་དང་ལྡན་པ་སྟེ། །ནུས་པས་ནད་ཀུན་སེལ་བར་བྱེད། །ཅེས་པ་ལྟར། ཤིང་སྡོང་ཆེ་ལ་ཕྱི་སྐོགས་མདོག་སོགས་སྟར་གའི་སྡོང་པོ་འདྲ་བའི་བར་ཤུན་ལྗང་སེར། ལོ་མ་ལྗང་ཀུ་མཐུག་པ། མེ་ཏོག་སེར་པོ་འཚར་ལ། འབྲས་བུ་ནག་སེར་རིགས་གཉིས། སེར་པོ

ལའང་ཞིང་སྟོབས་སྨིན་ཆེ་ཆུང་སྐྱེ་གནས་སོགས་ཀྱི་དབང་གིས་གོང་བཞིན་དབྱེ་རིགས་ཡོད་པའོ། །འདྲ་ཡིག་ལས། ཨ་རུ་ར་ནི་ཡུངས་ཆུང་སྐམ་པོ་འདྲ། །ཞེས་དང་། བཟང་ངན་ཡང་། འདྲ་དཔེར། ཨ་རུ་ར་ནི་གསེར་གྱི་སྒོང་འདྲ། །ཞེས་དང་། ཨ་རུ་ར་ནི་གསེར་མདོག་ཐོན། །ཤ་རྒྱས་ཁེང་པ་བཟང་བ་ཡིན། །ཞེས་གསུངས། དེ་ལ་སྤྱིར་བཏང་ལན་ཚྭ་མ་གཏོགས་རོ་ལྔ་དང་ལྡན་པ་དེ་དག་གི་ཡོན་ཏན་གྱིས་ལུས་སྲོག་འཚོ་བར་བྱེད་ཅིང་མེ་དྲོད་སྐྱེད་ལ་ཟས་འཇུ་བ་སོགས་འཕྲོད་པར་བྱེད་པ་དང་། རླུང་དང་མཁྲིས་པ་དང་བད་ཀན་ལས་གྱུར་པའི་ནད་ཀུན་འཇོམས་པར་བྱེད། དེ་ལྟར་ན་རྩ་རྒྱུད་དུ་རོ་དྲུག་དང་ལྡན་པ། ནུས་པ་བརྒྱད་དང་ལྡན་པ། ཞུ་རྗེས་གསུམ་དང་ལྡན་པ། ཡོན་ཏན་བཅུ་བདུན་རྫོགས་པ། ཞེས་དང་། བདུད་རྩི་བུམ་པར། རིགས་ལྔ་རོ་དྲུག་ནུས་པ་བརྒྱད། །ཞུ་རྗེས་གསུམ་ལྡན་ནད་རིགས་འཇོམས། །ཞེས་གསུངས་པ་དང་འགལ་ལམ་སྙམ་ན། མི་འགལ་ཏེ་འདིར་ཨ་རུའི་རིགས་སྤྱིར་བཤད་པས་ལན་ཚྭ་མ་གཏོགས་རོ་ལྔ་ཐུན་མོང་ཡིན་པའི་ཕྱིར་དང་། རྩ་རྒྱུད་སོགས་སུ་རོ་དྲུག་ལྡན་གསུངས་པ་ནི་ཨ་རུ་རྣམ་རྒྱལ་ཁོ་ནའི་ཁྱད་ཆོས་ཡིན་ལ། གསེར་འོད་དུ། ཨ་རུ་ར་ནི་རྣམ་གཅིག་ལ། །རོ་ནི་རྣམ་པ་དྲུག་དང་ལྡན། །ཞེས་དང་། དྲང་སྲོང་ཙ་ར་ཀས། དེ་ཡང་རྣམ་པ་རྒྱལ་བ་རོ་ལྔ་ལྡན། ཙུང་ཟད་ཙམ་ནི་ལན་ཚྭའི་བག་དང་བཅས། བཀྲ་ཤིས་དོན་ལྡན་འདུ་བའི་ནད་རྣམས་སེལ། ཞེས་དང་། ཨ་ཙ་རའི་རྗེའུ་སྐོར་ལས། ཨ་རུ་ར་ནི་རྣམ་གཅིག་ལ། །རོ་དྲུག་ནུས་བརྒྱད་ཡོན་ཏན་ལྡན། །ཞུ་རྗེས་གསུམ་ཚང་ནད་ཀུན་འཇོམས། །འདི་ནི་རྣམ་པར་རྒྱལ་བའོ། །ཞེས་གསལ་བར་གསུངས་པས་སོ། །འོ་ན་སྙིང་པོ་བསྡུས་པར། ཨ་རུ་རོ་བསྐ་ཞུ་རྗེས་མངར། །རྩུབ་ཅིང་ལན་ཚྭའི་རོ་མེད་ཀྱང་། །ཞེས་གསུངས་པ་དང་རྒྱུད་ཆེན་དུ། རོ་བསྐ་བའི་སྨན་གྱི་སྡེ་ཚན་དུ་བཞག་པའི་རྒྱུ་མཚན་གང་ཡིན་ཞེ་ན། དེ་ནི་ཟླ་ཟེར་དུ། ཐུར་བསྐ་བ་ཞེས་སྨོད་པ་དེ་ནི་ཤས་ཆེ་བར་བསྟན་པའི་ཕྱིར་ཡིན་ནོ། །ཞེས་གསུངས་པ་ལྟར། རོ་བསྐ་བ་ཤས་ཆེ་ཞིང་རོ་གཞན་རྣམས་རྗེས་སུ་འབྲང་བའི་ཚུལ་གྱིས་རོ་ལྔ་འམ་དྲུག་དང་ལྡན་པའི་ཕྱིར་རོ། །

དེའི་དབྱེ་བ་བཤད་པ། དེ་ལ་རིགས་ལྔ་རྣམ་རྒྱལ་འཇིགས་མེད་དང་། །བདུད་རྩི་འཕེལ་བྱེད་སྐེམ་པོ་ལྔ་ཡིན་ཏེ། །ཞེས་པ་སྟེ། གོང་དུ་བསྟན་པའི་ཨ་རུ་ར་དེ་ལ་ནང་དབྱེ་རིགས་ལྔ་སྟེ་རྣམ་པར་རྒྱལ་བ་དང་། འཇིགས་མེད་ཟུར་ལྔ་དང་། བདུད་རྩི་ཤ་མཐུག་དང་། འཕེལ་བྱེད་ཟླུམ་པོ་དང་། སྐེམ་པོ་སྲུལ་མང་དང་ལྔ་ཡིན་ཏེ་ཞེས་མཚམས་སྦྱོར་ལྷག་བཅས་ཀྱི་སྒྲའོ། །དབྱེ་ཚུལ་གཞན་ཡང་ཨ་རུ་ར་རིགས་བདུན་དུ་དབྱེ་བའི་ཚུལ་ནི། བདུད་རྩི་སྙིང་པོར། ཨ་རུ་ར་ནི་རྣམ་པ་བདུན། །རྣམ་པ་རྒྱལ་བ་བུམ་གྱི་མགྲིན། །གསོ་བྱེད་བདུད་རྩི་འཇིགས་མེད་དང་། །འཕེལ་བྱེད་སྐེམ་པོ་རྣམ་བདུན་ནོ། །དེ་དག་རོ་ནི་རྣམ་ལྔ་ལྡན། །ཞེས་དང་། དེ་ལས་ཕྲབ་བརྒྱད་དུ་ཕྱེ་བ་ནི། ཙ་ར་ཀས། རྣམ་པར་རྒྱལ་བ་བདུད་རྩི་གསེར་མདོག་ཅན། །འཆི་བ་མེད་དང་ཀུན་ནས་ཤ་རྒྱས་དང་། །འཇིགས་མེད་འཕེལ་བྱེད་སྐེམ་པོ་མཆུ་རིང་བརྒྱད། །ཅེས་སོགས

གསུངས་པ་ལས་རིགས་དང་ངོས་འཛིན་བྱེད་ལས་རྒྱས་བསྡུས་ཅི་རིགས་ཡོད་པའང་ཤེས་པར་བྱའོ། །འདིར་སྐབས་སུ་བབ་པ་རིགས་ལྔ་གསུངས་པ་སོ་སོའི་ངོས་འཛིན་བྱེད་ལས་འཆད་པ་ལ་ལྟ་ལས།

རྣམ་པར་རྒྱལ་བ། རྣམ་པར་རྒྱལ་བ་ཀུ་བའི་མཇུག་མ་འདྲ། །རླུང་མཁྲིས་བད་ཀན་འདུ་བའི་ནད་རྣམས་སེལ། །ཁྱད་པར་བཀྲ་ཤིས་དོན་ཀུན་འགྲུབ་པས་བཟང་། །ཞེས་པ་ལ་མིང་། བི་ཛ་ཡ། རྣམ་པར་རྒྱལ་བ། ཤིང་གི་ནོར་བུ། ལྷ་རྫས། སྨན་མཆོག་རྒྱལ་པོ་ཟེར།

[ངོ་བོ།] ཆག་ཚང་ཀུ་བ་ལྟར་སེར་ལ་དམར་མདངས་ཅན་མཇུག་རིང་ལྟོ་བ་ལྦིར་བའོ། དེ་ཡང་རྣམ་པར་རྒྱལ་བ་དངོས་ནི་ལྷ་ཡུལ་ནས་འཕོས་པའི་ནོར་བུ་ཡིན་ལ་ལོ་དུས་བསྐལ་བ་བདག་བའི་དུས་སུ་སྤྲོས་ངང་ལྡན་དུ་ཤིང་གི་རྩེར་རེ་ཟུང་ཙམ་འབྱུང་བར་བཤད། །དེ་ཡང་ཧྲྀ་ཛ་ཤྭ་མིས། ཨ་རུ་རྣམ་པར་རྒྱལ་བ་ནི། །ཀུ་བའི་མཇུག་འདྲ་ཁྱད་པར་དུ། །བཀྲ་ཤིས་དོན་ཀུན་འགྲུབ་ཅེས་པ། །ཨ་རུའི་ནང་ན་ཨ་རུ་ཡོད། །བསྐྱོད་ན་ཁྲིག་ཁྲིག་ཟེར་བ་ཡོད། །དེ་ནི་ཡིད་བཞིན་ནོར་བུ་ཡིན། །རྣམ་པར་རྒྱལ་བ་དག་ཏུ་འདོད། །རབ་འབྲིང་ཐ་མའི་དབྱེ་བ་ནི། །ཀུ་བའི་མཇུག་འདྲ་རབ་ཏུ་བཤད། །གསུམ་འབྲེལ་དག་ཏུ་ཡོང་བ་དེ། །རྣམ་པར་རྒྱལ་བ་འབྲིང་དུ་བཤད། །གཉིས་འབྲེལ་རྣམ་རྒྱལ་ཐ་མ་ཡིན། །ཞེས་གསུངས། འབྲུ་དཔེར། རྣམ་རྒྱལ་མཇུག་རིང་ཀུ་བ་འདྲ། །ཞེས་གསུངས། གསེར་མདོག་བཟང་པོ་རྣམ་རྒྱལ་ཕལ་པ་ཡིན་པའང་བཤད།

[ནུས་པ།] ཕན་ཡོན་ཤིན་ཏུ་ཆེ་སྟེ་རླུང་དང་མཁྲིས་པ་དང་བད་ཀན་ལ་སོགས་པ་འདུ་བ་ཚ་གྲང་གི་ནད་རྣམས་སེལ་ཞིང་། ཁྱད་པར་དུ་ཡང་ལུས་ལ་བཅང་བའམ་གནས་ཁང་གང་དུ་ཡོད་པའི་ས་ཕྱོགས་བཀྲ་ཤིས་ཤིང་འདོད་དོན་ཀུན་བདེ་བླག་ཏུ་འགྲུབ་པས་མཆོག་ཏུ་བཟང་བ་སྟེ་སྨན་གྱི་ནོར་བུ་རིན་པོ་ཆེ་བླ་ན་མེད་པའོ། །

འཇིགས་མེད་ཟུར་ལྔ། འཇིགས་མེད་ཟུར་ལྔ་མིག་ནད་གདོན་ལ་བསྔགས། །ཞེས་པ་ལ་མིང་། ཨ་བྷ་ཡ། འཇིགས་མེད། འཕིགས་བྱེད། ནག་ཆུང་ཀུན་དགའ་ཟེར།

[ངོ་བོ།] ཟུར་ལྔ་བ་མདོག་ནག་པོ་ཤིན་ཏུ་འཛོང་བའི་རྣམ་པ་ཅན་ཏེ། ཧྲྀ་ཛ་ཤྭ་མིས། འཇིགས་མེད་ནག་པོ་སླ་རིལ་འདྲ། །འཕིགས་བྱེད་དཀྱིལ་དུ་ནུས་པ་མེད། །ད་ལྟ་ནག་ཆུང་དག་ཏུ་འདོད། །ཅེས་དང་། རྡོ་རྗེ་མཁའ་འགྲོ་ལས། འཇིགས་མེད་རི་མོ་ལྔ་པ་ཡིན། །ཞེས་དང་། འབྲུ་དཔེར། འཇིགས་མེད་སྦལ་སྔོང་ཙོང་མོ་འདྲ། །ཞེས་གསུངས། །

[ནུས་པ།] མིག་གི་ནད་དང་གདོན་གྱི་རིགས་ལ་བསྔགས་སོ། བདུད་རྩི་བམ་པོ་བརྒྱད་པ་ལས། འཇིགས་མེད་ཀྱིས་ནི་སྐྱོ་འདྲེ་ཐུབ། །ཅེས་དང་། རྣམ་རྒྱལ་དང་འདི་ལ། རང་བྱུང་བས། རྣམ་རྒྱལ་འཇིགས་མེད་གདོན་ལ་བསྔགས། །ཞེས་གསུངས།

བདུད་རྩི་ཤ་མཐུག བདུད་རྩི་ཤ་མཐུག་སྐེམ་པོ་ཤ་འཕེལ་བྱེད། །ཅེས་པ་ལ་མིང་། ཨ་མྲི་ཏ།

བདུད་རྩི། ར་སཡན། བཙུད་ཆེན། ཤ་ཆེན་ཟེར།

[ངོ་བོ།] མདོག་དམར་སེར་ཤས་ཆེ་ལ་མཐུག་པའོ། རྣམ་སུ་མིས། བདུད་རྩི་ཤ་མཐུག་ཅེས་བྱ་བ། །ཁ་དོག་དམར་སེར་དག་ཏུ་འདོད། །ད་ལྟ་ཤ་ཆེན་ཞེས་སུ་གྲགས། །ཞེས་དང་། གསོ་དཔྱད་ཕྲན་བུར། ཤ་ཆེན་མཐུག་ལ་ཤ་ཡང་ཆེ། །ཞེས་དང་། འདྲ་དཔེར། ཤ་ཆེན་ཐྲལ་པ་འཁྲངས་པ་འདྲ། །ཞེས་དང་། ཤ་ཆེན་ཟན་ཧྲོན་ཆང་བཙང་འདྲ། །ཞེས་སོ། །

[ནུས་པ།] ལུས་སྐེམ་པོ་རྣམས་ཤ་འཕེལ་བར་བྱེད། ཅ་ར་ཀས། ཤ་ཆེན་མངར་སྐྱུར་ལུས་ཀྱི་ཤ་རྒྱས་སྐྱེད། །ཅེས་དང་། རྡོ་རྗེ་མཁའ་འགྲོར། བཙུད་ཀྱིས་ལེན་ལ་བདུད་རྩི་སྟེ། །ཞེས་དང་། རང་བྱུང་ཞབས་ཀྱིས་ཀྱང་། བཙུད་ཀྱིས་ལེན་པར་ཤ་ཆེན་ཏེ། ཞེས་བཙུད་ལེན་ལ་ཤ་ཆེན་བཟང་བ་ཡིན་ནོ། །

འཕེལ་བྱེད་ཟླུམ་པོ། འཕེལ་བྱེད་ཟླུམ་པོ་བུམ་འདྲ་རྒྱ་ལ་བརྟགས། །ཞེས་པ་སྟེ། མིང་ཡཀྵ་ཀ་ར། འཚོ་བྱེད་རྒྱལ་པོ། འཕེལ་བྱེད། རྩི་བྱེད་ཟེར།

[ངོ་བོ།] དབྱིབས་བུམ་པའི་ལྟོ་བ་ལྟར་ཕྱིར་བའམ་བ་ཏུ་རའི་དབྱིབས་ཅན་ཁ་དོག་སེར་སྐྱ་སྟེ། རྣམ་སུ་མིས། འཕེལ་བྱེད་ཟླུམ་པོ་ཞེས་བྱ་བ། ད་ལྟ་གསེར་མདོག་ཅེས་སུ་གྲགས། ཞེས་དང་། གསོ་དཔྱད་ཕྲན་བུར། གསེར་མདོག་སེར་ལ་ཕྱི་བར་གནས། ཞེས་དང་། རྡོ་རྗེ་མཁའ་འགྲོར། སེར་སྐྱ་འཕེལ་བ་ཞེས་བྱ་སྟེ། །ཞེས་དང་། འདྲ་དཔེར། འཕེལ་བྱེད་སེའུའི་གང་བུ་འདྲ། ཞེས་གསུངས་སོ། །

[ནུས་པ།] རྒྱ་ཡི་རིགས་ལ་བརྟགས་སོ། བདུད་རྩི་བམ་པོ་བརྒྱད་པ་ལས། རྩི་བྱེད་ཀྱིས་ནི་རྒྱ་རྣམས་འདུབ། །ཅེས་དང་། ཅ་ར་ཀས། འཕེལ་བྱེད་མངར་བག་རྒྱ་རྣམས་འདུབ་ཅིང་བརྟས། །ཞེས་སོ། །

སྐེམ་པོ་སྲུལ་མང་། སྐེམ་པོ་སྲུལ་མང་བྱིས་པའི་མཁྲིས་ནད་སེལ། །ཞེས་པ་ལ་མིང་། ཀྲི་ཤྣ། སྐེམ་པོ། ཚད་པའི་མདངས་འཕྲོག ཏ་རི་ཏ་ཀ འཕྲོག་བྱེད། ཞི་བྱེད་ཟེར།

[ངོ་བོ།] ཤ་ཚུང་བས་སྐེམ་པོ་སྟེ་པགས་པ་ལ་སྲུལ་མང་པོ་ཡོད་པ་རྩ་རྩེ་མཚུ་རིང་བ་སྟེ། རྣམ་སུ་མིས། སྐེམ་པོ་སྲུལ་མང་ཞེས་བྱ་བ། །མཚུ་སྟོང་ཞེས་སུ་བཤད་པ་ཡིན། །ཞེས་དང་། གསོ་དཔྱད་ཕྲན་བུར། རྩ་སྟོང་རྩ་ངོས་རིང་བ་ཡིན། །དེ་བཞིན་མཚུ་སྟོང་མཚུ་ངོས་རིང་། །དེ་གཉིས་ཡོད་ན་ཟར་མར་འདོད། །ཅེས་དང་། འདྲ་དཔེ་ལས། སྟོང་པོ་རིལ་བ་སྦྲི་བླུགས་འདྲ། །ཞེས་གསུངས། །

[ནུས་པ།] བྱིས་པའི་མཁྲིས་ནད་སེལ་ལོ། །བདུད་རྩི་བམ་པོ་བཞི་པར། སྐེམ་པོ་ཁ་བསྐ་བྱིས་པའི་ནད་གདོན་འཇོམས། །ཞེས་དང་། མཚུ་སྟོང་ལ་བམ་བརྒྱད་ལས། འབིགས་བྱེད་ཀྱིས་ནི་ནད་ཀུན་བཤལ། །ཞེས་སོ། །

གཞན་ཡང་དེ་ལས་ཕྲ་བ་རིགས་བརྒྱད་དུ་ཕྱེ་བ་ལ། དྲང་སྲོང་ཙ་ར་ཀའི་བདུད་རྩི་བམ་པོ་བཞི་པར། ལྷ་མིན་གྱིས་བརྐུས་བདུད་རྩི་ཟེགས་མ་ནི། །ས་ལ་ལྷུང་བ་ཆླུང་གིས་བརྒྱད་དུ་ཕྱེས། །དེ་ནི་ཏ་རི་ཏ་ཀ

བརྒྱད་སྒྱུར་པ། །རྣམ་པར་རྒྱལ་བ་བདུད་རྩི་གསེར་མདོག་ཅན། །འཆི་བ་མེད་དང་ཀུན་ནས་ཤ་རྒྱས་དང་། །འཇིགས་མེད་འཕེལ་བྱེད་རྐེམ་པོ་མཆུ་རིང་བརྒྱད། །དེ་ཡང་རྣམ་པར་རྒྱལ་བ་རོ་ལྔ་ལྡན། །ཅུང་ཟད་ཙམ་ནི་ལན་ཚྭའི་བག་དང་བཅས། །བཀྲ་ཤིས་དོན་ལྡན་འདུ་བའི་ནད་རྣམས་སེལ། །བདུད་རྩི་སྒྱུར་ཞིང་དྲོད་སྐྱེད་གསེར་མདོག་འཕྱིན། །འཆི་མེད་མངར་ཁ་མཁྲིས་སེལ་རིང་དུ་གནས། །ཤ་ཆེན་མངར་སྒྱུར་ལུས་ཀྱི་ཤ་ཚིལ་སྐྱེད། །འཇིགས་མེད་ཚ་ཁ་གདོན་དང་མིག་ནད་སེལ། །འཕེལ་བྱེད་མངར་བག་རྨ་རྣམས་འདྲུབ་ཅིང་བཏས། །རྐེམ་པོ་ཁ་བསྐ་བྱིས་པའི་ནད་གདོན་འཇོམས། །མཆུ་རིང་མཆུ་ནི་མངར་ཁ་ནད་རྣམས་འཁྲུ། །ཙ་བ་བསྐ་ཚ་སྐྱུར་བས་འཁྲུ་བ་གཅོད། །ཅེས་གསུངས་པས་ཨ་རུ་ར་རྣམས་ནི་རོ་གཉིས་ལྡན་གསུམ་ལྡན་བཞི་ལྡན་ལྔ་ལྡན་དྲུག་ལྡན་དུ་སོ་སོར་དབྱེ་བ་དང་། དེ་ཙམ་དུ་མ་ཟད་ཤིན་ཏུ་ཕྲ་བའི་སྒོ་ནས་ཨ་རུ་ར་རེ་རེ་ལའང་ཕྱི་ནང་སོགས་ཀྱི་ཁྱད་པར་ལས་རོའི་དབྱེ་བ་ཡོད་དེ། དྲང་སྲོང་གྲུབ་པས། དེ་ཡི་བྱེ་བྲག་གནས་པའི་ས། །ཁ་བ་དང་ནི་ཚ་བའི་རོ། །དེ་ཡི་རྩེ་མོ་གཉིས་ལ་གནས། །སྐྱུར་བའི་རོ་ནི་དབུས་ཀྱི་ཤ། བསྐ་བ་ཡང་ནི་ཕྱི་ཤུན་ལ། །མངར་བ་ཏུས་ལ་ཉེ་ལས་འབྱུང་། །ཞེས་དང་། བདུད་རྩི་བུམ་པར། རོ་དྲུག་བསྟན་པ་འདི་ལྟ་སྟེ། །དཀྱིལ་དང་མཐའ་ནས་མངར་སྐྱུར་བ། །སྲུལ་ནི་ཁ་ལ་ཙ་རྩེ་རྩུབ། །ཞབས་ནི་བསྐ་བ་ལན་ཚྭ་སྲོ། །ཞེས་དང་། བསྡུས་པ་ལས། མངར་བ་དབུས་ལ་སྐྱུར་བ་ཏུས། ཙ་རྩེ་གཉིས་ཀ་ཁ་དང་ཚ། །བསྐ་བ་ཤུན་པ་དག་ལ་གནས། །ལན་ཚྭ་ཀུན་ལ་སྤྱི་ཁྱབ་ཡིན། །ཞེས་གསུངས་པའི་ཕྱི་མ་འདི་རྣམ་པར་རྒྱལ་བ་ལ་དགོངས་པའོ། ཨ་རུ་སྨན་ལ་གཏོང་ཚེ་དེ་ལྟ་བུའི་དབྱེ་བ་ཤེས་པ་ལ་གལ་ཆེ་སྟེ། ཅན་པ་ཤི་ལ་ཏས། ཨ་རུ་རོ་ལྔ་ལན་ཚྭ་མེད་ཀྱང་དྲོ། །མངར་དང་ཁ་བས་བཀྲན་ཅིང་འཁྲུ་བར་བྱེད། །སྐྱུར་དང་ཚ་བས་གྲང་རླུང་ནད་ཀུན་སེལ། །ཕྱི་ཤུན་པགས་པས་སྐེམ་པར་བྱེད་པ་ཡིན། །ཞེས་དང་། ཙ་བ་ཐུགས་རྒྱུད་ལས། ཙ་བས་ཏུས་པའི་ནད་སེལ་བ། །སྙིང་པོས་ཤ་ཡི་ནད་སེལ་བ། །ཤུན་པས་པགས་པའི་ནད་སེལ་བ། །ཡལ་གས་རྩ་རྒྱུས་ཀྱི་ནད་སེལ་བ། །ལོ་མས་སྣོད་ཀྱི་ནད་སེལ་བ། །མེ་ཏོག་གིས་དབང་པོའི་ནད་སེལ་བ། །འབྲས་བུའི་དོན་སྙིང་གི་ནད་སེལ་བ། །ཞེས་གསུངས་པ་དང་དེ་བཞིན་བྱུར་མཁར་ཧྲཛྙ་ཤྭ་མིས། ཙ་བས་ཏུས་པའི་ནད་རྣམས་སེལ། །སྙིང་པོས་ཤ་ཡི་ནད་རྣམས་སེལ། །ཤུན་པས་པགས་པའི་ནད་རྣམས་སེལ། །ཡལ་གས་རྩ་རྒྱུས་ནད་རྣམས་སེལ། །ལོ་མས་སྣོད་ཀྱི་ནད་རྣམས་སེལ། །མེ་ཏོག་དབང་པོའི་ནད་རྣམས་སེལ། །འབྲས་བུའི་དོན་སྙིང་ནད་རྣམས་སེལ། །རིགས་ནི་རྣམ་པ་ལྔ་ཡོད་དེ། །ཞེས་སོ། །

བ་རུ་ར། བ་རུ་ར། ཡིས་བད་མཁྲིས་ཆུ་སེར་སེལ། །ཞེས་པ་ལ་མིང་། ཀཥྛ་སྟ་ད་ས། དཔག་བསམ་ཤིང་། ཏུ་ཡི། བ་རུ་ར་བད་ཀན་མཐར་བྱེད། ཤིང་སྔོན་སྐྱ་བོ་ཟེར།

[ངོ་བོ།] འབྱུང་དཔེར། བ་རུ་ར་ཞེས་བྱ་བ་ནི། །ཤིང་སྡོང་སེར་སྐྱ་ཆེ་བ་ལ། །ལོ་མ་ལེབ་མོ་མདངས་མི་གསལ། །མེ་ཏོག་དཀར་པོ་ཆུང་བ་ཡིན། །ཨ་རུ་ར་ཡི་ཡོན་ཏན་ཚང་། །ཞེས་པའི་འབྲས་བུ

སེར་ལྷང་འཛམ་ལ་ཚུང་བ་བཟང་སྟེ། བརྡ་སྤྲོད་དུ། བ་དུ་ཚུང་འཛམ་སྐྱ་ན་བཟང་། །ཞེས་གསུངས། ཆེ་བ་སོབ་པ་ནི་དམན་པའོ། །རྡོ་རྗེ་མཁའ་འགྲོའི་འགྲེལ་པར། འབྲས་བུའི་རིགས་ཁ་དོག་ལྷང་ཁུ་ནི་མ་སྨིན་པའི་རྟགས་ཡིན་ཡང་། བ་དུ་ར་ནི་ལྷང་གུ་ལེགས་པའི་རྟགས། ཞེས་དང་། འདྲ་དཔེར། བ་དུ་ཨུང་ཚུང་ཛམ་པོ་འདྲ། །ཞེས་སོ། །

[ནུས་པ།] བད་མཁྲིས་དང་ཆུ་སེར་རྣམས་སེལ་བར་བྱེད། །འབྱུངས་དཔེར། ནུས་པས་བད་མཁྲིས་རླུང་གསུམ་དང་། །ཆུ་སེར་ནག་པོ་སེལ་བར་བྱེད། །ཅེས་དང་། སྙིང་པོ་བསྡུས་པར། ཡོན་ཏན་ཚུང་དམན་བ་དུ་ར། །ཞུ་རྗེས་ཚ་མངར་སྐྲ་མིག་ཕན། །ཞེས་དང་། གདམས་པ་སུམ་ཅུ་བར། བ་དུ་ར་ནི་ཞུ་རྗེས་མངར་ལ་སྙོམས། །བད་ཀན་ཆུ་སེར་ནག་པོ་སྐེམ་པར་བྱེད། །ཅེས་དང་། རང་བྱུང་བས། བ་དུ་ར་དང་སྐྱུ་རུ་ར། །འདུ་བའི་ནད་རྣམས་སེལ་བར་བྱེད། །ཅེས་གསུངས། །

སྐྱུ་རུ་ར། སྐྱུ་རུ་ར་ཡིས་བད་མཁྲིས་ཁྲག་ནད་སེལ། །ཞེས་པ་ལ་མིང་། ཨ་མ་ལ་ཀཱི། སྐྱུ་རུ་ར། འཚི་མེད་སྐེམ་སེལ། ཁྲག་འབྱེད་ཟེར།

[ངོ་བོ།] འབྱུངས་དཔེར། སྐྱུ་རུ་ར་ཞེས་བྱ་བའི་ཤིང་། །ཚད་པ་ཆེ་བའི་ཡུལ་དུ་སྐྱེ། །སྡོང་པོ་རིང་ཞིམ་ལོ་མ་ཆེ། །མེ་ཏོག་དཀར་སེར་མདངས་མི་གསལ། །ཞེས་པ་ལྟར་ལས་ལོ་མ་སིབ་སིབ་ཡིན་པར་བཤད། དེའི་འབྲས་བུ་རུས་པ་ཆུང་ཞིང་དཀར་བ་བཟང་སྟེ། རྒྱུད་རྡོ་རྗེ་མཁའ་འགྲོར། སྐྱུ་རུ་ར་ནི་ཤ་ཆེ་ཞིང་། །རུས་པ་ཆུང་ལ་རོ་དང་ལྡན། །རོ་བ་ཅན་གྱི་རི་ལས་སྐྱེས། །ཤིན་ཏུ་སྨིན་པ་མཆོག་ཏུ་བཤད། །ཅེས་དང་། བརྡ་སྤྲོད་དུ། སྐྱུ་རུ་དཀར་ཤས་ཆེ་བ་བཟང་། །ཞེས་གསུངས། འབྲས་བུ་རུས་པ་ཆེ་ཞིང་དམར་བ་ངན། །འདྲ་ཡིག་ལས། སྐྱུ་རུ་ར་ཤོལ་པོའི་རྣ་ཆ་འདྲ། །ཞེས་དང་། སྐྱུ་རུ་རག་ཤ་སེར་པོ་འདྲ། །ཞེས་སོ། །

[ནུས་པ།] བད་མཁྲིས་དང་ཁྲག་ནད་ཀྱི་རིགས་སེལ་བར་བྱེད། །རོ་སྙེར་ལས། སྐྱུ་རུ་ར་ནི་བསིལ་ལ་རྣོ་བས་མཁྲིས་པ་སྨོད་དུ་ལྷུང་བ་དང་མཆིན་ནད་གསར་པ་སེལ། ཞེས་དང་། བདུད་རྩི་ཐིགས་པར། སྐྱུ་རུ་ར་བསིལ་མཁྲིས་སེལ་རླུང་མི་སྐྱེད། །ཅེས་དང་། འབྲས་བུ་གསུམ་པོ་བཅུད་ལེན་སྨན་གྱི་མཆོག །ནད་ཀུན་ལ་ཕན་ཁྱད་པར་མིག་ནད་སེལ། ཞེས་གསུངས། །

སྙིང་ཞོ་ཤ། **མཁལ་མ་ཞོ་ཤ།** **སྦ་གོར་ཞོ་ཤ།** སྙིང་དང་མཁལ་མ་སྦ་གོར་ཞོ་ཤ་གསུམ། །སྙིང་ཚད་མཁལ་ཚད་མཆེར་ཚད་སེལ་བར་བྱེད། །ཅེས་པ་སྟེ། སྙིང་ཞོ་ཤ་ལ། མིང་། ཨསྦ་ཡེ། སྙིང་ཞོ་ཤ །གཙོད་སྤྲིན་སྙིང་འབྲས་ཟེར།

[ངོ་བོ།] འབྱུངས་དཔེར། སྙིང་ནད་སེལ་བའི་ཞོ་ཤ་ནི། །རོང་གི་ནགས་ཀྱི་གསེབ་ན་སྐྱེ། །སྡོང་པོ་ཆེ་ལ་ལོ་མ་མཐུག མེ་ཏོག་དཀར་པོ་རབ་ཏུ་མཛེས། །འབྲས་བུ་སྙིང་འདྲ་སྙིང་ཞོ་ཤ །རོ་ནི་མངར་སྐྱུར

རྣམ་གཉིས་ལྡན། །རང་གི་ནུས་པས་སྙིང་ནད་སེལ། །ཞེས་པ་བཞིན་འབྲས་བུ་སྙིང་འདྲ་བ་ནག་རྩུབ་ཤ་མཐུག་པ་བཟང་། དེའང་ནུས་པ་འབྲས་བུའི་རིགས་ཀྱི་དུག་ཏུ་བཤད་ཀྱང་སྙིང་ཞོ་ཤ་ལ་ནུས་པ་བཟང་བར་བཤད། འདྲ་ཡིག་ལས། སྙིང་བུ་ཞོ་ཤ་མི་སྙིང་འདྲ། །ཞེས་སོ། །

མཁལ་མ་ཞོ་ཤ་ལ་མིང་། ཤ་ལུཀྐ། ཤ་ཡུན་ཟེར།

[ངོ་བོ།]འདི་ལ་རིགས་དཀར་ནག་གཉིས་ལས། དཀར་པོ་སྨུག་ལ་མཁྲིགས་པ་དབྱིབས་མཁལ་མ་འདྲ་བ་བཟང་། བརྡ་སྤྲོད་དུ། མཁལ་མ་ཞོ་ཤ་དཀར་སྨུག་བཟང་། །ཞེས་གསུངས། ནག་པོ་ནི། འབྱུངས་དཔེར། མཁལ་མ་ཞོ་ཤ་ཞེས་བྱ་བ། །ཤིང་སྡོང་ཕྲལ་ལོ་མ་འཛམ། །མེ་ཏོག་མཐིང་ག་མཛེས་པ་ལ། །གོང་བུ་སེར་པོའི་ནང་དག་ནས། །འབྲས་བུ་མདོག་ནག་མཁལ་མ་འདྲ། །རོ་ནི་མངར་ལ་སྐྱུམ་པ་ཡིན། །རང་གི་ནུས་པས་མཁལ་ནད་སེལ། །ཞེས་པ་འབྲས་བུ་མདོག་ནག་ལ་མཁལ་མ་འདྲ་བ་སྔ་མ་ལས་དམན་པ་དེ་དང་། རིགས་གཞན་དམར་པོ་དང་སེར་པོ་ཡོད་པའང་བཤད། མདོར་ན་འདྲ་ཡིག་ལས། མཁལ་མ་ཞོ་ཤ་མཁལ་མ་འདྲ། །ཞེས་སོ། །

སླ་གོར་ཞོ་ཤ་ལ། མིང་། ཤ་ལུ་ག མཆེར་པ་ཞོ་ཤ གླང་མིག་ཟེར། །

[ངོ་བོ]ནི། འབྱུངས་དཔེར། སླ་གོར་ཞོ་ཤ་ཞེས་བྱ་བ། །ཤིང་སྡོང་ཆུང་ལ་ཕྲ་བ་ཡིན། །ལོ་མ་སྔོར་སེར་ཕྲལ་མཐུག །མེ་ཏོག་དཀར་ལ་འབྲས་སྙིང་འདྲ། །འབྲས་བུ་ནག་ཁྲ་མཁལ་མའི་དབྱིབས། །རོ་ནི་མངར་ལ་སྐྱུམ་པ་ཡིན། །མཁལ་ནད་སེལ་བའི་དར་ཡ་ཀན། །ཞེས་དང་། འདྲ་ཡིག་ལས། སླ་གོར་ཞོ་ཤ་གླ་བ་ཕྱེད་པ་འདྲ། །ཞེས་པ་བཞིན་འབྲས་བུ་ནག་ཁྲ་གླ་བ་ཕྱེད་པའི་དབྱིབས་ཅན་མཐའ་མཐུག་དཀྱིལ་སྲབ་པ་བཟང་བའང་བཤད།

[ནུས་པ།] དེ་གསུམ་རིམ་པས་སྙིང་ཚད་དང་མཁལ་ཚད་དང་མཆེར་ཚད་རྣམས་སེལ་བར་བྱེད། རང་བྱུང་བས། སྙིང་ཞོ་ཤ་ཡིས་སྙིང་ཚད་སེལ། །ཞེས་དང་། མཁལ་མ་ཞོ་ཤ་རིགས་གསུམ་དང་། །ཨ་འབྲས་སུ་འབྲས་འཇམ་འབྲས་གསུམ། །མཁལ་ནད་གྲང་ནད་ཀུན་ལ་ཕན། །ཞེས་དང་། སླ་གོར་སྤྲོ་ནད་བད་ཀན་ཕན། །ཞེས་དང་། བདུད་རྩི་ཐིགས་པར། གླ་གོར་ཞོ་ཤ་ཀྲོད་སྐྲོམ་སྐྲངས་པར་བྱུག །དེ་འཇིབས་ས་བོན་འཕེལ་བར་བྱེད་པའི་མཆོག །ཅེས་དང་། གདམས་པ་སུམ་ཅུ་བར། ཞོ་ཤ་གསུམ་པོ་རང་རིགས་འཕྲོད་དང་སྦྱོར། །གང་ཡིན་ཉེས་གསུམ་འཇོམས་པར་བྱེད་པ་ཡིན། །ཞེས་སོ། །

ཨ་འབྲས། སུ་འབྲས། འཇམ་འབྲས། ཨ་འབྲས་སུ་འབྲས་འཇམ་འབྲས་མཁལ་ནད་སེལ། །ཞེས་པ་ལ་ཨ་འབྲས་ལ་མིང་། ཨམྲ། ཨ་འབྲས། ཤ་འབྲས་སོགས་ཟེར།

[ངོ་བོ།] འབྱུངས་དཔེར། ཨ་འབྲས་ཤིང་སྡོང་ཆུང་བ་ལ། །ལོ་མ་ལྕུམ་གྱི་ལོ་མ་འདྲ། །མེ་ཏོག་སྔོན་པོ་གདུགས་ལྟར་ཕུབ། །འབྲས་བུ་ཤ་བའི་སྙིག་པ་འདྲ། །རོ་ནི་སྐྱུར་ལ་མངར་བ་ཡིན། །རང་གི་ནུས

པསམ་ཁལ་ནད་སེལ། །ཞེས་པ་དང་མཐུན་པའི་འབྲས་བུ་ཤ་བའི་རྙིག་པ་འདྲ་བས་ཤ་འབྲས་ཀྱང་ཟེར། འདྲ་ཡིག་ལས། ཨ་འབྲས་ཤ་བའི་རྙིག་འབྲས་འདྲ། །ཞེས་གསུངས། ཁ་ཅིག་ཨ་འབྲས་ཤིང་གི་ལྤ་བ་འདྲ་བ་ལ་བྱེད་པའང་ཡོད་ཀྱང་དེ་ལ་དུག་ཤས་ཆེ་ཙམ་ཡོད།

སྦྲ་འབྲས་ལ་མིང་། ཛ་སྨུན་ན། ཛྭ་འབྲས་ཀྱང་ཟེར།

[ངོ་བོ།] སྐྱེ་ཚུལ་ནི། སྦྲ་འབྲས་ཤིང་སྡོང་འཕྲེང་བ་ལ། །ལོ་མ་སྤྲ་མའི་ལོ་མ་འདྲ། །འབྲས་བུ་ནག་པོ་ཤུག་འབྲུ་ཙམ། །དབྱིབས་ནི་བུམ་འདྲ་ཁ་དོག་ནག །སྦྲ་མཁྲིགས་ལྤགས་ཀྱི་བུམ་ཆུང་འདྲ། །ཞེས་པ་རིགས་ཆེ་ཆུང་གཉིས། ཆེ་བ་ལུག་རིལ་ཙམ་འབར་འབུར་མང་ལ་སྙི་བ་དེ་ངན། ཆུང་ངུ་ནར་ཞད་ཡོད་པ་བུམ་རྫབ་ཅན་མཁྲིགས་པ་དེ་བཟང་ཞེས་ཤེལ་ཕྲེང་དུ་གསུངས་པ་དེ་ལྟར་ལ། འདྲ་ཡིག་ལས། སྦྲ་འབྲས་ལྤགས་ཀྱི་བུམ་ཆུང་འདྲ། ཞེས་སོ། །

འཇམ་འབྲས་ལ་མིང་། མནྜ་པ་ལ། འབྲས་སྡོན། སྦྲུལ་སྔོང་ཟེར།

[ངོ་བོ།] སྐྱེ་ཚུལ་ནི། འཇམ་འབྲས་ཤིང་སྡོང་ནག་ཤས་ཆེ། །ལོ་མ་སེབ་པོ་ཚེར་མ་ཅན། །མེ་ཏོག་སེར་ལ་གང་བུ་ནི། །འཇོང་མོའི་ནང་གི་འབྲས་བུ་ནི། །ཐོ་སྐྱ་ཐལ་ཀ་སྒོ་ང་འདྲ། །སྦྲུགས་ན་ནང་ནས་རྒྱུག་སྐད་སྒྲོགས། །ཞེས་པ་ལྟར་གྱི་འབྲས་བུ་ལྡོང་གུ་ཐལ་ཁ་སྦྲུལ་སྒོང་འདྲ་བ་དེའོ། །འདྲ་ཡིག་ཏུའང་། འཇམ་འབྲས་སྦྲུལ་གྱི་སྒོང་འདྲ། །ཞེས་སོ། །

[ནུས་པ།] དེ་གསུམ་གྱིས་མཁལ་མའི་གྲང་ནད་རྣམས་སེལ་བར་བྱེད།

འབྲ་གོ འབྲ་གོས་བད་ཀན་སྨུག་སེར་ཕོ་ནད་སེལ། ཞེས་པ་ལ། མིང་། ཁརྫུར། མ་ནུ་ཧ་སྐམ། ཨ་འདྲ་ཡང་ཟེར།

[ངོ་བོ།] ཆེ་ཆུང་ཨ་རུ་ཤ་ཆེན་ཙམ་ལ་དབྱིབས་ཧ་ཡི་ནུ་མདེལ་འདྲ་བ་ཁ་དོག་སེར་སྐྱ་རོ་མངར་ཞིང་སྐྱུར་བསྐ་དང་ལྡན་པ་དེ་བཟང་། འབྲ་གོ་ཧ་ཡི་ནུ་མ་འདྲ། ཟེར་བ་དེ་དང་། ཆེ་ཆུང་དང་དབྱིབས་སྔ་མ་དང་འདྲ་བ་ལ་དམར་པོ་ནུས་པ་ཤིན་ཏུ་མཁྲིགས་པ་རོ་མངར་ཤས་ཆེ་བ་ཡུལ་སྐད་དུ་ཆེ་ཕི་ཁ་ཟེར་བ་འབྲ་གོ་དམན་པར་བཞེད། ཁ་ཅིག་བསེ་འབྲས་དང་ཨ་སྨའི་འབྲས་བུ་ལ་འདོད་པ་ནི་ནོངས་ཏེ་མི་འཐད་པའི་ཚུལ་ཡང་སྙིང་པོ་བསྡུས་པའི་རྩ་འགྲེལ་དང་། མདོ་སྡེ་གསེར་འོད་ལས་གསལ་བར་རྟོགས་ནུས་སོ། །

[ནུས་པ།] བད་ཀན་སྨུག་སེར་དང་ཕོ་ནད་སེལ་བར་བྱེད། །

མ་ནུ་པ་ཏྲ། མ་ནུ་པ་ཏྲས་རླུང་ཁྲག་ཚ་བ་སེལ། །ཞེས་པ་ལ་མིང་། ཡིད་འོང་འདབ་ཅན།

[ངོ་བོ།] བདུད་རྩི་ཐིང་བུར། མ་ནུ་པ་ཏྲ་ཞེས་བྱ་བ། །རྩ་བལ་རིག་པའི་འབྱུང་གནས་དང་། །བསོད་ནམས་ལྡན་པའི་ལྷུམ་རར་སྐྱེ། །རྩ་བ་དུང་གིས་ཚོ་ལོ་འདྲ། །ལོ་འདབ་གཡུ་ལོ་གྱེན་དུ་འབར། །རྒྱབ་ལ་དངུལ་གྱི་བ་སྤུ་ཆགས། །མེ་ཏོག་གསེར་འོད་མདངས་དང་ལྡན། །དྲི་ཞིམ་སྤོས་དང་རྒྱུན་མི

ཚད། །རོ་ནི་མངར་ཁ་ཚ་བ་ལ། །ཞུ་རྗེས་མངར་སྐྱུར་ལྡན་པར་ཞུ། །ཞེས་དང་། བཛྲ་སྒྲོན་དུ། པ་ཏྲ་ཞུང་མ་བཤགས་པ་འདྲ། །ཞེས་པ་ད་ལྟ་ཡུལ་ཕལ་མོ་ཆེའི་ལྗུམ་རར་འཛུགས་པའི་མ་ནུ་ཡོངས་གྲགས་དེའོ། །

[ནུས་པ།] རྩ་བ་དཀར་པོ་དེས་རླུང་དང་ཁྲག་དང་ཚ་བ་བཅས་སེལ་བར་བྱེད། བདུད་རྩི་སྙིང་བུས། རང་གི་ནུས་པས་རླུང་ཁྲག་དང་། བད་ཀན་ཚ་བ་སེལ་བྱེད་ཅིང་། །ཕོ་བའི་སྐྲན་དང་བད་མཁྲིས་འཇོམས། །གློགས་ཀྱིས་བསྒྱུར་ན་ཀུན་ལ་རྒྱུག །ཡོན་ཏན་བརྗོད་ཀྱིས་མི་ལང་ངོ་། །ཞེས་དང་། གཏེར་མཛོད་ལས། མ་ནུ་པ་ཏྲ་མངར་ཞིང་ཁ། །ཚ་བའི་རོ་དང་ལྡན་པ་ལས། །ཞུ་རྗེས་མངར་ཞིང་སྐྱུར་བར་ཞུ། །རླུང་ཁྲག་ཚ་བ་བད་ཀན་སེལ། །སྨུམ་ཥྚི་ཙ་ཏྲ་ལྡན་པ་ཡིས། །ནུས་པའི་ཁྱད་པར་ལྡན་པའོ། །ཞེས་སོ། །

པུཥྐ་ར་མཱུ་ལ། བུཥྐ་ར་མཱུ་ལས་བད་ཀན་ཚ་བ་སེལ། །ཞེས་པ་ལ་མིང་། པུཥྐ་ར་ཛ། མ་ནུ་པུཥྐ་ར་ཟེར།

[ངོ་བོ།] འཁྲུངས་དཔེར། མ་ནུ་པུཥྐ་ར་ཞེས་བྱ་བ། ལྗུམ་རའི་ནང་དུ་བཏབ་ན་སྐྱེ། །ལོ་མ་རི་ཤོ་བ་དང་འདྲ། །མེ་ཏོག་སེར་པོ་རི་ཤོ་འདྲ། །རྩ་བ་དཀར་མཁྲིགས་ཡུང་མ་འདྲ། །ཞེས་དང་། བཛྲ་སྒྲོན་དུ། པུཥྐ་ར་མཱུ་ལ་ལུག་སྙུག་འདྲ། །ཞེས་པ་ལྟར་མ་ནུའི་རིགས་ཀྱི་ཁྱད་པར་ལས་གཡུང་བ་རི་སྐྱེས་ལྗུམ་རར་བཏབ་ནའང་སྐྱེ་བ། །ལོ་སྡོང་ཕྲ་མ་ལས་ཆུང་ཞིང་རྩ་བ་དཀར་པོ་རྐང་གཅིག་མཁྲིགས་པ་རོ་ཚ་ཤས་ཆེ་བ་དེ་ཡིན་ཏེ། ཟླ་ཟེར་དུ། མ་ནུའི་རིགས་ཡིན་པར་གསུངས་ཤིང་རྒྱུད་ཚིག་གི་གོ་བ་ཀྱང་རྟོགས་ནུས་སོ། །ཁ་ཅིག་གིས་ཁམས་ནས་འབྱུང་བའི་རུ་རྟ་ལ་ངོས་འཛིན་པའང་སྣང་ངོ་། །

[ནུས་པ།] བད་ཀན་གྱི་ཚ་བ་སེལ་བར་བྱེད། ཟློན་ཤེལ་ལས། པུཥྐ་ར་མཱུ་ལས་སྙིམ་པོ་ཤ་རྒྱས་བྱེད། ཅེས་དང་། རང་བྱུང་བས། པུཥྐ་ར་རྩིབ་ལོགས་གཟེར་བ་འཇོམས། །ཞེས་སོ། །

རུ་རྟ། རུ་རྟས་རླུང་ཁྲག་ཕོ་བ་སྐྲན་པ་སེལ། །གློ་ནད་གག་པ་ཤ་རོ་གཅོད་པར་བྱེད། །ཅེས་པ་ལ། །མིང་། ཀུཥྛ། མཛེ་ཅན། ནད་ཅན། ཤ་ཕོ་རུ་རྟ་ཟེར།

[ངོ་བོ།] འདི་ལ་རིགས་དཀར་ནག་གཉིས་ལས་ལོ་རྐང་ལྡོང་སེར་མེ་ཏོག་དཀར་པོ་འཆར་བ་རྩ་བ་དྲི་རོ་མངར་ཁ་ཚ་བ་གསུམ་ལྡན་པ་མདོག་ནག་པོ་དབྱིབས་ཤ་རུ་འདྲ་བ་ནི་ནག་པོ་དང་། དྲི་ཆུང་ཞིང་རོ་ཁ་ཚ་དང་ལྡན་ལ་སོབ་པ་ནི་དཀར་པོའོ། གཉིས་ཀར་འདྲ་ཡིག་ལས། རུ་རྟ་ཤ་རུ་གོག་པོ་འདྲ། ཞེས་སོ། །

[ནུས་པ།] རླུང་ཁྲག་དང་ཕོ་བ་སྐྲན་པ་སེལ་ཞིང་གློ་བའི་ནད་དང་གག་པ་དང་ཤ་རོ་གཅོད་པར་བྱེད། རང་བྱུང་བས། མ་ནུ་རུ་རྟ་འདུ་བ་སྨྲོམ། །ཞེས་དང་། རུ་རྟ་དཀར་དང་ནག་པོ་གཉིས། །ཚད་འཁྲུགས་གཏན་ནད་སྐྲན་རླུང་འཇོམས། །ཞེས་གསུངས། ཁྲག་འཁྲུགས་གཏན་ཚད་ལ་དཀར་པོ་དང་། རླུང་ཤས

ཚེ་བ་ལ་ནག་པོ་བསྔགས་པ་ཡིན་ནོ། །

ཕྱུང་བ། ཡུང་བས་དུག་སེལ་རུལ་གཅོད་གཉན་ནད་འཇོམས། ཞེས་པ་ལ། མིང་། སྣ་སེར། འཇམ་དཔལ་མདོག ཡུང་བ་ཁྲག་ཅན་ཟེར།

[ངོ་བོ།] འབྱུང་ཁུངས་དཔེར། ཡུང་བ་ཁྲག་ཅན་ཞེས་བྱ་བ། །སྔོ་རིང་བཟང་པོའི་ཡུལ་ན་སྐྱེ། །ལོ་མ་སྨུག་སྐྱའི་ལོ་མ་འདྲ། །རྩ་བ་ཕྱི་ཤུན་སྣ་དམར་འདྲ། །ནང་ནི་དམར་སེར་མདངས་དང་ལྡན། །རོ་ནི་ཡིད་ཙམ་ཁ་ལ་ཚ། །རང་གི་ནུས་པས་དུག་ནད་སེལ། །ཞེས་ཡོངས་གྲགས་སྣ་སེར་དུ་འབོད་པ་བྲུལ་ཏོག་དང་རྫོ་ཞོ་རྣམས་འཕྲོད་ན་ཁྲག་མདོག་འབྱུང་བ་དེའོ། །

[ནུས་པ།] དུག་སེལ་ཞིང་རུལ་བ་གཅོད་ལ་གཉན་ནད་འཇོམས་པར་བྱེད། གོང་གི་ལུང་དེའི་འགྲེལ་ལས། ཆིག་ཐང་ཤ་དུག་འཇོམས་པར་བྱེད། །མིག་ནད་སེལ་བའི་དར་ཡ་ཀན། །ཞེས་དང་། རང་བྱུང་བས། ཡུང་བ་གཞང་འབྲུམ་སེལ་བའི་མཆོག །ཅེས་གསུངས། །

ཤུ་དག ཤུ་དག་མ་ཞུ་དྲོད་སྐྱེད་གག་ཕྱོག་སེལ། །ཞེས་པ་ལ། རིགས་དཀར་ནག་གཉིས་ལས་དཀར་པོ་ལ་མིང་། སཾ་གྲནྠ། ཡོངས་སུ་མདུད་པ། གངས་ལྡན། གབ་ཏུ། ནག་པོ་ཕྲོ་གཉེར། ཧེ་རུ་ཀ་ཟེར། ནག་པོ་ལ། མིང་། ཛ་ཡ། ཨཔ་ར་ཛི་ཏ་ཟེར། །

[ངོ་བོ།] འབྱུང་ཁུངས་དཔེར། ཤུ་དག་ཆུ་ཡི་ནང་དུ་སྐྱེ། །ལོ་མ་འབྲས་ཀྱི་ལྗང་པ་འདྲ། །རྩ་བ་ཅུང་ཟད་ཕྲོ་གཉེར་ཅན། །དཀར་ནག་རྣམ་པ་གཉིས་སུ་ཡོད། །རོ་ནི་ཚ་ལ་རྩུབ་པ་ཡིན། །དཀར་པོ་རྒྱ་དྲུས་ཞེས་བཤད་དེ། །རང་གི་ནུས་པས་བད་ཀན་གཅོད། །ཅེས་པ་ལ་རིགས་དཀར་ནག་གཉིས་ལས་ནག་པོ་ནི་རྩ་བ་མི་རྐན་སོར་ཚིགས་སྐམ་པོ་འདྲ་བ་མདོག་ནག་ངམ་ཅན་དྲི་དང་ལྡན་པ་དེའོ། །ཤུ་དག་ཚོན་གང་ལ་གཉེར་མ་དགུ་ཡོད་པ་ལ་ཤུ་དག་ཀུ་བེ་ར་ཞེས་མཆོས་ཏེ་སྦྱང་བ་ལ་བཟང་བར་བཤད། དཀར་པོ་མཁྲིགས་ཤིང་གཉེར་མ་ཅན་ཚིགས་མཚམས་སྦོ་མདངས་ཅུང་ཟད་ཡོད་པ་བཅད་མཚམས་དཀར་ལ་བཞུན་པ་དྲི་ཞིམ་རོ་མངར་བ་དེའོ། །དམན་པ་རྒྱ་ནག་ནས་འབྱུང་བ་དབྱིབས་ཕྱོགས་སྤ་མ་འདྲ་བ་ཞིག་དང་ལྷམ་རར་འཇུགས་པའི་སྤུ་ལུ་ལྡང་པའོ། །

[ནུས་པ།] སྐབས་འདིར་བསྟན་པ་ནི་ནག་པོ་སྟེ་དེས་མ་ཞུ་ཕོ་བའི་དྲོད་སྐྱེད་ཅིང་གག་ཕྱོག་སོགས་གཉན་ནད་སེལ་བར་བྱེད། ཞུགས་ཐྲེང་ལས། ཤུ་དག་ཚ་ལ་རྣོ་བས་སྙིང་གི་དྲན་པ་སྐྱེད། །རུལ་གཅོད་འབྲུ་དང་ཆུ་སེར་འདྲེན་པར་བྱེད། །ཅེས་དང་། གདམས་པ་སུམ་ཅུ་བར། ཤུ་དག་དྲོ་ཞིང་སྐམ་ལ་སྐོམ་པར་བྱེད། །ཁ་ཟས་འཇུ་ཞིང་ཀླུང་འཇོམས་ཕོ་དྲོད་སྐྱེད། །ཅེས་དང་། རང་བྱུང་ཞབས་ཀྱིས། ནག་པོ་གཉན་ཚད་གྱེན་དུ་འདྲེན། །ཞེས་གསུངས།

བྱུ་རུ་ཙེ། སྨུ་ཤེལ་སྐྱུག་གཅོད་བད་ཀན་ཚ་བ་སེལ། །ཞེས་པ་ལ། མིང་། ཨུ་ཤི་ར། རྩ་གསུར།

ཟླ་ལ་ཟེར།

[ངོ་བོ།] འདི་ལ་རིགས་གསུམ་སྟེ་རྒྱ་གར་སོགས་ནས་ཡོང་བ་དབྱིབས་རམ་པ་འདྲ་བ་དྲི་མ་མཆོག་ཏུ་བཟང་བ་དེ་དང་། སྨུག་མ་འདྲ་ལ་ལྷོག་པགས་རིམ་པ་མང་པོ་ཡོད་པ་ག་ཕུར་གྱི་དྲི་ཡོད་པ་ཅི་ལྟི་ཟེར་བ་དང་། གཙང་འགྲམ་དུ་སྐྱེ་བའི་རྩྭ་འཇག་མའི་རྩེ་མོ་གསུམ་བཞི་ལྔ་དྲུག་ཙམ་ཡོད་པ་རྩ་བ་སྦྲང་རྒྱུས་མཁྲིགས་ལ་དྲི་ཞིམ་པ་དཀར་པོ་འདི་གསུམ་ལས་སྔ་མ་མཆོག་ལ་རིམ་པས་ཕྱི་མ་དམན་པའོ། །བརྡ་སྤྲོད་དུ། ཕུ་ཤེལ་འཇག་མའི་རྩ་བ་འདྲ། །ཞེས་སོ། །

[ནུས་པ།] སྐྱུག་པ་གཅོད་ཅིང་བད་ཀན་གྱི་ཚ་བ་སེལ་བར་བྱེད། ལྷུགས་ཕྲེང་ལས། ཕུ་ཤེལ་རྩེ་ནི་བསིལ་ལ་ཡང་། །ཞེས་དང་། རང་བྱུང་བས། ཕུ་ཤེལ་ཅོ་ཡིས་ནད་འཇོམས་ལ། །ཞེས་སོ། །

ཁྲུང་སྐྱེར་དཀར་པོ། ཁྲུང་སྐྱེར་སྨུག་པོ། ཁྲུང་སྐྱེར་དཀར་སྨུག་དུག་ཚད་སེལ་བར་བྱེད། །ཅེས་པ་སྟེ།

[ངོ་བོ།] འདྲ་བ་རྒྱུ་མཚན་གྱི་སྒོ་ནས་མིང་བཏགས་པ་འདི་ལ་རིགས་དཀར་སྨུག་གཉིས་ཏེ་དཀར་པོ་ལའང་ལྷོ་མོན་ནས་འབྱུང་བའི་ཁ་དོག་དཀར་པོ་བྱ་ཕོའི་ཕྱི་སྐྱེར་འདྲ་ཞིག་སྟེ། འདྲ་ཡིག་ལས། ཁྲུང་སྐྱེར་དཀར་པོ་བྱ་ཕོའི་ཕྱི་སྐྱེར་འདྲ། །ཞེས་པ་དེ་བཟང་བར་བཤད། །དམན་པའམ་ཚབ་ནི་སྤྲོལ་གོང་སེར་པོ་ལ་བྱེད་པ་དང་། སྨུག་པོ་ཡང་སྤོའམ་ཤིང་གི་རྩེ་མོ་སོར་གཅིག་ཙམ་སྐྱེར་མོའི་རྣམ་པ་ཅན་ཁ་དོག་སྨུག་པོ་ཡུལ་གར་ཡང་ཡོད་པ་ཞིག་སྟེ། ནག་པོ་བྱ་རོག་སྐྱེར་མོ་བསྐུམ་པ་འདྲ། །ཞེས་པ་ལྟ་བུ་ཞིག་ལ་བཞེད་པ་དང་། དམན་པའམ་ཚབ་ལ་སྤྲོལ་གོང་སྨུག་པོ་མེ་ཏོག་དམར་སྨུག་ལོ་མ་ཕྲ་བ་དེ་ལ་བྱེད་པ་སྣང་མོད་བརྟག་པར་བྱའོ། །

[ནུས་པ།] དུག་ཚད་རྣམས་སེལ་བར་བྱེད། དཔག་བསམ་ལྗོན་ཤིང་ལས། ཁྲུང་སྐྱེར་དུག་གི་ཚ་བ་སེལ། །ཞེས་དང་། རང་བྱུང་རྡོ་རྗེས། ཁྲུང་སྐྱེར་དཀར་སྨུག་དུག་སེལ་ལ། །ཞེས་གསུངས།

དཔའ་བོ་དཀར་པོ་དང་། སེར་པོ། དཔའ་རྒོད། དཔའ་བོ་དཀར་སེར་དཔའ་རྒོད་དེ་བཞིན་ནོ། །ཞེས་པ་སྟེ། དཔའ་བོ་དཀར་པོ་ལ་མིང་། དཀར་པོ་ཚིག་ཐུབ་ཟེར།

[ངོ་བོ།] ད་ལྟ་རྩ་བ་ལ་ཕུག་འདྲ་བ་ཁོང་སྤུ་སྣ་སྐྲ་ལྟར་ཡོད་པ་རོ་ཤིན་ཏུ་ཁ་བ་དེ་ལ་བྱེད་པ་དང་། རྩ་བ་ཁོང་སྟོང་མཁྲིགས་ཤིང་། ཁ་དོག་སྐྱ་ལ་རོ་ཤིན་ཏུ་ཁ་བ་ཞིག་ཀྱང་འབྱུང་ངོ་། །

དཔའ་བོ་སེར་པོ་ནི། ངོ་བོ་ངོས་འཛིན་མི་འདྲ་བ་འགའ་སྣང་ཡང་འཁྲུངས་དཔེར། དཔའ་བོ་སེར་པོ་ཞེས་བྱ་ལ། །ས་གཞི་འབོལ་བའི་སར་ཏུ་སྐྱེ། །ལོ་མ་སྔོན་པོ་བ་སྤུ་འདྲ། །མེ་ཏོག་སེར་པོ་ཆུང་བ་སྟེ། །རྩ་བ་ཁོང་སྟོང་ཁ་དོག་སེར། །རོ་ནི་ཁ་ལ་བསིལ་བ་ཡིན། །རང་གི་ནུས་པས་དུག་རྣམས་འཇོམས། །ཞེས་དབྱིབས་དཔའ་བོ་དཀར་པོ་འདྲ་ལ་ཁ་དོག་སེར་པོ་མཁྲིགས་པ་རོ་ཤིན་ཏུ་ཁ་བ་ཧ་དྲིལ་སོགས་ཀྱི་ནད་ལ་ཕན

ཟེར་བ་དེ་ནི་ལོ་སྔོང་རྩ་འབྲེལ་དངོས་སུ་མཐོང་བས་བ་ལེ་ཀའི་རྩ་བ་ཡིན་འདུག་པ་དེ་ལ་དཔའ་སེར་ངོས་འཛིན་གནང་ཡོད། དཔའ་སེར་གཞན་ཞིག་ནི། རྩ་བ་ལབ་སྨྱོན་སྨྲམ་པོ་འདྲ་བ། ཁ་དོག་སེར་པོ་དབྱིབས་ཆེ་ཆུང་སྣ་ཚོགས་ལ་རོ་ཤིན་ཏུ་ཁ་བ་རྗེན་དྲི་བྲོ་བ་དེ་ལ་དཔའ་སེར་ངོས་འཛིན་བྱེད། ལོ་སྔོང་མེ་ཏོག་སོགས་མ་མཐོང་། སེར་ལ་ཀྲོན་པ་དཔའ་བོ་སེར། ཞེས་སོ། །

དཔའ་རྐོད་ནི་ཕྱོགས་དཔའ་བོ་དཀར་པོ་འདྲ་ལ་ཁོང་སྤུ་མེད་ཅིང་ཤུན་པ་སྐྱ་སོབ་ཡིན་པ་རྗོག་པོ་ཐྲེང་བ་བརྒྱུས་པ་ལྟར་འབྲེལ་ཞིང་མིང་ནར་མ་ནུར་མ་འབོད་པ་དེ་ལ་ངོས་འཛིན་མོད་དཔའ་བོའི་རིགས་དེ་དག་གི་ངོས་འཛིན་ལ་དང་དུང་རྟོག་ཞིབ་བྱེད་དགོས་པར་སྣང་ངོ་། །

[ནུས་པ།] དཔའ་བོ་དཀར་སེར་དཔའ་རྐོད་དེ་གསུམ་གྱིས་ཁྲུང་ཐེར་དཀར་སྐྱུག་གི་ནུས་པ་དེ་བཞིན་དུག་ཚད་སེལ་བར་བྱེད། རང་བྱུང་རྡོ་རྗེས། དཔའ་བོ་དཀར་སེར་དམར་པོ་གསུམ། །དུག་ཚད་སེལ་བའི་སྨན་དུ་བཤད། །ཅེས་སོ། །

ཐོང་ང་དཀར་པོ། ཐོང་ང་དཀར་པོས་རིམས་དུག་མཁྲིས་ཚད་སེལ། །ཞེས་པ་སྟེ། སྤྱིར་ཐོང་ང་ལ་དུག་ཡོད་མེད་རིགས་གཉིས་ཏེ། །འབྲུངས་དཔེར། ཐོང་ང་དག་ལ་དཀར་ནག་དམར་སེར་བཞི། །དཀར་དམར་སེར་གསུམ་སྨན་ཡིན་ལ། །ནག་པོ་སྨན་ཡིན་དུག་ཀྱང་ཡིན། །ཞེས་དང་། རྗེ་ཟུར་མཁར་བས། དེ་ཡི་གཉེན་པོ་ཐོང་ང་དཀར། །ཐོང་དམར་ཐོང་སེར་རོ་ཁ་བསིལ། །ཐོས་ན་ལྡེ་མཆུ་མི་ཐྲིད་པ། །འདི་གསུམ་དུག་ལྷར་གཏོགས་པ་མིན། །ཞེས་གསུངས་པ་ལྟར་གྱི་དུག་མེད་ཐོང་ང་རྣམ་གསུམ་ལས། དཀར་པོ་ལ་མིང་། ཨཏྟི་བི་ཥ། ཤིན་ཏུ་དུག་མེད། གངས་ཀྱི་ཞུན་ཆུང་ཟེར།

[ངོ་བོ།] འདི་ལ་རྐོད་གཡུང་གཉིས་ལས་རྐོད་པ་ནི་རྒྱ་གར་སོགས་ནས་ཡོང་བའི་རྩ་བ་དབྱིབས་ཞལ་ཆེར་མཐེབ་འགོ་ཙམ་ལ་ཁ་དོག་དཀར་པོ་རོ་ཤིན་ཏུ་ཁ་བ་དེ་དང་། གཡུང་བ་ནི་རྟོགས་བརྗོད་ལས། གཡའ་འདབ་བསིལ་ལྗོངས་འཛིན་པའི་ཐོང་ང་དཀར། །དུང་རྩ་སྤང་ཆེན་གཞོན་ནུའི་མཆེ་བ་ལ། །གཡུ་ལོ་དུང་གི་མེ་ཏོག་མཛེས་པས་བརྒྱན། །དུག་རིགས་མཁྲིས་ཚད་འཇོམ་པའི་གཙོ་མོ་ལགས། །ཞེས་པ་ལྟར་རོ། །

[ནུས་པ།] རིམས་ནད་དང་དུག་དང་མཁྲིས་ཚད་སེལ་བར་བྱེད། ཕྱུགས་ཕྲེང་ལས། ཐོང་ང་དཀར་པོ་བསིལ་བས་དུག་ལ་ཕན། །བདུད་རྩི་ཐིགས་པར། ཐོང་དཀར་སྨོམས་ཤིང་ཐིག་སྦྲུལ་ཟིན་པའི་ལུས། །བཀྲུས་པས་སེལ་ཞིང་ཁོང་དུ་བཏང་བས་བདེ། །ཞེས་དང་། རང་བྱུང་བས། ཐོང་ང་དཀར་པོས་རིམས་རྣམས་སེལ། །ཞེས་སོ། །

ཐོང་ང་དམར་པོ། **ཐོང་ང་སེར་པོ།** ཐོང་ང་དམར་སེར་ཤ་དུག་བཙན་དུག་སེལ། །ཞེས་པ་སྟེ་ཐོང་ང་དམར་པོ་ནི།

[ངོ་བོ།] རིགས་མཆོག་དམན་གཉིས་ཏེ་འབྲུངས་དཔེར། ཐོང་ང་དམར་པོ་ཞེས་བྱ་བ། །མེ་ཏོག་རྒྱ་

ཚོས་རྩ་བ་དམར། །རོ་ཁ་ནུས་པས་དུག་རྣམས་སེལ། །ཁྱད་པར་བཙན་དུག་ནུས་པ་འཇོམས། །ཞེས་རྒྱ་གར་སྔོ་ནས་འབྱུང་བའི་རྩ་བ་དབྱིབས་ལ་ཕུག་འདྲ་བ་མཐེབ་ཙམ་ནས་ལྲུག་རིལ་ཙམ་གྱི་ཆེ་ཆུང་ལ་བཅག་ཁ་ནག་ཅིང་མཁྲེགས་པ་རོ་ཤིན་ཏུ་ཁ་བ་དེ་མཆོག དམན་པའམ་ཚབ་ནི་ལོ་མ་དམར་པོ་ཉ་ག་ཅན་སྡོང་བུ་མེ་ཏོག་འཛིན་པའི་དབྱིབས་མེ་ཏོག་དམར་པོ་རྒྱ་མདངས་སྤྱ་ཅན་རྩ་བ་དམར་ལ་གཏིང་རིང་བ་སྲིབ་གར་ཡང་སྐྱེ་བ་དེའོ། །

བོང་ང་སེར་པོ་ལའང་རིགས་མཆོག་དམན་གཉིས་ཏེ་འཕྲུངས་དཔེར། བོང་ང་སེར་པོ་ཞེས་བྱ་བ། །མེ་ཏོག་ཅུང་ཟད་སེར་མདངས་ཅན། །རོ་ཁ་ནུས་པ་བསིལ་བ་ཡིན། །དུག་རིགས་ཚད་པའི་ནད་རྣམས་ནི། །འདི་ཡིས་མི་སེལ་གང་ཡང་མེད། །ཁྱད་པར་མཁྲིས་པའི་ནད་ལ་བསྟུགས། །ཞེས་པ་ལྟར་རྒྱ་གར་སོགས་ནས་འབྱུང་བའི་དབྱིབས་བོང་དམར་འདྲ་བ་ཁ་དོག་སེར་པོ་རོ་ཤིན་ཏུ་ཁ་བ་དེ་མཆོག དམན་པའམ་ཚབ་ནི་དབྱིབས་བོང་དམར་དམན་པ་དང་འདྲ་ལ་མེ་ཏོག་སེར་པོ་ཅན་ཞིག་ལ་བྱེད་པར་སྣང་།

[ནུས་པ།] དེ་གཉིས་ཀྱི་རྩ་བས་ཤ་དུག་དང་བཙན་དུག་རྣམས་སེལ་བར་བྱེད། རང་བྱུང་བས། དམར་པོ་དུག་ཚད་སེལ་བ་ཡིན། །ཞེས་དང་། སེར་བོ་དཀར་དམར་རྗེས་སུ་མཐུན། །ཞེས་གསུངས།

ཤིང་མངར། ཤིང་མངར་གློ་ནད་རྩ་ནད་སེལ་བར་བྱེད། །ཅེས་པ་ལ་མིང་། ཧྲི་མ་ལྷུ་ལ། རྩབ་མོ། རྩར་རྒྱུག གསེར་བཟང་བཅུག་མ་ཟེར། །

[ངོ་བོ།] འཕྲུངས་དཔེར། ཤིང་མངར་ལོ་མ་སྔོ་ལ་ཆུང་། །རྩ་བ་སེར་ལ་རོ་ནི་མངར། །རང་གི་ནུས་པས་གློ་ནད་སེལ། །ཞེས་པ་ལྟར་སྐྱེ་གནས་ཀྱི་ཁྱད་པར་ལས་རིགས་གསུམ་སྟེ། ལྷུམ་རར་སྐྱེ་བ་ཕོ། ཆུ་འགྲམ་དུ་སྐྱེ་བ་མོ། ནགས་ཤོད་ཞྭང་འགྲམ་དུ་སྐྱེ་བ་མ་ནིང་སྟེ་རིམ་པས་དམན་པ་ཡིན་ནོ། བཙ་སྤྲོད་དུ། ཤིང་མངར་གསེར་གྱི་ལྷུག་མ་འདྲ། །ཞེས་སོ།

[ནུས་པ།] གློ་ནད་དང་རྩ་ཡི་ནད་རྣམས་སེལ་བར་བྱེད། ལྷུགས་ཕྲེང་ལས། ཤིང་མངར་སྨོམས་སྟེ་ཞུ་རྗེས་བསིལ་བ་ཡིན། །ཞེས་དང་། བདུད་རྩི་ཐིགས་པར། ཤིང་མངར་སྨོམས་ཤིང་ལྷུད་པ་གློ་ནད་དང་། །གྲི་བ་ཐོར་བྱུང་སྐམ་དད་སེལ་བར་བྱེད། །ཅེས་དང་། རང་བྱུང་བས། ཤིང་མངར་གློ་ཚད་ཀུན་ལ་ཕན། །ཞེས་སོ། །

སླེ་ཏྲེས། ག་ནྡྷ་ག་རི། སླེ་ཏྲེས་ག་ནྡྷ་ག་རིས་རླུང་ཚད་སེལ། །ཞེས་པ་སྟེ། སླེ་ཏྲེས་ལ་མིང་། ཚོ་ཧྲ་ཏ་ཀ། བཅད་སྐྱེས། མཆོག་གི་ལུས། སླེ་སྦྲུད་ཟེར།

[ངོ་བོ།] འཕྲུངས་དཔེར། ནད་རྣམས་ཀུན་སེལ་སླེ་ཏྲེས་ནི། །ཉིན་སྲིབ་མཚམས་སུ་འཁྲིལ་ནས་སྐྱེ། །སྡོང་པོ་བྲ་མའི་སྡོང་པོ་འདྲ། །ལོ་མ་སྔོར་ཆུང་ཤིན་ཏུ་སྟུམ། །མེ་ཏོག་དཀར་པོ་རབ་ཏུ་མཛེས། །འབྲས་བུ་མངར་ལ་སྟུམ་པ་ཡིན། །རོ་མངར་ནུས་པས་ནད་ཀུན་སེལ། །བཅུད་ལེན་རྣམས་ཀྱི་མཆོག་ཡིན་

ཏེ། །ཆིག་ཐང་རླུང་ནད་མ་ལུས་སེལ། །ཞེས་པ་བཅད་འཕྲོ་བ་ལེ་ཀ་འདྲ་ཡང་ཕྱི་པགས་འོད་ཅན་སེར་བའོ། །

ཀནྡ་ཀ་རི་ལ་མིང་། ཚེར་མ་བྱེད་པ། བྱ་གྲི། སྟག་ཚེར། འདྲེ་ཚེར་ཟེར།

[ངོ་བོ།] འབྱུང་ས་དཔེར། ཀནྡ་ཀ་རི་ཞེས་བྱ་བ། །སྐྱིབ་ཀྱི་ནགས་རི་དག་ལ་སྐྱེ། །སྡོང་པོ་སེ་བ་གཞོན་ནུ་འདྲ། །མེ་ཏོག་དཀར་པོ་མདངས་དང་ལྡན། །འབྲས་བུ་དམར་པོ་ཕྱུངས་ནས་སྐྱེ། །ལོ་སྡོང་ཚེར་མའི་བ་སྤུ་ཅན། །ཁོང་སྟོང་རོ་ནི་མངར་ལ་བསྐ། །རང་གི་ནུས་པས་ཚད་རིམས་སེལ། །ཞེས་པ་ཡོངས་གྲགས་འབྲུལ་སོ་ཆུང་བ་དེའོ། །

[ནུས་པ།] སླེ་ཏྲེས་དང་ཀནྡ་ཀ་རི་གཉིས་ཀྱིས་རླུང་ཚད་ཀྱི་རིགས་སེལ་ལོ། །སླེ་ཏྲེས་ལ། གཏེར་མཛོད་ལས། སླེ་ཏྲེས་མངར་ཁ་ཚ་བའི་རོ་ལྡན་ཞིང་། །རང་གི་ནུས་པས་རླུང་ཚད་ལྡན་པ་སེལ། །རིམས་ཚད་སྨིན་སྨད་འཛམ་ལ་འདུ་བ་སྨོམ། །ཀླས་པའི་ནད་དང་དྲེག་ལ་མཆོག་ཏུ་བཟང་། །ཞེས་དང་། རང་བྱུང་བས། སླེ་ཏྲེས་འདུ་བ་སྨོམ་པ་སྟེ། །ཀནྡ་ཀ་རི་དེ་དང་འདྲ། །ཞེས་སོ། །ཀནྡ་ཀ་རི་ལ། སྨན་གྱི་བྱེངས་ལས། ཀནྡ་ཀ་རི་མངར་ཁ་ཅུང་ཟད་ཚ། །འབྲས་བུ་མངར་སྐྱུར་ཞུ་རྗེས་དག་དང་མཚུངས། །རླུང་ཚད་ལྡན་དང་བད་ཀན་སྐྱ་བོ་སེལ། །མཆོག་ཏུ་གློ་བའི་ནད་རིགས་ཀུན་ལ་ཕན། །རིམས་སྨིན་འབྲས་བུའི་ཁཀྲས་འཛམ་འབྲུགས་སེལ། །ཆིག་ཐང་རྒྱུང་པ་ཡོན་ཏན་ཀུན་དང་ལྡན། །ཞེས་དང་། བདུད་རྩི་ཕྲེང་བར། ཀནྡ་ཀ་རི་རྩ་བ་ཁ། །ཤིང་ནི་ཅུང་མངར་ཁ་བ་ལ། །པགས་པ་ཚ་བའི་ནད་དང་བཅས། །འབྲས་བུ་སྦྲང་རྩིའི་རོ་དང་མཚུངས། །ལོ་མ་ཁ་བསྐ་མཁྲིས་པ་སེལ། །རྩ་ཏོག་ཤུན་འབྲས་རླུང་ཚད་འཇོམས། །པི་པི་ལིང་གི་ཕྲོགས་དང་བསྟེབ། །འཛམ་པས་གློ་རླུང་འཛམ་འབྲུགས་སེལ། །ཞེས་སོ། །

ག་བྲ། ག་བྲ་དག་ཀྱང་དེ་བཞིན་རིམས་ལ་ཕན། །ཞེས་པ་ལ་མིང་། ཀནྡ་ཀ་རི་སྨུག་པོ། སེང་ཚེར། འབྲི་ཏ་ཏི་ཟེར།

[ངོ་བོ།] ཀནྡ་ཀ་རི་ལ་རིགས་གཉིས་ཡོད་པའི་ སྔ་མ་དཀར་པོ་དང་ཕྱི་མ་འདི་སྨུག་པོ་སྟེ། སེ་བ་འབྲས་བཟང་འདྲ་བ་ཤུན་པ་དཀར་ཐིག་ཡོད་པ། འབྲས་བུ་དང་། ཚེར་མ་ཅན་ཡོངས་གྲགས་སོ། །

[ནུས་པ།] སླེ་ཏྲེས་ཀནྡ་ཀ་རིའི་ནུས་པ་དེ་བཞིན་ཏེ་རླུང་ཚད་དང་རིམས་ལ་ཕན་ནོ། །

ཏིག་ཏ། ཏིག་ཏས་མཁྲིས་པའི་ཚད་པ་མ་ལུས་སེལ། །ཞེས་པ་ལ་མིང་། ཏིག་ཏ། ཁ་བ་ཟེར།

[ངོ་བོ།] འབྱུང་ས་དཔེར། ཏིག་ཏ་དག་ལ་རིགས་གསུམ་སྟེ། །རྒྱ་ཏིག་བལ་ཏིག་བོད་ཏིག་གོ། །རྒྱ་ཏིག་ལོ་མ་སྤྱི་ནག་མཐུག །བལ་ཏིག་ལོ་མ་ཅུང་ཙམ་སེར། །ཞེས་གསུངས་པ་བཞིན་ཏིག་ཏ་དངོས་ལ་རིགས་གསུམ་སྟེ། རྒྱ་གར་ནས་འོང་བའི་ཤིང་ཐུན་འདྲ་བའི་ཁོང་སྟོང་སྦུབ་ལ་མཁྲེགས་པ་འོད་ཅན་ཚོགས་པའི་རྣམ་པ་རོ་ཤིན་ཏུ་ཁ་བ་སྔོ་བཟང་བའོ། །བལ་ཏིག་སྔ་མ་ལས་ཁ་དོག་སྐྱ་ཞིང་རོ་སོགས་སྔ་མ་འདྲའོ། །

བོད་ཏིག་དངོས་ནི་འོག་ཏུ་འཆད་པའི་ལྟགས་ཏིག་ར་མགོ་མ་དང་ཏིག་ཏའི་རིགས་སུམ་ཅུ་ཏིག་ཏ་སོགས་མང་བའོ། །བརྡ་སྤྲོད་དུ། ཏིག་ཏ་ཡུང་དཀར་ངར་པ་འདྲ། །ཞེས་སོ། །

[ནུས་པ།] མཁྲིས་པའི་ཚད་པ་མ་ལུས་པ་སེལ་བར་བྱེད། རོ་སྙོར་ལས། ཏིག་ཏ་བསིལ་ལ་རྩུབ་པས་མཁྲིས་པ་སེལ། ཞེས་དང་། བདུད་རྩི་ཐིགས་པར། ཏིག་ཏ་སྐམ་ལ་སྐོམ་པས་ཁྲག་མཁྲིས་སེལ། །ཞེས་དང་། དཔག་བསམ་ལྗོན་པར། ཏིག་ཏས་ཚ་མཁྲིས་ཚ་བ་སེལ། །ཞེས་དང་། རང་བྱུང་བས། རྒྱ་ཏིག་ཚད་པ་ཀུན་ལ་ཕན། །ཞེས་སོ། །

བ་ཤ་ཀ བ་ཤ་ཀ་ཡིས་ཁྲག་ཚད་མ་ལུས་སེལ། །ཞེས་པ་ལ་མིང་། བ་ཏ་བ་ཤ ཐྲི་ཤ་ཀ གབ་ཏུ། ཁྲག་སྐེམ། ཁྲག་འཕྲུང་ཟེར། །

[ངོ་བོ།] འབྲུངས་དཔེར། བ་ཤ་ཀ་ཞེས་བྱ་བའི་ཤིང་། །ལྷོ་རོང་ནགས་ཀྱི་ནང་ན་སྐྱེ། །སྡོང་པོ་ཆེ་ལ་ལོ་མ་མཐུག །མེ་ཏོག་དཀར་སེར་བྱ་མཆུ་འདྲ། །རོ་ནི་ཁ་ལ་ནུས་པ་བསིལ། །རང་གི་ནུས་པས་གཟེར་རིམས་དུག །མདོར་ན་མཆིན་ནད་ཁྲག་མཁྲིས་སེལ། །ཞེས་པ་དེ་ལ་མེ་ཏོག་ཁ་དོག་གིས་དབྱེ་བས་རིགས་གསུམ་མམ་བཞིར་དབྱེ་བ། ཤིང་འདབ་ཚོད་མ་བྱེད་པ་རོ་ཤིན་ཏུ་ཁ་བ་སྨན་སོགས་རོང་ནས་འབྱུང་བ་དེ་དངོས་ཡིན། དམན་པ་ནི། བོད་དུ་སྐྱེ་བ་ལོ་ཏང་སོགས་བྱེ་རུག་འདྲ་ཞིང་མེ་ཏོག་སེར་པོ་དང་སྔོན་པོ་འཆར་བ་ཡང་མཆོག་དམན་གྱི་ཁྱད་པར་ཆེ་བ་ཡིན་ཞེས་དེའུ་དམར་དགེ་བཤེས་གསུངས། དེ་དག་མ་རྙེད་ན་ཚབ་ཏུ། རང་བྱུང་རྡོ་རྗེས། གཡུ་སྡོང་གསེར་མགོས་གདོན་ཚད་སེལ། །ཞེས་པའི་ད་ལྟ་བོད་ཀྱི་ས་ཁྲིབ་ལ་སྐྱེ་བའི་སྤྲོ་ལྷམ། མེ་ཏོག་སེར་པོ་དབྱིབས་སྔོང་རི་ཟིལ་བ་འདྲ་བ་ཕྱོགས་གཅིག་ཏུ་ཕྱུར་བ། གོང་བུའང་ཕྱོགས་གཅིག་ཏུ་འཕྱང་བ། སྡོང་པོ་གྲུ་བཞི་རིང་ལ་རོ་ཁ་བ། ལོ་སྡོང་བཅད་འཛོལ་ཁྲག་དྲོན་ནང་དུ་བཙུག་པས་འཕྲུང་ལ་རྩེར་འདྲེན་ནུས་པ་ལྷམ་ཁྲག་འཕྲུང་ངམ་གཡུ་སྡོང་གསེར་མགོ་སོགས་ཟེར་བ་ལུག་ངལ་དང་ཉོར་སོ་ཡོད་པ་དེས་ཉུང་། གཞན་ཡང་སྡོང་པོ་མཐོ་རེ་འཇུབ་རེ་ཙམ་ལ་ཏང་དང་ལོ་མའི་རྒྱབ་ལ་དམར་མདངས་ཡོད་པ་མེ་ཏོག་སྔོན་པོ་འཆར་ཞིང་རོ་ཁ་བའི་ལྷམ་ཞིག་ལ་བྱེད་པའང་སྣང་། །

[ནུས་པ།] ཁྲག་ཚད་མ་ལུས་པ་སེལ་བར་བྱེད། །རང་བྱུང་བས། བ་ཤ་ཀ་ཡིས་ཁྲག་ནད་སེལ། །ཞེས་གསུངས།

བ་ལེ་ཀ བ་ལེ་ཀ་ཡིས་གློ་མཆིན་སྨད་ཚད་སེལ། །ཞེས་པ་ལ། མིང་། མ་ཧཱ་ཐྲི་ཛྙཱ། ནོར་བུའི་ཤིང་། གབ་ཏུ། ག་བུར་དྲི་ལྡན་ཟེར།

[ངོ་བོ།] འབྲུངས་དཔེར། བ་ལེ་ཀ་ཞེས་བྱ་བའི་སྨན། །ཤིང་གཞན་དག་ལ་འཁྲིལ་ནས་སྐྱེ། །མེ་ཏོག་འབྲས་བུ་གང་ཡང་མེད། །རོ་ནི་ཁ་ལ་རྩུབ་པ་ཡིན། །རང་གི་ནུས་པས་བད་ཀན་དང་། །གཟེར་རིམས་ཁྲག་ནད་མ་ལུས་སེལ། །ཞེས་པ་ལྟར་འཁྲི་ཤིང་གི་རིགས་དབྱེ་བས་སོགས་དབྱེ་མོང་སྡོང་པོ་འདྲ་བ

ཤུན་པ་སྐྱ་ནག་མཐུག་པ་དེ་བཟང་། ནག་པོ་ཆུ་ཤིང་རུལ་བ་འདྲ་བ་ནི་རྙིང་པ་ཡིན་པས་དམན། བཛྲ་སྒྲོན་ལས། བ་ལེ་ཀ་ནི་དབྱི་མོང་རྩ་བ་འདྲ། །ཞེས་དང་། བ་ལེ་ཀ་ནི་ཚོས་ཤིང་རུལ་བ་འདྲ། །ཞེས་དང་། འདྲ་ཡིག་ལས། བ་ལེ་ཀ་ནི་ཕུར་མོང་རྩ་བ་འདྲ། །ཞེས་དང་། འདྲ་དཔེར། བ་ལེ་ཀ་ནི་དབྱི་མོང་ཀྲུས་པ་འདྲ། །ཞེས་སོ། །

[ནུས་པ།] གློ་བ་དང་། མཆིན་པ་སྐྱོད་ཀྱི་ཚད་པ་རྣམས་སེལ་བར་བྱེད། ཞུགས་ཕྲེང་ལས། བ་ལེ་ཀ་ནི་བསིལ་ལ་ཡང་བས་རང་གི་ནུས་པས་ཁྲག་ནད་རིམས་དང་ཚ་བ་དག་ལ་ཕན། ཞེས་དང་། རང་བྱུང་བས། བ་ལེ་ཀ་ཡིས་ཁྲག་འཁྲུགས་སེལ། །ཞེས་སོ། །

ག་དུར། ག་དུར་རིམས་དང་གློ་ཚད་རྩ་ཚད་སེལ། །ཞེས་པ་ལ། མིང་། ཞུ་པ་ལ་བེ་ཏ། སྔོད་ལི། ལི་ག་དུར་ཟེར།

[ངོ་བོ།] འབྲུངས་དཔེར། བསིལ་སྦྱོད་སྙོམས་པའི་ལི་ག་དུར། །ཆུ་ཡི་ནང་ནས་སྐྱེས་པ་སྟེ། །ལོ་མ་འབྲས་ཀྱི་ལྡང་པ་འདྲ། །སྡོང་པོ་རྩ་ཡི་སྡོང་བུ་འདྲ། །རྩ་བ་མོན་བུ་སྐམ་པོ་འདྲ། །རོ་ནི་ཚ་ལ་མངར་བ་ཡིན། །རང་གི་ནུས་པས་ཚད་རིམས་དང་། །གློ་ནད་སེལ་ཞིང་སྐྲངས་པ་འདུལ། །ཆུ་སེར་ཐམས་ཅད་འདྲེན་པར་བྱེད། །ཅེས་པ་འདི་ལ་རིགས་གཉིས། སྔོད་ནས་ཡོང་བའི་ཕྱི་ནག་ལ་གཉེར་མ་ཅན། །ནང་དམར་ལ་སྐྱི་ཞིང་དྲི་མ་ཤིན་ཏུ་ཞིམ་པ་རོ་ཚ་ལ་བསྐ་བ་སྔོད་ལི་ཞེས་པ་མཆོག འདྲ་དཔེར། ག་དུར་བྲེ་རོག་སྤྲུས་མོ་འདྲ། །ཞེས་པ་དེ་ཡང་རྩ་བ་སྒོམ་ལ་མཁྲིགས་པ་པོ། ཕྲལ་སྐྱི་བ་མོའོ། །སྔོ་རོང་ནས་འབྱུང་བ་ཕྱི་དབྱིབས་པགས་པ་བཅས་སྤྲོ་ལོ་དམར་པོ་འདྲ་ལ་མཁྲིགས་ཤིང་རོ་བསྐ་བ་ནི་དམན་པའོ། །བོད་ཀྱི་ལྷུམ་ལི་ག་དུར་ནི་གཡའ་ཐང་ཆུ་ཤག་ཏུ་སྐྱེ་བའི་མེ་ཏོག་དམར་པོ་སྐྱི་མ་འདྲ་བ་རྩ་བ་དབྱིབས་ཤུ་དག་འདྲ་བ་མཐོ་རེ་ཙམ་ཡོད་པ་བཅག་ཁ་དམར་ལ་རོ་བསྐ་བ་དེའོ། །

[ནུས་པ།] རིམས་དང་གློ་བའི་ཚད་པ་དང་། རྩའི་ནད་རྣམས་སེལ་བར་བྱེད། བདུད་རྩི་ཐིགས་པར། ལི་ག་དུར་དྲོ་སྐམ་ཆམ་པ་སེལ། །ཡན་ལག་སྐྲངས་པ་ཁོང་ནས་འཇིབ་ཅིང་སྐེམ། །ཞེས་དང་། རང་བྱུང་བས། ལི་ག་དུར་གྱིས་དུག་ཐབས་འཇིབ། །ཅེས་སོ། །

སྟབ་སེང་། སྟབ་སེང་རུས་ཆག་སྦྱོར་ཞིང་རུས་ཚད་སེལ། །ཞེས་པ་ལ། མིང་། ཏ་མ་ལ་ཀ སྟབ་སེང་། ཤིང་དཀར། སྤྱི་བཞུར། ཤིང་སྟོན། ཚངས་དཔོན་གཡུ་ཡི་གསུང་ཆབ་ཅན་ཟེར།

[ངོ་བོ།] འབྲུངས་དཔེར། སྤྱི་བཞུར་ཤིང་དཀར་རྩབ་མོ་ནི། །སྤྲ་ཡི་རོང་གི་ནགས་སུ་སྐྱེ། །ཤུན་པ་སྤུར་བའི་སྤགས་པ་འདྲ། །རང་གི་ནུས་པས་རུས་ནད་སེལ། །ཆུ་རུ་བསྲུས་ནས་ཁོང་དུ་བཏང་། །གང་ཡིན་རྨ་ནད་ཐམས་ཅད་ལ། །ཆུ་སེལ་འཇིབ་པའི་གཙོ་བོ་ཡིན། །ཞེས་པ་ཤིང་འབྱར་པ་འདྲ་བའི་ཤུན་ཕྱི་སྐྱ་ལ་བར་རྩི་སྟོན་ལྡང་ཅན་ཆུར་སྦངས་ན་ཁུ་བ་སྔོན་པོ་འབྱུང་བ་དེའོ། །

[ནུས་པ།] རུས་ཆག་སྦྱོར་ཞིང་རུས་ཚད་རྣམས་སེལ་བར་བྱེད། །དཔག་བསམ་ལྗོན་ཤིང་ལས། སྦྱི་བཞུར་རུས་པའི་གས་པ་སྦྱོར། །ཞེས་དང་རང་བྱུང་བས། སྦྱི་བཞུར་མགོ་རུས་ཆག་པ་སྦྱོར། །ཞེས་སོ། །

སྒྲོན་ཤིང་། སྒྲོན་ཤིང་བད་རླུང་ཆུ་སེར་གྲང་བ་སེལ། །ཞེས་པ་ལ། མིང་། གོར་ཙན་དན། ཐང་མ་སྒྲོན། ཐང་ཤིང་། ར་སྣ་ཟེར།

[ངོ་བོ།] དབྱིབས་དང་ཆེ་ཆུང་སོམ་ཐང་ཤིང་འདྲ་ལ་ལོ་མ་དེ་ལས་རིང་ལ་ཕག་རྔོད་ཀྱི་ཟེ་བ་གཤིབས་པ་ལྟ་བུ་ཕྱུར་དུ་འཕྱང་བ། འབྲས་བུ་ཐང་ཤིང་འབོས་བྱིས་ལས་ཆེ་བ་སྲ་མཁྲེགས་ཅན། སྡོང་པོ་ཐང་ཆུས་ཟིན་པས་སེར་ལ་དྭངས་པ། ཀུན་གྱིས་མེ་དྲོན་བྱེད་པ་ཤིང་སྨུམ་ཅན་ཛྙ་ཧྲིའི་དྲི་བྲོ་བ་ཚོ་མཁྲེགས་ལྷི་བ་བཟང་།

[ནུས་པ།] བད་རླུང་དང་ཆུ་སེར་གྲང་བའི་ནད་རིགས་རྣམས་སེལ་བར་བྱེད། བདུད་རྩི་ཐིགས་པར། སྒྲོན་ཤིང་དྲོ་ཞིང་སྐམ་ལ་རླུང་ནད་དང་། འོར་དང་སྐྲངས་པ་མ་ལུས་འཇོམས་པ་ཡིན། །འདི་ཡི་སྨན་མར་རླུང་དང་བད་ཀན་དང་། །མཁལ་སྐྱེད་སྟུག་སྐམ་སྲིན་གྱི་ནད་རྣམས་སེལ། །ཞེས་དང་། དཔག་བསམ་ལྗོན་པར། སྒྲོན་ཤིང་དྲོ་ལ་སྐེམ་པར་བྱེད། །རླུང་ནད་འོར་དང་སྐྲངས་པ་འཇོམས། །ཞེས་སོ། །

སྐྱེར་པ། སེ་རྒོད། སྐྱེར་བ་སེ་རྒོད་དུག་སྣད་ཆུ་སེར་སེལ། །ཞེས་སྐྱེར་པ་ལ་མིང་། བ་ལ་ཏ་ཀ གསེར་ཤིང་འབྲས་སྐྱུར། ཞུགས་སེར་ཟེར།

[ངོ་བོ།] འཁྲུངས་དཔེར། གསེར་ཤིང་བ་ལ་ཏ་ཀ་སྟེ། །སྐྱེར་པ་དཀར་པོ་ཞེས་ཀྱང་བྱ། །ཉིན་སྲིབ་གཉིས་ཀྱི་མཚམས་སུ་སྐྱེ། །པགས་པ་དཔྱལ་མདོག་སྙིང་པོ་སེར། །མེ་ཏོག་སེར་ལ་འབྲས་བུ་དམར། །རོ་སྐྱུར་ནུས་པས་དུག་ནད་དང་། །རིམས་སྙིང་མིག་ནད་ཐམས་ཅད་སེལ། །ཞེས་པ་དཀར་པོ་ལོ་སྡོང་ཆེ་ལ་མེ་ཏོག་སེར་སྐྱ། འབྲས་བུ་དམར་པོ་རོ་སྐྱུར་ལ་མངར་ཞད་ཡོད་པ། ཕྱི་པགས་དཀར་པོ་བར་ཤུན་སེར་ལ་མཐུག་པ་དེ་ཡིན། ནག་པོ་ཕྱི་ཤྭགས་ནག་ངམ་ཆེ་ལ་ལོ་སྡོང་ཆུང་བ་མེ་ཏོག་སེར་ཁ་ཆེ་བ་འབྲས་བུ་དམར་ནག་ཐར་ཐོར་ལས་མེད་པ་ལྷང་ཚེར་ཡང་ཟེར་བ་དེའོ། །སྐབས་འདིར་བསྟན་པ་ནི་དཀར་པོའོ། །

སེ་རྒོད་ལ་མིང་། ཏ་ཙིག ཁའབར་བ་ཟེར།

[ངོ་བོ།] འཁྲུངས་དཔེར། སེ་རྒོད་མ་ཞེས་བྱ་བ་ནི། །སྲིབ་མོ་ནགས་ཀྱི་ནང་དུ་སྐྱེ། །སྡོང་པོ་ཁོང་སྟོང་ཤུན་པ་སྨུག །མེ་ཏོག་དམར་པོ་རྩ་བ་ཕྲུན། །འབྲས་བུ་ཆེ་ལ་རབ་ཏུ་དམར། །རང་གི་ནུས་པས་དུག་ནད་འཇོམས། །ཞེས་པ་སྡོང་པོ་ཁོང་སྟོང་ཚེར་ཞིབ་བ་སྤུ་ལྟར་མང་བ། མེ་ཏོག་དམར་པོ་རྒྱ་ཁ་མདངས་གསལ་བ། འབྲས་བུ་དམར་པོ་དམ་བི་འདྲ་བའི་ནང་དུ་སྤུ་དཀར་ཅན་གྱི་ཤིང་དེའོ། །

[ནུས་པ།] སྐྱེར་པ་དང་སེ་རྒོད་དེ་གཉིས་ཀྱིས་དུག་རྣམས་སྣད་ཅིང་ཆུ་སེར་གྱི་ནད་སེལ་བར་བྱེད། སྐྱེར་པ་ལ། ཤུགས་ཕྲེང་ལས། སྐྱེར་པ་བསིལ་ལ་རྩུབ་པས་དུག་དང་ཆུ་སེར་འདོན། །ཞེས་དང་། དཔག་བསམ་ལྗོན་ཤིང་ལས། སྐྱེར་ཤུན་འབྲུ་བ་གཅོད་པ་དང་། །ཚད་སྙིང་ཆུ་སེར་སྙིང་བ་སེལ། །ཁཎྜས་ཀྱང་

སོགས་ནད་ཀུན་འཇོམས། །ཞེས་དང་། རང་འགྲེལ་ལས། སྐྱེར་པས་དུག་སེལ་མིག་ལ་ཕན། །ཞེས་གསུངས། སེ་རྒོད་ལ། རོ་སྙོར་ལས། སེ་རྒོད་སྙོམ་ལ་ཡིད་ཙམ་རྩུབ་པ་ཡིན། །ཞེས་དང་། རང་འགྲེལ་ལས། སེ་བས་རྩ་སྦྲུབ་ནད་རྣམས་སྤུད། །ཅེས་སོ། །

སེང་ལྡེང་། སེང་ལྡེང་ཁྲག་དང་ཆུ་སེར་སྐེམ་པར་བྱེད། །ཅེས་པ་ལ། མིང་། ཁ་དི་ར། སེང་ལྡེང་། ཟླ་བའི་ཡལ་ག ཆུ་སེར་ཁྲག་འཕྲུང་། ཁྱབ་མཛེ་འཇོམས་ཟེར། །

[ངོ་བོ།] འདི་ལ་རིགས་གསུམ་སྟེ། དམར་པོ་ཙན་དན་སེང་ལྡེང་། སེར་པོ་སྐྱེར་པ་སེང་ལྡེང་། སྐྱ་བོ་སོམ་སེང་ལྡེང་ཟེར། འབྲུངས་དཔེར། སེང་ལྡེང་ཞེས་བྱའི་ཤིང་དག་ནི། །ཚ་བས་གདུང་པའི་རི་ལ་སྐྱེ། །ལོ་སྡོང་ཆེ་ལ་རབ་ཏུ་མཐྲིགས། །ལོ་མ་ཕག་གི་ཟེ་བ་འདྲ། །རོ་ནི་ཡིད་ཙམ་ཁ་བ་ཡིན། །རང་གིས་ནུས་པས་ཆུ་སེར་སྐེམས། །ཞེས་པ་འདི་སྔོན་པའི་དུས་སུ་ཁནྡ་བཙོས་པ་ལ་ཁྲི་ལ་ཕ་རི་བྱེད། །

[ནུས་པ།] ཁྲག་གི་ནད་རིགས་དང་ཆུ་སེར་སྐེམ་པར་བྱེད། །རིན་སྤུངས་ལས། སེང་ལྡེང་བསིལ་བས་ཆུ་སེར་སྐེམ་པར་བྱེད། །ཅེས་དང་། དཔག་བསམ་ལྗོན་ཤིང་ལས། སེང་ལྡེང་གིས་ནི་སྐེམ་པར་བྱེད། །ཅེས་དང་། རང་འགྲེལ་ལས། སེང་ལྡེང་མཛེ་དང་ཆུ་སེར་སྐེམ། །ཞེས་གསུངས།

སོ་ཆ། སོ་ཆས་ནད་ཀུན་གྱིན་འདྲེན་སྨུགས་སྨན་མཆོག །ཅེས་པ་ལ། མིང་། མ་ཏ་པ་ལ། པོ་སོ་ཆ་ཟེར།

[ངོ་བོ།] འབྲུངས་དཔེར། སྟོད་དུ་འདྲེན་བྱེད་པོ་སོ་ཆ། །ཚད་རོང་དག་ལ་སྐྱེ་བ་ཡིན། །ཤིང་སྡོང་ཆེ་ལ་རབ་ཏུ་མཐྲིགས། །ལོ་མ་སྨུམ་ལ་ཕྲ་བ་སྟེ། །མེ་ཏོག་དཀར་ལ་འབྲས་བུ་ནི། །མི་ཤན་དག་གི་འབྲས་བུ་འདྲ། །རོ་ནི་ཚ་ལ་ཡིད་ཙམ་སྨུམ། །རང་གི་ནུས་པས་བད་ཀན་དང་། །ནད་རྣམས་ཐམས་ཅད་གྱེན་དུ་འདྲེན། །སྨུགས་སྨན་ཀུན་གྱི་གཙོ་བོ་ཡིན། །སོ་ཆ་མེད་པར་སྨུགས་གཏོང་བ། །སྨུགས་ཐོན་ནད་ནི་ཐོན་མི་འགྱུར། །ཞེས་པ་ཤིང་སྡོང་ཆེ་ལ་མཐྲིགས་པ་ཚེར་མ་ཅན་འབྲས་བུ་མིའི་ རླིག་འབྲས་འདྲ་བ་ཁམ་སྐམ་ཙམ་གྱི་ནང་དུ་ཚི་གུ་དོང་གི་འབྲུ་འདྲ་བ་ཡོད་པ་དེའོ། །ལུང་ཏང་ཕྱི་ལྷགས་ལའང་ནུས་པ་ཕྱོགས་མཐུན་ཡོད་པར་བཤད། །

[ནུས་པ།] ནད་ཀུན་གྱེན་དུ་འདྲེན་པའི་སྨུགས་སྨན་གྱི་མཆོག་ཏུ་གྱུར་པའོ། །གདམས་པ་སུམ་ཅུ་པར། སོ་ཆ་བརྟན་ཞིང་གྱེན་ལ་འདྲེན་པའི་མཆོག །ཅེས་དང་། རང་འགྲེལ་ལས། པོ་སོ་ཆ་ཡིས་ནད་ཀུན་སྨུགས། །ཞེས་སོ། །

དན་རོག **ཤྲཱིཁཎྜ།** དན་རོག་ཤྲཱིཁཎྜས་དྲག་པོར་སྦྱོང་། །ཞེས་པ་སྟེ། དན་རོག་ལ་མིང་། ཨེ་རཎྜ། སླང་རོག ཧྲ་ཡི་ཕ་ལ་ཟེར།

[ངོ་བོ།] འདི་ལ་རིགས་གསུམ་སྟེ། དན་རོག་ནི། འདྲ་དཔེར། དན་རོག་ཐོད་ཀྱི་ཡུལ་དུ་སྐྱེ། །རྩ་

བསྒོམ་ལ་ཤིན་ཏུ་རིང་། །ལོ་མ་ཆེ་ལ་ཅུང་ཟད་རྩུབ། །སྡོང་པོ་སྤུབས་ཅན་ཚིགས་པ་ཅན། །མེ་ཏོག་དཀར་པོ་གང་བུ་ཅན། །རང་གི་ནུས་པས་བད་ཀན་དང་། །འདུས་པའི་ནད་རྣམས་སྐྱུགས་བཤལ་བྱེད། །ཅེས་ཏ་ལམ་སྐྱེ་ཚུལ་ལྡུམ་འདྲ་བ་དེའི་འབྲས་བུ་ཤུན་པ་ནག་པོ་ཤིན་ཏུ་འཇམ་པ་འོད་ཅན་དེ་མཆོག

དན་ཁྲ་ནི། འགྲུངས་དཔེར། དན་དཁྲ་པོ་ཞེས་བྱ་བ། ། སྲིབ་རི་ནགས་ཀྱི་ནང་དུ་སྐྱེ། །ལོ་མ་ཅུང་ཟད་རྩུབ་པ་ཡིན། །སྡོང་པོ་རིང་ལ་འཁྲིལ་ཞིང་སྐྱེ། །གོང་བུ་གོང་དང་འདྲ་བའི་ནང་། །འབྲས་བུ་ཁྲ་བོ་དན་རྫོག་འདྲ། །ཞེས་བཞིན་འབྲས་བུ་སྤུར་བ་སླེ་བཅད་འདྲ་བ་ནག་ཁྲ་སེར་ཁྲ་དམར་ཁྲ་འབྱུང་བར་དན་ཁྲ་ཞེས་འབྲིང་། བཛ་སྦྱོད་དུ། དན་རྫོག་སྤུར་བ་སླེ་བཅད་འདྲ། །ཞེས་སོ། མོན་སྐྱེས་འབྲས་བུ་རྣུས་སྤྲལ་གྱི་རྒྱབ་འདྲ་བའི་ནག་པོ་སྔ་མ་ལས་ཆེ་བ་ནི་དམན་པའོ། །

ཤྲཱི་ཁཎྜ་ལ་མིང་། དཔལ་གྱི་དུམ་བུ། ཤྲཱི་ར། བསེ་ཞོ་ཟེར།

[ངོ་བོ།] འགྲུངས་དཔེར། ཤྲཱི་ཁཎྜ་ཞེས་བྱ་བ། །དཔལ་གྱི་དུམ་བུ་ནད་སེལ་ཟེར། །ཤིང་སྡོང་ཆེ་ལ་རྐན་པོ་འདྲ། །ཁ་དོག་སྔོན་པོ་ཡལ་ག་རྒྱས། །ཐམས་ཅད་ལྕ་རྫེ་གོག་པོ་འདྲ། །འོ་མའི་རྒྱ་མཚོ་ནང་ནས་སྐྱེ། །དེ་ལ་ཁཎྜ་བྱས་པ་ནི། །རོ་ནི་ཚ་ལ་ཡིད་ཙམ་ཁ། །རང་གི་ནུས་པས་སྨད་དུ་སྦྱོང་། །ཞེས་གསུངས་བཞིན་གྱི་ཤིང་དེ་ལ་དཀར་ནག་གཉིས་ལས་བདུད་རྩི་བསེ་དཀར་ཤིང་སྡོང་ཆེ་ལ་ལོ་མ་ལྡུམ་ལོ་འདྲ་བ་དེའི་ཞོ་འམ་ཚི་བ་ཞུན་བྱས་སྦྲུས་ནས་འཕང་ལོ་བྱས་པ་ལ། བཛ་སྦྱོད་དུ། ཤྲཱི་ཁཎྜ་ཕབ་རྫོག་འདྲ། །ཞེས་གསུངས། དེ་བསེ་ཤིང་ལ་མི་གཏོགས་ཀྱང་ཟེར། །གཞན་ཡང་རོང་མཚམས་བལ་པོ་སོགས་ལ་སྐྱེ་བའི་སྤྲོ་ལྡུམ་ལོ་མ་མེད་པ་ཁྲུ་དོ་ཙམ་འོ་མ་ཅན་ཞིག་དང་། འཁྲི་ཤིང་རིགས་རྩ་རྩེ་ཕྲ་སྒོམ་མེད་པ་ཐག་པ་འདྲ་པ་ལོ་མ་མེ་ཏོག་མེད་པ་བྲེག་ན་ཞོ་འབབ་པ་དེ་ལུས་ལ་རེག་ན་ཐྭ་ཤུ་འབྱུང་བར་བྱེད་པ་ཞིག་ལ་བཞེད་པའང་ཡོད། །

[ནུས་པ།] ནད་རིགས་གང་ཡང་དྲག་པོར་སྦྱོང་བར་བྱེད། དན་རྫོག་ལ། རང་བྱུང་བས། དན་རྫོག་སྦྱོང་བྱེད་གསོད་བྱེད་མཆོག །ཅེས་དང་། དན་རྫོག་སྟུམ་ལ། སྙིང་པོ་བསྡུས་པར། ཨ་རཎྜ་འདྲ་མར་ཚ་ཞིང་ཁ། །ཞུ་རྗེས་མངར་ལྷི་འབྲུ་བ་ཡིན། །ཞེས་གསུངས། ཤྲཱི་ཁཎྜ་ལ། རོ་སྙེར་ལས་ཤྲཱི་ཁཎྜ་ཚད་པ་སྐྱེ་ཞིང་འགྲུ། །ཞེས་སོ། །

དོང་ག དོང་གས་མཆིན་ནད་སེལ་ཞིང་འཇམ་པོར་འབྲུ། །ཞེས་པ་ལ། མིང་། ཀ་ཊི་ཀ་ར། ཉ་ཤ་ཀ་ར། ལྗོན་ཤིང་གི་རྒྱལ་པོ། བཤལ་སྨན་ཐོག་ཅན་ཟེར།

[ངོ་བོ།] འགྲུངས་དཔེར། སྨན་མཆོག་དོང་ག་ཞེས་བྱ་བ། །དབེན་པ་རྫོང་ཆེའི་ས་ལས་སྐྱེ། །ལོ་མ་མེ་ཏོག་ཆེ་བ་ལ། །རང་ཉིད་ཤིང་གཞན་ལ་མཁྲིལ་སྐྱེ། །འབྲས་བུ་ལོང་ཀ་ཁྲག་བརྒྱངས་འདྲ། །རོ་ནི་མངར་ལ་ཡིད་ཙམ་ཚ། །རང་གི་ནུས་པས་ནད་རྣམས་སྦྱོང་། །ཞེས་པ་གང་བུ་སྨུག་པོའི་ནང་དུ་འཁོར་ལོ་ཞེས་ནང་གི་ཚིགས་མཚམས་རེར་འབྲས་བུ་རེ་ཡོད་པ་དེ་གཏོང་བ་ཡིན། ཐང་ཏིས། དོང་གའི་ཚིགས་པ་རེ་

རེའི་བར། །ཅིས་པ་འབྲུ་ཅི་ད་རེ་རེ་ཡོད། །མཆིན་དུག་སྦྱོང་བའི་སྨན་མཆོག་ཡིན། །ཞེས་དང་། འདྲ་དཔེར། ངོང་ག་མི་བརྒྱུགས་རྟགས་འགྲེང་འདྲ། །ཞེས་དང་། འདྲ་ཡིག་ཏུ། ངོང་ག་ཁྲག་རྒྱ་ནག་པོ་འདྲ། །ཞེས་སོ། །

[ནུས་པ།] མཆིན་པའི་ནད་རིགས་སེལ་ཞིང་གང་ཡང་འཇམ་པོར་འབྱུ་བར་བྱེད། བདུད་རྩི་ཐིགས་པར། ངོང་ག་ཆ་སྐྱོམས་བག་ཙམ་བརྣན་པས་འབྱུ། །མཉེས་པའི་ཁུ་བས་ཡན་ལག་སྒྲངས་པ་སེལ། །ཞེས་དང་། རང་བྱུང་བས། ངོང་ག་སྨུག་པོས་སྦྱོང་བར་བྱེད། །ངོང་གའི་ཤིང་གིས་དུག་ལ་ཕན། །ཞེས་གསུངས། །

ཀ་ཕེད། ད་ཧྲིག སྨུག མོན་ཆ་ར། ཀ་ཕེད་ད་ཧྲིག་སྨུག་དང་མོན་ཆ་རས། །འབྲུ་བའི་ནད་རྣམས་ཚ་གྲང་མེད་པར་གཅོད། །ཅེས་པ་སྟེ། ཀ་ཕེད་ལ་མིང་། ཁ་ཏ་ཀ འབྲུ་གཅོད་གཙོ་བོ། ཆག་ཚང་ཀུ་བ་ཟེར།

[ངོ་བོ།] འབྱུངས་དཔེར། ཀ་ཕེད་ཅེས་བྱའི་འབྲས་མཆོག་ནི། །ལོ་མ་ལེབ་ལ་ཆེ་བ་ཡིན། །སྡོང་བོ་རིང་ལ་ཡལ་ག་མང་། །མེ་ཏོག་དཀར་ལ་རབ་ཏུ་མཛེས། །འབྲས་བུ་བྱིས་པའི་ཐོད་ཕོར་འདྲ། །རོ་ནི་ཅུང་ཟད་སྐྱུར་བ་ཡིན། །ནུས་པས་ཟ་དང་གློ་ནད་སེལ། །ཞེས་པ་རྡོང་ནས་འོང་བའི་འབྲས་བུ་ཁུར་ཚུར་ཙམ་དང་ཆེ་བ་ལུག་གི་གྲོད་པ་ཙམ་ཡོད་པར་ཀུ་བ་མགོ་རིལ་ཟེར་བ་འབྲུལ་སོ་ཆུང་བ་དེའོ། བཅར་སྦྱོད་དུ། ཀ་ཕེད་བྱིས་པའི་ཀླད་ཕོང་འདྲ། །ཞེས་སོ། དེ་ལ་རིགས་ཕོ་མོ་གཉིས་སུ་ཕྱེས་ནས་ཀ་ཕེད་ཕོ་བིལ་བ་མོ་ཟེར་ཡང་བིལ་བ་ཀ་ཕེད་ཀྱི་རིགས་སུ་མི་གཏོགས་སོ། །

ད་ཧྲིག་ལ་མིང་། ཨོམ་བླ་ཤ་སྐམ། མ་ཧི་ཏ་པ་ཟེར།

[ངོ་བོ།] འབྱུངས་དཔེར། ད་ཧྲིག་ཅེས་བྱའི་ཤིང་དེ་ནི། །ཚད་པ་ཆེ་བའི་ནགས་ལས་སྐྱེ། །སྡོང་པོ་ཆེ་ལ་ཤུན་པ་སྲ། །མེ་ཏོག་དམར་ཆུང་ལོ་མ་སྔོར། །འབྲས་བུ་ལུག་ཤིག་སྔོང་བ་འདྲ། །རོ་ཤིན་མངར་ལ་སྐྱུར་བའོ། །རང་གི་ནུས་པས་འབྲུ་བ་གཅོད། །ཅེས་འབྲས་བུ་དམར་ལེབ་སོན་ཙམ་སྨུན་མ་དམར་ཕྱི་རྩི་སྨུམ་ཅན་རོ་སྐྱུར་བ་དེའོ། །བཅར་སྦྱོད་དུ། ད་ཧྲིག་ལུག་ཤིག་སྔོང་བ་འདྲ། །ཞེས་སོ། །

སྨུག་ལ་མིང་། ཧཱུཾ་ཁར། ཤིང་ཟན་ཟེར། སྐབས་འགར་མ་མ་མིག་དང་སྤེལ་པའི་སྔོང་ཡང་ཟེར་བས་སྐབས་ལས་ཤེས་དགོས།

[ངོ་བོ།] འདི་ཤིང་མ་ལེ་གྲུམ་ཤིང་གི་རྐང་སྟེ། རིགས་དཀར་དམར་གཉིས་ལས་དཀར་པོ་བག་ཕྱེ་འདྲ་བ་དང་། དམར་པོ་གྲོ་མའི་ཕྱེ་མ་འདྲ་བ་གཉིས་ཀ་རོ་བསྐལ་ཅུང་ཟད་ལན་ཚ་བ་དེའོ། །བཅར་སྦྱོད་དུ། སྨུག་ནི་གྲོ་མའི་ཕྱེ་མ་འདྲ། །ཞེས་སོ། །

མོན་ཆ་ར་ལ་མིང་། ཤཀྵ་ལི། ཛ་རི་རམ། འགྲམ་གཅོད། འབྲུ་གཅོད་ཟེར།

[ངོ་བོ།] འབྲངས་དཔེར། བེ་ཤིང་ལོ་མ་ལེབ་ལ་སྔོར། །ཇ་ཡི་ལོ་མ་འདྲ་བ་ལ། །ཚེར་མ་བག་ཙམ་ཡོད་པ་སྟེ། །འབྲས་བུ་རྡོ་རྗེ་ཕ་ལ་འདྲ། །ཞེས་པ་ལྟར་གྱི་བེ་ཤིང་ནག་པོའི་ཁྲག་སྟེ། བཙ་སྤྲོད་དུ། མོན་ཚ་ར་ནི་ཁྲག་སྐམ་འདྲ། །ཞེས་དང་། རང་བྱུང་བས། བེ་ནག་འབྲས་བུ་མོན་ཚ་ར། །འབྲུ་བ་གསོད་པའི་དམ་པ་ཡིན། །ཞེས་པ་དེ་གཉིས་ཁྱད་པར་མེད་དོ། །

[ནུས་པ།] བཤད་མ་ཐག་པ་དེ་བཞི་པོས་འབྲུ་བའི་ནད་རིགས་ཚ་གྲང་མེད་པ་གསོད་པར་བྱེད། ཀ་པེད་ལ། རང་བྱུང་པས། ཀ་པེད་རྒྱུ་ལོང་ཚ་འབྲུ་སེལ། །ཞེས་དང་། ད་ཏྲིག་ལ། གདམས་པ་སུམ་བཅུ་པར། ད་ཏྲིག་སྐམ་པས་འབྲུ་བ་གསོད་བྱེད་ཅིང་། ལུས་ཀྱི་ཡན་ལག་ཁྲག་རྒྱས་འགྲིལ་བ་དང་། སྐྲུགས་དང་ཡིག་འཆུས་པ་སེལ་བར་བྱེད། །ཅེས་དང་། རང་བྱུང་རྡོ་རྗེས། ད་ཏྲིག་འབྲུ་གསོད་དབུགས་ནད་སེལ། །ཞེས་གསུངས། །

བདུན་པ། སྤོ་ཡི་སྨན་གྱི་ནུས་པ།

ཧོང་ལེན། ཧོང་ལེན་ཁྲག་སྐེམ་འབྲུགས་ཚད་དོན་ཚད་སེལ། །ཞེས་པ་ལ་མིང་། བདུད་རྩི་ཀ་ཧྲེ་ཏ། བྱ་ཀན་སུག་པ། ཕྲུ་ཅོ་ཤེལ། གཡའ་རུག་མ། ག་པུར་ཟིལ་གནོན་ཟེར།

[ངོ་བོ།] སྔོད་ནས་འབྱུང་བའི་ལྷམ་རྩ་དམར་སྨུག་ཏུལ་བ་འདྲ་བ་དང་། སྐྱ་སེབ་སྤྲོ་ལོ་འདྲ་བ་རོ་ཤིན་ཏུ་ཁ་བ་དེ་གཉིས་བཟང་བར་བཤད། བོད་ཡུལ་གར་ཡང་སྐྱེ་བའི་ཧོང་ལེན་ལ་ཕོ་མོ་གཉིས་ཏེ། ཕོ་ལྷམ་རྫ་ལས་སྐྱེ་བ་ནི་འབྲངས་དཔེར། ཧོང་ལེན་གཡའ་ཤག་རྫ་ལས་སྐྱེ། །ལོ་མ་སྨུག་མཐུག་སྟུམ་པ་ལ། །མེ་ཏོག་སྨུག་པོ་འཁྱོང་ལོ་འདྲ། །རྩ་བ་སྲུ་ཅན་གོང་བྲུན་འདྲ། །ཞེས་དང་། རྗེ་གཡུ་ཐོག་པས། ཧོང་ལེན་གཡའ་སྤང་མཚམས་སུ་སྐྱེ། །ལོ་མ་མཐུག་འཇམ་སོག་ལེ་ཁ། །མེ་ཏོག་ནས་ཀྱི་འཁྱོང་པོ་འདྲ། །ངར་པ་སྨུག་པོ་རིལ་མོ་ལ། །རིང་ཐུང་མཐོ་རེ་མཛུབ་རེ་ཙམ། །རྩ་བ་གོང་མོའི་བྲུན་དང་འདྲ། །དྲི་མེད་རོ་ནི་ཁ་ལ་དྭངས། །ཁྲག་སྐེམ་འབྲུགས་ཚད་སེལ་བར་བྱེད། །ཅེས་པ་དང་། རྟོགས་བརྗོད་ལས། གཡའ་གངས་རྫ་མཐོ་འཛིན་པའི་གཡའ་རུག་མ། །ཟངས་ལུས་གཡུ་ལོ་མཆོང་གི་མེ་ཏོག་མཛེས། །རྐང་པ་ལྷ་བྱའི་བདུད་རྩིས་རྒྱ་ཚད་སེལ། །ཆུ་མཐུད་ཁྲག་མཁྲིས་མཁྲིགས་སེལ་གཙོ་མོ་ལགས། །ཞེས་དང་། མོ་ལྷམ་ན་སྤང་ལ་སྐྱེ་བ་ནི། །ཧོང་ལེན་མོ་ཞེས་བྱ་བ་ནི། །ན་དང་སྤང་གི་མཚོ་ལས་སྐྱེ། །ལོ་མ་མཐུག་གཉེར་འཕྲུངས་པ་ལ། །མེ་ཏོག་དཀར་པོ་སྤྲུང་འཇུག་འདྲ། །རྩ་བ་གོང་མོའི་རིལ་མ་འདྲ། །ཡན་ལག་ཁ་སྤུ་རིང་ལ་མང་། །རོ་ནི་ཁ་ལ་ནུས་པ་བསིལ། །ཁྲག་མཁྲིས་རྒྱས་པའི་ཚ་བ་འཇོམས། །ཞེས་པ་དེ་གཉིས་འབྲུལ་མེད་ཡིན། །དེའང་ཕོ་ལྷམ་བཟང་ལ་མོ་ལྷམ་དམན་པའོ། །

[ཐུས་པ།] ཁྲག་ནད་ཀྱི་རིགས་སྐེམ་ཞིང་འཁྲུགས་ཀྱི་ཚད་པ་དང་། དོན་ལྔའི་ཚད་པ་རྣམས་སེལ་བར་བྱེད། ལྷུགས་ཕྲེང་ལས། ཧོང་ལེན་བསིལ་ལ་རྩུབ་པས་ཁོང་ནད་འཁྲུ་ཞིང་འཇོམས། །ཞེས་དང་། དཔག་བསམ་སྔོན་ཤེལ་ལས། ཧོང་ལེན་ཚ་བ་རྒྱས་པ་སེལ། །ཞེས་དང་། རང་བྱུང་པས། ཧོང་ལེན་ཁྲག་གི་ཚད་པ་སེལ། །ཞེས་སོ། །

སྤང་རྩི་དོ་བོ། སྤང་རྩི་དོ་བོས་རིམས་དུག་གཉན་ཚད་སེལ། ཞེས་པ་ལ་མིང་། ཚིག་ཐུབ་དཀར་པོ། ཨ་མགོ་བེར་ག མི་རྒན་མགོ་བོ། བདུད་རྩི་འཆི་སོས། བེ་དོ་ཟེར།

[ངོ་བོ།] རྟོགས་བརྗོད་ལས། རི་མཐོ་སྤང་སྔོངས་འཛིན་པའི་དོ་བོ་དེ། །མཚོང་རྩ་གཡུ་གོས་དུང་གི་རྐང་པ་ཅན། །རིམས་འཁྲུགས་ཚ་བ་གསར་རྙིང་དྲིག་གསུམ་དང་། །ཁྲག་ནད་རྒྱ་གཟེར་སེལ་བའི་གཙོ་མོ་ལགས། །ཞེས་པ་འདི་ལ་རིགས་གསུམ་སྟེ། འབྲུངས་དཔེར། སྤང་རྩི་དག་ལ་སྤུན་གསུམ་སྟེ། །སྤང་རྩི་དང་ནི་ལུག་རྩི་དང་། །སྤང་རྩི་འབྱར་བག་ཅན་ཡིན་ནོ། །ཞེས་པས་སྤང་རྩི་དོ་བོ་ནི། འབྲུངས་དཔེར། སྤང་རྩི་དོ་བོ་ཁ་ལུང་སྐྱེ། །ལོ་མ་འདབ་མར་ཉ་ག་མེད། །སྡོང་བུ་རིང་ལ་མེ་ཏོག་དཀར། །རྩས་པ་མི་རྒན་མགོ་བོ་འདྲ། །ཞེས་པ་ལོ་མ་ཉ་ག་མེད་པ་རྐང་རིང་བ་དེའོ། །ལུག་རྩི་དོ་བོ་ནི། འབྲུངས་དཔེར། ལུག་རྩི་དོ་བོ་ཞེས་བྱ་བ། །ས་དྲི་བཟང་པོའི་སྤང་ལ་སྐྱེ། །ལོ་མ་ཉག་མེད་བལ་དང་བཅས། །མེ་ཏོག་ནག་ཁྲ་དྲི་ཞིམ་གྲོ། །རང་གི་ནུས་པས་ཚད་རིམས་སེལ། །ཞེས་པ་ལོ་མ་ཉག་མེད་རྐང་ཐུང་མེ་ཏོག་ནག་ངམ་དྲི་ཞིམ་གྲོ་བའོ། །སྤང་རྩི་འབྱར་བག་ཅན་ནི། འབྲུངས་དཔེར། སྤང་རྩི་འབྱར་བ་ཅན་ཞེས་པ། །ས་བཟང་སྤང་རི་དག་ལ་སྐྱེ། །ལོ་མ་འབྱར་བ་ཉ་ག་ཅན། །ལྷམ་བུ་རུ་ཧ་ཞེས་ཀྱང་བྱ། །ཞེས་པ་ལོ་མ་ཉག་ཅན་སྡོང་པོ་རྐང་རིང་འབྱར་བག་ཅན་ནོ། །

[ཐུས་པ།] དེ་གསུམ་གྱིས་རིམས་དུག་དང་རྙིང་པའི་ཚད་པ་རྣམས་སེལ་བར་བྱེད། རང་བྱུང་ཞབས་ཀྱིས། སྤང་རྩི་དོ་བོས་ཁྲག་ཚད་སེལ། ཞེས་སོ། །

རེ་སྐོན། རེ་སྐོན་ཁྲག་སྐེམ་སྨུག་པོ་རྩ་ཚད་སེལ། །ཞེས་པ་ལ་མིང་། རྩི་དམར་རྐང་གཅིག ཕུག་རོན་རྐང་། རྩི་དམར་ཟིལ་བ། ཟླ་བའི་དུག་ཟེར།

[ངོ་བོ།] འབྲུངས་དཔེར། རྩི་དམར་རྐང་གཅིག་གཡའ་སྤང་སྐྱེ། །ལོ་མ་ཨུཏྤལ་གྱིས་པ་འདྲ། །རྩ་བ་གཅིག་ལ་སྡོང་པོ་རྒྱས། །གསེར་གྱི་མེ་ཏོག་སྨིན་དང་ལྡན། །བདུད་རྩི་ཟིལ་བ་ཁྱད་པར་ཆགས། །དྲི་ཞིམ་རོ་ནི་མཆོག་ཏུ་ཁ། །ཚད་པའི་ནད་ལ་བདུད་རྩི་ཡིན། །ཞེས་དང་། རྩི་དམར་རྐང་གཅིག་གཡའ་སྤང་སྐྱེ། །ལོ་མ་སྦྲ་སེབ་ས་ལ་བགྲད། །མེ་ཏོག་དཀར་སེར་ཆུང་ལ་མཛེས། །རྩ་བ་རྐང་གཅིག་རབ་ཏུ་དམར། །བདུད་རྩི་ཆུ་ཡི་ཟིལ་བ་ཆགས། །དྲི་ཞིམ་རོ་ཁ་མཆོག་ཏུ་བསིལ། །ཞེས་པ་དེ་མཆོག་དང་། དམན་པ་ཕྱོགས་སྔ་མ་འདྲ་རུང་མེ་ཏོག་དཀར་ལ་རྩ་བསྐྱ་བ་རྩི་སྐྱ་ཞེས་པ་གཉིས་སོ། །

[ཉུས་པ།] ཁྲག་ནད་སྐེམ་ཞིང་སླུག་པོ་རྩ་ཚད་སེལ་བར་བྱེད། །འབྲུངས་དཔེར། རྒྱ་ཎི་ཛི་ལྟར་ཚབས་ཆེ་ཡང་། །འདི་བཏབ་འཆི་བ་འཇིགས་མི་དགོས། །ཀུན་གྱི་སྦྱོར་སྦྱེར་མེད་མི་རུང་། །འདི་མེད་ནད་ནི་གསོ་བར་དཀའ། །ཚད་པའི་གཟེར་སྦྱོང་ནང་དུ་བཏང་། །ཚད་ནད་མ་ལུས་ཏུར་འདོན་བྱེད། །གཞན་ཡང་ཡོན་ཏན་བསམ་མི་ཁྱབ། །ཅེས་དང་། རང་བྱུང་པས། རེ་སྐོན་པ་ཡིས་ཁྲག་ཚད་འཇོམས། །ཞེས་གསུངས། །

ཀྱི་ལྡེ། ཀྱི་ལྡེས་སྟོད་ཚད་མཁྲིས་ཚད་སེལ་བར་བྱེད། །ཅེས་པ་སྔེ་དེ་ལ་རིགས་དཀར་ནག་ཁྲ་གསུམ་སྟེ། དཀར་པོ་ལ་མིང་། ཤ་ལངས་པ། ཤ་ལངས་འབངས། ཤེས་ཏང་དཀར་པོ། སླུ་དཀར་ཟེར།

[ངོ་བོ།] འབྲུངས་དཔེར། ཤེས་ཏང་དཀར་པོ་སྤང་ལ་སྐྱེ། །ལོ་མ་སྔོ་ལ་མཐུག་འཇམ་རིང་། །སྡོང་པོ་དམར་ལ་མེ་ཏོག་དཀར། །འབྲས་བུ་ནག་པོ་ལྟུགས་ཕྱེ་འདྲ། །རོ་ནི་ཁ་ལ་རྩུབ་པ་ཡིན། །ཞེས་པ་མེ་ཏོག་དབྱིབས་སྤང་རྒྱན་འདྲ་བ་ཁ་མདོག་དཀར་ལ་སེར་མདངས་ཡོད་པ་ཞིག་གོ །ཁྲ་བོ་ནི། མེ་ཏོག་སྔོ་ཁྲ་མང་བ་ཞིག་གོ །ནག་པོ་ལ་མིང་། ཛོ་མ། སྐྱུང་བྱེད། ཤེས་ཏང་ནག་པོ། སྤྱང་དུག་ནག་པོ་ཟེར།

[ངོ་བོ།] སྔོ་འབུམ་ལས། ཀྱི་ལྡེ་ནག་པོ་སྲིབ་ལ་སྐྱེ། །སྐྱེ་ལུགས་ཁྱི་ལྡེ་གཞན་དང་འདྲ། །མེ་ཏོག་སྔོ་སླུག་མཛུབ་རེ་ཙམ། །སྐྲངས་དང་ཆུ་སེར་སྒོག་པ་འདུལ། །ཞེས་པ་ལྟར་མེ་ཏོག་སྔོ་ནག་ཅན་ཕུང་པོ་ཆེ་བ་དེའོ། །

[ཉུས་པ།] གཞུང་འདིར་དངོས་སྨན་དཀར་པོས་སྟོད་ཀྱི་ཚད་པ་དང་མཁྲིས་པའི་ཚད་པ་རྣམས་སེལ་བར་བྱེད། དཔག་བསམ་ལྗོན་ཤིང་ལས། །ཤེས་ཏང་དཀར་པོ་ཁྲག་རྣམས་གཅོད། །བཏུལ་མས་དཀྲིས་ན་སྐྲངས་རྣམས་འཇོམས། །རྒྱ་འདུལ་བཏབ་ན་རྩ་ཚད་སྡོམ། །ཞེས་དང་། རང་བྱུང་པས། དཀར་པོ་མཛེ་ནད་དུག་ཚད་འཇོམས། །ཞེས་གསུངས། ནག་པོ་ལ་ལྗོན་ཤིང་ལས། ནག་པོ་ཆུ་སེར་སྐེམ་པའི་མཆོག །གག་པས་གྲེ་བ་འགགས་པ་དང་། །ཡན་ལག་སྐྲངས་པ་འཇིལ་བ་ཡིན། །ཞེས་དང་། རང་བྱུང་པས། ཀྱི་ལྡེ་ནག་པོས་གཉན་སྐྲངས་སེལ། །ཞེས་སོ། །

སུམ་ཅུ་ཏིག་ཏ། སུམ་ཅུ་ཏིག་གིས་མཆིན་མཁྲིས་ཚ་བ་སེལ། །

[ངོ་བོ།] རྟོག་བརྗོད་ལས། གངས་ཅན་བྲག་ལྗོངས་འཛིན་པའི་སུམ་ཅུ་ཏིག །པད་གདན་ཟངས་གོས་གསེར་གྱི་ཐྲེང་བས་བརྒྱན། །གསེར་འོད་མེ་ཏོག་རྒྱས་པའི་གཙུག་ཕུད་ཅན། །རིགས་ལྔའི་ནུ་མོར་བཅས་པའི་བདུད་རྩི་དང་། །མཆིན་མཁྲིས་ཚད་པ་སེལ་བའི་གཙོ་མོ་ལགས། །ཞེས་པ་དེ་ལ་རིགས་ཆེ་ཆུང་གཉིས་ཏེ། འབྲུངས་དཔེར། སུམ་ཅུ་ཏིག་ནི་སྲིབ་མོར་སྐྱེ། །ལོ་མ་པདྨ་སྤུངས་པ་འདྲ། །སྡོང་པོ་བྱི་རུའི་མཆོད་སྡོང་འདྲ། །མེ་ཏོག་གསེར་གྱི་པ་ཊ་འདྲ། །རང་གི་ཉུས་པས་ཏུས་ཚད་སེལ། །ཚད་རིམས་ནད་ལ་བདུད་རྩི་འདྲ། །ཞེས་པ་བཞིན་མེ་ཏོག་སེར་པོ་རོ་ཤིན་ཏུ་ཁ་བ་དེ་ཆེ་བའོ། ཆུང་བ་ནི། བཙ་སྦྲིད་དུ།

སུམ་ཉིག་གཡའ་སྤང་སྤྲག་ལ་སྐྱེ། །ལོ་མ་ལེབ་ཆུང་ཀོ་མ་མཚུ། །པདྨ་སྤུང་བཞིན་གདན་དུ་སྐྱེ། །ངར་པ་དམར་པོ་བ་སྤུ་ཅན། །ཚ་ཅན་མེ་ཏོག་དམར་ལ་སེར། །ཞེས་པ་ལྟར་མེ་ཏོག་དམར་ཤས་ཆེ་ལ་རོ་མི་ཁ་བའོ། །

[ནུས་པ།] མཆིན་པ་དང་མཁྲིས་པའི་ཚ་བ་སེལ་བར་བྱེད། དཔག་བསམ་ལྗོན་ཤིང་ལས། སུམ་ཅུ་ཉིག་གིས་བད་མཁྲིས་སེལ། །རྒྱ་ཚད་གསོད་ལ་ཚད་ནད་འཇོམས། །ཞེས་དང་། རང་བྱུང་བས། སུམ་ཉིག་ཆེ་བས་རྣག་རྣམས་སྐེམ། །ཆུང་བས་རྒྱུ་ལོང་ཁྲག་ནད་སྐེམ། །

སྤྲི་ཡང་ཀུ། སྤྲི་ཡང་ཀུ་ཡིས་ཕོ་མཆིན་ཚ་བ་སེལ། ཞེས་པ་ལ་མིང་། སླུ་མོ་གུར་གུམ། འཇིབ་སྟི། ཉིང་ལེ་བྱིན། བོད་ཀྱི་གུར་གུམ། མཆིན་སྨན་ཙོའུ། གཡུ་ལོ་དར་ཡ་ཀན་ཟེར།

[ངོ་བོ།] སྡེ་འབུམ་ལས། འཇིབ་སྟི་ཞིང་གི་སྐམ་ལ་སྐྱེ། །དྲི་ཞིམ་མེ་ཏོག་སྔོན་པོ་ཅན། །འདབ་མ་ཕྲ་ཞིང་གུར་གུམ་མཚུངས། །རིང་ཐུང་ཁྲུ་རེ་མཐོ་རེ་ཙམ། །ཕོ་མཆིན་ནད་དང་རིམས་ཚད་སེལ། །ཞེས་དང་། འབྲུངས་དཔེར། སྤྲི་ཡང་ཀུ་ནི་ཉིན་སྲིབ་གར་ཡང་སྐྱེ། །ལོ་མ་མེ་ཏོག་སྔོན་པོ་སྡེ། །མེ་ཏོག་དར་སྔོན་འཕྱར་བ་འདྲ། །རོ་ཤིང་མངར་ཁ་དང་ལྡན་པ། །ཁྲག་གཅོད་རྒྱ་འདྲུབ་ཆུ་སེར་སྐེམ། །མཆིན་ཚད་ཐམས་ཅད་སེལ་བ་སོགས། །ཡོན་ཏན་བསམ་མི་ཁྱབ་པའོ། །ཞེས་ཡོངས་གྲགས་དེའོ། །

[ནུས་པ།] ཕོ་བ་དང་མཆིན་པའི་ཚ་བ་སེལ་བར་བྱེད། རང་བྱུང་ཞབས་ཀྱིས། སྤྲི་ཡང་ཀུ་ཡིས་མཆིན་ཚད་སེལ། །ཞེས་གསུངས།

ཟངས་ཉིག ལྕགས་ཉིག ཟངས་ཉིག་ལྕགས་ཉིག་མཁྲིས་པའི་ཚ་བ་སེལ། །ཞེས་པ་སྟེ།

[ངོ་བོ།] འབྲུངས་དཔེར། ཟངས་ཉིག་རྫ་ཤར་སྤང་ཤར་སྐྱེ། །སྡོང་པོ་དམར་མདང་ངར་པ་མེད། །ལོ་མ་མང་སྤུང་སྤུ་ཆུང་ཅན། །མེ་ཏོག་དམར་སེར་མགོ་མང་འཁྲིགས། །རོ་ནི་མངར་ཁ་ཅུང་ཟད་འཛམ། །རྒྱལ་པོ་གསེར་ཐེད་ཅན་ཡང་ཟེར། །རླུང་ཚད་ལྡན་པའི་མཁྲིས་ནད་སེལ། །ཞེས་དང་། སྡེ་འབུམ་ལས། ཟངས་ཉིག་པ་ནི་སྐམ་སར་སྐྱེ། །འདབ་མ་ཉུང་དཀར་ཅུང་ཟད་འདྲ། །ངར་པ་དམར་ཞིང་ཡལ་ག་མང་། །རིང་ཐུང་མཁྲིད་རེ་མཛུབ་རེ་ཙམ། །མེ་ཏོག་དམར་སྐྱ་རོ་ནི་ཁ། །རིམས་ནད་མཁྲིས་ཚད་སེལ་བར་བྱེད། །ཅེས་བཞིན་སྡོང་བུ་ངར་པ་དམར་པོ་མེ་ཏོག་དམར་ཞིབ་མང་པོ་ཚོམ་བུ་གཅིག་ཏུ་སྐྱེ་བ་དེ་ཡིན།

ལྕགས་ཉིག

[ངོ་བོ།] འབྲུངས་དཔེར། ལྕགས་ཉིག་ཆུ་འགྲམ་སྤང་ལས་སྐྱེ། །སྡོང་པོ་ལྕགས་ཀྱི་ཕུར་མ་ལ། །ལོ་མ་སྤོ་ལྗང་རྙིང་བས་དྲིལ། །ངར་བ་ནག་ཅིང་ཕྲ་བ་ལ། །མེ་ཏོག་སྔོ་སྐྱ་རྡོ་རྗེའི་རྭ། །མང་བས་གར་སྐྱེ་ས་མདོག་སྔོ། །གང་བུ་ཟར་མའི་གང་བུ་འདྲ། །འབྲས་བུ་ལྕགས་ཀྱི་རིང་བསྲིལ་ཞིབ། །རོ་ཁ་རྒྱ་ཚད་རིམས

ཚད་སེལ། །ཞེས་དང་། ཟོ་འབུམ་ལས། ཐུགས་ཏིག་པ་ནི་སྨུ་ལ་སྐྱེ། །འདབ་མ་ཆུང་ཞིང་མེ་ཏོག་སྔོ། །ངར་པ་ནག་ཅིང་ཕྲ་བ་སྟེ། །རོ་ཁ་རྩ་དང་མཁྲིས་རིམས་སེལ། །ཞེས་སྔོང་བུ་ཁོང་སྔོང་ལོ་མ་སྔོ་ལྗང་མེ་ཏོག་སྔོན་པོ་ཆུང་བ་རོ་ཤིན་ཏུ་ཁ་བ་ར་མགོ་མ་ཏིག་ཏ་དངོས་ཡིན་ཟེར་བ་དེ་དང་། གཞན་ཡང་ཐུགས་ཏིག་འཁོར་ལོ་མ་དང་ཁབ་ཤུབ་མ་ཟེར་བའང་ཡོད་དོ། །

[ནུས་པ།] མཁྲིས་པའི་ཚ་བ་རྣམས་སེལ་བར་བྱེད། རང་བྱུང་བས། ཐུགས་ཏིག་ཟངས་ཏིག་དངུལ་ཏིག་གསུམ། །རུས་ཚད་སེལ་ཞིང་མགོ་ལ་ཕན། །ཞེས་སོ། །

སྲོ་ལོ་སྨུག་འདྲ། སྲོ་ལོ་སྨུག་འདྲས་གློ་ཡི་ཚད་པ་སེལ། །ཞེས་པ་སྟེ། དེ་ལ་རིགས་དཀར་སྨུག་གཉིས་ལས་དཀར་པོ་ལ་མིང་། གངས་ཀྱི་སེང་ཆུང་། སེང་སྐྱ་རལ་པ་ཅན། བྱ་རྒོད་བུ་གསོ། ཡུ་མོ་གློ་སྨན། སྲོལ་ཆུང་པ་རྣམས་ཟེར།

[ངོ་བོ།] ཟོ་འབུམ་ལས། སྲོ་ལོ་དཀར་པོ་གཡའ་ལ་སྐྱེ། །ལོ་མ་ལྗང་སྐྱ་འཛམ་པ་ལ། །མེ་ཏོག་དཀར་ཞིང་ངར་པ་ཕྲ། །རིང་ཐུང་འཕྱིད་རེ་མཛུབ་རེ་ཙམ། །གློ་ནད་ཐམས་ཅད་སེལ་བར་བྱེད། །ཅེས་དང་། སྲོ་ལོ་དཀར་པོ་ཞེས་བྱ་བ། །གཡའ་རི་གངས་ཀྱི་ཟུར་ལས་སྐྱེ། །རྩ་བ་ཁྲ་དཀར་གཏིང་པ་རིང་། །ལོ་མ་མེ་ཏོག་གཉིས་ཀ་དཀར། །མེ་ཏོག་དཀར་དམར་དངས་དྲི་ཞིམ། །ཅན་དན་དཀར་པོའི་དྲི་བས་ཞིམ། །གང་བུ་ལེབ་མོ་འབྲས་བུ་ཞིབ། །ཅེས་པ་དེའི་བསེལ་བའི་ཚད་ཀྱང་། ཇི་སྐད་དུ། སྲོ་ལོ་དཀར་པོ་ཞེས་བྱ་བ། །བྱ་རྒོད་ཤ་བས་ཟ་བ་དང་། །མཚན་གྱི་གྲོང་ཁྱེར་བདུན་གྱི་སྔོར། །ཆུ་གཉིས་མཉམ་པོ་བསྐོལ་བྱས་པ། །གཅིག་ལས་གྲང་བ་སྐྱེན་པ་ན། །དེ་ཉིད་སྲོ་ལོ་དཀར་པོ་ཡིན། །ཞེས་པས་གསལ་ལོ།

སྲོ་ལོ་སྨུག་པོ་ལ་མིང་། ཚན། ཕག་སྲོལ་ཟེར། ངོ་བོ་ནི། འདྲ་དཔེར། སྲོ་ལོ་སྨུག་པོ་སྨུག་འདྲ་ནི། །ལོ་མ་དཀར་སྨུག་མདངས་ཅན་སྐྱོང་། །མེ་ཏོག་དམར་ལ་གང་བུ་ནི། །གཞུ་ཤུབ་འདྲ་བ་འབྲས་བུ་ལེབ། །རྩ་བ་ཙུང་སྲོམ་སྨུག་པ་འདྲ། །ཞེས་གང་བུ་ཟླ་ཚེས་འདྲ་བ་འབྱུང་བ་དེའོ། །

[ནུས་པ།] གློ་ཡི་ཚད་པ་རྣམས་སེལ་བར་བྱེད། །དཔག་བསམ་ལྗོན་ཤིང་ལས། རིགས་སུ་ཕྱེ་ན་མང་བཤད་ཀྱང་། །འདི་ཡི་རང་བཞིན་ཁ་བ་ཡིན། །སྐོད་དུ་ཚ་བ་རྒྱས་ན་གཏོང་། །ཁྱད་པར་གློ་བའི་ཚ་བ་སེལ། །ཞེས་དང་། རང་བྱུང་བས། སྲོ་ལོ་དཀར་པོས་གློ་ཚད་འཇོམས། །ཞེས་སོ། །

གཡའ་ཀྱི་མ། གཡའ་ཀྱི་མ་ཡིས་མཁྲིས་པ་ཞི་སྦྱོང་བྱེད། །ཅེས་པ་ལ་མིང་། རྒྱལ་པོ་ཟླ་བསིལ། གངས་ཀྱི་ལྷ་མོ། གཡའ་ཀྱི་བཙུད། ཁྲག་དར་ཡ་ཀན། བདུད་རྩི་རབ་བསིལ་ཟེར།

[ངོ་བོ།] འཕྲེངས་དཔེར། གཡའ་ཀྱི་སྔོན་པོ་རི་གཞན་རྫ་ལས་སྐྱེ། །ལོ་མ་ལྗང་སེར་ཙུང་ཟད་སྐྱ། །སྔོར་མོ་པདྨ་སྤུངས་ལྟར་སྐྱེ། །རོ་ནི་ཤིན་ཏུ་ཁ་ལ་བསིལ། །ནུས་པས་མཁྲིས་ནད་ཞི་སྦྱོང་སྐྱུགས། །ཞེས་དང་། རྟོགས་བརྗོད་ལས། གཡའ་གངས་ལྷ་ལྡོངས་སྐྱེ་བའི་གཡའ་ཀྱི་མ། །གསེར་གྱི་པ་ཏྲ་འཁྱིལ་བའི་

སྣུམ་འོད་འབར། །མེ་ཏོག་རིན་ཆེན་སྣ་ལྔའི་རྒྱན་གྱིས་མཛེས། །ཞེས་མེ་ཏོག་དཀར་སེར་དམར་ལྗང་སྔོན་པོས་དབྱེ་བས་རིགས་ལྔ་སོགས་བཤད་དོ། །

[ནུས་པ།] མཁྲིས་ནད་མཐའ་དག་ཞི་སྦྱོང་ཐུན་མོང་དུ་བྱེད་དོ། །རང་བྱུང་བས། གཡའ་ཀྱིས་མཁྲིས་པ་ཞི་སྦྱོང་བྱེད། །ཅེས་སོ། །

གང་གཱ་ཆུང་། གང་གཱ་ཆུང་གིས་དུག་དང་ཚད་འབྲུ་གཅོད། །ཞེས་པ་ལ་མིང་། རྒྱལ་མཚན་གང་གཱ་ཆུང་། གངས་ལས་སྐྱེས་པའི་ཨ་ཛི་ཁ། དཀར་པོ་ཆིག་ཐུབ། ལ་ནས་འོང་བའི་དར་ཡ་ཀན་ཟེར།

[ངོ་བོ།] འབྲུངས་དཔེར། གང་གཱ་ཆུང་ཞེས་བྱ་བ་ནི། །ཁྱི་དང་བུད་མེད་མི་འགྲོ་བའི། །མཐོ་བའི་གཡའ་ཞིབ་རྫ་ལས་སྐྱེ། །ལོ་མ་ཐེས་ཆེས་བརྩེགས་པ་ཡི། །ཟླུར་བཞི་ལོག་བརྒྱད་མཆོད་རྟེན་བརྩེགས། །དེ་སྟེང་མེ་ཏོག་དཀར་པོ་ལ། །སྔོ་དང་དམར་བའི་མདང་འོད་ཆགས། །དྲིལ་བུ་གྱེན་དུ་ཁ་བཟེད་འདྲ། །རྩ་བ་རྒྱུས་པ་འཛིང་པ་འདྲ། །ཞེས་དང་། བརྡ་སྤྲོད་དུ། གང་གཱ་ཆུང་གཡའ་གསེབ་བྱེ་ལོག་སྐྱེ། །ཟླུར་བཞི་ལོག་བརྒྱད་མཆོད་རྟེན་བརྩེགས། །མེ་ཏོག་དྲིས་བུ་ཁ་བསླངས་འདྲ། །རྩ་བ་རྒྱུས་པ་འཛིངས་པ་འདྲ། །ཞེས་དང་། རྟོགས་བརྗོད་ལས། གངས་ཅན་གཡའ་ཤག སྐྱེ་བའི་གང་གཱ་ཆུང་། །ཟླུར་ལོག་མཆོད་རྟེན་བརྩེགས་འདྲའི་རྩེ་མོ་ལ། །རབ་མཛེས་ཨུཏྤལ་དགོད་པའི་ཆུན་པོ་བརྒྱན། །ཚ་བ་ཀུན་སེལ་ཚ་འབྲུ་དུག་ནད་འཛོམས། །ཞེས་པ་འབྲུལ་སོ་མེད། །

[ནུས་པ།] དུག་དང་ཚད་པ་ལས་གྱུར་བའི་འབྲུ་བ་རྣམས་གཅོད་པར་བྱེད། །རང་བྱུང་བས། གང་གཱ་ཆུང་དང་གཔུར་མཆུངས། །ཞེས་སོ། །

བྱ་རྒོད་སྤྱོས། བྱ་རྒོད་སྤྱོས་ཀྱིས་གདོན་དང་རིམས་ཚད་སེལ། །ཞེས་པ་ལ་མིང་། བདུད་རྩི་ཆིག་ཐུབ། སྤོ་མ་གི་ཏ། ཤྲཱ་རྩིའི་དྲི་ཅན་ཟེར།

[ངོ་བོ།] སྤོ་འབུམ་ལས། བྱ་རྒོད་སྤྱོས་ནི་གཡའ་སྟོད་སྐྱེ། །ལོ་མ་ལྗུམ་ཞིང་དྲི་མ་དུགས། །མེ་ཏོག་སྔོན་པོ་བྱ་མགོ་འདྲ། །རིང་ཐུང་འཁྱིད་རེ་མཇུབ་རེ་ཙམ། །གདོན་དུག་ནད་རྣམས་བསྲུངས་ཤིང་སེལ། །ཞེས་དང་། བརྡ་སྤྲོད་དུ། བྱ་རྒོད་སྤྱོས་ཀྱང་གཡའ་གསེབ་སྐྱེ། །ལོ་མ་མཐུག་པོ་སྲུབ་ཀའི་དབྱིབས། །མེ་ཏོག་སྔོ་སྐྱ་བ་སྤུ་ཅན། །དྲི་མ་ཤྲཱ་རྩིའི་དྲི་མ་མནམ། །ཞེས་པ་ལྟར་ལོ་མ་དབྱིབས་སྲུབ་ཀ་འདྲ་ཞིང་མདོག་སྔོ་དམར་མེ་ཏོག་སྔོ་སྐྱ་སྨིན་བྱའི་མགོ་འདྲ་བ་ཡོངས་གྲགས་དེ་དང་། མངོན་རྟོགས་ལས། བྱ་རྒོད་སྤྱོས་ནི་རྫ་ལས་སྐྱེ། །ལོ་མ་ནག་རྩུབ་ཁྱི་ལྗེ་འདྲ། །དམར་ལ་སྨུག་པའི་མདོག་ཤས་ཆེ། །མེ་ཏོག་སྔོན་པོ་བ་སྤུ་ཅན། །མེ་ཏོག་སྤྲི་ཡང་ཀུ་འདྲ་ཡང་། །སྐྱི་ལུགས་སྨིན་བྱའི་མགོ་འདྲ་སྤུངས། །སྔོང་བུ་སྨུག་པོ་རིང་བ་ཡིན། །དྲི་ཞིམ་ཤྲཱ་བའི་ལྡེ་དྲི་བྲོ། །ནུས་པས་གདོན་འདུལ་རིམས་ཚད་སེལ། །ཞེས་པ་ལོ་མ་ཁྱི་ལྗེ་འདྲ་བ་ཞིག་ལ་དེ་ཙུ་དམར་དགེ་བཤེས་སོགས་ཀྱིས་ངོས་འཛིན་གནང་བའང་ཡོད།

[ནུས་པ།] འབྱུང་པོའི་གདོན་དང་དུག་དང་རིམས་ཀྱི་ཚད་པ་སེལ་བར་བྱེད། དཔག་བསམ་ལྗོན་ཤིང་ལས། བྱ་རྒོད་སྤོས་ཀྱིས་རིམས་འཁྲུགས་དང་། །དུག་ནད་མཁྲིས་པ་སེལ་བའི་མཆོག །ཅེས་དང་། རང་བྱུང་བས། བྱ་རྒོད་སྤོས་ཀྱིས་པགས་ནད་སེལ། །ཞེས་སོ། །

སྲོལ་གོང་བ། སྲོལ་གོང་བ་ཡིས་མགོ་ཆག་དུག་ཚད་སེལ། །ཞེས་པ་ལ་མིང་། ཡུ་མོ་ཨོལ་གོང་། བྲི་ཀུ་ར་ཊ་ཟེར།

[ངོ་བོ།] འབྲུངས་དཔེར། ཡུ་མོ་ཨོལ་གོང་སྤང་ལས་སྐྱེ། །ལོ་སྡོང་ཁྲུར་མང་འདྲ་བ་ལ། །ཁོང་སྡོང་སྦོམ་ལ་མེ་ཏོག་སེར། །བཅད་ན་བདུད་རྩིའི་འོ་མ་འབབ། །རྐང་གཅིག་གཉིང་ཕྲ་ལོ་མ་འཇམ། །མེ་ཏོག་ཕྲུག་ཤད་ཁ་འདྲ་མཉམ། །རོ་ཁ་དུག་སེལ་མགོ་རྨ་གསོ། །མང་ན་རྩ་འབྱེད་བཤལ་ཡང་ནུས། །ཞེས་པ་མེ་ཏོག་དཀར་སེར་དམར་སྨུག་གི་དབྱེ་བས་རིགས་བཞི་དང་དེ་ལ་རྒོད་གཡུང་སོགས་ཀྱི་དབྱེ་བ་མང་དུ་མཆིས་ཀྱང་སྐབས་འདིར་མེ་ཏོག་སེར་པོ་ལོ་མ་ཉ་ག་ཅན་བཅད་ན་འོ་མ་འཛག་པ་རོ་ཁ་བ་དེ་དགོས།

[ནུས་པ།] མགོ་ཆག་རིགས་གསོ་བ་དང་དུག་ཚད་སེལ་བར་བྱེད། དཔག་བསམ་ལྗོན་ཤིང་ལས། ཡུ་མོ་སྲོལ་གོང་གྲི་ནད་འགུག །བྱང་ཁོག་ཡན་ལག་སྐེམ་གྱི་མཆོག །སྟོང་ཚད་རོ་སྟོད་གཟེར་ཟུག་འཇོམས། །ཞེས་དང་། རང་བྱུང་བས། ཡུ་མོ་སྲོལ་གོང་མགོ་ལ་ཕན། །ཞེས་གསུངས་པ་བཞིན་ནོ། །

ཡུ་མོ་མདེའུ་འབྱིན། ཡུ་མོ་མདེ་འབྱིན་བུ་རོ་ཟུག་རྡུ་འབྱིན། །ཞེས་པ་ལ། མིང་མགོ་ཆག་རྩ་འཛིན། ཐང་དཀར་བཅད་འཕྱོར། རྒྱལ་པོ་སྤྲི་སྨན། གནམ་ལྕགས་ཟིལ་པ། བྲག་སྐྱིས་ག་བུར། སྲིན་པོ་བྲག་ལ་མདའ་རྒྱབ། ཟག་ལྷུམ་སྔོན་པོ། བྲག་སྨན་ཨའུ་ཙི་ཟེར།

[ངོ་བོ།] འབྲུངས་དཔེར། ནད་རྣམས་ཀུན་སེལ་བྲག་སྐྱིས་ག་བུར་ཏེ། །གཞུང་གཞན་དག་ན་ཡུ་མོ་མདེའུ་འབྱིན་ཟེར། །ཞེན་ནམ་སྲིབ་ཀྱི་བྲག་ལོག་དག་ལས་སྐྱེ། །ལོ་མ་སྔོན་པོ་བྲག་ལོག་ཐམས་ཅད་ཁྱབ། །མེ་ཏོག་དཀར་སྔོ་དྲིལ་བུ་བུབ་པ་འདྲ། །གེ་སར་སེར་པོ་ཀུན་ཏུ་གང་ནས་གནས། །ཞེས་པ་ལྟར་ལོ་མ་སྔོ་སེབ། མེ་ཏོག་སྔོན་པོ་ནང་ཟེ་འབྲུ་སེར་པོ་གང་བ། མེ་ཏོག་ཡལ་དུས་གང་བུ་རྣ་ཕྱེད་འདྲ་བའོ། །མན་ངག་ལག་ལེན་ལ་ཡུ་མོ་ཨོལ་གོང་ཡིན་ཏེ། རང་བྱུང་པས། ཡུ་མོ་མདེའུ་འབྱིན་བྱ་བ་ནི། སྤང་རི་གཉན་པོ་ཀུན་ལས་སྐྱེ། །ཡུ་མོ་ཨོལ་གོང་བྱ་བ་ཡིན། །ཞེས་གསུངས་པ་ལྟར་རོ། །

[ནུས་པ།] མངལ་དུ་བུ་རོ་ལུས་པ་དང་། ཟུག་རྡུ་མདེའུ་སོགས་འབྱིན་པར་བྱེད། ལྗོན་ཤིང་ལས། ཡུ་མོ་མདེའུ་འབྱིན་མདེའུ་འབྱིན། །བུ་ཐོགས་འབྱིན་པས་དེ་འདྲའོ། །ཞེས་དང་། རང་བྱུང་བས། མདེའུ་འབྱིན་བུ་འབྱིན་ཆུ་སེར་སྐེམ། །ཞེས་སོ། །

དར་ཡ་ཀན། དར་ཡ་ཀན་གྱིས་བྱང་ཁོག་ཆུ་སེར་སྐེམ། །མགོ་བོའི་རྨས་ཆག་གསོ་ཞིང་ལྷ་བ་འཛིན། །

[ངོ་བོ།] སྤྲོལ་མའི་འབྱུངས་དཔེར། ཀླུ་བདུད་ནག་པོ་དར་ཡ་ཀན། །ཐག་ལ་སྐྱེ་ཞིང་ཀུན་ནས་བསྐོར། །མེ་ཏོག་དཀར་དམར་སྔོ་སེར་བཞི། །གཅིག་ཏུ་མ་ངེས་སྐྱེ་བས་འབྱུང་། །བསིལ་འཇམ་རྫར་ཡང་སྐྱེ་བ་ཡོད། །གྲོགས་ལྡན་ནད་རིགས་ཐམས་ཅད་འཇོམས། །ཞེས་དང་། འབྱུངས་དཔེར། འཛམ་བུ་གླིང་ན་དཀོན་པའི་སྨན། ཀླུ་འདུལ་ནག་པོ་དར་ཡ་ཀན། །ཐག་ནག་ཡོག་ལ་སྐྱེ་བ་སྟེ། །ལོ་མ་ཕྲ་མོ་ཁ་གསུམ་དང་། །མེ་ཏོག་བ་དན་འཕྱར་བའམ། །སྐྱེས་པས་དོང་རལ་བཏགས་པ་འདྲ། །རྩ་བ་སེར་པོ་ཁ་བར་ཡོད། །སྦྱོར་ལུགས་གྲོགས་ཀྱིས་བསྒྱུར་བ་ན། །བཞི་བརྒྱ་རྩ་བཞིའི་ནད་རྣམས་སེལ། །ཞེས་པ་མེ་ཏོག་སྐྱེས་པས་དོང་པ་བཏགས་པ་འདྲ་ལ་གང་བུ་ཕྲ་རིང་ནང་འབྲས་བུ་ནག་པོ་ཆུང་བ་ཡོད་པ། ངོ་བོ་གཅིག་ལ་མེ་ཏོག་ཁ་དོག་རྒྱ་ཁ་དཀར་སེར་སྔོ་དམར་གྱིས་དབྱེ་བས་རིགས་ལྔར་གསུངས་སོ། །ཁ་ཅིག་ཁྲག་ཁྲིག་པ་ལ་བྱེད་པ་དང་དེ་གཉིས་ཀ་ལ་བྱེད་པའང་སྣང་ངོ་། །

[ནུས་པ།] བྱང་ཁོང་གི་ཆུ་སེར་སྐེམ་པ་དང་མགོ་བོའི་རུས་པ་ཆག་པ་སྦྱོར་ཞིང་ལྷ་བ་ཉིད་ཀྱང་འཛིན་པར་བྱེད། །

ཧ་ཐྲགས། ཧ་ཐྲགས་ལྷ་བ་འཛིན་ཞིང་ཆུ་སེར་འདྲེན། །ཞེས་པ་ལ་མིང་། བ་ལ་ནུ་ནུ། འཇིབ་བུ་རྩི། མེ་ཏོག་ཕྲེང་པ། ཧ་སྐམ། མི་ཤན་ཐང་ཞུགས་ཟེར།

[ངོ་བོ།] འབྱུངས་དཔེར། ཧ་ཐྲགས་དག་ནི་རྣམ་པ་གཉིས། །རི་དང་ཀླུང་དུ་སྐྱེ་བ་ཡིན། །ལོ་མ་སྔར་མོ་མཐུག་པ་ལ། །འབུམ་པ་ཐུག་ཐུག་ཡོད་པ་ཡིན། །སྡོང་པོ་གྲུ་བཞི་ཐིག་ཤིང་འདྲ། །མེ་ཏོག་རྒྱ་སེར་དཀར་བའང་ཡོད། །ཚེར་མ་དང་བཅས་ཁྲི་མཏུག་འདྲ། །དྲི་ཞིམ་ཞོ་སྨན་མཆོག་ཏུ་བཤད། །རི་སྐྱེས་མངར་ཁ་སྲིན་ནད་སེལ། །ཀླུང་དང་ན་སྐྱེ་དྲོ་ལ་སྐམ། །ཞེས་གསུངས་པ་བཞིན་ལ་རི་སྐྱེས་དཀར་པོ་དང་ཀླུང་སྐྱེས་ནག་པོ་བྱེད་པའོ། །

[ནུས་པ།] ལྷ་བ་འཛིན་ཞིང་ཆུ་སེར་འདྲེན་པར་བྱེད།

ཨ་ཧྲི་ཁ། ཨ་ཧྲི་ཁ་ཡིས་མགོ་ཆག་དུག་ཚད་སེལ། །ཞེས་པ་ལ་མིང་། ཨ་ཧྲི་ཁ། དུག་མེད། གཡའ་གྲོ། དཀར་པོ་ཆིག་ཐུབ། ཀླུ་བདུད་ནག་པོ། འོ་མ་འཛིན་ཟེར།

[ངོ་བོ།] རིགས་རྐྱང་གཡུང་གཉིས་ཏེ། སྔོན་ཤིང་འབྱུངས་དཔེར། དཀར་པོ་ཆིག་ཐུབ་ཅེས་བྱ་བ། །དེ་ཡང་གངས་ཀྱི་འདབ་ལས་སྐྱེ། །རྩ་བ་སྐོག་པའི་རྩ་བ་འདྲ། །མོ་ལ་ར་མཉེ་བ་དང་འདྲ། །མེ་ཏོག་མི་གསལ་འབྲས་བུ་རྒྱས། །འབྲས་བུ་བུམ་པ་བཙིགས་པ་འདྲ། །རྩ་བས་དུག་གི་ནད་རྣམས་སེལ། །ལོམས་ཆུ་སེར་ནད་རྣམས་སེལ། །འབྲས་བུས་མགོ་ཡི་ནད་རྣམས་སེལ། །ཁྱད་པར་སྡོང་པའི་ཚ་བ་སེལ། །ཞེས་པ་རྫ་སྐྱེས་རྩ་ཇོག་ཆེ་བ་རྐྱང་པའམ་ཕོ་རིགས་དང་། གཡུང་པ་མོ་རིགས་ནི། འབྱུངས་དཔེར། ཨ་ཧྲི་ཁ་ནི་ཕྱང་ལ་སྐྱེ། །ལོ་མ་ར་མཉེ་འདྲ་བ་ལ། །སྡོང་པོ་སྨུག་ལ་མཉེན་པ་ཡིན། །མེ་ཏོག་སྨུག་པོ་ཕུར་དུ

བུབ། །གོང་བུ་ཨ་རུ་ར་དང་འདྲ། །འབྲས་བུ་སྟོང་ཚེ་བརྩེགས་པ་འདྲ། །རྩ་བ་སྨུག་གཅིག་མ་འདྲ་དཀར། །རོ་ནི་མངར་ལ་ནུས་པ་བསིལ། །རང་གི་ནུས་པས་ཟླ་རྣམས་གསོ། །ཞེས་པ་དེའོ། །

[ནུས་པ།] མགོ་ཆག་དང་དུག་ཚད་རྣམས་སེལ་བར་བྱེད། །རང་བྱུང་བས། རུས་པ་གསོ་བ་ཨ་ཧྲི་མཆོག །ཅེས་སོ། །

ཧྲག་ཤ། ཧྲག་ཤས་ཟླ་འབྲུབ་གཉན་གསོད་དུག་ནད་སེལ། །ཞེས་པ་ལ་མིང་། པ་ནི་ཧྥོ་ར། ཚུ་ཏ་མོ། ཧྥོག་དུག གཉན་དུག གཉན་འདུལ། གཉན་ཐུབ། ཉེ་ཉེ་བ། ལག་ན་པད་ཕྲེང་ཅན་ཟེར།

[ངོ་བོ།] འདི་ལ་དཀར་ནག་གཉིས་ཏེ། དཀར་པོ་ནི། འཁྲུངས་དཔེར། བདུད་རྩི་ཕན་ཐོག་སྨན་གྱི་མཆོག །འགའ་ཞིག་ཧྲག་ཤ་བ་ཞེས་ཟེར། །ལ་ལ་ཉེ་ཉེ་བ་ཞེས་བྱ། །ཡང་དག་མིང་ནི་ཚུ་ཏ་མོ། །ལ་ལ་པ་ནི་ཧྥོ་ར་ཞེས། །སྲིབ་མོ་ཁ་སྟོད་དག་ལ་སྐྱེ། །མཚན་ཉིད་རོ་དང་ནུས་པ་བཤད། །ལོ་མ་སྡོང་པོ་དམར་ལ་སྨོ། །མེ་ཏོག་དམར་པོ་ཙུང་ཟད་རྩུབ། །སླེ་མ་ཟུར་གསུམ་འབུར་རྩི་ཅན། །འབྲས་བུ་རྒྱས་དུས་འབུར་ནས་འདྲིལ། །རོ་ནི་ཙུང་ཟད་ཁ་མངར་ཚ། །མགོ་ཟླས་མི་འཚེ་བརྒྱ་བྱིན་གསུངས། །བྱང་ཁོག་ཡན་ལག་ཟླ་ཀུན་ལ། །སྐྲངས་འདུལ་རྩ་མཐུད་ཆུ་རྣག་སྐེམ། །ཞེས་པ་བཞིན་ཆེ་ལ་དྲི་འཛམ་པ་དེའོ། །

ནག་པོ་ནི། འདྲ་དཔེར། ཤ་རྒྱལ་དར་ཡ་ཀན་ཞེས་པ། །སྐམ་སའི་རི་དང་ཐང་ལས་སྐྱེ། །ལོ་མ་མཐུག་ཕྲ་ཟུར་བཞི་སྐྱེ། །མེ་ཏོག་སྨུག་པོ་སྲིད་མ་འདྲ། །དྲི་ཆེ་ལྷང་ཞིང་གཏིང་ནས་ཞིམ། །བཙངས་ན་བདུད་རྩི་སྨིན་བག་འཛག །སྲིད་པའི་ཁྲ་ཁྲིག་འདུས་པའི་ཤ། མིང་གཞན་ནག་པོ་རྫོག་པའི་བདུད། །ཤ་ཡི་རྒྱལ་པོ་དར་ཡ་ཀན། །པ་ནི་ཧྥོ་ར་ཚུ་ཏ་མོ། །ཀླུ་གཉན་ཁྲག་དང་ཆུ་སེར་དང་། ཟླ་དང་སྐྲངས་ཀྱི་བདུད་རྩི་ཡིན། །ཞེས་དང་། སྔོ་འབུམ་ལས། ཧྲག་ཤ་ནག་པོ་གཡའ་ལ་སྐྱེ། །ལོ་མ་མེ་ཏོག་སྲིན་ཚུང་འདྲ། །རིང་ཐུང་སོར་བཞི་སོར་ལྔ་ཙམ། །དྲི་མ་དུགས་ལ་འབྱུར་བག་ཆེ། །ཟླ་གསོ་གཉན་སྲིན་ཐམས་ཅད་འཛོམས། །ཞེས་པ་ལྟར་ཚུང་བ་དྲི་དུགས་པ་དེའོ། །

[ནུས་པ།] ཟླ་རྣམས་འདུལ་ཅིང་གཉན་གསོད་པ་དང་དུག་ནད་སེལ་བར་བྱེད། དཔག་བསམ་ལྗོན་ཤིང་ལས། སྔོ་ཡི་རྒྱལ་པོ་ཧྲག་ཤ་བས། །དྲི་མ་འགག་པ་སེལ་བར་ནུས། །ཟླར་བཏབ་ཤ་གསོ་རུས་འཛེར་འཇོག །ཁོང་བཏང་རྩ་ཁ་འཛིན་པ་དང་། །ཁྲག་གཅོད་སྨན་གྱི་གཙོ་བོ་ཡིན། །ཞེས་དང་། རང་བྱུང་ཞབས་ཀྱིས། །ཧྲག་ཤ་དཀར་ནག་གཉིས་པོ་ཡིས། །གཉན་དང་ཆུ་སེར་སྐེམ་པའི་མཆོག །ཅེས་གསུངས་སོ། །

སྤང་རྒྱན་དཀར་པོ། སྤང་རྒྱན་དཀར་པོས་གྲི་བའི་དུག་ཚད་སེལ། །ཞེས་པ་ལ། མིང་ཏ་པ་ནི། ཨུཏྤལ་དཀར་པོ་ཟེར།

[ངོ་བོ།] སྤྱིར་སྤང་རྒྱན་ལ་མེ་ཏོག་ཁ་དོག་གི་དབྱེ་བས་དཀར་སྔོ་ནག་གསུམ་སྟེ། འཁྲུངས་དཔེར།

སྤང་རྒྱན་སྤུན་གསུམ་ལོ་མ་འདྲ། །རོ་ནུས་བསིལ་ཡང་སོ་སོར་ཡོད། །ཅེས་པ་ལས་འདིའི་སྐབས་དཀར་པོ་ཡིན་པས། འབྲུངས་དཔེར། སྤང་རྒྱན་དཀར་པོ་སྤང་ལས་སྐྱེ། །ལོ་མ་ཆུང་ལ་མེ་ཏོག་རྒྱས། །རོ་ནི་ཁ་ལ་ཚད་རིམས་སེལ། །ཞེས་ཁ་སྐོང་གི་སྤང་ལ་སྟོན་དུས་སྐྱེ་བ་མེ་ཏོག་དཀར་ལ་དམར་མདངས་རྒྱས་པ་དེའོ། །སྔོན་པོ་དང་ནག་པོ་སྐྱེ་ཚུལ་སྔ་མ་ཇི་བཞིན་ལ་མེ་ཏོག་ཁ་དོག་སྔོ་ཁྲ་དང་མཐིང་གའོ། །

[ནུས་པ།] དཀར་པོ་དེས་གྲི་བའི་དུག་ཚད་སེལ་བར་བྱེད། དཔག་བསམ་ལྗོན་པར། སྤང་རྒྱན་དཀར་པོས་དུག་ནད་སེལ། །ཚ་བའི་ནད་རིགས་ཐམས་ཅད་དང་། །སྐྲག་པར་གྲི་བ་ཚ་འགགས་སེལ། །ཞེས་དང་། རང་བྱུང་བས། སྤང་རྒྱན་དཀར་པོས་གློ་ཚད་སེལ། །སྔོན་པོ་དེ་དང་ཕྱོགས་མཐུན་བསིལ། །ཞེས་དང་། ཞྭགས་ཐྲེང་ལས། སྤང་རྒྱན་དཀར་པོ་བསིལ་ལ་བསྐྱ་བས་ཚད་ནད་ཐམས་ཅད་སེལ། །རང་གི་ནུས་པས་དུག་དང་གྲི་བར་ཕན། །ཞེས་གསུངས། སྤང་རྒྱན་ནག་པོ་ཡང་། དཔག་བསམ་ལྗོན་ཤིང་ལས། སྤང་རྒྱན་ནག་པོས་འབྲུམ་པ་ཞི། །ཞེས་གསུངས་པ་ལྟར་རོ། །

ཡུ་གུ་ཤིང་། ཡུ་གུ་ཤིང་གིས་རྩ་སྦྱོར་དུག་ཚད་སེལ། །ཞེས་པ་མིང་། ཏེ་ཏེ་ཤིང་། རྣམ་པར། སྒྲུ་གུ་ཤིང་། ལུ་གུ་ཤིང་། ཕག་ལྷང་པ། ཝུག་པ་བཅད་འཇོར་སོགས་ཟེར།

[ངོ་བོ།] འབྲུངས་དཔེར། ཕག་ལྷང་བཅད་འཇོར་ཡུ་གུ་ཤིང་། །སྟོད་ལས་མི་སྐྱེ་སྨད་ལས་སྐྱེ། །ཁ་སྨད་གྲོག་སྲུལ་དག་ལས་སྐྱེ། །རྩ་བ་ཤིང་གི་ཨོལ་ཏོག་ལ། །སྡོང་པོ་ལྕུག་ཕྲན་སྤྲ་བས་དྲིལ། །ལོ་མ་ཁམ་བུའི་ལོ་མ་འདྲ། །རྒྱབ་ལ་སྤྲ་བའི་གོས་ཀྱིས་གཡོག །མེ་ཏོག་དམར་སེར་རྐོད་ཕུར་འདྲ། །རྣམ་པར་རྒྱལ་བ་དྲི་བཟང་ལྡན། །རྩ་དུག་གཉིས་ཀྱི་བདུད་རྩི་ཡིན། །ཞེས་དང་། བརྡ་སྤྲོད་དུ། ཡུ་གུ་ཤིང་ནི་ལྗོངས་ལས་སྐྱེ། །ལོ་མ་སེར་པོ་བ་སྤུ་ཅན། །སྡོང་པོ་སྤྲ་བས་དྲིལ་ནས་ཡོད། །ཅེས་པ་བཞིན་སྐྱེ་བ་དཀར་པོ་དང་། དེ་ལ་མེ་ཏོག་སྔོན་པོ་ལུག་མིག་པ་འདྲ་བ་འཆར་བ་ནག་པོ་སྐྱེ་རིགས་གཉིས་སོ། །བཅད་འཇོར་གཞན་མང་བས་སྐབས་འདིར་དེ་ཤེས་པར་བྱའོ། །

[ནུས་པ།] རྩ་རྣམས་སྦྱོར་ཞིང་གདོན་རིགས་དང་དུག་ཚད་སེལ་བར་བྱེད། དཔག་བསམ་ལྗོན་ཤིང་ལས། རྣམ་པར་ལུ་གུ་རོང་ལས་སྐྱེ། །མཆིན་མཁྲིས་ཚ་བ་མཐའ་དག་དང་། །ཁྱད་པར་དུག་གི་ཚད་པ་སེལ། །ཞེས་དང་། རང་བྱུང་བས། ཕག་ལྷང་ཞེས་བྱ་དུག་ཀུན་འཛོམས། །

ཙད། རྒྱ་ཐུབ། ལྕམ་སྟག ཙད་དང་རྒྱ་ཐུབ་ལྕམ་སྟག་དུག་ནད་སེལ། །ཞེས་པ་སྟེ། ཙད་ལ་མིང་། ཙད་པ་རྩོད་པ། སྤོ་རྒྱལ་རྩི་མཆོག་མ་གི་ཏ་ཟེར།

[ངོ་བོ།] འདི་ལ་བཞེད་པ་མི་འདྲ་བ་མང་དག་ཞིག་མཆིས་ཀྱང་འབྲུངས་དཔེར། ཙད་ཅེས་བྱ་བའི་སྨན་མཆོག་ནི། །ས་གཞི་མཁྲིགས་པོ་སྐྱེ་བ་ཡིན། །ཙ་བ་ལྷ་བའི་ཙ་བ་འདྲ། །ལོ་མ་ཕྲལ་ལ་ཞ་ག་ཅན། །སྡོང་པོ་ཕྲལ་ལ་མེ་ཏོག་དཀར། །རང་གི་ནུས་པས་དུག་ནད་སེལ། །ཞེས་བ་བཞིན་སྐྱེ་བ་མེ་ཏོག་ཡོད་པ་མོ།

མེད་པ་ཕོ་རིགས་བྱེད་པ་དེའོ། །རྒྱ་སྤུབ་ལ་མིང་། རིན་ཆེན་སྣག གཡེར་ནག་མ་ཟེར།

[ངོ་བོ།] འདི་ལ་ངོས་འཛིན་བཤད་པ་མི་འདྲ་བ་མང་ཡང་། ད་ལྟ་ལྟ་རྗེ་མང་དག་ཞིག་གིས་ལག་ཏུ་ལེན་པ་ནི། ཡུལ་སྔོ་རོང་ནས་ཡོང་བའི་འབྲས་བུ་དབྱིབས་ཕོ་རིས་འདྲ་བ་ཟླུམ་ན་རོ་ཚ་ལ་གཡེར་མའི་དྲི་ཅུང་ཟད་མནམ་པ་སྣག་ཟེར་པ་དེའོ། །

ཟླུམ་སྣག འདི་ལའང་བཞེད་པ་མི་འདྲ་བ་འགའ་ཞིག་མཆིས་ཀྱང་། རྗེ་རྣམ་རྒྱ་མིས། དུག་འཛིན་བདུད་རྩིའི་ཞལ་གདམས་སུ། སྦྱར་དང་གྱུར་པ་ལ་སོགས་པ། །དུག་རིགས་ཀུན་དང་ལྡན་འདུས་ཀྱི། །ནད་དང་ཚ་སྲིན་འཇོམས་པའི་ཚེ། །ཀོ་བྱི་ལ་དང་བྱ་འཕུར་ལེབ། །ཟླུམ་སྣག་སྔོ་ལེབ་སྨུ་ཅན་ནི། །ལྡན་འདུས་དུག་ལ་གཏོང་བའི་ཚེ། །དུག་འཛིན་གདམས་པ་འདི་ལྟར་སྟེ། །མཛོ་མོ་ན་གཞོན་དཀར་ཟལ་གྱི། །འོ་མ་ཕྱུལ་དོར་ཟླུམ་སྣག་ནི། །བདུན་གཞུག་ཕྱུལ་ཕྱེད་བར་དུ་བཙོ། །དེ་ནས་ཕྱུང་སྐམ་སྨན་ལ་སྦྱར། །ཁ་བཀྲིའམ་བྱ་ལ་བྱིན། །སྐྱུག་གམ་རྒྱལ་ན་དུག་ཐོན་རྟགས། །དུག་ཕྲལ་ཀོ་བྱི་ལ་དེ་ཉིད། །ནད་རྣམས་ཀུན་གྱི་གཉེན་པོ་ཡིན། །ཚ་གྲང་ལྡན་འདུས་ལ་སོགས་པ། །རང་རང་གཉེན་པོས་ཁ་བསྒྱུར་ན། །སྨན་སྦྱོར་གཞན་ལས་ཉེ་བར་འགྱུར། །ཞེས་ཟླུམ་སྣག་དང་ཀོ་བྱི་ལའི་མིང་གི་རྣམ་གྲངས་སུ་མཛད་པ་དང་དེའང་དུག་ཕྲལ་དགོས་པ་གསུངས་པ་ཉིད་ཡོངས་གྲགས་ཏེ་འབྲུངས་དཔེར། སྨན་གྱི་རྒྱལ་པོ་འཕུར་ལེབ་ནི། །སྔོ་རོང་ཚད་པས་གདུང་བའི་ཡུལ། །ཤིང་སྡོང་ཆེ་ལ་འཁྲིལ་ནས་སྐྱེ། །ལོ་མ་མཐུག་ལ་རིང་བ་ཡིན། །མེ་ཏོག་སེར་སྐྱ་ཆུང་བ་ལ། །གང་བུ་སེར་པོ་འབྱུང་བ་ཡིན། །རོ་ནི་ཁ་ལ་རྩུབ་པ་སྟེ། །རང་གི་ནུས་པས་དུག་ནད་སེལ། །ཞེས་པ་དེའི་འབྲས་བུ་སེར་སྐྱ་སྲ་མཁྲེགས་ལེབ་མོ་སྨུ་ཅན་དེའོ། །དབྱིབས་ཟླུམ་ལ་མཐུག་པ་ཕོ་དང་སྲབ་ལ་དཀྱིལ་དཀོང་བ་མོའོ། །

[ནུས་པ།] དུག་གི་ནད་རྣམས་སེལ་བར་བྱེད། །བྱ་འཕུར་སླེབ་ལ། དཔག་བསམ་ལྗོན་ཤིང་ལས། བྱ་འཕུར་སླེབ་ཀྱིས་དུག་ནད་སེལ། །སློ་བུར་དུག་དང་ཚད་པ་འཇོམས། །ཞེས་དང་། རང་བྱུང་པས། བྱ་འཕུར་སླེབ་དང་སུ་མི་སྨན། །དུག་ནད་སེལ་བའི་སྨན་གྱི་མཆོག །

ཨ་བྱག ཨ་བྱག་མགོ་ཆག་གསོ་ཞིང་ཆུ་སེར་སྐེམ། །ཞེས་པ་ལ། མིང་། ཨ་བྱག་སེར་པོ། ཨ་བྱག་གཟེར་འཇོམས། སྤང་གི་གུར་གུམ། ལྷ་ཁང་གུར་གུམ། ལུག་མིག་སེར་པོ། མིང་ཅན་སེར་པོ། གནོད་སྦྱིན་མིག་ཟེར།

[ངོ་བོ།] འདི་ལ་རིགས་རྐྱོད་གཡུང་གཉིས་ཁུག་ལག་དང་གསུམ་ལས་བཟང་བ་ནི་འབྲུངས་དཔེར། མེ་ཏོག་ཨ་བྱག་ཅེས་བྱ་བ། །སྲིབ་མོའི་ན་སྤང་དག་ལ་སྐྱེ། །ལོ་མ་སྔོ་སྐྱ་སྲུན་ལ་རྩུབ། །སྡོང་པོ་གདུགས་ཀྱི་ཡུ་བ་འདྲ། །མེ་ཏོག་གསེར་གདུགས་ཕུབ་པ་འདྲ། །ལུག་མིག་སེར་པོ་ཞེས་བྱ་སྟེ། །ལ་ལ་མེ་ཏོག་གུར་གུམ་ཟེར། །རོ་ནི་ཅུང་ཟད་ཁ་བ་ཡིན། །རང་གི་ནུས་པས་སྐྲག་པ་འཇོམས། །ཞེས་ལོ་མ་རྗེ་རྩུབ་མེ་ཏོག་དམར་

སེར་ལུག་མིག་དབྱིབས་འདྲ་ལ་དེ་བས་འདབ་མ་ཉུང་བ་དེ་འོ། །གཡུང་བ་ནི་སདམའ་སར་སྐྱེ་བ་མེ་ཏོག་ཐ་མ་ལྗར་ལ་ལོ་མ་ཁྲུར་ལོ་འདྲ་བ་དེ་དམན་པའོ། །ཨ་བྲག་ཤུག་ལག་ནི་སྲིབ་དང་ན་བ་ལ་སྐྱེ་བ་མེ་ཏོག་གོང་མཚུངས་སྔོང་པོ་དེ་ལས་སྒྲོམ་པ་ལོ་མ་སྲབ་བ་འདྲ་བ་དེ་འོ། །

[ནུས་པ།] མགོ་ཆག་པ་གསོ་ཞིང་ཆུ་སེར་སྐེམ་པར་བྱེད། རང་བྱུང་བས། མེ་ཏོག་གུར་གུམ་གཉན་ཚད་འཇོམས། །ཨ་བྲག་ཆེན་པོས་གཟེར་རྣམས་འཇོམས། །

ཆེར་སྔོན། ཆེར་སྔོན་རུས་ཆག་གསོ་ཞིང་ལྷ་བ་འདེགས། །ཞེས་པ་ལ་མིང་། སྔོན་པོ་དར་ཡ་ཀན། ཆེར་མ་དར་བཏུམ། ཟུག་རྡུ་འདྲེན་བྱེད། ཆུ་འཛིན་རྒྱལ་མོ་ཟེར།

[ངོ་བོ།] འབྱུངས་དཔེར། ཆེར་སྔོན་ཞེས་བྱ་སྔོ་ཡི་རིགས། །ལོ་མ་གདུག་རྩུབ་ཚེར་མ་ཅན། །མེ་ཏོག་སྔོན་པོ་རྗེ་ནི་ཁ། །རང་གི་ནུས་པས་རུས་ཚད་སེལ། །མགོ་ཆག་རྩ་ཡི་དར་ཡ་ཀན། །ཞེས་ལོ་སྔོང་མེ་ཏོག་གོང་བུ་རྣམས་ཆེར་མའི་རང་བཞིན་ཅན་དེ་ལ་སྐྱེ་གནས་སོགས་ཀྱི་དབང་གིས་ལོ་སྔོང་མེ་ཏོག་ཉུང་མི་འདྲ་བ་ཡོད་ཀྱང་ནུས་པ་མཚུངས། །

[ནུས་པ།] མགོ་ཆག་གསོ་ཞིང་ལྷ་བ་འདེགས་ཏེ་ནང་དུ་འཛིན་པར་བྱེད། །རང་བྱུང་པས། ཨ་བྲག་ཆེར་སྔོན་མགོ་ལ་ཕན། །ཞེས་སོ། །

སྨུག་ཆུང་མདན་ཡོན། སྨུག་ཆུང་མདན་ཡོན་དག་ཀྱང་དེ་བཞིན་ནོ། །ཞེས་པ་སྟེ།

[ངོ་བོ།] འབྱུངས་དཔེར། སྨུག་ཆུང་མདན་ཡོན་ཞེས་བྱ་བ། །ལ་ལ་སྨུག་ཆུང་པེར་མགོ་ཟེར། །སྐྱེ་ལུགས་ཨུཏྤལ་འདྲ་བ་ལ། །མེ་ཏོག་སྨུག་པོ་ར་གཟར་འདྲ། །རོ་ནི་ཅུང་ཟད་ཁ་བ་ཡིན། །རང་གི་ནུས་པས་མགོ་ཆག་དང་། །རུས་ཆག་གསོ་བ་ཐེ་ཚོམ་མེད། །ཅེས་རི་མཐོ་སདང་ཕུ་ལག་རྣམས་སུ་སྐྱེ་བ། ལོ་མ་ར་གྱི་འདྲ་བ་མེ་ཏོག་སྔོང་བུ་ཆེར་སྔོན་འདྲ་ལ་མེ་ཏོག་ཁ་དོག་དམར་སྨུག་མཆིན་ཁ་ལོ་སྔོང་ཆེར་ཆུང་ཅན་ཞིག་གོ །

[ནུས་པ།] རུས་ཆག་གསོ་ཞིང་ལྷ་བ་འདེགས་པ་ཆེར་སྔོན་གྱི་ནུས་པ་དེ་བཞིན་ནོ། །རང་བྱུང་པས། སྨུག་ཆུང་མདན་ཡོན་གྲང་བ་འཇོམས། །ཞེས་སོ། །

གསེར་སྐྲུད། གསེར་སྐྲུད་གློ་མཆིན་རྩ་ཚད་དུག་ཚད་སེལ། །ཞེས་པ་ལ་མིང་། རི་ཆོས། སྤང་ཚན་ཟེར།

[ངོ་བོ།] འདི་ལ་རིགས་དམར་པོ་དང་དཀར་པོ་གཉིས་ལས་དམར་པོ་ནི་ས་མཐོའི་རྫ་སྤང་ལ་དབྱིབས་དང་ཁ་དོག་ཟངས་སྐུད་འདྲ་བ། མང་པོ་སྤྲེལ་ནས་ཆགས་པ་སྤང་ཚན་གསེར་སྐུད་ཅེས་བྱ་བ་ཆོས་ཀྱི་ཁ་ལེན་བྱེད་པ་དང་། དཀར་པོ་དབུལ་སྐུད་ནི་དབྱིབས་ཤ་རུ་ཀད་པོ་འདྲ་བ་དབུལ་འོད་ཅན་སྔ་མ་ལས་སྒྲོམ་པ་སྤང་ལ་ཆགས་པ་སྤང་ཚན་ནམ་གངས་ཚན་ཤ་རུ་ཟེར་བ་དེ་ལ་བྱེད།

[ནུས་པ།] གློ་བ་དང་མཆིན་པའི་རྩ་ཚད་དང་དུག་ཚད་སེལ་བར་བྱེད། རང་བྱུང་པས། གངས

ཚན་ཤ་རུས་སྣ་ཁྲག་མ་ལུས་གཅོད། །

ལུག་རུ་སྨུག་པོ། ལུག་རུ་སྨུག་པོས་དུག་སྐྱུད་ཤ་དུག་སེལ། །ཞེས་པ་ལ་མིང་། ཀྐ་ན། ཐལ་ཊྲིས་ཟེར།

[ངོ་བོ།] འབྱུངས་དཔེར། སྨུག་པོ་རྫ་རོག་གསེབ་ལ་སྐྱེ། །ལོ་མ་རིང་ལ་ཉ་ག་ཅན། །མེ་ཏོག་ལུག་གི་རྭ་འཁྱིལ་འདྲ། །རོ་ནི་ཁ་ལ་སླ་བ་ཡིན། །ཞེས་རྫ་རོག་གསེབ་ཏུ་སྐྱེ་བའི་ལོ་མ་ཉ་ག་ཅན་སྨུག་ལ་མེ་ཏོག་རྒྱ་སྨུག་ལུག་ཐུག་གི་རྭ་ལྟར་འཁྱིལ་བ་དེ་དང་། དམར་པོ་ནི། ཟུར་འབུམ་ལས། ལུག་རུ་དམར་པོ་སྤུ་ལ་སྐྱེ། །ངར་པ་ཆིག་སྐྱེས་དྲང་བ་ལ། །མེ་ཏོག་དམར་པོ་ལུག་རུ་འཁྱིལ། །རིང་ཐུང་མཐོ་རེ་མཛུབ་རེ་ཙམ། །དུག་སྐྱུད་ཤ་དུག་སེལ་བར་བྱེད། །ཅེས་མེ་ཏོག་དམར་པོ་འཆར་བ་ཞིག་སྟེ་གཉིས་སོ། །

[ནུས་པ།] དུག་རྣམས་སྐྱུད་ཅིང་ཤ་དུག་རྣམས་སེལ་བར་བྱེད། འབྱུངས་དཔེར། དམར་པོས་བད་ཀན་སྨུག་པོ་སེལ། །དམར་བཤལ་གཅོད་པའི་དར་ཡ་ཀན། །ཞེས་སོ། །

ལུག་རུ་སེར་པོ། རྒྱ་རུག་པ། ལུག་རུ་སེར་པོ་ཆུ་རུག་ཆུ་འབྱུང་བྱེད། །ཅེས་པ་སྟེ།

[ངོ་བོ།] འབྱུངས་དཔེར། ལུག་རུ་སེར་པོ་སྲིབ་ནར་སྐྱེ། །ངར་པ་འཕྱིད་རེ་འཛུབ་རེ་ཙམ། །མེ་ཏོག་སེར་པོ་ལུག་རུ་འདྲ། །དུག་རྣམས་སྐྱུད་པའི་སྨན་དུ་བཤད། །རྣག་ནི་རྒྱ་མཚོ་ཙམ་ཡང་འབྱུང་། །ཞེས་སྐྱེ་ཚུལ་སྔ་མ་འདྲ་ལ་ལོ་མ་ལྡང་སེར་མེ་ཏོག་སེར་པོ་འཆར་བའོ། །འདི་རི་སྐྱེས་མེ་ཏོག་དཀར་ཤས་ཆེ་བ་ལ་དཀར་པོ་བྱེད་པའང་ཡོད། །ཆུ་རུག་ལ་མིང་། ལ་བྲུར། ལང་གུར། རྒྱས་མཐུད་ཟེར། འབྱུངས་དཔེར། ཆུ་རུག་ཆུ་འགྲམ་མཚམས་སུ་སྐྱེ། །རྩ་བ་གཡུ་འབྲུག་འཁྱིལ་བ་འདྲ། །ལོ་མ་སྲབ་པའི་ལག་པ་འདྲ། །རང་གི་ནུས་པས་རྒྱས་ཚད་སེལ། །ཞེས་པ་ལྟར་ལས་དགུན་ཡང་ཆེར་མི་སྐམ་པ། སྔོང་བུ་སྨུག་ལྟར་ལོ་མ་ལབ་ལོ་འདྲ་བ་མེ་ཏོག་སྐམ་སྐྱེས་དཀར་ཤས་ཆེ་ལ་རྣན་སྐྱེས་དམར་ཤས་ཆེ། ལོ་མ་འཕུར་ན་ཉུང་ལོ་ཡོ་བའོ། །

[ནུས་པ།] དེ་གཉིས་ཀྱིས་རྣག་དང་ཆུ་སེར་འབྱུང་སྟེ་སྐེམ་པར་བྱེད། ལུག་རུ་སེར་པོ་ལ། དཔག་བསམ་ལྗོན་ཤིང་ལས། ལུག་རུ་སེར་པོས་ཚ་བ་སེལ། །རྒྱས་བའི་ཚད་རླུང་འབྱེད་པར་ནུས། །ཞེས་དང་། གེག་སེལ་ལས། ལུག་རུ་སེར་པོས་ཆུ་འབྱུང་ཐིག་ལེ་སྐྱུང་། །ཞེས་གསུངས། ཆུ་རུག་ལ་ལྗོན་ཤིང་ལས། ཆུ་རུག་ཆུ་མི་འཛིགས་པའི་སྨན། །རྒྱས་པ་ཚད་ན་མཆོག་ཏུ་བཏབ། །ཅེས་སོ། །

སེ་བའི་མེ་ཏོག སེ་བའི་མེ་ཏོག་མཁྲིས་སེལ་རླུང་ཁ་གནོན། །ཞེས་པ་ལ་མིང་། ཕུཥྤ་ཏྲི་ཀ མཁྲིས་སེལ་ཟེར།

[ངོ་བོ།] འདི་ལ་རིགས་རྐྱོད་གཡུང་གཉིས་ལས་འདིར་གཡུང་བ་ལ་འབྱུངས་དཔེར། སེ་གཡུང་སྡོང་ཕྲང་ཆེ་བ་ལ། །ཚེར་མ་དག་གིས་ཐམས་ཅད་ཁྱབ། །ལོ་མ་སྔོར་མོ་ཅུང་ཟད་རྩུབ། །མེ་ཏོག་དཀར་ལ

འབྲས་བུ་དམར། །རོ་ནི་སྐྱུར་མངར་སྣུམ་པ་ཡིན། །རང་གིས་ནུས་པས་རླུང་མཁྲིས་སེལ། །ཞེས་བཞིན་སེ་གཡུང་ཚེར་མ་མངའ་སྒྲོ་འདྲ་བ་མེ་ཏོག་དཀར་པོ་དེའོ། །

[ནུས་པ།] མཁྲིས་པའི་རིགས་རྣམས་སེལ་ཞིང་རླུང་ཁ་གནོན་པར་བྱེད། རང་བྱུང་པས། སེ་བས་རྩ་སྦྲུབ་ནད་རྣམས་སྤུད། །ཅེས་སོ། །

འབྲུ་སྲུ་ཏང་། འབུ་སྲུ་ཏང་གིས་རྨ་འདྲུབ་གློ་ནད་སེལ། །ཞེས་པ་ལ། མིང་། བི་ཤྲུ་ཀ ནི་ལི་གང་བུ། ཙོ་ག་ཀླད་སྨན། གསེར་གྱི་གཙོད་པན། ཉེ་ལེ་གང་བུ་ཟེར།

[ངོ་བོ།] འདི་ལ་མེ་ཏོག་གི་དབྱེ་བས་སེར་སྨུག་གཉིས་ཡོད་པ་ལས། སེར་པོ་ནི། འཕྲུངས་དཔེར། འབུ་སྲུ་ཏང་ནི་ཞིང་མུར་སྐྱེ། །ལོ་མ་རྩུབ་པོ་ཀོ་མ་མཚུ། །དབྱིབས་ནི་སྣན་ཆུང་ལོ་མ་འདྲ། །ཞེས་མེ་ཏོག་སེར་ལ་ལི་ཁྲིའི་རྩ་མདངས་ཅན་སྣན་མའི་མེ་ཏོག་དབྱིབས་ལྟར་སྐྱེ་བའོ། །དེའང་གང་བུ་མེད་པ་ཡོ། གང་བུ་ཅན་མོའོ། །སྐམ་ས་ལས་རླན་སར་སྐྱེ་བ་བཟང་སྟེ། རིན་སྤུངས་ལས། འབུ་སྲུ་ཏང་ནི་ན་ལས་སྐྱེ་བ་བཟང་། །ཞེས་དང་སྨུག་པོ་ནི་མེ་ཏོག་དམར་པོ་འཆར་བའོ། །

[ནུས་པ།] རྨ་རྣམས་འདྲུབ་ཅིང་གློ་ནད་སེལ་བར་བྱེད། དཔག་བསམ་ལྗོན་ཤིང་ལས། འབུ་སྲུས་ཚ་བ་སེལ་བར་བྱེད། །ཁྱད་པར་དུག་དང་ཚད་གསར་སེལ། །ཞེས་དང་། རང་བྱུང་པས། འབུ་སྲུ་ཏང་གིས་མཁལ་མར་ཕན། །ཞེས་སོ། །

སྣང་ཐོག་པ། སྣང་ཐོག་པ་ཡིས་ཤ་དུག་འབྲུགས་ཚད་སེལ། །ཞེས་པ་ལ་མིང་། འདྲེ་མོ་ཡུངས་དཀར། སྤྲེལ་སྨན་སངས་རྒྱས་སྐྱབས། བྲ་བ་ཐང་ཤིང་། ཨ་སྦྲ་ཐང་ཤིང་། སེར་པོ་གློ་གཙོད་ཟེར། །

[ངོ་བོ།] འཕྲུངས་དཔེར། སྣང་ཐོག་འབར་བ་ཞེས་བྱ་བ། །ག་ཕུར་ཟིལ་གནོན་ཞེས་ཀྱང་བྱ། །སྐམ་སའི་ཁྲམ་དང་ཞིང་མུར་སྐྱེ། །རྩ་བ་དཀར་པོ་ལ་ཕུག་འདྲ། །ལོ་མ་ལ་ཕུག་འདྲ་རྩ་ཕྲ། །སྡོང་པོ་གཅིག་ལ་ཡལ་ག་མང་། །ཡལ་གར་མེ་ཏོག་སེར་པོ་རྒྱས། །གང་བུ་རིང་ལ་ཐང་ལོ་འདྲ། །འབྲས་བུ་གསེར་ཀྱི་ཕྱེ་མ་འདྲ། །གློ་བའི་ནད་དང་ཁྲག་ནད་སེལ། །ཁྲག་གི་ནད་ལ་ཆིག་ཐང་ཐུབ། །ཅེས་ངོ་བོ་ཡུངས་དཀར་འདྲ་བ་མེ་ཏོག་སེར་པོ་གང་བུ་ཕྱོགས་གཅིག་འཕྱངས་པ་དེའོ། །

[ནུས་པ།] ཤ་དུག་དང་འབྲུམ་པ་སོགས་འབྲུགས་ཚད་སེལ་བར་བྱེད། །

ཨ་ཀྲོང་། ཨ་ཀྲོང་གློ་ཡི་ཚད་པ་སེལ་བར་བྱེད། །

[ངོ་བོ།] འདི་ལ་རིགས་མང་དུ་བཤད་པ་ལས། མཁན་ཨ་ཀྲོང་ནི། མཁན་ཆུང་གསེར་མགོ་བདུད་རྩིའི་ཟིལ་བ་ཆགས་པ། །རྩ་བ་དཀར་པོ་རོ་མངར་བ། །འོག་གི་མཁན་རིགས་སྐབས་དེའོ། །

རྩྭ་ཨ་ཀྲོང་ནི། སྤང་རྩ་འདྲ་བའི་རྩྭ་ཕུང་བོང་ཐུང་མེ་ཏོག་དཀར་པོ་རྩ་བ་སུག་པ་འདྲ་ལ་སྤུ་མཁྲིག་ཅན་སྒོང་མོ་སྤྱི་ཐོ་ཟེར་བ་དེའོ། །

ཤིང་ཨ་ཀྲོང་ཉི། ཕུར་དཀར་མེ་ཏོག་མེད་པའི་དཀར་པོ་ལོ་མ་སྦྲ་བ་ཅན་ནོ། །

རྩེ་ཨ་ཀྲོང་། རྩེ་འགྲམ་དུ་སྐྱེ་བའི་ལོ་མ་སྔོ་སྲིན་འདྲ་ལ་སྡོང་པོ་དམར་པོ་རྩ་མངར་བ་དེའོ། །

[ནུས་པ།] གློ་བའི་ཚད་པ་སེལ་བར་བྱེད། །སྨན་ནུས་བཤད་པ་ལས། ཨ་ཀྲོང་གློ་མང་སོགས་པ་འགོགས། །མཁན་ཆུང་གསེར་མགོ་དེ་དང་འདྲ། །

ཚར་བོང་། ཚར་བོང་གྲེ་བའི་ཚད་པ་གློ་ནད་སེལ། །

[ངོ་བོ།] འཁྲུངས་དཔེར། མཁན་རིགས་ཚར་བོང་ཞེས་བྱ་བ། །སྡོང་པོ་རེ་ལ་ཡལ་ག་མང་། །ཐོག་བུ་མི་རྣ་མགོ་བོ་འདྲ། །རོ་ནི་ཁ་ཚ་དྲི་མ་དུགས། །རང་གི་ནུས་པས་ཚ་སྐྲངས་འཇོམས། །ཞེས་པ་ལྟར་མཁན་དམར་བོང་རིང་སྡོང་པོ་དང་གཏིང་པ་དམར་པོ་ཅན་རྩེ་ལ་འབྲས་བུ་ཞིབ་མོ་མང་པོ་ཡོད་པ་དེ་ལ་དཀར་སྨུག་གཉིས། དཀར་པོ་དྲི་ཆེ་བ་དང་སྨུག་པོ་དྲི་ཆུང་བར་བྱེད། །ནག་པོ་ཤིང་མ་ལྷུམ་ཡོག་མོ་འདྲ་བ་ཞིག་ལ་བྱེད་པ་སྣང་། །

[ནུས་པ།] གྲེ་བའི་ཚད་པ་དང་གློ་བའི་ནད་སེལ་བར་བྱེད། །

ཏང་ཀུན། ཏང་ཀུན་སྙིང་གི་ཚད་པ་དུག་ནད་སེལ། །ཞེས་པ་ལ་མིང་། འདྲི་དུག་ལྷ་ཀྲོད་ཟེར།

[ངོ་བོ།] འཁྲུངས་དཔེར། དྲི་མཆོག་རྒྱལ་པོ་ཏང་ཀུན་ནི། །སྲིབ་རི་ཁ་ཆུང་གར་ཡང་སྐྱེ། །ཕོ་རིགས་མོ་རིགས་གཉིས་སུ་ཡོད། །ལོ་མ་སྔོ་ནག་མདངས་དང་ལྡན། །སྡོང་པོ་སྲིམ་ལ་མེ་ཏོག་དཀར། །རྩ་བ་སྦྲུ་བ་དཀར་པོ་འདྲ། །མོ་རིགས་དེ་ལས་ལོ་མ་ཕྲ། །མེ་ཏོག་དག་ནི་མེད་པ་ཡིན། །རོ་ནི་ཚ་ལ་དྲི་བསུང་ཞིམ། །རང་གི་ནུས་པས་སྙིང་ཚད་སེལ། །ཞེས་ལྟ་བའི་རིགས་མེ་ཏོག་ཡོད་མེད་ཀྱིས་ཕོ་ནག་པོ། མོ་དཀར་པོར་བྱེད། ཡང་མཚོ་སྨན་མཁན་ཆེན་སོགས་ཀྱི། གོ་སྙོད་ལ་ཁར་སྐྱེ་བ་ཏང་ཀུན་ཡིན་ཞེས་པ་ནི་ལོ་མ་སྲུན་པ་མེ་ཏོག་སོགས་གོ་སྙོད་འདྲ་བ་དེའོ། །

[ནུས་པ།] སྙིང་གི་ཚད་པ་དང་དུག་ནད་རྣམས་སེལ་བར་བྱེད། རང་བྱུང་པས། ཏང་ཀུན་དཀར་ནག་དུག་ནད་སྟུད། །ཅེས་སོ། །

སེ་རྒོད། སེ་རྒོད་འབྲས་བུས་དུག་ཚད་མཚིན་ཚད་སེལ། །ཞེས་པ་སྟེ།

[ངོ་བོ།] སེ་བ་ལ་རྒོད་གཡུང་གཉིས་ཡོད་པ་ལས་གོང་དུ་བཤད་པའི་སེ་རྒོད་དེའི་འབྲས་བུ་དམར་པོ་དམ་བེ་འདྲ་བ་དེའོ། །

[ནུས་པ།] དུག་ཚད་དང་མཚིན་པའི་ཚད་པ་སེལ་བར་བྱེད། །

ཤུག་པ་ཚེར་ཅན། ཤུག་པ་མཚེར་ཅན་མཁལ་ཚད་སྐྱོག་པ་སེལ། །ཞེས་པ་ལ་མིང་། འབྲོག་སྒྲིག་སྔོན་པོ། སྲམ། ར་ཤུག་ཟེར།

[ངོ་བོ།] ས་མཐོའི་གཡའ་སྤང་དུ་སྡོང་པོ་མེད་པའི་ལོ་མ་ནག་ཅིང་ཚེར་མ་ལྟར་སྐྱེ་བ་ཟུག་སྐམ་བྱེད་པ་ར་ཤུག་ཚེར་ཅན་དེའོ། །

[ནུས་པ།] མཁལ་ཚད་དང་སྐོག་པ་སེལ་བར་བྱེད། རང་བྱུང་པས། ཤུག་པས་སྨད་ཀྱི་ཚད་པ་སེལ། །འབྲས་བུ་བདུད་རྩི་བཅུད་དུ་བཤད། །ཕྱ་མའི་ནུས་པ་དེ་དང་འདྲ། །ཞེས་སོ། །

སྐྱེར་པའི་མེ་ཏོག་དང་འབྲས་བུ། སྐྱེར་བའི་མེ་ཏོག་འབྲས་བུས་འཁྲུ་བ་གཅོད། །ཅེས་པ་སྟེ།

[ངོ་བོ།] སྐྱེར་པ་ལ་དཀར་ནག་གཉིས་ཡོད་པ་ལས་གོང་བཤད་དཀར་པོའི་མེ་ཏོག་དང་འབྲས་བུའོ། །

[ནུས་པ།] འཁྲུ་བ་གཅོད་པར་བྱེད་དོ། །

ཐང་ཕྲོམ་དང་ལང་ཐང་རྩེ། ཐང་ཕྲོམ་ལང་ཐང་རྩེ་ཡིས་སྲིན་ནད་སེལ། །ཞེས་པ་སྟེ། དང་པོ་ཐང་ཕྲོམ་ལ་དཀར་ནག་གཉིས་ཡོད་པ་ལས་དཀར་པོ་ལའང་རྐོད་གཡུང་གཉིས་ཡོད་པའི་རྐོད་པ་ལ་མིང་། ཕ་ཏ། དཀར་པོ་ཚིག་ཐུབ། སྣང་བ་དགུ་འགྱུར་ཟེར།

[ངོ་བོ།] འཕྲེང་ནས་དཔེར། གངས་ཀྱི་ཐང་ཕྲོམ་བྱ་བ་ནི། །གཡའ་རི་སྤང་མཚམས་ལ་ཁར་སྐྱེ། །རྩ་བ་སྦོམ་ལ་སྡོང་པོ་མེད། །ལོ་མ་གཉེར་མཐུག་ས་གཞི་མནན། །མེ་ཏོག་དཀར་ལ་སེར་ཁ་ཅན། །གོང་བུ་རས་དཀར་ཁུག་མ་འདྲ། །འབྲས་བུ་ནག་པོ་མཁལ་མའི་དབྱིབས། །སྨུམ་པའི་རང་བཞིན་སྨིན་པ་ཡིན། །ནུས་པས་གཉན་ནད་གག་སྐོག་འཇོམས། །ཞེས་རི་མཐོ་སར་སྐྱེ་ཞིང་སྡོང་པོ་མེད་པ་གངས་ཐང་ཕྲོམ་དུ་གྲགས་པ་དེའོ། །

གཡུང་བ་ལ་མིང་། ཁ་སྔོག་པ། རོ་ཙ། ཕྱི་དུག་པ་ཟེར།

[ངོ་བོ།] སྤང་སྤོངས་ཕྱུགས་ལྷས་རྙིང་པར་སྐྱེ་བའི་རྩ་བ་ཁྲ་ལ་ལོ་མ་མེ་ཏོག་སྔོ་མ་ཕྱོགས་འདྲ་ལ་སྨོམ་པ་གང་བུ་དཀར་འཇམ་ནང་འབྲས་བུ་དཀར་ཞིབ་རིང་བསྒྲིལ་འདྲ་བ་མང་པོ་ཡོད་པ་དེའོ། །

ཐང་ཁྲིམ་ནག་པོ་ལ་མིང་། དུག་ཐང་ཕྲོམ། དུག་ཀ་ལོ། ཨ་ཁྲི། ཐང་རྫོགས་པ། རྩ་གཅིག་སྡོང་དགུ་ཟེར། ངོ་བོ། འཕྲེང་ནས་དཔེར། ཧྲ་ཧྲུ་ར་ཞེས་བྱ་བ་ནི། །ཡུལ་སྐད་དུ་ནི་ཐང་ཕྲོམ་ཞེས། །གཡའ་རི་སྤང་གི་སྨུ་ལ་སྐྱེ། །རྩ་བ་སྡོང་པོ་ལོ་མ་སྦོམ། །མེ་ཏོག་དམར་ནག་མཐུག་པ་ལ། །འབྲས་བུ་སོ་མ་ར་ཛ་འདྲ། །རོ་ནི་ཚ་ལ་ནུས་པས་ནི། །སྐོག་འབྲས་ལ་སོགས་སྐྲངས་རྣམས་འདུལ། །སྲིན་ནད་མ་ལུས་འབྱིན་པར་བྱེད། །ཡོན་ཏན་བསམ་གྱི་མི་ཁྱབ་བོ། །ཞེས་ཁ་སྐྱོད་ཀྱི་ལྷས་འགྲམ་སོགས་སུ་སྐྱེ་བ་རྩ་སྡོང་ལོ་མ་ཆེ་བ་མེ་ཏོག་དམར་སྨུག་ས་འོག་ནས་རྫོགས་པར་སྐྱེ་བའོ། །འདི་ལ་དམར་པོ་ཡང་ཟེར། །

ལང་ཐང་རྩེ་ལ་མིང་། རྒྱ་ཐང་ཕྲོམ། སེར་པོ་ཧྲ་ ཧྲུ་ར་ཟེར།

[ངོ་བོ།] བཙ་སྦྱོད་དུ། ལང་ཐང་རྩེ་ནི་ཞུམ་རར་སྐྱེ། །སྡོང་པོ་ཕྲལ་རིང་བ་ཡིན། །གང་བུ་རིལ་བ་སྤྱི་བླུག་འདྲ། །རྩ་བརྒྱད་མགོ་ལྟར་བསྒྲིངས་ནས་ཡོད། །འབྲས་བུ་ཏིལ་ཙམ་སེག་བཏར་རེས། །ཞེས་པ་བཞིན་ཡལ་ག་གཅིག་ལ་གང་བུ་བུམ་པ་འདྲ་བ་བསྒྲིངས་ནས་སྐྱེ་བ་དེའོ། །འདི་ལ་སེར་པོ་བྱེད་པའོ། །

[ནུས་པ།] དེ་རྣམས་ཀྱིས་སྲིན་གྱི་ནད་རྣམས་སེལ་བར་བྱེད། དཔག་བསམ་ལྗོན་པ་ལས། རྒྱ་ཐང་ཕྲོམ་ཞེས་བྱ་བ་ཡིས། །ཕོ་ནད་སྲིན་དང་ཆུ་སེར་འཛོམས། །མཁལ་མ་ལོང་གི་སྲིན་སེལ་བྱེད། །ལང་ཐང་རྩེ་ནི་རྩྭ་བོའི་མཆོག །དཀར་པོ་མང་ན་སྐྱུ་བར་བྱེད། །དམར་སེར་འདྲ་སྟེ་གཉན་སྲིན་སེལ། །ཐང་ཕྲོམ་ཕྱུན་གསུམ་ཆེ་ཆུང་གསུམ། །སྲིན་ནད་ཐམས་ཅད་སེལ་བ་ཡིན། །ཞེས་དང་། རང་བྱུང་པས། ཏྲ་ ཏྲུ་ར་ཡིས་སྲིན་ཀུན་སེལ། །ཁ་ཤོག་ལོང་གི་སྲིན་ཀུན་སེལ། །ཤ་ཏ་ད་བྱིད་གཡེང་བར་བྱེད། །ཅེས་སོ། །

སྲིན་ཤིང་སྣ་མ། སྲིན་ཤིང་སྣ་མའི་འབྲས་བུ་དེ་བཞིན་ནོ། །ཞེས་པ་ལ་མིང་། ཛ་ཡ་དཀར་པོ། སྟག་བུ་ཆུང་། ཏག་ཆུང་པ་ཟེར།

[ངོ་བོ།] འཕྲུངས་དཔེར། སྲིན་ཤིང་སྣ་མ་ཞེས་བྱ་བ། །ཉིན་སྲིབ་གཉིས་ཀའི་མཚམས་སུ་སྐྱེ། །པགས་པ་དངུལ་གྱི་མདོག་ལྟར་དཀར། །མེ་ཏོག་རྒྱ་ཚོས་མདངས་དང་ལྡན། །འབྲས་བུ་དམར་པོ་འོད་ཟེར་འབར། །ནུས་པས་ཕོ་བའི་མེ་དྲོད་སྐྱེད། །ཅེས་པ་སྟག་བུ་ཆུང་ཟེར་བ་དེའི་ལོ་སྡོང་བཅས་ཁྲ་དགོས་པར་བཤད། །

[ནུས་པ།] ཐང་ཕྲོམ་ལང་ཐང་རྩེའི་ནུས་པ་དེ་བཞིན་དུ་སྲིན་གྱི་ནད་སེལ་བར་བྱེད།

དྲེས་མའི་གེ་སར། དྲེས་མའི་གེ་སར་སྲིན་གསོད་གླང་ཐབས་འཛོམས། །

[ངོ་བོ།] འདི་ལ་རིགས་ཕོ་མོ་མ་ནིང་གསུམ་ལས་ཕོ་རིགས་ལ་སྤོ་སྦྱོར་བདུད་རྩི་སྙིང་བུ་ལས། དྲེས་མ་དག་ལ་རིགས་གསུམ་སྟེ། ཕོ་དྲེས་ས་མཁྲེགས་སྐམ་སར་སྐྱེ། །ཡང་ན་ཞིང་ངན་ཤུ་ལ་སྐྱེ། །ལོ་མ་རྩུབ་ཅིང་མེ་ཏོག་སྨུག །རོ་ཚ་ནུས་པ་གཉིས་དང་ལྡན། །ཞེས་པ་ལྟར་སྐམ་སར་སྐྱེ་བ་མེ་ཏོག་དམར་སྨུག་འབྲས་བུ་དཀར་པོ་སྐམ་ནས་དམར་པོ་འགྲོ་བ་རྒྱ་དྲེས་མའང་ཟེར་བ་དེ་ཡིན།

མོ་དྲེས་ལ། བདུད་རྩི་སྙིང་བུར། མོ་དྲེས་སྔོན་ཅན་སྤང་ལྗོངས་སྐྱེ། །ལོ་མ་འཇམ་ལ་མེ་ཏོག་སྔོ། །རོ་ནི་ཅུང་ཟད་མངར་ཞིང་ཚ། །ནུས་པ་བསིལ་དྲོད་གཉིས་ཀ་ལྡན། །ཞེས་ཁ་སྐོང་གི་སྤང་ལྗོངས་སུ་སྐྱེ་བ་མེ་ཏོག་སྔོན་པོ་གང་བུ་དམར་ཟླུམ་ས་ནས་མངོན་པར་སྐྱེ་བ་དེའོ། །

མ་ནིང་དྲེས་མ་ནི། བདུད་རྩི་སྙིང་བུར། མ་ནིང་མ་ངེས་གར་ཡང་སྐྱེ། །ཕོ་མོ་གཉིས་ལས་འབྲས་ངན་ཞིང་། །མདོག་སྐྱ་མེ་ཏོག་རྒྱ་ནག་ཅན། །རྩ་བ་རི་སྙོག་སྦྱི་གུ་འདྲ། །རང་གི་ནུས་པས་ནད་རྣམས་འཕྲོ། །ཞེས་པ་ངེས་མེད་དུ་སྐྱེ་བ་ལོ་མ་ཉུང་ངུ་འབྲས་ངན་མདོག་སྐྱ་ལ་མེ་ཏོག་རྒྱ་ནག་ཅན་རྩ་བ་རི་སྙོག་འདྲ་བའི་དྲེས་ཆུང་དེ་ཡིན་ནོ། །

[ནུས་པ།] དེ་རྣམས་ཀྱི་གེ་སར་གྱིས་སྲིན་རིགས་གསོད་ཅིང་གླང་ཐབས་འཛོམས་པར་བྱེད། ཕོ་དྲེས་ལ་བདུད་རྩི་སྙིང་བུར། རང་གི་ནུས་པས་སྲིན་ནད་སེལ། །རྨ་ལ་འབྱར་དང་སྐམ་འདེབས་བྱས། །ཤ་རོ་གཅོད་ཅིང་ཤའུ་གསོ། །ར་ཚིལ་སྦྲུར་བྱུག་མེས་ཚིག་གསོ། །ཞེས་དང་། མོ་དྲེས་ལ་དེ་ཉིད་ལས། ཁྲད

པར་བད་སླུག་དུག་ཐབས་དང་། །ཕོ་ཡོང་རྒྱུ་མར་ཚ་གྲང་འཐབ། །སྲིན་སླང་ལ་སོགས་སྦྱོང་བར་བྱེད། །ཅེས་དང་། མ་ཉིང་དྲེས་མར་དེ་ཉིད་ལས། ཁྱད་པར་མ་ཞུ་དུག་ཐབས་དང་། །བད་སླུག་མཁྲིས་པ་མིག་སེར་དང་། །ཕོ་བར་བད་མཁྲིས་འཐབ་པ་སྦྱོང་། །དུག་ནད་ཅན་ལ་བདུད་རྩི་འདྲ། །ཞེས་དང་། རང་བྱུང་པས། དྲེས་འབྲས་སྐོམ་སྐྱེ་སྲིན་ལ་ཕན། །ཞེས་གསུངས། །

དཀར་པོ་ཆིག་ཐུབ། དཀར་པོ་ཆིག་ཐུབ་དུག་སྟུད་གཉན་སྲིན་འཇོམས། །ཞེས་པ་སྟེ། འདི་ལ་ངོས་འཛིན་མི་འདྲ་བ་མང་ཡང་། རྗེ་ཧྲ་རྨ་ཤ་མིས། དཀར་པོ་ཆིག་ཐུབ་འདུ་བ་སྦྱི་ཁྲུས་སུ་གྲགས་པའང་མ་ཉིང་དྲེས་མའམ་དྭགས་པོའི་ཡུལ་འདི་ར་ཕོ་རོགས་སྐྱེ་གུ་ཞེས་པ་འདི་ཡིན་པས་ཞེས་མ་ཉིང་དྲེས་མའམ་ཀོ་ཁྲ་ཨོ་བར་འབོད་པ་དེ་ཉིད་དོ། །

[ངོ་བོ།] ངོས་འཛིན་གོང་དུ་བཤད་ཟིན་ཏོ། ཡང་འགའ་ཞིག་གངས་ཐང་ཕྲོམ་ལ་ངོས་འཛིན་བྱེད་པའང་ཡོད།

[ནུས་པ།] དུག་ནད་བྱེར་བ་སྟུད་ཅིང་གཉན་སྲིན་འཇོམས་པར་བྱེད།

ཨ་ལྷ། ཨ་ལྷས་བྱུང་ཁོག་རྨ་དང་མིག་ལ་ཕན། །ཞེས་པ་ལ། མིང་། དངུལ་གྱི་མེ་ཁབ། སྣོ་འབྱེད་སྨན། དངུལ་ཐུར། སྦུ་ཧིག་ཁྲ་བཀོད་ཟེར།

[ངོ་བོ།] འདི་ལ་རིགས་མཆོག་དང་ཕལ་བ་ཨ་འདྲ་གསུམ་ཡོད་པ་ལས། །མཆོག་ནི་འབྲུངས་དཔེར། ཨ་ལྷ་བདུད་རྩི་བྲག་ལ་སྐྱེ། །མེ་ཏོག་འབྲས་བུ་གང་ཡང་མེད། །རྩ་ནི་ཡིད་ཙམ་ཁ་བ་དང་། །མིག་ནད་གསོ་བའི་བདུད་རྩི་ཡིན། །ཞེས་པ་བྲག་ལ་སྐྱེ་བའི་དངུལ་གྱི་མེ་ཁབ་གཤིབ་པ་འདྲ་བའོ། །ཕལ་བ་ནི། ཨ་ལྷ་དར་ལྡང་སྐྱུད་པ་འདྲ། །ཞེས་སྤང་ལ་སྐྱེ་བ་སྡོང་སྐྱུད་འདྲ་བ་མེ་ཏོག་དཀར་སེར་དམར་གསུམ་གང་རུང་འཆར་བ་མོ་དང་། མེད་པ་ཕོའོ། །མ་སྙེད་ན། ཨ་ལྷ་ཕག་གི་ཟེ་བ་འདྲ། །ཞེས་སྤང་ལ་སྐྱེ་བའི་རྩྭ་ལྡང་སྐྱུ་ཀླུམ་པོ་རྩེ་རྟོན་པོ་ཕག་ཟེ་འདྲ་བ་ཆུན་བུ་ཆུང་བར་སྐྱེ་བ་དེས་ཚབ་རུང་ཙམ་མོ། །

[ནུས་པ།] བྱང་ཁོག་སྟོད་སྨད་ཀྱི་རྨ་དང་མིག་གི་ནད་རིགས་ལ་ཕན། རང་བྱུང་པས། ཨ་ལྷ་དང་ནི་ཨ་འདྲ་གཉིས། །མིག་གསལ་ཞ་རེངས་སེལ་བ་ཡིན། །ཞེས་སོ། །

ཞིམ་ཐིག་ལེ། ཞིམ་ཐིག་ལེ་ཡིས་མིག་གི་ལིང་ཐོག་ལེན། །ཞེས་པ་ལ་མིང་། མ་མ་འཛིབ་འཛིབ། མིག་སྨན་སངས་རྒྱས། མིག་སྨན་གསང་བ་སྨན་གཅིག་ཟེར།

[ངོ་བོ།] འདི་ལ་རིགས་ཆེ་འབྲིང་ཆུང་གསུམ་སྟེ། ཆེ་བ་ལའང་དཀར་དམར་སེར་གསུམ་ཡོད་པ་ལས། དཀར་པོ་ལ་འབྲུངས་དཔེར། མིག་ནད་སེལ་བའི་ཨ་རྫ་ན། །བོད་སྐད་པུ་ཤུ་མིག་སྨན་ཟེར། །མིག་སྨན་སངས་རྒྱས་ཞེས་ཀྱང་ཟེར། །ཞིང་དང་ས་ནག་དག་ལས་སྐྱེ། །ལོ་མ་ནག་ཅིང་རྩུབ་པ་ལ། །སྡོང་བོ་གྲུ་བཞི་གདེངས་ཀ་ཅན། །མེ་ཏོག་དཀར་པོ་ནམ་མཁར་འཕུར། །དར་དཀར་ཡོལ་བ་བྲེས་པ་འདྲ། །འབྲས་བུ

མདོག་ནག་བཞི་པོ་ལ། །ཟུར་གསུམ་བྲ་བོ་གས་པ་འདྲ། །རོ་ནི་མངར་དང་སྐྱུམ་པ་ཡིན། །རང་གི་ནུས་པས་མིག་ནད་སེལ། །ཞེས་པ་དེ་དང་། དམར་པོ་ནི་མེ་ཏོག་དམར་སྨུག་རྒྱ་ཚོས་ཁ་འཆར་བ་ལས་གཞན་སྔ་མ་དང་འདྲ་བའོ། །

སེར་པོ་ལ་འཕྲུངས་དཔེར། ཞིམ་ཐིག་ལེ་ཞེས་བྱ་བ་དེ། །སྡོང་པོ་གྲུ་བཞི་ཚིགས་ཐུབ་མང་། །དེ་མཚམས་ལོ་མ་སྦྱོགས་བཞིར་གྱེས། །ལོ་མ་ཟ་འདྲ་ཟུག་ཀྱུ་མེད། །མེ་ཏོག་དཀར་སེར་རོ་ནི་ཁ། །འབྲས་བུ་ནག་པོ་ཐྀ་བ་འདྲ། །རང་གི་ནུས་པས་མིག་གི་ནད། །ཡིང་ཐོག་སེལ་བའི་བདུད་རྩི་ཡིན། །ཞེས་པ་དེ་གསུམ་ནི་ཆེ་བ་ཡིན་ནོ། །

འབྲིང་བ་ནི། མངོན་རྟོགས་ལས། གསེར་མགོ་སྲིབ་ཀྱི་སྨད་དུ་སྐྱེ། །ལོ་མ་འབོལ་ཞིང་སྐུམ་པ་ལ། །ངར་པ་གྲུ་བཞི་མཐྲངས་པ་སྟེ། །རིང་ཐུང་རྐང་རེ་ཁྲུ་རེ་ཙམ། །མེ་ཏོག་སྔོ་ལ་རྒྱ་མདངས་ཅན། །མེ་ཏོག་གོས་ནི་རྒྱ་སྨུག་ལ། །རོ་ནི་སྐུམ་ཞིང་གོ་སྙོད་འདྲ། །མིག་ནད་མ་ལུས་སེལ་བར་བྱེད། །ཅེས་དབྱིབས་སྔ་མ་བཞིན་ལ་མེ་ཏོག་ཅུང་ཟད་ཆུང་བའོ། །ཆུང་བ་ལ་དཀར་སྔོ་གཉིས་ལས་དཀར་པོ་ལ། འཕྲུངས་དཔེར། ཞིམ་ཐིག་སངས་རྒྱས་ཆུ་འཛིན་ནི། །ན་དང་འདྲེས་པའི་སྐམ་སར་སྐྱེ། །ལོ་མ་ནག་རྩུབ་སྡོང་པོ་ཆུང་། །རིང་ཐུང་སོར་བཞི་སོར་གསུམ་ཙམ། །མེ་ཏོག་དཀར་སྐྱ་མང་པ་སྟེ། །འབྲས་བུ་ནག་པོ་ཏིལ་འབྲུ་འདྲ། །མིག་ནད་ཐམས་ཅད་སེལ་བར་བྱེད། །ཅེས་པ་བཞིན་མེ་ཏོག་དཀར་སྐྱ་འཆར་བ་དེའོ། །སྔོན་པོ་ནི་གཞན་སྔ་མ་འདྲ་ལ་མེ་ཏོག་སྔོན་པོ་འཆར་བའོ། །

[ནུས་པ།] དེ་དག་གིས་མིག་གི་ལིང་ཐོག་རྣམས་ལེན་པར་བྱེད།

པར་པ་ཏ། པར་པ་ཏ་ཡིས་རིམས་དང་དུག་ཚད་སེལ། །ཞེས་པ་ལ་མིང་། བཀྲ་བཟང་ཟིལ་པ། སྔོན་པོ་ཆིག་ཐུབ། འཁྲི་ཤིང་རལ་བ་ཅན། མེ་རྒན་རལ་པ་ཅན། རིམས་འཇོམས་ཟེར།

[ངོ་བོ།] འཕྲུངས་དཔེར། པར་པ་ཏ་ཞེས་བྱ་བ་ནི། །ས་ནག་རྡུལ་དང་མཚེར་ལས་སྐྱེ། །ལོ་མ་སྔོ་སེབ་ས་ལ་གྲམ། །མེ་ཏོག་དཀར་པོ་འཁྲོན་ཚོམ་འདྲ། །གང་བུ་ནར་མོ་ཉ་ག་ཅན། །འབྲས་བུ་ཞིབ་མོ་མོན་སྲན་དབྱིབས། །རོ་ཁ་ནུས་བསིལ་རིམས་དུག་སེལ། །ཞེས་པ་དེའོ། །

[ནུས་པ།] རིམས་དང་དུག་ཚད་རྣམས་སེལ་བར་བྱེད། རང་བྱུང་ལས། པར་པ་ཏ་ཡིས་ཁྲག་ཚད་སེལ། །ཞེས་སོ། །

ནཱ་བའི་རྩ་བ། ནཱ་བའི་རྩ་བས་སྲིན་གསོད་རུས་འཛེར་འགོག། །ཞེས་པ་ལ་མིང་། ས་འོག་བདུད་རྩི། སྲིན་འཇོམས། ལྷུམ་རྐོད། ཁ་སྐྲངས། ཁ་ཚ་བ་ཟེར།

[ངོ་བོ།] འཕྲུངས་དཔེར། ནཱ་བ་དག་ལ་རིགས་གཉིས་ཏེ། །རི་ལས་སྐྱེས་པ་ནཱ་རྐོད་ཡིན། །ཞིང་ལས་སྐྱེས་པ་ནཱ་གཡུང་སྟེ། །ལོ་མ་སྐུམ་ལ་མཐུག་པ་ལ། །མེ་ཏོག་དཀར་སེར་མདངས་དང་ལྡན། །འབྲས

བུ་བླུ་ཏུ་སྲུངས་པ་འདྲ། །རོ་ནི་ཚ་ལ་ཞུ་རྗེས་དྲོ། །རང་གི་ནུས་པས་སྲིན་ནད་དང་། །སྐྲངས་དང་འབྲས་དང་ཤ་རོ་འདུལ། །ཞེས་པ་ལྟར་རི་སྐྱེས་དྲ་གོད། ཀླུངས་སྐྱེས་དྲ་གཡུང་ངོ་། །

[ནུས་པ།] དེའི་རྩ་བས་སྲིན་གཙོད་ཅིང་རྣུས་པའི་འཛེར་འགོག་པར་བྱེད། དཔག་བསམ་ལྗོན་ཤིང་ལས། དྲ་བས་ཕོ་བར་རླུང་ཞུགས་སེལ། །ཞེས་དང་། རང་བྱུང་བས། དྲ་གོད་རྩ་བས་སྲིན་ནད་སེལ། །

འདམ་བུ་ཀ་ར། འདམ་བུ་ཀ་རས་གློ་མཆིན་རྩ་ཚད་སེལ། །ཞེས་པ་ལ་མིང་། ལྷུང་ལོ་ཆིག་སྐྱེས། རྩྭ་མངར། རྩྭ་བུ་རམ་ཟེར།

[ངོ་བོ།] འདི་ལ་རིགས་ཕོ་མོ་འམ་མཆོག་དམན་གཉིས་འདམ་འདྲ་དང་གསུམ་ཡོད་པ་ལས། མཆོག་ཕོ་རིགས་ནི། འཁྲུངས་དཔེར། འདམ་བུ་ཀ་ར་ཞེས་བྱ་བ། །ཆུ་མིག་ཟིང་གི་ནང་དུ་སྐྱེས། །ལོ་མ་ཙོང་གི་ལོ་མ་འདྲ། །སྙེ་མ་རམ་བུ་ལྷ་བུ་ལྡེམས། །རོ་ནི་མངར་ལ་འཇམ་པའོ། །ཡུལ་སྐད་རྩ་ནི་བུ་རམ་ཟེར། །རང་གི་ནུས་པས་རྣུས་ཚད་སེལ། །གློ་མཆིན་ནད་ལ་བདུད་རྩི་འདྲ། །ཞེས་པ་དེ་དང་། དམན་པ་མོ་རིགས་ནི། སྦོ་འབུམ་དུ། འདམ་བུ་ཀ་ར་ཆུ་ནང་སྐྱེ། །རོ་མངར་ངར་པ་ཟེར་བ་འདྲ། །རིང་ཐུང་འཕྲིད་རེ་མཛུབ་རེ་ཙམ། །མཆིན་ཚད་རྣུས་ཚད་སླུག་པོ་སེལ། །མཆོན་གྱིས་ཕོག་པའི་གློ་ནད་སེལ། །ཞེས་པ་ཆུ་ཛབ་ཁྲོད་དུ་སྐྱེ་བའི་རྩྭ་ལྷུང་སྐྱ་རིང་ཐུང་མཐོ་གང་ཙམ་ཕྲེད་སྐབས་སུ་སྐྱེ་བ་མེ་ཏོག་འབྲས་བུ་གང་ཡང་མེད་པའི་རོ་མངར་བ་དེའོ། །འདམ་འདྲ་ནི་དབྱིབས་ཕོ་རིགས་དང་འདྲ་བར་དེ་ལས་ཀྱུང་བ་ཞིག་གོ །

[ནུས་པ།] གློ་བ་དང་མཆིན་པ་རྩ་ཡི་ཚད་པ་སེལ་བར་བྱེད། རང་བྱུང་པས། འདམ་བུ་ཀ་རས་ཁྲག་ངན་འདྲེན། །ཞེས་སོ། །

འབྲི་ཏ་ས་འཛིན། འབྲི་ཏ་ས་འཛིན་རྣག་ཁྲག་ཆུ་སེར་འདྲེན། །ཞེས་པ་ལ་མིང་། ན་ལི། ས་འདྲི་ཟེར།

[ངོ་བོ།] འཁྲུངས་དཔེར། འབྲི་ཏ་ཐང་དང་ནྭན་ལྗོངས་སྐྱེ། །ལོ་མ་ཏུག་པ་འདྲ་ལ་ཆུང་། །མེ་ཏོག་དཀར་དམར་མདངས་མཛེས་ཆུང་། །ངར་པ་དམར་པོས་ས་སྟེང་ཁྱབ། །འབྲས་བུ་སློན་ནས་བྱུར་ཚེམ་འདྲ། །རོ་ནི་ཅུང་ཟད་མངར་བ་ཡིན། །ནུས་པས་སྟོད་དུ་འདྲེན་པར་བྱེད། །ཅེས་དང་། བདཪ་སྤྲོད་དུ། འབྲི་ཏ་ས་འཛིན་ལྗོངས་སུ་སྐྱེ། །ལོ་མ་ཐ་རམ་ལྷ་བུ་ལ། །མེ་ཏོག་སྔོན་པོ་སྤྲུངས་པ་འདྲ། །བ་ཐག་གྲོ་མའི་གྲོ་རྒྱུངས་འདྲ། །ཞེས་པས་གསལ་ལོ། །དེ་མ་རྙེད་ན་ཙི་ཏ་ས་འཛིན་ནམ་ཙི་ཙི་ས་འཛིན་ལ་བྱེད་པའང་ཡོད། །

[ནུས་པ།] རྣག་ཁྲག་དང་ཆུ་སེར་རྣམས་འདྲེན་པར་བྱེད། དཔག་བསམ་ལྗོན་ཤིང་ལས། འབྲི་ཏ་ས་འཛིན་བད་མཁྲིས་སེལ། །ལྷག་པར་དེ་ཡིས་འཁྱིབས་པ་སེལ། །ཞེས་དང་། ཧྲཱ་སྭ་མིས། བ་ཐག་དམར་པོས་རྩ་རྣམས་མཐུད་པར་བྱེད། །ཅེས་དང་། རང་བྱུང་པས། འབྲི་ཏས་རྣག་སྐེམ་ཡན་ལག་ཕན། །ཞེས

སོ། །

བྲ་ཧ་ཏི་ཏི། བྲ་ཧ་ཏི་ཏིས་བུད་མེད་ཟླ་མཚན་གཅོད། །ཅེས་པ་སྟེ། འབྲུངས་དཔེར། བྲ་ཧ་ཏི་ཏི་ཞེས་བྱ་བ། །མིང་གི་བརྗོད་བྱ་སྦྲུ་རུ་མ། །སྐྱེ་ས་བྲག་གི་ཡོག་ལ་སྐྱེ། །སྡོང་པོ་དམར་པོ་བུན་མ་ཡིན། །ལོ་མ་སྦྲ་ལ་རྩེ་མོ་རྣོ། །མེ་ཏོག་སྔོན་པོ་འཐས་དམར་བ། །རང་གི་ནུས་པས་ཁྲག་ཤོར་གཅོད། །ཅེས་རིང་ཐུང་སྙིན་ཚུང་ཙམ་མེ་ཏོག་སྔོ་སྐྱ་ཆུང་ངུ་འཆར་བ་དེའོ། །སྣུན་མའི་མེ་ཏོག་ལ་ནུས་པ་ཕྱོགས་མཚུངས་ཡོད་དོ། །སྙིན་རྩི་ཞེས་སྙིན་མ་མེ་ཏོག་སྔོན་པོ་ཅན་སྡོན་ཁ་དམར་པོ་འགྲོ་བ་དེ་ལ་ངོས་འཛིན་མཁན་ཡང་ཡོད། །

[ནུས་པ།] བུད་མེད་ཀྱི་ཟླ་མཚན་འབྱམས་པ་གཅོད་པར་བྱེད། །

ཤུ་མོ་ཟ། ཤུ་མོ་ཟ་ཡིས་གློ་རྣག་འབྲུ་བ་གཅོད། །ཅེས་པ་ལ་མིང་། ཤ་མོ་འཛའ་ཟེར།

[ངོ་བོ།] སྡེ་འབུམ་ལས། ཤུ་མོ་ཟ་ནི་ཞིང་ནང་སྐྱེ། །ལོ་མ་སྨན་མའི་འདབ་འདྲ་འབྱུང་། །རིང་ཐུང་ཁྲུ་རེ་ཀང་རེ་ཙམ། །མེ་ཏོག་སེར་པོ་སྨན་མ་འདྲ། །གང་བུ་སྲབ་མོ་སེག་བརྡར་རིས། །གློ་རྣག་འབྲུ་བ་ཐམས་ཅད་གཅོད། །ཅེས་མེ་ཏོག་སེར་པོ་གང་བུ་ཕྲ་ཕོའི་ཕྱི་སྐྱེར་འདྲ་བར་འཐས་བུ་དང་པ་སེར་སྔོང་འདྲ་ལ་ཏུང་ལེབ་ཡོན་ཏྲི་ངད་ཅན་ལ་ལས་ཚོད་མར་འདེབས་པ་དེའོ། །

[ནུས་པ།] གློ་རྣག་དང་འབྲུ་བ་གཅོད་པར་བྱེད། །རོ་སྙོར་ལས། ཤུ་མོ་ཟ་ནི་ལྒྱི་ལ་སྨུམ་པས་རླུང་ལ་ཕན། །ཞེས་དང་། ཟློན་ཤེང་ལས། ཤུ་མོ་ཟས་ནི་བད་ཀན་སེལ། །གྲང་ཤས་སེལ་ཞིང་མཁྲིས་པ་སྐྱེད། །ཅེས་དང་། རང་བྱུང་པས། ཤུ་མོ་ཟ་ཡིས་རྣག་རྣམས་སྐེམ། །ཞེས་སོ། །

སྐྱི་བ། ལྕུག་མྱུར། སྐྱི་བ་ལྕུག་མྱུར་བད་ཚ་ཆམ་པ་སེལ། །ཞེས་པ་སྟེ། སྐྱི་བ་ལ་མིང་། ཀྱི་ལྕུ། སླ་ལོ་ཀྲི་ཀྲི་ཟེར།

[ངོ་བོ།] འབྲུངས་དཔེར། སྐྱི་བ་ཞེས་བྱ་སྲིབ་མོར་སྐྱེ། །ལོ་མ་ཕྲལ་མེ་ཏོག་ནི། །ཨུཏྤལ་སྔོན་པོ་དག་དང་འདྲ། །རྩ་ཤིང་གཞན་ལ་འཁྲིལ་ནས་སྐྱེ། །རྩ་བ་མར་གྱི་རྐྱལ་པ་འདྲ། །ནུས་པས་སླ་ཡི་དྲི་ཚོར་བྱེད། །ཡིག་དང་ག་འབྱེད་པར་བྱེད། །ཅེས་དང་། སྡེ་འབུམ་དུ། སྐྱི་བ་སྲིབ་ནག་སྐྱེ་བ་དང་། །བྲ་མའི་ཡོག་ལ་འཁྲིལ་ནས་སྐྱེ། །འདབ་མ་ཆུང་ཞིང་ངར་པ་ཕྲ། །རིང་ཐུང་ཁྲུ་རེ་མདའ་རེ་ཙམ། །མེ་ཏོག་སྔོན་པོ་འདབ་ལྔ་པ། །བཅད་ན་ཞོ་འབྱུང་རྩ་རྗོག་དམར། །ཕོ་མཆིན་ནད་དང་ཚ་བ་སེལ། །ཞེས་རྩ་བ་རྗོག་པོ་མངར་ཤས་ཆེ་བའོ། །

ལྕུག་མྱུར་ནི།

[ངོ་བོ།] འབྲུངས་དཔེར། སི་པི་ལྕུག་མྱུར་ཞེས་བྱ་བ། །ལོ་མ་ལྷང་སེར་སྤུ་ཅན་ཏེ། །ངར་པ་གྲུ་བཞི་ཚིགས་པ་དང་། །གདེངས་ཀ་ཅན་ལ་མེ་ཏོག་སྨུག །རིང་ཐུང་མཛུབ་རེ་མཐོ་རེ་ཙམ། །རྩ་བ་རྗོག་འདྲིལ་ཉུང་འདྲ་མང་། །རོ་ནི་མངར་བས་གྲེ་བ་བཏྣན། །འཐས་དང་གློ་ནད་མཐའ་དག་འཇོམས། །

ཞེས་མེ་ཏོག་དཀར་སྐྱ་དང་རྒྱ་སྨུག་གང་རུང་འཆར་བ་ལོ་མ་ཧ་ལྤགས་འདྲ་བ་སྡོབས་ཆེ་འབྲིང་ཆུང་གསུམ་རིམ་བཞིན་ཕོ་དང་མ་ནིང་མོ་རུ་བཤད་དོ། །

[ནུས་པ།] ཐང་ཚ་བ་དང་ཆམ་པ་སེལ་བར་བྱེད། །སྐྱེམས་འགྲེལ་དུ་གློ་བུར་དུ་ཐང་ཚ་བ་དང་ཆམ་པ་སེལ་ལོ་ཞེས་དང་། ཞལ་ལུང་དུའང་དེ་བཞིན་ལ་མཆན་དུ་ཡར་རྒྱབ་པར་མར་ཡང་འདི་བཞིན་འབྱུང་མོད་དེ་སྣི་བ་ལུག་མུར་ཐང་ཚ་ཆམ་པ་སེལ་ཞེས་སྨན་གཉིས་ཀྱི་ནུས་པ་བཤད་པ་མཁས་པ་འགའ་ཞིག་བཞེད་ཅེས་འབྱུང་བས་རྒྱུད་རྙིང་ལ་གློ་བུར་ཐང་ཚ་ཆམ་པ་སེལ་ཞེས། སྣི་བ་རང་གི་ནུས་པ་བསྟན་པ་ཡིན་འདུག་གོ །རང་བྱུང་པས། ལུག་མུར་བད་ཀན་གྲང་བ་སེལ། །ཞེས་སོ།

གཡེར་ཤིང་པ། གཡེར་ཤིང་པ་ཡིས་འབྲུམ་པའི་ཚ་བ་སེལ། །ཞེས་པ་སྟེ། ངོ་བོ་ནི། འདི་ལ་རིགས་མཆོག་དམན་གཉིས་ཏེ་མཆོག་ནི་གློ་ཡུལ་སོགས་རོང་ནས་འོང་བའི་འབྲས་བུ་ནག་ཆུང་གཡེར་དྲི་ཅུང་ཟད་བྲོ་བ་ཞིག་ལ་ངོས་འཛིན་པར་སྣང་། དམན་པ་ནི། སྤོ་རྐང་མཁན་པ་འདྲ་བ་དམར་ཤས་ཅན་ཁྲུ་རེ་ཙམ་མེ་ཏོག་སེར་པོ་འབྲས་བུ་གཡེར་མ་ལྷ་བུ་དེ་ལས་འཇོང་བ་གཡེར་དྲི་ཅན་དེ་ཡིན་ནོ། །

[ནུས་པ།] འབྲུམ་པའི་ཚ་བ་རྣམས་སེལ་བར་བྱེད། །རང་བྱུང་པས། གཡེར་ཤིང་མཁན་འདྲ་དུག་ལ་ཕན། །

མེ་ཏོག་སེར་ཆེན། མེ་ཏོག་སེར་ཆེན་རྨ་འདྲུབ་རྩ་རུལ་གཅོད། །ཅེས་པ་ལ། མིང་།

[ངོ་བོ།] འཁྲུངས་དཔེར། མེ་ཏོག་སེར་ཅན་ཞེས་བྱ་བ། །ལོ་མ་སྤུ་ཆུང་ཉ་ག་ཅན། །སྡོང་པོ་ཕྲ་མོ་མེ་ཏོག་སེར། །དབྱིབས་ནི་རྒྱ་མེན་འདྲ་བ་དང་། །རོ་ནི་ཁ་ལ་རྨ་ཡི་ནད། །སེལ་ཞིང་ཐམས་ཅད་འདྲུབ་པར་བྱེད། །ཅེས་པ་སྤང་ལྗོངས་དང་ན་བར་སྐྱེ་བའི་ལོ་མ་ཉག་ཞིབ་ཅན་མེ་ཏོག་འདབ་མ་ལྔ་དྲུག་ཙམ་འོད་ཅན་ཟེ་འབྲུ་དམར་པོ་འཆར་བའོ། །

[ནུས་པ།] རྨ་འདྲུབ་ཅིང་རྩ་རུལ་པ་རྣམས་གཅོད་པར་བྱེད། རང་བྱུང་པས། སེར་ཆེན་རྣག་དང་སྐྱོད་ཚད་འཇོམས། །ཞེས་སོ། །

ཐག་སྐྱ་ཧ་བོ། ཐག་སྐྱ་ཧ་བོས་དུག་སེལ་ཚ་འཁྲུ་གཅོད། །ཅེས་པ་ལ་མིང་། ཧ་བོ། ཐག་ཛ། མིང་བདུན་སྲིང་གཅིག ཧུ་ལུ་ཀ གོང་བ་འཛིན་པ་རྣམས་ཟེར།

[ངོ་བོ།] འཁྲུངས་དཔེར། ཧ་བོ་ཐག་གི་ལོག་ལ་སྐྱེ། །ལོ་མ་ལེབ་ལ་མེ་ཏོག་ནི། །སྔོ་ལ་ཀྲས་དུས་དཀར་པ་ཡོད། །རོ་ནི་ཁ་ལ་མངར་བ་ཡིན། །ནུས་པས་བསམ་སེ་མཁལ་ནད་དང་། །རྨ་རྣམས་འདྲུབ་ཅིང་དུག་ནད་སེལ། །ཞེས་ཡོངས་གྲགས་འབྲུལ་སོ་མེད། །

[ནུས་པ།] དུག་ནད་སེལ་ཞིང་ཚད་པའི་འཁྲུ་བ་གཅོད་པར་བྱེད། །རྐྱ་སྦྱ་མིས། དུག་འཇོམས་ཚ་འཁྲུ་གཅོད་པའི་གཙོ། །ཞེས་དང་། རང་བྱུང་པས། ཐག་སྐྱུས་སྦྱར་དུག་སྐྱུད་ཅིང་གསོད། །ཅེས་སོ། །

ཐྲག་སྲོས། ཐྲག་སྲོས་རྩ་འདྲུབ་རྣག་སྐེམ་ལྷ་བ་འཛིན། །ཞེས་པ་ལ་མིང་། ཐྲེ་གུ་གསེར་ཐིག །ར་ས་ཡན། བྱ་རྒོད་རྒྱས་འགྱུར། མགོ་ཆག་གསང་ལྟུམ། གཟིག་མཇུག་པ་ཟེར།

[ངོ་བོ།] འབྱུངས་དཔེར། ཐྲག་སྲོས་རེ་རལ་རིགས་སུ་གཏོགས། །བྱང་བལྟའི་བྲག་གི་ཡོག་ལ་སྐྱེ། །འདབ་མ་ཆིག་སྐྱེས་ལྗང་སེར་བ། །རིང་ཐུང་སོར་བཞི་སོར་ལྔ་ཙམ། །རྒྱབ་ན་གསེར་གྱི་ཐིག་ལེ་ཡོད། །དུག་ནད་སེལ་བའི་སྨན་གྱི་མཆོག །ཅེས་པས་གསལ་ལོ། །

[ནུས་པ།] རྩ་འདྲུབ་པ་དང་རྣག་སྐེམ་ཞིང་ལྷ་བ་འཛིན་པར་བྱེད། ཟློན་ཤིང་ལས། ཐྲག་སྲོས་ཤ་མདོག་འགྱུར་བ་ནུས། །ཞེས་སོ། །

རྒྱ་སྲོས། སྤང་སྲོས། རྒྱ་སྲོས་སྤང་སྲོས་ཚད་སྙིང་དུག་ཚད་སེལ། །རྒྱ་སྲོས་ནི་ངོ་བོ། འདི་ལ་རིགས་མཆོག་དམན་གཉིས་ཡོད་པ་ལས་མཆོག་ནི་སྐྱེ་ཚུལ་ཡང་། །རྒྱ་སྲོས་ཁ་སྨད་བརྟན་སར་སྐྱེ། །ལོ་མ་སྔོ་ལྗང་སོག་ལེ་ཁ། །སྡོང་པོ་ཕྲ་རིང་ཁོང་སྟོང་ལ། །མེ་ཏོག་དམར་དཀར་རབ་ཏུ་མཛེས། །རྩ་བ་དྲི་བཟང་སྤོས་ངད་ལྡན། །ཞེས་པ་ལྟར་ལོ་སྡོང་མེ་ཏོག་སྐྱེ་ཚུལ་སྤང་སྲོས་དང་ཉེ་བ། རྩ་བ་དྲི་རབ་ཏུ་ཞིམ་པ་དེའོ། དམན་པ་ནི། འབྱུངས་དཔེར། སྨན་མཆོག་རྒྱ་སྲོས་ཞེས་བྱ་བ། །སྡོང་པོ་སྔོ་ལ་རིང་བ་ཡིན། །མེ་ཏོག་སེར་བའི་མདངས་ཆགས་པ། །ལོ་མང་མེ་ཡོང་ཁ་ལྟར་གྱིས། །དྲི་ཞིམ་རོ་ཁ་ནུས་པ་བསིལ། །རང་གི་ནུས་པས་དུག་ཚད་སེལ། །ཞེས་པ་འབུ་སུ་ཧང་ཕོ་རིགས་སུ་གཏོགས་པ། མེ་ཏོག་སེར་པོ་དང་རྒྱ་ཁ་འཆར་བ་དེ་ལ་ངོས་འཛིན་པར་སྣང་། །སྤང་སྲོས་མིང་། ས་ཏྲ་ན་ད། དྲི་ཆེན་ཐོད་དམར། དཀའ་ཐུབ་ཅན། རལ་པ་ཅན་ཟེར།

[ངོ་བོ།] འབྱུངས་དཔེར། སྤང་སྲོས་ཞེས་བྱ་དྲི་བསུང་ལྡན། སྤྲིབ་ཀྱི་སྤང་ལས་སྐྱེ་བ་ཡིན། །ལོ་མ་གཡུ་ཡི་གཞོང་པ་འདྲ། །སྡོང་བུ་སྨུག་པ་མེ་ཏོག་དམར། །ལྕུང་པ་དྲི་ཞིམ་སྤོས་ཀྱིས་འགེངས། །འདི་ལ་ལྷ་རྣམས་རྟག་ཏུ་གནས། །ཞེས་ལོ་མ་ཞ་བྲིད་ཀྱི་ལོ་མ་འདྲ་བ་སྡོང་བུ་ཕྲལ་མེ་ཏོག་དམར་པོ་འཆར་བའོ། །

[ནུས་པ།] དེ་གཉིས་ཀྱིས་ཚད་པ་སྙིང་པ་དང་དུག་ཚད་སེལ་བར་བྱེད། རྒྱ་སྲོས་ལ། དཔག་བསམ་ཟློན་པར། རྒྱ་སྲོས་རྩ་བས་གཉན་རིགས་སེལ། །མཆེར་པ་གླང་ཐབས་གག་ལྷོག་འཇོམས། །ལྷག་པར་ཡན་ལག་རྣག་རྣམས་སྐེམ། །ཞེས་དང་། སྤང་སྲོས་ལ། རིན་སྤུངས་ལས། སྤང་སྲོས་བསིལ་ལ་ཡང་བའོ། །ཞེས་དང་། རང་བྱུང་པས། སྤང་སྲོས་ཤ་སྐྲངས་འདུལ་བར་བྱེད། །ཅེས་སོ། །

སྤྱང་ཚེ་སྤྲུས། སྤྱང་ཚེ་སྤྲུས་ཀྱིས་ཆུ་འཕྱུང་རིམས་ཚད་སེལ། །ཞེས་པ་ལ་མིང་། སེར་པོ་ཁྲག་རྐང་། སྨུམ་བུ་སེར་པོ། ཧོང་ལེན་སེར་པོ་ཟེར།

[ངོ་བོ།] འདི་ལ་རིགས་རྒོད་གཡུང་ངམ་ཕོ་མོ་གཉིས་ལས་ཕོ་ལྟུམ་ནི། འབྱུངས་དཔེར། སྤྱང་ཚེ་སྤྲུས་ཞེས་བྱ་བ་ནི། །མོན་ཡུལ་སྐྱོ་ནི་ཁ་ཁྲ་ཡི། །ནགས་རི་མཐུག་པོའི་སྤང་ལས་སྐྱེ། །ལོ་མ་ཕྲལ་སྨུམ་པ

ཡིན། །སྡོང་པོ་རིང་ལ་མཉེན་པ་ཡིན། རྩ་བ་དང་ནི་མེ་ཏོག་སེར། །རོ་ནི་ཁ་ལ་བསྐ་བ་ཡིན། །རང་གི་ནུས་པས་རྣག་ཆུ་སྐེམ། །རྨ་འདྲུབ་གློ་བུར་ཚད་རིམས་སེལ། །ཞེས་པ་རྩིང་པ་ཁ་དོག་སེར་ལ་རོ་ཁ་བ་དེའོ། །མོ་ལྷམ་ནི་ལྕུགས་ཀྱུ་བ་སྟེ། འབྲུངས་དཔེར། སེར་པོ་ཁྲག་རྐང་ཞེས་བྱ་བ། །ཉིན་ཀྱི་བྲག་རིའི་གསེབ་ན་སྐྱེ། །ལྷམ་བུ་ལྕུགས་ཀྱུ་ཅན་ཡང་ཟེར། །སྡོང་པོ་རིང་ལ་ཡིད་ཙམ་སེར། །ལོ་མ་གཡུ་བུན་གཏོར་བ་འདྲ། །མེ་ཏོག་སེར་པོ་ག་ཨུ་འདྲ། །རོ་ནི་ཅུང་ཟད་ཁ་བ་ཡིན། །རྨ་འདྲུབ་ཚད་རིམས་དུག་ནད་སེལ། །ཞེས་པ་ལོ་མ་ལ་སྔོ་སྨིན་དུ་འབོད་པ་དེའོ། །

[ནུས་པ།] ནུས་པས་རྣག་ཆུ་འཕྱུང་ཞིང་རིམས་ཚད་སེལ་བར་བྱེད། དཔག་བསམ་ལྡོན་ཤིང་ལས། སེར་པོ་ཁྲག་རྐང་ཕོ་ལྷམ་གྱིས། །ཚད་ནད་ཀུན་དང་རྨོག་པ་གསོད། །རྒྱུ་ནད་ཚ་བ་རོལ་ཏུ་འཇོམས། །ཞེས་དང་། ལྕུགས་ཀྱུ་རིན་ཆེན་མགོ་ལྡེ་ཡིས། །རྨོག་པ་ནག་པོ་རོལ་ཏུ་གསོད། །ཕྱིར་ཡང་ཚ་བ་མ་ལུས་འཇོམས། །ཞེས་དང་། རང་བྱུང་པས། ཁྲག་རྐང་ལྕུགས་ཀྱུས་ཚད་པ་སེལ། །ཞེས་གསུངས།

ཀྲུ་ཏྲུས། ཀྲུ་ཏྲུས་རྨ་འདྲུབ་རྩ་མཐུད་རྒྱུ་གཟེར་སེལ། །ཞེས་པ་ལ། མིང་། སེར་པོ་ཀྲུ་ཏྲུས་ཟེར།

[ངོ་བོ།] འབྲུངས་དཔེར། ཀྲུ་ཏྲུས་ཉིན་སྲིབ་གཉིས་ཀར་སྐྱེ། །ལོ་མ་ཕྲལ་འཛམ་པ་སྟེ། །སྡོང་པོ་མེ་ཏོག་དག་གིས་གང་། །མེ་ཏོག་དཀར་སེར་དམར་བའི་མདངས། །ཚིགས་པ་རེ་རེ་དག་ནས་སྐྱེ། །དཔྱིབས་ནི་ཀྱི་ལྕེ་ནག་པོ་འདྲ། །འབྲས་བུ་དག་ནི་ཕྱུར་བུར་གང་། །རོ་ཁ་ནུས་པས་རྨ་དང་ནི། །དུག་དང་རིམས་ཀྱི་གཉེན་པོ་ཡིན། །ཞེས་རྩ་བ་སེར་པོ་ལ་ཕུག་ཆུང་ཆུང་འདྲ་བ་དེ་མཆོག་དང་ཕལ་བ་སྟེ་ཀྲུ་ཏྲུས་ནི། ཇི་སྐད་དུ། སེར་པོ་ཀྲུ་ཏྲུས་ཞེས་བྱ་བ། །མཐོ་བསིལ་རྫ་འདབ་སྤང་ལས་སྐྱེ། །ལོ་མ་སྐྱ་མཐུག་ཀྱ་མེན་འདྲ། །སྡོང་བུ་ཕྲང་ལ་མེ་ཏོག་སེར། །དཔྱིབས་ནི་གཡུ་སྡོང་གསེར་མགོ་དང་། །འདྲ་ལ་གང་བུ་འབྲས་བུ་འཚངས། །རྩ་བ་སེར་པོ་འཛིངས་ཐབས་ཅན། །མཛེ་སྨད་སླས་པ་འདྲ་ཡང་ཟེར། །དཔྱིབས་ནི་བེ་དོའི་རྩ་བ་འདྲ། །ཁ་བསིལ་རྨ་ཚད་སྟོད་ཚད་སེལ། །ཞེས་དང་། ཀྲུ་ཏྲུས་མཛེ་སྨད་སླས་པ་འདྲ། །ཞེས་པ་དེ་གཉིས་ནུས་པ་ཕྱོགས་མཚུངས། །

[ནུས་པ།] རྨ་འདྲུབ་ཅིང་རྩ་མཐུད་པ་དང་རྒྱུ་གཟེར་སེལ་བར་བྱེད། ལྡོན་ཤིང་ལས། སྟུམ་བུ་ཀྲུ་ཏྲུས་བྱ་བ་ནི། །རྨ་ཡི་ཤའུ་གསོ་བའི་མཆོག །ཅེས་དང་། རང་བྱུང་པས། ཀྲུ་ཏྲུས་སྟོད་ཚད་འཇོམས་པ་ཡིན། །ཞེས་སོ། །

འབམ་པོ། འབམ་པོས་སྐྲངས་འཇོམས་སོང་འབྲས་བཤིག་པར་བྱེད། །ཅེས་པ་སྟེ།

[ངོ་བོ།] འབྲུངས་དཔེར། འབམ་པོ་ཞེས་བྱའི་སྔོ་སྨུམ་ནི། །སྲིབ་མོ་སྤང་དང་རི་ལས་སྐྱེ། །ལོ་མ་སྡོང་པོ་གོ་སྙོད་འདྲ། །དྲི་དུག་རོ་ནི་མནག་པ་ཡིན། །མེ་ཏོག་མེད་ཕོ་ཡོད་པ་མོ། །འབྲས་དང་རྨོག་སྐྲངས་ཞི་བར་བྱེད། །ཅེས་པས་མེ་ཏོག་མེད་པ་ཕོ་རིགས་དང་ཡོད་པ་མོ་རིགས་གཉིས་ལས། ཕོ་རིགས་ནི་རྩ་ལོ་གོ

སྐྱོད་འདྲ་བ་དེ་བས་ཆེ་བ། སྔོང་པོ་ཁོང་སྟོང་དྲི་དང་རོ་ཚ་ལ་དུགས་པ་ལོ་མ་ཉུང་བ་ཞིག་དང་མེ་རིགས་ནི། སྔོ་འབུམ་ལས། འབམ་པོ་རི་སྤང་སྐམ་སར་སྐྱེ། །ལོ་མ་སའབྱར་ཕྲུག་ཕྲུག་ལོ། །མེ་ཏོག་དཀར་པོ་ངར་པ་ཕྲ། །རིང་ཐུང་སོར་བཞི་སོར་ལྔ་ཙམ། །ལོ་མ་དུག་ཆེ་མགོ་རྣ་དང་། །སྐྲངས་དང་ཁོང་འབྲས་བཤིག་པར་བྱེད། །ཉུས་པར་མདེའུ་ཟུག་པ་འབྱིན། །ཞེས་པ་ལྟར་སྐམ་སར་སྐྱེ་བའི་སྔོང་པོ་མེད་པ་མེ་ཏོག་དཀར་ཞིབ་ཅན། འབམ་པོ་སྤང་ལ་ཉོ་བསྒྲུ་འདྲ། །ཞེས་པ་དེའོ། །

[ནུས་པ།] དེ་གཉིས་ཀྱིས་སྐྲངས་པ་འཇོམས་ཤིང་ཁོང་འབྲས་རྣམས་བཤིག་པར་བྱེད། རང་བྱུང་པས། འབམ་པོས་ཡན་ལག་སྐྲངས་རྣམས་འཇོམས། །ཞེས་སོ། །

མེ་ཏོག་ལུག་མིག མེ་ཏོག་ལུག་མིག་དུག་དང་རིམས་ཚད་སེལ། །ཞེས་པ་ལ་མིང་། རྒྱལ་བའི་སྨྱུན་ཅན། ནྲི་ལ་ཨུཏྤལ། ཨུཏྤལ་རལ་གྲི་མ། རལ་གྲིའི་འཁོར་ལོ། འདབ་སྔོན་སྟོང་ལྡན། ལུག་མིག་སོགས་ཟེར།

[ངོ་བོ།] འབྲུངས་དཔེར། ལུག་མིག་ན་སྤང་ཉིན་སྲིབ་སྐྱེ། །ལོ་མ་སྔོ་སྐྱ་ཆུང་ལ་སྙོར། །སྔོང་པོ་སྨུག་ལ་རིང་བ་ཡིན། །མེ་ཏོག་ཨུཏྤལ་འདབ་སྟོང་ལྡན། །འདབ་མ་སྔོ་ལ་གེ་སར་སེར། །རོ་ནི་ཅུང་ཟད་ཁ་བ་ཡིན། །རྒྱལ་བའི་སྨྱུན་ཞེས་བྱ་བ་ཡིན། །ནུས་པས་རིམས་དང་དུག་ཚད་སེལ། །གཞན་ཡང་མི་འཕྲོད་མི་ཕན་མེད། །ཅེས་སྔོང་པོ་ཆིག་སྐྱེས་མེ་ཏོག་སྔོན་པོ་འདབ་མ་རལ་གྲི་འདྲ་བ་ཟེ་འབྲུ་སེར་པོ་ཅན་དེའོ། །དེའི་རིགས་གྱུར་མིང་ཅན་ནག་པོ་ལ་མེ་ཏོག་སེར་པོ་ཅན་རྐོད་གཡུང་གཉིས་དང་མེ་ཏོག་སྔོན་པོ་ཅན་རྐོད་གཡུང་གཉིས་ཡོད་པ་ཡིན། །སྐབས་འདིར་སྔ་མ་དེ་ཡིན། འདི་ལ་འབྱུང་ཁུངས་ལོ་རྒྱུས་རྣམ་དབྱེ་སོགས་བཤད་པ་འདྲ་མིན་མང་པོ་སྣང་ཡང་དགོས་པ་ཆུང་བས་མ་བྲིས། །

[ནུས་པ།] དུག་དང་རིམས་ནད་རྣམས་སེལ་བར་བྱེད། །ཤྲོན་ཤེང་ལས། ལུག་མིག་ཚ་བའི་ནད་རིགས་སེལ། །དུག་གི་ཤུ་བ་རེངས་འཁུམས་སེལ། །ཞེས་དང་། རང་བྱུང་པས། རྒྱལ་བའི་སྨྱུན་གྱིས་རྣག་ཁྲག་སྐེམ། །ལུག་མིག་གདོན་ཚད་ནད་ལ་ཕན། །ཞེས་ཆེ་ཆུང་གཉིས་ཀྱི་ནུས་པ་གསུངས་སོ། །

འཁན་པ། འཁན་པས་ཁྲག་གཅོད་ཡན་ལག་སྐྲངས་པ་འཇོམས། །ཞེས་པ་ལ་སྤྱིའི་མིང་། པདྨ་ཀྱུ་ཤི། ཚངས་པའི་དྲུ་མ། དཔའ་བོ་ཉིད། ཁྲག་གཅོད་རལ་བ་ཅན་ཟེར།

[ངོ་བོ།] འདི་ལ་རིགས་ནི་འཁན་སྐྱ། འཁན་དམར། འཁན་ནག འཁན་ཆུང་གསེར་མགོ་དང་བཞི་ལས་སྐབས་འདིར་དགོས་པ་ནི་འཁན་སྐྱ་ཡིན་ལ་སྐྱེ་ཚུལ་ཡང་། འཁན་སྐྱ་ལོ་དཀར་སྤྲ་བ་འདྲ། །དྲི་ཞིམ་བྲག་གི་ལོག་ལས་སྐྱེ། རིང་ཚད་མདའ་རེ་ཁྲུ་རེ་ཙམ། །ཞེས་ལོ་མ་སྔོ་སྐྱ་སྟོན་དུས་དཀར་པོར་འགྱུར་བ་དགུན་ཡང་མི་སྐམ་པ་དྲི་ངད་ཆུང་པ་དེའོ། །

འཁན་དམར་ནི། དམར་པོའི་ཚད་ནི་སྐྱ་པོ་ཙམ། །ལོ་མ་སྨུག་པོ་སྤལ་ལག་འདྲ། །དྲི་རྩུབ་སྐྲངས

འདུལ་འབྲས་ལ་ཕན། །ཞེས་དང་།

ནག་པོ་ཉི། འཁན་ནག་ས་སྨད་ཉིན་ལས་སྐྱེ། །ཕུང་པོ་ཆེ་ལ་རྩ་མཁར་སྔོམས། །སྔོན་པོ་དམར་ལ་ལོ་མ་ནག །དྲི་ངན་སྐྲངས་འདུལ་སྐྱོག་པ་འཇོམས། །བཙོས་པའི་ཁུས་དང་བསྲེག་དུད་ཀྱིས། །བདུགས་ན་གྲང་བ་གཉིད་ནས་འདོན། །ཞེས་གསལ་བ་ལྟར་དང་།

འཁན་ཆུང་སེར་མགོ་ཉི། འབྱུངས་དཔེར། འཁན་པ་ཨ་ཀྲོང་གཡའ་སྨད་སྐྱེ། །ལོ་མ་དཀར་འཇམ་ཕུང་བ་སྤུན། །རིང་ཐུང་ཕོ་རེ་མཛུབ་རེ་ཙམ། །མེ་ཏོག་སེར་པོ་དྲི་མ་མངར། །འཁན་ཆུང་གསེར་མགོ་ཞེས་ཀྱང་བྱ། །སྐྲངས་འདུལ་འབྲས་དང་རྨ་ལ་ཕན། །སློ་ནད་འདྲེན་ལ་མཁལ་མར་ཕན། །ཞེས་ཡུལ་སྐད་དུ་ཨ་ཀྲོང་དཀར་མོ་ཟེར་བ་དེ་ཡིན་ནོ། །

[ནུས་པ།] ཁྲག་གཅོད་པ་དང་ཡན་ལག་གི་སྐྲངས་པ་འཇོམས་པར་བྱེད། དཔག་བསམ་ལྗོན་པར། འཁན་པས་རླུང་ནད་སྐྲངས་པ་འཇོམས། །མཆོག་ཏུ་རྨེན་སྐྲེས་ཐམས་ཅད་གཅོད། །ཅེས་དང་། རང་བྱུང་པས། འཁན་དམར་གྲང་སྐྲངས་འདུལ་བའི་མཆོག །དཀར་པོ་མཁལ་མའི་ནད་ལ་ཕན། །ཨ་ཀྲོང་སློ་མང་གསོག་པ་སེལ། །འཁན་ཆུང་གསེར་མགོ་དེ་དང་མཚུངས། །ཞེས་དབྱེ་ཚུལ་ཅུང་མི་འདྲ་བ་ཕན་ནུས་བཅས་གསུངས་སོ། །

ཆུ་མ་རྩི། ཆུ་མ་རྩི་ཡིས་ཆུ་སེར་དམུ་ཆུ་སྐྱོང་། །ཞེས་པ་ལ་མིང་། རྩི་སྟག་མོ། བཙུད་ཕུད། མཁའ་འགྲོ་ལ་ཕྱུག སྐྲུ་ཏུ་མུ་ཏུ་ཟེར།

[ངོ་བོ།] འབྱུངས་དཔེར། ཆུ་མ་རྩི་ཞེས་བྱ་བ་ནི། སྐྱེ་གནས་འདམ་དང་ཞིང་སྲིབ་སྐྱེ། །ལོ་མ་སྔོན་པོ་རལ་གྲི་འདྲ། །སྡོང་པོ་རྩ་རིས་དམར་པོ་ཡོད། །སྙེ་མ་ཟོར་བ་དག་དང་འདྲ། །ནུས་པས་ཆུ་སེར་དམུ་ཆུ་སྐྱོང་། །ཞེས་དང་། ཟུར་སྨན་པས། ཆུ་མ་རྩི་ཞེས་བྱ་བ་ནི། །ལྕུམ་རིགས་གསུམ་གྱི་ཆུང་བར་གཏོགས། །སྟོད་སྨད་སྐྱེ་གནས་ཆོད་གཡུང་མང་། །འོན་ཀྱང་སྐྱེ་སྟབས་གཅིག་ལས་མེད། །སྔོན་པོ་ཕྲལ་རོ་ཡང་སྐྱུར། །མེ་ཏོག་བྱ་དཀར་གདངས་ཞུགས་འདྲ། །རྩ་བ་ཟངས་ཁབ་གཤིབ་བ་འདྲ། །འདི་ཉིད་ཁོང་དུ་ཡོད་པའི་ཚེ། །བཤལ་སྨན་གང་ཡང་མི་སྐྱུགས་འཛིན། །ནུས་པས་ཆུ་རིགས་ཐམས་ཅད་སྐྱོང་། །ཞེས་པ་ལོ་མ་སྔོ་ལྗང་རལ་གྲི་འདྲ་བ་རོ་སྐྱུར་བ་སྡོང་པོ་རྩ་རིས་དམར་པོ་ཡོད་པ་སྙེ་མ་ཅན་གར་ཡང་སྐྱེ་བ་དེ་ལ་རིགས་ཆེ་ཆུང་ངམ་ཕོ་གཡུང་གཉིས་ཡོད་དོ། །

[ནུས་པ།] ཆུ་སེར་དང་དམུ་ཆུའི་ནད་རྣམས་སྐྱོང་བར་བྱེད། རང་བྱུང་རྡོ་རྗེས། ཆུ་མ་རྩི་ཡིས་སྐམ་པ་སེལ། །ཞེས་སོ། །

བྱི་ཚེར། བྱི་ཚེར་རིམས་དུག་མཁལ་མའི་ཚ་བ་སེལ། །ཞེས་པ་སྟེ།

[ངོ་བོ།] འབྱུངས་དཔེར། བྱི་ཚེར་མ་ཞེས་བྱ་བ་ནི། །སྐམ་སའི་བྱེ་མའི་ཡུལ་སོགས་སྐྱེ། །ལོ་མ

ཆུང་ལ་ནག་ཅིང་མཐུག །སྣེ་མ་གོས་ལ་འགྱུར་ཞིང་འཁྲིལ། །ཆེར་མ་སྨུགས་སོ་གཟིངས་པ་ལ། །ས་གཞི་ཀྲང་མཐིལ་བསྐོར་ཙམ་ཁྲབ། །རྩ་བ་རིང་དབྱིབས་ཤིང་མངར་འདྲ། །ཞེས་པ་ཆེར་མ་མཛོ་མོ་ཤིང་འདྲ་བ་ལས་ལ་ཉལ་ནས་སྐྱེ་བ། སྔོན་དཀྱུན་ལོ་མ་སྐམ་ནས་དམར་པོར་འགྱུར་བ་འབྲུངས་དཔེར་བཤད་པ་ལྟ་བུ་དེ་ཡིན། སྔོ་ལྷུམ་ཆེར་མ་ཙན་ལ་བྱེད་པ་སོགས་ངོས་འཛིན་མི་འདྲ་བའང་ཡོད། །

[ནུས་པ།] རིམས་དུག་དང་མཁལ་མའི་ཚ་བ་རྣམས་སེལ་བར་བྱེད། དཔག་བསམ་ལྗོན་ཤིང་ལས། བྱི་ཆེར་ཚུང་ནད་ཀུན་ལ་ཕན། །སྐྲར་དུ་ཕོ་ཚུང་ཞི་བར་བྱེད། །བསྐོལ་ཐང་ཚད་པ་ལྤི་འཐིབས་སེལ། །ཞེས་དང་། གསོ་བ་རིག་པའི་རྩ་བ་ལས། བྱིས་ཆེར་སྐོམས་པས་འཕྲལ་གྱི་རིམས་ལ་ཕན། །ཞེས་སོ། །

ཧེ་བ། དེ་བས་རིམས་སེལ། ཞེས་པ་ལ། སྔོ་དེ་བ། ཆུ་དེ་བ། ཤིང་དེ་བ། ཞེས་རིགས་གསུམ་ཡོད་པ་ལས། སྔོ་དེ་བ་ནི། ཨོ་རྒྱན་འབྲུངས་དཔེར། དེ་བ་གཡའ་སྤང་ཛ་འདབ་སྐྱེ། །ལོ་མ་སྔོན་པོ་ཉ་ག་ཙན། །ས་ལ་གབ་པའི་ཚུལ་གྱིས་སྐྱེ། །མེ་ཏོག་གཡུ་ཆུང་དྲུག་དཀར་འདྲ། །དབྱིབས་ནི་སྤང་ཟིལ་མེ་ཏོག་དབྱིབས། །གཉིས་གསུམ་ལས་ནི་མང་བ་མེད། །ལྡ་ཡན་ཤར་བ་ཉེར་བ་ཡིན། །སྔོང་བུ་སོར་གསུམ་ལས་མི་རིང་། །སོར་བཞི་འདས་ན་དེ་ཡང་ཉེར། །རོ་ནི་ཁ་མངར་རིམས་ཚད་ལ། །འདི་ལས་གཞན་པའི་གྲོགས་མི་ལྟ། །ཞེས་གསུངས་པ་དེའོ། །ཆུ་དེ་བ་ནི་མེ་ཏོག་སྔོན་པོ་ལུག་མིག་འདྲ་ལ་ལོ་མ་མཐུག་པ་ས་འགྱུར་དེའོ། །ཤིང་དེ་བ་ནི། འབྲུངས་དཔེར། དེ་བ་ཞེས་བྱའི་ཤིང་དེ་ནི། །སྨྱུར་པ་འདྲ་ལ་ཅུང་ཟད་དཀར། །མཛེར་པ་མང་ལ་མཁྲིགས་པ་སྟེ། །ཚད་རིམས་གཟེར་ཐུང་ནད་རྣམས་སེལ། །ཞེས་ཤིང་འདེལ་པ་ཟེར་བའི་སྨྱུར་པ་འདྲ་ལ་དེ་ལས་ཅུང་ཟད་དཀར་བ་མཛེར་པ་མང་ལ་མཁྲིགས་པའོ། །མ་རྙེད་ན་སྨྱུར་པ་དཀར་པོས་ཚབ་བྱེད་ཏུང་བར་བཤད། །

[ནུས་པ།] རིམས་ཀྱི་རིགས་རྣམས་སེལ་བར་བྱེད་དོ། །

རྩ་མཁྲིས། རྩ་མཁྲིས་མཁྲིས་ནད་སེལ། །ཞེས་པ་སྟེ། རྩ་མཁྲིས་ལ་རིགས་གཉིས་ཏེ། རྗེ་རང་བྱུང་པས། རྩ་མཁྲིས་ནག་དང་དཀར་བ་གཉིས། །ཞེས་པ་ལས་ཞིང་སྐྱེས་གསེར་མཁྲིས་ལ་མིང་། རོང་སྐྱེས་སེར་པོ། གསེར་མཁྲིས། བཙུན་མོ་ཞིང་སྐྱེ། འོ་འཛིན་པ་ཟེར།

[ངོ་བོ།] འབྲུངས་དཔེར། རྩ་མཁྲིས་ཞིང་ཚིགས་ཐང་ལ་སྐྱེ། །ལོ་མ་སྔོ་འཛམ་ཕྲ་བ་ལ། །མེ་ཏོག་སེར་པོ་འབའ་ཞིག་ཡོད། །བཅད་ན་ཞོ་འཛག་རོ་ནི་ཁ། །ནུས་པས་མཁྲིས་ནད་མ་ལུས་འཇོམས། །ཞེས་པ་ལོ་མ་སྔོ་ལ་ཕྲ་བ་མེ་ཏོག་ཁྱུར་ནག་འདྲ་ལ་ཆུང་བ། སྡོང་མཐོ་རེ་ཙམ་ལས་མི་སྐྱེ་བ། རོ་ཁ་བ། བཅད་ན་འོ་མ་འཛག་པ་དེའོ། །རེ་སྐྱེས་བ་མོ་ཁ་ནི། ལོ་མ་ཕྲ་རིང་སྣང་རྩེ་མོན་ཆུང་གི་ལོ་མ་འདྲ་བ། སྡོང་པོ་མཛུབ་རེ་ཙམ་ལ་མེ་ཏོག་སྔོ་སྐྱབ་སེང་བའི་མེ་ཏོག་ལྟར་སྨུག་ཇོག་སྐྱེ་བ། ལོ་མ་བཅད་ན་བལ་སྦུ་དཀར་པོ་འབྱུང་ཞིང་འཕུར་ན་སྤྲབ་འདྲ་བ་རོ་ཁ་བ་དེའོ། །

[ནུས་པ།] མཁྲིས་པའི་ནད་སེལ་བར་བྱེད། རང་བྱུང་པས། ཙ་མཁྲིས་ནག་དང་དཀར་བ་གཉིས། །ཙ་གསོ་མཁྲིས་པའི་ནད་ལ་ཕན། །ཞེས་སོ། །

རེ་རལ། **འོམ་བུ།** རེ་རལ་འོམ་བུས་ཤ་དུག་སྦྱར་དུག་སེལ། །ཞེས་པ་སྟེ། རྒྱལ་པོ་རེ་རལ་ལ་མིང་། སྤྲེའུ་མདུག་མ། རྔང་འབག་པ། ཙ་ལག་པ། ཙངས་པ་རལ་གྲི། གཡུ་འབྲུག་འཁྱིལ་པ་ཟེར། བེ་སྐྱེས་ལ། བེ་ཞོན་བཙུན་ཆུང་། ངུར་མོ་འབྲི་ལྕེ་ཟེར།

[ངོ་བོ།] འདི་ལ་སྐྱེ་སའི་དབང་གིས་རིགས་རབ་འབྱེད་ཐ་གསུམ་ཡོད་པ་ལས། མཆོག་ནི་བེ་སྐྱེས་ཏེ། བེ་ལྷུང་རེ་རལ་བེ་ཤིང་གི །ལོགས་ལས་སྐྱེ་བའི་ཙ་བ་ནི། །སྤུ་བཅས་སྔུན་མོང་ཞལ་འདྲ་མཆོག །ཅེས་པ་དེ་དང་འབྲིང་བ་ནི། འབྲུངས་དཔེར། རྒྱལ་པོ་རེ་རལ་ཉིན་གྱི་ཐག་ལ་སྐྱེ། །ལོ་མ་མེ་ལྕེ་མཆེད་པ་འདྲ། །ཙ་བ་སྤྲེའུའི་མདུག་མ་འདྲ། །རོ་ནི་ཙུང་ཟད་མངར་ལ་བསིལ། །ཞེས་དང་། ཐ་མ་ནི། གཡུ་འབྲུག་འཁྱིལ་བ་སྲིབ་མོར་སྐྱེ། །ཤིང་ཐག་ལོགས་ཀྱི་སྤང་ལས་སྐྱེ། །ལོ་མ་སྦྲ་མ་འདྲ་ལ་འཛམ། །ཙ་བ་གཡུ་འབྲུག་འཁྱིལ་བ་འདྲ། །ཞེས་ལོ་མ་སྦྲ་མ་དང་འདྲ་ཡང་འཛམ་ལ་མཉེན་པ་ཙ་བ་སྦོམ་ལ་ཕྱུང་ཞིང་བ་སྤུ་སེར་པོ་མེད་པ་སྦོ་བའོ། །ཞེས་ཤེལ་ཕྲེང་དུ་བཤད་པ་ལྟར་རོ། །

འོམ་བུ་ལ་མིང་། ཨ་གཛྷ། སྙིང་པོ་མེད་པ། སྤྱོར་ཤིང་། གཡུ་ཤིང་། མཆོང་ལྷུམ། ཆུ་ཤིང་། བུ་ལས་མ་སྐྱེས་ཟེར།

[ངོ་བོ།] འབྲུངས་དཔེར། ཆུ་ཤིང་འོམ་བུ་ཞེས་བྱ་བ། །ཆུ་ཀླུང་བྱེ་མའི་གྲམ་ལ་སྐྱེ། །སྡོང་པོ་སྨུག་ལ་རིང་བ་སྟེ། །མེ་ཏོག་དམར་སྨུག་ཕུང་པོར་འཁྲིགས། །ལོ་མ་ཕྲ་སིབ་སྦོ་བ་ཡིན། །རོ་ནི་བསྐ་ལ་མངར་བ་སྟེ། །རང་གི་ནུས་པས་དུག་རིགས་སེལ། །ཞེས་པ་ལྟར་རོ། །

[ནུས་པ།] དེ་དག་གིས་ཤ་དུག་དང་སྦྱར་དུག་རྣམས་སེལ་བར་བྱེད། རེ་རལ་ལ། ཕྱུགས་ཕྲེང་ལས། ལྷུམ་བུ་རེ་རལ་ནུས་པ་ཐམས་ཅད་ཡང་བ་ཡིན། །རང་གི་ནུས་པས་དུག་ལ་ཕན་པར་བྱེད། །ཅེས་དང་། རང་བྱུང་པས། སྤྲེའུ་མདུག་དུག་ཚད་ཀུན་ལ་ཕན། །ཞེས་གསུངས། འོམ་བུ་ལ། དཔག་བསམ་ལྗོན་ཤིང་ལས། སྤྱོས་ཤིང་རོང་དུ་སྐྱེ་བ་ཡིན། ཆུ་སེར་ཁྲག་ཚད་སེལ་བར་བྱེད། མཆོག་ཏུ་དུག་ཚད་ཁོང་དུ་འཇོམ། །ཞེས་དང་། རང་བྱུང་པས། འོམ་བུས་དུག་ཚད་མ་ལུས་འཇོམས། ཞེས་སོ། །

ཞུ་མཁན། **ཚོས།** **བཙོད།** ཞུ་མཁན་ཚོས་བཙོད་ཀློ་མཁལ་འགྲམས་ཚད་སེལ། །ཞེས་པ་སྟེ། ཞུ་མཁན་ལ་མིང་། ཀྲ་མུ་ཀ ཞུ་མཁན། རྒྱ་སྐྱེགས་དྭངས་བྱེད། སྐགས་གྲོགས། སེང་ཕྲོམ་ཟེར།

[ངོ་བོ།] འདི་ལ་རིགས་རྒོད་གཡུང་གཉིས་ཏེ་ལོ་མ་མཐུག་ཅིང་སེར་ལ་འོད་ཆགས་སྤྱང་ཞུན་ཞེས་རྒོད་པ་བཟང་། ལོ་མ་སྲབ་འཛམ་ནག་པ་ནགས་ཞུན་ཞེས་གཡུང་བ་ངན་ནོ། །

ཚོས་ལ་མིང་། ལཱཀྵཱ། སྐྱེ་ལྡན། སྲིན་པོའི་ཁྲག །ལྷ་མོའི་ཟླ་མཚན། རྒྱ་སྐྱེགས། རྒྱ་སྐགས། པོ་

ཚོས་ཟེར།

[ངོ་བོ།] ཤེལ་ཕྲེང་དུ། རྒྱ་སྐྱེགས་ཤིང་དབྱིབས་སྟག་པ་འདྲ། །མེ་ཏོག་འདབ་མའི་ནང་དམར་ལ། །རྒྱབ་ནག་ཟེ་འབྲུ་སེར་པོ་ཅན། །ཀེང་ཤུ་ཀ་ཡིན་ཐང་ཆུ་ཡིན། །ཞེས་ཤིང་ཀེང་ཤུ་ཀ་ཡི་ཚི་བར་ནམ་ཟླའི་དབང་གིས་གྲོ་ཚོས་དྭངས་ཤས་ཅན་དང་། ནག་ཧྲུག་ཅེས་དམར་ནག་གཉིས་འབྱུང་བར་བཤད།

བཙོད་ལ་མིང་། མཆྀ་ཁ། མོ་ཚོས། གབ་དུ། བཙྙོག་བསྒྱུར་ཟེར། །

[ངོ་བོ།] ལོ་མ་ལྡང་ཁྲ་ཉག་མེད་ཀང་ཕྲ་མོ་སྤུབས་ཅན་ས་ལ་ཁྲད་པོར་འཕྱར་ནས་སྐྱེ་བ་དེའོ། །བཙག་འཕྲོད་མར་ལ་ཁྲུ་བ་བཟང་བ། ཚོས་ལ་བཟང་བ་སྨན་ལའང་བཟང་བ་ཡིན་ནོ། །

[ནུས་པ།] དེ་དག་གིས་གློ་བ་དང་མཁལ་མའི་འགྲམས་ཚད་སེལ་བར་བྱེད། རང་བྱུང་པས། ཞུ་མཁན་ཁ་ཡི་ནད་རྣམས་སེལ། །ཞེས་དང་། རོ་སྙོར་ལས། རྒྱ་སྐྱེགས་བསིལ་ལ་ཡང་བ་ཡིན། །ཁྲག་གིས་འགེགས་པའི་སྨན་ཡིན་ནོ། །ཞེས་དང་། རང་བྱུང་པས། བཙོད་ཀྱིས་རྒྱུ་ལོང་ཚད་པ་སེལ། །ཞེས་གསུངས། །

སྨུམ་པ། ཞྨུམ་པས་ཚུའགགས་སྐྲམ་དད་འབྲུ་བ་སེལ། །ཞེས་པ་སྟེ། འདི་ལ་རིགས་གསུམ་སྟེ་ཕོ་མོ་མ་ཉིང་ངོ་། ཕོ་ཞྨུམ་ལ་མིང་། མདོག་ལྡན་ཟེར།

[ངོ་བོ།] འབྲུངས་དཔེར། མེ་ཏོག་ཧ་ལོ་ཞེས་བྱ་བ། །དཀར་སྨུག་ལོ་མ་ཉི་དགའ་འདྲ། །ཞེས་ཕོ་ཞྨུམ་ལྷུམ་རར་སྐྱེ་བ་ཀང་རིང་ལ་ལོ་མ་མེ་ཏོག་ཆེ་བ་ལ་མེ་ཏོག་དཀར་པོ་འཆར་བ་དང་། རྒྱ་སྨུག་འཆར་བ་གཉིས་སོ། མོ་ཞྨུམ་ལ་མིང་། རྒྱ་ཞྨུམ་པ་ཟེར།

[ངོ་བོ།] འདི་ཡང་སྲུམ་རར་སྐྱེ་ལ་དབྱིབས་སྤྲ་མ་ལྟར་ལ་ལོ་སྡོང་སོགས་ཆུང་བ། མེ་ཏོག་དཀར་པོ་རྒྱ་མདངས་ཅན་འཆར་བ་ཞིག་དང་རྒྱ་སྨུག་འཆར་བ་གཉིས་སོ། །

མ་ཉིང་སྨུམ་པ་ལ་མིང་། སུཏྲ་མནྟྲ། ཉི་དགའ། ཨཛྙ་ཀ ཐ་སེ། སྔོན་པོ་ཚུ་ཁྲིད། ལྕ་མོ་ཟེར།

[ངོ་བོ།] འབྲུངས་དཔེར། ཨཛྙ་ཀ་ཞེས་བྱ་བ་ནི། །སཁད་དམའ་བའི་ཡུལ་ན་སྐྱེ། །ལོ་མ་ཞྨུམ་པ་ཀུན་དང་འདྲ། །མེ་ཏོག་ཉི་དགའ་རྒྱ་ཚོས་ཁ། །ཉི་མ་གར་གནས་དེར་དགའ་བལྟ། །འབྲས་བུ་ཨཛྙ་ཀ་ཞེས་བྱ། །རྩ་བ་སྡོང་པོ་བཅས་པ་ལ། །ཞྨུམ་པ་ཞེས་བྱ་རོ་མངར་བསྐ། །རང་གི་ནུས་པས་ཆུ་འགགས་འབྱེན། །རྨ་རྣག་སྐེམ་ལ་ཁ་མི་སྐྲམ། །ཞེས་ཞིང་མུ་ས་ནོབ་ལུད་ཤུལ་སོགས་སུ་སྐྱེ་བ་ལོ་སྡོང་སྤྲ་མ་རྣམས་ལས་ཆུང་བ་མེ་ཏོག་རྒྱ་དཀར་ཉི་མ་གར་འགྲོར་ཁ་བསྟན་པས་ཉི་དགའ་ཟེར་བ་དེའི་འབྲས་བུ་ཨཛྙ་ཀ་ཞེས་པ་མཆོག་ཏུ་བསྔགས་སོ། །

[ནུས་པ།] ཆུ་འགགས་དང་སྐྲམ་དད་འབྲུ་བ་རྣམས་སེལ་བར་བྱེད། རོ་སྙོར་ལས། ཞྨུམ་པའི་འབྲས་བུ་བསིལ་ལ་རྫི། །ཞེས་དང་། སྔོན་ཤིང་ལས། ཞྨུམ་པས་མཁལ་མའི་ནུས་པ་སྐྱེད། །ཉི་དགའ་མདོག

ལྡན་ཆུ་འགགས་སེལ། །ཞེས་སོ། །

བྲག་ལྷམ། བྲག་ཤྭམ་རྒྱ་འབྲུབ། །ཅེས་པ་ལ། མིང་། ཅྱི་བ་བཅད་འཁྱོར་ཟེར།

[ངོ་བོ།] འབྱུངས་དཔེར། བྲག་ཤྭམ་བྲག་གི་ལོག་ལ་སྐྱེ། །ལོ་མ་མཐུག་ཅིང་སྨུམ་པ་ཡིན། །ཟིལ་པ་དང་བཅས་སྦོ་ལ་རླུམ། །མེ་ཏོག་དཀར་དམར་གཉིས་སུ་ཡོད། །རྒྱ་ནི་ཇི་ལྟར་ཚབས་ཆུང་ཡང་། །འདི་མེད་པས་ནི་སོས་པ་དཀའ། །ཞེས་པ་ལྟར་ལོ་མ་མཐུག་སྨུམ་རླུམ་ལ་ཟིལ་བ་ཆགས་པ་མེ་ཏོག་དཀར་དམར་འཆར་བ་དེའོ། །

[ནུས་པ།] རྒྱ་ནམས་འབྲུབ་པར་བྱེད་དོ། །

ཧ་ཤིག ཧ་ཤིག་ཙ་སྔོ་འགེག་ཅེས་པ་ལ། མིང་། ཧེའུ་ཤིག་གཟའ་དུག་ཁྲ་བོ། ཏི་མུས་པ། ཀྲི་མོང་མེ་ཏོག་ཟེར།

[ངོ་བོ།] འབྱུངས་དཔེར། ཧ་ཤིག་བྲག་གི་ཙ་བར་སྐྱེ། །སྡོང་པོ་ཡལ་ག་མེད་པ་ཡིན། །ལོ་མ་ནི་དགའ་ལོ་མ་འདྲ། །མེ་ཏོག་ཧ་ཡི་ཤིག་པ་འདྲ། །ས་ལས་མ་འཕགས་ཆིག་སྐྱེས་ཀྱིས། །ཙ་ཡི་སྔོ་ནམས་འགེགས་པར་བྱེད། །ཅེས་སྡོང་པོ་ཡལ་ག་མེད་པ་ལོ་མ་ཤང་དྲིལ་འདྲ་ལ་སྦུ་ཅན་མེ་ཏོག་སེར་པོ་ཧེའུ་ཤིག་གི་དབྱིབས་ཅན་འཆར་བ། བྲག་ཤྭམ་དང་ནོར་སོ་ཡོད་ཅེས་བཤད། སྤང་ལྗོངས་སུ་སྐྱེ་བའི་མེ་ཏོག་སེར་པོ་ལོ་མ་ཧའི་ཤིག་རྗེས་འདྲ་བ་ཏོ་བ་ཧ་ཤིག་ཟེར་བ་སོགས་ངོས་འཛིན་ཚུལ་གཞན་ཡང་ཡོད་དོ། །

[ནུས་པ།] ཙ་སྔོ་འགེག་པར་བྱེད། རང་འགྲེལ་པས། ཧ་ཤིག་མགོ་ཡི་ནད་ལ་ཕན། །ཞེས་སོ། །

བྲ་མ། བྲ་མའི་ཙ་བས་ཤ་ཚད་ཙ་ཚད་སེལ། །ཞེས་པ་ལ་མིང་། དམེ་མ། ནལ་མ། བོད་ཀྱི་སླེ་ཏྲེས། བྲ་ཚེར་ཟེར།

[ངོ་བོ།] འབྱུངས་དཔེར། བྲ་མ་ཞེས་བྱ་ཚེར་མ་ཅན། །ལོ་མ་ཚེར་མས་སྡོང་པོ་ཁྱབ། །མེ་ཏོག་སེར་པོ་མདངས་མི་གསལ། །རོ་ནི་ཁ་ལ་ནུས་པ་བསིལ། །ཤ་ཚད་ཙ་ཚད་ཐམས་ཅད་སེལ། །ཞེས་པ་ལྟར་ཤིང་ཕྲམ་ཚེར་མ་ཅན་སྡོང་བུ་པགས་པ་སླེ་ཏྲེས་འདྲ་བ་མེ་ཏོག་སེར་པོ་འཆར་བ་དེའོ། །

[ནུས་པ།] ཤ་ཚད་དང་ཙ་ཡི་ཚད་པ་ནམས་སེལ་བར་བྱེད། དཔག་བསམ་ལྗོན་ཤིང་ལས། བྲ་མའི་བར་ཤུན་རྡོ་ལ་རྩུབ། །ཙ་ཡི་ནད་འདྲེན་སྐྱུགས་པར་བྱེད། །ཅེས་དང་། རང་འགྲེལ་པས། བྲ་མས་ཤ་ཡི་ནད་ནམས་འཇོམས། །ཞེས་དང་། རྙནྱས། བྲ་མས་འབྲས་གཞིལ་ནད་ནམས་བྱེར་བ་བསྒྱུ། །ཞེས་སོ། །

མཛོ་མོ་ཤིང་། མཛོ་མོས་ཁྲག་འཁྱུགས་འཇུ་ཞིང་ཁྲག་ཚད་སེལ། །ཞེས་པ་ལ་མིང་། མཛོ་ཚེར། བོད་ཀྱི་ཙན་དན། ཁོ་ཐོ། ཨ་ལ་ཁ་སྐྱུ། ཁྲི་ཛ་སྦྱང་ཚེར་ཟེར།

[ངོ་བོ།] ཤིང་ཕྲན་ཚེར་མ་ཅན་བྲ་མ་ལས་ཆེ་བ། སྡོང་པོ་ཚེར་མས་ཁྱབ་པ་བ་སྤུ་དཀར་པོ་གཟིང་བ

ལས་ལོ་མ་ཆེར་མི་མཛོན་པ་མེ་ཏོག་དཀར་ལ་དམར་མདངས་ཅན་ནམ་མེ་ཏོག་སེར་པོ་འཆར་བ་རྩ་སྡོང་སྙིང་པོ་ཙན་དན་དམར་པོ་འདྲ་བ་དེའོ། །

[ཞུས་པ།] ཁྲག་འཁྲུགས་འཇུ་ཞིང་ཁྲག་ཚད་སེལ་བར་བྱེད། །རང་བྱུང་པས། མཛོ་ཆེར་ཙན་དན་དམར་པོར་མཚུངས། །ཞེས་དང་། རྣམ་སྲ་མིས། མཛོ་མོ་ཆེར་ཤིང་ར་ཁྲག་མ། །ཙན་དན་དམར་དང་ཞུས་པ་མཉམ། །ཞེས་སོ། །

ཕང་མ། ཕང་མའི་འབྲས་བུའི་སྙིང་ཚད་མོ་ནད་སེལ། །ཞེས་པ་སྟེ།

[ངོ་བོ།] འབྲུངས་དཔེར། འཕང་མ་ཞེས་བྱ་ལོ་མ་སྲ། །སྡོང་པོ་ཅུང་ཟད་ཆེ་བ་ལ། །འབྲས་བུ་སྨུག་པོ་རོ་ནི་མངར། །རང་གི་ཞུས་པས་སྙིང་ཚད་སེལ། །ཞེས་པ་སྡོང་པོ་ཅུང་ཆེ་ཞིང་པགས་པ་སྐྱ་བོ་ཡལ་ག་ཐད་སོར་སྐྱེ་བ་ལོ་མ་རྩེར་གཟིངས་པ། འབྲས་དུ་དམར་སྨུག་སྲན་མ་ཙམ་འབྱུང་བ་ཕང་སྐྱ་དང་ཕང་ནག་རིགས་གཉིས་སུ་དབྱེ་བ་དེའོ། །

[ཞུས་པ།] དེའི་འབྲས་བུས་སྙིང་གི་ཚད་པ་དང་མོ་ནད་སེལ་བར་བྱེད། རང་བྱུང་པས། འཕང་མའི་འབྲས་བུས་སྙིང་ནད་སེལ། །ཞེས་གསུངས། །

སྲད་དཀར། སྲད་དཀར་བ་ཡིས་དམུ་ཆུ་སྐྱ་ཐབ་སྦྱོང་། །ཞེས་པ་སྟེ།

[ངོ་བོ།] སྲད་མ་ལ་རིགས་མང་ཡང་། འདི་སྐབས་དཀར་པོ་སྟེ། འབྲུངས་དཔེར། སྲད་དཀར་གཡའ་ཤམས་སརོང་སྐྱེ། །ལོ་མ་བ་སྤུ་དཀར་པོ་ཅན། །མེ་ཏོག་དཀར་པོ་འཆར་བ་ཡིན། །ཞུས་པས་བད་ཀན་སྐྱ་ཐབ་སེལ། །ཞེས་པ་ལོ་མ་སྤུ་དཀར་ཞོལ་དུ་འོང་བ་མེ་ཏོག་དཀར་པོ་འཆར་བ་དེ་མཆོག །དམན་པ་བྱེ་མ་ལ་སྐྱེས་ལོ་སྡོང་སྤུ་དཀར་པོས་ཁྱབ་པ་མེ་ཏོག་སྔོན་པོ་འཆར་བ་དེའོ། །

[ཞུས་པ།] དམུ་ཆུ་དང་སྐྱ་ཐབ་སྦྱོང་བར་བྱེད། །ཟླ་ཤེལ་ལས། སྲད་མ་དཀར་པོས་ཆུ་འགགས་སེལ། །མཚེར་ནད་རྒྱུ་གཟེར་འཇོམས་པར་བྱེད། །ཅེས་དང་། རང་བྱུང་པས། སྲད་དཀར་གློ་ཚད་སེལ་བའི་མཆོག །ཅེས་སོ། །

ཅི་ཏྲག ཅི་ཏྲག་རྩ་ཡི་འབུ་སྲུང་སྲིན་ཕོལ་སེལ། །ཞེས་པ་ལ་མིང་། ཐ་བ་རྒྱུ་ལུག །འབྲི་རྫིད་པ། ཅེ་རེག་པ། ཏུ་སྤོས་པ། ཁྲི་སྤོས་ཟེར།

[ངོ་བོ།] འདི་ལ་རིགས་གཉིས་ཏེ། སྙིང་པོ་བསྡུས་པའི་རང་འགྲེལ་དུ། ཅི་ཏྲག་པ་སྟེ་སེར་ནག་གཉིས། །ཞེས་གསུངས་པའི་སེར་པོ་ནི། འབྲུངས་དཔེར། ཅི་ཏྲག་པ་ཞེས་བྱ་བ་ནི། །སྤང་གོར་ཆུ་མིག་ན་ལ་སྐྱེ། །ལོ་མའི་དབྱིབས་ནི་ཟླ་འདབ་འདྲ། །སྙེ་མ་པོན་རྩེ་འདྲ་བ་ལ། །མེ་ཏོག་སེར་པོ་ཙམ་ཙེམ་འབྱུང་། །དྲི་མ་དུགས་པ་མནམ་པ་ཡིན། །ཞུས་པས་འབུ་སྲུང་སྲིན་ཕོལ་སེལ། །ཞེས་ལོ་མ་ལྡང་སེར་ཟླ་འདབ་འདྲ་བ། མེ་ཏོག་སྙེ་མ་སེར་པོ་དྲི་དུགས་མནམ་པ་མཆོག ནག་པོ་ནི་རིན་ཆེན་འབྲུངས་དཔེར། ཅི་

ཏུག་ཞིང་མུ་ཚུ་འགྲམ་དང་། །ཐང་དང་གྲམ་པ་དག་ལས་སྐྱེ། །ལོ་མ་ཡུ་མོའི་ཟ་བ་འདྲ། །སྡོང་པོ་གྲུ་བཞི་ཚིགས་པ་མང་། །ཡལ་ག་སྐྱེས་ཤིང་མེ་ཏོག་ནི། །གཙན་གཟན་མཇུག་མ་ལྟ་བུ་ལ། །སྔོ་སྨུག་སེར་བའི་རིགས་གསུམ་ཡོད། །དྲི་ཞིམ་སྤྲོས་ཀྱི་རྒྱལ་པོ་སྟེ། །ཤ་ལ་བྱུག་པས་འབུ་སྲུང་ཐུབ། །གཞང་སྲིན་མངལ་སྲིན་པགས་པའི་སྲིན། །ཕོ་སྲིན་འཛམས་ལ་དབྱར་དུས་སོགས། །རྨ་ལ་བཏབ་ན་འབུ་སྲུང་མཆོག །ཅེས་ནག་པོ་ལའང་མེ་ཏོག་སྔོ་སྨུག་སེར་པོ་འཆར་བ་རིགས་གསུམ་ཡོད།

[ནུས་པ།] རྨ་ཡི་འབུ་སྲུང་ཞིང་སྲིན་ཕོལ་སེལ་བར་བྱེད། །རང་བྱུང་པས། ཏུག་པ་ཕྱི་ཏུག་སྲིན་ལ་ཕན། །ཞེས་སོ། །

མཚེ་ལྷམ། མཚེ་ལྷམ་རྩ་ཡི་ཁྲག་གཅོད་མཆིན་ཚད་སེལ། །ཞེས་པ་ལ་མིང་། ཛ་མ་ནི། ཕུག་རོན་སྨུག་མ། གུ་དུར་སྨུག་པ། ཐུབ་ཛས་རྣམས་ཟེར། །

[ངོ་བོ།] འདི་ལ་སྐྱེ་གནས་དབང་གིས་རིགས་བཞི་སྟེ་བྲག་ལ་སྐྱེ་བ་ཁྲུ་རེ་ཙམ་ཕྲ་སྦོམ་གྱི་སོག་གི་རྐེད་པ་ཙམ། མེ་ཏོག་དམར་ཞིབ་ཅན་མཚེ་ནག་གམ་བྲག་མཚེ། ཐང་དང་གྲམ་ལས་སྐྱེ་བ་ཁབ་ཙམ་འབྲས་བུ་དམར་པོ་ཅན་ཐང་མཚེའམ་ལུག་མཚེ། དེ་ལས་སྦོམ་ཞིང་ཀྱོང་བ་འབྲས་བུ་མེད་པ་ར་མཚེ། །ཆུ་འགྲམ་རྫིན་ལས་སྐྱེ་བ་ར་མཚེ་ལས་སྙོམ་པ་ཟུར་གསུམ་ཚིགས་མང་ཅན་ཀླུང་མཚེའམ་ཆུ་མཚེ་ཟེར་རོ། །

[ནུས་པ།] རྩ་ཡི་ཁྲག་གཅོད་ཅིང་། མཆིན་པའི་ཚད་པ་སེལ་བར་བྱེད། དཔག་བསམ་ལྡོན་ཤིང་ལས། མཚེ་ལྷམ་ཚད་པ་གསར་རྙིང་དང་། །ཁྲད་པར་གབ་འཁྲུགས་ཚད་པ་སེལ། །ནག་པོས་མཆོག་ཏུ་མཁྲིས་ཚད་སེལ། །ཞེས་དང་། རང་བྱུང་པས། མཚེ་ཡིས་རྨ་གསོ་སྐྲན་རྣམས་འདུལ། ཞེས་སོ། །

བྲེ་ག བྲེ་གས་གློ་དང་མཁལ་མའི་ཚ་བ་སེལ། །ཞེས་པ་ལ་མིང་། རྒྱ་ཁྲོག ཐོན་པོ་ཛ་ཁྲུར། འདྲེ་ཛ་ཚུང་། དགེ་སློང་ཚབ་རིལ། ཧེ་པདྨ་ཟེར།

[ངོ་བོ།] འབྲུངས་དཔེར། སྔོ་ཡི་གཙོ་བོ་བྲེ་ག་ནི། །འབོལ་ས་དག་དང་ཞིང་སྲིབ་སྐྱེ། །ལོ་མ་སྔོ་མཐུག་མདངས་དང་ལྡན། །སྡོང་པོ་སྨུག་འདྲ་ངར་བ་མང་། །གོང་བུ་ཟ་དང་འདྲ་བའི་ནང་། །འབྲས་བུ་དམར་སྨུག་ཞིབ་པ་ལ། །ནེའུ་ལེ་ཡི་རི་མོ་གསལ། །རོ་ནི་ཁ་ལ་སྐྱུམ་པ་ཡིན། །ནུས་པས་མཁལ་མའི་ནད་རིགས་སེལ། །ཞེས་མེ་ཏོག་དཀར་ཞི་བ་གང་བུ་ཟ་འདྲའི་ནང་དུ་འབྲས་བུ་ཡུང་དྲི་བྲོ་བ་ཡོད་པ་དེའོ། །

[ནུས་པ།] གློ་བ་དང་མཁལ་མའི་ཚ་བ་སེལ་བར་བྱེད། །ལྡོན་ཤིང་ལས། བྲེ་གའི་འབྲས་བུས་དང་ག་འབྱེད། །ཡན་ལག་སྐེམ་པར་བསྟོགས་པ་ཡིན། །ཞེས་དང་། རང་བྱུང་པས། བྲེ་གས་མཁལ་ནད་ཀུན་ལ་ཕན། །ཞེས་སོ། །

ལྕུག་ཆུང་། ལྕུག་ཆུང་རིམས་དུག་སྨུག་པོ་རྩ་ཚད་སེལ། །ཞེས་པ་ལ་མིང་། གནོད་སྦྱིན་མིག་ཟེར།

[ངོ་བོ།] སྔོ་འབུམ་དུ། ལྕུག་ཆུང་པ་ནི་བྲག་སྲིབ་སྐྱེ། །ལོ་མ་ཆུང་ཞིང་སྒྲུངས་པ་འདྲ། །མེ་ཏོག་སྔོ

སྐྱ་པདྨ་འདྲ། །རོ་མངར་དྲི་མ་དུགས་པ་སྟེ། །དུག་དང་བད་ཀན་སྨུག་པོ་འཇོམས། །ཞེས་པ་བྲག་སྐྱིབ་ལ་སྐྱེ་བ་མེ་ཏོག་ལྕུག་མིག་འདྲ་ལ་དེ་ལས་ཆུང་ཞིང་དཀར་ཉམས་ཅན་འཆར་བ་དེའོ། །

[ནུས་པ།] རིམས་དུག་དང་བད་ཀན་སྨུག་པོ་དང་རྩ་ཚད་རྣམས་སེལ་བར་བྱེད། །

ལྕུག་ངལ། ལྕུག་ངལ་དུག་སེལ་ཡན་ལག་སྐྲངས་པ་འཇོམས། །ཞེས་པ་སྟེ།

[ངོ་བོ།] འབྲུངས་དཔེར། ལྕུག་ངལ་དཀར་པོ་ཆུ་འགྲམ་སྐྱེ། །ལོ་མ་འབོལ་ཞིང་ངར་པ་སྲ། །འབྱར་བག་ཡོད་ཅིང་མེ་ཏོག་སེར། །རོ་ནི་མངར་ལ་ནུས་པ་བསིལ། །རླུང་གཟེར་འཇོམས་པའི་མཆོག་ཏུ་བཤད། །ཅེས་ལོ་མ་རྒྱ་མེན་འདྲ་བ་མེ་ཏོག་སེར་པོ་བྱེའུའི་མཆུ་འདྲ་བ་དེ་ཡིན་ནོ། །འདི་ལ་ངོས་འཛིན་མི་འདྲ་བ་གཞན་ཡང་སྣང་ངོ་། །

[ནུས་པ།] དུག་སེལ་ཞིང་ཡན་ལག་གི་སྐྲངས་པ་རྣམས་འཇོམས་པར་བྱེད། །

ཟངས་རྩི་བ། ཟངས་རྩི་བ་ཡིས་མཁྲིས་ནད་མིག་སེར་སེལ། །ཞེས་པ་ལ་མིང་། རོ་ཧ་ཟྷ། ཟླུ་མཆོག འཚོ་བྱེད། རི་ཤ་ཀ་ཟེར།

[ངོ་བོ།] འདི་ལ་རིགས་དཀར་ནག་གཉིས་ཏེ། དཀར་པོ་ནི། ཧྲམ་ཤ་མིས། གསང་བ་སྨན་གཅིག་མཚན་ཉིད་ནི། །སྐྱེ་བའི་ཡུལ་ལ་ངེས་པ་མེད། །གྲམ་ཁྲོད་ཞིང་ངན་མུ་ནང་དང་། །རྩིགས་པའི་གདན་དང་ཞིང་གསེབ་སྐྱེ། །ལོ་སྡོང་འབྲས་ཞན་ཕྲ་ཉག་ཅིང་། །སྡོང་བུ་གྲུ་བཞི་རྩུབ་པ་ལ། །ལོ་མས་ཚིགས་བརྒྱན་པད་འདབ་འདྲ། །མེ་ཏོག་དཀར་པོ་ཆུང་བ་ཡིན། །འབྲས་བུ་རིལ་བུ་གཉིས་འབྲེལ་རྩུབ། །ཀུན་ལ་སེང་གེའི་ཁ་སོ་ཅན། །དེ་ཕྱིར་སེང་གེ་ཁ་གདངས་ཟེར། །ཀུན་གྱིས་མཐོང་ཡང་ངོ་མ་ཤེས། །དེ་ཕྱིར་གསང་བ་སྨན་གཅིག་ཟེར། །མགོ་རྨ་སྡུག་མོ་ཁ་རལ་ལ། །སྨན་ནི་སེང་བཞིན་འཇིགས་པ་མེད། །དེ་ཕྱིར་སེང་གེ་འཇིགས་མེད་ཟེར། །ཞེས་པ་མ་ཐང་འཆིང་བུ་ཞེས་ཀྱང་བྱ་སྟེ་ཤིང་སོགས་གཞན་ལ་འཁྲིལ་ནས་སྐྱེ་བ། འབྲས་བུ་སྣམ་དགོས་ལ་འབྱར་བ། འོ་ཟངས་ཁོལ་མར་བཏབ་སྟེ་བསྐོལ་ན་ཞོ་རུ་འགྱུར་བ་དེ་ཡིན་ལ། ལོ་སྡོང་དེ་ལས་ཀྱོང་ལ་ནག་ཅིང་ཐུང་བ་ལོ་མ་ཆེ་བ་མ་ཐང་འཆིང་བུ་ནག་པོ་བྱེད་པ་དེ་ནི་ཟངས་རྩི་དཀར་པོ་དམན་པའོ། །

ནག་པོ་ནི། འབྲུངས་དཔེར། ཟངས་རྩི་ནག་པོ་བྱ་བ་ནི། །ས་ནག་འབོལ་བའི་ནང་དུ་སྐྱེ། །འཁན་པ་ལྟ་བུའི་དྲི་ཡང་ཆེ། །ལོ་མ་ནག་མཉེན་ཤ་ག་ཅན། །སྡོང་བུ་བེའུའི་ཛ་མ་འདྲ། །མེ་ཏོག་འབྲས་བུ་འཁན་དམར་འདྲ། །རོ་ནི་ཚ་ལ་ཅུང་ཟད་ཁ། །ནུས་པས་སྲིན་ནད་མ་ལུས་སེལ། །ཞེས་སྡོང་པོ་བྲུ་རེ་མཛུབ་རེ་ཙམ་དྲི་ཆེ་བ་དབྱིབས་ཞིང་སྐྱེས་སྲོ་མ་ར་ཙ་འདྲ་བའོ། །

[ནུས་པ།] མཁྲིས་ནད་ཀྱི་རིགས་ཁྱད་པར་མིག་སེར་སེལ་བར་བྱེད། །རང་བྱུང་པས། ཟངས་རྩི་དཀར་པོས་རྣག་སྐེམ་དྲོ། །ཞེས་སོ། །

སྐ་ལོ། སྐ་ལོས་རྒྱ་ལོང་སྟོད་ཀྱི་ཚ་བ་སེལ། །ཞེས་པ་ལ་མིང་། རྡོ་ལི་ཐ་ཟེར།

[ངོ་བོ།] འབྲུངས་དཔེར། སྐ་ལོ་སྲིབ་ཀྱི་རི་ལ་སྐྱེ། །ལོ་མ་ཙུང་ཟད་རྩུབ་པ་ལ། །སྡོང་པོ་དམར་པོ་རིང་ལ་ལྗེམ། །མེ་ཏོག་དཀར་པོ་སྤྲིན་ཕུང་གཏིབས། །རྩ་བ་དམར་པོ་ཤ་རུ་འདྲ། །རོ་ནི་ཙུང་ཟད་ཁ་སྐྱུར་བསྐ། །ནུས་པས་ཁོང་ནད་གཙོང་རྙིང་སེལ། །ཞེས་པ་ལོ་མ་ལྕུང་དཀར་ལོ་མ་འདྲ་བ་ཙུང་ཟད་རྩུབ་ཉམས་ཅན་མེ་ཏོག་དཀར་པོ་སྤྲིན་གཏིབས་པ་འདྲ་བ་དེའོ། །

[ནུས་པ།] རྒྱ་ལོང་གཉིས་གཙོ་བོར་གྱུར་པའི་སྟོད་ཀྱི་ཚད་པ་སེལ་བར་བྱེད། །དཔག་བསམ་ལྗོན་པར། སྐ་ལོས་རྒྱ་ལོང་ནད་ལ་ཕན། །རྩ་བས་རྒྱ་ནད་བཤལ་བ་གཅོད། །ཅེས་དང་། རང་བྱུང་པས། སྐ་ལོས་རྒྱ་ལོང་ཚད་པ་སེལ། །ཞེས་སོ། །

ཤོ་མང་། ཤོ་མང་རྒྱ་ཡི་ཚ་བ་སེལ་བར་བྱེད། །ཅེས་པ་ལ་མིང་། ཤོ་ལོ་ཤེལ་མ། ཤ་སྒྲ། ཚུ་བ་འོམ་བུ་ཟེར། །

[ངོ་བོ།] འདི་ལ་སྐྱེ་གནས་སོགས་ཀྱི་དབང་གིས་རིགས་མང་དུ་ཡོད་ཀྱང་འདིར་སྤྱང་ཤོ་སྟེ། འབྲུངས་དཔེར། ཤོ་མང་ནང་དང་ས་འཛམ་སྐྱེ། །སྡོང་པོ་དམར་ལ་ཆེ་བ་ཡིན། །ལོ་མ་སྦོ་ལེབ་འཛམ་ལ་སྟུམ། །མེ་ཏོག་དམར་པོ་རྩུབ་ཅིང་ཕྱུངས། །འབྲས་བུ་གཟེ་མ་ར་མགོ་འདྲ། །རོ་ནི་མངར་ཁ་རྒྱ་ཡི་ནད། །ཐམས་ཅད་སེལ་བར་ཐེ་ཚོམ་མེད། །ཅེས་སྡོང་པོ་དམར་གསོབ་ཆེ་ལ་ཚིགས་པ་ཅན་ལོ་མ་ལྡང་སྟུམ་ཆེ་ཞིང་མེ་ཏོག་དམར་པོ་དང་སེར་པོ་རིགས་གཉིས་རྩུབ་ཅིང་ཕྱུངས་པ། འབྲས་བུ་གཟེ་མ་ར་མགོ་འདྲ་བ་དེའོ། །

[ནུས་པ།] རྒྱ་ཡི་ཚ་བ་རྣམས་སེལ་བར་བྱེད། །རང་བྱུང་པས། ཤོ་མང་སྐྲངས་དང་སྲིན་ལ་ཕན། །ཞེས་སོ།

པ་ཡག་རྩེ་བ། པ་ཡག་རྩ་བས་གློ་གསོ་གློ་རྣག་འདྲེན། །ཞེས་པ་ལ་མིང་། བྱ་རོག་ནོར་བུ། པ་བ་རེ་སྐོན། གཡག་སྙིང་། ལུག་སྙིང་། རྒྱལ་པོ་གཙུག་ན་ནོར་བུ། ཐོག་ནག་མགོ་དགུ། སྐྱེ་བ་རྒྱུན་གཅོད། དཀར་པོ་ཡར་འདྲེན་རྣམས་ཟེར། །

[ངོ་བོ།] འབྲུངས་དཔེར། པ་བ་རེ་སྐོན་ཞེས་བྱ་བ། །ལོ་མ་སྟེབ་བཞིས་ས་གཞི་མནན། །མེ་ཏོག་སྔོན་པོ་ཙུང་ཟད་དམར། །འབྲས་དབྱིབས་སེམས་ཅན་སྙིང་དང་འདྲ། །སྨིན་ནས་སྔོ་དང་དམར་སྨུག་འགྱུར། །ནད་སེལ་སྨན་རྒྱལ་འདི་གསུངས་སོ། །རོ་ནི་མངར་ལ་ཙུང་ཟད་ཁ། །བྱ་རོག་ནོར་བུ་ཞེས་ཀྱང་བྱ། །གཡག་སྙིང་པ་དང་ལུག་སྙིང་སོགས། །མིང་གི་བྱེ་བྲག་བཅུ་གསུམ་ཡོད། །རང་གི་ནུས་པས་རྒྱ་རྣམས་གསོ། །བྱུག་པས་འབྲས་རྒྱ་ཤུ་ཐོར་སེལ། །འཚི་མེད་དར་ཡ་ཀན་དུ་གྲགས། །འབྲས་བུས་སྙིང་གི་ནད་རྣམས་སེལ། །ལོ་མ་རྒྱ་ལ་བདུད་རྩིར་མཚུངས། །རྩ་བས་གློ་རྣག་འདྲེན་ཞིང་གསོ། །ཞེས་པས་རྩ་ལོ་འབྲས་བུའི་ནུས་པ་སོ་སོར་ཡོད་པ་བཅས་གསལ་ལོ། །

[ནུས་པ།] འདིར་ཙ་བའི་ནུས་པས་གློ་གསོ་ཞིང་གློ་ནག་ནམས་འདྲེན་པར་བྱེད། །ཟླ་ཤེལ་ལས། པ་བ་རེ་སྐོན་ཙ་ཚད་གསོ། །ཙ་ཁ་སྡོམ་ཞིང་ཚིལ་བུ་འཚོ། །མཆོག་ཏུ་ཕྱི་རོལ་ཤ་སྐྲངས་འདུལ། །ཞེས་དང་། རང་བྱུང་པས། བྱ་རོག་ནོར་བུས་གློ་ནག་འདྲེན། །ཞེས་གསུངས། །

བྱེའུ་ལ་ཕུག བྱེའུ་ལ་ཕུག་ཤ་དུག་སེལ་བར་བྱེད། །ཅེས་པ་ལ། མིང་། ཤ་ཤ་ཟུབ་ཟུབ་ཟེར།

[ངོ་བོ།] འདི་ལ་རིགས་རྐོད་གཡུང་གཉིས་ལས། རྐོད་པ་ནི་ལོ་མ་དཔལ་གང་འདྲ་བ་མེ་ཏོག་སེར་པོ་ཙ་བ་ལབ་དྲི་ཞིམ་བ་དེ་དང་། གཡུང་བ་ནི། འབྲུངས་དཔེར། བྱེའུ་ལ་ཕུག་གྲམ་ལས་སྐྱེ། །ལོ་མ་ལྡིང་བུ་མཐུག་པ་ལ། །མེ་ཏོག་དཀར་ཞིང་ངར་པ་ཕྲ། །རིང་ཐུང་མཁྲིད་རེ་མཛུབ་རེ་ཙམ། །རོ་དང་དྲི་མ་ལ་ཕུག་འདྲ། །ནུས་པས་ཟས་འཛུ་ཤ་ནད་སེལ། །ཞེས་པ་གཡའ་གསེབ་ཏུ་སྐྱེ་བ་ལོ་མ་ལེབ་ཆུང་མེ་ཏོག་དཀར་པོ་ལབ་དྲི་ཞིམ་བ་དེའོ། །རྐོད་གཡུང་གཉིས་དྲི་རོ་ནུས་པ་འདྲ་བར་བཤད། །

[ནུས་པ།] ཤ་དུག་སེལ་བར་བྱེད། །རང་བྱུང་པས། བྱེའུ་ལ་ཕུག་ཤ་དུག་ཕན། །ཞེས་སོ། །

ཨུག་ཆོས། ཨུག་ཆོས་རྣ་བའི་ནད་སེལ་སྦྲོས་པ་སྦྱོང་། །ཞེས་པ་སྟེ།

[ངོ་བོ།] འདི་ལ་རིགས་གཉིས་སམ་གསུམ་ཡོད་པར་བཤད་པ་ལས་སྐབས་འདིར་དམར་པོ་དགོས། དེའང་འབྲུངས་དཔེར། ཨུག་ཆོས་ཞེས་བྱའི་མེ་ཏོག་ལ། །རིགས་ནི་དཀར་དམར་གཉིས་སུ་ཡོད། །དམར་པོ་བྲག་དང་གཡའ་ལ་སྐྱེ། །ལོ་མས་འབྱར་ཞ་ག་ཅན། །མེ་ཏོག་བྱུ་རུའི་ཕུང་པོ་འདྲ། །ཟེ་འབྲུ་རྡོ་རྗེའི་ར་འདྲ་སེར། །གོང་བུ་དགོ་བའི་ར་འདྲ་ནང་། །འབྲས་བུ་རྒྱ་ཡི་སྲན་ཆུང་ངམ། །དུག་མོ་ཉུང་འདྲ་ནག་ལ་སྨུམ། །རོ་ནི་ཁ་ལ་མངར་བ་ཡིན། །རང་གི་ནུས་པས་རླུང་འཁྲིམས་འཁྱིན། །ཞེས་པ་ལོ་མ་ཞ་ག་ཅན་ས་ལ་འབྱར་ཞིང་མེ་ཏོག་དམར་པོ། གང་བུ་རྣ་འདྲ་བའི་ནང་འབྲས་བུ་ལེབ་མོ་མང་བ་བྲག་སྐྱེས་སྟོང་པོ་ཡོད་པ་ཡོ། ཐང་སྐྱེས་སྟོང་པོ་མེད་པ་མོའོ། །

[ནུས་པ།] རྣ་བའི་ནད་རྣམས་སེལ་ཞིང་སྦྲོས་པ་སྦྱོང་བར་བྱེད། རང་བྱུང་པས། ཨུག་ཆོས་ཙ་གསོ་རྣ་བར་ཕན། །ཞེས་སོ། །

སྐྱེ་བའི་འབྲས་བུ། སྐྱེ་བའི་འབྲས་བུས་མཁྲིས་པ་གྱེན་དུ་འདྲེན། །ཞེས་པ་ལ་མིང་། ངང་པ་ཆིག་རྒྱུག ངང་པ་སེར་སྔོང་། ངང་པ་ཆིག་ཐུབ། སྐྱེ་འབྲུ། གཙོ་འབྲུམ། གཙོག་བླ། གཙོ་དུ་རྣམས་ཟེར། །

[ངོ་བོ།] འབྲུངས་དཔེར། ངང་པ་ཆིག་རྒྱུག་དར་ཡ་ཀན། །ཚེར་མ་སྐྱ་པོ་དག་ལ་སྐྱེ། །ལོ་མ་ཕྲལ་ཆུང་བ་ཡིན། །མེ་ཏོག་སྔོན་པོ་ཆུང་བ་ལ། །གང་བུ་ནར་མོ་འབྲས་བུ་ནི། །ངང་པ་ཆིག་རྒྱུག་སྲན་མ་ཙམ། །རོ་ནི་ཁ་ལ་དྲི་མི་ཞིམ། །རང་གི་ནུས་པས་སྤྱིན་ནད་དང་། །གག་པ་འཛོམས་པར་བྱེད་པ་ཡིན། །ཞེས་ཡོངས་གྲགས་ཚེར་སྐྱའི་འབྲུའོ། །

[ནུས་པ།] མཁྲིས་པ་གྱེན་ལ་འདྲེན་པར་བྱེད། །དཔག་བསམ་ཟླ་ཤེལ་ལས། །སྐྱེ་འབྲུས་དུག

འཇོམ་བད་ཀན་སྐྱིད། །ཅེས་དང་། རང་བྱུང་པས། སྐྱི་ཚེར་འབྲས་བུས་གག་པ་སེལ། །ཞེས་སོ། །

སཱ་ཀ སཱ་ཀ་ཡིས་ཕོ་བའི་མེ་དྲོད་སྐྱེད། །ཅེས་པ་ལ་མིང་། བོན་ལོང་བ། སླེ་ནག་མ། མེ་མེད་དུད་པ། མ་བསྲེགས་སོལ་བ། ཕོ་རོག་གི་སྤུས་ཟེར། །ངོ་བོ་ནི། ནས་ཀྱི་སླེ་མ་ནག་པོ་སོལ་ཐལ་འདྲ་བ་འབྲུལ་གཞི་ཆུང་བ་དེ་འོ། །

[ནུས་པ།] ཕོ་བའི་མེ་དྲོད་སྐྱེད་པར་བྱེད། །

སྲུབ་ཀ སྲུབ་ཀས་རྒྱལ་གཙོད་དྲོད་སྐྱེད་ཆུ་སེར་འདྲེན། །ཞེས་པ་ལ་མིང་། ཙ་ཏ་ར། སྲུབ་མ། སྲུབ་ཀར་སྲུབ། ར་མེ། རྩ་སྲུབ་མ་ཟེར།

[ངོ་བོ།] འབྲུངས་དཔེར། སྔོ་སྨན་རྒྱལ་པོ་ཙ་ཏ་ར། །བོད་སྐད་དུ་ནི་སྲུབ་ཀ་ཟེར། །ཐང་དང་ཞིང་མུ་སྲུབ་ལས་སྐྱེ། །རྩ་བ་སེར་པོ་ཕྲལ་སྤུན། །ལོ་མ་སེང་གེའི་ སྡེར་མོ་འདྲ། །སྡོང་པོ་སྙེད་ནས་སྦྱོགས་སུ་གྱེས། །ངར་པ་ལྕགས་ཀྱི་སྐུད་པ་འདྲ། །མེ་ཏོག་དཀར་སྔོ་འདབ་མ་ལྔ། །འབྲས་བུ་ནས་སྔོན་ལྕགས་ཀྱུའི་མཆུ། །རོ་ནི་ཁ་ལ་རབ་ཏུ་ཚ། །ནུས་པས་དྲོད་སྐྱེད་གྲང་སྨན་འཇོམས། །ཞེས་པས་གསལ་ལོ། །མེ་ཏོག་དཀར་པོ། དཀར་སྨུག་སྔོ་ནག་སོགས་ཡོད་པ་ལས་མེ་ཏོག་སྔོ་ནག་ཅན་སྨན་དུ་མི་གཏོང་བར་བཤད། །

[ནུས་པ།] རྒྱལ་བ་གཅོད་ཅིང་དྲོད་སྐྱེད་པ་དང་། ཆུ་སེར་འདྲེན་པར་བྱེད། དཔག་བསམ་སྔོན་ཤིང་ལས། །ར་སྲུབ་ཕོ་སྲིན་ཟུག་གཟེར་འཇོམ། སྤྱལ་གྱི་དུག་ཀྱང་ཞི་བར་བྱེད། །ཅེས་དང་། རང་བྱུང་པས། སྲུབ་ཀས་གྲང་སྨན་སྙིང་པ་འཇོམས། །ཞེས་སོ། །

ཀླུ་ཚ། དབྱི་མོང་། ཀླུ་ཚ་དབྱི་མོང་གཉིས་ཀྱང་དེ་བཞིན་ནོ། །ཞེས་པ་སྟེ། ཀླུ་ཚ་ལ་མིང་། སྣ་ཚ། ཕོང་བུ་ལན་ཚ། གསེར་འདབ་ལྷ་པ། གག་པའི་སྨན་གཅིག་ཟེར། །

[ངོ་བོ།] འབྲུངས་དཔེར། ཕོང་བུ་ལན་ཚ་ཞེས་བྱ་བ། །ན་ཐང་ལྐས་དང་སྲིབ་ལ་སྐྱེ། །རྩ་བ་ཅུང་ཟད་ཕྲབ་ལ། །ལོ་མ་སྤྲལ་པའི་ལག་པ་འདྲ། །མེ་ཏོག་སེར་པོ་འོད་དང་ལྡན། །རོ་ནི་ཚ་ལ་ནུས་པ་ཡིས། །གྲང་སྨན་དམུ་ཆུ་གག་པ་སེལ། །ཞེས་སོ། །

དབྱི་མོང་ལ་མིང་། ཨ་ཟ་མོ། ཙ་བླ། འཁྲི་ཤིང་། དྲོད་སྐྱོད་བྱེད། སྒྲ་དཀར་ཅན། མེ་ཤིང་ཟེར།

[ངོ་བོ།] འབྲུངས་དཔེར། དབྱི་མོང་དཀར་ནག་གཉིས་ཡོད་དེ། །ཉིན་སྲིབ་གཉིས་ཀ་དག་ན་སྐྱེ། །རྩ་བ་ཙི་ཏྲ་ཀ་དང་འདྲ། །སྡོང་པོ་ཤིང་གཞན་དག་ལ་འཁྲིལ། །ལོ་མ་ནག་ལ་ཅུང་ཟད་རྩུབ། །དཀར་པོ་མེ་ཏོག་དཀར་བ་སྟེ། །སྦུབ་ཆུང་དྲིལ་བུ་ཁ་ཟུམ་འདྲ། །དྲོད་མཆོག་འཛིན་ཞེས་བྱ་བ་དང་། །དབྱི་ཆུང་པ་ཞེས་གྲགས་པ་ཡིན། །གྲང་བ་སེལ་ལ་ཚ་བ་སྐྱེ། །ནག་པོ་མེ་ཏོག་སེར་ལ་མཐུག ཟ་བྱེད་ནག་པོ་ཁ་རལ་དང་། །དབྱི་མོང་ནག་པོར་བཞེད་པ་སྟེ། །གྲང་བ་དྲུང་འབྱིན་མཁྲིས་པ་སྐྱེ། །གཉིས་ཀ་རྣམས་ནས་མི་རྣན་འདྲ། །གྲང་སྨན་འདུལ་བའི་དར་ཡ་ཀན། །རོ་ནི་ཚ་ལ་ཡུད་ཙམ་མངར། །རང་གི་ནུས་པས

དྲོད་སྐྱེད་ཅིང་། །སྨན་རིགས་འདུལ་ཞིང་ཆུ་སེར་འདྲེན། །ཞེས་སོ་སོའི་ནུས་པ་བཅས་གསལ་བར་བཤད་པ་ལས་རྟོགས་ནུས་སོ། །དཀར་པོའི་རིགས་གྱུར་མེ་ཏོག་སྐྱ་ཏུ་རའི་ཚི་གུ་འདྲ་བ་དབྱི་མོང་ཁྲ་བོ་ཟེར་བ་དེ་ནུས་པ་དམན་པར་བཤད། །

[ནུས་པ།] སྔར་བཤད་ཀྱི་སྨྱུག་ཀ་དེ་བཞིན་དུ་ཏུལ་གཙོད་པ་དང་དྲོད་སྐྱེད་ཅིང་ཆུ་སེར་འདྲེན་པར་བྱེད། ཟླ་ཚ་ལ། དཔག་བསམ་སྔོན་ཤིང་ལས། ཟླ་ཚ་ཚ་ཞིང་དམུ་རྫིང་སྐེམ། །ཆུ་སེར་གཉིང་ནས་འབྱིན་པར་བྱེད། །ལྷག་པར་མགོ་ཡི་འཁྲིབ་པ་འཇོམས། །ཞེས་དང་། རང་བྱུང་པས་ཟླ་ཚ་བ་ཡིས་གག་པ་སེལ། །ཞེས་དང་། དབྱི་མོང་ལ། སྔོན་ཤིང་ལས། དབྱི་མོང་དཀར་པོས་གཉན་ནད་སེལ། །བད་ཀན་འཁྲུ་བ་གཅོད་པ་ཡིན། །ཞེས་དང་། རང་བྱུང་པས། དབྱི་མོང་དཀར་པོས་ཡོང་སྨན་སེལ། །ནག་པོ་དེ་དང་མཚུངས་པ་ཡིན། །ཞེས་སོ། །

བ་ལྲུ། བ་ལུས་བད་ཀན་ཚ་གྲང་འཐབ་པ་སེལ། །ཞེས་པ་ལ་མིང་། དྭ་ལིས། བ་ལྲུ། དུང་ཤིང་། ཤུར་དཀར། བདུད་རྩི་དྭ་ལིས་ཟེར། །

[ངོ་བོ།] འདི་ལ་རིགས་དཀར་ནག་གཉིས་ཡོད་པ་ལས་འདིར་དཀར་པོ་སྟེ། འབྲུངས་དཔེར། བདུད་རྩི་དྭ་ལིས་ཞེས་བྱ་བ། །བ་ལུ་དཀར་པོ་ཞེས་ཀྱང་བྱ། །སྲིབ་མོ་རི་མཐོ་དག་ལས་སྐྱེ། །སྡོང་པོ་དཀར་ལ་ལོ་མ་ཁམ། །མེ་ཏོག་དཀར་ལ་འབྲས་བུ་ཅན། །རོ་ནི་མངར་ཁ་བསྐ་བ་ཡིན། །རང་གི་ནུས་པ་འཇམ་པ་སྟེ། །རླུང་མཁྲིས་བད་ཀན་སྐད་འགག་དང་། །གློ་ནད་མ་ལུས་སེལ་བར་བྱེད། །ཅེས་སྐབས་འདིར་བསྟན་པ་ནི་དེའི་ལོ་མ་སྟེ་བ་ལུ་ཞེས་དང་། མེ་ཏོག་ལ་དྭ་ལིས་ཟེར་རོ། །ནག་པོ་ནི་སྤོ་འབུམ་ལས། བ་ལུ་ནག་པོ་སྲིབ་ལ་སྐྱེ། །འདབ་མ་སྟུམ་ཞིང་ཕྲབ་ལ། །མེ་ཏོག་སྤོ་དམར་དྲི་ཞིམ་པ། །རིང་ཐུང་མདའ་རེ་མདུང་རེ་ཙམ། །ཕོ་བའི་དྲོད་སྐྱེད་བད་ཀན་དང་། །རྒྱ་ལོང་མཁལ་རྐེད་གྲང་བ་སེལ། །ཞེས་པ་ཤུ་ཏུའམ། ཤུར་ནག་གོ །

[ནུས་པ།] བད་ཀན་ཚ་གྲང་འཐབ་པ་རྣམས་སེལ་བར་བྱེད། །ཤུགས་ཐྲེང་ལས། དྭ་ལིས་དྲོ་ལ་ཡང་བས་བད་ཀན་སེལ། །ཞེས་དང་། གདམས་པ་སུམ་ཅུ་པར། དྭ་ལིས་དྲོ་ཞིང་སྙོམས་ལ་བད་ཀན་སེལ། །གློ་ནད་གཟེར་ཐབས་དང་ག་འཁྲིག་ལ་ཕན། །ཞེས་དང་། རང་བྱུང་པས། ད་ལིས་གྲང་རླུང་ཀུན་སེལ་ལོ། །ཞེས་སོ། །

གོ་སྙོད། གོ་སྙོད་རླུང་ཚད་དུག་དང་མིག་ནད་སེལ། །ཞེས་པ་ལ་མིང་། ཨཛ་ཝི། ཕྲ་ཏི་ཀ མིག་གི་གཉེན་ཟེར།

[ངོ་བོ།] འབྲུངས་དཔེར། གོ་སྙོད་ཁ་ལུང་ན་ལས་སྐྱེ། །ལོ་མ་འཇོང་སྟབས་ཉ་ག་ཅན། །སྡོང་པོ་ཕྲ་རིང་རྩེ་མང་གྱེས། །མེ་ཏོག་དཀར་པོ་གདུགས་ལྟར་བྲུམ། །འབྲས་བུ་ལ་ལ་ཕྱུད་འདྲ་སྟུམ། །ནུས་པས

སྐྲངས་འདུལ་མིག་ནད་སེལ། །བད་ཀན་སེལ་ཞིང་དང་ག་འཇེད། །ཅེས་པ་ལྟར་ལོ་མ་ཐོ་སྐྱ་ཉ་ག་ཅན་སྡོང་པོ་ཕྲ་རིང་ཡལ་ག་མང་བ་མེ་ཏོག་དཀར་པོ་གདུགས་ལྟར་ཐུམ་པ་འབྲས་བུ་སྨུམ་པ་དེའོ། །

[ནུས་པ།] རླུང་ཚད་དང་དུག་དང་མིག་གི་ནད་རྣམས་སེལ་བར་བྱེད། རིན་ཆེན་སྤུངས་པ་ལས། གོ་སྙོད་ཡང་ལ་སྙོམས་པས་མིག་ནད་དང་བད་ཀན་དག་ལ་སྙོམས་པར་བཤད། ཅེས་དང་། རང་བྱུང་པས། གོ་སྙོད་སྙིང་ཚད་རླུང་ནད་སེལ། །ཞེས་སོ། །

ཐ་རམས། ན་རམས། བྱ་རྐང་པ། ཐ་རམས་ན་རམས་བྱ་རྐང་འབྲུ་བ་གཅོད། །ཅེས་པ་སྟེ། ཐ་རམ་ལ་མིང་། ཧི་གུ་ལམ་སྐྱེས། ཧི་གུ་རམ་པ། བེ་ཁྲུར། བཙུན་མོ་གཡུ་ཡི་ལྕང་ལོ་ཅན་ཟེར། །

[ངོ་བོ།] འབྲུངས་དཔེར། ཐ་རམ་ཞིང་རྒོད་ཐ་བ་དང་། །ལམ་ཁར་སྐྱེ་བའི་ལོ་མ་ནི། །སྨུམ་ལ་རུག་འདྲ་རི་མོ་ཅན། །སྡོང་བུ་གཅན་གཟན་མཇུག་མ་འདྲ། །འབྲས་བུ་རམ་པའི་སྙེ་མ་བཅས། །ས་ལ་བཀྲད་ནས་སྐྱེ་བ་ཡིན། །རོ་མི་མངར་བསྐ་འབྲུ་བ་གཅོད། །རྨ་རྣམས་འདུབ་ཅིང་ཆུ་སེར་སྐེམ། །ཞེས་པ་ལྟར་ལོ་མ་རུག་པ་འདྲ་ལ་རི་མོ་ཅན་འབྲས་བུ་རམ་པའི་སྙེ་མ་ཅན་དེའོ། །

ན་རམ་ནི། མངོན་རྟོགས་ལས། ན་རམ་ནད་བའི་སྤང་ལས་སྐྱེ། །ལོ་མ་ཐ་རམ་འདྲ་བ་ལ། །སྡོང་བུ་སྙེ་འབྲས་ཁམ་སེར་སྟེང་། །སྨུམ་པའི་མདངས་བཅས་གྱེན་ལ་ལྡང་། །རོ་ནི་ཁ་བསྐ་འདམ་དྲི་བྲོ། །ནུས་པས་ཚ་འབྲུ་གཅོད་པར་བྱེད། །ཅེས་པ་དེའོ། །

བྱ་རྐང་པ་ལ་མིང་། ལོ་བཙན་འཕིང་པོ། ཧི་ལྷུས། རྐྱ་ལོ་རྐང་གཅིག གཡུ་ལྕུང་པ་ཟེར།

[ངོ་བོ།] འབྲུངས་དཔེར། ལོ་བཙན་ཐིང་པོ་ཞེས་བྱ་བ། །རྐྱ་ལོ་རྐང་གཅིག་ཅེས་ཀྱང་བྱ། །སྔོན་མོ་དར་ཡ་ཀན་ཞེས་པ། །ཉིན་སྲིབ་ཕྱོགས་མེད་དག་ལ་སྐྱེ། །ལོ་མ་སྤྱིར་འདྲ་ཙུང་ཟད་སྲོ། །སྡོང་པོ་སྔོན་པོ་ཕྲལ་རིང་། །མེ་ཏོག་སྔོ་དམར་སྤྱ་ཤོད་མགོ །རོ་ནི་ཙུང་ཟད་ཁ་བ་ཡིན། །རང་གི་ནུས་པས་དམར་བཤལ་གཅོད། །ཆང་གིས་ཕྱུལ་ན་གྲང་འབྲུ་གཅོད། །དབྱིབས་དང་སྐྱེ་ས་རིགས་གསུམ་ཡོད། །ཅེས་པ་ལ་རིགས་གསུམ་སྟེ། །ལ་ཁར་སྐྱེ་བ་བོང་ཐུང་ལ་མཐུག་པ་མེ་ཏོག་དཀར་ཤས་ཆེ་ལ་མདངས་མི་གསལ་བ་ལ་ལོ་བཙན་ཆེན་པོ་ཟེར། བར་ཤོད་དུ་སྐྱེ་བའི་སྔོ་སྐྱ་ཆུང་བ་ལ་གཡུ་ལྕུང་པ་ཟེར། །དམའ་བའི་ས་མཆོར་སྐྱེས་པའི་འཁྲིང་བ་མཐིང་ནག་ལ་བྱ་རྐང་པ་ཟེར་རོ། །

[ནུས་པ།] དེ་རྣམས་ཀྱིས་འབྲུ་བ་གཅོད་པར་བྱེད། རང་བྱུང་པས། ཐ་རམ་པ་ཡིས་འབྲུ་བ་གཅོད་པ། ཅེས་དང་། དཔག་བསམ་ལྗོན་པར། ཐ་རམ་པ་ཡིས་གྲང་འབྲུ་གཅོད། །ཅེས་དང་། དཔག་བསམ་ལྗོན་པར། ན་རམ་གྲང་བའི་འབྲུ་བ་གཅོད། ནུས་བཤད་ལས། ན་རམ་པ་ཡིས་ཚ་འབྲུ་གཅོད། །ཅེས་དང་ལོ་བཙན་ལ། རང་བྱུང་པས། ལོ་བཙན་ཚ་གྲང་འབྲུ་བ་གཅོད། །ལོ་བཙན་ཆེན་པོས་གདོན་ལ་ཕན། །ཞེས་དང་། ལྗོན་ཤིང་ལས། མེ་ཏོག་བྱ་རྐང་རྣག་འབྲུ་གཅོད། །རྨར་བཏབ་ཆུ་སེར་སྐེམ་ཞིང་

འདུབ། །ཅེས་སོ། །

སོག་ཀ་པ། སོག་ཀ་པ་ཡིས་སྐྱུགས་པ་མ་ལུས་གཅོད། །ཅེས་པ་ལ་མིང་། ཁྲ་མོ། བོད་བྲེ་ཟེར།

[ངོ་བོ།] འབྱུངས་དཔེར། སྔོ་སྨན་རྒྱལ་པོ་སོག་ཀ་ལ། །སྐྱེ་ཡུལ་དབྱིབས་ནི་བྲེ་ག་འདྲ། །ལོ་མ་སྡོང་པོ་དེ་ལས་ཆུང་། །ལོ་མ་ལ་ཕུག་འབྲས་ངན་འདྲ། །མེ་ཏོག་བྱེའུ་ལ་ཕུག་འདྲ། །དཀར་ལ་ཞིབ་སྐྱེས་ལོ་མའི་རོ། །ལ་ཕུག་དྲི་རོ་འདྲ་བ་ལ། །གང་བུ་གྲུ་གསུམ་སོག་པ་ཁ། །འབྲས་བུ་སེར་ལ་ཞིབ་པ་ཡིན། །ས་ནག་ཞིང་སྨུ་དག་ལས་སྐྱེ། །ཞེས་པས་གསལ་ལོ། །

[ནུས་པ།] སྐྱུགས་པ་མ་ལུས་པ་གཅོད་པར་བྱེད་དོ། །རང་བྱུང་པས། སོག་ཀས་ཚ་ནད་མ་ལུས་སེལ། །ཞེས་སོ། །

དབང་པོ་ལག་པ། དབང་པོ་ལག་པས་ལུས་སྟོབས་ཁུ་བ་སྐྱེད། །ཅེས་པ་ལ་མིང་། ཨིནྡྲ་ཧསྟི། དབང་པོ་ལག་པ། སྟོབས་སྐྱེད། ཧབ་ཤང་ཚེའུ། ཀླུ་ཡི་བདུད་རྩི་སོགས་ཟེར། །

[ངོ་བོ།] འདི་ལ་ལོ་རྒྱུས་སོགས་རྒྱས་བཤད་མང་ཡང་གནད་བསྡུས་ཙམ་ནི། འདི་ལ་རིགས་གཉིས་ཏེ་མཆོག་དབང་པོ་ལག་པ་དང་དམན་པ་བྱེ་ལྕེ་ལག་པའོ། །སྔོ་འབུམ་ལས། དབང་ལག་ཉིན་སྲིབ་སྐམ་ག་ཤེར་སྐྱེ། །ལྕུམ་བུ་མི་རྐོད་ལག་པ་འདྲ། །ལོ་མ་རལ་གྲིའི་འཕོར་ལོ་ཅན། །སྡོང་པོ་ལྷ་ཡི་མཆོད་སྡོང་ལ། །མེ་ཏོག་དངུལ་གྱི་པ་ཏྲ་ཅན། །སྐམ་སྐྱེས་དཀར་ལ་ཀླན་སྐྱེས་དམར། །ཙ་བ་མི་ཡི་ལག་པ་དེ། །གསར་རྙིང་ཐལ་མོ་སྦྱར་ནས་སྐྱེ། །རོ་ནི་མངར་སྐྱུམ་བཅུད་དང་ལྡན། །ནུས་པས་ཁུ་བ་དབང་སྟོབས་སྐྱེད། །ཅེས་ལོ་མཐུག་པའི་ལོ་མ་འདྲ་བ་སྡོང་བུ་དཀར་འཛམ་མེ་ཏོག་དམར་པོའམ་སེར་པོ་དར་དཔྱངས་འཕྱིལ་བ་ལྟར་འཆར་བ། ཙ་བ་མི་ཡི་ལག་པ་འདྲ་བ་དེའོ། །དེའང་སོར་མོ་ལྔ་པ་བཟང་ཞིང་། དེ་ལས་ཉུང་རིམ་གྱིས་དམན་པ་ཡིན་ཏེ་སོར་མོ་གཅིག་གཉིས་ཅན་བྱེ་ལྕེ་ལག་པ་ཟེར་བ་ནི་ནུས་པ་དམན་ནོ། །

[ནུས་པ།] ལུས་ཀྱི་སྟོབས་དང་ཁུ་བ་རྣམས་སྐྱེད་པར་བྱེད། །རང་བྱུང་བས། དབང་པོ་ལག་པས་དྭངས་མ་སྐྱེད། །ཅེས་སོ། །

རི་ཤོ་ སྤྱང་ཚེར། རི་ཤོས་མཁྲིས་པ་སྤྱང་ཚེར་བད་ཀན་འདྲེན། །ཞེས་པ་སྟེ། རི་ཤོ་ལ་མིང་། དཀར་པོ་ཡར་འདྲེན། ཤ་དུག་དཀར་མོ། བོང་རྔ་བ། ཤིའུ་སྨ་དར། དགེ་འདུན་སྐྱེས། གྱེན་དུ་འདྲེན་བྱེད། སྐྲ་ཤོག་མ་ཟེར། །

[ངོ་བོ།] འབྱུངས་དཔེར། ཤིའུ་སྨ་དར་ཞེས་བྱ་བ། །སྐྲ་ཤོག་མ་ཞེས་བྱ་བ་སྟེ། །རི་ཡིན་དང་ཆུལ་སྐྱེ། །ལོ་མ་ཆེ་ལ་སྡོང་ལོ་སྦྲུན། །མེ་ཏོག་སེར་པོས་བར་སྣང་ཁེངས། །འབྲས་བུ་པདྨའི་ས་བོན་འདྲ། །རོ་ནི་ཁ་ལ་མངར་བ་ཡིན། །རང་གི་ནུས་པས་བད་ཀན་སྐྱུགས། །ཞུ་རྗེས་བསིལ་དུ་འགྱུ་བ་ཡིན། །རྩ་འདུབ་རིམས་སྙིང་འབྱུང་དཀའ་སེལ། །ཞེས་པས་གསལ་བ་དེ་ལ་ཁར་སྐྱེ་བ་རི་ཤོ། ན་འདམ་ལས་སྐྱེ་བ་ལ

ན་ཤོ་སྣེ་སྐྱེ་གནས་ཀྱི་ཁྱད་ཅམ་མོ། །སྤྱང་ཚེར་ལ་མིང་། སྤྱང་ཤོ་མ། རྟ་ཚེར། སྤྱང་ཀི་ཟ་ཚོད་ཟེར། ངོ་བོ་ནི། འདི་ལ་རིགས་མཆོག་དམན་གཉིས་ཡོད་པ་ལས། མཆོག་ནག་པོ་ལའང་རྒོད་གཡུང་གཉིས་ཏེ། རྒོད་པ་ནི། འབྲུངས་དཔེར། སྤྱང་ཚེར་ནག་པོ་ཞེས་བྱ་བ། །སྲིབ་ཀྱི་ས་ནག་དག་ལ་སྐྱེ། །ལོ་མས་ས་གཞི་མནན་པ་འདྲ། །ལོ་མ་ཉ་ག་ཚེར་མ་སྤྱངས། །སྡོང་པོ་རིང་ལ་ལྡེམ་པ་ཡིན། །མེ་ཏོག་རྟ་ཡི་རྡོམ་རྡོམ་འདྲ། །རང་གི་ནུས་པས་རྐྱ་འབྲས་འདུབ། །ཅེས་ལོ་མས་ས་གཞི་མནན་པ་ལྷ་བུ་སྡོང་པོ་རིང་ལ་མེ་ཏོག་རྒྱ་ཁ་རྟ་ཡི་རྡོམ་རྡོམ་འདྲ་བ་འཆར་བ་ཡིན།

གཡུང་བ་ནི། མངོན་རྟོགས་སུ། སྤྱང་ཚེར་ནག་པོ་གཡུང་བ་ནི། །ས་ནག་ཞིང་རྒོད་དག་ལས་སྐྱེ། །ལོ་མ་ཉ་ག་ཚེར་མ་ཅན། །ས་གཞི་མནན་དབུས་མེ་ཏོག་ནི། །དམར་པོ་ཚེར་བའི་ཁ་རྫོད་ཅན། །རྐས་ནས་བྱིའུ་ཕྲུག་ནམ་མཁའ་གང་། །དྲག་རླུང་ནམ་བྱུང་ཕྱོགས་བཅུར་འཕུར། །འབྲས་བུ་ལེབ་འཇོང་ཁམ་ལ་གཞིབས། །ཞེས་སྔ་མ་དང་ཕྱོགས་འདྲ་ལ་སྡོང་པོ་མེད་པའོ། །དེ་གཉིས་གང་རུང་བྱེ་མ་ལ་སྐྱེས་ཁ་འབུས་དུས་སུ་བཏུས་པ་དགོས། དམན་པ་དཀར་པོ་ནི། བྱེ་ཁྲིབ་སོགས་སུ་སྐྱེ་བའི་སྡོང་པོ་ཁོང་སྟོང་ཁྲ་རེ་ཙམ་ཚིགས་པར་ལོ་མ་ཚེར་ཅན་མེ་ཏོག་དཀར་པོས་སྐར་བབྱ་ཧ་པད་ཀྱང་ཟེར་བ་དེའོ། །

[ནུས་པ།] རི་ཤོས་མཁྲིས་པ་དྲན་ལ་སྤྱང་ཚེར་གྱིས་བད་ཀན་གྱེན་དུ་འདྲེན་པར་བྱེད། །རང་བྱུང་པས། སྤྱང་ཚེར་དཀར་དང་ནག་པོ་ཡིས། །གྱེན་འདྲེན་འབྲས་དང་སྐྲངས་རྣམས་འདུལ། །ཞེས་སོ། །

དུར་བྱིད། ཐར་རུ། དུར་བྱིད་ཐར་ནུས་ཚ་གྲང་ནད་ཀུན་སྦྱོང་། །ཞེས་པ་སྟེ། དུར་བྱིད་ལ་མིང་། ཏྲི་བྲི་ཏ། ཐུར་རྒྱུག ཏྲི་བི་ཏ་ཟེར།

[ངོ་བོ།] འདི་ལ་རིགས་གཉིས་སྟེ། སྔོན་པོ་བསྡུས་པར། དུར་བྱིད་རྣམ་པ་གཉིས་སུ་བཤད། །དེ་ཙ་དམར་ནག་དཀར་བ་ཡིན། །རྣམ་པ་གཉིས་སུ་བཤད་པ་ཡིན། །ཞེས་དང་། ཟླ་ཟེར་དུ། དུར་བྱིད་དེའི་ཙ་བ་རྣམ་པ་གཉིས་སུ་བཤད་དེ། ཤ་མ་ཞེས་བྱ་བ་ཙ་བ་དམར་ནག་ཏུ་འདུག་པ་ནི་གཅིག་ཡིན་ལ། ཏྲི་བྱིད་ཅེས་བྱ་བ་ཙ་བ་དཀར་པོ་ཡོད་པ་ནི་གཉིས་པ་ཡིན་ནོ། །ཞེས་གསུངས་པས། ཤ་མ་དུར་བྱིད་ནི་ཙ་བ་དམར་ནག་ནུས་པ་རྣོ་ཞིང་རྩུབ་པ་ཡིན་ཏེ། ཟླ་ཟེར་དུ། དུར་བྱིད་དམར་ནག་ཏུ་འདུག་པ་ཤ་མ་ཞེས་བྱ་བའི་སྨྲས་བཤད་པ་དེ་ནི་ཤིན་ཏུ་རྣོ་ཞིང་མྱུར་དུ་འཁྲུ་བར་བྱེད་པ་ཡིན། ཞེས་དང་། ཏྲི་བྱིད་ནི་ཙ་བ་དཀར་པོ་ཚི་ཆེ་བ་ནུས་པ་འཇམ་ཞིང་སྐྱོན་མེད་པ་ཞེས་དང་། ཡང་དེ་ཉིད་ལས། ཏྲི་བྱིད་ཅེས་བྱ་བ་དུར་བྱིད་དཀར་པོ་ནི་ཤིན་ཏུ་མཆོག་ཡིན་པར་བཤད་དེ། དེ་ཅིའི་ཕྱིར་ཞེ་ན། ཉེས་པའི་སྐྱོན་མེད་པར་ནད་སེལ་ཞིང་བདེ་བླག་ཏུ་འཁྲུ་བར་བྱེད་པ་མཆོག་ཡིན་ལ། ཞེས་སོགས་གསུངས་པས་མཆོག་གོ །འབྲུངས་དཔེར། དུར་བྱིད་སྨུ་ཡི་སྲིབ་ལ་སྐྱེ། །ཐར་ནུ་བ་དང་ཅུང་ཟད་འདྲ། །ངར་པ་ཚིག་སྐྱེས་ཕྲ་བ་སྟེ། །རིང་ཐུང་རྐང་རེ་ཁྲུ་རེ་ཙམ། །འདབ་མ་ས་འབྱར་སྲབ་ལ་འཇམ། །སྣེ་མ་སྨུག་མའི་ཚིགས་པ་འདྲ། །འདབ་མ་ཞོ་ཅན་ཕྲ་བ

སྟེ། །སྦྱོང་སྨན་རྣམས་ཀྱི་རྒྱལ་པོར་བཤད། །ཅེས་གང་ཡང་ཐང་བདེ་སར་སྐྱེ་བ་དང་རྩ་བ་རྐང་གཅིག་ཁོ་ན་འབྱུང་ཞིང་ཞོ་མང་བ་མ་གཏོགས་ཐར་ནུ་ཧི་བཞིན་ནོ། །ཐར་ནུ་ལ་མིང་། ཀ་མོ་ཀྲ། འོ་མ་འཛིན། ནུ་ཞོ་འཛག བཙུན་མོ་ཁྲིན་ཆེན་པ། ལྕུང་གི་དུར་བྱེད། ས་ཡི་ནོ་ཆེན་སོགས་ཟེར།

[ངོ་བོ།] འཕྲུངས་དཔེར། ཐར་ནུ་ཉིན་སྲིབ་གཉིས་ཀར་སྐྱེ། །རྩ་བ་སྡོང་པོ་མཐུག་ལ་ལྡི། །འོ་མའི་རྒྱ་མཚོ་སྐྱེད་པར་བྱེད། །རྐང་དང་མེ་ཏོག་འབྲས་བུ་དམར། །རོ་ནི་ཚ་ལ་བཤལ་བའི་མཆོག། ནུས་པས་རྗེ་དང་ཐོར་པ་འཇོམས། །ཞུན་བཅུས་ནད་རྣམས་མ་ལུས་འཇོམས། །ཞེས་པ་ལྟར་ཕུང་པོ་ཆེ་ལ་སྡོང་བུ་དམར་པོ་མདའ་ཚད་ལྷག་ཙམ་པ་ལོ་མས་བརྒྱན་པ། རྩེ་མོར་མེ་ཏོག་ལོ་མའི་མདོག་ཅན་འབྲས་བུ་ཁོང་སྟོང་གསུམ་ཚོམ་དུ་སྐྱེ་བ། རྩ་ལོ་སྡོང་པོ་གང་བཅད་འོ་མ་འཛག་པའོ། །འདི་ལ་རིགས་ཆེ་ཆུང་གཉིས་ཡོད་པའི་ཆུང་བ་ནི་ཁྲིན་བུའོ། །

[ནུས་པ།] དེ་རྣམས་ཀྱིས་ཚ་གྲང་གི་ནད་ཀུན་སྦྱོང་བར་བྱེད། །དུར་བྱེད་ལ། ལུགས་ཕྲེང་ལས། དུར་བྱེད་རྣོ་ལ་དྲོ་བ་ལགས། །ཞེས་དང་། རང་བྱུང་པས། དུར་བྱེད་ནད་རྣམས་སྦྱོང་བ་སྟེ། །ཞེས་དང་། ཐར་ནུ་ལ་སྔོན་ཤེལ་ལས། །ཐར་ནུ་རྩུབ་ཅིང་དྲོ་བ་ཡིན། །ཁྱད་པར་འདྲེན་ལ་ཞུ་རྗེས་ལྡི། །འདི་ཡི་རྩ་བས་སྐྱུག་པ་ཐུབ། །ཅེས་དང་། རང་བྱུང་པས། ཐར་ནུས་གཉན་རྣམས་སྦྱོང་བ་ཡིན། །ཞེས་སོ། །

སྡོན་བུ། ཁྲིན་བུ། སྡོན་བུས་ཆུ་སེར་ཁྲིན་བུས་མཁྲིས་པ་སྦྱོང་། །ཞེས་པ་སྟེ། སྡོན་བུ་ལ་མིང་། གཡུ་ཤིང་། སྡོ་ཨ་ཙར། གྱིབ་ཤིང་ཟེར།

[ངོ་བོ།] འཕྲུངས་དཔེར། སྡོན་བུ་རི་སྟོད་ཐང་ལ་སྐྱེ། །ལོ་མ་ཞིབ་མོ་ས་ལ་འབྱར། །སྡོ་སྐྱ་སྤུ་ཆུང་ལྡན་པ་ལ། །མེ་ཏོག་སྡོན་པོ་འདབ་བཞི་མཛེས། །རྩ་བ་ཁྱུར་མའི་རྩ་བ་འདྲ། །བཅད་ཁ་འོ་མ་འབབ་པ་ཡིན། །རང་གི་ནུས་པས་ཆུ་སེར་ནད། །འཇམ་པོར་འགྲོ་བར་བྱེད་པ་ཡིན། །ཞེས་གཡའ་སྤང་དུ་སྐྱེ་བའི་ལོ་མ་ཞིབ་མོ་ས་འབྱར་སྤུ་ཆུང་ཅན། མེ་ཏོག་སྡོན་པོ་འདབ་བཞི་འཆར་བ་དེའོ། །ཡང་སྔོག་ཤིང་པ་ལ་ངོས་འཛིན་བྱེད་པའང་ཡོད། །ནུས་པས་ཆུ་སེར་གྱི་ནད་རྣམས་སྦྱོང་བར་བྱེད། སྔོན་ཤེལ་ལས། སྡོན་བུ་དྲོ་ཡང་འཇམ་པོར་འགྲོ། །ཞེས་དང་། རང་བྱུང་པས། སྡོན་བུས་ནད་རྣམས་ཐུར་ལ་འདྲེན། །ཞེས་སོ། །

ཁྲིན་བུ་ལ། མིང་། ཁྲིན་ཆུང་། ཐར་ཆུང་། འདྲེན་བྱེད་རྒྱལ་པོ། རྒྱུག་བྱེད་ཆུ་བོ། སྤང་གི་ལ་ཕུག་ཟེར། །

[ངོ་བོ།] སྡོ་འབུམ་ལས། ཁྲིན་བུ་ན་ཡི་སྟོད་དུ་སྐྱེ། །ཐར་ནུ་བ་དང་ཅུང་ཟད་འདྲ། །འདབ་མ་སར་འབྱར་ཕྲ་བ་ལ། །རིང་ཐུང་སོར་བཞི་སོར་ལྔ་ཙམ། །བཅད་ན་ནོ་འབྱུང་སྦྱོང་སྨན་ཡིན། །ཞེས་དང་། ཁྲིན་བུ་སྤང་གི་ལ་ཕུག་འདྲ། །ཞེས་ཆེ་ཆུང་མ་གཏོགས་སྐྱེ་ཚུལ་ཐར་ནུ་དང་འདྲ་བའོ། །ཐར་ནུ་ཆེ་ཆུང་གཉིས་ཀ་མཐོང་བ་གསུམ་ལྡན་ཞེས་པུའི་གདངས་དཀར། བར་གྱི་བྱང་ལྟའི་ཆུ་བོ་དྲག་འབབ། མདའི་གཙང་

ཆེན་རྣམས་མཐོང་ས་ནས་བརྗོས་པ་དགོས། །

[ནུས་པ།] གྲོན་བུས་མཁྲིས་པའི་ནད་འཇམ་པོར་སྦྱོང་བར་བྱེད། །གྲོན་བུ་ལ་ཞོན་ཤིང་ལས། གྲོན་བུས་འཇམ་པོར་སྦྱོང་བ་ཡིན། །ཞེས་དང་། རང་བྱུང་པས། གྲོན་བུས་སྦྱོང་བྱེད་གྲོགས་ཀྱི་མཆོག །ཅེས་སོ། །

ལྷུམ་རྩ། ལྷུམ་རྩས་དུག་ཚད་སྣོད་ཚད་བད་ཀན་སྦྱོང་། །ཞེས་པ་ལ་མིང་། པདྨ་རྩ་རིས། ཞིམ་ཤིང་། སེར་པོ་འོད་ལྡན། རྩབ་ཤིང་། སའོག་རྒྱལ་པོ། གསེར་མདོག་ཅན་རྣམས་ཟེར། །

[ངོ་བོ།] འབྲུངས་དཔེར། ལྷུམ་ནི་ཛ་བྲག་དག་ལ་སྐྱེ། །ཆེ་འབྲིང་ཆུང་གསུམ་ཡོད་པ་ཡིན། །ལོ་མ་སས་གཞི་མནན་པ་འདྲ། །སྡོང་པོ་ཁོང་སྟོང་དམར་སྨུག་རིང་། །མེ་ཏོག་དམར་པོ་སྤུངས་པར་སྐྱེ། །འབྲས་བུ་ཟུར་གསུམ་རབ་ཏུ་མང་། །རྩེ་ནི་སྐྱུར་རྩུབ་བད་ཀན་སེལ། །ལོ་ཁང་ནུས་པ་བད་ཀན་སེལ། །རྩ་བའི་ནུས་པས་སྐད་ནད་སེལ། །སྤྱི་ཡི་ནུས་པས་འབྲུ་བར་བྱེད། །ཅེས་པ་ལྟར་ལོ་སྡོང་ཆེ་བ་ལྷུམ་ནག་དང་སྡོང་པོ་མེད་པ་ངར་བ་ཆུང་བ་ལྷུམ་དཀར་ཡིན་ནོ། །

[ནུས་པ།] དུག་ཚད་དང་སྣོད་ཚད་བད་ཀན་རྣམས་སྦྱོང་བར་བྱེད། ཞོན་ཤིང་ལས། ལྷུམ་གྱི་བད་ཀན་འབྲུ་བ་གཙོད། །རྩ་བས་རྒྱ་ནད་སེལ་ཞིང་འབྲུ། །ལྷུམ་དཀར་མཁྲིས་ཚད་སེལ་བར་བྱེད། །ཆུ་ལྷུམ་རྨ་ཡི་ཆུ་སེར་སྐེམ། །ཞེས་དང་། རང་བྱུང་པས། ཆུ་རྩ་ལྷུམ་རྩ་ཆུ་སྲུབ་དང་། །ལ་ལྷུམ་པ་ཡི་ལོ་མ་ཁང་། །དྲི་ལྡན་བད་ཀན་གྲང་བ་སེལ། །རྩ་བ་བསིལ་སྐེམ་ནད་ཀུན་འབྲུ། །ཞེས་སོ། །

ཆུ་རྩ། ཆུ་རྩས་གཉན་སྦྱོང་རྨ་ཡི་སྐམ་རྩི་བྱེད། །ཅེས་པ་ལ་མིང་། ཆུ་ཆུང་བ། ལ་ཆུ། ཆུ་བ། བྱ་སྐྱག་ཅན། རྒྱ་སོ་བེར་སེར་ཅན། རྩ་བ་ལ་ཆུ་རྩ། སྡོང་པོ་ལ་ཆུ་ཁང་། འདབ་མ་ལ་ཆུ་ལོ་བ་ཟེར། །

[ངོ་བོ།] འབྲུངས་དཔེར། ཆུ་རྩ་ལོ་མ་སྔོར་ཆེན་རྩུབ། །སགཞི་མནན་ལ་ཁང་པ་དམར། །སྡོང་པོ་ལོ་མ་མེ་ཏོག་སོགས། །ཆེ་ཆུང་མ་གཏོགས་ལྷུམ་བཞིན་སྐྱེ། །ཞེས་རྩ་བ་ལྷུམ་རྩ་འདྲ་བ་ལས་གཉེར་མ་ཅན་ལོ་མ་མཐུག་རྩུབ་ཏ་པགས་ལོ་མ་འདྲ་བའོ། །

[ནུས་པ།] གཉན་ནད་རྣམས་སྦྱོང་ཞིང་རྨ་ཡི་སྐམ་རྩི་བྱེད། །ཞོན་ཤིང་ལས། ཆུ་རྩ་འཇམ་རྩེ་ཞུ་རྗེས་སྐེམ། །ཞེས་སོ། །

རེ་ལྕག་པ། རེ་ལྕག་པ་ཡིས་འབྲས་འདུལ་གཉན་ནད་སྦྱོང་། །ཞེས་པ་ལ་མིང་། གཏུམ་པོ། ཤོག་ཕྱམ། ཤོག་ཤིང་པ། ར་དུག་རེ་ལྕག བོང་དུག་ནག་པོ། དར་ཐོད་ཅན། རྒྱལ་པོ་ལ་ཐོད་ཅན། བདུད་རྩི་བ་ལ་ཅན་ཟེར།

[ངོ་བོ།] འབྲུངས་དཔེར། རེ་ལྕག་ལོ་མ་མཐུག་ཅིང་སྨུམ། །སྡོང་པོ་ཐང་ཕྲན་གཤིབས་པ་འདྲ། །མེ་ཏོག་བ་སའི་ཕུང་པོ་འདྲ། །རྙས་དུས་དམར་པོ་མདངས་དང་ལྡན། །རོ་ནི་ཚ་ལ་རྩུབ་པ་ཡིན། །རང་གི་ནུས་པས་འཇམ་རྩིའི་སྨན། །ཞེས་པ་དེ་ཡོངས་གྲགས་ཤེས་སླའོ། །

[ནུས་པ།] འབྲས་འདུལ་ཞིང་གཉན་ནད་རྣམས་སྦྱོང་བར་བྱེད། ཞོན་ཤིང་ལས། ཐང་དུག་སྐྲངས

རིགས་ཐམས་ཅད་ལ། །བསྐུས་པས་སེལ་ཞིང་འཛིན་པར་བྱེད། །རྒྱ་ཛ་བལ་ལྷག་ནད་ཀུན་སེལ། །ཁྲིད་པར་ཁོང་བཏང་གཉན་རིགས་འཛོམས། །ཞེས་དང་། རང་བྱུང་པས། རེ་ཙུག་གཉན་སྦྱོང་རུལ་བ་གཅོད། །ཅེས་སོ། །

ཟྭ་བ། ཟྭ་བས་ཆུ་སེར་མཁལ་རྐེད་གྲང་བ་སེལ། །ཞེས་པ་ལ་མིང་། གཉིས། སྤར་ཁྲི་ཞེར།

[ངོ་བོ།] འདི་ལ་རིགས་དབྱེ་མང་པོ་བྱུང་པ་ཡོད་ཀྱང་བསྡུ་ན། ཟྭ་རྒོད། ཟྭ་གཡུང་། བ་ལང་ཟྭ་བ་གསུམ་མོ། །འཁྲུངས་དཔེར། ཟྭ་བ་དག་ལ་རིགས་གསུམ་ཡོད། །ཟྭ་རྒོད་སྲིབས་ཀྱི་རི་ལས་སྐྱེ། །ལོ་མ་གཡུ་ཡི་མཚལ་འདྲ། །མེ་ཏོག་དམར་སྨོ་གདུགས་ཕུབ་འདྲ། །གདུག་རྩུབ་ཚེར་མས་ཐམས་ཅད་ཁྱབ། །རང་གི་ནུས་པས་མཁལ་ནད་གསོ། །རྩ་བ་ལྷ་ཡི་གཙོ་བོ་ཡིན། །ཞེས་དང་། ཟྭ་གཡུང་ཞིང་གི་མུ་ལས་སྐྱེ། །ལོ་མ་འབྲས་བུ་གོ་སྙོད་འདྲ། །སྡོང་པོ་སྨུག་ལ་མེ་ཏོག་དཀར། །རོ་ནི་ཚ་ལ་ཁ་མངར་བཅས། །ནུས་པས་བད་ཀན་གྲང་བ་དང་། །ཕོ་བའི་ནད་རྣམས་ཐམས་ཅད་དང་། །གྲང་བའི་ནད་ལ་མཆོག་ཏུ་བསྔགས། །ཆུ་སེར་ནད་རྣམས་ཐམས་ཅད་སེལ། །ཞེས་དང་། བ་ལང་ཟྭ་བ་ཞེས་བྱ་བ། །ཤིང་ནགས་རྫ་མོའི་ནང་དུ་སྐྱེ། ཟྭ་གཡུང་འདྲར་སྐྱེ་ནད་མི་སེལ། །སྐྲངས་སྦྱོས་བྱུང་ན་དུགས་བྱས་ཕན། །འདི་ལ་སྦྱོར་སྡེ་མང་པོ་མེད། །ཅེས་པ་ལྟར་རོ། །འདིར་ནི་སྔ་མ་གཉིས་དང་ཁྱད་པར་ཟྭ་གཡུང་བསྔགས་སོ། །

[ནུས་པ།] ཆུ་སེར་གྱི་ནད་དང་མཁལ་རྐེད་གྲང་བ་རྣམས་སེལ་བར་བྱེད་དོ། །དཔག་བསམ་ལྗོན་ཤིང་ལས། ཟྭ་བའི་རྩ་བ་བསྐོལ་གདུས་པས། །མཁལ་རྐེད་གྲང་རླུང་སེལ་བ་ཡིན། །ཞེས་དང་། ཟྭགས་ཕྲེང་ལས། ཟྭ་བ་དྲོ་ལ་ཟྭི་བས་བད་ཀན་སྨུག་པོའི་ནད་ལ་གཅོད། ཅེས་དང་། རང་བྱུང་པས། ཟྭ་བ་གཟི་མ་ཉེའུ་ཤིང་། །ར་མཉེ་རྩ་བ་འདི་རྣམས་ཀྱིས། །བཅུད་བྱེད་མཁལ་མའི་གྲང་ནད་སེལ། །ཞེས་གསུངས་སོ། །

ཉེ་ཤིང་། ར་མཉེ། ཉེ་ཤིང་ར་མཉེ་ཚེ་བསྲིང་ཆུ་སེར་སེལ། །ཞེས་པ་སྟེ། ཉེ་ཤིང་ལ་མིང་། ཤ་ཏ་མུ་ལ། རྩ་བ་བརྒྱ་པ། ཁྲུ་བའི་སྙིང་པོ། དག་བྱེད་སོགས་ཟེར།

[ངོ་བོ།] འཁྲུངས་དཔེར། བདུད་རྩི་ཉེ་ཤིང་ཞེས་བྱ་བ། །ཉིན་དང་སྲིབ་ཀྱི་མཚམས་སུ་སྐྱེ། །ལོ་ལ་ལྕགས་ཕྱེ་གཏོར་བ་འདྲ། །སྡོང་པོ་ཕྲ་རིང་ཚེར་མས་ཁྱབ། །འབྲས་བུ་ལྕགས་ཀྱི་སྲིན་ཆུང་འདྲ། །རོ་ནི་ཁ་བསྐ་མངར་བ་དེས། །རྙིན་གྱི་ནད་རྣམས་སེལ་བར་བྱེད། །རྩ་བ་ལྷ་ལ་འདི་ཉིད་མཆོག །ཅེས་ཚེར་མ་ཡོད་པ་ཕོ་རིགས་ནུས་པ་ཆེ། མེད་པ་མོ་རིགས་ནུས་པ་ཆུང་། རྩ་བ་ཆུང་བ་ངན་ལ་ཆེ་བ་བཟང་བ་ཡིན་ནོ། །

ར་མཉེ་ལ་མིང་། རོ་ཙ། དིང་ཁྲི་པར་མ། ཀན་པོ་གཞོན་ནུར་བྱེད་པ། ར་མོ་ཤག བེ་ར་ཟེར།

[ངོ་བོ།] འདི་ལ་ར་མཉེ་དང་ལུག་མཉེ་གཉིས་ཡོད། འཁྲུངས་དཔེར། ཡོན་ཏན་བརྒྱད་ལྡན་དིང་ཁྲི་པར་མ་ནི། །ཉམས་དགའི་ནགས་ཚལ་དག་ལ་སྐྱེ། །རྩ་བ་དཀར་པོས་ས་གཞི་ཁྱབ། །ལོ་མ་སྔོན་པོ་རལ་གྲི་འདྲ། །མེ་ཏོག་དཀར་པོས་ལོ་སྙིང་ཁྱབ། །འབྲས་བུ་ནང་དཀར་རིང་བསྲིལ་འདྲ། །རོ་ནི་མངར་ཁ་བསྐ

གསུམ་ལྡན། །ཚེ་རིང་རྒས་སུ་བཅུད་ལེན་འགྱུར། །ད་ཡིད་དཀར་པོ་བྱ་བ་ཡིན། །རྩ་བ་ལྷ་ཡི་མཆོག་ཏུ་བཤད། །ཅེས་ལོ་མ་དཀར་སྐྱབ་མེ་ཏོག་དཀར་པོ་འཆར་ཞིང་རྩ་བ་དཀར་ལ་མཁྲིགས་པ་ལུག་མཉེ་དང་། ལོ་མ་ནག་མཐུག་ལ་སྡོང་པོ་སྨུག་པོ་མེ་ཏོག་དམར་པོ་འཆར་ཞིང་རྩ་བ་ནག་ལ་གསོབ་པ་ར་མཉེ་ཡིན། །

[ནུས་པ།] དེ་གཉིས་ཀའི་རྩ་བས་ཚེ་བསྲིང་ལ་ཆུ་སེར་གྱི་ནད་རྣམས་སེལ་བར་བྱེད།

ཉེ་ཤིང་ལ། ཞྭགས་ཐྲེང་ལས། ཉེ་ཤིང་ཚ་ལ་དྲོ་བས་རླུང་དང་ཆུ་སེར་འཇོམས། ཞེས་དང་ སྔོན་ཤིང་ལས། ཉེ་ཤིང་ཆུ་སེར་གྲང་བ་སེལ། །གབ་ཚ་རྙིང་པ་སེལ་བ་ཡིན། །ཞེས་གསུངས། ར་མཉེ་ལ། སྔོན་ཤིང་ལས། ར་མཉེས་པོ་བའི་མེ་ཏྲོད་སྐྱེད། །ནག་སྐེམ་ལུས་པོ་ཡང་རྩལ་ཆེ། །ཡི་ག་འབྱེད་ཅིང་བད་མཁྲིས་སེལ། །བཅུད་ལེན་པ་ཡི་མཆོག་ཏུ་འགྱུར། །ཞེས་སོ། །

ཨ་ཤྭ་ག་ནྡྷ། ཨ་ཤྭ་གནྡྷས་སྨད་གྲང་ཆུ་སེར་སེལ། །ཞེས་པ་ལ། མིང་། བྲི་ཤི་ཀ ཀ་ཤྭ་གནྡྷ། ཐལ་འབྲས་ཟེར།

[ངོ་བོ།] འབྲུངས་དཔེར། ཨ་ཤྭ་གནྡྷ་རྒྱ་ནག་སྐྱེ། །རྩ་བ་ཐང་ཁྲིམ་རྩ་བ་འདྲ། །ལོ་མ་སྔོ་སྐྱ་འབྱར་རྩི་ཅན། །སྡོང་པོ་ཚོགས་མ་མང་པོ་བརྒྱུན། །མེ་ཏོག་དམར་པོ་མཛེས་པའི་ཚུལ། །རོ་ནི་མངར་ལ་ཚ་བ་ཡིན། །ནུས་པས་སྨད་ཀྱི་དྲོད་སྐྱེད་ཅིང་། །རྩ་བ་ལྷ་ཡི་མཆོག་ཏུ་བཤད། །ཅེས་སོ། འདི་ཐང་ཁྲིམ་པའི་ཚ་བོར་བཤད་ལ་ལོ་སྡོང་ཕྱོགས་དབྱིབས་ཐང་ཤ་འདྲ། རབ་མེ་ཏོག་དཀར་པོ་ཅན་དང་། འབྲིང་དམར་པོ། ཐ་མ་མེ་ཏོག་དམར་ནག་ཅན་ཐང་ཤིར་ཉེན་ཆེ་ལ་བཟི་ཡོད་པས་མི་གཏོང་པར་གསུངས། །

[ནུས་པ།] སྨད་ཀྱི་གྲང་རླུང་གི་ནད་དང་ཆུ་སེར་གྱི་ནད་རྣམས་སེལ་བར་བྱེད། དཔག་བསམ་སྔོན་ཤིང་ལས། ཨ་ཤྭ་གནྡྷས་ཆུ་སེར་འདྲེན། །རོ་ཙ་སྨད་ཀྱི་དྲོད་སྐྱེད་ནུས། །ཞེས་དང་། རང་བྱུང་པས། ཨ་ཤྭ་གནྡྷ་ཤ་སྐྱེད་ལ། ཞེས་སོ། །

གཟེ་མ། གཟེ་མས་གཅིན་སྲི་གྲུམ་བུ་མཁལ་ནད་སེལ། །ཞེས་པ་ལ་མིང་། ཟྭ་ཁྲ་ར། སའི་ཚེར་མ། ར་མགོ་ཟེར།

[ངོ་བོ།] འབྲུངས་དཔེར། གཟེ་མ་རྒྱ་ནག་བྱེད་མར་སྐྱེ། །ལོ་མ་སྡོང་པོ་ས་གཞི་ཁྱབ། །མེ་ཏོག་ཆུང་ངུ་མཐིང་བ་དཀའ། །འབྲས་བུ་ཚེར་མ་ར་མགོའི་དབྱིབས། །རོ་ནི་མངར་ལ་དྲོ་ཞིང་ལྡན། །རང་གི་ནུས་པས་གྲང་རླུང་སེལ། །རྩ་བ་ལྷ་ཡི་ཁྲོད་དུ་བཟང་། །ཞེས་ལོ་མ་སྲན་མའི་ལོ་མ་འདྲ་ལ་མེ་ཏོག་དཀར་སེར་ཅན་འབྲས་བུ་ཚེར་བ་ཟུར་གསུམ་ར་མགོའི་དབྱིབས་ཅན་དེའོ།

[ནུས་པ།] གཅིན་སྲི་བ་དང་། གྲུམ་བུ། མཁལ་མའི་ནད་རྣམས་སེལ་བར་བྱེད། རོ་སྙོར་ལས། གཟེ་མ་དྲོ་ལ་ཡང་བས་མཁལ་མའི་ནུས་པ་གསོ། །ཞེས་དང་། སྔོན་ཤིང་ལས། གཟེ་མ་ར་མགོས་མཁལ་རྐེད་ཀྱི། །གྲང་བ་ཀུན་སེལ་རླུང་སྒྲི་འཇོམས། །ཞེས་གསུངས་སོ། །

བརྒྱད་པ། སྦྲོག་ཆགས་ལས་བྱུང་བའི་སྨན་གྱི་ནུས་པ།

སྦྲོག་ཆགས་ལས་བྱུང་རྭ་དང་རུས་པ་དང་། །ཤ་ཁྲག་མཁྲིས་ཚིལ་ཀླད་པ་ཕྲུགས་སེན་སྤུ། །ཆུ་སྤྲིན་ཁྲབས་རིལ་ལྤགས་དང་བཅུ་གསུམ་འབྱུང་། །དེ་དག་གང་ལ་གང་ཕན་ནུས་པ་བསྟན། །

ཞེས་པ་སྟེ། ཚ་བའི་ས་བཅད་བརྒྱད་པ་སྦྲོག་ཆགས་ལས་བྱུང་བའི་སྨན་ལ་རྭའི་རིགས་དང་། རུས་པ་དང་། ཤ་དང་། ཁྲག་དང་། མཁྲིས་པ་དང་། ཚིལ་དང་། ཀླད་པ་དང་། པགས་པ་དང་། སེན་མོ་དང་། སྤུ་དང་། ཆུ་དང་། སྤྲིན་དང་། ཁྲབས་རིལ་གྱི་ལྤགས་དང་སྣེ་ཚན་བཅུ་གསུམ་འབྱུང་བ་དེ་དག་གིས་ནད་གང་ལ་གང་གིས་ཕན་པའི་ནུས་པ་བྱེད་ཐག་ཏུ་བསྟན་པར་བྱའོ་ཞེས་སོ། །

༡ རྭ་ཡི་སྨན་གྱི་ནུས་པ།

བསེ་རུས་བྱུང་ཁོག་རྣག་ཁྲག་ཆུ་སེར་སྐེམ། །ཁ་ཤ་ཤ་བའི་རྭ་ཡང་དེ་དང་འདྲ། །བཙོད་དང་དགོ་བའི་རྭ་ཡིས་འབྲུ་བ་གཅོད། །རྒྱ་རུ་ལུག་ཐུག་རྭ་ཡིས་འབུ་འཆིན་བྱེད། །རྐོད་གཡག་རྭ་ཡིས་དྲོད་སྐྱེད་སྐྲན་ནད་བཤིག །གཞན་གྱི་རྭ་ཡིས་རིམས་ནད་སེལ་བར་བྱེད། །ཅེས་པ་སྟེ། སེམས་ཅན་བསེ་ཞེས་པ་པགས་པ་མཐུག་ཎེར་གདོང་ཞག་སྣ་ཐོག་ཏུ་རྭ་སྐྱེས་པ་སྟེ་དེའི་རུ་ལ་རིགས་དཀར་ནག་ཁྲ་གསུམ་ལས་དཀར་པོ་བཟང་། ཁྲ་བོ་འབྲིང་། ནག་པོ་དམན། ནུས་པས་བྱུང་ཁོག་གི་རྣག་ཁྲག་དང་ཆུ་སེར་སྐེམ་པར་བྱེད། །ཁ་ཤ་དང་ཤ་བའི་ཐོག་རྭ་སྟེ་རྭ་གསར་སྤུ་ཅན་སོབ་པོ་དེའི་ནུས་པ་བསེ་རུ་དེ་དང་འདྲའོ། །བཙོད་དང་དགོ་བའི་རྭ་ཡིས་ནི་འབྲུ་བ་གཅོད་པར་བྱེད། སེམས་ཅན་རྒྱ་ཡི་རུ་དང་ལུག་ཐུག་སྟེ་འབྲས་བུ་ཅན་གྱི་རྭ་ཡིས་བུ་ཕྱིར་འཆིན་པར་བྱེད་པ་ཡིན། རྐོད་གཡག་སྟེ་རབ་བྱུང་འབྲོང་དང་མ་བྱུང་ན་ཡུལ་གཡག་འོག་ཅན་གྱི་རྭ་ཡིས་དྲོད་སྐྱེད་ཅིང་སྐྲན་ནད་རྣམས་བཤིག་པར་བྱེད། རི་དྭགས་གཞན་གྱི་རྭ་ཡིས་རིམས་ཀྱི་ནད་རྣམས་སེལ་བར་བྱེད་དོ། །

༢ རུས་པའི་སྨན་གྱི་ནུས་པ།

མི་ཡི་དུར་ཐོད་ཆུ་སེར་སྐེམ། །མི་རུས་བཙའ་མ་སོག་ཐལ་གྱིས། །ཚད་སྙིང་ལུས་ལ་ཞེན་པ་འགོགས། །མི་ཡི་དཔྱི་རུས་རློག་པ་གསོད། །འབྲུག་རུས་རུལ་གཅོད་རྨེན་པ་འདྲུབ། །སྟག་གི་རུས་པས་ལྷ་བ་འགུགས། །འཁྲོན་བྱུས་ཁྲག་གཅོད་རྣག་ཆུ་སྐེམ། །ཐོག་གིས་བསད་པའི་རུས་པ་དང་། །རྒྱུ་གཟེར་ཐོད་པས་རྒྱུ་གཟེར་འཇོམས། །ཕག་པའི་རུས་པས་སྨུག་པོ་སེལ། །ལུག་གི་རུས་པས་རླུང་ནད་སེལ། །

སེར་བ་རུས་ཀྱིས་ཆུ་འགགས་སེལ། །ཟེར་མོའི་རུས་པས་ཁྲག་ཤོར་གཅོད། །སྤྲེའུས་རུས་པས་བུ་འཆིན་བྱེད། །འབུ་སྐྱོགས་སྲིན་སེལ་དམུ་ཆུ་སྐྱོང་། །བཤུལ་ཆགས་རུས་པས་ཆུ་སེར་སེལ། །ཞེས་པ་སྟེ། མི་ཡི་ཐོད་རུས་དུར་ཁྲོད་ནས་ཐོན་པའི་རྙིང་པ་སྲུམ་རྩི་ཟད་པས་ཆུ་སེར་དཀར་ནག་སྐེམ་པར་བྱེད། མི་རུས་གང་རུང་རྙིང་པ་བཙའ་མ་དང་ཁྱད་པར་བསྲེགས་ཐལ་གྱིས་ཚད་པ་རྙིང་པ་ལྡུས་ལ་ཞེན་པ་ཀུན་འགོག་པར་བྱེད། མི་ཡི་དཔྲི་མགོའི་རུས་པས་སྨྱོག་པའི་ནད་གསོད་པར་བྱེད། འབྲུག་རུས་ནི་ས་འོག་ནས་ཐོན་པའི་རུས་པ་སྐྱ་སངས་ཚོགས་པ་ལྟར་ལྟེར་འབྱར་བ་ཆེ་ཆུང་སྣ་ཚོགས་ལ་རྣ་དང་མཆེ་བ་སྐལ་པ་རྐང་རུས་སོགས་ཀྱི་དབྱིབས་ཡོད་པ་དེས་རུལ་བ་གཅོད་ཅིང་རྨེན་པ་འབུབ་པར་བྱེད། གཅན་གཟན་སྟག་གི་རུས་པས་ནི་རུས་པའི་ལྷ་བ་བྱེར་བ་རྣམས་འགུགས་པར་བྱེད། འགྲོན་བུ་རིགས་ཕོ་མོ་གཉིས་དེ་རེ་རེ་ལའང་ཆེ་ཆུང་གཉིས་གཉིས་སུ་ཡོད་པ་མིང་ཀརྐ་ཊ་ནི་དང་དོང་རྩེ་སོགས་འབོད་པ་དེས་ཁྲག་གཅོད་ཅིང་རྣག་དང་ཆུ་སེར་རྣམས་སྐེམ་པར་བྱེད། མི་ཐོག་གིས་བསད་པའི་རུས་པ་དང་རྒྱུ་གཟེར་གྱིས་ཤི་བའི་རུས་པས་རྒྱུ་གཟེར་གྱི་ནད་རྣམས་འཇོམས་པར་བྱེད། ཕག་པའི་རུས་པས་བད་ཀན་སྨུག་པོའི་རིགས་རྣམས་འཇོམས་པར་བྱེད། ལུག་ཐོང་ཚེར་གྱི་རུས་པ་སྤྱི་དང་ཁྱད་པར་སྲོ་ལོང་སོག་ཡུ་གཞུག་ཆུང་གསུམ་གྱིས་རླུང་གི་ནད་རྣམས་མ་ལུས་པ་སེལ་བར་བྱེད། །སེར་བ་རུས་ཏེ་དཔྱི་མིག་དང་འཕྲད་པའི་ཨོ་ཐོ་རིལ་བུས་ཆུ་འགགས་སེལ་བར་བྱེད། རུས་པ་དོན་གྲུབ་ལ་བྱེད་པའང་ཡོད་ལ་ནུས་པ་ཁྱད་མེད་པར་སྣང་། བྱ་ཟེར་མོའི་རུས་པས་ཁྲག་ཤོར་ཀུན་གཅོད་པར་བྱེད། དེ་ལ་སྐྱེམས་འགྲེལ་དུ། སྲི་མོང་ངམ་སྟག་ཆུང་གི་རུས་པས་ཁྲག་ཤོར་གཅོད་ཅེས་འདུག་པས་དཔྱད། སྤྲེའུ་ཡི་རུས་པས་བུ་ཕྱིར་མ་ཐོན་པ་འཆིན་པར་བྱེད། འབུ་སྐྱོགས་ནི་ཆུ་ཤུལ་སོགས་ནས་འབྱུང་པའི་གཟི་དུང་ངམ་དུང་ཚེར་བ་ཅན་འདྲ་བས་དུང་འདྲ་ཞེས་པ་དེས་སྲིན་ནད་སེལ་ཞིང་དམུ་ཆུའི་རིགས་ཐུར་དུ་སྐྱོང་པར་བྱེད། བཤུལ་ཆགས་རྟ་རྐང་བོང་བུ་སོགས་རྨིག་ཟླུམ་གྱི་རུས་པས་ཆུ་སེར་གྱི་ནད་སེལ་བར་བྱེད་དོ། །

༣ ཤ་ཡི་སྨན་གྱི་རུས་པ།

མི་ཤས་འབྲས་འདུལ་རླུང་དུག་གཉན་ནད་འཇོམས། །སྦྲུལ་ཤས་འདྲིལ་བཤིག་འགགས་འཆིན་མིག་ལ་ཕན། །བྱ་རྒོད་ཤ་ཡིས་དྲོད་སྐྱེད་ཕྲ་བ་འཇིགས། །རྨ་བྱའི་ཤ་ཡིས་མཁྲིས་པ་དུག་ནད་འཇོམས། །དབྱིད་ཤ་ཡིས་མཁལ་རྐེད་གྲང་བ་སེལ། །སྲམ་གྱི་མཆིན་པས་ཆུ་འགགས་སེལ་བར་བྱེད། །འཕྱི་བའི་མཆིན་པས་རུས་པ་གས་པ་སྦྱོར། །ར་ཡི་མཆིན་པས་མིག་ལ་མཆོག་ཏུ་ཕན། །གློ་སྙིང་མཆིན་མཆེར་མཁལ་ཤས་རང་ནད་སེལ། །སྤྱང་ཀིའི་ཕོ་བས་དྲོད་སྐྱེད་མ་ཞུ་འཇུ། །སྤྱང་ཀིའི་ལྕེ་ཡིས་ལྕེ་སྐྲངས་འཇོམས། །ཕག་པའི་ལྕེ་ཡིས་རུས་འཛེར་འགོགས། །ཁྱི་ཡི་ལྕེ་ཡིས་རྨ་རྣམས་འདྲུབ། །བོང་བུའི་ལྕེ་ཡིས་འབྲུ་བ་གཅོད། །ཐུག་འབྲས་རོ་ཙ་ཁྱི་སྙིག་བུ་རོག་འཆིན། །ཡ་དང་ཁྲག་རྟའི་སློ་བས་གློ་རྫོ་ལ་གཅོད། །བྱ་ཕང་ཤ་ཡིས་སྐྱུགས

པ་གཙོད་པར་བྱེད། །མཆིལ་པ་ནས་ཟན་ཚངས་པས་ཁུ་བ་སྐྱེད། །ངུར་པའི་ཤ་ཡིས་ཉ་ལོག་སེལ་བར་བྱེད། །ཅེས་པ་སྟེ། མི་དར་མ་གྲིར་ཤི་བའི་ཤ་ཡིས་འབྲས་འདུལ་ཞིང་གླུད་ནད་དང་དུག་གི་ནད་དང་། གཉན་ནད་རྣམས་འཇོམས་པར་བྱེད། སྦྲུལ་ནི་སྨན་སྦྲུལ་དང་སྦྲུལ་ཕལ་བའི་ཤ་ཡིས་འབྲིལ་བ་བཤིག་ཅིང་བུ་དང་བུ་རོགས་སོགས་འགགས་པ་འབྱིན་པ་དང་ཁྱད་པར་ལྤགས་སྦྲུལ་གྱིས་མིག་གི་ནད་ལ་ཕན། བྱ་རྒོད་ཀྱི་ཤ་ཡིས་ཕོ་བའི་མེ་དྲོད་སོགས་སྐྱེད་ཅིག་ལྷ་བ་རྣམས་འཛིག་པར་བྱེད། རྨ་བྱའི་ཤ་ཡིས་མཁྲིས་པའི་ནད་དང་དུག་གི་ནད་རིགས་རྣམས་འཇོམས་པར་བྱེད། ད་བྱིད་ཅེས་པ་གངས་སྤྲལ་ཏེ། ངོ་བོ། གངས་ལས་བྱུང་བའི་ཀཀྐ་ཏ། །གཉའ་མཇུག་ཐུང་ཞིང་ཆུ་ཞིང་གབ། །བཅད་ན་ཆིལ་བུའི་རང་བཞིན་ཅན། །དེ་ནི་ད་བྱིད་སྨུག་པོའོ། །ཞེས་པ་དེ་ལ་རིགས་སེར་སྨུག་གཉིས་ཏེ། །ཕོ་སྤྲལ་གསེར་གྱི་སྨིན་མ་ཅན་ནི་ད་བྱིད་སྨུག་པོ་དང་། མོ་སྤྲལ་གཡུ་ཡི་སྨིན་མ་ཅན་ད་བྱིད་སེར་པོའོ། །དེའི་བཟང་ངན་ཡང་། ད་བྱིད་ཕོ་ནི་གངས་ལ་གནས། །མོ་ནི་རྒྱ་མཚོའི་གཏིང་དུ་སྡོད། །འདོད་པ་མ་སྤྱད་ཕོ་ནུས་ཆེ། །སྤྱད་ན་ནུས་པ་མོ་ཆེ་ཞིང་། །མཇུག་མའི་གཉེར་མ་གྱེན་བསྟན་ཕོ། །གཉེར་མ་ཐུར་བསྟན་མོ་ཡིན་ནོ། །ཞེས་དང་། ཡང་། ཕོ་ལ་མོ་གཏོང་བ་དང་། མོ་ལ་ཕོ་བཏང་བ་ནུས་པ་ཆེ་བར་བཤད་པ་དེའི་ཤ་ཡིས་མཁལ་རྐེད་ཀྱི་གྲང་བ་ཐམས་ཅད་སེལ་བར་བྱེད། སྲམ་གྱི་མཆིན་པས་ཆུ་འགགས་རྣམས་སེལ་བར་བྱེད། ཕྱི་བའི་མཆིན་པས་རུས་པ་གས་པ་དང་ཆག་པ་རྣམས་སྦྱོར་བར་བྱེད། ར་ཡི་མཆིན་པས་མིག་ཤེད་ཆུང་བ་དང་སྲོད་ལོང་སོགས་མིག་གི་ནད་ལ་ཕན། སྲོག་ཆགས་གང་རུང་གི་གློ་བ་དང་། སྙིང་དང་། མཆིན་པ་དང་། མཆེར་པ་དང་། མཁལ་མ་རྣམས་ཀྱིས་རང་རང་གི་ནད་རྣམས་སེལ་བར་བྱེད། སྤྱང་ཀིའི་ཕོ་བས་མེ་དྲོད་སོགས་སྐྱེད་ཅིང་མ་ཞུ་བ་རྣམས་འཇུ་བར་བྱེད། སྤྱང་ཀིའི་ལྕེ་ཡིས་ལྕེ་སྐྲངས་པ་རྣམས་འཇོམས་པར་བྱེད། ཕག་པའི་ལྕེ་ཡིས་ནི་རུས་འཛེར་རྣམས་འགོག་པར་བྱེད། ཁྱི་ཡི་ལྕེ་ཡིས་རྨ་རྣམས་འདྲུབ་པར་བྱེད། བོང་བུའི་ལྕེ་ཡིས་འཁྲུ་བ་གཅོད་པར་བྱེད། ལུག་ཐུག་སོགས་ཀྱི་རླིག་པའམ་འབྲས་བུས་རོ་ཚ་བར་བྱེད། ཁྱི་ཡི་རླིག་པས་བུ་རོགས་ཏེ་ཤ་མ་འབྱིན་པར་བྱེད། གཅན་གཟན་ཕ་ཡི་གློ་བ་དང་ཁྲག་རྟའི་གློ་བས་ནི་གློ་ཇོལ་གཅོད་པར་བྱེད། བྱ་ཕང་ཤ་ཡིས་སྐྱུགས་པ་གཅོད་པར་བྱེད། མཆིལ་པ་ནི་རྒྱ་མཆིལ་དམར་པོ་དང་། ནས་ཟན་ནི་བོད་མཆིལ་སྐྱ་བོ་དང་། ཚང་པ་རྒྱ་ཚང་བྲག་ཚང་ཀླུང་ཚང་རྣམས་ཀྱི་ཤ་ཡིས་ལུས་ཀྱི་སྟོབས་དང་ཁུ་བ་སྐྱེད་པར་བྱེད། ངུར་པ་ནི་ངང་ངུར་གཉིས་ལས་ངུར་སེར་གྱི་ཤ་ཡིས་ཉ་ལོག་གི་ནད་སེལ་བར་བྱེད་དོ། །

༩ ཁྲག་གི་སྨན་གྱི་ནུས་པ།

ཤ་བའི་ཁྲག་གིས་སྲིན་སེལ་མངལ་ཁྲག་གཅོད། །ར་ཡི་ཁྲག་གིས་རེག་དུག་འབྲུམ་ནག་སེལ། །གཡག་རྒོད་ཁྲག་དང་གཙོད་ཁྲག་འཁྲུ་བ་གཅོད། །ཕག་ཁྲག་དུག་དང་སྨུག་པོ་བྱེར་བ་སྤྱུད། །བོང་ཁྲག

གྲུམ་བུ་ཚིགས་མིག་ཆུ་སེར་སེལ། །བྱ་ཡི་ཟེ་ཁྲག་ཤ་གསོ་ལྟ་བ་འཛིན། །མངལ་ཁྲག་རྩ་སྨོམ་ཤའུ་སྐྱེད་པར་བྱེད། །ཅེས་པ་སྟེ། ཤ་བའི་ཁྲག་གིས་སྤྲིན་ནད་སེལ་ཞིང་བུད་མེད་ཀྱི་མངལ་ཁྲག་འཛག་པ་གཅོད་པར་བྱེད། ར་ཡི་ཁྲག་གིས་རིག་དུག་དང་འབྲུམ་ནག་རྣམས་སེལ་བར་བྱེད། གཡག་རྒོད་བྱང་འབྲོང་དང་མ་བྱུང་ན་ཡུལ་གཡག་འོག་ཅན་ཏེ་ཁྲིམ་གཡག་གི་ཁྲག་དང་། རི་དྭགས་བཙོད་ཀྱི་ཁྲག་གིས་ཐུར་དུ་འབྲུ་བ་གཅོད་པར་བྱེད། ཕག་པའི་ཁྲག་གིས་དུག་གི་རིགས་དང་བད་ཀན་སླུག་པོ་བྱེར་བ་རྣམས་སྤུད་པར་བྱེད། བོང་ཕོར་ནག་པོ་མ་བཀོལ་བའི་ཁྲག་གིས་གྲུམ་བུ་དང་ཚིགས་མིག་རྣམས་ཀྱི་ཆུ་སེར་གྱི་ནད་སེལ་བར་བྱེད། བྱ་ཡི་ཟེ་ཁྲག་སྟེ་ཁྱིམ་བྱ་དེ་ཕོའི་ཟེ་བའི་ཁྲག་གིས་ཤའུ་གསོ་བ་དང་ལྟ་བ་མི་བྱེར་བར་འཛིན་པར་བྱེད། བུད་མེད་ཀྱི་མངལ་ཁྲག་སྟེ་གྲོང་ཆོས་ཀྱིས་མ་གོས་པའི་བུ་མོའི་མངལ་ཁྲག་གིས་རྩ་ཁ་རྣམས་སྨོམ་ཞིང་ཤའུ་སྐྱེད་པར་བྱེད་དོ། །

༥ མཁྲིས་པའི་སྨན་གྱི་ནུས་པ།

མཁྲིས་པའི་རིགས་རྣམས་ཐམས་ཅད་རྩ་ཁ་སྨོམ། །རུལ་གཅོད་ཤ་གསོ་དུག་སེལ་མིག་ལ་ཕན། ཞེས་པ་སྟེ། དུག་སོགས་ནད་ཀྱིས་ཤི་བ་མིན་པའི་སྔོན་དུས་ཀྱི་མཁྲིས་པའི་རིགས་ཐམས་ཅད་ཀྱིས་རྩ་ཁ་སྨོམ་པ་དང་རུལ་བ་གཅོད་ཅིང་ཤའུ་གསོ་བ་དང་དུག་སེལ་ཞིང་མིག་ལའང་ཕན་ནོ། །

༦ ཚིལ་བུའི་སྨན་གྱི་ནུས་པ།

སྦྲུལ་གྱི་ཚིལ་བུས་མདེའུ་འབྱིན། །ཤ་ཚིལ་སྤྲིན་སེལ་དུག་ནད་སྲུང་། །ཕག་ཚིལ་དུག་སྣད་ཤུ་ཐོར་སེལ། །མི་ཚིལ་རླུང་འཇོམས་ཤུ་ཐོར་སེལ། །ཞེས་བ་སྟེ། སྦྲུལ་གྱི་ཚིལ་བུས་མདེའུ་འབྱིན་པར་བྱེད། ཤ་བའི་ཚིལ་བུས་ཕྱི་ནང་གིས་སྤྲིན་ནད་སེལ་ཞིང་དུག་གི་ནད་བསྲུང་བར་བྱེད། ཕག་པའི་ཚིལ་བུས་དུག་གི་ནད་བྱེར་བ་བསྣུད་ཅིང་ཤུ་ཐོར་སེལ་བར་བྱེད། །མི་ཡི་ཚིལ་བུས་རླུང་ནད་རྣམས་འཇོམས་ཤིང་ཤུ་ཐོར་སེལ་བར་བྱེད་དོ། །

༧ སྐྲད་པའི་སྨན་གྱི་ནུས་པ།

ར་སྐྲད་ཆུ་རྒྱུས་ཆད་པ་གསོ། །ལུག་སྐྲད་མགོ་འཁོར་མཚེ་འཁྲུམས་གསོ། །རི་དྭགས་སྐྲད་པས་འབྲུ་བ་གཅོད། །རི་བོང་སྐྲད་པས་རྒྱུ་གཟེར་སེལ། །མི་སྐྲད་སྐྲངས་འཇོམས་ཆུ་སེར་འཛག །ཅེས་པ་སྟེ། ར་ཡི་སྐྲད་པས་ཆུ་བ་དང་རྒྱུས་པ་ཆད་པ་གསོ་བར་བྱེད། ལུག་གི་སྐྲད་པས་མགོ་འཁོར་བ་དང་སྐྲད་པའི་མཚེ་འཁྲུམས་པ་གསོ་བར་བྱེད། རི་དྭགས་རྣམས་ཀྱི་སྐྲད་པས་འབྲུ་བ་གཅོད་པར་བྱེད། ཁྱད་པར་རི་བོང་གི་སྐྲད་པས་རྒྱུ་གཟེར་སེལ་བར་བྱེད། མིའི་སྐྲད་པས་སྐྲངས་པ་འཇོམས་ཤིང་ཆུ་སེར་རྣམས་འཛག་པར་བྱེད་དོ། །

༨ བཤགས་པའི་སྔགས་ཀྱི་ཕན་པ།

སྦྱོལ་པགས་ཤ་བཀྲ་སླང་ཤྲུ་སེལ། །བསེ་ཀོ་སླང་ཀོས་འབྲུམ་ནག་སེལ། །ཕྱི་བའི་པགས་པས་རྣག་སྣ་འདྲེན། །ཞེས་པ་སྟེ། སྦྱོལ་ནག་གི་པགས་པས་ཤ་བཀྲ་དང་སླང་ཤྲུ་སེལ་བར་བྱེད། བསེ་གོང་བཤད་ཀྱི་ཀོ་བ་དང་སླང་པོ་ཆེའི་གཉའ་ཀོ་འམ་སླང་རོག་པོའི་གཉའ་ཀོས་འབྲུམ་ནག་སེལ་བར་བྱེད། ཕྱི་བའི་པགས་པ་རྙིན་པ་རྣག་གར་ཡོད་ཀྱི་དམིགས་སུ་སྙན་པའམ་སྦྱར་བས་རྣག་སྣ་འདྲེན་པར་བྱེད་དོ། །

༩ སེན་མོའི་སྔགས་ཀྱི་ཕན་པ།

ཆུ་སྲིན་སེར་མོས་ཐུས་ཚད་སེལ། །བོང་བུའི་རྨིག་པས་ཆུ་འགགས་སེལ། །རྟ་ཡི་རྨིག་པས་སྐྲན་ནད་སེལ། །རྟ་བོན་པ་ཡིས་ཉ་ལོག་འཇོམས། །ཞེས་པ་སྟེ། ཆུ་སྲིན་སེར་མོ་ཞེས་ནྲ་གི་མི་ཀན་སེན་མོ་འདྲ་བ་སྤོས་སྦྱོར་ལ་གཏོང་བ་དེས་ཐུས་པའི་ཚད་པ་སེལ་བར་བྱེད། བོང་ཐོར་ལག་རྨིག་གཡས་པའི་རྩི་བཞར་བ་དེས་དྲི་ཆུ་འགགས་པ་སེལ་བར་བྱེད། རྟའི་རྨིག་པ་བཙའ་མས་སྐྲན་གྱི་ནད་རྣམ་སེལ་བར་བྱེད། རྟ་བོན་པ་ནི་རྟ་ཡི་ལག་པའི་སྟེབས་ཀྱི་ར་ཆུང་དེས་ཉ་ལོག་འཇོམས་པར་བྱེད་དོ། །

༡༠ སྨྲ་ཡི་སྔགས་ཀྱི་ཕན་པ།

རྨ་བྱའི་མདོངས་དུགས་གློ་རྣག་སེལ། །སོ་བྱའི་སྒྲོ་ཡིས་ཆུ་འགགས་འབིགས། །འུག་པའི་སྒྲོ་ཡིས་དམུ་ཆུ་སེལ། །བྱ་མ་བྱིའི་སྒྲོས་མངལ་ནད་འབྱིན། །གནའ་བའི་སྤུ་ཡིས་དུག་ནད་སེལ། །ར་ཐུག་རྫོངས་སྤུས་སྙིག་པ་འཇོམས། །ཞེས་པ་སྟེ། རྨ་བྱའི་མདོངས་ཀྱིས་དུགས་བྱས་པས་གློ་རྣག་སེལ་བར་བྱེད། སོ་བྱ་ཞེས་ཆུ་བྱ་སོ་ཏོ་རོག་པོའི་མཇུག་སྒྲོས་ཆུ་འགགས་འབིགས་པར་བྱེད། འུག་པའི་སྒྲོ་ཡིས་དམུ་ཆུ་སེལ་བར་བྱེད། བྱ་མ་བྱི་ནི་ནགས་དང་བྲག་ལ་གནས་པ་མགོ་བྱི་བ་འདྲ་བ་གཤོག་པ་ཕ་ཞང་འདྲ་ལ་མཇུག་མ་འཕར་བ་འདྲ་ཞིང་ཆེ་ཆུང་བྱ་རོག་ཙམ་པ་དེའི་སྒྲོའམ་སྤུ་ཡིས་མངལ་ནད་འབྱིན་པར་བྱེད། གནའ་ཐུག་གི་སྤུ་ཡིས་དུག་ནད་ཐམས་ཅད་སེལ་བར་བྱེད། ར་ཐུག་སྟེ་ར་འོག་ཅན་གྱི་རྫོངས་སྤུས་སྙིག་པ་འཇོམས་པར་བྱེད་དོ། །

༡༡ ཆུ་ཡི་སྔགས་ཀྱི་ཕན་པ།

མི་ཆུས་གཉན་སྲིན་སེལ་རིམས་སྲུང་། །བ་ཆུས་ཆུ་སེར་ཚད་སྙིང་སྦྱོང་། །ཞེས་པ་སྟེ། མི་ཡི་དྲི་ཆུ་ནི་རང་རང་གི་དྲི་ཆུ་བར་པས་གཉན་ནད་དང་སྲིན་གྱི་ནད་སེལ་ཞིང་རིམས་ཀྱི་ནད་སྲུང་བར་བྱེད། བ་དམར་ཟལ་གྱི་ཆུས་ཆུ་སེར་དང་ཚད་པ་སྙིང་པ་རྣམས་ཐུར་དུ་སྦྱོང་བར་བྱེད་དོ། །

༧༢ བྲུན་གྱི་སྨན་གྱི་ནུས་པ།

ཁྲོད་བྲུན་དྲོད་སྐྱེད་སྐྲན་བཞིག་སྐྲངས་པ་འགུགས། །ཕག་བྲུན་མ་ཞུ་གཉན་རིམས་མཁྲིས་སྐྲན་སེལ། །མི་བྲུན་མཁྲིས་སྐྲན་དུག་སེལ་སྐྲངས་པ་འཛོམས། །རྟ་ཐངས་སྲིན་སེལ་མཁྲིས་ཀྲུང་སྐྱུག་པ་གཅོད། །རི་བོང་བྲུན་གྱིས་དམུ་ཆུ་སྐྱོང་བར་བྱེད། །ཁྱི་སྤྱང་གོང་མོའི་བྲུན་གྱིས་སྐྲངས་པ་འཛོམས། །བྱ་བྲུན་བྱི་བྲུན་གཉིས་ཀྱིས་རྣག་སྣ་འདྲེན། །ཕུག་རོན་བྲུན་གྱིས་སྐྲངས་པ་རྣག་ཏུ་འགུགས། །ཞེས་པ་སྟེ། ཁྲོད་ཀྱི་བྲུན་གྱིས་ཕོ་བའི་མེ་དྲོད་སྐྱེད་ཅིང་སྐྲན་བཞིག་པ་དང་སྐྲངས་པ་རྣག་ཏུ་འགུགས་པར་བྱེད། ཕག་ཁྲོད་ཀྱི་བྲུན་གྱིས་མ་ཞུ་བ་དང་གཉན་རིམས་དང་མཁྲིས་པའི་སྐྲན་རྣམས་སེལ་བར་བྱེད། མི་བྲུན་ནི་དགེ་སློང་ངམ་ཐུགས་པ་ནུས་ལྡན་སོགས་ཀྱི་དྲི་ཆེན་ཏེ་དེས་མཁྲིས་སྐྲན་དང་དུག་ནད་སེལ་ཞིང་སྐྲངས་པ་འཛོམས་པར་བྱེད། རྟ་གསེབ་སྔོན་པོའི་ཐངས་སམ་མ་རྙེད་ན་རྟ་གསེབ་གང་རུང་གི་ཐངས་རློན་བཙིར་བའི་ཁུ་བས་སྲིན་ནད་སེལ་ཞིང་མཁྲིས་ཀྲུང་དང་སྐྱུག་པའི་ནད་གཅོད་པར་བྱེད། རི་བོང་གི་བྲུན་གྱིས་དམུ་ཆུ་ཐམས་ཅད་ཐུར་དུ་སྐྱོང་བར་བྱེད། ཁྱི་དང། སྤྱང་ཀི་དང། གོང་མོའི་བྲུན་གྱིས་སྐྲངས་པ་འཛོམས་པར་བྱེད། བྱ་གང་རུང་གི་བྲུན་ནམ་བྱི་འུའི་བྲུན་དང་བྱི་བའི་བྲུན་གཉིས་ཀྱིས་རྣག་སྣ་ཕྱིར་འདྲེན་པར་བྱེད། ཁྱད་པར་ཕུག་རོན་བྲུན་གྱིས་སྐྲངས་པ་རྣམས་རྣག་ཏུ་འགུགས་པར་བྱེད་དོ། །

༧༣ ཞུས་བྲབས་རིལ་སྨན་གྱི་ནུས་པ།

བྱང་པས་རྩ་ཡི་ནད་རྣམས་སྦྱོང་བར་བྱེད། །ཟིག་སྲིན་ཆུ་སྦུར་གཉིས་ཀྱིས་ཆུ་འགགས་སེལ། །བསེ་སྦུར་བྱིང་བྱིང་བུ་ལུས་སླང་ཐབས་འཛོམས། །སྦྱུ་མའི་འབུ་ཡིས་རྩ་ཁྲག་ཤོར་བ་སྡོམ། །ན་བུན་བུ་མོས་ཀླད་པ་འཛག་པ་གཅོད། །ཆུ་བྱི་ཐ་བྱིའི་ཤ་ཡིས་ཤ་དུག་སེལ། །ཟིགས་པས་སྲིན་ནད་དུག་ནད་སེལ་བར་བྱེད། །ཅེས་པ་སྟེ། བྱང་པ་དམར་ཁྲ་བཟང་བ་དེ་དང་སེར་ཁྲ་དང་ནག་པོ་དེ་གསུམ་གྱིས་རྩ་ཡི་ནད་རྣམས་ཐུར་དུ་སྦྱོང་བར་བྱེད་པ་ཡིན། ཟིག་པ་དཀར་པོ་དང་སྲིན་བུ་ཀ་ཀ་རུ་ནག་ཆུང་དང་ཆུ་ནང་དུ་གནས་པ་སྦུར་བ་སྐད་ཅིག་གིས་ཆུའི་ཁ་གཏིང་དུ་རྒྱུག་ནུས་པ་སྟེ་སྦུར་མགྱོགས་ཟེར་བ་དེ་རྣམས་ཀྱི་དྲི་ཆུ་འགགས་པ་སེལ་བར་བྱེད། བསེ་སྦུར་ནི་སྦུར་ནག་བསེ་དྲི་ཅན་དང་། བྱིང་བྱིང་བུ་ལུ་ནི་འབུ་མཇུག་མར་ར་གཉིས་ཡོད་པ་རྒྱབ་གཉེར་མ་ཅན་དེ་གཉིས་ཀྱིས་སླང་ཐབས་ཀྱི་རིགས་རྣམས་འཛོམས་པར་བྱེད། སྦྱུ་མའི་འབུ་ནི་སྟོན་དུས་སྦྱུ་དཀར་གྱི་རྩ་བར་གནས་པའི་འབུ་ཟོ་ཁྲ་དེས་རྩ་ཡི་ཁྲག་ཤོར་བ་རྣམས་སྡོམ་པར་བྱེད། ན་བུན་བུ་མོ་ཞེས་སྨུག་པའི་བུ་མོ་ཟེར་བ་རི་མཐོར་ཁུག་སྣ་རྒྱུན་དུ་གཏིབ་སར་འབུ་སྔོགས་ཕུབ་ལྟར་སྔོར་ལེབ་ནང་གི་འབུ་ལྡོན་ཉམས་ཅན་ར་ཅོའི་རྣམ་པ་ཡོད་པ་སོང་རྗེས་ལ་ཁ་ཆུ་ལྟར་འབྱུར་བག་ཅན་འཛར་བ་ཀོང་པོ་ལམ་ནར་ཡང་ཟེར་བ་དེས

ཕྱིད་པ་འཛག་པ་གཅོད་པར་བྱེད། ཆུ་བྱི་ནི་ཆུ་ལ་གནས་པའི་བྱི་བ་མཚུ་དང་མཇུག་མ་རིང་ཞིང་ཕྲ་བ་དེ་དང་ཆུའི་ཁ་ལ་གནས་པའི་བྱེའུ་ནག་པོ་ཨོག་མ་དང་བྲང་དཀར་བ་དེ་གཉིས་ཀྱིས་ཤ་ཡིས་ཤ་དུག་སེལ་བར་བྱེད། ཐིགས་པ་ནི་བྱེ་ཐང་སོགས་ལ་གནས་པའི་ཐིགས་བུ་སྣེ་དབྱིབས་རྩངས་པ་འདྲ་ལ་དེ་ལས་ཆུང་བ་དེ་ས་སྲིན་གྱི་ནད་དང་དུག་ནད་སེལ་བར་བྱེད་དོ། །

ས་བཅད་གསུམ་པ། སྨན་རྟ།

སྨན་རྟ་བུ་རམ་གྲང་རླུང་སེལ་བའི་རྟ། །ཀ་ར་ཁྲག་མཁྲིས་ཚ་བ་སེལ་བའི་རྟ། །སྦྲང་རྩི་བད་ཀན་ཆུ་སེར་སེལ་བའི་རྟ། །ཞེས་པ་སྟེ། སྨན་གང་ཞིག་གནོད་བྱ་དྭངས་མ་ནས་མདངས་ཀྱི་བར་དུ་མྱུར་བར་འཁྲིད་ཅིང་གནོད་བྱེད་ཀྱི་ནད་སེལ་བའི་བྱ་བ་བདེ་བླག་ཉིད་དུ་སྒྲུབ་པའི་རྐྱེན་ནམ་གྲོགས་ནི་སྨན་གྱི་རྟ་ཡིན་ནོ། །དེའང་བུ་རམ་ལ་སྨུག་སེལ་དཀར་གསུམ་ཡོད་པ་ལས་རིམ་པས་ཕྱི་མ་དྲོ་བ་དང་གསར་པ་ལས་རྙིང་པ་དྲོ་བ་ཡིན་པ་དེ་དག་ནི་གྲང་བ་དང་རླུང་ནད་སེལ་བའི་སྨན་གྱི་རྟ་དང་། ཀ་ར་ཤེལ་ཏུ་དྭངས་ལ་དཀར་བ་ཤེལ་ཀ་རའམ་རྒྱལ་མོ་ཀ་ར་ཟེར་བ་དེ་ནི་ཁྲག་དང་མཁྲིས་པ་ལས་གྱུར་པ་ཚ་བའི་ནད་རིགས་སེལ་བའི་སྨན་གྱི་རྟ་ཡིན་ལ། སྦྲང་རྩི་ཞེས་སྨན་སྦྲང་དཀར་ལ་ཤིན་ཏུ་མངར་བ་ཁར་ཟོས་ཚོ་རྩི་མེད་པ་བཟང་བ་དེ་ནི་ཆུ་སེར་དང་བད་ཀན་གྱི་ནད་སེལ་བའི་སྨན་གྱི་རྟ་ཡིན་ནོ། །

ས་བཅད་བཞི་པ། གཅེས་པར་གདམས་པ།

དེ་དག་སོ་སོའི་སྨན་གྱི་ནུས་པ་སྟེ། །དྲང་སྲོང་རྣམས་ཀྱིས་འདི་ལ་གཅེས་པར་བཟུང་། །ཞེས་གསུངས་སོ། །ཞེས་པ་སྟེ། རིན་པོ་ཆེའི་སྨན་ནས་སྨན་རྟའི་བར་གོང་དུ་བཤད་པ་དེ་དག་ནི་སོ་སོའི་སྨན་གྱི་ནུས་པ་གཙོ་བོར་གྱུར་པ་རྣམས་བསྟན་པ་ཡིན་ཏེ་དེ་དག་ལས་རྗེས་སུ་དཔགས་ཏེ་རྒྱུད་གཞན་གསུམ་ནས་བསྟན་པའི་སྨན་རྣམས་ཀྱི་ངོ་བོ་ནུས་པ་སོགས་ཤུགས་ཀྱི་རྟོགས་པས་ཡིད་ལས་སྐྱེས་སོགས་འཁོར་སྟེ་བཞིའི་དྲང་སྲོང་རྣམས་ཀྱིས་སྤྱི་བྱེ་བྲག་གི་ནུས་པ་བཤད་པ་འདི་ལ་གཅེས་པར་བཟུང་བར་གྱིས་ཤིག་ཅེས་ཆེད་དུ་གདམས་པའོ། །

（ བློ་བཟང་དོན་གྲུབ། ）

བསམ་གཞིགས།

༡ སྨན་གྱི་ཙ་བའི་ནུས་པ་ཞེས་པའི་དོན་གྱི་སྙིང་པོ་གང་ཡིན།

༢ ཙ་བའི་ནུས་པ་ལ་ནང་གསེས་སུ་དབྱེ་བ་ག་ཚོད་ཡོད་དམ། དེ་སོ་སོའི་དཔེ་མཚོན་ཁོད་ཅིག

༣ རིན་པོ་ཆེ་ཞེས་པའི་དོན་ཅི།

༤ གསེར་གྱི་མིང་གི་རྣམ་གྲངས་གང་ཡོད།

༥ རྩི་སྨན་ཞེས་པའི་དོན་ཅི་ཡིན། ཐུན་མིན་གྱི་ཁྱད་ཆོས་གང་ཡོད།

༦ རྩོ་སྨན་ལ་ཐུན་མིན་གྱི་ཁྱད་ཆོས་གང་ཡོད།

༧ སྤྲོག་ཆགས་སྨན་སྡེ་ལ་དབྱེ་བ་གང་ཡོད།

༨ སྨན་རྟའི་གོ་དོན་དང་དབྱེ་བ་གད་འདྲ་ཡོད་དམ།

༩ ཙ་བའི་ནུས་པ་དང་རོའི་ནུས་པའི་བར་གྱི་ཁྱད་པར་ཅི་ཡིན།

ལེའུ་དྲུག་པ། སྦྱོར་ཐབས་བསྟན་པ།

སྨན་གྱི་སྦྱོར་ཐབས་ཞེས་པ་ནི་སྦྱིར་བཏང་རགས་པའི་དབང་དུ་སྨན་རྫས་གང་ཞིག་ནད་གང་སེལ་བའི་ཁོངས་སུ་གཏོགས་པ་ཚོས་མཐུན་པའི་སྡེ་ཚན་དུ་ཕྱེས་ཏེ་སྦྱར་བའི་ཐབས་དང་། ཕྱི་ཐག་ཉེས་པ་གསུམ་འཕེལ་ཟད་འཁྲུགས་པའི་ཤས་ཆེ་ཆུང་གི་དབང་དུ་ཕྱེས་ནས་རོ་བསྡེབས་ཏེ་སྦྱར་བའི་ཐབས། ཆེད་དམིགས་ཀྱི་བསལ་བ་ནད་རིགས་ཕྱི་ཐག་པ་སོ་སོའི་དབང་དུ་ནུས་པ་བསྡེབས་ཏེ་སྦྱར་བའི་ཐབས་བཅས་རྣམ་པ་གསུམ་གྱི་སྒོ་ནས་བསྟན་པ་ཡིན། བཤད་རྒྱུད་ཀྱི་འགྲེལ་བ་ཚིག་དོན་ཉི་མ་ལས། ནད་སེལ་བའི་བྱ་བ་མཐུན་པའི་སྨན་གྱི་ངོ་བོ་རྣམས་ཕྱོགས་གཅིག་པར་བསྡེབས་ཤིང་སྡེ་ཁུ་ཡོངས་པ་ཚན་ཚན་དུ་བསྟན་པ་དང་། འབྱུང་བའི་རང་བཞིན་ཤས་ཆེ་ཆུང་ལ་ལྟོས་པའི་རོ་བསྡེབས་ཏེ་སྦྱོར་བ་དང་ཞུ་རྗེས་སུ་འགྲོ་ལྡོག་ལ་ལྟོས་པའི་ནུས་པ་བསྡེབས་ཏེ་སྦྱོར་བའོ། །ཞེས་སོ། །དེ་ཡང་གོང་དུ་རོ་དང་། ཞུ་རྗེས་ནུས་སྟོབས་ཡོན་ཏན་སྤྱི་ཙམ་དུ་བསྟན་ཟིན་ཀྱང་། སོ་སོའི་སྐྱོ་བོས་རྫས་རེ་རེ་ལ་འདི་ལ་འདི་ཡོད་ཀྱི་ངེས་པ་རྙེད་པར་དཀའ་བས་འདིར་སྡེ་ཚན་དང་སྦྱོར་ཐབས་དམིགས་བསལ་དུ་བཀོད་པས་ཐེ་ཚོམ་ཆོད་པའི་དགོས་པ་དང་། ཡང་སྨན་རེ་རེས་ནད་ཞི་བར་ཡང་དཀའ་བས་རིས་མཐུན་གཞན་དང་སྦྱིབ་ཤེས་པའི་དགོས་པ་ཡོད་པའོ། །

ས་བཅད་དང་པོ། སྡེ་ཚན་དུ་སྦྱར་བ་བསྟན་པ།

དང་པོ། སྤྱི།

ནད་གང་སེལ་བ་སྨན་གྱི་སྡེ་བསྟན་པ། །

སྨན་གྱི་བདག་ཉིད་སྣ་ཚོགས་པ་དུ་མ་ཡོད་པ་ཟིན་ཀྱང་འདིར་ནུས་སྟོབས་ཡོན་ཏན་མཚུངས་ལྡན་གྱི་རྫས་ཀྱི་ངོ་བོ་གང་གིས་ནད་གང་སེལ་ཞིང་འཛོམས་པའི་སྨན་གྱི་སྡེ་བསྟན་པ་ཞིག་ཡིན།

གཉིས་པ། བྱེ་བྲག

༡ ཚ་བ་སྤྱི་འཇོམས་ཀྱི་སྨན་སྡེ།

ག་བུར་ཙན་དན་དཀར་པོ་གི་ཝཾ་དང་། །ཅུ་གང་གུར་གུམ་ཤུ་དྲིལ་སྔོན་པོ་རྣམས། །ཚ་བ་ཐུན་མོང་སྤྱི་འཇོམས་སྨན་སྡེ་ཡིན། །

ག་བུར་རིགས་གསུམ་དང་ཙནྡན་དཀར་པོ་དང་། གི་ཝང་དང་། ས་ཅུ་གང་དང་། ཁ་ཆེ་གུར་གུམ་དང་། ཤུ་དྲིལ་སྔོན་པོ་རྣམས་ཚ་བའི་རིགས་ཐུན་མོང་དུ་སྤྱིར་འཇོམས་པའི་སྨན་སྡེ་ཡིན་ནོ། །

༢ མཁྲིས་ཚད་སེལ་བའི་སྨན་སྡེ།

ཏིག་ཏ་གསེར་གྱི་མེ་ཏོག་དུག་མོ་ཉུང་། །བོང་ང་དཀར་པོ་རྒྱ་མཁྲིས་གཡའ་ཀྱི་མ། །ཀྱི་ལྕེ་སྐྱེར་པ་མཁྲིས་པ་སེལ་བའི་སྡེ། །

ཏིག་ཏའི་རིགས་རྣམས་དང་། གསེར་གྱི་མེ་ཏོག་དང་། དུག་མོ་ཉུང་དང་། བོང་ང་དཀར་པོ་དང་། རྒྱ་མཁྲིས་དང་། གཡའ་ཀྱི་མ་དང་། ཀྱི་ལྕེ་དཀར་པོ་དང་། སྐྱེར་པ་རྣམས་ནི་མཁྲིས་པ་སེལ་བར་བྱེད་པའི་སྡེ་ཚན་ཡིན་ནོ། །

༣ ཁྲག་ནད་སེལ་བའི་སྨན་སྡེ།

ཙན་དན་དམར་པོ་མཛོ་མོ་སེང་ལྡེང་དང་། །ཧོང་ལེན་བ་ཤ་ཀ་དང་སྐྱུ་རུ་ར། །རེ་སྐོན་སྤང་རྩི་དོ་བོ་བཙོད་དང་བཅས། །ཁྲག་ནད་སེལ་བར་བྱེད་པའི་སྨན་སྡེ་ཡིན། །

ཙནྡན་དམར་པོ་དང་། མཛོ་མོ་ཤིང་དང་། སེང་ལྡེང་གི་རིགས་དང་། ཧོང་ལེན་དང་། བ་ཤ་ཀའི་རིགས་དང་། སྐྱུ་རུ་ར་དང་། རེ་སྐོན་པ་དང་། སྤང་རྩི་དོ་བོ་དང་། བཙོད་དང་། རྒྱ་ཚོས་རྣམས་ནི་ཁྲག་གི་ནད་སེལ་བར་བྱེད་པའི་སྨན་གྱི་སྡེ་ཚན་ཡིན་ནོ། །

༤ རིམས་ནད་སེལ་བའི་སྨན་སྡེ།

གི་ཝང་གསེར་གྱི་མེ་ཏོག་བོང་ང་དཀར། །ག་དུར་བྱི་ཚེར་དེ་བ་པར་པ་ཏ། །ཁྲག་སྐང་རིམས་ནད་སེལ་བའི་སྨན་སྡེ་ཡིན། །

གི་ཝང་དང་། གསེར་གྱི་མེ་ཏོག་དང་། བོང་ང་དཀར་པོ་དང་། ལི་ག་དུར་དང་། བྱི་ཚེར་བ

དང་། དེ་བ་སྟེ་ཤིང་འདེལ་པ་དང་། པར་པ་ཏ་དང་། སེར་པོ་ཁྲག་རྐང་ཞེས་མྱང་རྩི་སྤྲས་ཏེ། དེ་རྣམས་ནི་རིམས་ནད་སེལ་བར་བྱེད་པའི་སྨན་གྱི་སྡེ་ཚན་ཡིན་ནོ། །

༥ དུག་ནད་སེལ་བའི་སྨན་སྡེ།

སླ་རྩི་བོང་ང་དཀར་སེར་དམར་པོ་གསུམ། །ཁྱུང་སྡེར་དཀར་སྨུག་དཔའ་བོ་དཀར་སེར་ཙད། །རྣམ་པ་རྒུ་ཐུབ་སྟག་ཤ་ཏ་བོ་དང་། །ཡུང་བ་གང་ག་ཆུང་དང་རེ་རལ་དང་། །འོམ་བུ་སྤང་རྒྱན་སྤང་རྩི་དོ་བོ་དང་། །སེར་གོད་སྐྱེར་བའི་བར་ཤུན་དུག་སྨན་སྡེ། །

གླ་རྩི་དང་། བོང་ང་དཀར་སེར་དམར་པོ་གསུམ་དང་། ཁྱུང་སྡེར་དཀར་སྨུག་དང་། དཔའ་བོ་དཀར་སེར་དང་། ཙད་དང་། རྣམ་པར་ཏེ་ཡུ་གུ་ཤིང་དང་། དགུ་ཐུབ་དང་། སྟག་ཤ་དང་། ཏ་བོ་དང་། ཡུང་བ་དང་། གཛ་ཆུང་དང་། རེ་རལ་གསུམ་དང་། འོམ་བུ་དང་། སྤང་རྒྱན་དང་། སྤང་རྩི་དོ་བོ་དང་། སེ་རྒོད་དང་། སྐྱེར་བའི་བར་ཤུན་རྣམས་ནི་དུག་ནད་སེལ་བར་བྱེད་པའི་སྨན་གྱི་སྡེ་ཚན་ཡིན་ནོ། །

༦ གློ་ནད་སེལ་བའི་སྨན་སྡེ།

ཅུ་གང་ཤིང་མངར་རྒུན་འབྲུམ་སྟར་བུ་དང་། །རུ་རྟ་ག་དུར་ཨ་གྲོང་སྲོ་ལོ་དཀར། །སུག་འདྲ་ལ་སོགས་གློ་སྨན་སྡེ་ཚན་ཡིན། །

ཅུ་གང་དང་། ཤིང་མངར་དང་། རྒུན་འབྲུམ་སྟར་བུ་དང་། རུ་རྟ་དང་། ལི་ག་དུར་དང་། ཨ་གྲོང་དང་། སྲོ་ལོ་དཀར་པོ་དང་། སྲོ་ལོ་སུག་འདྲ་ལ་སོགས་པ་རྣམས་ནི་གློ་སྨན་གྱི་སྡེ་ཚན་ཡིན་ནོ། །

༧ རླུང་ཚད་སེལ་བའི་སྨན་སྡེ།

སླེ་ཏྲེས་གནྡྷ་ཀ་རི་ཨ་ག་རུ། །གོ་སྙོད་རུ་རྟ་གུ་གུལ་སྣོག་སྐྱ་རྣམས། །རླུང་དང་ཚད་པ་ལྡན་པའི་སྨན་སྡེ་ཡིན། །

སླེ་ཏྲེས་དང་། གནྡྷ་ཀ་རི་དང་། ཨ་ག་རུའི་རིགས་དང་། གོ་སྙོད་དང་། ཤ་པོ་རུ་རྟ་དང་། གུ་གུལ་དཀར་ནག་དང་། སྣོག་སྐྱ་རྣམས་ནི་རླུང་དང་ཚད་པར་ལྡན་པ་ཞི་བར་བྱེད་པའི་སྨན་གྱི་སྡེ་ཚན་ཡིན་ནོ། །

༨ བད་ཚད་སེལ་བའི་སྨན་སྡེ།

བསེ་ཡབ་མ་ནུ་ཨུ་ཤུ་སྟར་བུ་དང་། །ཨུ་ཏྤལ་སེ་འབྲུ་སྒ་སྐྱ་སྐྱུ་རུ་ར། །བད་ཀན་ཚ་བ་སེལ་བའི་སྨན་སྡེ་ཡིན། །

བསེ་ཡབ་དང་། མནུ་པ་ཏྲ་དང་། ཨུ་ཤུ་དང་། སྟར་བུ་དང་། ཨུཏྤལ་གྱི་རིགས་དང་། སེ་འབྲུ་དང་། སྒ་སྐྱུ་དང་། སྐྱུ་རུ་ར་རྣམས་ནི་བད་ཀན་དང་ཚ་བ་ལྡན་པ་སེལ་བར་བྱེད་པའི་སྨན་གྱི་སྡེ་ཚན་ཡིན་ནོ། །

༩ བད་རླུང་གྲང་ནད་སེལ་བའི་སྨན་སྡེ།

སྨན་སྒ་སྒ་སྐྱུ་ཤིང་ཀུན་ཁ་རུ་ཚ། །བཙོང་སྒོག་བད་རླུང་སེལ་བའི་སྨན་སྡེ་ཡིན། །

སྨན་སྒ་དང་། སྒ་སྐྱུ་དང་། ཤིང་ཀུན་དང་། །ཁ་རུ་ཚ་དང་། བཙོང་དང་། སྒོག་སྐྱ་རྣམས་ནི་བད་རླུང་ལྡན་པ་སེལ་བར་བྱེད་པའི་སྨན་གྱི་སྡེ་ཚན་ཡིན་ནོ། །

༡༠ བད་ཀན་གྲང་བ་སེལ་བའི་སྨན་སྡེ།

སེ་འབྲུ་ཕོ་བ་རིས་དང་པི་པི་ལིང་། །སྨན་སྒ་ཙི་ཏྲ་ཀ་དང་ཀ་ཀོ་ལ། །སུག་སྨེལ་ཤིང་ཚ་འཇམ་འབྲས་བྱི་ཏང་ཀ །ད་ལིས་ཟི་ར་ནག་པོ་ལ་ལ་ཕུད། །དབྱི་མོང་སྲུབ་ཀ་ཀླེ་ཚ་ཙབས་རུ་ཚྭ། །རྒྱ་ཚྭ་རྒྱམ་ཚྭ་རྭ་ཚྭ་ཐལ་ཚྭ་རྣམས། །བད་ཀན་གྲང་བ་སེལ་བའི་སྨན་སྡེ་ཡིན། །

སེ་འབྲུ་དང་། ཕོ་བ་རིས་དང་། པི་པི་ལིང་དང་། སྨན་སྒ་དང་། ཙི་ཏྲ་ཀ་དང་། ཀ་ཀོ་ལ་དང་། སུག་སྨེལ་དང་། ཤིང་ཚ་དང་། འཇམ་འབྲས་དང་། བྱི་ཏང་ག་དང་། ད་ལིས་ཏེ་བ་ལུ་ཟི་ར་ནག་པོ་དང་། ལ་ལ་ཕུད་དང་། དབྱི་མོང་ནག་པོ་དང་། སྲུབ་ཀ་དང་། ཀླེ་ཚ་དང་། ཙབས་རུ་ཚྭ་དང་། རྒྱ་ཚྭ་རྒྱམ་ཚྭ་རྭ་ཚ་ཐལ་ཚ་རྣམས་ནི་བད་ཀན་གྲང་བ་སེལ་བའི་སྨན་གྱི་སྡེ་ཚན་ཡིན་ནོ། །

༡༡ རླུང་ནད་སེལ་བའི་སྨན་ཡིན།

ཛ་ཏི་བུ་རམ་རུས་སྣ་རླུང་སྨན་ཡིན། །

ཛཱ་ཏི་དང་། བུ་རམ་དང་། རུས་བཅུད་གསུམ་ལ་སོགས་པའི་རུས་སྣ་རྣམས་ནི་རླུང་སྨན་གྱི་སྡེ་ཚན་ཡིན་ནོ། །

༧༢ ཆུ་སེར་སེལ་བའི་སྨན་སྦྱོར།

སྤོས་དཀར་ཐལ་ཀ་རྡོ་རྗེ་སོ་མ་ར། །སེང་ལྡེང་སྦྱོར་བ་ཆུ་སེར་སྨན་གྱི་སྡེ། །

སྤོས་དཀར་ཧ་སོམ་དང་། ཐལ་ཀ་རྡོ་རྗེ་དང་། སོ་མ་ར་ཛ་དང་། སེང་ལྡེང་གི་ཁནྟ་སྒྲི་ཁྲི་ལ་ཕ་རི་དང་། སྦྱོར་བའི་རྩ་བ་རྣམས་ནི་ཆུ་སེར་གྱི་ནད་སེལ་བར་བྱེད་པའི་སྨན་གྱི་སྡེ་ཚན་ཡིན་ནོ། །

༧༣ སྲིན་ནད་སེལ་བའི་སྨན་སྦྱོར།

ཟླ་ཏི་ཤིང་ཀུན་སྒོག་སྐྱ་མ་ནུ་ཚེ། །ཐང་ཕྲོམ་ལང་ཐང་ཙེ་དང་ཁྱི་ཐང་ག །ཐྲིས་འབྲུ་འབུ་སྐྱོགས་ཕུར་ཐལ་སྲིན་ཤིང་འབྲུ། །ནྭ་བ་གཡེར་མ་སྦྲུ་མ་སྲིན་སྨན་སྡེ། །

ཟླ་ཏིག་དང་། ཤིང་ཀུན་དང་། སྒོག་སྐྱ་དང་། མ་ནུ་ཚེ་དང་། ཐང་ཕྲོམ་པ་དང་། ལང་ཐང་ཙེ་དང་། ཁྱི་ཐང་ག་དང་། ཐྲིས་མའི་འབྲུ་དང་། འབུ་སྐྱོགས་དང་། ཕུར་མོའི་ཐལ་བ་དང་། སྲི་ཤིང་སྣ་མའི་འབྲུ་དང་། ནྭ་བ་དང་། གཡེར་མ་དང་། སྦྲུ་མ་རྣམས་ནི་སྲིན་སྨན་གྱི་སྡེ་ཚན་ཡིན་ནོ། །

༧༤ འབྲུ་བ་སེལ་བའི་སྨན་སྦྱོར།

ཀ་པེད་བིལ་བ་ད་ཏྲིག་མོན་ཚ་ར། །སླག་དང་ཐ་རམ་ན་རམ་རྒྱ་སྐྱེགས་ཤིང་། །བཙོད་ཁྲག་ཐུ་རང་འབྲུ་གཅོད་སྨན་སྡེ་ཡིན། །

ཀ་པེད་དང་བིལ་བ་དང་ད་ཏྲིག་དང་མོན་ཚ་ར་དང་སླག་དང་ཐ་རམ་དང་ན་རམ་དང་རྒྱ་སྐྱེགས་ཀྱི་ཤིང་དང་གཙོད་ཁྲག་དང་མེ་ཏོག་ཐུ་རང་རྣམས་ནི་འབྲུ་བ་གཅོད་པའི་སྨན་གྱི་སྡེ་ཚན་ཡིན་ནོ། །

༧༥ ཆུ་ནད་སེལ་བའི་སྨན་སྦྱོར།

རྒྱ་ཙྭ་རྒྱམ་ཙྭ་གསེར་གྱི་བྱེ་མ་དང་། །ཐིག་སྲིན་སྤུག་སླེལ་ཉི་དགའ་ཆུ་སྨན་སྡེ། །

རྒྱ་ཙྭ་རྒྱམ་ཙྭ་དང་། གསེར་གྱི་བྱེ་མ་དང་། ཐིག་སྲིན་དང་། སྤུག་སླེལ་དང་། ཉི་དགའ་སྟེ་ལྔམ་པའི་ལོ་མ་རྣམས་ནི་ཆུ་སྨན་གྱི་སྡེ་ཚན་ཡིན་ནོ། །

༧༦ སྐྱུགས་པར་བྱེད་པའི་སྨན་སྦྱོར།

སོན་ཆ་རི་སོ་སྦྱུང་ཚེར་ཤུ་དག་དང་། །གསེར་ཕུད་འབྲི་ཏ་ས་འཛིན་སྐྱི་འབྲུ་དང་། །གཡའ་ཀྱི་ཡུངས་ཀར་ལ་སོགས་སྐྱུགས་སྨན་སྡེ། །

པོ་སོ་ཆ་དང་། རི་སོ་དང་། སྦྱུང་ཚེར་དང་། ཤུ་དག་ནག་པོ་གསེར་གྱི་ཕུད་བུ་དང་། འབྲི་ཏ་ས

འཛིན་དང་། སྐྱི་འབྲུ་དང་། གཡའ་ཀྱི་མ་དང་། ཡུངས་དཀར་ལ་སོགས་པ་རྣམས་ནི་སྨུག་སྨན་གྱི་སྡེ་ཚན་ཡིན་ནོ། །

༡༧ འབྲུ་བར་བྱེད་པའི་སྨན་སྡེ།

ཨ་རུ་དཛྲ་དོང་གསྟྲི་ཁནྡ། །དུར་བྱིད་ཐར་ནུ་ལྷུམ་རྩ་སྔོན་བུ་དང་། །ཁྲོན་བུ་ཙི་ཏྲག་རེ་ལྕག་ཆུ་རྩ་རྣམས། །འབྲུ་བར་བྱེད་པའི་སྨན་གྱི་སྡེ་ཚན་ཡིན། །

ཨ་རུ་ར་མཆུ་རིང་དང་། དན་དའི་རིགས་དང་། དོང་ག་དང་། སྟྲི་ཁནྡ་དང་། དུར་བྱིད་དང་། ཐར་ནུ་དང་། ལྷུམ་རྩ་དང་། སྔོན་བུ་དང་། ཁྲོན་བུ་དང་། ཙི་ཏྲག་མོ་ཞེས་པ་ཆུ་མ་ཙི་དང་། རེ་ལྕག་དང་། ཆུ་རྩ་རྣམས་ནི་འབྲུ་བར་བྱེད་པའི་སྨན་གྱི་སྡེ་ཚན་ཡིན་ནོ།

སློབ་དཔོན་གྱིས། པོ་སོན་ཚ་དང་ཤིང་མངར་དང་། ཀུ་བ་ཁ་བོ་ནིམ་པ་དང་། བིམ་པ་ག་གོན་བི་ཤ་ལ། །དུགས་མོ་ཉུངས་དང་ སུར་བ་དང་། དེ་བ་ད་ལི་བི་དང་ཀ །ལྕང་མ་ཙི་ཏྲ་ཀྲུ་ཏྲུ་ཊེས། །ཀོ་ཤ་བ་ཏི་ཀརྐྐཊ། །པི་པི་ལིང་དང་རྒྱམ་ཚྭ་དང་། །ཤུ་དག་སུག་སྨེལ་ཡུངས་ཀར་ཏེ། །འདི་དག་སྨུག་པའི་སྨན་གྱི་སྡེ། །དན་ནི་དང་ནི་ཧྲི་བིད་ཏི། །འབྲས་བུ་གསུམ་དང་བི་ཤ་ལ། །ཤང་ཀི་ནི་དང་སྟུ་ཏ་དང་། །སེང་ཁྲམ་དོང་ག་ནི་ལི་ནི། །ཁྲོན་བུ་དང་ནི་ཀམ་པི་ལླ། །འོ་མ་བ་གཅིན་འབྲུ་བར་བྱེད། །པོ་སོན་ཚ་དང་དུག་མོ་ཉུངས། །རུ་ཧ་དེ་བ་ད་ལི་དང་། །ཤིང་མངར་ཤུ་དག་རྩ་བ་བཅུ། །ཐང་ཤིང་ར་སྣ་ལ་ལ་ཕུད། །ཤ་ཏ་ཕུ་ཏ་པ་པ་ཊ་ལ། །རྒྱ་སྤྲུན་ནག་པོ་སྤྲང་ཙི་དང་། །རྒྱམ་ཚ་ལྔེ་ཚ་ཤ་ཤེ་ཉེར། །འདི་དག་མས་བཏང་བསྐྱུ་སྨན་སྡེ། །ཨ་བ་མཀྲ་ཧྲི་ཏང་ཀ །ཚ་བ་གསུམ་དང་སྐྱེར་བའི་རྩ། །སུ་ར་ལ་དང་ཤེ་རི་ཤ །ཐྲི་ཏད་ཤེ་བཀྲུ་ས་བོན་དང་། །སེང་ལྡེང་མ་དུ་ཀའི་སྙིང་པོ། །རྒྱམ་ཚ་དངུལ་རྡོ་ཕ་བོང་དྲིལ །སུག་སྨེལ་གཉིས་དང་ཀོ་སྙོད་སྤོམ། །མགོ་བོའི་ནད་སྦྱོང་བྱེད་པ་ཡིན། །ཐང་ཤིང་རྒྱ་སྤོས་རུ་ཏ་དང་། །རྩ་བ་བཅུ་དང་བ་ལ་གཉིས། །བི་ར་ཏ་ཏིའི་སྨན་སྡེར་གཏོགས། །པི་ཏ་རི་སོགས་རླུང་ནད་སེལ། །རྣུར་བ་དང་ནི་བི་ཚེར་བ། །ནིམ་པ་བ་ཤ་ལྦའི་ལོ་མ། །ཁ་སྨྲལ་ཁྲིའུ་འོལ་མོ་སེ། །ཉིའུ་ཤིང་པ་ཞེས་བྱ་བ་དང་། །ཤི་ཏ་པ་ཀི་ཐྲི་ཡང་ཀུ། །ཏྲི་ ཕྲོ་ད་སོགས་ཤུག་པ་སོགས། །ཐྲི་ར་རྣམས་པདྨའི་ཟེ། །བན་ཏྲ་ཐལ་ཏིས་སོགས་མཁྲིས་སེལ། །དོང་ག་སོགས་དང་ཨར་ག་སོགས། །མུསྟ་ཀ་སོགས་ཨོ་སན་སོགས། །བྱིའུ་རུག་པ་སོགས་གླ་སྒང་སོགས། །དུག་མོ་ཉུང་སོགས་བད་ཀན་སེལ། །ཛཱ་བན་ཏི་དང་ར་མཉེ་བ། །མེ་ད་མཧཱ་མར་ད་དང་། །མུད་ག་མ་ཤ་པར་ནི་དང་། །ལྷམ་བུ་ཟངས་ཙི་བ་དང་ནི། །ཛཱི་བ་ཀ་དང་ཤིང་མངར་ཏེ། །སྡེ་འདི་འཚོ་བྱེད་ཅེས་བྱ་ཡིན། །ཧྲི་དང་རི་དང་ཨེ་རན་དང་། །ཐྲི་ཝྲིཀ་ལི་ཕུནེ་ན། །དེ་བ་ཏ་ས་དེ་བ་དང་། །པ་ནྡ་གཉིས་དང་ཁ་སྨྲལ་དང་། །འཚོ་བྱེད་ལྔ་དང་རྩ་ཆུང་ལྔ། །ཐལ་ཏིས་དང་ནི་ལྕང་མ་དང་། །ཏན་ས་པ་རི་ཞེས་བྱ་རྣམས། །བི་ད་རི་སོགས་འདི་སྙིང་ཕན། །ཉམ་ཆུང་རླུང་དང་མཁྲིས་པ་སེལ། །ལུས་སྐམ་སྐྲན་ཚོགས་ཡན་ལག་ན། །དབུགས་མི་བདེ་དང་ལུད་པ་ལུ། །སེལ་བར་བྱེད་པའི་སྡེ་ཚན་ཡིན། །ཐལ་ཏིས་

དང་ནི་ཕྲུ་ཤེལ་རྩེ། །ཏང་པ་དང་ནི་མ་དུ་ཀ །ཙན་དན་དཀར་དང་དམར་བ་དང་། །ཤིང་མངར་པ་རུ་
ཤ་ཀ་རྣམས། །ཚད་པ་མཁྲིས་པ་ཁྲག་རྒྱས་དང་། །སྐེམ་དད་རིམས་ཀྱིས་བཏབ་པ་སེལ། །ཤྲུག་པ་ཕུཥྐ་རི་
ཀ་དང་། །འབྲིད་དེ་རིང་ཏེ་ཙུ་ཕང་དང་། །སྲིང་གི་སླེ་ཏྲེས་འཚོ་བྱེད་ཙུ། །ནུ་ཞོ་སྐྱེད་བྱེད་རླུང་མཁྲིས་
སེལ། །ཉམ་ཆུང་ཚིམ་བྱེད་བརྟ་བྱེད་པ། །འཚོ་བྱེད་རོ་ཙ་ཉིད་དུ་བྱེད། །པ་རུ་ཤ་དང་འབྲས་བུ་
གསུམ། །རྒུན་འབྲུམ་དང་ནི་ཀ་པ་ལ། །ཀ་ཏ་ཀ་འབྲས་ར་ཛ་ཏན། །སེའུ་འབྲུ་བ་ར་དུ་རྣམས། །
སྐེམ་དད་ཆེ་དང་གཅིན་སྲི་དང་། །རླུང་གི་ནད་རྣམས་སེལ་བྱེད་ཡིན། །ཨན་ཛ་ན་དང་ཕ་ལི་ནི། །སྤོང་
སྤོས་པདྨ་ཨུཏྤལ། །སྐྱེར་ཁནྡ་དང་སུག་སྨེལ་དང་། །ཤིང་མངར་ན་ག་གེ་སར་བཅས། །དུག་དང་ནང་གི་
ཚ་བ་དང་། །མཁྲིས་པ་རྒྱས་པ་སེལ་བར་བྱེད། །པ་ཏོ་ལ་དང་ཕྱུ་ཤེལ་རྩེ། །ཙན་དན་དཀར་པོ་སྨུད་ས་
དང་། །སླེ་ཏྲེས་སྤྲ་ཡོར་བཅས་པ་དག །བད་ཀན་མཁྲིས་པ་མཛེ་དང་རིམས། །དུག་དང་སྐྱུག་བྲོ་ཡི་ག་
འཆུས། །མིག་སེར་གྱི་ནི་ནད་རྣམས་འཇོམས། །སླེ་ཏྲེས་དང་ནི་ཤྲུག་པ་དང་། །ནིམ་པ་འུ་སུའི་འབྲས་བུ་
དང་། །ཙན་དན་དམར་པོ་ཞེས་བྱ་རྣམས། །མཁྲིས་པ་དང་ནི་བད་ཀན་དང་། །རིམས་དང་སྐྱུག་བྲོ་ལུས་
ཚ་དང་། །སྐེམ་དད་ཆེ་སེལ་མེ་དྲོད་སྐྱེད། །ངོང་ག་དང་ནི་དུགས་མོ་ཉུང་། །ཀ་ཀ་ཏིག་ཏ་པ་ཏ་ལི། །
ནིམ་པ་སླེ་ཏྲེས་ཏུར་བ་དང་། །སུར་པ་བེ་དང་ཀ་ཏ་དང་། །བཱ་ཤཱ་གཅིག་ཕྲིམ་ཤེས་རྒྱ་ཀ །ཀ་རན་ཛ་
གཉིས་པ་ཏོ་ལ། །ཡོ་མ་བདུན་པ་གྲུག་གྲུག་ཏྲེས། །སུ་ཤ་བི་དང་པོ་སོན་ཚ། །ཏ་ས་ར་ཙ་ཞེས་བྱ་དང་། །
རྒྱ་ཤྲུག་གི་ནི་འབྲས་བུ་རྣམས། །དེ་ནི་རྨོན་བྲོ་མཛེ་ནད་དང་། །དུག་དང་རིམས་དང་བད་ཀན་དང་། །
གཡན་པ་དང་ནི་གཅིན་སྙི་དང་། །ཟ་རེད་པ་རྣམས་སྦྱོང་བར་བྱེད། །ཨ་བ་ན་དང་ཧི་ནི་ཤ །སྨྱག་པ་ཤ
ཏ་བ་ཏ་དང་། །ཀ་ཏ་ར་དང་སེང་ལྡེང་དང་། །བན་ཊ་དང་ནི་ཤེན་ཤ་པ། །ཨ་ཙ་སྲིང་ག་ཙན་དན་
གསུམ། །ཏ་ལ་ཨ་ཀར་པྣ་ལ་ཤ །སྣ་ལ་ཁ་ར་པ་ཊ་དང་། །རྟ་བ་ཀ་ལིང་ག་སྤྲ་རྗོག །ཚ་བ་དཀར་ན་པན་
ཙ་ཀྲ །ཐ་རམ་ཞེས་ནི་བྱ་བ་ཡིན། །ཨ་ས་ན་སོགས་དེ་རྣམས་ཀྱིས། །ཤ་བཀྲ་མཛེ་ནད་བད་ཀན་དང་། །
སྲིན་ནད་སྐྱ་ཐབ་གཅིན་སྙི་དང་། །འཚོ་ཞེས་ནད་ནི་སེལ་བར་བྱེད། །བ་ར་ན་ཤེཀྵ་གེ་ཤ་གཉིས། །ཉེའུ་
ཤིང་ཙིཏྲ་མོ་ར་ཊ། །བིལ་བ་ཨ་ཙ་སྲིང་གི་དང་། །བི་ཏ་ཧི་ནི་རྣམ་གཉིས་དང་། །ཀ་རན་ཛ་གཉིས་ཛ་ཡ་
གཉིས། །ཤི་གྲུ་གྲུ་ཤ་རུ་ཏ་འོ། །བ་ར་ན་སོགས་བད་ཀན་ཚིལ། །མེ་དྲོད་ཆུ་དང་རླུང་ནད་འཁྲིམས། །
སྐྲན་དང་ཁོང་འབྲས་འཇོམས་པ་ཡིན། །ཤིང་ཀུན་ཕང་མ་རུ་ཤ་ཀ །རྒྱམ་ཚ་བྲག་ཞུན་ནག་ཚུར་
གཉིས། །གཅིན་སྲི་རྫེའུས་འགགས་པ་དང་། །སྐྲན་དང་ཚིལ་ཆེས་བད་ཀན་སེལ། །བེ་ལན་ཏ་ར་ཨ་ར་
ནི། །ཕྲ་ཏོག་འབྲི་ཤ་སྲུ་སྲུའི་རྩ། །ཨི་ཀ་ཏ་དང་གཟེ་མ་དང་། །ས་ཏ་ཙ་ར་བཱ་ན་དང་། །ཀ་ཤ་བྲི་ཧྲ་ད་ནི་
དང་། །འདམ་བུ་ཀུ་ཤ་རྣམ་གཉིས་དང་། །གུན་ཐ་དང་ནི་ཁ་སྲལ་དང་། །བ་ལུ་ཀ་དང་མོ་ར་ཏ། །ཀུ་
ཏུ་ར་དང་ཀ་རམ་པ། །ལྷམ་པ་ཞེས་བྱའི་སྨན་སྡེ་འདི། །བེ་ལན་ཏ་ར་ལ་སོགས་པ། །རླུང་ལ་སོགས་པའི་
ནད་འཇོམས་ཤིང་། །རྫེའུ་རྫེའུ་ཕྲེའུ་ཡོད་དང་། །གཅིན་སྲི་བ་ཡི་ནད་རྣམས་སེལ། །སེང་ཕྲོམ་ཤ་བ་ར་
ར་འདྲ། །བ་ལ་ཤ་དང་ཛན་ཛི་ནི། །ཐང་ཤིང་ཀ་ཕལ་ར་སྐ། །ཀ་ཏང་པ་དང་ཆུ་ཤིང་དང་། །སེ་ལ་བ་
ལ་ཨ་ཤོ་ཀ །པ་རི་བེ་ལམ་མོ་ཙ་ཀ །འདི་ནི་སེང་ཕྲོམ་སོགས་ཞེས་བྱ། །ཚིལ་ཆེས་བད་ཀན་སེལ་བའི་

སྟེ། །མངལ་ནད་འཇོམས་ཤིང་འབྲུ་བ་གསོད། །མདོག་བཟང་དུག་ནད་སེལ་བྱེད་ཡིན། །ཨཀ་དང་ནི་
ཨ་ལ་ར་ཀ །ནག་དན་དི་ཙྲི་ཤ་ཤལ་ལྨི། །ག་བྲ་ར་སྣ་བྲི་ཤི་ཀལ། །ཨ་པ་མཀ་ཀ་རན་ཛ། །ཀ་ཀ་ད་ནི་ཀ་
རན་ཛ། །གི་རི་གར་གཉིས་ཨིང་གུ་དང་། །ཨཀ་ལ་སོགས་སྟེ་ཚན་འདི། །བད་ཀན་ཚིལ་ཆེས་དུག་རྣམས་
སེལ། །སྲིན་ནད་དང་ནི་མཛེ་ནད་འཇོམས། །ཁྱད་པར་དུ་ནི་རྨ་ལ་ཕན། །ཙྲིའི་རུག་རྣམ་གཉིས་ཀུ་ཐི་
ར། །ཀ་ལ་མ་ལ་བི་དང་ཀ །ཁ་ར་བྲ་ཧ་ཀད་པ་ལ། །ཐྲི་ཤ་ཀང་ན་ཀ་ཤུན་ཏེ། །སྐྱི་ཚེ་ཀ་པི་ཐའི་ལོ་
མ། །ག་བྲ་སེན་སྐྱེའུ་ཀ་མུ་ཀ །ཀ་མར་བ་ཤ་མུཀྲི་དང་། །བུ་སྲིན་ན་དང་འབམ་པའོ། །ཙྲིའུ་རུག་པ་ལ་
སོགས་པའི་སྟེ། །བད་ཀན་ཚིལ་ཆེས་སྲིན་ནད་སེལ། །ཆམ་པ་ཡི་ག་འཆུས་ལུད་པ། །དབུགས་མི་བདེ་
འཇོམས་རྨ་རིད་སྦྱོང་། །སུ་སྨད་དང་ནི་སྲུ་ཏ་དང་། །འབྲས་བུ་གསུམ་དང་ཙི་ཏྲ་ཀ །བ་ལ་ཤ་དང་
འདའ་བ་དང་། །ཤིན་ཤ་བ་ཞེས་བྱ་བ་རྣམས། །སྐྲན་དང་གཅིན་ནད་རྗེའུ་ཆགས། །སྐྱ་རབ་དང་ནི་ཚིལ་
ཆེས་ནད། །བད་ཀན་རྒྱས་དང་ཁྲུ་བ་ཡིན། །དུགས་མོ་ཞུངས་དང་མུར་བ་དང་། །བར་གྱི་དང་ནི་སྦུ་
ཤིལ་རྩེ། །ན་ལི་ཤམ་དང་བོང་ང་དཀར། །ཆུ་སྦྲོག་སུག་སྨེལ་པ་ཐ་དང་། །ཡུངས་དཀར་ཟི་ར་ཨ་རུ་
ལུ། །ཨ་ཟ་མོ་དང་པོ་སོན་ཚ། །ཤུ་དག་ཟི་ར་ནག་པོ་དང་། །ཤིང་ཀུན་དང་ནི་ཙྲི་དང་ཀ །པ་ཤུ་གན་ད་
ཚ་བ་ལྦ། །རླུང་དང་བད་ཀན་ཚིལ་ཆེས་དང་། །ཆམ་པ་སྐྲན་དང་རིམས་དང་གཟེར། །གཞང་འབྲུམ་གྱི་
ནི་ནད་རྣམས་སེལ། །ཤུ་དག་སླ་སྨད་ཐང་ཤིང་དང་། །དང་ཀ་བོང་ང་ཨ་རུ་ར། །སེར་པོ་གཉིས་དང་
ཤིང་མངར་དང་། །བྲི་ཏ་བར་ནི་དུག་མོ་ཞུང་། །ཤུ་དག་ཡུང་བ་ལ་སོགས་ཏེ། །བེའུ་སྣབས་ཚད་པར་
འབྲུ་སྨན་གསོད། །ཚིལ་ཆེས་བད་ཀན་རྒྱས་རླུང་འཁྲིལ། །ཉུ་མའི་ནད་རྣམས་སེལ་བར་བྱེད། །བྲི་ཡང་
ཀུ་དང་ར་གན་དུད། །ལིག་བུ་མིག་དང་སྟང་ཟིལ་དང་། །ལྕུམ་ཚ་པདྨའི་གེ་སར་དང་། །བཙོད་དང་ཡ་
བ་ཤ་ཀ་དང་། །ཤལ་མ་ལི་དང་དེའི་ཁྲུ་བ། །པ་མང་ག་དང་ཕུ་ན་མ། །ཙན་དན་ད་ཧ་ཀའི་མེ་ཏོག །
ཨང་ས་ཤ་དང་ཤིང་མངར་དང་། །ན་མ་ཀླ་ར་ཙུ་ཤི་ཤིང་། །རྒྱ་སྐྱེགས་ཤིང་དང་ཁ་རུ་ཚ། །སེང་ཕྲོམ་བིལ་
ཀང་ད་ཧ་ཀི །པདྨའི་གེ་སར་ཀ་དང་ཀ །བྲི་ཡང་ཨང་བ་ཤ་སྟེ་གཉིས། །ཉུ་བའི་ཚད་པར་འབྲུ་བ་
སེལ། །འཕྱུར་བྱེད་མཁྲིས་པ་དག་ལ་ཕན། །རྨ་ཡང་འཚོ་བར་བྱེད་པ་ཡིན། །སླ་སྨད་ཤུ་དག་གྲུག་གྲུག་
ཏྲིས། །སེར་པོ་གཉིས་དང་ཁ་བ་གཉིས། །སོ་བྱེ་པ་ཐ་འབྲས་བུ་གསུམ། །བོང་བ་དཀར་ནག་རུ་ཏ་
དང་། །སུག་སྨེལ་དང་ནི་ཤུ་དག་རྣམས། །ཉུ་ཞོ་མངལ་ནད་དྲི་མ་སེལ། །ན་གྲོ་ད་དང་ཨ་ཤྭ་ཐ། །ཨུ་
དུམ་བ་ར་སེང་ཕྲོམ་གཉིས། །འཛམ་བུ་གཉིས་དང་ཨ་རྫུ་ན། །ཀ་པི་ཏ་དང་ཀང་ཕ་ལ། །བླག་ཤ་ཨ་མ་
ལྕང་མ་དང་། །པ་ལི་ཡ་དང་པ་ལ་ཤ། །ནན་ཏི་རྒྱ་ཤུག་ཐ་རམ་པ། །པི་ར་ཤིང་མངར་མ་དུ་ཀ །ནེ་གྲོ་
ཏ་སོགས་སྟེ་ཆེན་ནི། །རྨ་འཚོ་འབྲུ་གསོད་ཆག་གྲུགས་སྦྱོར། །ཚིལ་ཆེས་ཁྲག་མཁྲིས་སྐོམ་དང་ཆེ། །
མངལ་གྱི་ནད་རྣམས་སེལ་བ་ཡིན། །ཨེ་ལ་གཉིས་དང་དུ་ཀ་ཀ །རུ་ཏ་གན་ད་བྲི་ཡང་ཀུ །སྤང་སྤོས་བ་
ལ་བྱ་མ་ཀ །ཐྲི་ཀ་ཙོ་ར་ཙོ་ཚ་དང་། །ཤིང་ཚ་གན་ད་པ་ཊ་དང་། །རྒྱ་སྤོས་པོ་ལ་སྦྲུ་ནི་ཡང་། །རྒྱ་མཚོའི་
དབུ་བ་ཚུ་སྲིན་སེན། །ཐང་ཤིང་དང་ནི་ཨ་ག་རུ། །གུར་གུམ་ཤ་རི་པ་ས་ཀ །ཙན་དན་གུ་གུལ་རྩེ་བོག་
དཀར། །ཕུ་ན་མ་དང་ཀུན་དུ་རུ། །ན་ག་གེ་སར་ཞེས་བྱའོ། །ཨེ་ལ་སོགས་ཏེ་རླུང་བད་ཀན། །དུག་

རྣམས་སེལ་ཅིང་མདོག་གསལ་བྱེད། །གཡན་པ་ཐོར་བུའི་ནད་རྣམས་དང་། །ཤ་བཀྲ་བས་ལྷགས་སེལ་བར་བྱེད། །ཤ་མ་དན་ཧི་ཀྲ་བན་རི། །ཀྲུ་ཏ་ར་དང་ཤྲ་མུ་ཀ །ཤང་ཀི་ནི་དང་པ་ཏོ་ལ། །ཁྲིན་བུ་དང་ནི་ག་པ་ཀླ །ཕུ་ཏ་ཤི་ར་ཀ་ཕི་ལ། །སླི་ཏྲིས་དོང་ག་ཀ་རན་ཛ། །བ་ཤ་ཨན་ཧ་ཤི་ཀྲུ་དང་། །ཨང་འབྲས་ཤིང་རོ་རྩྭའི་འབྲས་བུ། །དུར་བྱེད་ལ་སོགས་སྡེ་ཚན་ནི། །སྐྲན་དང་དུག་དང་ཡི་ག་འཆུས། །བད་ཀན་དང་ནི་སྙིང་ནད་དང་། །གཅིན་སྲི་བ་ཡི་ནད་རྣམས་འཇོམས། །དེ་ལྟར་སུམ་ཅུ་རྩ་གསུམ་བཤད། །སྡེ་ཚན་དེ་ལས་མ་རྙེད་ན། །དེ་ཡང་མཚུངས་པ་གཞན་དང་སྦྱར། །མི་འདྲའི་སྦྱོར་བ་སྤང་བར་བྱ། །ཞེས་གསུངས་པའོ། །

ས་བཅད་གཉིས་པ། རོ་སྡེབས་སྦྱོར་བ་བསྟན་པ།

དང་པོ། མདོར་བསྟན་པ།

སྦྱར་ཐབས་རོ་སྦྱོར་ནུས་པ་སྦྱར་བ་གཉིས། །

སྦྱོར་ཐབས་ནི་རོས་ལས་བྱེད་པ་རྣམས་རོ་སྡེབས་ཏེ་སྦྱོར་བའི་ཚུལ་དང་། ནུས་པས་ལས་བྱེད་པ་རྣམས་ནུས་པ་སྡེབས་ཏེ་སྦྱོར་བའི་ཚུལ་གཉིས་སོ། །

གཉིས་པ། རྒྱས་པར་བཤད་པ།

༡ སྦྱོར་ཚུལ།

(༡)མདོར་བསྟན་པ།

རོ་སྡེབས་སྦྱོར་བ་ལྔ་ཅུ་རྩ་བདུན་ཏེ། །

མངར་བ་ལ་སོགས་པའི་རྩ་བའི་རོ་དྲུག་པོ་ཕན་ཚུན་ནང་བསྡེབས་ཏེ་ལྷན་དུ་སྦྱོར་བ་ལ་ལྡན་པའི་རོ་ལྔ་ཅུ་རྩ་བདུན་ཡོད་དོ། །

(༢)རྒྱས་པར་བཤད་པ།

ཀ (༡)རོ་གཉིས་སྦྱོར།

གཉིས་པ་སྦྱར་ལ་མངར་ལྔ་སྐྱུར་བ་བཞི། །ལན་ཚྭ་གསུམ་ལ་ཁ་གཉིས་ཚ་བ་གཅིག །

རོ་དྲུག་པོ་ཕན་ཚུན་ནང་བསྡེབས་ཤིང་ལྷན་དུ་སྦྱོར་བ་ལ་ལྡན་པའི་རོ་ལྔ་བཅུ་རྩ་བདུན་ཡོད་དོ། །

ཞེས་པ་དེ་རྒྱས་པར་བཤད་པ་ལ། རོ་གཉིས་སྦྱོར་བ། གསུམ་སྦྱོར་བ། བཞི་སྦྱོར་བ། ལྔ་སྦྱོར་བ། དྲུག་ཀ་སྦྱོར་བའོ། །

གཉིས་སུ་སྦྱོར་བ་ནི། གཉིས་པར་སྦྱོར་བ་ལ་མངར་ལྔ་སྐྱུར་བ་བཞི། ལན་ཚྭ་གསུམ་ལ་ཁ་གཉིས་ཚྭ་བ་གཅིག །ཅེས་པས་རོ་དྲུག་པོ་སྔ་གཉིས་པར་སྦྱོར་བ་ལ། མངར་བ་དང་སྦྱོར་བ་ལྔ་སྟེ། མངར་བ་དང་སྐྱུར་བ་སྦྱོར་བ། མངར་བ་དང་ལན་ཚྭ་བ་སྦྱོར་བ། མངར་བ་དང་ཁ་བ་སྦྱོར་བ། མངར་བ་དང་ཚྭ་བ་སྦྱོར་བ། མངར་བ་དང་བསྐ་བ་སྦྱོར་བ་དང་ལྔའོ། །

སྐྱུར་བ་དང་བཞི་ཞེས་པ། སྐྱུར་བ་དང་ལན་ཚྭ་བ་སྦྱོར་བ། སྐྱུར་བ་དང་ཁ་བ་སྦྱོར་བ། སྐྱུར་བ་དང་ཚ་བ་སྦྱོར་བ། སྐྱུར་བ་དང་བསྐ་བ་སྦྱོར་བ་སྟེ་བཞིའོ། །

ལན་ཚྭ་གསུམ་ལ་ཞེས་པས། ལན་ཚྭ་བ་དང་ཁ་བ་སྦྱོར་བ། ལན་ཚྭ་བ་དང་ཚ་བ་སྦྱོར་བ། ལན་ཚྭ་བ་དང་བསྐ་བ་སྦྱོར་བ་སྟེ་གསུམ་མོ། །

ཁ་གཉིས་ཞེས་པས། ཁ་བ་དང་ཚ་བ་སྦྱོར་བ། ཁ་བ་དང་བསྐ་བ་སྦྱོར་བ་གཉིས་སོ། །ཚ་བ་གཅིག་ཅེས་པ་ཚ་བ་དང་བསྐ་བ་སྦྱོར་བ་གཅིག་གོ །

ཉིས་སྦྱོར་བཅོ་ལྔའི་རེའུ་མིག

མངར་བའི་ཉིས་སྦྱོར་ལྔ།	མངར་སྐྱུར།	མངར་ལན་ཚྭ།	མངར་ཁ།	མངར་ཚ།	མངར་བསྐ།
སྐྱུར་བའི་ཉིས་སྦྱོར་བཞི།	སྐྱུར་ལན་ཚྭ།	སྐྱུར་ཁ།	སྐྱུར་ཚ།	སྐྱུར་བསྐ།	
ལན་ཚྭ་ཉིས་སྦྱོར་གསུམ།	ལན་ཚྭ་ཁ།	ལན་ཚྭ་ཚ།	ལན་ཚྭ་བསྐ།		
ཁ་བའི་ཉིས་སྦྱོར་གཉིས།	ཁ་ཚ།	ཁ་བསྐ།			
ཚ་བའི་ཉིས་སྦྱོར་གཅིག	ཚ་བསྐ།				

ཀ (༣) རོ་གསུམ་སྦྱོར།

གསུམ་དུ་སྦྱོར་བ་མངར་བཅུ་སྐྱུར་བ་དྲུག །ལན་ཚྭ་གསུམ་ལ་ཁ་བ་གཅིག་ཕྱུ་ཉིད། །

རོ་དྲུག་པོ་སྔ་གསུམ་གསུམ་དུ་སྦྱོར་བ་ལ། མངར་བཅུ་ཞེས་པ་ནི་འདི་ལྟ་སྟེ། མངར་བ་དང་སྐྱུར་བ་དང་ལན་ཚྭ་གསུམ་སྦྱོར་བ། མངར་བ་དང་སྐྱུར་བ་དང་ཁ་བ་སྦྱོར་བ། མངར་བ་དང་སྐྱུར་བ་དང་ཚ་བ་སྦྱོར་བ། མངར་བ་དང་སྐྱུར་བ་དང་བསྐ་བ་སྦྱོར་བའོ། །

དེས་ནས་སྐྱུར་བ་བཞག་སྟེ་མངར་བ་དང་ལན་ཚྭ་བ་ཁ་བ་དང་སྦྱོར་བ། མངར་བ་དང་ལན་ཚྭ་བ་ཚྭ

བ་དང་སྦྱར་བ། མངར་བ་དང་ལན་ཚྭ་བ་བསྐ་བ་སྦྱར་བའོ། །དེ་ནས་ལན་ཚྭ་བ་བཞག་སྟེ་མངར་བ་དང་ཁ་བ་ཚ་བ་དང་སྦྱར་བ། མངར་བ་དང་ཁ་བ་བསྐ་བ་དང་སྦྱར་བའོ། །དེ་ནས་ཁ་བ་བཞག་མངར་བ་དང་ཚ་བ་དང་བསྐ་བ་སྦྱར་བ་སྟེ་བཅུའོ། །

སྐྱུར་བ་དྲུག་ཅེས་པ། སྐྱུར་ལན་ཚྭ་ཁ་བ་སྦྱར་བ། སྐྱུར་ལན་ཚྭ་ཚ་བ་སྦྱར་བ། སྐྱུར་ལན་ཚྭ་བསྐ་བ་སྦྱར་བའོ། །དེ་ནས་ལན་ཚྭ་བཞག་སྟེ་སྐྱུར་ཁ་ཚ་བ་སྦྱར་བ། སྐྱུར་ཁ་བསྐ་བ་སྦྱར་བ། དེ་ནས་ཁ་བ་བཞག་སྟེ་སྐྱུར་ཚ་བསྐ་བ་སྦྱར་བ་དྲུག་གོ །

ལན་ཚྭ་གསུམ་ལ་ཞེས་པ་ལན་ཚྭ་ཁ་ཚ་སྦྱར་བ། ལན་ཚྭ་ཁ་བསྐ་སྦྱར་བའོ། །དེ་ནས་ཁ་བ་བཞག་ལ་ལན་ཚ་བསྐ་སྦྱར་བ་སྟེ་གསུམ་མོ། །ཁ་བ་གཅིག་པུ་ཉིད་ཅེས་པས། ཁ་བ་ཚྭ་བ་བསྐ་བ་གསུམ་སྦྱར་བ་གཅིག་པོ་དེ་ཉིད་དོ། །

སུམ་སྦྱོར་ཧྲི་ཤུའི་རེའུ་མིག

མངར་བའི་སུམ་སྦྱོར་བཅུ།	མངར་སྐྱུར་ལན་ཚྭ།	མངར་སྐྱུར་ཁ།	མངར་སྐྱུར་ཚ།	མངར་སྐྱུར་བསྐ།	མངར་ལན་ཚྭ་ཁ།	མངར་ལན་ཚྭ།	མངར་ལན་ཚྭ་བསྐ།	མངར་ཁ་ཚ།	མངར་ཁ་བསྐ།	མངར་ཚ་བསྐ།
སྐྱུར་བའི་སུམ་སྦྱོར་དྲུག	སྐྱུར་ལན་ཁ།		སྐྱུར་ལན་ཚ།		སྐྱུར་ལན་བསྐ།	སྐྱུར་ཁ་ཚ།		སྐྱུར་ཁ་བསྐ།		སྐྱུར་ཚ་བསྐ།
ལན་ཚྭའི་སུམ་སྦྱོར་གསུམ།		ལན་ཁ་ཚ།			ལན་ཁ་བསྐ།				ལན་ཚ་བསྐ།	
ཁ་བའི་སུམ་སྦྱོར་གཅིག					ཁ་ཚ་བསྐ།					

ཀ(༣)རོ་བཞི་སྦྱོར།

བཞི་སྦྱར་མངར་བཅུ་སྐྱུར་བཞི་ལན་ཚྭ་གཅིག །

རོ་དྲུག་པོ་བཞི་བཞིར་སྦྱར་བ་ནི། མངར་བཅུ་ཞེས་པ། མངར་སྐྱུར་ལན་ཁ་སྦྱར་བ། མངར་སྐྱུར་ལན་ཚ་སྦྱར་བ། མངར་སྐྱུར་ལན་བསྐ་སྦྱར་བ། མངར་སྐྱུར་ཁ་ཚ་སྦྱར་བ། མངར་སྐྱུར་ཁ་བསྐ་སྦྱར་བ། མངར་སྐྱུ་ཚ་བསྐ་སྦྱར་བ། །དེ་ནས་སྐྱུར་བ་བཞག མངར་བ་དང་ལན་ཚྭ་ཁ་བ་ཚ་བ་སྦྱར་བ། མངར་བ་ལན་ཚ་ཁ་བ་བསྐ་བ་སྦྱར་བ། མངར་བ་ལན་ཚྭ་ཚ་བ་བསྐ་བ་སྦྱར་བ། མངར་བ་ཁ་བ་ཚ་བ་བསྐ་བ་སྦྱར་བ་སྟེ་བཅུའོ། སྐྱུར་བ་བཞི་ཞེས་པ། སྐྱུར་བ་ལན་ཚྭ་ཁ་བ་ཚ་བ་སྦྱར་བ། སྐྱུར་བ་ལན་ཚ་ཁ་བ་བསྐ་བ་སྦྱར་བ། སྐྱུར་བ་ཁ་བ་ཚ་བ་བསྐ་བ་སྦྱར་བ། སྐྱུར་བ་ལན་ཚྭ་ཚ་བ་བསྐ་བ་སྦྱར་བ་བཞིའོ། ལན་ཚྭ་གཅིག་ཅེས་པ། ལན་ཚྭ་ཁ་ཚ་བསྐ་བཞི་སྦྱར་བ་གཅིག་བཅས་ཁྱོན་བཅོ་ལྔའོ། །

བཞི་སྦྱོར་བཅོ་ལྔའི་རེའུ་མིག

མངར་བའི་བཞི་སྦྱོར་བཅུ།	མངར་སྐྱུར་ལན་ཁ།	མངར་སྐྱུར་ལན་ཚ།	མངར་སྐྱུར་ལན་བསྐ།	མངར་སྐྱུར་ཁ་ཚ།	མངར་སྐྱུར་ཁ་བསྐ།	མངར་སྐྱུར་ཚ་བསྐ།	མངར་ལན་ཁ་ཚ།	མངར་ལན་ཁ་བསྐ།	མངར་ལན་ཚ་བསྐ།	མངར་ཁ་ཚ་བསྐ།
སྐྱུར་བའི་བཞི་སྦྱོར་བཞི།	སྐྱུར་ལན་ཁ་ཚ།			སྐྱུར་ལན་ཁ་བསྐ།			སྐྱུར་ཁ་ཚ་བསྐ།		སྐྱུར་ལན་ཚ་བསྐ།	
ལན་ཚྭ་གཅིག	ལན་ཁ་ཚ་བསྐ།									

ཀ(༩) རོ་ལྔ་སྦྱོར།

ལྔ་སྦྱོར་མངར་བ་ལྔ་ལ་སྐྱུར་བ་གཅིག །

རོ་ལྔ་ལྔ་སྦྱོར་བ་ལ། མངར་བ་ལྔ་ལ་ཞེས་པས། མངར་སྐྱུར་ལན་ཁ་ཚ་སྦྱར་བ། མངར་སྐྱུར་ལན་ཁ་བསྐ་བ་སྦྱར་བ། མངར་སྐྱུར་ལན་ཚ་བསྐ་བ་སྦྱར་བ། མངར་སྐྱུར་ཁ་ཚ་བསྐ་བ་སྦྱར་བ། མངར་ལན་ཁ་ཚ་བསྐ་བ་སྦྱར་བ་བཅས་ལྔའོ།

སྐྱུར་བ་གཅིག་ཅེས་པས། སྐྱུར་ལན་ཁ་ཚ་བསྐ་བ་སྦྱར་བ་བཅས་ཀྱིན་བསྡོམས་དྲུག་གོ །

ལྔ་སྦྱོར་དྲུག་གི་རེའུ་མིག

མངར་བའི་ལྔ་སྦྱོར་ལྔ།	མངར་སྐྱུར་ལན་ཁ་ཚ།	མངར་སྐྱུར་ལན་ཁ་བསྐ།	མངར་སྐྱུར་ལན་ཚ་བསྐ།	མངར་སྐྱུར་ཁ་ཚ་བསྐ།	མངར་ལན་ཁ་ཚ་བསྐ།
སྐྱུར་བའི་ལྔ་སྦྱོར་གཅིག	སྐྱུར་ལན་ཁ་ཚ་བསྐ་བ།				

ཀ (༥) རྐྱང་བའི་རོ་སྦྱོར།

འདུས་པའི་རོ་སྦྱོར་གཅིག་དང་རྐྱང་པའི་རོ་སྦྱོར་དྲུག་གི་རེའུ་མིག

འདུས་པ།	མར་སྐྱུར་ལན་ཚ་ཁ་ཚ་བསྐ་བ་དྲུག་ཀ་སྦྱར་བ།					
རྐྱང་བ།	མངར་བ།	སྐྱུར་བ།	ལན་ཚྭ་བ།	ཁ་བ།	ཚ་བ།	བསྐ་བ།

༣ གྲངས་ཀྱི་སྣ་ཚན་མཇུག་བསྡུ་བ།

བཞི་པ་གཉིས་པ་བཅོ་ལྔ་ལྔ་པ་དྲུག །གསུམ་པ་ཉི་ཤུ་དྲུག་ཏུ་སྦྱར་བ་གཅིག །རྐྱང་བ་དྲུག་སྟེ་དྲུག་ཅུ་རྩ་གསུམ་མོ། །

བཞི་སྦྱོར་བ་ལ་མངར་བ་བཅུ། སྐྱུར་བ་བཞི། ལན་ཚྭ་གཅིག་སྟེ་དྲིལ་བས་བཅོ་ལྔ། ཉིས་སྦྱོར་བ་ལའང་མངར་ལྔ་སྐྱུར་བཞི། ལན་ཚྭ་གསུམ། ཁ་བ་གཉིས། ཚ་བ་གཅིག་སྟེ་བཅོ་ལྔའོ། །བཞི་པར་སྦྱར་བ་དང་གཉིས་པར་སྦྱར་བ་བཅོ་ལྔ་བཅོ་ལྔ་སྟེ་སུམ་ཅུའོ། །ལྔ་པ་དྲུག་ཅེས་ལྔ་རུ་སྦྱར་བ་ལ། མངར་བ་ལྔ། སྐྱུར་བ་གཅིག་དང་དྲུག་གོ །གསུམ་པ་ཉི་ཤུ་ཞེས་པ་རོ་གསུམ་དུ་སྦྱར་བ་ལ། མངར་བཅུ། སྐྱུར་དྲུག། ལན་ཚྭ་བ་གསུམ། ཁ་བ་གཅིག་སྟེ་ཉི་ཤུ་ཡོད་པའོ། །དྲུག་ཏུ་སྦྱར་བ་གཅིག་ཅེས་པ་རོ་དྲུག་ཏུ་ཚོགས་པར་སྦྱར་བ་གཅིག་ཡོད་པའོ། །དེ་དག་ལ་སྦྱར་བ་ལྔ་བཅུ་རྩ་བདུན་ཞེས་བྱའོ། །དེའི་སྟེང་དུ་བརྟགས་པའམ་རྐྱང་པའི་རོ་དྲུག་སྟེ་རོ་མངར་བ་ནས་བསྐ་བའི་བར་རེ་རེ་བཞིན་བརྩིས་པའི་རྐྱང་བ་དྲུག་པོ་སྦྱར་བས་ཁྱོན་དྲུག་ཅུ་རྩ་གསུམ་འབྱུང་བ་ནི་རགས་རིམ་ཙམ་དུ་བཤད་དེ། དཔའ་བོའི་བརྒྱད་པའི་སྙིང་པོར། རོ་རྣམས་ཀྱིས་ནི་དབྱེ་བ་ལས། །སྦྱོར་བ་ལྔ་བཅུ་རྩ་བདུན་དང་། །བརྟགས་པ་དྲུག་ཅུ་རྩ་གསུམ་དུ། །རགས་རིམ་ཇི་བཞིན་དབྱེ་བ་ཡིན། །ཞེས་པས་སོ། །

རོ་སྦྲེལ་བས་སྦྱོར་བ་ལྔ་བཅུ་རྩ་བདུན་གྱི་མདོར་བསྡུས་རེའུ་མིག

རོ་རྐྱང་བ།	རོ་གཉིས་སྦྱོར།	རོ་གསུམ་སྦྱོར།	རོ་བཞི་སྦྱོར།	རོ་ལྔ་སྦྱོར།	རོ་དྲུག་སྦྱོར།	བསྡོམས།
༦	༡༥	༣༠	༡༥	༦	༡	༦༣

༣ ནད་དང་གཉེན་པོ་སྦྱོར་ཚུལ།

(༡)ཀ་དོན་བཤད་པ།

སྤྱིར་གཉེན་པོ་ཞེས་པ་ཕྱོག་ཕྱོགས་འཇོམས་བྱེད་ཀྱི་ངོ་བོ་དེ་ལ་གཉེན་པོའམ་ཁ་གཉེན་ནམ། གཤེད་མའམ། འཇོམས་བྱེད་ཅེས་བྱ་སྟེ། ཞི་སྣང་གི་གཉེན་པོར་བྱམས་པ་བཞིན་ནོ། །དེ་ལ་འདིར། ནད་ཞི་བྱེད་དམ་འཇོམས་བྱེད་ཀྱི་ངོ་བོ་ནི་སྨན། སྨན་གྱི་ངོ་བོ་ནི་རོ། རོའི་ངོ་བོ་ནི་ཞུ་རྗེས། ཞུ་རྗེས་ངོ་བོ་ནི་ནུས་པ། ནུས་པའི་ངོ་བོ་ནི་སྟོབས། སྟོབས་ཀྱི་ངོ་བོ་ནི་ཡོན་ཏན། ཡོན་ཏན་གྱི་ངོ་བོ་ནི་བདེ་བར་འབྲེལ་དགོས་པའི་ངེས་པས། འབྱུང་པའི་རང་བཞིན་འཕེལ་འགྲིབ་འཁྲུགས་གསུམ་གྱི་ནད་གང་ཞིག དེ་འཇོམས་བྱེད་ཀྱི་འབྱུང་བའི་ནུས་པ་དང་ལྡན་ཅིག་པའི་རོ་དེ་ལ་གཉེན་པོ་བཤད་དོ། །དེ་ལ་གསོ་བྱའི་ནད་རྒྱས་འབྲིང་བསྡུས་གསུམ་སྟེ། རྒྱས་པར་ནི། ཉེས་པ་གནོད་བྱ་ཉི་ཤུ་རྩ་ལྔ་ལ། །རྐྱང་པ་ལྡན་འདུས་དུ་མའི་

རིགས་འབྱུང་བས། །གྲངས་དང་མིང་གི་ངེས་བསྟན་ཡོད་མ་ཡིན། །ཞེས་པ་དེའི་གཉེན་པོ་ནི། རང་འགྲེལ་དུ། ཡོངས་ནི་རོ་དྲུག་པོ་འདི་དག་ལ་སོ་སོར་ཕྱེ་སྟེ་བགྲངས་ན་ཅིས་ཀྱང་མི་ལང་སྟེ་ཞེས་དང་། ཀླ་དགས། དེ་ལས་ཕྲ་བར་གྱེས་པ་ནི། །ཕྱེས་པས་བགྲངས་བར་ནུས་མ་ཡིན། །རྒྱུན་ཤེས་བྱས་ཀྱང་རབ་ཏུ་དཀའ། །ཞེས་པ་རྣམས་སོ། །བསྡུས་པ་ནི་དཔའ་བོས། རླུང་དང་མཁྲིས་པ་བད་ཀན་ཡང་། །ཉེས་པ་རྣམ་གསུམ་མདོར་བསྡུས་ཡིན། །ཞེས་དང་འདིར། འོན་ཀྱང་ཉེས་པ་གསུམ་ལས་ནད་མི་འདའ། །ཞེས་པ་དེའི་གཉེན་པོར་ཞུ་རྗེས་དུས་ཀྱི་རོ་ཡང་མངར་སྐྱུར་ཁ་གསུམ་སྟེ། ཉེས་པ་གསུམ་པོ་གཉིས་གཉིས་རེ་རེས་སེལ་ཞེས་པའོ། །འཕྲིང་དུ་བསྟན་པ་ལ་འདིར་སྐབས་དོན་དྲུག་ཅུ་རྩ་གསུམ་མོ། །འཕེལ་ཟད་བདུན་ཅུ་རྩ་བཞིའི་གཉེན་པོར་སྦྱོར་ཞེས་པའོ། །

(༣)ཇི་ལྟར་སྦྱོར་བའི་ངེས་པ་བསྟན་པ།

འཕེལ་ཟད་བདུན་ཅུ་རྩ་བཞིའི་གཉེན་པོ་སྦྱོར། །

ནད་རླུང་མཁྲིས་བད་ཀན་གསུམ་པོའི་འཕེལ་ཟད་བདུན་ཅུ་རྩ་བཞི་ཡོད་པ་ལ་གཉེན་པོ་རེ་རེ་བཞིན་གྲངས་སྦྱོད་ནས་སྦྱར་ན་རང་འགྲེལ་དུ། ནད་དམིགས་དང་སྨན་གཉིས་སུ་སྦྱར་ཞིང་། རོ་རྣམས་དྲུག་པོ་རེ་རེ་ལ་ཡང་རོའི་ཞུ་རྗེས་གཞན་དུ་འགྲོ་བ་དེ་ལྟ་བུ་ལས། རོ་ཆེན་པོ་དང་འབྲིང་དང་ཆུང་ངུ་རྣམ་པ་གསུམ་དུ་དབྱེ་ཞིང་བརྟག་པར་བྱའོ། །ཞེས་པས་ནད་དམིགས་འཕེལ་ཟད་ཀྱི་དབྱེ་བ་བདུན་ཅུ་རྩ་བཞི་ཡོད་པ་དེའི་གཉེན་པོར་སྦྱོར་བ་ལ། གསོམས་བྱ་ནད་ཀྱི་འཕེལ་ཟད། འཛོམས་བྱེད་སྨན་གྱི་སྦྱོར་ཚུལ་གཉིས་ལས་དང་པོ་གཙོ་བོའི་དབྱེ་བ་ལ། རང་རྒྱུད་ཅན་རྐྱང་པའི་འཕེལ་ཟད་བཅོ་བརྒྱད། གཞན་དང་འདྲེས་པའི་གཞན་རྒྱུད་ཅན་ལ་ལྡན་པའི་འཕེལ་ཟད་བཅོ་བརྒྱད། འདུས་པའི་འཕེལ་ཟད་སུམ་ཅུ་སོ་བརྒྱད་དེ་བདུན་ཅུ་རྩ་བཞི་ཡོད་པ་ལ། དེ་དག་གི་གཉེན་པོ་ནི་ཐོག་མར་རང་རྒྱུད་ཅན། ཉེས་གསུམ་འཕེལ་དང་རབ་འཕེལ་མཆོག་འཕེལ་ཟད་པར་སྦྱར། ཞེས་པའི་འཕེལ་ཟད་བཅོ་བརྒྱད་ནི། རྐྱང་པའམ་བརྟགས་པའི་རོ་དྲུག་གིས་འཛོམས་ཏེ། ནད་ཀྱི་རྩ་བ་ཉེས་གསུམ་སོ་སོ་དང་སྨན་གྱི་རྩ་བ་རོ་དྲུག་སོ་སོར་ནང་ཕྲད་པའི་དབང་གིས་སོ། །དེ་ལ་རླུང་འཕེལ་བ་རབ་ཏུ་འཕེལ་བ་མཆོག་ཏུ་འཕེལ་བ་གསུམ། རྐྱང་པའི་རོ་མངར་སྐྱུར་ལན་ཚྭ་གསུམ་གྱིས་འཛོམས་ཏེ། ལན་ཚྭ་བའི་མེ་ཆུའི་རང་བཞིན་སྣུམ་ལྗི་དྲོ་བ་དང་ལྡན་པས་རླུང་འཕེལ་བ་འཛོམས། སྐྱུར་བའི་ས་མེའི་རང་བཞིན་སྣུམ་ལྗི་ཚ་བརྟན་དང་ལྡན་པས་རླུང་རབ་ཏུ་འཕེལ་བ་འཛོམས་མངར་བ་ནི་ས་ཆུའི་སྣུམ་ལྗི་འཇམ་བརྟན་གྱི་སྟོབས་ལྷག་པར་ཆེ་བས་རླུང་མཆོག་ཏུ་འཕེལ་བ་འཛོམས་སོ།

དེ་བཞིན་མཁྲིས་པ་འཕེལ་བ་རབ་ཏུ་འཕེལ་བ་མཆོག་ཏུ་འཕེལ་བ་གསུམ་ཡང་། ཁ་མངར་བསྐ་བ་གསུམ་གྱིས་འཛོམས་ཏེ། བསྐ་བའི་ས་རླུང་ལས་གྲང་རྩུལ་སྐམ་པ་དང་ལྡན་པས་མཁྲིས་པ་འཕེལ་བ་སེལ། མངར་བའི་སླ་བསིལ་རྩུལ་མཉེན་གྱིས་མཁྲིས་པ་རབ་ཏུ་འཕེལ་བ་སེལ། ཁ་བའི་ཆུ་རླུང་གི་རང་བཞིན་ཐོག

མའི་ནུས་པ་སླ་བསིལ་རྟུལ་མཉེན་ལྷག་པར་ཆེ་བས་མཁྲིས་པ་མཆོག་ཏུ་འཕེལ་བ་འཇོམས་སོ།

བད་ཀན་འཕེལ་བ། བད་ཀན་རབ་ཏུ་འཕེལ་བ། བད་ཀན་མཆོག་ཏུ་འཕེལ་བ་གསུམ་དེ་ཡང་། ཚ་སྐྱུར་ལན་ཚྭ་གསུམ་གྱིས་སེལ་ཏེ་ལན་ཚྭ་བ་ལ་མེ་ཆུའི་རང་བཞིན་རྣོ་དྲོ་རྩུབ་པ་དང་ལྡན་པས་བད་ཀན་འཕེལ་བ་སེལ་ལོ། སྐྱུར་བ་ལ་མེ་སའི་རང་བཞིན་ཚ་རྣོ་རྩུབ་སྐམ་དང་ལྡན་པས་བད་ཀན་རབ་ཏུ་འཕེལ་བ་སེལ་ལོ། །ཚ་བའི་མེ་རླུང་གི་རང་བཞིན་ཡང་རྩུབ་ཚ་རྣོ་སྒྱུ་གཡོ་དྲུག་གིས་བད་ཀན་མཆོག་ཏུ་འཕེལ་བ་སེལ་ལོ།

ཟད་པ་ལ་ཡང་དེ་བཞིན་དུ་རླུང་ཟད་པ་རབ་ཏུ་ཟད་པ་མཆོག་ཏུ་ཟད་པ་གསུམ། ཁ་བསྐ་ཚ་གསུམ་གྱིས་སེལ་ཏེ། ཚ་བའི་ཡང་རྩུབ་སྒྱུ་གཡོས་རླུང་ཟད་པ་སྐྱེད། བསྐ་བའི་གྲང་རྟུལ་རྩུབ་པས་རླུང་རབ་ཏུ་ཟད་པ་སྐྱེད། ཁ་བའི་ཡང་རྩུབ་བསིལ་གཡོས་རླུང་མཆོག་ཏུ་ཟད་པ་སྐྱེད། །མཁྲིས་པ་ཟད་པ་རབ་ཏུ་ཟད་པ་མཆོག་ཏུ་ཟད་པ་གསུམ། སྐྱུར་བ་ལན་ཚྭ་བ་ཚྭ་བས་སྐྱེད་དེ། ཚ་བའི་ཚ་རྣོ་ཡང་རྩུབ་ཀྱིས་མཁྲིས་པ་ཟད་པ་སྐྱེད། ལན་ཚྭ་བའི་རྣོ་དྲོ་སྣུམ་རྩུབ་ཀྱིས་མཁྲིས་པ་རབ་ཏུ་ཟད་པ་སྐྱེད། །སྐྱུར་བའི་ཚྭ་རྣོ་སྣུམ་རྩུབ་ཀྱིས་མཁྲིས་པ་མཆོག་ཏུ་ཟད་བ་སྐྱེད་དོ། །

བད་ཀན་ཟད་པ་རབ་ཏུ་ཟད་པ་མཆོག་ཏུ་ཟད་པ་གསུམ་ལ། མངར་བསྐ་ཁ་བས་སེལ་ཏེ། ཁ་བའི་བསིལ་རྟུལ་གྱིས་བད་ཀན་ཟད་པ་སྐྱེད། བསྐ་བའི་གྲང་རྟུལ་བརྟན་པས་བད་ཀན་རབ་ཏུ་ཟད་པ་སྐྱེད། མངར་བའི་སྣུམ་ལྕི་འཇམ་བརྟན་བསིལ་རྟུལ་གྱིས་བད་ཀན་མཆོག་ཏུ་ཟད་པ་སྐྱེད་དོ། །

ལྡན་པས་མཉམ་གསུམ་ཞེས་པའི་ལྡན་པའི་མཉམ་པར་འཕེལ་བ་གསུམ་ནི་ནད་སྟོབས་ཆེ་བས། བཞི་པར་སྦྱར་བ་གསུམ་གྱིས་འཇོམས་ཏེ། རླུང་མཁྲིས་མཉམ་པར་འཕེལ་བ་ལ། མངར་སྐྱུར་ཁ་བསྐ་བཞི་སྦྱར་བས་འཇོམས་ཏེ། མངར་སྐྱུར་གྱིས་རླུང་འཇོམས། ཁ་བསྐས་མཁྲིས་པ་འཇོམས་སོ། །

བད་མཁྲིས་མཉམ་པར་འཕེལ་བ་ལ། ཚ་སྐྱུར་མངར་ཁས་འཇོམས་ཏེ། ཚྭ་སྐྱུར་གྱིས་བད་ཀན་འཇོམས། མངར་ཁས་མཁྲིས་པ་འཇོམས་སོ། །བད་རླུང་མཉམ་པར་འཕེལ་བ་ལ། ལན་ཚྭ་ཚ་བ་མངར་བ་སྐྱུར་བས་འཇོམས་ཏེ། ལན་ཚྭ་ཚ་བས་བད་ཀན་འཇོམས། མངར་སྐྱུར་གྱིས་རླུང་འཇོམས་སོ། །

མཉམ་པར་ཟད་པ་གསུམ་དང་། གཅིག་རབ་ལྷག་པ་དྲུག་གི་འཕེལ་ཟད་བཅོ་ལྔ་ལ། །གཉིས་པར་སྦྱར་བ་བཅོ་ལྔས་བསྐྱེད་དེ། རླུང་མཁྲིས་མཉམ་པར་ཟད་པ་བསྐ་བ་དང་ཚ་བ་སྦྱར་བས་སྐྱེད། །བད་མཁྲིས་མཉམ་པར་ཟད་པར་མངར་སྐྱུར་གྱིས་སྐྱེད། །བད་རླུང་མཉམ་པར་ཟད་པར་མངར་ཁ་ལན་ཚྭ་ཚ་བས་སྐྱེད་དོ། །

གཅིག་རབ་ལྷག་པ་དྲུག་གི་འཕེལ་ཟད་བཅུ་གཉིས་ལ། རླུང་རབ་ཏུ་འཕེལ་མཁྲིས་པ་ལྷག་པར་ཆེར་འཕེལ་བ་སྐྱུར་ཁས་སོ། །མཁྲིས་པ་རབ་ཏུ་འཕེལ་རླུང་ལྷག་པར་འཕེལ་བ་བསྐ་མངར་གྱིས་སོ། །རླུང་

རབ་ཏུ་འཕེལ་བད་ཀན་ལྷག་པར་འཕེལ་བ་ལ་སྐྱུར་ཚོར། །བད་ཀན་རབ་ཏུ་འཕེལ་རླུང་ལྷག་པར་ཆེར་འཕེལ་བ་ལ་ལན་ཚྭ་སྐྱུར་བ་དག་གིས་སོ། །མཁྲིས་པ་རབ་ཏུ་འཕེལ་བད་ཀན་ལྷག་པར་ཆེར་འཕེལ་བ་ལ་མངར་ཚམས་སོ། །བད་ཀན་རབ་ཏུ་འཕེལ་མཁྲིས་པ་ལྷག་པར་ཆེར་འཕེལ་བ་ལ་ལན་ཚྭ་ཁ་བས་སོ། །

ཟད་པ་ལ་སྦྱོར་བ་ནི་རླུང་རབ་ཏུ་ཟད་མཁྲིས་པ་ཆེར་ཟད་པ་ལ་བསྐ་ལན་ཚྭས་སོ། །མཁྲིས་པ་རབ་ཏུ་ཟད་རླུང་ཆེར་ཟད་པ་ལ་ཚ་བ་དང་ཁ་བས་སོ། །རླུང་རབ་ཏུ་ཟད་བད་ཀན་ཆེར་ལྷག་པར་ཟད་པ་ལ་ཁ་མངར་གྱིས་སོ། །བད་ཀན་རབ་ཏུ་ཟད་རླུང་ལྷག་པར་ཟད་པ་ལ་བསྐ་ཁས་སོ། །བད་ཀན་རབ་ཏུ་ཟད་མཁྲིས་པ་ལྷག་པར་ཟད་པ་ལ་བསྐ་སྐྱུར་གྱིས་སོ། །མཁྲིས་པ་རབ་ཏུ་ཟད་བད་ཀན་ལྷག་པར་ཟད་པ་ལ་ལན་ཚྭ་མངར་བས་སོ། །

ཡང་འདུས་པ་ལ་མཚུངས་གཅིག་རབ་འབྱིང་གསུམ་སྦྱར་དྲུག་ཅེས་པའི་འཕེལ་ཟད་བཅུ་བཞིར། གསུམ་པ་སྦྱར་བ་ནི་ཤུ་ཡོད་པའི་བཅུ་བཞིས་འཇོམས་ཏེ། རླུང་མཁྲིས་བད་ཀན་འདུས་པ་མཚུངས་པ་འཕེལ་བ། མངར་ཁ་ཚ་གསུམ་སྦྱར་བས་སེལ་ཏེ། མངར་བས་རླུང་འཕེལ་བ་དང་། ཁ་བས་མཁྲིས་པ་འཕེལ་བ་ཚ་བས་བད་ཀན་འཕེལ་བ་འཇོམས་སོ། །ཞེས་གསུམ་ཟད་པ་ལ་ཁ་སྐྱུར་མངར་གསུམ་གྱིས་སྐྱེད་དེ། ཁ་བས་རླུང་། སྐྱུར་བས་བད་མཁྲིས། མངར་བས་བད་ཀན་ཟད་པ་སྐྱེད་དོ། །

རབ་འབྱིང་གསུམ་སྦྱར་དྲུག་ཅེས་པའི་རླུང་འཕེལ། མཁྲིས་པ་རབ་ཏུ་འཕེལ། བད་ཀན་མཆོག་ཏུ་འཕེལ་བའི་འདུས་པ་ལ། ལན་ཚྭ་བ་མངར་བ་ཚ་བ་གསུམ་གྱིས་སེལ་ཏེ། ལན་ཚྭའི་ལྡི་སྣུམ་དྲོ་བས་རླུང་འཕེལ་བ་སེལ། མངར་བའི་བསིལ་རྟུལ་མཉེན་གྱིས་མཁྲིས་པ་རབ་ཏུ་འཕེལ་བ་སེལ། ཚ་བའི་ཡང་རྩུབ་ཚ་རྣོ་སྐྱ་གཡོས་བད་ཀན་མཆོག་ཏུ་འཕེལ་བ་སེལ་ལོ། །དེ་བཞིན་དུ་ཐམས་ཅད་ལ་རྟོགས་པར་བྱའོ། །

རླུང་འཕེལ་བད་ཀན་རབ་ཏུ་འཕེལ་མཁྲིས་པ་མཆོག་ཏུ་འཕེལ་བ་ལ། ལན་ཚྭ་བ་སྐྱུར་བ་ཁ་བས་སོ། །མཁྲིས་པ་འཕེལ་རླུང་རབ་ཏུ་འཕེལ་བད་ཀན་རབ་མཆོག་ཏུ་འཕེལ་བ་ལ་བསྐ་སྐྱུར་ཚ་བས་སོ། །མཁྲིས་པ་འཕེལ་བད་ཀན་རབ་ཏུ་འཕེལ་རླུང་རབ་མཆོག་ཏུ་འཕེལ་བ་ལ་བསྐ་སྐྱུར་མངར་བས་སོ། །བད་ཀན་འཕེལ་མཁྲིས་པ་རབ་ཏུ་འཕེལ་རླུང་རབ་མཆོག་ཏུ་འཕེལ་བ་ལ། ལན་ཚྭ་མངར་སྐྱུར་གྱིས་སོ། །བད་ཀན་འཕེལ་རླུང་རབ་ཏུ་འཕེལ་མཁྲིས་པ་རབ་མཆོག་ཏུ་འཕེལ་བ་ལ། ཚ་སྐྱུར་ཁ་བས་སོ། །

ཟད་པ་དང་དེའི་གཉེན་པོ་ནི་རླུང་ཟད་མཁྲིས་པ་རབ་ཏུ་ཟད་བད་ཀན་མཆོག་ཏུ་ཟད་པ་ལ། བསྐ་ལན་ཚྭ་མངར་བས་སོ། །རླུང་ཟད་བད་ཀན་རབ་ཏུ་ཟད་མཁྲིས་པ་རབ་མཆོག་ཏུ་ཟད་པ་ལ་ལན་ཚྭ་བསྐ་སྐྱུར་གྱིས་སོ། །མཁྲིས་པ་ཟད་རླུང་རབ་ཏུ་ཟད་བད་ཀན་རབ་མཆོག་ཏུ་ཟད་པ་ལ་ཚ་བསྐ་མངར་བས་སོ། །མཁྲིས་པ་ཟད་བད་ཀན་རབ་ཏུ་ཟད་རླུང་རབ་མཆོག་ཏུ་ཟད་པ་ལ་ཚ་བསྐ་ཁ་བས་སོ། །བད་ཀན་ཟད་མཁྲིས་པ་རབ་ཏུ་ཟད་རླུང་རབ་མཆོག་ཏུ་ཟད་པ་ལ་ཁ་ལན་ཚྭ་བསྐ་བས་སོ། །བད་ཀན་ཟད་རླུང་

རབ་ཏུ་ཟད་མཁྲིས་པ་རབ་མཆོག་ཏུ་ཟད་པ་ལ་ཁ་བསྐ་སྐྱུར་བས་སོ། །

གཉིས་གཅིག་ལྷག་པ་ལ་དྲུག་གོ་ལྡོག་ཟད། ཅེས་པ་དང་དེའི་གཉེན་པོ་ནི། བཞི་བར་སྦྱར་བའི་དྲུག་དང་ལྔ་པར་སྦྱར་བའི་དྲུག་གིས་འཇོམས་ཏེ། རླུང་མཁྲིས་གཉིས་འཕེལ་བད་ཀན་ལྷག་པར་འཕེལ་བའི་གཉེན་པོ་ནི། ལན་ཚྭ་བསྐ་བ་ཚ་བ་སྐྱུར་བ་བཞི་སྦྱར་བས་སེལ་ཏེ། ལན་ཚྭས་རླུང་འཕེལ་བ། བསྐ་བས་མཁྲིས་པ་འཕེལ་བ། ཚ་སྐྱུར་གྱིས་བད་ཀན་ལྷག་པར་འཕེལ་བ་སེལ་ལོ། །

བད་རླུང་འཕེལ་མཁྲིས་པ་ལྷག་པར་འཕེལ་བའི་འདུས་པ་ལ། སྐྱུར་མངར་ལན་ཚྭ་ཁ་བསྐ་ལྔ་སྦྱར་བས་སེལ་ཏེ། སྐྱུར་བས་བད་ཀན་འཕེལ་བས་སེལ། རླུང་མཁྲིས་གཉིས་ལྷག་པར་འཕེལ་བ་ནི་སྟོབས་ཏ་ཅང་ཆེ་བས། རོ་གཉིས་གཉིས་བསྡེབས་པས་སེལ་ལ་དེ་ཡང་མངར་དང་ལན་ཚྭ་བས་རླུང་། ཁ་དང་བསྐ་བས་མཁྲིས་པ་སྟེ། རླུང་མཁྲིས་ལྷག་པར་འཕེལ་བ་འཇོམས་སོ། །བད་མཁྲིས་འཕེལ་རླུང་ལྷག་པར་འཕེལ་བ་ལ་ལན་ཚྭ་བསྐ་སྐྱུར་མངར་བ་བཞིས་སོ། །རླུང་འཕེལ་བད་མཁྲིས་གཉིས་ལྷག་པར་འཕེལ་བ་ལ་རླུང་འཕེལ་བ་ལ་སྐྱུར་བ། བད་ཀན་ལྷག་པར་འཕེལ་བ་ལ་ཚ་བ་དང་ལན་ཚྭ་བ། མཁྲིས་པ་ལྷག་པར་འཕེལ་བ་ལ་ཁ་མངར་ཏེ། སྐྱུར་ཚ་ལན་ཚྭ་ཁ་མངར་ལྔ་སྦྱར་བས་སེལ་ལོ། །བད་རླུང་འཕེལ་མཁྲིས་པ་ལྷག་པར་འཕེལ་བའི་འདུས་པ་ལ། ལན་ཚྭ་སྐྱུར་མངར་ཁ་བ་བཞིས་སོ། །མཁྲིས་པ་འཕེལ་བད་རླུང་ལྷག་པར་འཕེལ་བའི་འདུས་པ་ལ། མཁྲིས་པ་འཕེལ་བར་བསྐ་བས་སེལ། བད་ཀན་ལྷག་པར་འཕེལ་བ་སྐྱུར་ཚས་སེལ། རླུང་ལྷག་པར་འཕེལ་བ་མངར་བ་དང་ལན་ཚྭས་སེལ་ཏེ་བསྐ་སྐྱུར་ཚ་མངར་ལན་ཚྭ་ལྔ་སྦྱར་བས་སོ། །

ཟད་པ་ལ་སྦྱར་བ་ནི། རླུང་མཁྲིས་གཉིས་ཟད་བད་ཀན་ལྷག་པར་ཟད་པ་ནི། ཚ་བ་དང་ལན་ཚྭ་དང་བསྐ་མངར་བཞི་སྦྱར་བས་སོ། །བད་ཀན་ཟད་རླུང་མཁྲིས་གཉིས་ལྷག་པར་ཟད་པ་ནི་མངར་བསྐ་ཚ་ལན་ཚྭ་སྐྱུར་ལྔ་སྦྱར་བས་སོ། །བད་མཁྲིས་ཟད་རླུང་ལྷག་པར་ཟད་པ་ནི། ལན་ཚྭ་བསྐ་ཚ་ཁ་བ་བཞི་སྦྱར་བས་སོ། །རླུང་ཟད་བད་མཁྲིས་ལྷག་པར་ཟད་པ་ནི། བསྐ་མངར་ཁ་སྐྱུར་ཚ་བ་ལྔ་སྦྱར་བས་སོ། །བད་རླུང་གཉིས་ཟད་མཁྲིས་པ་ལྷག་པར་ཟད་པ་ལ་ཁ་བ་དང་ཚ་བ་ལན་ཚྭ་བ་དང་སྐྱུར་བ་བཞི་སྦྱར་བས་སོ། །མཁྲིས་པ་ཟད་བད་རླུང་གཉིས་ལྷག་པར་ཟད་པ་ལ་ཚ་བ་ལན་ཚྭ་མངར་བ་གསུམ་གྱིས་སེལ་ཏེ། བསྐ་བ་མངར་བ་ལན་ཚྭ་ཚ་བ་ཁ་བ་ལྔ་སྦྱར་བས་འཇོམས་སོ། །

འཕེལ་ཟད་འདྲེས་པས་མཉམ་འཕེལ་ཟད་སྦྱར་དྲུག ཅེས་པའི་གཉེན་པོར། །གསུམ་པར་སྦྱར་བ་དྲུག་གིས་འཇོམས་ཏེ། རླུང་མཉམ་མཁྲིས་པ་འཕེལ་བད་ཀན་ཟད་པ་ལ། ལན་ཚྭས་རླུང་འཕེལ་བ་མགོ་གནོན། ཁ་བས་མཁྲིས་པ་འཕེལ་བ་སེལ། མངར་བས་བད་ཀན་ཟད་པ་སེལ་ལོ། །དེ་བཞིན་དུ་རླུང་མཉམ་མཁྲིས་པ་ཟད་བད་ཀན་འཕེལ་བ་ལ་ལན་ཚྭ་ཚ་སྐྱུར་གྱིས་སོ། །མཁྲིས་པ་མཉམ་རླུང་འཕེལ་བད་

ཀན་ཟད་པ་ཁ་བསྐ་མངར་བས་སོ། །མཁྲིས་པ་མཉམ་བད་ཀན་འཕེལ་རླུང་ཟད་པར་བསྐ་ཚ་ཁ་བས་སོ། །བད་ཀན་མཉམ་རླུང་འཕེལ་མཁྲིས་པ་ཟད་པ་ཚ་སྐྱུར་གྱིས་སོ། །བད་ཀན་མཉམ་མཁྲིས་པ་འཕེལ་རླུང་ཟད་པ་ལན་ཚྭ་ཁ་ཚས་སོ། །

གཅིག་ཟད་གཉིས་འཕེལ་གོ་ལོག་བྱས་པ་དྲུག་ཅེས་པ་དེའི་གཉེན་པོ་ནི། བཞི་པ་སྦྱར་བ་དྲུག་གིས་ཏེ། རླུང་ཟད་བད་མཁྲིས་གཉིས་འཕེལ་བ་ཁ་བསྐས་རླུང་ཟད་པ་སྐྱེད། ལན་ཚྭས་བད་ཀན་འཕེལ་བ་སེལ། མངར་བས་མཁྲིས་པ་འཕེལ་བ་སེལ། དེ་བཞིན་དུ་བད་མཁྲིས་ཟད་རླུང་འཕེལ་བ་ལ། ཁ་སྐྱུར་ལན་ཚྭ་བསྐ་བས་སོ། །མཁྲིས་པ་ཟད་བད་རླུང་ལྷག་པར་འཕེལ་བ་ལ། སྐྱུར་ལན་ཚྭ་ཁ་བསྐས་སོ། །བད་རླུང་ཟད་མཁྲིས་པ་འཕེལ་བ་ལ་མངར་ལན་ཚྭ་ཁ་ཚས་སོ། །བད་ཀན་ཟད་རླུང་མཁྲིས་འཕེལ་བ་ལ་མངར་ཁ་ཚ་བསྐས་སོ། །རླུང་མཁྲིས་གཉིས་ཟད་བད་ཀན་འཕེལ་བ་ལ་བསྐ་མངར་ཚ་ཁས་སོ། །ཡང་རླུང་མཁྲིས་གཉིས་ཟད་བད་ཀན་འཕེལ་བ་ལ་བསྐ་མངར་སྐྱུར་བས་འཇོམས་སོ། །

དེས་ན་རྒྱུད་པའི་འཕེལ་ཟད་བཅོ་བརྒྱད་ལ། རྩ་བའི་རོ་དྲུག་གི་རབ་འབྱེད་ཐ་མའི་བྱེད་པས་འཇོམས། ལྡན་འདུས་རྣམས་ཀྱི་མཉམ་པར་ཟད་པ་གསུམ། གཅིག་རབ་ལྷག་པའི་འཕེལ་ཟད་བཅུ་གཉིས་ཏེ་བཅོ་ལྔ་པོ་གཉིས་པར་སྦྱར་བ་བཅོ་ལྔས་འཇོམས། མཉམ་པར་འཕེལ་བ་གསུམ། འདུས་པ་མཚུངས་གཅིག་རབ་འབྱེད་གསུམ་སྦྱར་གྱི་འཕེལ་ཟད་བཅུ་བཞི། མཉམ་འཕེལ་ཟད་སྦྱར་དྲུག་སྟེ་ཉི་ཤུ་ནི། གསུམ་པར་སྦྱར་བ་ཉི་ཤུས་འཇོམས། གཉིས་གཅིག་ལྷག་པ་ལ་དྲུག་གོ་ལོག་ཟད་པ་བཅུ་གཉིས་ཀྱི་ཉེས་པ་གཉིས་གཉིས་ལྷག་པར་འཕེལ་ཟད་ཀྱི་སྐབས་དྲུག་ལ། ལྔ་པར་སྦྱར་བ་དྲུག་གིས་འཇོམས། རེ་རེ་འཕེལ་ཟད་དྲུག་དང་། གཅིག་ཟད་གཉིས་འཕེལ་དྲུག་དང་། མཉམ་པར་འཕེལ་བ་གསུམ་སྟེ་བཅོ་ལྔའོ། བཞི་པར་སྦྱར་བ་བཅོ་ལྔས་འཇོམས་ཤིང་། ནད་དང་གཉེན་པོ་ཐང་སྤྲད་པའི་ཚུལ་དུ་སྦྱར་ནས། རོ་དྲུག་ཀ་སྦྱར་བ་གཅིག་ནི། འདུ་བ་སྤྱི་སློམས་སུ་ཤེས་པར་བྱའོ། །ནད་ལ་འཕེལ་ཟད་ལྡན་འདུས་ཐམས་ཅད་ཚོགས་པ་དང་། སྨན་གྱི་རོ་དྲུག་ཚོགས་པས་འཇོམས་པ་ཐམས་ཅད་འཐད་པ་ནི། ཟླ་ཟེར་ལས། འདིར་འདི་ལྟར་རླུང་དང་མཁྲིས་པ་བད་ཀན་གྱི་ནུས་པ་མི་མཐུན་པ་ཡིན་དུ་ཟིན་ཀྱང་། སེམས་ཅན་ནང་གི་མི་དགེ་བའི་ལས་ལ་སོགས་པའི་དབང་གིས་གནོད་པ་སྐྱེད་ཅིང་འདུས་པའི་ནད་བྱེད་ཀྱི། གཅིག་ལ་གཅིག་ཉེ་བར་ཞི་བ་ཅིའི་ཕྱིར་མི་བྱེད་ཅེས་བརྟག་པར་མི་བྱ་སྟེ། འདི་དག་གི་རང་བཞིན་འདི་ཉིད་ཡིན་པའི་ཕྱིར་དང་འབྱུང་བ་ཆེན་པོ་ལྟར་གཅིག་གིས་གཅིག་ཟིལ་གྱིས་གནོན་པ་ཡིན་ཡང་རྫས་དང་རོ་ལ་སོགས་པའི་བྱ་བ་ལྷན་ཅིག་རྩོམ་པ་དང་འདྲའོ། །དེ་བས་ན་འདི་དག་གི་རང་བཞིན་ནི་མི་འགྱུར་བ་ཉིད་ཡིན་ནོ། །ཞེས་པས་ནད་སྨན་གྱི་རང་བཞིན་མི་འགྱུར་བ་ལས་སྟོབས་ཆེ་ཆུང་གི་བྱེད་པ་རྩོམ་པ་འཐད་པ་ཡིན་ནོ། །འདི་དག་ནི་རོ་མ་བཅོས་པའི་དངོས་གནས་ཀྱི་ནུས་པ་ནད་ཀྱི་འཕེལ་ཟད་ཀྱི་གཉེན་པོར་སྦྱོར་ཚུལ་དཔྱད་པའི་

གཞི་ཆེ་ཡོང་ཙམ་ཞིག་གཞུང་དུ་མངར་སྐྱུར་ལན་ཚྭ་ཚ་བས་རླུང་འཇོམས་ཤིང་། ཞེས་སོགས་དང་། རླུང་ལ་མངར་སྐྱུར་ལན་ཚྭ་སྣུམ་ལྡི་འཇམ་ཞེས་སོགས་དང་། ཡང་རྩུབ་བསིལ་བ་གསུམ་གྱིས་རླུང་སྐྱེད་ཅིང་། ཞེས་སོགས་ཀྱི་ཤུགས་བསྟན་ལས་ལེགས་པར་རྙེད་ནས་ཙུང་ཟད་བཀོད་པ་སྟེ། རེ་རེ་བཞིན་དུའང་རྒྱུ་མཚན་བཅས་ཏེ་བྲུར་ཡོད་ན་ཡང་ཡི་གེའི་ངལ་བས་རེ་ཞིག་དེ་ཙམ་ལ། བློ་དང་ལྡན་པ་རྣམས་ཀྱིས་དཔྱད་ཅིང་གཟིགས་པར་བྱའོ། །

ས་བཅད་གསུམ་པ། ནུས་སྡེབས་སྦྱོར་བ་བསྟན་པ།

དང་པོ། མདོར་བསྟན་པ།

ནུས་པར་སྦྱར་བ་ཞི་དང་སྦྱང་བ་གཉིས། །

སྨན་གྱི་ནུས་པ་སྦྱར་བ་ལ་ཞི་བྱེད་དང་སྦྱོང་བྱེད་ཀྱི་སྦྱོར་བ་གཉིས་ཡོད་པ་ནི། དཔའ་བོས། མདོར་ན་སྨན་ནི་རྣམ་གཉིས་ཏེ། །ཞི་བ་དང་ནི་སྦྱོང་བའོ། །ཞེས་པ་ལ་ཟླ་ཟེར་དུ། འཇིག་རྟེན་དག་ན་སྨན་དུ་མ་ཡོད་དུ་ཟིན་ཀྱང་། ཚུལ་གཉིས་ལས་མི་འདའ་སྟེ། སྦྱོང་བ་དང་ཞི་བའི་མཚན་ཉིད་རྣམ་པ་གཉིས་སུ་བཤད་པ་ཡིན་ནོ། །དེ་ལ་སྦྱོང་བས་ནི་ཉེས་པ་འཁྲུགས་པ་ཕྱི་རོལ་ཏུ་སྟོན་ནས་ནད་ཉེ་བར་ཞི་བར་བྱེད་པ་ཡིན་ནོ། །ཞི་བ་ནི་གང་རང་གི་གནས་ན་གནས་པ་ཉིད་ལ་ཆ་མཉམ་པར་བྱེད་པས་ཞི་བར་བྱེད་པ་ཡིན་ནོ། །ཞེས་འབྱུང་ལ། མཇུག་དོན་དུ། ཞི་སྦྱོང་གཉིས་སུ་མ་འདུས་སྨན་གཞན་མེད། ཅེས་སོ། །དེས་ན་ཞི་བའི་ངོ་བོ་ནི་རང་གནས་སུ་མཚན་ཉིད་སྙོམས་པ། སྦྱོང་བའི་ངོ་བོ་ནི་ཉེས་པ་གཞན་གནས་སུ་འཁྲུགས་པ་ཕྱིར་འདོན་ཞིང་མཚན་ཉིད་སྙོམས་པར་བྱེད་པའོ། །དེ་བས་ན་རོ་ལས་ཞུ་རྗེས་ཀྱི་འགྱུར་བ་དང་བཅས་ནུས་པར་བསྡེབས་ཏེ་སྦྱར་བ་ལ། ནད་ཀྱི་མཚན་ཉིད་ཞི་བར་བྱེད་པ་དང་། དྲི་མ་དང་བཅས་ཏེ་ཕྱིར་སྦྱོང་བ་གཉིས་སོ། །

གཉིས་པ། རྒྱས་པར་བཤད་པ།

༡ ཞི་བྱེད་ཀྱི་སྦྱོར་བ།

ཞི་བྱེད་སྨན་སྦྱོར་སྡེ་ཚན་ལྔའམ་བདུན། །ཐང་ཕྱེ་རིལ་བུ་ལྡེ་གུ་སྨན་མར་ལྔ། །སྨན་ཆང་འབྲི་ཏ་གཉིས་ཏེ་བདུན་དུ་བཤད། །

ནད་ཀྱི་མཚན་ཉིད་འཕེལ་ཟད་འཁྲུགས་སོགས་རང་གནས་སུ་ཞི་བར་བྱེད་པའི་སྨན་སྦྱོར་སྡེ་ལ་སྦྱོར་ཐབས་ཀྱི་བྱེ་བྲག་སྡེ་ཚན་དུ་ཕྱེ་ན་ལྔའམ་བདུན་ཡོད་དེ་གང་ཞེ་ན། མི་ཆུའི་འདུ་འཕྲོད་ཀྱིས་སྨན་ནུས་འཇིབ་པའི་ཐང་དང་། སྨན་རང་གི་ནུས་པ་མ་བསྒྱུར་མ་བཅོས་པར་སྦྱོར་བའི་ཕྱེ་མ་དང་། ཡིགས་པར་བྱང་ཞིང་ནུས་པ་ཡུན་དུ་འཛིན་པ་སོགས་ཀྱི་ཡོན་ཏན་ཅན་རིལ་བུ་དང་། ཧ་དང་སྦྱོར་བ་ལྡེ་གུའམ་འདག་པ་དང་། བཅུད་ཀྱི་དྭངས་མ་ལེན་པའི་སྨན་མར་དང་ལྔའམ། དེའི་སྟེང་དུ་ཐབས་རྩི་སོགས་གྲོགས་གཞན་དང་། སྦྱོར་ཚུལ་གྱིས་སྨིན་ཞིང་བསྒྱུར་བའི་སྨན་ཆང་དང་། འཇམ་ཞིང་འཇུ་སླ་མི་ཡལ་བ་སོགས་ཀྱི་འབྲི་ཏ་ཞེས་ཁནྡའི་སྦྱོར་བ་གཉིས་ཏེ་བདུན་པོ་འདི་ཡི་རྒྱས་སྤྲོས་རྒྱུད་ཕྱི་མར་གསལ་ལ་འདིར་མདོར་བསྡུས་ཏེ་བཤད་དོ། །

༢ སྦྱོང་བྱེད་ཀྱི་སྦྱོར་བ།

སྦྱོང་བྱེད་འཇམ་རྩི་བཤལ་སྐྱུགས་ནི་རུ་ཏ། །སྣ་སྦྱོངས་ཉེས་གསུམ་འདུས་པ་མགོ་ནད་འཇིབ། །

ནད་ལངས་ཏེ་གཞན་གནས་སུ་ཞུགས་པའམ་འདུས་སྨིན་རྒྱས་བསྡུས་ནད་དངོས་སྦྱོང་བར་བྱེད་པ་ལ་སྡེ་ཚན་ནི། མས་ནས་འཇམ་པོར་འདྲེན་པ་འཇམ་རྩི། ཐུར་དུ་སྦྱོང་བ་བཤལ། གྱེན་དུ་འདྲེན་པ་སྐྱུག ཙག་ནས་བསྲུ་ཞིང་འདྲེན་པར་ནི་རུ་ཧ་ཡིན་ནོ། སྣ་ནས་ནད་སྦྱོང་བ་སྣ་སྦྱོང་རྣམས་ནི་ཉེས་པ་གཉིས་ལྡན་པ་དང་། གསུམ་འདུས་པ་རྣམས་ཁོང་ནས་སྦྱང་བ་དང་། དབང་པོའི་སྒོ་མགོའི་ནད་ཕྱིར་འབྱིན་པར་བྱེད་པ་སྟེ། འཇམ་རྩིས་ཀླུང་། བཤལ་གྱིས་མཁྲིས་པ། སྐྱུགས་ཀྱིས་བད་ཀན། ནི་རུ་ཧ་ཡིས་འདུས་པ། སྣ་སྦྱོངས་ཀྱིས་མགོའི་ནད་འབྱིན་པར་བྱེད་དོ། །

༣ གསོ་བྱའི་ནད་དང་སྦྱར་ཏེ་མཇུག་བསྡུ་བ། །

བཞི་བརྒྱ་རྩ་བཞིའི་ནད་ཀྱི་གཉེན་པོར་སྦྱོར། །

དེ་ལྟར་རོ་ནུས་ཞི་སྦྱོང་གི་སྦྱོར་བ་དེ་དག་གི་སྤྱིར་གྲགས་ཚོད་ཀྱི་ཀུན་བཏགས། ལྟར་སྣང་། གཞན་དབང་། ཡོངས་གྲུབ་རྣམས་བྱེ་བྲག་ཉིས་པ་དང་། གཙོ་བོ། གནས། རིགས་ཀྱིས་བསྡུས་པའི་བཞི་བརྒྱ་དང་རྩ་བའི་གྲངས་བཞིའི་ནད་ཀྱི་གཉེན་པོར་སྦྱོར་བའོ། །

(སློབ་བཟང་དོན་གྲུབ། སྒྲོལ་མ་འཚོ།)

བསམ་གཞིགས།

༡ ནད་གང་སེལ་བ་སྨན་གྱི་སྡེ་ཚན་དུ་སྦྱར་ནས་བསྟན་དོན་ཅི་ཡིན།

༢ བད་ཀན་དང་བད་རླུང་སེལ་བའི་སྨན་གྱི་སྡེ་ཚན་ལ་ཁྱད་པར་ཡོད་དམ།

༣ སྦྱར་ཐབས་ཞེས་པའི་དོན་ཅི་ཡིན།

༤ རོ་སྦྱོར་ལྔ་བཅུ་རྩ་བདུན་གྱི་གྲངས་ཇི་ལྟར་འདྲེན་དགོས།

༥ ཞི་སྦྱོང་གི་གོ་དོན་དང་སོ་སོའི་དབྱེ་བ་ཇི་ལྟར་ཡིན།

༦ ཞི་བྱེད་སྡེ་ཚན་བདུན་པོ་སོ་སོ་མི་འདྲ་བའི་དགོས་པ་གང་ཡིན།

༧ སྦྱོང་བྱེད་ལས་ལྔ་གཏོང་ཡུལ་གྱི་ནད་གཞི་ལ་ཁྱད་པར་ཡོད་དམ།

རྒྱུར་བཀོད།

དང་པོ། ཞལ་གདམས།

དེའུ་དམར་དགེ་བཤེས་བསྟན་འཛིན་ཕུན་ཚོགས།

དེ་ལྟར་སྨན་ཇོ་འཕྲོད་པ་དང་རོ་ནུས་སོགས་གསལ་ལ་བཏུ་བའི་དུས་རྒྱུ་མཚན་བཅས་ཤེས་ཀྱང་། ལེ་ལོ་མེད་པའི་བརྩོན་འགྲུས་དགོས་པ་ནི། རྗེ་ཟུར་མཁར་བ་མཉམ་ཉིད་རྡོ་རྗེའི་ཞལ་གདམས་བརྩོན་འགྲུས་ཀྱི་བསྐུལ་མ་སླིང་གི་ཞུན་ཐིགས་ལ་གོ་བ་ལེན་པའི་ལྷ་རྟོག་བྱེད་པ་གལ་ཆེ་ལ། སྨན་བཏུ་རྩོལ་བྱེད་པ་ལ་ཡང་འདི་ལྟར་དགོས་ཏེ། རྗེ་དྭགས་པོ་རིན་པོ་ཆེ་ཟླ་བ་རྒྱལ་མཚན་གྱི་ཞལ་ནས་སྨྲས་པ། སྨན་གྱི་འགྲོ་དོན་མཛད་པ་རྣམས། །སྨན་འདི་ཤེས་པ་ཕྱིན་ཚད་ནས། །ཤེས་པས་མི་ཚོག་རྩོལ་སྒྲུབ་དགོས། །ཞེས་དང་། སློབ་དཔོན་ཀླུ་སྒྲུབ་ཞལ་ནས་ཀྱང་། །ཤིང་རྡོ་ལྕུམ་གྱི་རི་བོ་ལ། །གདམས་ངག་གནད་ཀྱི་ངོ་ཤེས་ན། །མི་ཤི་སོས་པའི་བདུད་རྩི་ཡོད། །དད་བརྩོན་ངེས་པའི་ཤུགས་ཀྱིས་བཏུ། །གསུངས་བཞིན་དབྱར་གཅིག་ཉིན་གཅིག་གིས། །ལས་ལ་མ་གཡེལ་བཏུ་ནུས་ན། །དོན་ཆེ་རང་གི་སྲོག་ཀྱང་གནས། །མིན་ཀྱང་སྡུག་བསྔལ་སེམས་ཅན་ལ། །ཕན་པའི་འགྲོ་དོན་ཆེན་པོ་ཡོད། །ཡང་ན་ཟང་ཟིང་བསྙེན་བཀུར་དང་། །གསེར་གཡུ་སྟག་གཟིག་ཁྲབ་གོས་རྟ། །བཟའ་བཏུང་ཤ་ཆང་མར་ཐུད་སོགས། །གང་དགོས་ངེས་མེད་འབྱུང་སྒོ་ཡོད། །དབྱར་ཡང་ལྕུམ་ལ་དགྲ་མང་བས། །སད་སེར་མ་བཙམ་གོང་དུ་བཏུ། །མི་ཁྱིམ་གཡེང་བ་ཆེ་གཅིག་ཡིན། །ལེ་ལོ་ཅན་ལ་ཁོམ་དུས་མེད། །སྨན་གྱི་ཚེ་ཚད་ཞག་གཅིག་ཡིན། །སད་སེར་ཕོག་ནས་སོས་རྒྱུ་མེད། །འགྲོ་འདུག་སྤྱོད་ལམ་ཀུན་ཏུ་བརྩོན། །གོམ་རེར་སོང་ལམ་ལྕུམ་རེ་བཏུ། །ཞག་རེའི་ལམ་དུ་ཁུར་རེ་ལོན། །གང་ཞིག་ཚགས་སུ་མ་ཕྱུས་ན། །མོད་པའི་ཡུལ་དུ་དེ་ཉིད་དཀོན། །ལར་ནས་འཚོང་བའི་བཟང་སྨན་ཡང་། །གང་ཡོད་དངོས་པོས་མ་བསྒྲུབ་ན། །སེར་སྣ་ཅན་ལ་ཡོད་དུས་མེད། །རྫས་མེད་སྨན་པའི་ཡི་དྭགས་ཡིན། །ཐ་ནས་གྲབས་སུ་མ་ཕྱུས་ན། །ཕྱི་ཁར་ཕྱིན་དུས་འཕེན་རྡོ་ཡང་། །གྲམ་པའི་ཁྲིད་དུའང་དཀོན་དཀོན་འདྲ། །སྐྱིས་ཚད་མཐོང་ཚད་མ་བསྒྲུབས་ན། །ཁ་ཡར་བསྒྲུབས་པས་དོན་མི་འགྲུབ། །བཟང་སྨན་རྒྱབ་གྲངས་བརྒྱ་འཛོམ་ཡང་། །རྩོ་ལྕུམ་མེད་ན་སྦྱོར་ཐབས་དཀའ། །སྦྱོར་ཡང་ཕན་པའི་ཡོན་ཏན་ཆུང་། །ཙ་མར་ཤ་ནས་བརྒྱ་འཛོམ་ཡང་། །མེ་ཆུས་བསྐོལ་ན

བསྟེན་ཐབས་མེད། །བསྟེན་ཡང་བཀྲེས་སྐོམ་སེལ་དཀའ་འདྲ། །དབྱར་ཁ་སྨན་པའི་ཚོང་ཡུལ་ཡིན། །ཆར་ཞོད་སྨན་པའི་བསོད་ནམས་ཡིན། །སད་སེར་སྨན་པའི་ཇག་པ་ཡིན། །བརྩོན་འགྲུས་སྨན་པའི་ཐྲོང་རྫས་ཡིན། །དབྱར་ཡོལ་སྨན་པའི་དགེ་ཡོལ་འཁོར། །ཕྱུག་ལེན་ལྡན་པའི་མཁས་པ་དེ། །དམན་པའི་ཁྲོད་དུ་འདུག་ན་ཡང་། །གཙུག་ཏུ་ཁྱེར་ནས་མི་སློབ་ན། །གཏི་མུག་ཅན་ལ་ཤེས་དུས་མེད། །ཐེ་ཚོམ་མདུད་པ་སུ་ཡིས་འགྲོལ། །རང་ཉིད་མཁས་པའི་མིང་ཐོབ་ནས། །ཐེ་ཚོམ་མི་འདྲི་ངོ་ཚ་སྐྲམ། །ལྷ་ཡི་བདུད་ཀྱིས་ བསླུས་ པ་ ཡིན། །འདྲི་ དང་ སློབ་ ལ་ ངོ་ ཚ་ མེད། །འཇམ་ དཔལ་ གྱིས་ ཀྱང་ དང་ པོ་ བསླབས། །མ་བསླབས་མཁས་པ་གར་ཡང་མེད། །མི་སློབ་ཤེས་རྩལ་འདུག་པ་དེ། །ཚ་ན་དེ་ཉིད་ངོ་ཚ་ཡིན། །མཁས་པས་འདྲི་ཚེ་ལ་ལུང་གཏམ། །ཡང་ན་ལངས་ནས་གཞན་དུ་འབྱོལ། །ཚ་ན་ངོ་ཚ་དེ་ཡིན་སོད། །མཁས་ལ་མི་དད་རྒྱུན་དུ་འབྱོལ། །བླུན་མང་དབུས་ན་མཁས་གཏམ་བྱེད། །ངོ་ཚ་ཆེ་སྟེ་ཤེས་པ་དཀོན། །ཡོན་ཏན་སྐྱ་རེ་གར་ཡང་ཡོད། །དམན་ཁྲོད་ཡན་ནས་བསླབ་ལ་སྦྱོང་། །ཆུ་ཐིགས་བཞིན་དུ་མ་བསགས་ན། །ཡོན་ཏན་རྒྱ་མཚོ་འདྲ་བ་དཀའ། །ཐམས་ཅད་ཤེས་པའི་སློབ་དཔོན་དཀོན། །ཐིགས་ནས་བསགས་ན་སྦྲང་པོའང་བརྒྱགས། །བབ་ཅོལ་སྨྲོད་པ་ནད་པའི་བདུད། །སྟོང་ཟོབ་མཁན་པོ་བསྟན་པའི་བདུད། །འདི་ལ་དགོངས་ནས་བླ་གྲུབ་ཀྱིས། །སྨན་སྦྱར་ཁའི་དུས་ན་སྨན་པ་སྐྲག །ནད་གཞུང་ཆེན་དུས་སུ་ནད་པ་སྐྲག །མཐའ་རི་ཐང་མཚམས་ནས་ནད་བདག་སྐྲག །འདི་ལག་ལེན་མེད་ལ་ཡོང་བ་ཡིན། །ཞེས་གསུངས་པ་འདི་དག་ཡིད་ལ་ཆོངས། མཁས་པ་རང་གིས་བྱེད་པས་ཆོག མཐོ་དམན་ཐམས་ཅད་བསྟེན་པས་ཡོང་། ཕྱུག་པོ་རང་གིས་བྱེད་པས་ཆོག བརྩོན་འགྲུས་ཐང་སྙོད་མེད་པས་ཡོང་། གཙོ་བོ་རང་གིས་བྱེད་པས་ཆོག ཀུན་དང་བསྟུན་ན་ཡོང་བ་ཡིན། འབྲིམ་སྒོ་རང་གིས་བྱེད་པས་ཆོག ཟ་འདོད་འགྱུལ་འཚེར་མེད་པས་ཡོང་། འགྲོ་ཕན་རང་གིས་བྱེད་པས་ཆོག རྒྱུད་བཞིན་ཞིབ་ཏུ་དཔྱད་པས་ཡོང་། དེ་སྐད་དྲགས་སྨན་འབབས་ཐ་དངས། བརྒྱུད་འཛིན་སློབ་མའི་སྙིང་ནོར་དུ། ཨ་ཀྲུ་སྨན་ཁང་བསིལ་ཚུང་ནས། གདམས་པའི་སྙིང་གཏམ་སྤེལ་བ་དགེ། ཞེས་སྨྲས་པ་འདི་ནི་ཡང་དག་པའོ། །

(ཀརྨ་ཚོགས་གཉིས།)

གཉིས་པ། བསྡུས་པ་བརྡའི་ཚོ་སྤྲོད་པ།

དེའུ་དམར་དགེ་བཤེས་བསྟན་འཛིན་ཕུན་ཚོགས།

གོང་དུ་སྨན་སོ་སོའི་མིང་གི་མཚོན་བརྗོད་རང་རང་སྐབས་སུ་བཤད་པའི་ཡན་ལག་རྣམ་གྲངས་ཉུང་ཤས་འགའ་ཞིག་བསྡུས་པ་སྡོམ་གྱི་མིང་ནི། ཇི་སྐད་དུ། ཙུ་གང་གུར་གུམ་ལི་ཤི་གསུམ། །བསིལ་གསུམ་ཞེས་སུ་གྲགས་པ་ཡིན། །བསིལ་གསུམ་ནང་གི་དྲོད་གཅིག་ནི། །ལི་ཤི་ཡིན་པ་ཤེས་པར་བྱ། །བསིལ་གསུམ་ལ་ཡང་ལི་སུག་གཉིས། །གང་བབ་སྐབས་དང་སྦྱར་བ་ཡོད། །གཉིས་ཀ་བསྡེབས་ལ་བསིལ་བཞི་ཟེར། །ཛཱ་ཏི་སུག་སྨིལ་ཀ་ཀོ་ལ། །དྲོད་གསུམ་བཟང་པོ་གསུམ་ཞེས་བྱ། །དྲོད་གསུམ་ནང་གི་བསིལ་སུག་སྨིལ། །ལི་ཤི་བསྣན་པས་དྲོད་བཞིའམ། །བཟང་པོ་བཞི་ཞེས་ཟེར་བ་ཡིན། །དྲོད་གསུམ་བསིལ་གསུམ་བཟང་པོ་དྲུག །པི་ལིང་ཕོ་རིས་སྨན་སྣ་གསུམ། །ཚ་བ་གསུམ་ཡིན་དེ་ཡི་སྟེང་། །དབྱི་མང་ཙི་ཏྲ་ཀ་བསྣན་པར། །ཚ་བ་ལྔ་ཞེས་བྱ་བ་ཡིན། །ལྕེ་ཚ་དབྱི་མོང་སྲུབ་ཀ་གསུམ། །སྤོ་ཡི་ཚ་བ་གསུམ་ཞེས་བྱ། །གོང་ལྔར་སྡེབས་པས་ཚ་བ་བརྒྱད། །ཨ་རུ་བ་རུ་སྐྱུ་རུ་ར། །ར་གསུམ་འབྲས་བུ་གསུམ་ཞེས་བྱ། །རྒྱ་ཚྭ་རྒྱམ་ཚྭ་ཁ་རུ་ཚྭ། །ཚྭ་སྣ་གསུམ་ཞེས་བྱ་བ་ཡིན། །དེ་སྟེང་ལྡེ་མྱང་རྩབ་རུ་ཚྭ། །བསྣན་ལ་ཚྭ་སྣ་ལྔ་ཟེར་རོ། །ཨ་འབྲས་སྐྱུ་འབྲས་འཇམ་འབྲས་གསུམ། །འབྲས་སྣ་གསུམ་ཞེས་ཡོངས་ལ་གྲགས། །སྙིང་མཁལ་གླ་གོར་ཞོ་ཤ་གསུམ། །བ་མཁལ་བསྣན་པས་ཞོ་ཤ་བཞི། །པདྨ་ནཱ་ག་གེ་སར་གཉིས། །པུཥྤ་ཕྱེ་བས་གེ་སར་གསུམ། །སྤོས་དཀར་ཐལ་ཀ་སོ་མ་ར། །ཆུ་སེར་སྨན་གསུམ་དེ་ཡི་སྟེང་། །སེང་ལྡེང་ཉིལ་གཉིས་ཟི་ར་གཉིས། །བསྣན་ལ་ཆུ་སེར་སྨན་བརྒྱད་ཟེར། །རྒྱ་ཚྭ་གསེར་བྱེ་ཕྱིག་ཕྲིན་གསུམ། །ཆུ་སྨན་རྣོན་པོ་གསུམ་ཞེས་བརྗོད། །རེ་རལ་ཏ་པོ་བྲག་སྤོས་གསུམ། །རེ་རལ་གསུམ་ཞེས་བྱ་བ་ཡིན། །ཁ་གུར་བལ་གུར་ཕྱི་ཡང་(བོད་གུར་ཟེར)གུ །གུར་གུམ་གསུམ་ཞེས་བྱ་བ་ཡིན། །རྒྱ་ཏིག་བོད་ཏིག་བལ་ཏིག་ལ། །ཏིག་ཏ་གསུམ་ཞེས་བརྗོད་པར་སྣང་། །བསེ་རུ་ཁ་ཤ་ཤ་རུ་གསུམ། །གཞོར་གསུམ་ཞེས་བཤད་པའོ། །ས་ལ་གྲིཥྞ་པཛ་དང་། །མ་ཤ་པ་ཛེ་པ་ཛེ་གསུམ། །སེ་རྒོད(གཡུ་ཞུམ)སྐྱེར་པ(གསེར་ཞུམ)འོམ་བུ(མཆོང་ཞུམ)གསུམ། །ཞུམ་བུ་གསུམ་ཞེས་དེ་ལ་ཡང་། །དུག་གི་སྐབས་འགར་སྐྱེར་པ་དང་། །རེ་རལ་བརྗེ་བའི་ལུགས་ཀྱང་ཡོད། །མིང་ཅན་ཞུགས་ཀྱི་སྟག་ཤལ། །གཞན་ཐུབ་གསུམ་ཞེས་འབོད་པར་འདུག །བཙོད་དང་འབྲི་མོག་རྒྱ་སྐྱེགས་ལ། །དམར་པོ་གསུམ་ཟེར

འབྲི་མོག་དང་། །ཞུ་མཁན་བཟྱེ་བ་སྐབས་བསྟུན་དར། །དེ་ལ་ཚོས་གསུམ་ཞེས་ཀྱང་ཟེར། །གཉིས་ཀ་ལྡན་ལ་དམར་པོ་བཞི། །བོང་ང་དཀར་སེར་དམར་བོ་ལ། །དུག་མེད་བོང་ངའམ་སྨན་གསུམ་ཟེར། །མི་ཏྲ་ཁྲི་གསུམ་སྐྱེས་མ་ཐག །བུ་ཡི་(མའི)ཁོང་(ན་ཡོད་པ་ལས་ནུ་ཞོ་མ་ཞུ་བའི)སྦྲུན་སྤྲ་ཚན་གསུམ། སྐྱེས་འཕྲལ་ཤི་(རོ་བཤས་པའི་ཁོང་ནས་བཏོན་པ)སྦྲུན་རོ་ཚན་གསུམ། །ཅན་དན་དཀར་དམར་ཨ་གར་ལ། །ཤིང་མཆོག་གསུམ་ཞེས་བྱ་བ་ཡིན། །ཨ་གར་འཕྲི་བས་ཅན་དན་གཉིས། །ཨར་སྐྱ་ཨར་ནག་ཨར་དམར་ལ། །ཨ་གར་རིགས་གསུམ་བརྗོད་པའོ། །ཨ་བྱུག་སེར་སྔོ་མིང་ཅན་གསུམ། །གཟེར་སྨན་གསུམ་མམ་གཟེར་འཇོམས་གསུམ། །གྲི་ཤ་གླ་རྩི་གུ་གུལ་དང་། །སྨན་ཆེན་གཉན་སྨན་བཞི་ཞེས་བརྗོད། །ཀྱི་ལྕེ་སྤང་རྩི་སྤང་རྒྱན་དཀར། །མེ་ཏོག་གསུམ་པ་ཞེས་བྱའོ། །སྤལ་རྒྱབ་ཆིག་ཐུབ་དཀར་སྨུག་ལ། །རྫོ་རྒྱལ་བཞི་ཞེས་ལུགས་གཅིག་ཡིན། །སྤལ་རྒྱབ་མདུང་རྩེ་གངས་ཐིགས་དང་། །ཙོང་ཞི་རྫོ་རྒྱལ་བཞི་ཡང་ཟེར། །ཀོ་ལ་ཤིང་ཚ་སུག་སྨེལ་དང་། །གེ་སར་དྲི་བཟང་བཞི་ཞེས་ཟེར། །དུག་ཅུང་བོང་དཀར་གདུར་དང་། །བ་ལེ་ཀ་ལ་ཨུཏྤ་བཞི། །མེ་དོམ་བྱ་རྐོད་ཏ་མཁྲིས་ལ། །མཁྲིས་ཆེན་བཞི་ཞེས་སྨྲ་བ་ཡོད། །ཏིང་ལེན་ཕྱིང་(མཆིན་སྨན་ཙོའུ)དང་ཏིང་སག་ཀྱུ། །ཏི་མུ་ལ་དང་ཏི་མུ་ས(བྱ་རྐང་བ་དང་ལོ་བཙན་པ)། །མེ་ཏོག་ཏིང་བཞི་བྱ་བར་བཤད། སྣང་ཟེལ་འཛིན་པ་གང་གཅུང་། །སྤང་རྩི་དོ་བོ་བཞི་པོ་ལ། །གཡུ་ཐོག་ལྕམ་བཞི་ཞེས་སུ་བཤད། །རྒྱམ་ཚྭ་བཙའ་སྐྱ་ཨ་རུ་ར། །པི་ལིང་བཞི་ལ་ཆ་མཉམ་བཞི། །ཡང་ན་རྒྱམ་ཚྭ་བཞི་བ་ཟེར། །གུ་གུལ་སྲོས་དཀར་གུ་གུལ་གཉིས། །ཟེ་ར་དཀར་ནག་ཟེ་ར་གཉིས། །ཤུ་དག་དཀར་ནག་ཤུ་དག་གཉིས། །དེ་བཞིན་ཏིལ་གཉིས་དཀར་ནག་གོ། ཁྱུང་སྡེར་དཀར་སྨུག་སྡེར་མོ་གཉིས། །ཆུ་སྲིན་སྡེར་བསྟན་སྡེར་མོ་གསུམ། །ཤུག་པ་བ་ལུ་འཁན་དཀར་མཚོ། །འོམ་བུ་ལ་ནི་བདུད་རྩི་ལྔ། །ར་མཉེ་ཉེ་ཤིང་ལྕ་བ་དང་། །བསྙུ་གཟེ་མ་ཙ་བ་ལྔ། །དངུལ་ཆུ་རིན་ཆེན་བཙོ་བཀྲུ་སྐབས། །ནར་ཏྲ་ར་ཕྱིས་པའི་ཆུ། །ཨ་ཤྭ་ཏྲ་ར་ཏ་གསེབ་ཆུ། །གཱ་བ་ཏྲ་ར་བ་ལང་ཆུ། །དེ་ལ་ཏྲ་ར་རྣམ་གསུམ་ཟེར། །ཆང་སྐྱུར་སྟར་བུ་ཚུར་ནག་གསུམ། །དེ་ལ་སྐྱུར་ཁུ་གསུམ་ཟེར་རོ། །ཆུ་སྐྱུར་རྫོ་དང་ལྷང་ཚེར་དམར། །གསེར་རྡོ་བབླ་ཁབ་ལེན་དང་། །ཕ་བོང་ལྷོང་རོས་དངུལ་རྫོ་བརྒྱད། །ཟ་ཆེད་ཁམས་བརྒྱད་ཞེས་སུ་བཤད། །གསེར་དངུལ་ཟངས་ལྕགས་འཁར་བ་དང་། །ར་གན་ཞ་ཉེ་གཤའ་དཀར་བརྒྱད། །དེ་ལ་འཆིང་བྱེད་ལྕགས་བརྒྱད་ཟེར། །གཡའ་ཀྱི་སྣང་ཟེལ་གང་གཅུང་། །ཏོང་ལེན་ཏིག་ཏ་བོང་ང་དཀར། །སྤང་རྩི་དང་ནི་བདུན་པོ་ལ། །སྤོ་ཡི་བུ་མོ་སྤུན་བདུན་ཟེར། །ཞེས་སོ། །

（ཀཝ་ཚོགས་གཉིས།）

གསུམ་པ། སྨན་གྱི་འཕྲུངས་དཔེ་གསར་བསྒྲིགས།

འདིར་བཀོད་པའི་སྨན་གྱི་འཕྲུངས་དཔེ་ནི། གསར་སློབ་རྣམས་ཀྱི་ངག་སྦྱོར་བྱ་བདེ་བའི་ཆེད་དུ་ཙི་སྨན་དང་ཤིང་སྨན་རྩི་སྨན་རྣམས་ཀྱི་སྟོང་ཐོ་དང་། ཡལ་ག་མེ་ཏོག་འབྲས་བུ་ལ་སོགས་པའི་ཕྱིའི་རྣམ་པའི་དབྱིབས་དང་ཁ་དོག་གཉིས་གཙོ་བོར་བྱས་ནས་དེ་ལ་ཕོ་མོ་མ་ནིང་དང་། རོ་ཞུ་རྗེས་སོགས་ཀྱིས་ཕྱེས་པའི་དབྱེ་བ་དང་། ཞར་དུ་སྨན་རེ་རེའི་རོ་དང་ནུས་པ་ཞུ་རྗེས་སོགས་བཀོད་པ་འདི་ནི་གཙོ་བོ་སློབ་དེབ་ཀྱི་ནང་དོན་གནད་བསྡུས་ཏེ། དྲི་མེད་ཤེལ་ཕྲེང་གི་ས་བཅད་གཞི་བཟུང་སྟེ། སྒྲོལ་མའི་རྩི་འབུམ་སོགས་ཚད་ལྡན་གྱི་གཞུང་ལུགས་ཁག་གིས་ཀྱང་ནང་དོན་ཇེ་ལེགས་དང་ཇེ་རྒྱས། ཁ་བསབ་གང་ཐུབ་བྱས་སོ། །

(རྩོམ་སྒྲིག་པས།)

༡ ཙི་སྨན་གྱི་འཕྲུངས་དཔེ་བསྟན་པ།

སྨན་མཆོག་ག་བུར་དག་ལ་རིགས་གསུམ་སྟེ། །མང་དང་སྤག་ཟིལ་ཤེལ་གྱི་ག་བུར་ཏེ། །མང་ནི་སེར་ལ་སྣ་རིང་མཉེན་ལ་འཇམ། །ཡང་ན་དཀར་འཇམ་ཁ་བ་བསྙོངས་པ་འདྲ། །འཇམ་ལ་བསིལ་བས་རླུང་ལྡན་ཚ་བ་སེལ། །སྤག་ཟིལ་མདངས་སེར་སྲུལ་མང་ཕོ་ཅོང་འདྲ། །མང་བས་རྩུབ་བསིལ་ཚ་བ་ཀུན་ལ་རྒྱུགས། །ཤེལ་ནི་དཀར་ལ་ཀྲོན་ཏེ་འཁྱགས་པ་འདྲ། །

ཛ་ཏི་དག་ལ་རིགས་གཉིས་ཏེ། །ཆེ་ལ་ཅུང་ཟད་སྲུམ་པ་དང་། །ཆུང་ལ་རྗོག་འདྲིལ་ས་ཡི་ཁྲོད། །ཤིང་སྡོང་ཆེ་ལ་ལོ་མ་མཐུག །མེ་ཏོག་དཀར་སེར་ཐུར་དུ་འཕྱང་། །གང་བུ་ཞང་ཞུག་དབྱིབས་འདྲའི་ནང་། །འབྲས་བུ་སྲིག་པའི་སྣོ་ང་འདྲ། །བཅག་ན་དཀར་སྨུག་འདྲེས་པ་དང་། །བསྲེག་དང་བསྣམས་ན་དྲི་མ་ཞིམ། །ཕྱི་ཤྐོགས་ཡོད་པ་ཕ་ལ་ཟེར། །བཟང་ངན་བརྟག་པ་སྲུམ་ཞིང་ལྗི། །ངོ་བོ་སྲ་མཁྲེགས་དྲི་རོ་ཚ། །བཟང་ཞིང་དེ་ལས་ལྡོག་པ་ངན། །ནུས་པས་རླུང་འཇོམས་སྙིང་ལ་ཕན། །

ལི་ཤི་ལི་ཀྲོད་རྣམ་པ་གཉིས། །སྡོང་པོ་ཅུང་རིང་ལོ་མ་འཇམ། །མེ་ཏོག་འདབ་བཞིན་དཀར་དམར་འཆར། །དྲི་ཞིམ་སྨིན་ནས་བུམ་པའི་དབྱིབས། །འབྲས་བུ་སྨུག་ཅིང་སྲ་ལ་ལྗི། །རོ་ནི་ཚ་ལ་ཞུ་རྗེས་དྲོ། །སྲོག་རྩ་གྲང་རླུང་སེལ་བར་བྱེད། །

སུག་སྨེལ་དག་ལ་རིགས་གཉིས་ཏེ། །རྩ་བ་རིང་ཞིང་སྲོམ་ལ་རགས། །གཉེར་ཆོགས་རྒྱས་ཐབ་

མང་བ་ཡོད། །ངར་བ་གྱེན་དུ་བྲང་པོར་སྐྱེས། །ཡོ་མ་རལ་གྲིར་ཁ་དབྲག་ཅན། །མེ་ཏོག་དཀར་པོ་མཆུ་དབྱིབས་ལ། །གང་བུ་དཀར་སྐྱ་རིལ་མོ་ལ། །གཉེར་རིས་མང་ཞིང་སྣང་གསུམ་ཡོད། །གང་བུའི་ནང་ན་འབྲས་བུ་ཡང་། །སེག་བརྡར་རི་མོ་གསལ་བ་དང་། །བཅག་ན་དཀར་ཞིང་ནང་འབྲས་སྡིངས། །དཀར་གོང་ཕྱེ་མ་མེད་ན་བཟང་། །རོ་ཚ་མཁལ་ནད་གྲང་བ་སེལ། །

ཀོ་ལ་དཀར་སྨུག་རྐོད་གཡུང་ཟེར། །རྐོད་པ་ངར་བ་གྱེན་དུ་སྐྱེ། །དྲི་ཞིམ་ལོ་མ་ཆེ་རིང་ལ། །མེ་ཏོག་དཀར་པོ་མཆུ་དབྱིབས་ཅན། །གང་བུ་འཇོང་ནར་སྙིག་འབྲས་འདྲ། །གཡུང་བའི་ལོ་མ་རལ་གྲི་འདྲ། །མེ་ཏོག་སེར་པོ་མཆུ་དབྱིབས་ཅན། །གང་བུ་དམར་སྐྱ་རོ་ནི་ཚ། །ནུས་པས་ཕོ་མཆེར་གྲང་བ་སེལ། །

ཙུགང་དག་ལ་རིགས་གསུམ་སྟེ། །སྨུག་གི་ཙུ་གང་མཆོག་ཡིན་ལ། །དཀར་ལ་ཡང་ཞིང་རོ་མི་གསལ། །ཚྭ་སྙིང་དངོས་མེད་འཇུ་བ་དང་། །ཆུར་བཞག་ཞྭ་བ་བྱུང་ན་བཟང་། །འབྲིང་ནི་ཆུ་ལས་བྱུང་བ་ཡིན། །ཡང་ཞིང་དཀར་ལ་སོ་མི་སེག །མང་དུ་སྤུངས་ན་ཙུང་ཟད་སེར། །ཏ་ཤིག་བརྫ་ཕྱེ་འདྲ་ཡང་གསུངས། །ཐ་མ་ས་ཡི་ཙུ་གང་ཡིན། །རོ་མི་གསལ་ཞིང་དཀར་ལ་འཇམ། །ཆས་ན་རྗེ་ཏུ་འགྱུར་ལ་ཁད། །སོ་སད་རྡ་སོ་བཅག་པ་འདྲ། །མདོར་ན་རབ་འབྲིང་གང་ཡིན་ཡང་། །ཁ་དོག་དཀར་ཞིང་ཙུང་ཟད་དྭངས། །བརྡེག་ན་ཡང་ཞིང་སོ་མི་སེག །རོ་མི་གསལ་ཞིང་ལྕེ་སྙིང་དུ། །བཞག་ན་བྲ་བོའི་ཡོས་སྐར་འཇུ། །ཡུན་དུ་སྦྱོང་ན་ཙུང་ཟད་མངར། །དེ་འདྲ་ཙུ་གང་བཟང་བར་བཤད། །ནུས་པ་གློ་ཚད་རྨ་ཚད་གཅོག །

གུར་གུམ་དག་ལ་རིགས་ལྔ་སྟེ། །བྲ་རྐང་པ་ནི་ལོ་མ་དང་། །མེ་ཏོག་སྔོན་པོ་ཙུང་ཟད་འདྲེས། །རྩ་བ་དྭ་བའི་སྡོང་པོ་འདྲ། །དྲི་རོ་ལྷག་པར་བཟང་བ་ཡིན། །

ཁ་ཆེ་མ་ནི་རབ་ཏུ་སེར། །གེ་སར་ཁམས་ལ་གཞན་མ་འདྲེས། །ལེ་ཏན་དྲི་རོ་མི་གསལ་ཡང་། །ཁ་དོག་དམར་སེར་གསལ་ན་བཟང་། །བལ་པོའི་གུར་གུམ་ནག་ལ་ཉོབ། །སྦངས་ན་ཁུ་བ་ཆེར་མི་འབྱུང་། །བོད་ཀྱི་ཞུམ་རྣའི་གུར་གུམ་ཡང་། །དྲི་ཞིམ་ལི་ཁྲིའི་མདོག་ཅན་མཆོག །གེ་སར་སྨུག་པོ་འདུགན་འབྲིང་། །སྐྱ་ལ་དྲི་མ་ཆུང་ན་ངན། །གང་ཡང་སྨུག་ལ་ནག་མ་ཡིན། །དམར་སེར་སྣུམ་ཞིང་ལྷི་བ་དང་། །རོ་མངར་དྲི་མ་ཆེ་ལ་ཞིམ། །ཁུ་བ་དམར་སེར་གར་ན་བཟང་། །དེ་ལས་ལྡོག་པ་ངན་པ་ཡིན། །རོ་མངར་རྩ་སྟོམ་མཆིན་ཚད་སེལ། །

གི་ཝང་མཆོག་དམན་ཁྱད་པར་ནི། །དམར་སེར་སྨུག་པོ་སྣུམ་མདངས་ཆགས། །ཕྱི་ལ་ལྤགས་རྩི་ལྟ་བུ་ཆགས། །མཁྲིགས་ལ་བཅག་འཁྲོ་དམར་སེར་རིས། །རིམ་པ་དོད་ཅིང་དྲི་མ་ཞིམ། །ཁ་ལ་མྱངས་ན་མཁྲིས་པའི་རོ། །ཙུང་ཟད་ཡོད་ཅིང་སྨན་གཞན་དང་། །སྦྱར་ཏེ་ཡུན་འདུལ་སེར་པོར་བསྒྱུར། །ཇི་

ལྟར་འདུལ་ན་དེ་ལྟར་སེར། །ཐོས་ཚོ་སོ་མི་སེག་པར་བཟང་། །དེ་ནི་སྦྲང་ཆེན་གི་ཕང་བཤད། །དམན་པ་སྦྲང་ཆེན་ཁ་རླངས་དང་། །དྲི་ཆུ་སོགས་ལས་འབྱུང་བ་དང་། །མི་སོགས་སེམས་ཅན་གཞན་བྱུང་དམན། །རོ་མངར་མཆིན་དུག་སྙོད་ཚད་སེལ། །

སྦྲ་རྩི་བཟང་ངན་དབྱེ་བ་ནི། །སྦྲ་བ་ནགས་ཀྱི་ལྗོངས་སུ་གནས། །རྩི་ཁའི་སྤུ་རྣམས་དམར་སེར་ཕྲ། །རྩི་རྡོག་ཆེ་ཞིང་འབྲིལ་བ་དང་། །དྲི་ཡང་ཧི་ལྟར་ཆེ་ན་བཟང་། །ཤིང་མེད་ཐང་ལ་གནས་པ་དང་། །རྩི་ཁའི་སྤུ་རྣམས་སྐྱ་ལ་སྨོམས། །རྩི་ཉོབ་ཕྱི་མ་དམར་ཁམ་ངན། །འབྲིང་དང་ཐ་མ་ཤེས་པར་བྱ། །དེང་དུས་བཟོས་མ་ཆེས་མང་བས། །དེ་ལ་བརྟག་པ་འདི་ལྟ་སྟེ། །ཁབ་རྩེ་མེ་ཡིས་ལེགས་པར་བསྲེགས། །དམར་ཧང་བྱུང་དུས་གཉིང་དུ་སྟུན། །དེ་མ་ཐག་ཏུ་ཕྱིར་ཕྱུང་སྟེ། །ཁས་མྱོང་བསིལ་ཞིང་འཇའ་རིས་འཆར། །དེ་ནི་བཟང་ཞིང་ནག་ན་ངན། །རོ་མངར་ནུས་པས་དུག་སྲིན་དང་། །མཁལ་ནད་གཉན་ཚད་སེལ་བར་བྱེད། །

ཛོམ་མཁྲིས་རིགས་ལ་གསེར་མཁྲིས་དང་། །གཡུ་མཁྲིས་དབྱར་དགུན་ཁྱད་ཡིན་ཟེར། །མདོར་ན་བཙ་སྦྲིད་ལྔ་པ་ལས། །ཛོམ་མཁྲིས་བཟང་ངན་ཆུ་ལ་དྲིས། །འཇའ་ཡི་ཀ་བ་བརྩུགས་ན་བཟང་། །ཡང་ན་མཁྲིས་པའི་ཁ་ཤྲུགས་ལ། །མཉེས་པས་མི་ཆག་སྐྱ་སོབ་ཏུ། །གྱུར་ཞིང་ཁ་མངར་ནུས་པས་ནི། །ཙ་སྦོམས་རུལ་གཅོད་ཤའུ་སྐྱེད། །

དབང་རིལ་དག་ལ་རིགས་ལྔ་སྟེ། །དཀར་སེར་དམར་ལྗང་སྔོ་དང་ལྔ། །དཀར་པོ་ཟླ་ཡི་དབང་རིལ་རབ། །དམར་པོ་བཙན་གྱི་དབང་རིལ་འབྲིང་། །སྔོན་པོ་ཀླུ་ཡི་དབང་རིལ་ཐ། །ནུས་པ་ཕྱི་མ་ཕྱི་མ་དམན། །ལྗང་སེར་ཞར་ལ་ཤེས་པར་བྱ། །བརྟག་པ་བཙན་དུག་ཞིབ་བཏགས་ཕྱེ། །ཆུར་སྦྲངས་གར་སླ་འོ་མ་ཙམ། །དཀར་ཡོལ་ཕྲུགས་ལ་དབང་རིལ་བསྐྱུར། །ཞག་གཅིག་སྦྲངས་ནས་ནངས་པ་བལྟ། །དཔའ་བོས་གོས་སུ་གྱོན་པ་ན། །དབང་པོ་རིལ་བུ་རབ་ཏུ་བཟང་། །དཔའ་བོའི་གདན་གཉིང་དབང་རིལ་འབྲིང་། །དཔའ་བོའི་མཐའ་བསྐུས་དབང་རིལ་ཐ། །ཆུའི་མཐའ་དྭངས་ཏེ་དུག་མེད་ན། །དབང་པོ་རིལ་བུ་དངོས་སུ་བཤད། །རོ་མངར་ནུས་པས་དུག་ཀུན་སེལ། །

བྲག་ཞུན་དག་ལ་རིགས་བཞི་དང་། །ལྔ་དང་དྲུག་གི་དབྱེ་བ་རྣམས། །སྔོན་བྱོན་མཁས་པའི་བཞེད་དགོངས་ཡིན། །དཔའ་བོའི་ཡན་ལག་བརྒྱད་པ་ལས། །གསེར་དང་དངུལ་དང་ཟངས་དང་ལྕགས། །ཚོན་མོ་སྤྱ་སྟེ་ཞ་ཉེའི་ཞུན། །ཁམས་ལས་རང་རང་ཁུ་བ་འཛག །གསུངས་ཤིང་དཔལ་ལྡན་རྒྱུད་བཞི་ལས། །མཐའ་གཉིས་གཅིག་བགྲང་རྣམ་པ་ལྔ། །གསེར་ཞུན་དམར་སེར་དངུལ་ཞུན་དཀར། །ཟངས་ཞུན་དམར་ལྗང་ལྕགས་ཞུན་ནག །ཞ་ཉེ་དཀར་ནག་ཞ་ཉེའི་མདོག །དེ་ལ་གཉིས་འདྲེས་གསུམ་འདྲེས་དང་། །བཞི་འདྲེས་ལྔ་འདྲེས་དབྱེ་བ་ལ། །མཆོག་རབ་འབྲིང་དང་ཐ་མ་སྟེ། །

བསྒྱུར་བས་ཆིག་བརྒྱ་བཅོ་ལྔ་ཡོད། །བརྟག་པར་གསེར་ཞུན་དོམ་མཁྲིས་འདྲ། །ཁ་བར་གུར་གུམ་ཆུ་དང་འདྲ། །རོ་ནི་མངར་ཞིང་ཅུང་ཟད་ཁ། །གསེར་གྱི་གཡང་འདྲའི་གྲོ་བ་ཡོད། །དངུལ་ཞུན་སྐྱ་དང་ཝ་སྐྱིས་འདྲ། །རོ་མངར་ཅུང་ཟད་དངུལ་དྲི་བྲོ། །ཟངས་ཞུན་དམར་ཞིང་ཅུང་ཟད་ལྗང་། །སྔོན་དུས་ཁ་དོག་དམར་སྐྱ་འབྱུང་། །རོ་ཁ་ལན་ཚྭ་ཅུང་ཟད་བྲོ། །ཟངས་ཀྱི་དྲི་རོ་ཅུང་ཟད་ཡོད། །ལྕགས་ཞུན་སྔོ་ནག་སྔོན་པའི་དུས། །རམས་ཁུ་འདྲ་ཞིང་རོ་དང་དྲི། །ལན་ཚྭ་བྲོ་ཞིང་ཅུང་ཟད་ཁ། །ལྕགས་ཀྱི་དྲི་མ་ཅུང་ཟད་མནམ། །ཞ་ཉེ་དངུལ་གྱི་མདོག་མཚུངས་ཤིང་། །སྔོན་དུས་ཝ་ཡི་ཁ་ཆུ་འདྲ། །རྣུས་པ་ལྕགས་མཚུངས་ཅུང་ཟད་དམན། །རེ་རེའི་མཆོག་དམན་དབྱེ་བ་ཡང་། །དྲི་མེད་ཤེལ་ཕྲེང་གཞུང་དུ་སྟོས། །

༣ ཤིང་སྨན་གྱི་འབྱུངས་དཔེ་བསྟན་པ།

(༡) འབྲས་བུའི་སྨན་གྱི་འབྱུངས་དཔེ།

ཨ་རུ་ར་ལ་རིགས་ལྔ་དང་། །བདུད་བརྒྱད་མཁས་པའི་བཞེད་པ་མང་། །དེ་ཡང་རྩ་བ་ཐུགས་རྒྱུད་ལས། །རྣམ་རྒྱལ་ཀུ་བའི་མཏྲུག་མ་འདྲ། །འཇིགས་མེད་ཟླུར་ལྔ་ཅུང་ཟད་འཛོང་། །ཤ་ཆེན་ཟན་སྔོན་འཆང་བཅངས་འདྲ། །འཕེལ་བྱེད་ཀླུམ་པོ་བུམ་པ་འདྲ། །སྐེམ་པོ་སུལ་མང་རྩ་བ་ཕྲ། །རོ་བསྐ་ནད་རྣམས་ཀུན་ལ་མཆོག །

བ་རུ་ར་ཞེས་བྱ་བའི་སྨན། །ཤིང་སྡོང་སེར་སྐྱ་ཆེ་བ་ལ། །ལོ་མ་ལེབ་མོ་ཁེར་སྐྱེས་ལ། །མེ་ཏོག་དཀར་ཆུང་སྣེ་དབྱིབས་ཅན། །འབྲས་བུ་སྐྱ་ལ་ཨ་རུ་ཙམ། །ལྗང་ཞིང་སྤྲ་ལ་མཁྲིགས་པ་བཟང་། །ནག་ལ་སྨུག་རིས་མ་སྨིན་ཞེས། །རོ་བསྐ་ནུས་པས་བད་མཁྲིས་རླུང་། །ཆུ་སེར་ནག་པོ་སེལ་བར་བྱེད། །

སྐྱུ་རུ་དཀར་བཟང་དམར་པོ་ངན། །དེང་སང་སླུག་པོ་ཞིག་ཀྱང་མཐོང་། །འབྱུངས་དཔེར་སྐྱུར་རུ་ར་ཞེས་པ། །ཚད་པ་ཆེ་བའི་ཡུལ་དུ་སྐྱེ། །སྡོང་པོ་རིང་ལྡེམ་ལོ་མ་ཆེ། །སྤོ་སིབ་དབྱིབས་ནི་ཕག་ཟེ་འདྲ། །མེ་ཏོག་དཀར་སེར་མདངས་མི་གསལ། །འདྲ་ཡིག་དུང་གི་མིག་ལས་ཀྱང་། །སྐྱུ་རུ་རག་ཤག་སེར་པོ་འདྲ། །ནུས་པས་བད་མཁྲིས་ཁྲག་ནད་གཞོམས། །

སླིང་ཝོ་ཤ་ཞེས་རབ་གྲགས་པ། །རོང་གི་ནགས་མའི་གསེབ་ན་སྐྱེ། །སྡོང་པོ་ཆེ་ལ་ལོ་མ་མཐུག །མེ་ཏོག་སྤོ་མར་རབ་ཏུ་མཛེས། །འབྲས་བུ་སླིང་འདྲས་སླིང་ཝོ་ཤ །ཤ་ཆེ་བུ་ག་དྲུག་ལྡན་བཟང་། །ནུས་པས་སླིང་གི་ཚད་པ་སེལ། །

མཁལ་མ་ཝོ་ཤ་ཞེས་བྱ་བ། །ཤིང་སྡོང་ཕྲ་ལ་ལོ་མ་འཇམ། །མེ་ཏོག་མཐིང་ནག་མཛེས་པ་ལ། །གང་བུ་སེར་པོ་ནང་དག་ནས། །འབྲས་བུ་མདོག་ནགས་མཁལ་མ་འདྲ། །དེང་དུས་ཤིང་རིགས་མ་ཡིན་

ཟེར། །སྲད་རིགས་ཡིན་ཞེས་འབྲུལ་ལམ་ཅི། །ཟླ་གོར་ཞོ་ཤ་མཆེར་བ་འདྲ། །ཟླ་བ་ཕྱེད་པ་འདྲ་འང་ཟེར། །མཆིན་པ་ཞོ་ཤ་ཞེས་བྱ་བ། །བ་མཁལ་སྨུག་པོ་ཞེས་ཀྱང་བྱ། །སྔོ་རོང་ཚད་པའི་ཡུལ་དུ་སྐྱེ། །ཤིང་སྡོང་མཆོག་ཏུ་ཆེ་བ་ལ། །གང་བུ་འདོམ་ཕྱེད་ཙམ་ནང་ན། །འབྲས་བུ་དམར་པོ་སླང་མིག་འདྲ། །གསུངས་ཀྱང་ཤིང་སྡོང་ཆེ་བ་མིན། །

ཨ་འབྲས་ཤིང་སྡོང་ཆུང་བ་ལ། །ལོ་མ་ལྕུམ་གྱི་ལོ་མ་འདྲ། །མེ་ཏོག་སྔོན་པོའི་གདུགས་ལྟར་ཕུབ། །འབྲས་བུ་ཤ་བའི་སྙིག་འབྲས་འདྲ། །རོ་ནི་སྐྱུར་ལ་མངར་བ་ཡིན། །རང་གི་ནུས་པ་མཁལ་ནད་སེལ། །འཇམ་འབྲས་ཤིང་སྡོང་ནག་ཤས་ཆེ། །ལོ་མ་སིབ་པོ་ཚེར་མ་ཅན། །མེ་ཏོག་སེར་ལ་གང་བུ་སྐྱེ། །འཇམ་པོའི་ནང་གི་འབྲས་བུ་ཡང་། །སྐྱུགས་ན་ནང་ནས་རྒྱུགས་སྐད་སྒྲོགས། །

ཀ་རཏྣ་ལ་རིགས་གཉིས་ཏེ། །ནང་འབྲས་ཁ་དོག་སྔོ་ཤས་ཅན། །གང་བུ་ཟླུམ་པོ་ཞིག་ཀྱང་ཡིན། །གཅིག་ནི་ཐལ་མོ་སྦྱར་བའི་ནང་། །འབྲས་བུ་ཁམས་ཞད་ཅུང་ཟད་ཡོད། །ཙི་ཀུ་རོ་འཇམ་རྒྱ་སྐད་དུ། །མཎྜ་ཕ་ལ་བོད་སྐད་དུ། །འཇམ་བུ་འབྲས་བུའི་དེའུ་དམར་ལུགས། །སྨུག་རིའི་ཟླུམ་འཁོར་ཕྲལ་མང་། །ཙི་ཀུ་རོ་སྦྱོང་རྩུབ་པ་སྟེ། །རྒྱ་སྐད་ཀ་རཏྣ་ལི་ཞེས། །བོད་སྐད་ལག་པའི་ཐལ་སྦྱར་ཟེར། །

པི་པི་ལིང་ལ་རིགས་ལྔ་སྟེ། །ཤྭགས་སྨུག་ཕྱི་རིལ་ཕོ་མོའི་ཁྱད། །གཞན་ཡང་དབང་ཕྱོགས་པི་ལིང་དང་། །སླང་པོའི་པི་ལིང་བོད་ཀྱིའོ། །རོ་ཚ་ནུས་པས་གྲང་ནད་སེལ། །ཤྭགས་སྨུག་སྔོ་ནག་འབྲས་བུ་ཆུང་། །འབྲུམ་པ་མེད་པ་མོ་ཡིན་མཆོག །ཕྱི་རིལ་དེ་ལས་ཁ་དོག་ནག །འབྲུམ་པ་གསལ་བ་ཕོ་རིགས་ཡིན། །འབྲས་འབྲུམ་འཇམ་ལ་ཁ་དོག་སེར། །རོ་ནི་ཤིན་ཏུ་ཚ་མངར་ཅན། །དབང་ཕྱོགས་པི་ལིང་ཞེས་བྱ་བཟང་། །ཀླུ་མོན་ནས་འབྱུང་ཁ་དོག་ཁམས། །འབྲུམ་པ་སྟིངས་ལ་རོ་འཇམ་ལ། །སླང་པོའི་པི་ལིང་ཞེས་བྱ་དམན། །བོད་ཀྱི་ཀོང་རོང་ནས་ཡོང་བ། །དམར་ལ་འབྲུམ་པ་གསལ་བ་དང་། །རོ་འཇམ་ཕྲལ་ཐུང་བ་སྟེ། །ནུས་པ་ཤིན་ཏུ་དམན་པར་བཤད། །

ཕྱི་ཏང་ཀ་ཞེས་བྱ་བ་ནི། །སྡོང་པོ་ཕྲལ་རིང་བ་སྟེ། །ཡ་ཕྲན་སྐྱ་པོ་ལོ་མ་ཟླུམ། །མེ་ཏོག་དཀར་པོ་འདབ་མ་བཞི། །འབྲས་བུ་ཟླུམ་རིལ་དམར་སྨུག་ལ། །འོག་ན་པད་མའི་གདན་གཏིང་ཞིང་། །སྐམ་ནས་སྲིད་མ་སད་ཕྱིར་འདྲ། །རོ་ནི་སྐྱུར་ལ་མངར་བ་ཡིན། །རང་ནུས་འབྲུ་རེས་སྲིན་བུ་ཡི། །གྲོང་ཁྱེར་བཅོ་བརྒྱད་འཇོམས་པར་བཤད། །

མ་ནུ་རྗེ་ཞེས་བྱ་བ་ནི། །ས་གཞི་ཁྲོད་ཆེའི་ཡུལ་ན་སྐྱེ། །ལོ་མ་སྤོ་བུན་ཕུང་པོ་ཆེ། །སྡོང་པོ་ཕྲ་རིང་མེ་ཏོག་དམར། །གང་བུ་གཞུ་ཤུབས་འདྲ་བའི་ནང་། །འབྲས་བུ་དམར་ལེབ་བྱིའུ་མཆིན་འདྲ། །ཕྱི་ངོས་འཇམ་ལ་རྩ་རིས་ཡོད། །རོ་ནི་ཁ་ལ་མངར་བ་ཡིན། །སྲིན་ནད་སེལ་ཞིང་མེ་དྲོད་སྐྱེད། །

ཀོ་ཙེ་ཞེས་པ་བསེ་ཤིང་གི །འབྲས་བུ་ཧ་ཡི་ནུ་མདེ་ལ་འདྲ། །ནང་ནི་ཁྲག་གི་རྒྱལ་བ་འདྲ། །རོ་ནི་ཁ་ལ་མངར་བ་ཡིན། །སྲིན་གསོད་ཕོ་རིམས་ཚ་སེར་སེལ། །

ད་ཊིག་ཅེས་བྱའི་ཤིང་དེ་ནི། །ཚད་པ་ཆེ་བའི་ནགས་སུ་སྐྱེ། །སྡོང་པོ་ཆེ་ལ་ཤུན་པ་སྐྱ། །མེ་ཏོག་དཀར་སྐྱུག་ལོ་མ་སྔོར། །འབྲས་བུ་ལུག་ཤིག་སྒོ་ང་འདྲ། །སྣུམ་བག་འོད་དང་ལྡན་པ་ཡོད། །རོ་ནི་མངར་ལ་སྐྱུར་བ་ཡིན། །ནུས་པས་འབྲུ་བ་གཙོད་པར་བྱེད། །

སྨག་ཅེས་བྱ་བ་དཀར་དམར་གཉིས། །ཤིང་སྡོང་ཀུན་གཞོན་ཁྱད་ལས་བྱུང་། །སྡོང་པོ་རིང་ལ་ཡལ་ག་མེད། །མེ་ཏོག་ཆུང་ལ་དམར་བའོ། །དཀར་པོ་རྫེན་ཕྱེ་བཏགས་པ་འདྲ། །དམར་པོ་གྲོ་མའི་ཕྱེ་མ་འདྲ། །འབྲས་བུ་ནང་ཕྱིར་རྒྱས་པ་ཡིན། །རོ་བསྐ་ཚ་གྲང་འབྲུ་བ་གཙོད། །

སོ་ཆ་ཞེས་བྱའི་འབྲུངས་དཔེ་ཡང་། །ཚད་རོང་དག་ལ་སྐྱེ་བ་སྟེ། །ཤིང་སྡོང་ཆེ་ལ་རབ་ཏུ་མཁྲིགས། །ལོ་མ་སྣུམ་ལ་ཅུང་ཟད་ཕྲ། །མེ་ཏོག་དཀར་ལ་འབྲས་བུ་སྟེ། །མི་ཀན་འབྲས་བུ་འདྲ་ཞེས་ཟེར། །ཁ་ཅིག་ལུང་ཏོང་ཕྱི་ལྤགས་བཞེད། །ལྷམ་གྱི་སོ་ཆ་ཞེས་བྱ་བ། །སྨག་མའི་ཡུངས་རྫོག་ཡིན་ཡང་ཟེར། །

དནད་དག་ལ་རིགས་གསུམ་སྟེ། །ནག་པོ་ཁྲ་བོ་ཧུས་སྦལ་མ། །དན་རོག་རྫོང་ཀྱི་ཡུལ་དུ་སྐྱེ། །རྩ་བ་སྦོམ་ལ་ཤིན་ཏུ་རིང་། །ལོ་མ་ཆེ་ལ་ཅུང་ཟད་རྩུབ། །སྡོང་པོ་སྦུབས་ཅན་ཚིགས་པ་ཅན། །འབྲས་བུ་ནག་ཆུང་ཤིན་ཏུ་འཇམ། །ནག་ལ་སྦུར་བ་སྐྱེ་བཅད་འདྲ། །དན་ཁྲ་གང་བུ་གོང་དང་མཚུངས། །འབྲས་བུ་ཁྲ་ལ་དན་རོགས་དབྱིབས། །ཧུས་སྦལ་མ་ནི་ཆེ་ཞིང་རྩུབ། །སྦལ་བའི་དབྱིབས་དང་འདྲ་འོ་བཤད། །

ཤྲི་ཁནྜ་བྱ་བ་ནི། །བསེ་ཤིང་དཀར་པོའི་ཞོ་ཡིན་ལ། །འདྲ་དཔེར་ཐབ་རྫོག་འདྲ་བ་གསུངས། །ངོང་གཁྲག་རྒྱ་བརྒྱངས་པ་འདྲ། །རོ་མངར་མཆིན་མཁྲིས་འཇམ་པོར་སྦྱོངས། །

སོ་ར་ཕྱིའུ་མཁལ་མ་འདྲ། །སྲུག་རིས་མཛུབ་མོའི་ཤ་རིས་འདྲ། །སྒྲོ་མ་ནག་པོར་མ་ནོར་གཅེས། །རོ་ནི་ཚ་ལ་མངར་བ་ཡིན། །ནུས་པས་པགས་ནད་ཆུ་སེར་སེལ། །

ཐལ་ག་རྡོ་རྗེ་ཞེས་བྱ་བ། །མེ་ཏོག་སེར་པོ་སྲུལ་ཅན་ཏེ། །ལོ་མ་འབྲས་བུ་ཆུང་བ་ཡིན། །གང་བུ་རིང་ལ་འབྲས་བུ་དབྱིབས། །ཁྲི་ཡི་ཕོ་མཚན་འདྲ་བ་ཡོད། །རོ་ནི་ཡུད་ཙམ་ཁ་བ་ཡིན། །ནུས་པས་ཆུ་སེར་སྐེམ་པར་བྱེད། །

བསེ་ཡབ་དག་ལ་མཆོག་དམན་གཉིས། །མཆོག་ནི་མ་ཧུ་རྩེ་དང་འདྲ། །དམན་པ་མི་ཀན་ཙ་མཆོག་འདྲ། །རོ་སྐྱུར་བད་ཀན་ཚ་བ་སེལ། །

སེ་འབྲུ་ཀུ་ཤུ་ཀུན་གྱིས་ཤེས། །སེ་འབྲུ་མངར་ལ་སྣུམ་པ་བཟང་། །འབྲས་བུ་སྐྱ་བོ་ཞིམ་པ

ཡིན། །

སྐར་བུ་དག་ལ་རིགས་གསུམ་སྟེ། །གནམ་སྐར་བར་སྐར་ས་སྐར་གསུམ། །གང་ཡང་གདུག་རྩུབ་ཚེར་མས་ཁྱབ། །འབྲས་བུ་བྱིའུ་སྦྲུ་གུ་འདྲ། །ཆེ་བ་གནམ་སྐར་རོང་ཆེན་སྐྱེ། །ཁང་རྩིགས་གཉིས་ཙམ་ཡོད་པ་མཐོང་། །འབྲིང་བ་བར་སྐར་བར་ཤོད་སྐྱེ། །མི་ལུས་གང་ཙམ་སྐྱེས་པའོ། །ཆུང་བ་ས་སྐར་ཁ་སྟོད་སྐྱེ། །སྡོང་པོ་མཐོ་རེ་གྲུ་རེ་ཙམ། །ལོ་མའི་འོག་སྐྱ་འབྲས་བུ་ནི། །རོ་ནི་སྐྱུར་ལ་ལྕེ་འབིགས་བྱེད། །གློ་བཀོ་ཁྲག་འཛུ་བད་ཀན་གཅོད། །

རྒྱུན་འབྲུམ་རིགས་གཉིས་ཀུན་གྱིས་ཤེས། །ཞིབ་ཏུ་རིགས་དྲུག་ཡོད་པར་བཤད། །རོ་མངར་གློ་ནད་ཁྲག་ལ་ཕན། །

སེབ་དག་ལ་རྐོད་གཡུང་གཉིས། །ས་རྐོད་ཤིབ་མོ་ནགས་ལ་སྐྱེ། །སྡོང་པོ་ཁོང་སྟོང་ཚེར་མ་ཕྲ། །མེ་ཏོག་དམར་པོ་རྩ་བ་ཐུན། །འབྲས་བུ་ཆེ་ལ་རབ་ཏུ་དམར། །རོ་ནི་མངར་བསྐ་མཆིན་ཚད་སེལ། །ས་གཡུང་ཚེར་མ་མདའ་སྒྲོ་འདྲ། །མེ་ཏོག་དཀར་སེར་ལོ་མ་སྔོར། །འབྲས་བུ་དམར་པོ་སྒོང་དབྱིབས་ཅན། །རོ་མངར་ནུས་པས་མཁྲིས་ཚད་སེལ། །

སྲིན་ཤིང་སྐྱ་མའི་མཚན་ཉིད་ནི། །རྩ་བ་སྦྲུལ་ནག་ཁྱུད་པ་འདྲ། །ཡལ་ག་ཤ་བའི་རྭ་ལག་འདྲ། །ལོ་མ་སྟག་གི་རྣ་བ་འདྲ། །མེ་ཏོག་དཀར་དམར་སྔོ་དང་གསུམ། །སྐྱེ་སའི་ས་ཡིས་ཁྱད་པར་ཡིན། །འབྲས་བུ་དམར་པོ་བྱུ་རུ་འདྲ། །ནུས་པས་སྲིན་སེལ་མེ་དྲོད་སྐྱེད། །

འཕང་མ་ཞེས་བྱ་ལོ་མ་ཕྲ། །སྡོང་པོ་ཙུང་ཟད་ཆེ་བ་ལ། །འབྲས་བུ་སྨུག་པོ་རོ་ནི་མངར། །ནུས་པས་མོ་ནད་རྙིང་ཚད་སེལ། །

ངང་པའི་ཆིག་རྒྱུད་དར་ཡ་ཀན། །གངས་བུ་ནར་ལོ་འབྲས་བུ་ནི། །ངང་སྒོང་འདྲ་ཞིང་སྲིན་མ་ཙམ། །རོ་ནི་ཁ་ལ་དྲི་མ་ཞིམ། །རང་གི་ནུས་པས་སྲིན་ནད་དང་། །གག་པ་འཇོམས་པར་བྱེད་པའོ། །

ཚར་འབྲུམ་དག་ལ་རིགས་གསུམ་ཡོད། །ཚར་དཀར་ཚར་ནག་ཚར་ལེབ་གསུམ། །རོ་ནི་མངར་སྐྱུར་བསྐ་བ་སྟེ། །ཡན་ལག་ཆུ་སེར་བྱེར་བ་སྟུད། །

སྤྲ་འབྲུམ་ཞེས་བྱ་ཤུག་པའི་རིགས། །སྤྲ་མའི་འབྲུ་ཡིན་ཀུན་གྱིས་ཤེས། །ནུས་པས་མཁྲིས་འགྲམ་གཞང་འབྲུམ་སེལ། །

རྒྱ་ཤུག་ཆེ་འབྲིང་ཆུང་གསུམ་སྟེ། །ནུས་པ་འགག་འབྱིན་ཚད་ནད་སེལ། །

གོ་ཡུ་ཤིང་སྡོང་ཆེ་ལ་སྐྱེ། །ལོ་མ་རིང་ལ་འབྲས་བུ་སྟེ། །ཕྱི་སྐོག་རྩུབ་བཏུམས་སུམ་རིས་ཡོད། །ནང་འབྲུམ་རི་མོ་སྲ་སྐྱ་མཁྲེགས། །ཏོག་གི་དབྱིབས་ལ་ཀླད་འབྲུམ་ཡོད། །རོ་ནི་ཁ་ཚ་མཁལ་ནད

སེལ། །

གཡེར་མ་ཁམ་བུ་སྟར་གཙམས། །ཀུན་གྱི་ཤེས་པས་འདི་ར་མ་སྤྱོས། །

ལུང་ཧོང་ཞེས་བྱའི་རི་མིག་སྟེ། །སྐྱེས་ས་སྔོ་མོན་རོང་ལ་སྐྱེས། །ཤིང་སྡོང་ཆེ་ལ་གོང་བུ་ཡང་། །མེ་ཡི་ཐིག་འབྲས་འདྲ་བ་ཡོད། །འབྲས་བུ་ནག་ལ་སྨུག་ཉམས་ཅན། །འོད་དང་ལྡན་པས་ཡུངས་རྗོག་འདྲ། །

རག་ཤ་རིགས་ལ་གསུམ་ཡོད་དེ། །ཊུ་རག་ཤིང་ཞེས་བྱ་བ་ནི། །སྡོང་པོ་ཆེ་ལ་ལོ་མ་ཆེ། །མེ་ཏོག་དཀར་པོ་འབྲས་བུ་ལ། །དགེ་སློང་རྣམས་ཀྱི་ཕྲུག་ཕྲེང་ལ། །སྐང་སྲུབ་བཞི་ནས་དྲུག་ཡོད་དོ། །ཚེར་རག་ཁམ་རག་སྐང་སྲུབ་མེད། །ནུས་པས་གདོན་འཇོམས་དུག་བརྟག་བྱེད། །

བོ་དེ་རྩེ་ཞེས་བྱ་བ་ནི། །དགེ་འདུན་རྣམས་ཀྱི་ཕྲུག་ཕྲེང་ཡིན། །དེ་ལ་ཆོས་འབྱུང་ཡོད་པས་ཤེས། །རོ་ནི་མངར་བསྐ་བུ་རྩི་མཆོག །

ཀ་པེད་འབྲས་བུ་ཞེས་བྱ་བ། ཕོ་མོ་རིགས་ཀྱི་དབྱེ་བ་གཉིས། །མོ་རིགས་བུལ་བ་ཞེས་བྱ་ཆུང་། །རོ་སྐྱུར་ནུས་པས་འབྲུ་བ་གཙོད། །འབྲུག་ཤིང་གཞན་ལ་འཁྲིལ་ནས་སྐྱེས། །སྡོང་པོ་སྐྱུད་པ་སྒྲིམ་པ་འདྲ། །ཙ་རྟུང་ཡུ་བ་བྱེད་པས་ཤེས། །རོ་བསྐ་ནུས་པས་ཀླུ་ནད་སེལ། །

དར་ཤིང་རོང་ཆེན་དག་ལ་སྐྱེ། །སྡོང་པོ་ཁ་གསར་དཀར་བ་དང་། །ཁོག་རྒྱས་གསེར་འདྲ་སེར་བ་དང་། །མེ་མདའི་ཡུ་བ་བྱེད་པས་ཤེས། །

ཕྱི་ཤིང་སྡོད་སྨད་གར་ཡང་སྐྱེ། །ཤིང་ཕྲན་སྐྱ་ལ་ལོ་མ་ཞིབ། །མེ་ཏོག་རྒྱ་ཁ་ཆུང་བ་ལ། །དྲི་ཞིམ་ཀུན་ཏུ་ཁྱབ་པར་བྱེད། །འབྲས་བུ་སྨིན་ནས་དམར་བ་ལ། །ཆེ་ཆུང་སྲན་མ་འཕོས་པ་ཙམ། །བྱུར་རྗོག་འདྲ་ལ་རྗོལ་ལ་ཁད། །རོ་ནི་མངར་བསྐ་ཁ་རྫེས་སློམས། །ནུས་པས་གློ་མིག་བད་ཀན་འདྲེན། །

འོ་སེ་སེ་འབྲུའི་ཤིང་སྡོང་འདྲ། །ལོ་མ་ནར་པོ་ལྕང་ལོ་འདྲ། །འབྲས་བུ་དམར་པོ་སེ་འབྲས་འདྲ། །ནུས་པས་གློ་ནད་ལུད་པ་འདྲེན། །

ཙམ་པ་ཀ་ཞེས་བྱ་བ་ནི། །གང་བུ་མཁྲིགས་ལ་སྒྲོ་དབྱིབས་འདྲ། །འབྲས་བུ་དཀར་འཇམ་འདབ་མའི་ཚུལ། །བརྒྱ་ཕྲག་དུ་མ་ཉལ་ནས་ཡོད། །རོ་ཁ་ནུས་པས་ཚད་པ་འཇོམས། །

རས་འབྲས་ཞེས་བྱ་རས་ཀྱི་རྒྱུ། །མར་མེའི་སྡོང་རས་བྱེད་པས་ཤེས། །ནུས་པས་སྐྲ་ནད་བལ་མདེའུ་འབྱུམ། །

(༡) མེ་ཏོག་ སྨན་གྱི་འབྲུངས་དཔེ།

ནཱ་ག་གེ་སར་ཞེས་བྱ་བ། །ཤིང་སྡོང་ལོ་མ་སྤུར་ག་འདྲ། །ཐོག་རྐང་ཆེར་མས་ཁྱབ་ནས་ཡོད། །ལྗིབས་སུ་ཐོག་བུ་བསྐོར་ནས་སྐྱེས། །ཟངས་གོག་བཙོམ་པ་འདྲ་འོ། །དེ་ལ་ནཱ་ག་གེ་སར་ཟེར། །ཟེ་འབྲུ་ཧ་ཟ་སྒྲིམ་པ་འདྲ། །དེ་ལ་ཨུཏྤལ་གེ་སར་ཟེར། །མེ་ཏོག་དམར་པོ་འདབ་མ་ལ། །པདྨ་གེ་སར་བཞེད་པར་སྣང་། །རོ་བསྐ་ངར་པོ་བསིལ་བ་སྟེ། །རིམས་པས་གློ་མཆིན་སྙིང་ཚད་སེལ། །

དཱ་ལི་དཀར་ནག་ཅེས་བྱ་བ། །སྤྲིབ་མོའི་རི་མཐོན་དག་ལས་སྐྱེ། །དཀར་པོའི་སྡོང་པོ་ལོ་མ་ཁམ། །མེ་ཏོག་དཀར་ལ་དྲི་མ་ཞིམ། །རོང་སྐྱེས་དཱ་ལི་མེ་ཏོག་སེར། །རོ་མངར་བད་ཀན་གྲང་ནད་སེལ། །དེ་ཡི་ལོ་མ་བ་ལུ་ཟེར། །མེ་ཏོག་སྨུག་ནག་ནག་པོ་ཟེར། །ལ་ལས་བ་ལུར་བཞེད་པའང་ཡོད། །

སྤྱིན་མ་དག་ལ་རིགས་གཉིས་ཏེ། །སྤྱིན་དཀར་སྡོང་པོ་ཅུང་ཟད་ཆེ། །མེ་ཏོག་དཀར་ལ་འདབ་མ་ལྔ། །ནག་པོ་མེ་ཏོག་སེར་བ་ལ། །བོད་ཁམས་ཉིན་སྲིབས་གར་ཡང་སྐྱེ། །རོ་བསྐ་སོ་ཙི་ནུ་ཚབས་སེལ། །

སྟག་མའི་ཤིང་ནི་སྲིབས་མོར་སྐྱེ། །སྡོང་པོ་འཇམ་ལ་པགས་པ་སྐྱ། །ལོ་མ་ཕྲ་ཞབས་སྒྱུ་ཆུང་སེར། །མེ་ཏོག་དཀར་དམར་ཆེ་ལ་མཛེས། །རོ་ཁ་ནུས་པས་རྣག་རྣམས་སྐེམ། །

སྐྱེར་པ་དག་ལ་དཀར་ནག་གཉིས། །དཀར་པོ་པགས་པ་སྐྱ་ལ་དཀར། །ནག་པོ་ཕྲལ་པགས་པ་ནག །ནག་པོའི་འབྲས་བུ་འབྲུ་བ་གཙོད། །དཀར་པོའི་མེ་ཏོག་ཁྲག་ཤོར་གཅོད། །བར་ཤུན་དུག་སྣད་ཚུ་སེར་སྐེམས། །

(༢) ལོ་མའི་སྨན་གྱི་འབྲུངས་དཔེ།

ཞུ་མཁན་དག་ལ་རིགས་གཉིས་ཏེ། །ལོ་མ་མཐུག་ལ་གསེར་འོད་ཆགས། །སྤང་ཞུན་རྐོད་ལ་བཟང་བ་དང་། །ནག་ཞུན་ལོ་མ་སྲབ་ལ་འཇམ། །ནུས་པས་གློ་མཁལ་འགྲམ་ཚད་སེལ། །

ཆུ་ཤིང་འོམ་བུ་ཞེས་བྱ་བ། །ཆུ་ཀླུང་ཅེ་མའི་འགྲམ་དུ་སྐྱེས། །སྡོང་པོ་སྨུག་ལ་རིང་བ་སྟེ། །མེ་ཏོག་དམར་སྨུག་ཕུང་པོར་འཁྲིགས། །ལོ་མ་ཕྲ་སེབ་སྔོ་བ་སྟེ། །རོ་ནི་བསྐ་ལ་མངར་བ་ཡིན། །ནུས་པས་དུག་ནད་ཚད་སྙིངས་སྟུད། །

ཤུག་པ་ཚེར་ཅན་ཞེས་བྱ་བ། །བོང་ཐུང་ལོ་མ་ཚེར་མ་ཅན། །བྱང་བརྒྱའི་རི་ལ་སྐྱེ་བ་བཟང་། །ནུས་པས་སྨད་ཀྱི་ཚད་པ་སེལ། །

སྨུག་ཤད་ཅེས་བྱའི་ཤིང་ཕྲན་ནི། །སྡོང་པོ་དྲང་ལ་པགས་པ་དམར། །ལོ་མ་ཆུང་ལ་ཅུང་ཟད་

ཤུང་། །མེ་ཏོག་དཀར་སེབ་སྤུངས་ནས་སྐྱེས། །རོ་ནི་མངར་བསྐ་ངོ་བོ་སྙོམས། །ནུས་པས་རྒྱ་གསོ་ཆུ་སེར་འདྲེན། །

(༤) སྡོང་བོའི་སྨན་གྱི་འབྲུངས་དཔེ།

ཙན་དན་དག་ལ་རིགས་བཞི་སྟེ། །དཀར་སེར་དམར་དང་སྨུག་པོའོ། །དེང་སང་སྨུག་པོ་མཐོང་བ་དཀོན། །དཀར་པོ་ལའང་རིགས་གསུམ་སྟེ། །སྦལ་སྙིང་དཀར་ཡོལ་བཙག་པ་འདྲ། །གོ་ཤིར་སྟག་མ་བཙག་པ་འདྲ། །ས་མཆོག་སོམ་པའི་དུམ་བུ་འདྲ། །སེར་པོ་སྐྱེར་པ་འདྲ་བ་ཡོད། །དམར་པོ་རྣ་ལྷར་མཁྲིགས་ལ་ལྡི། །སྨུག་པོ་གསར་ཉམས་ཡོད་པ་ཡིན། །རོ་བསྐ་ནུས་པས་གློ་སྙིང་དང་། །ཁྲག་གི་ཚད་པ་སེལ་བར་བྱེད། །

ཨག་རུ་ལ་རིགས་གསུམ་ཡོད། །ཨར་སྐྱ་ཨར་ནག་ཨར་དམར་གསུམ། །དཀར་པོ་ལའང་རིགས་གསུམ་ཡོད། །ཨ་སྐྱ་ལྕང་མའི་སྡོང་ཚལ་འདྲ། །བརྟེག་ན་ཡང་ལ་གསོབ་པའོ། །ཨར་ནག་འཁྲོང་གི་རྣ་ཚལ་འདྲ། །ཨར་སྨུག་སྦུམ་ལ་སེར་ཁ་ཅན། །ཨར་དམར་འབོལ་ཞིང་དྲི་མ་ཞིམ། །ནུས་པ་རིམ་པས་ལྷི་སྦུམ་བསིལ། །

མཛོ་མོ་ཤིང་ཞེས་བྱ་བ་ནི། །ཤིང་ཕྲན་ལོ་མ་ཚེར་མི་མདོན། །སྡོང་པོ་ཚེར་མས་ཁྱབ་པ་ལ། །ཕ་ཐ་སྤུ་གཟེངས་འདྲ་བ་ཡོད། །མེ་ཏོག་དཀར་དམར་སྣུན་མེ་འདྲ། །རྩ་བ་རིང་ལ་ཐག་པ་འདྲ། །ཁྲག་ཆགས་འཛེ་ཞིང་ཁྲག་ཚད་སེལ། །

སེང་ལྡེང་རིགས་གསུམ་ཞེས་བྱ་བ། །དམར་པོ་ཙན་དན་སེར་པོ་སྐྱེར། །སྐྱ་བོ་སོམ་གྱི་སེང་ལྡེང་ཟེར། །རོ་བསྐ་ཁྲག་དང་ཆུ་སེར་སྐེམ། །ནུས་པ་རིམ་པས་དམན་པར་བཤད། །

སྒྲོན་ཤིང་ཤིང་སྡོང་ཆེ་བ་ལ། །ལོ་མ་ཕག་རྒོད་ཟེ་བ་འདྲ། །འབྲས་བུ་འབོལ་ལོ་ཐོག་གུ་འདྲ། །རོ་ནི་བསྐ་ཚ་བད་རླུང་སེལ། །འོར་ནད་ཆུ་སེར་གྲང་བ་འཛོམས། །

(༥) ཡལ་ཕྲན་སྨན་གྱི་འབྲུངས་དཔེ།

ལྡེ་མྱུང་ཚ་ཞེས་བྱ་བ་ནི། །ལྷོ་རོང་ཚད་པའི་ཡུལ་དུ་སྐྱེ། །སྡོང་བོ་ཕྱི་སྐྱ་ནང་དམར་བ། །ལོ་མ་སྙོར་ཆུང་ཚེར་མ་ཅན། །ཡལ་ག་རིང་ལྷེམ་མེ་ཏོག་སེར། །རོ་ནི་ཚ་བེར་དུ་བ་འདྲ། །རང་གི་ནུས་པས་གྲང་ནད་སེལ། །ཚབ་མི་སྐྱེ་རླུང་ལ་ཕན། །

ཙི་ཏྲ་ཀ་ལ་རིགས་བཞི་བཤད། །རོ་ནི་ཚ་བའི་མཐར་ཐུག་སྟེ། །རང་གི་ནུས་པས་གྲང་རླུང་དང་། །སྐྲན་རིགས་འཛོམས་པར་བྱེད་པ་ཡིན། །

བལེ་ཀ་ཞེས་བྱ་བའི་སྨན། །ཤིང་གཞན་དག་ལ་འཁྲིལ་ནས་སྐྱེ། །མེ་ཏོག་འབྲས་བུ་གང་ཡང་

མེད། །རྩ་ནི་ཁ་ལ་རྩུབ་པ་ཡིན། །རང་གི་ནུས་པས་བད་ཀན་དང་། །གཉེར་རིགས་ཁྲག་ནད་མ་ལུས་སེལ། །

ནིམ་པ་ཞེས་བྱའི་ཤིང་ཐུན་ནི། །སྡོང་པོ་རིང་ལ་ཁ་དོག་སྨུག །དབྱིབས་ནི་ཟ་ཤིང་སྐམ་པོ་འདྲ། །རྩ་ཁ་གདོན་དང་ཚད་པ་སེལ། །

སླེ་ཏྲེས་ཞེས་བྱའི་ཤིང་ཐུན་ནི། །ཉིན་སྲིབས་མཚམས་སུ་འཁྲིལ་ནས་སྐྱེ། །སྡོང་པོ་བྲ་མ་འདྲ་བ་ལ། །ལོ་མ་སྔོར་ཆུང་ཤིན་ཏུ་རྡོ། །མེ་ཏོག་དཀར་པོ་རབ་ཏུ་མཛེས། །འབྲས་བུ་དམར་ལ་སྨུམ་པ་ཡིན། །རྩ་མདངར་ནུས་པས་རླུང་ཚད་སེལ། །

གཏྲ་ཀ་རི་ཞེས་བྱ་བ། །སྲིབས་ཀྱི་ནགས་རི་དག་ལས་སྐྱེས། །སྡོང་པོ་སེ་བ་གཞོན་ནུ་འདྲ། །མེ་ཏོག་དཀར་སེར་མདངས་དང་ལྡན། །འབྲས་བུ་དམར་པོ་སྤུངས་ནས་སྐྱེས། །ལོ་སྡོང་ཆེར་མའི་བ་སྤུ་ཅན། །ཁོང་སྟོང་རྩ་ནི་མདངར་ལ་བརྐ །ནུས་པ་གོང་མཚུངས་གློ་ནད་སེལ། །སྨུག་པོ་དེ་ལ་ག་བྲ་ཟེར། །

བྱི་ཚེར་མ་ཞེས་དཀར་ནག་གཉིས། །དཀར་པོ་རྒྱ་ཤོད་བྱེ་མར་སྐྱེ། །ལོ་མ་ཆུང་ལ་ནག་ཅིང་མཐུག །སྡོང་པོ་ཐུང་ལ་ཅུང་ཟད་སྲ། །སྐེ་མ་གོས་ལ་འབྱར་ཞིང་འཁྲིལ། །རྩ་ནི་ཁ་ལ་རྩུབ་པ་ཡིན། །རང་གི་ནུས་པས་ཆུ་འགག་སེལ། །

དབྱེ་མིང་དཀར་ནག་ཁྲ་གསུམ་ཡོད། །ཉིན་སྲིབས་གཉིས་ཀ་དག་ལས་སྐྱེས། །སྡོང་པོ་ཤིང་ཐུན་དག་ལ་འཁྲིལ། །ལོ་མ་ནག་ལ་ཅུང་ཟད་རྩུབ། །དཀར་པོ་མེ་ཏོག་དཀར་ལ་སེབ། །སྲབ་ཆུང་དྲིལ་བུ་ཁ་ཟུམ་འདྲ། །གྲང་བ་སེལ་ལ་ཚ་བ་སྐྱེད། །ནག་པོ་མེ་ཏོག་སེར་ལ་མཐུག །གྲང་བ་དྲུང་འབྱིན་མཁྲིས་པ་སྐྱེ། ཏསན་མི་ཏན་མགོ་བོ་འདྲ། །

གྲང་སྨན་འདུལ་བའི་དར་ཡ་ཀན། །རྩ་ནི་ཚ་ལ་ཡུད་ཙམ་མངར། །རང་གི་ནུས་པས་དྲོད་སྐྱེད་ཅིང་། །སྨན་རིགས་འདུལ་ལ་རྒྱུ་སེར་འདྲེན། །

བྲ་མ་ཞེས་བྱ་ཚེར་མ་ཅན། །ལོ་མ་ཚེར་མའི་ཕུང་པོའི་ཁྱབ། །མེ་ཏོག་སེར་པོ་མདངས་མི་གསལ། །རྩ་ནི་ཁ་ལ་ནུས་པ་བསིལ། །ཤ་ཚད་རྩ་ཚད་ཐམས་ཅད་སེལ། །

བཙོད་ལ་ཆེ་འབྲིང་ཆུང་གསུམ་སྟེ། །སྡོང་པོ་གཞན་ལ་འཁྲིལ་ནས་སྐྱེས། །ངར་བ་ཕྱི་ཤུན་སྲུ་བཞི་སྲ། །ཕྱི་ཤུན་སྐེམ་རྗེས་ཧྲིལ་བུར་འགྱུར། །དེ་ཡང་རིང་ལ་སོབ་པ་སྟེ། །ཇི་ལྟར་དམར་ན་དེ་ལྟར་བཟང་། །རྩ་ཁ་ནུས་པས་ཁྲག་ཚད་འཇོམས། །

(༦) པགས་པའི་སྨན་གྱི་འབྲུངས་དཔེ།

ཤིང་ཚ་ཞེས་བྱ་ དྲོད་ཀྱི་ཤིང་། །རོང་གི་ནགས་ཚལ་མཐུག་པོར་སྐྱེ། །སྡོང་པོ་མཁྲིགས་ལ་ལོ་མ་ཆུང་། །ཤུན་པ་མཐུག་སྲབ་རྣམ་པ་གཉིས། །སྲབ་པ་དྲོད་ཆེ་མཐུག་པོ་སྨོམས། །རོ་ནི་ཚ་མངར་བསྐ་བ་དང་། །ཅུང་ཟད་ལན་ཚྭའི་རོ་དང་བཅས། །རང་གི་ནུས་པས་མེ་དྲོད་སྐྱེད། །

སྦྲི་བཞུར་ཤིང་དཀར་ཙབ་མོ་ནི། །རྐྱ་ཡིས་རོང་གི་ནགས་སུ་སྐྱེ། །ཤུན་པ་སྦྲུར་བའི་སྐོགས་དང་མཚུངས། །ཚུར་སྤྲངས་ཁྲ་བ་གཡུ་ཡི་མདངས། །རོ་ནི་ཁ་ལ་བསྐ་བ་དང་། །རུས་ཆག་སྦྱོར་ཞིང་རུས་ཚད་སེལ། །

ཡོའ་འབོག་པ་ནི་སྡོང་པོ་ཅན། །ལྕང་མའི་ལོ་མ་འབྲས་བུ་འདྲ། །རང་གི་ནུས་པས་ཚིགས་ནད་སེལ། །

མ་གལ་ཞེས་བྱ་ལྕང་མའི་རིགས། །ལོ་མ་རྒྱབ་སྐྱ་སྦྲ་བ་འདྲ། །པགས་པ་ལྕང་མ་འདྲ་བ་ལ། །རོ་ཡང་ལྕང་མ་དག་དང་འདྲ། །ནུས་པས་གློ་ནད་འབྱུམ་པར་ཕན། །

ལྕང་མ་འབྱར་བ་ཞེས་བྱ་བ། །སྡོང་པོ་ལོ་མ་ཆེ་བ་ལ། །མེ་ཏོག་བལ་འདྲ་དཀར་པོ་འབྱུང་། །འབྲས་བུ་ཤིང་ཏན་འབྲས་བུ་ཅན། །ནུས་པས་ཙ་སྐྱོན་སྐྲངས་རྣམས་འཇོམས། །མཁྲིས་ཙ་སྐྲངས་ན་འོ་དང་སྦྱར། །རླུང་ཙ་སྐྲངས་ན་བུ་རམ་སྦྱར། །ཙ་སྐྱོན་སྐྲངས་ལ་བདུད་རྩི་འདྲ། །

དབྱར་པ་དེ་འདྲ་སྐེ་མ་ཅན། །འབྲས་བུ་རས་བལ་འདྲ་བ་ཡིན། །ནུས་པས་ནད་རྣམས་ཕྱིར་བ་སྟུད། །

གླང་མ་དཀར་ནག་གཉིས་ཡོད་དེ། །དཀར་པོ་ཆེ་ལ་པགས་པ་སྐྱ། །ནག་པོ་ཆུང་ལ་པགས་པ་ནག །རོ་ཁ་མོ་ནད་ཚད་པ་སེལ། །

(༧) ཆི་བ་ཐང་རྩ་སྨན་གྱི་འབྲུངས་དཔེ།

ཤིང་ཀུན་ཟླད་པ་བཙོས་སྐམ་འདྲ། །ཞུ་རྗེས་རོ་ཚ་ཡི་ག་འབྱེད། །སྲིན་འཇོམས་གྲང་ནད་སྙིང་རླུང་སེལ། །

སྨྱུག་སྔོན་ཆི་བ་ཞེས་བྱ་བ། །སྨྱུག་རྩི་ཁཎྜ་བྱེད་པ་ནོར། །རོ་མངར་ནུས་པས་རྨ་ཚད་དང་། །མོ་ནད་ཚ་བ་སྙིང་བ་སེལ། །སྤོས་དཀར་སྤོས་སྨྱུག་རྣམ་པ་གཉིས། །དཀར་པོ་ཙ་སོ་འདྲ་བ་བཟང་། །སྨྱུག་པོ་ཤིང་ཆི་འདྲ་བ་ངན། །ནུས་པས་ཆུ་སེར་སྐེམ་པར་བྱེད། །

གུ་གུལ་རིགས་གཉིས་བྱི་བྲུན་འདྲ། །མེར་བསྲེགས་རོ་མེད་དྲི་ཞིམ་བཟང་། །གདོན་འཇོམས་སྔོག་པ་གཉན་གཟེར་འཇོམས། །

ཤེལ་ཏ་ཞེས་པ་ཐང་ཆུ་ཡིན། །ནུས་པ་ལྷ་རུས་ཆུ་སེར་རྣམས། །བཙོན་དུ་འཛིན་པར་བྱེད་པ་ཡིན། །

ནགས་མའི་ཐང་ཆུ་རིགས་གསུམ་སྟེ། །སོམ་ཐང་ཤུག་ཐང་བྱེའུ་ཐང་ཆུ། །རྣག་འབིགས་ཆུ་སེར་འཛིན་པར་བྱེད། །

རྒྱ་སྐྱེགས་ཤིང་དབྱིབས་སྟག་པ་འདྲ། །མེ་ཏོག་འདབ་མའི་ནང་དཀར་བ། །རྒྱབ་ནག་ཟེ་འབྲུ་སེར་པོ་ཅན། །ཀེང་ཤུ་ཀ་ལ་གནས་བཅའ་བ། །འབུ་རིགས་ཤིག་གི་བྲུན་ཡིན་ཟེར། །གང་ཡང་དམར་སྨུག་སྣ་མཐྲིགས་བཟང་། །ཁམ་སྐྱ་སོབ་ལ་སྙི་བ་ཞན། །རོ་ཁ་འགྲམ་འཁྲུགས་ཁྲག་ཚད་སེལ། །ལ་ཀྵ་རྒྱ་སྐྱེགས་སྙིགས་མ་ཡིན། །ནུས་པས་གློ་མཁལ་འགྲམ་ཚད་སེལ། །མོན་ཆར་ཁྲག་སྦྱི་སྐམ་པོ་འདྲ། །ནུས་པས་ཚ་གྲང་འཁྲུ་བ་གཅོད། །

ཐང་ཁྲག་འབོ་ཡོའི་ཚི་བ་ཡིན། །ནུས་པས་ཤ་དུག་འཁྲུ་ནད་སེལ། །

༣ ཟླུམ་བུ་ཐང་སྨན་གྱི་འབྲུངས་དཔེ་བསྟན་པ།

རྒྱ་ཏིག་བལ་ཏིག་བོད་ཏིག་གསུམ། །ཡུལ་གྱི་དབྱེ་བས་རྣམ་པ་གསུམ། །གསེར་ཏིག་དངུལ་ཏིག་ཟངས་ཏིག་དང་། །ལྕགས་ཏིག་ཅེས་བྱ་མེ་ཏོག་དང་། །ཁ་དོག་དབྱེ་བས་རྣམ་པ་བཞི། །གཞན་ཡང་གུར་ཏིག་སུམ་ཅུ་ཏིག །བོད་ཀྱི་ཏིག་ཏ་རྣམས་དྲུག་ཡིན། །ཀུན་ཀྱང་རོ་ཁ་མཁྲིས་ཚད་སེལ། །

བ་ཤ་ཀ་ཞེས་བྱ་བའི་ཤིང་། །སྡོང་པོ་ཆེ་ལ་ལོ་མ་མཐུག །མེ་ཏོག་དཀར་པོ་མདངས་དང་ལྡན། །རོ་ནི་ཁ་ལ་ནུས་པ་བསིལ། །གཟེར་རིགས་ཁྲག་ཚད་རོལ་དུ་བསད། །

མནུ་པ་ཏྲ་ཞེས་བྱ་བ། །སྐྱ་བལ་རིག་པའི་འབྱུང་གནས་སུ། །བསོད་ནམས་ལྡན་པའི་ལྷུམ་རར་སྐྱེས། །རྩ་བ་དུང་གི་ཚོ་ལོ་འདྲ། །ལོ་མ་གཡུ་ལོ་གྱེན་དུ་འབར། །རྒྱབ་ལ་དངུལ་གྱི་བ་སྤུ་ཆགས། །མེ་ཏོག་གསེར་འོད་མདངས་དང་ལྡན། །དྲི་ཞིམ་ཕྱོགས་ངད་རྒྱུན་མི་ཆད། །རོ་ནི་མངར་ཁ་ཚ་བ་ལ། །ཞུ་རྗེས་མངར་སྐྱུར་ལྡན་པར་ཡིན། །རང་གི་ནུས་པས་རླུང་ཁྲག་དང་། །བད་ཀན་ཚ་བ་སེལ་བ་དང་། །ཕོ་བའི་ནད་དང་བད་མཁྲིས་འཇོམས། །

པུཥྐ་མཱུ་ལ་ཞེས་བྱ་བ། །ལོ་སྡོང་སྤྲ་མ་ལས་ཀྱང་ཆུང་། །རྩ་བ་རྐང་གཅིག་མཁྲིགས་པ་ལ། །ཁ་ཅིག་མནུ་གཡུང་བར་བཞེད། །འདྲ་ཡིག་དུང་གི་མིག་ལས་ཀྱང་། །པུཥྐར་མཱུ་ལ་ལུག་སྲུག་འདྲ། །ནུས་པས་བད་ཀན་ཚ་བ་སེལ། །དེ་ཡང་བཞེད་པ་གཅིག་མཐུན་ལགས། །

རུཏྟ་ཤ་རུ་གོག་པོ་འདྲ། །དཀར་པོ་ཁམས་རུས་ཞེས་ཀྱང་བཤད། །ནག་པོ་རྒྱ་ནས་འབྱུང་བ

ཡིན། །རྩ་ནི་ཁ་ཚ་ཙ་བོ་དྲོ། །ནུས་པས་བད་ཀན་ཚ་བ་སེལ། །

འབྲོག་མ་ནུ་ཧ་སྐམ་ཡིན། །དབྱིབས་ནི་ཨ་རུ་ཤ་ཆེན་འདྲ། །རྩ་ནི་མངར་བའི་མཐར་ཐུག་ཡིན། །བད་ཀན་སྨུག་པོ་ཕོ་ནད་སེལ། །

མ་ནུ་ཤུ་ཟུར་ཞེས་བྱ་བ། །སྣ་རིགས་མེ་ཏོག་དཀར་བ་ལ། །སྡོང་རྐང་སེར་ཞེས་གཡུ་ཐོག་ལུགས། །སྨན་སྣ་སྣ་སྐྱ་ཡུང་བ་རྣམས། །སྣ་རིགས་ཡིན་པས་ཀུན་གྱིས་ཤེས། །

ཤུ་དག་རིགས་ལ་དཀར་ནག་གཉིས། །མཆོག་གཉིས་དམན་པ་གཉིས་ཏེ་བཞི། །ཤུ་དག་ཆུ་ཡི་ནང་དུ་སྐྱེ། ལོ་མ་འབྲས་ཀྱི་ལྡུང་བ་འདྲ། །རྩ་བ་ཆུ་དག་གཉེར་མ་ཅན། །རོ་ཚ་དྲོད་བསྐྱེད་གག་ལྷོག་སེལ། །

ཐང་ཕྲོམ་པ་ལ་རིགས་གསུམ་སྟེ། །ལང་ཐང་རྩེ་ནི་ལྷུམ་རར་སྐྱེས། །སྡོང་པོ་ཕྲ་ལ་རིང་བ་སྟེ། །གོང་བུ་རིལ་བ་སྤྱི་བླུག་འདྲ། །རྩ་བརྒྱུད་མགོ་ལྕར་བསྒྲེངས་ནས་ཡོད། །འབྲུ་གུ་ཏིལ་ཙམ་སེག་རྡར་རིས། །རོ་ནི་ཁ་མངར་སྤྲིན་ནད་སེལ། །དཀར་པོ་ལའང་རྐོད་གཡུང་གཉིས། །གངས་ཀྱི་ཐང་ཕྲོམ་ཞེས་བྱ་བ། །གཡའ་རི་སྤང་མཆོག་ལ་ཁར་སྐྱེས། །རྩ་བ་སྦོམ་ལ་སྡོང་བོ་མེད། །ལོ་མ་གཉེར་མཐུག་ས་གཞི་མནན། མེ་ཏོག་དཀར་ལ་སེར་ཁ་ཅན། གང་བུ་རས་དཀར་ཁུག་མ་འདྲ། འབྲས་བུ་ནག་ཞིབ་མཁལ་མའི་དབྱིབས། །སྨུམ་པའི་རང་བཞིན་སྨིན་པ་ཡིན། །རོ་ནི་མངར་ཁ་ཙ་བོ་བསིལ། །ནུས་པ་གཉན་ནད་གག་ལྷོག་འཇོམས། །

ད་ཡིད་དཀར་པོ་ཁ་ཤོག་པ། །སྤང་སྤོངས་ཕྱུགས་ལྕུས་རྙིང་པར་སྐྱེ། །རྩ་བ་ཕྲ་ལ་ལོ་མ་ཐབ། །ལོ་མས་ས་མནན་གཉེར་མ་ཆུང་། །མེ་ཏོག་དཀར་སེར་ཐབ་ལ་སྦོམས། །གང་བུ་དཀར་འཇམ་སྤུ་མདངས་ཅན། །འབྲས་བུ་དཀར་ཞིབ་རིང་བསྲིལ་འདྲ། །འབྱར་བག་ཁུ་བའི་དབང་པོས་གང་། །སྲུ་མ་སེང་གེ་ཞེས་ཀྱང་བྱ། །རོ་ཙ་འཕེལ་བའི་རྒྱལ་པོ་ཡིན། །

རྫ་དུ་ར་ཞེས་བྱ་བ་ནི། །རྩ་བ་ཤིན་ཏུ་ཆེ་བ་ལ། །སྡོང་པོ་ངར་བ་དགུ་རེ་གྱེས། །ལོ་མ་ནག་མཐུག་ཁྲ་གཤོག་འདྲ། །མེ་ཏོག་སྨུག་ནག་དུག་དྲི་བྲོ། །ལོ་མ་མེ་ཏོག་ས་འོག་ནས། །རྫོགས་པར་མཐོང་བས་ཐང་རྫོགས་ཟེར། །གང་བུ་མཐུག་ཕྱུང་ཐང་ཁུག་ནང་། །འབྲས་བུ་ནག་ཞིབ་མཁལ་འདྲས་ཁེངས། །རོ་ནི་ཁ་མངར་ཙ་བོ་བསིལ། །གཉན་དང་གག་ལྷོག་ཆུ་སེར་སེལ། །ཁྲད་པར་ཡ་མ་དཀར་ནག་འཇོམས། །

དབང་ལག་ཉིན་སྲིབས་སྐམ་གཤེར་སྐྱེ། །ལོ་མ་ར་གྲིའི་འཁོར་ལོ་ཅན། །སྡོང་པོ་ལྷ་ཡིས་མཆོད་སྡོང་ལ། །མེ་ཏོག་དཔྱལ་གྱི་པ་ཏྲ་འདྲ། །སྐམ་སྐྱེས་དཀར་ལ་བརླན་སྐྱེས་དམར། །རྩ་བ་མི་ཡི་ལག་པ་འདྲ། །གསར་སྙིང་ཐལ་མོ་སྦྱར་ནས་སྐྱེ། །རོ་ནི་མངར་སྨུམ་བཅུད་དང་ལྡན། །ནུས་པས་ཁུ་བ་དབང་

སྦྱོར་བས་བསྐྱེད། །གཞན་ནི་བྱེ་ཏྲེ་ལག་པ་ཟེར། །ལོ་སྡོང་འདྲ་ལ་ཆུང་བ་ཡིན། །རྩ་བ་མཛུབ་མོ་གཅིག་ནས་གཉིས། །ནུས་པ་གོང་ལས་དམན་པའོ། །

བདུད་རྩི་ཉེ་ཤིང་ཞེས་བྱ་བ། །ཉེན་དང་སྐྱིབས་ཀྱི་མཚམས་སུ་སྐྱེ། །ལོ་མ་ལྕུགས་ཕྱི་གཏོར་བ་འདྲ། །སྡོང་པོ་ཕྲ་རིང་ཚེར་མས་ཁྱབ། །འབྲས་བུ་ལྕུགས་ཀྱི་སྨིན་ཆུང་འདྲ། །རོ་ནི་ཁ་བསྐ་མངར་བ་དང་། །སྙིན་གྱི་ནད་རྣམས་སེལ་བར་བྱེད། །

ཡོན་ཏན་བརྒྱད་ལྡན་དིང་ཁྲིས་པ། །ཉམས་དགའི་ནགས་ཚལ་དག་ལས་སྐྱེ། །རྩ་བ་དཀར་པོས་ས་གཞི་ཁྱབ། །ལོ་མ་སྔོན་པོ་རལ་གྲི་འདྲ། །མེ་ཏོག་དཀར་པོའི་ལོ་སྙིང་ཁེངས། །འབྲས་བུ་ནང་དཀར་རིང་བསྲིལ་འདྲ། །རོ་ནི་མངར་ཁ་བསྐ་བ་ལྡན། །ཚེ་རིང་རྐངས་སུ་བཅུད་ལེན་འགྱུར། །ད་བྱིད་དཀར་པོ་བྱ་བ་ཡིན། །རྩ་བ་ལྔ་ཡི་མཆོག་ཏུ་བཤད། །

ཨ་ཤྭ་གནྡྷ་རྒྱ་ནོད་སྐྱེ། །རྩ་བ་ཐང་ཕྲོམ་རྩ་བ་འདྲ། །ལོ་མ་སྤོ་སྐྱ་འབྱར་རྩི་ཅན། །སྡོང་པོར་ཚིགས་པ་མང་པོས་བརྒྱན། །མེ་ཏོག་དམར་པོ་མཛེས་པའི་ཚུལ། །རོ་ནི་མངར་ལ་ཚ་བ་ཡིན། །ནུས་པས་སྨད་ཀྱི་དྲོད་བསྐྱེད་ཅིང་། །རྩ་བ་ལྔ་ཡི་མཆོག་ཏུ་བཤད། །

ལྕ་བ་དག་ལ་རིགས་གསུམ་སྟེ། །ལྕ་རྒོད་སྐྱིབས་ཀྱི་རི་ལ་སྐྱེ། །ལོ་མ་གཡུ་ཡི་མཆྲལ་འདྲ། །མེ་ཏོག་དམར་པོ་གདུགས་ཕུབ་འདྲ། །གདུག་རྩུབ་ཚེར་མས་ཐམས་ཅད་བརྒྱན། །རང་གི་ནུས་པ་སྦྲུལ་དུག་འདྲ། །རྩ་བ་ལྔ་ཡི་གཙོ་བོ་ཡིན། །

གཟེ་མ་རྒྱ་ནོད་བྱེ་མར་སྐྱེ། །ལོ་མས་ས་གཞི་ཁྱབ་པར་མནན། །མེ་ཏོག་ཆུང་ངུ་མཐོང་བ་དཀའ། །འབྲས་བུར་ཚེར་མ་ར་མགོའི་དབྱིབས། །ཚེར་མེད་དེ་ལ་ལུག་གཟེ་དང་། །ཚེར་ཅན་ར་གཟེ་རིགས་གཉིས་ཡོད། །རོ་མངར་ནུས་པས་གཅིན་སྒྲི་དང་། །གྲུམ་བུ་མཁལ་མའི་ནད་སེལ་ཞིང་། །སྨད་ཀྱི་གྲང་བ་བཀྲུང་སྦྱོར་ཕན། །

ལྕམ་པ་ཕོ་མོ་མ་ནིང་གསུམ། །དང་པོ་ཏ་ལོ་ཞེས་བྱ་བ། །དཀར་སྣུག་ལོ་མ་ཉི་དགའ་འདྲ། །གཉིས་པ་ཨརྐ་ཀ་ཞེས་པ། །ས་ཁད་དམའ་བའི་ཡུལ་དུ་སྐྱེ། །ལོ་མ་ལྕམ་པ་ཀུན་དང་འདྲ། །མེ་ཏོག་ཉི་དགའ་རྒྱ་ཚོས་ཁ། །ཉི་མར་གར་གནས་དེར་དགའ་བལྟ། །འབྲས་བུ་ཨརྐ་ཀ་ཞེས་བྱ། །རྩ་བ་སྔོན་པོ་བཅས་པ་ལ། །གསུམ་པ་ལྕམ་པ་རོ་མངར་བསྐ། །རང་གི་ནུས་པས་ཆུ་འགག་འབྱིན། །རྨ་རྣག་སྐེམས་ལ་ཁ་མི་སྐོམ། །

བྲག་ལྕམ་བྲག་གི་ལོགས་ལས་སྐྱེ། །ལོ་མ་མཐུག་ཅིང་སྟུམ་པ་ཡིན། །ཟིལ་པ་དང་བཅས་སྤོ་ལ་ཀླུམ། །མེ་ཏོག་དཀར་དམར་གཉིས་སུ་ཡོད། །རྨ་ནི་ཇི་ལྟར་ཆབས་ཆུང་ཡང་། །བྲག་ལྕམ་མེད་ན་སོས་དཀའ་ཟེར། །རོ་ཁ་ནུས་པས་རྨ་རྣམས་འདྲུབས། །རྨ་ཚད་སེལ་ཞིང་སྐྲངས་པ་འཇོམས། །

རྒྱལ་པོ་རི་རལ་ཐྲག་ལ་སྐྱེ། །ལོ་མ་མེ་ལྕེ་མཆེད་པ་འདྲ། །རྩ་བ་སྤྲེའུ་མཇུག་མ་འདྲ། །རོ་ནི་ཙུང་ཟད་མངར་བ་ཡིན། །བེ་ལྡོང་རེ་རལ་བེ་ཤིང་གི །ལོགས་ལས་སྐྱེ་བའི་དེ་ཡང་རབ། །སྤྲུ་བཅས་སྲེ་མོང་ཉལ་འདྲ་མཆོག །གཡུ་འབྲུག་འཁྱིལ་པ་སྲིབས་མོ་ཡི། །ཤིང་ཐྲག་ལོགས་ཀྱི་སྤང་ཁ་སྐྱེ། །ལོ་མ་སྤྲ་མ་འདྲ་ལ་འཛམ། །རྩ་བ་གཡུ་འབྲུག་འཁྱིལ་འདྲ་དམན། །

ཐྲག་སྤོས་ཐྲག་གི་སེར་ཁར་སྐྱེ། །ལོ་མ་ལྡོང་སྔོན་ཁྱུང་ལ་རྩུབ། །འོག་ཏུ་གསེར་ཐིག་གཟིག་མཇུག་འདྲ། །དྲི་མནམ་རོ་ཁ་ནུས་པ་བསིལ། །རྨ་གསོ་རྣག་རྨེལ་སེལ་ཆོག་གསོ། །དུག་ཚད་སེལ་ཞིང་མགོ་ཆག་སྦྱོར། །

བཙུན་མོ་རི་རལ་ཐྲག་ལོགས་སྐྱེ། །ལོ་མ་ལེབ་ལ་མེ་ཏོག་སྔོ། །ཀས་ན་ཁ་དོག་དཀར་པོ་ཡིན། །རོ་ནི་ཁ་ལ་མངར་པ་དང་། །ནུས་པས་བསམ་སེའུ་མཁལ་ནད་སེལ། །རྨ་རྣམས་འབྲུབ་ཅིང་དུག་ནད་སེལ། །

ཁྱུང་སྙེར་དཀར་པོ་སྨུག་པོ་གཉིས། །དཀར་པོའི་བྱ་ཕོའི་ཕྱི་སྙེར་འདྲ། །སྨུག་པོ་བྱ་རོག་སྙེར་བསྐུམས་འདྲ། །ཁྱུང་སྙེར་དཀར་པོ་མོན་ནས་འབྱུང་། །སྨུག་པོ་བོད་སོགས་གང་སར་སྐྱེ། །རོ་ཁ་ནུས་པས་དུག་ཚད་སེལ། །

སྤོ་རྒྱལ་རྩི་མཆོག་མ་གི་ཏ། །སྲིབ་ཀྱི་རི་ལས་སྐྱེས་པ་ཡིན། །བོད་སྐད་རྩད་ཅེས་རིགས་གཉིས་ཡོད། །ལོ་མ་སྔོན་པོ་འཛམ་ལ་ཕྲ། །སྡོང་པོ་ཀྱེན་ཏུ་དྲང་པོར་སྐྱེས། །མེ་ཏོག་དཀར་སེར་ཕྲ་ལ་ཚུང་། །འབྲས་བུ་ཐེ་གྲོ་ཧྲ་ལྟར་ཕྲ། །སྨན་འདི་སྐྱེ་སའི་མདའ་རྒྱངས་ཚུན། །ཙནྡན་གླ་རྩི་ག་པུར་གྱི། །དྲི་ཞིམ་སྤོས་ངད་རྒྱུན་མི་ཆད། །སྨན་འདི་སྐྱེ་སར་དུག་མི་སྐྱེ། །སྦྲུལ་ཡང་འབྱུང་བར་མི་འགྱུར་རོ། །རོ་ནི་ཁ་ལ་རྩུབ་པ་ཡིན། །རང་གི་ནུས་པས་དུག་ནད་སེལ། །ཚད་ནད་སེལ་བའི་ག་པུར་ཡིན། །སྤོ་སྦྱོར་ཤ་སྦྱོར་རྩི་སྦྱོར་དང་། །རིན་ཆེན་དབྱིག་དུག་སྔོ་ངའི་དུག །རེག་པའི་དུག་སོགས་བསམ་ལས་འདས། །འདི་ཡིས་མི་ཐུབ་ནད་རིགས་མེད། །

དགུ་ཐུབ་ནག་པོ་བྱ་བ་ཞིག །བེ་ཡི་གསེབ་ཏུ་སྐྱེ་སྟེ་དཀོན། །རྒྱུ་མ་སྐམ་པོ་འདྲ་བར་ཡོད། །འདིས་ནི་གཉན་དང་གཟེར་ཐུང་དང་། །དུག་ཚད་ཀུན་ལ་བདུད་རྩི་འདྲ། །ལུགས་གཅིག་ཉུངས་མའི་ཁནྡར་འདོད། །

སྤོ་སྨན་རྒྱལ་པོ་འཕུར་ལེབ་ནི། །སྤྲ་རོང་ཚད་པས་གདུང་བའི་ཡུལ། །ཤིང་སྡོང་ཆེ་ལ་འཁྲིལ་ནས་སྐྱེ། །ལོ་མ་མཐུག་ལ་རིང་བ་ཡིན། །མེ་ཏོག་སེར་སྐྱ་ཚུང་བ་ལ། །གང་བུ་སེར་པོ་འབྱུང་བ་ཡིན། །རོ་ནི་ཁ་ལ་རྩུབ་པ་སྟེ། །རང་གི་ནུས་པས་དུག་ནད་སེལ། །

གྲེསམ་དག་ལ་རིགས་གསུམ་སྟེ། །ཕོ་གྲེས་མཁྲིགས་ལ་སྐམ་སར་སྐྱེ། །ཡང་ན་ཞིང་ངན་མུ་ལ

སྐྱེ། །ལོ་མ་རྩུབ་ཅིང་མེ་ཏོག་སྨུག །རོ་ཚ་ནུས་པ་གཉིས་དང་ལྡན། །རང་གི་ནུས་པས་སྲིན་ནད་སེལ། །རྒྱ་ལ་འབྱར་དང་སྐམ་འདེབས་བྱ། །ཤ་རོ་གཙོད་ཅིང་ཤ་འུ་གསོ། །ར་ཚིལ་སྦྱར་བྱུགས་མེས་འཚིག་གསོ། །མོ་གྲིས་ནྡན་ཅན་སྤང་ལྗོངས་སྐྱེ། །ལོ་མ་འཇམ་ལ་མེ་ཏོག་སྔོ། །རོ་ནི་ཅུང་ཟད་མངར་ཞིང་ཚ། །ནུས་པ་བསིལ་རྟྲོད་གཉིས་ཀ་ལྡན། །ཁྲད་པར་བད་སྨུག་དུག་ཐབས་དང་། །ཕོ་ལོང་རྒྱ་མར་ཚ་གྲང་འཐབ། །སྲིན་སླང་ལ་སོགས་སྦྱོང་བར་བྱེད། །སྲིད་ནག་ཉེར་གཅིག་དག་དང་སྦེབས། །སྟོད་འཚངས་ཅན་ལ་སླེབས་པས་ཆོག །མ་ནིང་ཀོ་ཁ་ཞེས་བྱ་བ། །སྐྱེས་ས་དག་ལ་མ་ངེས་ཀྱང་། །རི་ཟུར་སྐམ་དང་བྲག་ཡོགས་སྐྱེ། སྨན་འདི་སྐྱེ་སར་སྔོ་མི་སྐྱེ། །གལ་ཏེ་སྐྱེས་ཀྱང་ནུས་པ་དམན། །ཤིང་ནགས་ཁྲོད་དང་སྲིབས་རི་དང་། །ནྡན་གཤེར་ཆེ་སར་སྐྱེས་པ་ངན། །རྩ་བ་སྨིན་དཀར་རིང་བ་བཟང་། །དེར་ལྷོག་ངན་པའི་མཚན་ཉིད་དོ། །

དྭ་བ་དག་ལ་རིགས་གཉིས་ཏེ། །རི་ལས་སྐྱེས་པ་དྭ་རྒོད་དང་། །ཞིང་ལས་སྐྱེས་པ་དྭ་གཡུང་སྟེ། །ལོ་མ་སྨུམ་ལ་མཐུག་པ་ཡིན། །མེ་ཏོག་དཀར་པོ་མདངས་དང་ལྡན། །འབྲས་བུ་བྲུ་ཏུ་སྦྲུངས་པ་འདྲ། །རོ་ནི་ཚ་ལ་ཛ་ཐ་དྲོ། །རང་གི་ནུས་པས་སྲིན་ནད་དང་། །སྐྲངས་དང་འབྲས་དང་ཤ་རོ་འདུལ། །

སྣ་ལོ་སྲིབས་ཀྱི་རི་ལས་སྐྱེ། །ལོ་མ་ལྟང་དཀར་ལོ་མ་འདྲ། །སྡོང་པོ་དམར་རིང་ཚིགས་པ་ཅན། །མེ་ཏོག་དཀར་པོ་སྤྲིན་བཞིན་འཐིབས། །རྩ་བ་དམར་པོ་ཤ་ཏུ་འདྲ། །རོ་ནི་ཅུང་ཟད་ཁ་སྐྱུར་བསྐ། །ནུས་པས་ཁོང་ནད་གཙོང་སྙིང་སེལ། །

སྨན་མཆོག་ལུག་མུར་ཞེས་བྱ་བ། །སྔོན་ཆེ་བཅོམ་ལྡན་སྟང་མཐའ་ཡི། །ཕྱུག་གི་བྲམ་པ་ཁ་ལུད་པ། །ས་ལ་འཐིགས་པས་ལུག་མུར་བྱུང་། །བདུད་རྩི་ཆེན་པོར་བྱིན་བརླབས་པས། །རྣལ་འབྱོར་དང་ལྡན་བྱང་ཆུབ་ཀྱི། །ལམ་སྒྲུབ་གྲོགས་སུ་ཤིན་ཏུ་བཟང་། །འདི་རིགས་ཕོ་མོ་མ་ནིང་གསུམ། །ཕོ་ནི་སྟོབས་ཆེ་མོ་ནི་ཆུང་། །མ་ནིང་སྟོབས་འབྲིང་དག་ཏུ་བཤད། །སེ་པེ་ལུག་མུར་ཞེས་བྱ་བ། །ལོ་མ་ལྡང་སེར་སྤུ་ཅན་ཏེ། །ངར་བགྲུ་བཞི་ཚིགས་པ་དང་། །གདེངས་ཀ་ཅན་ལ་མེ་ཏོག་སྨུག །རྩ་བ་རྗོག་འདྲིལ་ཉུངས་མ་འདྲ། །རོ་ནི་མངར་བས་གྲེ་བ་བརླན། །འབྲས་བུས་གློ་ནད་མཐའ་དག་འཇོམས། །ཧ་ཡི་འབྲུགས་ནད་སེལ་བའི་མཆོག །

ཤིང་མངར་ལོ་མ་སྔོ་ལ་ཆུང་། །རྩ་བ་སེར་པོ་རོ་ནི་མངར། །རང་གི་ནུས་པས་གློ་ནད་སེལ། །ཕོ་མོ་མ་ནིང་རིགས་གསུམ་ཡོད། །

དུར་བྱིད་ཐར་ནུ་འདྲ་བ་སྟེ། རོ་ནི་ཁ་ལ་བསྐ་བ་དང་། རྩ་བ་ཕྲལ་ནུས་པ་ཆེ། རང་གི་ནུས་པས་འདྲེན་དང་བཤལ། །

ཐར་ནུ་ཉིན་ཤིང་གཉིས་ཀར་སྐྱེ། །ཙ་བ་སྔོང་པོ་མཐུག་ལ་ལྡི། །འོ་མའི་རྒྱ་མཚོ་སྐྱེད་པར་བྱེད། །རྐང་དང་མེ་ཏོག་འབྲས་བུ་དམར། །རོ་ནི་ཚ་ལ་བཤལ་བའི་མཆོག །ནུས་པས་ཛོ་དང་ཐོར་པ་འཇོམས། །

ཁྲིན་བུ་སྦྱོང་བྱེད་ཁྲོགས་ཀྱི་མཆོག །ཙ་བ་དཀར་ལ་རྡིང་པ་ཕྲ། ལོ་མ་ལྗང་སེར་ལྗང་སྨུག་དང་། །རེག་བྱ་འཇམ་ལ་ཁམ་བུའི་དབྱིབས། །སྟོན་དུས་ལོ་སྔོང་དམར་པོར་འགྱུར། །མེ་ཏོག་ལྗང་སེར་འདབ་བཞི་ཅན། །འབྲས་བུ་འབྲུམ་ཞིབ་དམར་པོ་ཅན། །རོ་ནི་མངར་ལ་ཛོ་བོ་སྐེམས། །ནུས་པས་དུག་ཚད་སྣོད་ཚད་དང་། །བད་ཀན་སོགས་ཀྱི་ཚིགས་གྲང་སྦྱོང་། །ཁྱད་པར་མཁྲིས་པའི་ནད་ལ་མཆོག །

སྡོན་བུ་སྤང་གི་ལ་ཕུག་འདྲ། །ལོ་མ་ཞིབ་མོ་སེ་ལ་འབྱར། །སྔོ་སྐྱ་སྤུ་ཆུང་ལྡན་པ་ལ། །མེ་ཏོག་སྡོན་པོ་འདབ་བཞི་མཛེས། །ཙ་བ་ཁྲུར་མའི་ཙ་བ་འདྲ། །བཅད་ན་འོ་མ་འབབ་པ་ཡིན། །རོ་ནི་མངར་ཚ་ཛོ་བོ་དྲོ། །རང་གི་ནུས་པས་ཆུ་སེར་ནད། །འཇམ་པོར་འཁྲུ་བར་བྱེད་པ་ཡིན། །

ཟླུམ་ནི་ཛ་ཐག་དག་ལས་སྐྱེ། །ཆེ་འབྲིང་ཆུང་གསུམ་ཡོད་པ་ཡིན། །ལོ་མས་ས་གཞི་མནན་པ་འདྲ། །སྔོང་པོ་ཁོང་སྟོང་སྨུག་ལ་རིང་། །མེ་ཏོག་དམར་པོ་སྤུངས་པར་སྐྱེ། །འབྲས་བུ་ཟུར་གསུམ་རབ་ཏུ་མང་། །རོ་ནི་སྐྱུར་ལ་རྩུབ་པ་སྟེ། །ལོ་རྐང་ནུས་པས་བད་ཀན་སེལ། །ཙ་བའི་ནུས་པས་སྨད་ནད་སེལ། །སྤྱི་ཡི་ནུས་པས་འཁྲུ་བར་བྱེད། །

ཆུ་ཙ་ལོ་མ་སྔོར་ཆེན་རྩུབ། ས་གཞི་མནན་ལ་རྐང་པ་དམར། །སྔོང་པོ་ལོ་མ་མེ་ཏོག་ཡང་། །ཆེ་ཆུང་མ་གཏོགས་ཟླུམ་བཞིན་སྐྱེ། །རོ་ཁ་ཛ་བོ་བསིལ་ལ་སྐེམས། །ནུས་པས་རྒྱ་འདྲུབ་རྒྱ་ཚད་སེལ། །གཞན་སོགས་ནད་རྣམས་འཇམ་པོར་སྦྱོང་། །

ཆུ་མ་རྩི་ཞེས་བྱ་བ་ནི། །སྐྱེ་གནས་འདམ་དང་ཞིང་གསེབ་སྐྱེ། །ལོ་མ་སྡོན་པོ་རལ་གྲི་འདྲ། །སྔོང་པོར་ཙ་རིས་དམར་པོ་ཡོད། །མེ་ཏོག་བྱ་དཀར་གདོང་ཞུགས་འདྲ། །སྙེ་མ་ཐེར་བ་དག་དང་འདྲ། །རོ་ནི་སྐྱུར་ལ་བསྐ་བ་དང་། །ནུས་པས་ཆུ་སེར་དམུ་ཆུ་སྦྱོང་། །

རེ་ལྕུག་པ་ཞེས་བྱ་བ་ནི། །མེ་ཏོག་དཀར་ནག་དམར་གསུམ་གྱིས། །འདི་ལ་རིགས་གསུམ་དབྱེ་བ་དང་། །ལོ་མ་མདེའུ་རྩེ་འདྲ་མང་། །མེ་ཏོག་སྤུ་གུ་ཕྱི་དམར་བ། །ནང་དཀར་འདབ་མ་ལྔ་དང་ལྡན། །ཙ་བ་རགས་ལ་ཡན་ལག་མང་། །སྦོམ་ལ་དབྱིབས་ནི་ལ་ཕུག་འདྲ། །རོ་ནི་ཁ་ཚ་ཛ་བོ་བསིལ། །ནུས་པས་འབྲས་འདུལ་གཉན་ནད་སྦྱོང་། །ཕྱི་ལ་བྱུགས་པས་སྐྲངས་པ་དང་། །རྒྱ་རྗེ་བས་ལྷག་ལ་སོགས་སེལ། །དུག་ཤས་ཡོད་པས་སྤྱོད་ཚད་གཟབ། །

སྤྱང་ཚེར་བ་ཅེས་བྱ་བ་ནི། །རི་ཐང་མ་ངེས་གྲམ་ལ་སྐྱེ། །སྔོང་པོ་ཁོང་སྟོང་དཀར་ཟླུམ་འདྲ། །ལོ་མ་ཚེར་མའི་ཁ་སོ་ཅན། །མེ་ཏོག་དཀར་པོ་ཚེར་མའི་གོས། །ཕུང་པོ་ཟ་ཙམ་ཡོང་བ་ཡིན། །ཙ་བར

རོག་ཕྲུག་པ་འདྲ། །སྐྱུགས་སྨན་ཀུན་གྱི་ཡ་བ་ཡིན། །དཀར་ནག་གཉིས་ཏེ་ནུས་པས་ཀྱང་། །བད་ཀན་ནད་རྣམས་གྱེན་དུ་འདྲེན། །

སྙེའུ་སྣ་དར་རིགས་གཉིས་ཏེ། །ལོ་མ་ཆེ་ལ་སྡོང་བོ་ཕྲན། །མེ་ཏོག་སེར་པོས་བར་སྣང་ཁེངས། །འབྲས་བུ་པདྨའི་ས་བོན་འདྲ། །རོ་ནི་མངར་ལ་ཁ་བ་ཡིན། །རང་གིས་ནུས་པས་བད་མཁྲིས་སྐྱུགས། །ཞུ་རྗེས་བསིལ་དུ་འཇུ་བ་ཡིན། །རྨ་འདྲུབ་རིམས་སྙིང་དམྱུད་དཀའ་སེལ། །

སླུང་ཤོ་ན་དང་འདམ་ལས་སྐྱེས། །སྡོང་བོ་དམར་ལ་ཆེ་བ་ཡིན། །ལོ་མ་སྔོ་ལྗང་ལེབ་ལ་སྟུམ། །མེ་ཏོག་དམར་པོ་རྩུབ་ཅིང་ཕྲུངས། །འབྲས་བུ་གཟེ་མ་ར་མགོ་འདྲ། །རོ་ནི་མངར་ཁ་རྒྱ་ཡི་ནད། །ཐམས་ཅད་སེལ་བར་ཐེ་ཚོམ་མེད། །

ག་བྲ་མ་ཞེས་བྱ་བ་ནི། །བོད་ཡུལ་ཆུ་ཀླུང་ཡུར་བར་སྐྱེ། །དེ་མིང་ཆུ་ཤོ་བ་ཡང་ཟེར། །སྐྱེ་ལུགས་ཤོ་མང་གཞན་དང་འདྲ། །རོ་ནི་ཅུང་ཟད་སྐྱུར་བ་ཡིན། །

ལུག་ཤོས་རྒྱ་ཡི་ཚད་པ་སེལ། །འབྲུམ་ནག་ཁོང་ལོག་ཕྱི་ལ་འཕྱུལ། །གཡར་སྤང་ཆུ་འགྲམ་འབོལ་སར་སྐྱེ། །ལོ་མ་ལྗང་སྐྱ་མཐུག་པ་ལ། །མདེའུ་ས་ལ་བཙུགས་འདྲ་མང་། །སྡོང་པོ་འབྱུང་བ་ཉུང་ཤོས་ཙམ། །ཡོད་པར་མེ་ཏོག་སེར་པོ་སྟེ། །འདབ་བཞི་པ་ཧྲ་བཞིན་དུ་བསྐོར། །

རྒྱ་ཤོ་བ་ནི་ལྷུམ་རར་སྐྱེ། །ལོ་མ་ལྗང་དམར་ཆེ་བ་རྗོབ། །ཕུང་པོ་ངར་པ་ཆེ་བ་རྗོབ། །རྩ་བ་སེར་པོ་ཆུ་རྩ་འདྲ། །རྨ་དང་དུག་ནད་ཤུ་ཐོར་འཇོམས། །

ཆུ་ཤོ་ལུག་ཤོ་རྒྱ་ཤོ་རྣམས། །རོ་ནི་བསྐ་ལ་ཞུ་རྗེས་ཁ། །ནུས་པས་རྒྱ་ཡི་ཚད་པ་སེལ། །སྐྲངས་པ་འཇོམས་དང་སྲིན་ལ་ཕན། །གག་པ་ཐུབ་ཅིང་དྲི་འགག་འཆིན། །ཁྱད་པར་ལུག་ཤོས་འབྲུམ་པ་དང་། །ཁོང་ལོག་ཕྱི་རུ་འཕྱུལ་བར་མཆོག །འདི་ལ་ཆེ་ཆུང་རིགས་གསུམ་མོ། །

མཁྲིས་ནད་འཇོམས་པའི་སྤོ་སྣ་ནི། །ཤ་བ་སྤུ་ཐང་ཞེས་ཀྱང་བྱ། །སྲིབ་རི་སྤང་དང་གཡར་ཤག་དང་། །ཆུ་ཤག་ཤུལ་དུ་སྐྱེ་བ་ཡིན། །ལོ་མ་སྟུམ་ལ་མཐུག་པའི་དབྱིབས། །ཤ་བ་ཡུ་མོའི་རྭ་མཆོག་འདྲ། །སྡོང་བོ་རིང་ལྷེམ་མེ་ཏོག་སེར། །རོ་ནི་ཁ་ལ་ཚ་བ་ཡིན། །རང་གི་ནུས་པས་བད་ཀན་དང་། །དུག་ནད་གཟེར་རིགས་ཐམས་ཅད་སེལ། །

སྤྲུམ་དག་ལ་རྣམ་གསུམ་སྟེ། ཉིན་སྲིབ་རི་ཐང་ངེས་མེད་སྐྱེ། །དཀར་པོ་ལོ་མ་སྔོ་ལ་མཉེན། །སྡོང་བོ་རིང་ལྷེམ་མེ་ཏོག་དཀར། །ནག་པོ་ལོ་མ་ནག་ལ་སྟུམ། །སྤྱི་ཞོལ་རྐང་དམར་མེ་ཏོག་དཀར། །རྐང་པ་དམར་ལ་དྲི་ངད་ཆེ། །སེར་པོ་མེ་ཏོག་གསེར་མདོག་འཚར། །སྤྲུམ་ཀུན་གྱི་རྩ་བ་འདྲ། །དེ་ལས་ཆེ་ལ་གསོབ་པ་ཡིན། །དྲི་ཞིམ་དཀར་ལས་ནག་པོ་ངད། །སེར་པོ་དྲི་མ་རྩུབ་ལ་དམན། །

དྲི་མཆོག་རྒྱལ་པོ་ཏང་ཀུ་ནི། །སྲིབ་རི་ཁ་ཀླུང་གར་ཡང་སྐྱེ། །ཕོ་རིགས་མོ་རིགས་གཉིས་སུ་ཡོད། །

ལོ་མ་སྔོ་ནག་མདངས་དང་ལྡན། །སྡོང་པོ་སྦོམ་ལ་མེ་ཏོག་དཀར། རྩ་བ་སྦྲུ་བ་དཀར་པོ་འདྲ། །མོ་རིགས་དེ་ལས་ལོ་མ་ཕྲ། །མེ་ཏོག་དག་ནི་མེད་པ་ཡིན། །རོ་ནི་ཚ་ལ་དྲི་བསུང་ཞིམ། །རང་གིས་ནུས་པས་སྙིང་ནད་སེལ། །

འབམ་པོ་སྐྱིབ་དང་སྤང་ལས་སྐྱེ། །ལོ་མ་སྡོང་པོ་གོ་སྙོད་འདྲ། །དྲི་དུགས་རོ་ནི་གནག་པ་ཡིན། །མེ་ཏོག་ཡོད་ཕོ་མེད་པར་མོ། །རོ་ནི་ཚ་ཁ་ཙ་པོ་སྙོམས། །ནུས་པས་ཡན་ལག་སྐྲངས་པ་འཇོམས། །ཁོང་འབྲས་བཞིགས་ལ་སྐྱོག་པ་སེལ། །

རྒྱ་སྤྲི་བ་ཞེས་པ་བྱ་བ་ནི། །ཐག་དང་གྲམ་པ་ཁྲོད་པོར་སྐྱེ། །ལོ་མ་ནག་སྤུངས་འབམ་པོ་འདྲ། །སྡོང་པོ་ཁོང་སྟོང་སྨྱུག་སྦོམ་ཕྲུང་། །མེ་ཏོག་དུག་གི་མེ་ཏོག་འདྲ། །འབྲས་བུ་ལྕགས་ཀྱི་ཐ་རམ་འདྲ། །སྐྱེ་ལུགས་དབྱིབས་ནི་སྦུ་བ་འདྲ། །རོ་ནི་ཁ་རྩུབ་དྲི་དུགས་ཆེ། །བཟོས་ན་འཆི་ལ་ཉེ་ཙམ་བྱེད། །བྱུགས་པས་རྨ་སྐྲན་རྨེན་འབྲས་འདུལ། །རྒྱ་ཛ་མཛེ་ཤུ་པགས་ནད་ལ། །སླེབས་པས་ཆོག་པའི་ཆིག་རྒྱུག་ཡིན། །ཁ་འདར་མ་ཡི་མར་ལ་སྦྱར། །དྲི་མ་བྲོ་ཙམ་བྱུགས་པར་བྱ། །ཧ་ཅང་ཐལ་ན་པགས་པ་འདྲལ། །ནུས་པ་རྩུབ་པས་མཛེ་དྲུ་ཕྱོག །གྱི་ལིང་རྟ་ལ་ཛེ་བྱུང་ན། །རྒྱ་སྤྲི་དུག་ལོ་གསེར་གྱིས་ནོས། །གོང་ལ་མ་ལྷ་རྟ་ལ་གཞིགས། །

ཟྭ་འབྲུམ་རྒོད་གཡུང་གཉིས་ཡོད་དེ། །རི་སྐྱེ་རྒོད་དང་ཀླུང་སྐྱེ་གཡུང་། །སྐྱེ་སྡོང་སེ་བ་སྨྱུག་ཤད་འདྲ། །ངར་བ་གྲུ་བཞི་སྨྱུག་ཐད་དྲང་། །ལོ་མ་ལྡང་ནག་མིས་རིག་འཛུགས། །རོ་ནི་ཁ་ཚ་ཞུ་རྗེས་ཚ། །ཕོ་བའི་དྲོད་སྐྱེད་རླུང་འཇོམས་ཤིང་། །ཚད་པ་སྙིང་པ་སེལ་བར་བྱེད། །ལྟོ་སྐྱི་རླུང་གནོན་སྤྲོ་ངད་འདྲེན། །བད་མཁྲིས་ཁྲག་ནད་སློང་བར་བྱེད། །

ཟྭ་ཕྱི་ཨ་ཡ་ཞེས་བྱ་བ། །རྗེ་དང་གྲམ་ཁྲོད་སྤང་ལ་སྐྱེ། །རྩ་བ་སྲ་མཁྲེགས་ཤུན་དྲིག་ཅན། །ལོ་མ་རྩ་རིས་སྣ་བ་འདྲ། །རོ་ནི་ཁ་ཚ་ཙ་པོ་དྲོ། །དམུ་ཆུའི་ནད་སེལ་རྨ་ལ་ཕན། །

ཕག་ལྷང་བཅད་འཁོར་ཡུ་གུ་ཤིང་། །སྟོད་ན་མི་སྐྱེ་སྨད་ན་སྐྱེ། །ཁ་སྨད་གྲོག་སྲུལ་དག་ལས་སྐྱེ། །རྩ་བ་ཤིང་གི་སོལ་ཏོག་ལ། །སྡོང་བུ་ལྷུག་ཕྲན་སྤྲ་བས་དྲིལ། །ལོ་མ་ཁམ་བུའི་ལོ་མ་འདྲ། །རྒྱབ་ལ་སྤྲ་བའི་གོས་ཀྱི་གཡོགས། །མེ་ཏོག་དམར་སེར་གོད་ཕུར་མགོ །རྣམ་པར་རྒྱལ་བ་དྲི་བཟང་ལྡན། །རྨ་དུག་གཉིས་ཀྱི་བདུད་རྩི་ཡིན། །རོ་ནི་ཁ་ལ་ཙ་པོ་བསིལ། །

བྱ་ཕོ་ཙི་ཙི་ཞེས་བྱ་བ། །མིང་གི་བརྗོད་བྱ་སྦྲུ་ཏུག་མ། །མེ་ཏོག་སྔོན་པོ་འབྲས་བུ་དམར། །རོ་ནི་མངར་བསྐ་ཙ་པོ་སྙོམས། །ནུས་པས་ཟླ་མཚན་འབྱམས་པ་དང་། །ཁྲག་ཤོར་བ་དང་གློ་རྗོ་ལ་གཅོད། །

གཡེར་ཤིང་བྱེ་ཁྲིབ་ཞིང་མུར་སྐྱེ། །རྩ་བ་རྐང་གཅིག་ཁ་སྤུ་ཅན། །རྒྱུས་ཕྲན་མང་ཞིང་དྲིག་ནག་ཅན། །ལོ་མ་ཕྲན་ནར་ཁ་དབྲག་ཅན། །ཕྲན་ནར་གཡས་གཡོན་ཧ་ག་ལྡན། །རོ་ནི་ཁ་ལ་ཙ་པོ་བསིལ། །

ནུས་པས་འབྲུམ་པའི་ཚད་པ་སེལ། །དུག་དང་ཚད་རིམས་འཇོམས་པའི་མཆོག །

མཆེ་ལྷུམ་མ་ཞེས་བྱ་བ་ནི། སྐྱེ་སའི་དབང་གིས་རིགས་བཞི་སྟེ། བྲག་མཆེ་ལུག་མཆེ་ར་མཆེ་དང་། ཆུ་མཆེ་བཅས་པའི་རིགས་བཞི་ཡོད། །དེ་ལ་སྤྱི་ཡི་འབྲུངས་དཔེ་བཤད། །མཆེ་ཞེས་བྱ་བ་བདུད་རྩི་ཤིང་། །དབྱར་དགུན་མེད་པར་མདངས་དང་ལྡན། །རྩ་བ་ཤིང་གི་ཁེ་མདུད་ལ། །ལོ་སྡོང་སྨུག་མ་གཞོན་ནུ་འདྲ། །འབྲས་བུ་དམར་པོ་དཀྲ་སྙིང་དབྱིབས། །ལོ་སྡོང་སྨུག་མདས་འཛེར་ནས་སྐྱེས། །རོ་ནི་ཁ་བསྐ་ཅོ་བོ་བསིལ། །རང་གི་ནུས་པས་ཚད་རིམས་འཇོམས། །རྩ་ཡི་ཁྲག་ཤོར་གཅོད་པར་བྱེད། །

ཕུར་མོང་དཀར་ནག་སྨུག་པོ་གསུམ། །སྤུན་གསུམ་སྐྱེ་བ་སོ་སོར་བྱེད། །ཕུར་དཀར་བདུད་རྩི་ཟླེ་བ་ཅན། །ཉིན་སྲིབས་རི་མཐོན་དག་ལས་སྐྱེ། །ལོ་མ་སྔོ་དཀར་སྡོང་པོ་རིང་། །མེ་ཏོག་དཀར་པོ་དྲི་ཞིམ་ལྡན། །རོ་ནི་ཁ་ལ་ཚ་བ་ཡིན། །

ཕུར་ནག་སྲིབས་ཀྱི་ཁ་སྨད་སྐྱེ། །མེ་ཏོག་སྔོ་ལ་ནག་པ་སྟེ། །དྲི་ནི་མི་ཞིམ་རོ་ཡང་ཁ། །ཕུར་དམར་ཉིན་སྲིབས་བྲག་ལས་སྐྱེ། །ལོ་མ་མེ་ཏོག་ཁ་དོག་སྨུག །སླ་ཆང་པར་ཡང་གྲགས་པ་ཡིན། །སྲིན་གསོད་རྨའི་རྣག་ཆུ་སེར་སྐེམ། །གཉན་དང་ལྒོག་པ་གདོན་ནད་འཇོམས། །

ཡོག་མོ་དཀར་ནག་གཉིས་ཡོད་དེ། །དཀར་པོ་རིང་ལ་ལོ་མ་དཀར། །མེ་ཏོག་དཀར་སེར་ སྤྲ་མགོ་འདྲ། །ནག་པོ་ལོ་མ་སྐྱ་ཤུར་ཅན། །སྔོར་ཆུང་མེ་ཏོག་སྔོ་ནག་འཆར། །གཉིས་ཀ་ཤིང་མ་ལྷུམ་གྱི་ཚུལ། །རོ་ནི་ཁ་ཚ་ཅོ་བོ་བསིལ། །ནུས་པས་རྨ་ངན་རྙིང་པ་དང་། །རྣག་དང་ཆུ་སེར་འབྲས་སྐྲན་འདུལ། །ཤུ་ཐོར་ལ་སོགས་ཀུན་ལ་ཕན། །

མཁན་པ་དག་ལ་རིགས་བཞི་སྟེ། །མཁན་སྐྱ་མཁན་དམར་མཁན་ནག་གོ །མཁན་དཀར་མཁན་པ་ཨ་ཀྲོང་ཟེར། །མཁན་པ་མ་ཀྲོང་གཡར་སྨད་སྐྱེ། །ལོ་མ་དཀར་འཇམ་ཐུང་ལ་སྤུན། །རིང་ཐུང་མཐོ་རི་མཛུབ་རི་ཙམ། །མེ་ཏོག་སེར་པོ་དྲི་མ་ཞིམ། །འཁན་ཆུང་གསེར་མགོ་ཞེས་ཀྱང་བྱ། །སྐྲངས་འདུལ་འབྲས་དང་རྨ་ལ་ཕན། །གློ་ནད་འདྲེན་ལ་མཁལ་མར་ཕན། །

མཁན་སྐྱ་ལོ་མ་སྤྲ་བ་འདྲ། །དྲི་ཞིམ་བྲག་གི་ལོགས་ལས་སྐྱེ། །རིང་ཚད་མདའ་རེ་ཁྲུ་རེ་ཙམ། །དམར་པོ་ཚད་ནི་སྐྱ་བོ་ཙམ། །ལོ་མ་སྨུག་པོ་སྤལ་ལག་འདྲ། །དྲི་རྩུབ་སྐྲངས་འདུལ་འབྲས་ལ་ཕན། །འཁན་ནག་ས་སྨད་ཉིན་ལས་སྐྱེ། །ཕུང་པོ་ཆེ་ལ་རྩ་མཁར་སྔོམ། །སྡོང་པོ་དམར་ལ་ལོ་མ་ནག །དྲི་ངད་སྐྲངས་འདུལ་ལྒོག་པ་འཇོམས། །བཅོས་པའི་ལུམས་དང་བསྲེགས་དུད་ཀྱིས། །བདུགས་ན་གྲང་བ་གཏིང་ནས་འདོན། །ཅོ་བོ་དྲོ་སྙོམས་རོ་ཁ་ཚ། །ཁྲག་གཅོད་ཡན་ལག་སྐྲངས་པ་འཇོམས། །རླུང་ནད་སེལ་ཞིང་གྲང་སྐྲན་འདུལ། །ཁྱད་པར་དཀར་པོས་རྨ་རིགས་དང་། །མཁལ་མའི་ནད་ལ་ཕན་པ་ཡིན། །མཁན་དམར་གྲང་སྐྲན་འཇོམས་པའི་མཆོག །ནག་པོའི་ལུམས་ཀྱིས་གྲང་ནད་སེལ། །

མཁན་རིགས་ཚར་བོང་རིགས་གསུམ་སྟེ། །མཁན་རིགས་ཚར་བོང་ཞེས་བྱ་བ། །སྡོང་པོ་རེ་ལ་ཡལ་ག་མང་། །ཐོག་བུ་མི་ཏན་མགོ་བོ་འདྲ། །རོ་ནི་ཁ་ཚ་དྲི་མ་དུགས། །རང་གི་ནུས་པས་ཚ་སྐྲངས་འཇོམས། །

ཨ་ཀྲོང་དག་ལ་རིགས་གསུམ་སྟེ། །རྩྭ་དང་མཁན་དང་ཤིང་གསུམ་མོ། །རོ་ནི་མངར་ཁ་ཚ་བ་ཅམ། །ནུས་པས་གློ་བའི་ཚད་པ་དང་། །གློ་མང་འགོགས་དཀའ་གྲི་ཚད་སེལ། །བྱང་ཁོག་སྟོད་དུ་བསགས་པའི་རྣག །སྐེམ་ཞིང་ཛོ་བོ་བསིལ་བ་ཡིན། །

སྐྱེས་བུ་མིང་ཅན་ནག་པོ་ནི། །ནད་ངན་ཐོག་པའི་དུག་ཡིན་ཏེ། །སྟོད་ན་མི་སྐྱེ་སྨད་ན་སྐྱེ། །ཐག་དང་ས་རྫོང་བྱེ་མར་སྐྱེ། །རྩ་བ་ཤིང་གི་ཁེ་ཚེ་ལ། །རྙིང་པ་ཟངས་ཁབ་དམར་པོ་འདྲ། །བྱ་རྐོད་སྤུ་འདྲས་དྲིལ་ནས་ཡོད། །ལོ་མ་མཐུག་ལ་མེ་ཏོག་སེར། །དྲི་ནི་ཤིན་ཏུ་མོད་ལ་ལྡང་། །བཅངས་ན་བདུད་རྩི་སྤྱིན་བག་འབྱར། །རོ་ནི་ཙུང་ཟད་ཁ་བ་ཡིན། །རང་གིས་ནུས་པས་ཐོག་པ་འཇོམས། །

བྱི་བཟུང་མུ་དང་ལྷུམ་རར་སྐྱེ། །སྡོང་པོ་རིང་ལ་ལོ་མ་ཆེ། །མེ་ཏོག་དམར་པོ་དོམ་དོམ་འདྲ། །ཚེར་མའི་ལྕུགས་ཀྱུས་གཏུམས་པའི་ནང་། །འབྲས་བུ་དཀར་ཁམ་ཞིབ་པ་ཡིན། །རོ་ནི་ཁ་མངར་ཛ་བོ་དྲོད། །དོན་སྟོད་གནས་པའི་རྗེ་སྐྲན་བཤིག །མ་སྨིན་རིམས་ལ་བཏང་བས་ན། །སྨིན་པར་བྱེད་ལ་རྩ་ནད་སྦྱོང་། །

༤ སྤོ་ཡི་སྨན་གྱི་འབྲུངས་དཔེ་བསྟན་པ།

(༡) རྩ་བའི་སྨན་གྱི་འབྲུངས་དཔེ།

རྫོང་ལེན་གཡའ་ཤག(ཕོ་ལྷུམ)རྫ་ལས་སྐྱེ། ལོ་མ་སྨུག་མཐུག་སྨུམ་པ་ལ། །མེ་ཏོག་སྨུག་པོ་འཁྲིང་ལོ་འདྲ། །རྩ་བ་སྤུ་ཅན་གོང་བུན་འདྲ། །རྫོང་ལེན་མོ་ཞེས་བྱ་བ་ནི(མོ་ལྷུམ)། །ལོ་མ་མཐུག་གཉེར་འཕྱངས་པ་ལ། །ན་དང་སྤང་གི་མཚམས་སུ་སྐྱེ། །ཉིན་སྲིབ་གཉིས་ཀྱི་རི་ལས་སྐྱེ། །ལོ་མ་སྡོང་བུ་ཙུང་ཟད་ཕྲ། །མེ་ཏོག་སྔོ་དམར་རབ་ཏུ་མཛེས། །རྩ་བ་གོང་མོའི་རིལ་མ་འདྲ། །ཡན་ལག་ཁ་སྤུ་རིང་ལ་མང་། །རོ་ནི་ཁ་ལ་ཛ་བོ་བསིལ། །ནུས་པས་ངན་ཁྲག་སྐེམ་པ་དང་། །ཁྲག་མཁྲིས་རྒྱས་པའི་ཚད་པ་འཇོམས། །

བོང་ང་དཀར་ནག་དམར་སེར་བཞི། །དཀར་དམར་སེར་གསུམ་སྨན་ཡིན་ལ། །ནག་པོ་དུག་ཡིན་སྨན་ཡང་རུང་། །བོང་ང་དཀར་པོ་ཞེས་བྱ་བ། །རྩ་བ་རྗོག་ཆུང་དྲིག་ནག་ཅན། །ལོ་མ་སྤལ་ལག་འདྲ་བ་ལ། །མེ་ཏོག་སྔོན་པོ་བྱ་མགོའི་དབྱིབས། །ཉིས་ཚོམ་སུམ་ཚོམ་གང་རིགས་སྐྱེ། །འབྲས་བུ་སྡོ་མ་ལྟར

དཀར་བ། །རོ་ནི་ཁ་ལ་ངར་བོ་བསིལ། །རང་གི་ནུས་པས་རིམས་ཚད་དང་། །དུག་ཚད་མཁྲིས་ཚད་རྒྱུ་ཚད་སེལ། །ཁོང་བཏང་ཁྲུས་བཀྲུ་སྦྱིལ་དུག་སེལ། །

བོང་ང་ནག་པོ་ཞེས་བྱ་བ། །སྡོང་རྐང་ཡལ་མེད་དྲང་པོར་སྐྱེ། །ལོ་མ་ལྷུང་ནག་འཇམ་པ་དང་། །འོད་དང་ལྡན་པ་ཉག་ཆེན་ཅན། །སྤར་མོའི་དབྱིབས་འདྲ་རེས་མོས་སྐྱེ། གང་བུ་ལྷུང་ནག་གཞུ་ཤུལ་འདྲ། །འབྲས་བུ་དཀར་ཞིབ་སྲོ་མ་འདྲ། །རོ་ནི་མངར་ལ་ངར་བོ་བསིལ། །མི་རྒྱུའི་དུག་ཡིན་དུག་ཟིལ་ཆེ། །རང་གི་ནུས་པས་ཡན་ལག་དང་། །ཤ་རུས་ཚིགས་ཀྱི་གཟེར་རིགས་འཇོམས། །གྲུམ་བུ་གཉན་དང་གག་ལྷོག་འཇོམས། །

བོང་ང་དམར་པོ་ཞེས་བྱ་བ། །མེ་ཏོག་རྒྱ་ཚོས་ཙ་བ་དམར། །རོ་ཁ་ནུས་པས་དུག་རྣམས་སེལ། །ཁྱད་པར་བཙན་དུག་ནུས་པ་འཇོམས། །བོང་ང་སེར་པོ་ཞེས་བྱ་བ། །མེ་ཏོག་ཅུང་ཟད་སེར་བ་ལ། །རོ་ཁ་ནུས་པ་བསིལ་བ་ཡིན། །དུག་རིགས་ཚད་པའི་ནད་རིགས་རྣམས། །འདི་ཡིས་མི་སེལ་གང་ཡང་མེད། །ཁྱད་པར་མཁྲིས་པའི་ནད་ལ་བསྔགས། །

སྤྱང་དུག་ཛ་བྲག་སོགས་ལས་སྐྱེ། ཙ་བ་རྐང་གཅིག་ཤུན་དྲིག་དང་། །རྒྱུས་ཕྲན་ཁ་སྨུ་ནག་པོ་ཅན། །སྡོང་པོ་སྲ་མཁྲངས་ཁ་དོག་སྨུག །སྤུ་འཇམ་ལྡན་པ་སྐྱ་བོ་ཡིན། །ལོ་མ་ལྷུང་ནག་འབོལ་བ་དང་། །མཉེན་ལ་སྤར་དབྱིབས་ཉག་ཆེན་ལ། །མཐར་སྐོར་སོག་ལེའི་ཁ་རྩུབ་ཅན། །མེ་ཏོག་སྔོ་དམར་བྱ་རྐང་འདྲ། །རོ་ནི་ཁ་ལ་ངར་བོ་བསིལ། །ནུས་པས་དུག་རིགས་ནུས་པ་གསོད། །

ར་དུག་དམར་པོ་ཞེས་བྱ་བ། །གླང་ཆེན་འགྲམ་གྱི་ནགས་ལས་སྐྱེ། ཙ་བ་དམར་པོ་སླ་ལོ་འདྲ། །རྐང་པ་དམར་སྨུག་མདངས་སྨུམ་པ། །ལོ་མ་སྔོ་སྨུམ་ཉ་ག་ཅན། །ལོ་ལྗིབས་མཛེས་མཚར་བྲིས་པ་འདྲ། །སྡོང་པོ་སྨྱུག་གི་ཕྲུར་མ་ལ། །མེ་ཏོག་དམར་ཆེན་རྒྱ་མེན་འདྲ། །གང་བུ་ར་མའི་ནུ་མ་འདྲ། །གསུམ་ཚོམ(བཞི་ཚོམ)རྩེ་མོ་གདེངས་བའི་ནང་། །འབྲས་བུ་གླ་བའི་རིལ་མ་འདྲ། །རོ་ནི་ཁ་མངར་དྲི་མ་དུགས། །ནུས་པས་གཉན་སྲིན་གདུག་པ་འཇོམས། །

དཔའ་བོ་སེར་པོ་ཞེས་བྱ་བ། །ས་གཞི་འབོལ་བའི་ས་རུ་སྐྱེ། །ལོ་མ་སྡོང་པོ་བ་སྤུ་འདྲ། །མེ་ཏོག་སེར་པོ་ཆུང་བ་སྟེ། །ཙ་བ་ཁོང་སྟོང་ཁ་དོག་སེར། །རོ་ནི་ཁ་ལ་བསིལ་བ་ཡིན། །རང་གི་ནུས་པས་དུག་རྣམས་འཇོམས། །

གླང་ཆེན་ཚིག་ཐུབ་ཅེས་བྱ་བ། །སྲིབས་རི་དག་ལས་སྐྱེས་པ་དང་། །ལོ་མ་མེ་ཏོག་ཆུང་བ་ཡིན། །ཙ་བ་ཆེན་པོ་གླང་ཆེན་གཟུགས། །འབྲས་བུ་དམར་ནག་གདུགས་ཕུབ་འདྲ། །རོ་ནི་ཁ་དང་བསྐ་བ་ཡིན། །བསིལ་སྨན་རྣམས་ཀྱི་རྒྱལ་པོར་བཤད། །

སུ་མི་དམར་པོ་ཞེས་བྱ་བ། །སྟོད་ཀྱི་ལར་སྨན་ནང་དུ་ཡོད། །ཙ་ཇོག་ཉུངས་མ་འདྲ་ལ

དམར། །ཆེ་བ་ལུག་གི་མིག་ཙམ་ནས། །ཆུང་བ་སྲན་འབྲུ་ཙམ་ཡང་འབྱུང་། །འདི་ཡི་རྩ་ནི་ཤིན་ཏུ་ཁ། །

སྲུ་མི་སེར་པོ་ཞེས་བྱ་བ། །རྒྱ་གར་བལ་ཡུལ་རྒྱ་ནག་སོགས། །རོང་ཆེན་ནགས་སུ་སྐྱེ་སྟེ་དཀོན། །རྩ་རྐང་ཕྲལ་རིང་བ་དང་། །རྩ་བའི་རྡོག་པོ་ཁ་སྨུ་ཅན། །ལོ་མ་ལྷུང་འཛམ་བྱ་སྙེར་འདྲ། །ཉག་ཆེན་ལྡན་ལ་སུམ་འབྲེལ་ལ། །དབུས་ཀྱི་ངར་པ་ཕྲ་ལ་མཉེན། །མེ་ཏོག་མང་འཆར་དམར་སྨུག་ཅན། །གང་བུ་ཟླུམ་རིང་ནང་དག་ཏུ། །ས་བོན་སེར་སྐྱ་ཞིབ་མོ་ཡོད། །སྨན་དུ་སྤྱར་བྱ་རྩ་རྟོག་ཡིན། །སྨུག་པོ་སྨུག་ཁམ་སེར་ཁ་མེད། །ཤ་སྐྱལ་འདྲ་བའི་རྣམ་པ་ཅན། །ཡུན་དུ་སྦྱངས་ན་ལྡེ་སྦྲིད་ཅིང་། །རོ་ནི་ཁ་ལ་ཙ་བོ་བསིལ། །དུག་ཚད་སེལ་ཞིང་ཟུག་གཟེར་འཇོམས། །

སྲོ་ལོ་དཀར་པོ་ཞེས་བྱ་བ། །གཡའ་རི་གངས་རི་རྫ་ལས་སྐྱེ། རྩ་བ་ཕྲ་དཀར་ཧྲིང་པ་རིང་། །ལོ་མ་གོང་བུ་གཉིས་ཀྱང་དཀར། །མེ་ཏོག་དཀར་དམར་མདངས་དྲི་ཆེ། །ཙན་དན་དཀར་པོའི་དྲི་དང་འདྲ། །གང་བུ་ལེབ་མོ་འབྲས་བུ་ཞིབ། །རོ་ནི་མངར་ལ་ཙ་བོ་བསིལ། །ནུས་པས་ཚ་ནད་ཀུན་ལ་ཕན། །ཁྱད་པར་གློ་ཚད་རྙོགས་ཚད་དང་། །རྨ་ཡི་རྩ་ཁ་སྦོམ་པ་དང་། །རིམས་ཚད་གློ་ལ་བབ་པར་སེལ། །

སྲོ་ལ་སྨུག་པོ་སྲུག་འདྲ་བ། །ལོ་མ་དཀར་སྨུག་མདངས་ཅན་སྐྱོང་། །མེ་ཏོག་དམར་ལ་གང་བུ་ཡང་། །གཞུ་ཤུབས་འདྲ་བ་འབྲས་བུ་ལེབ། །རྩ་བ་ཅུང་སྦོམ་སྲུག་པ་འདྲ། །རོ་ནི་ཚ་མངར་ཞུ་རྗེས་བསིལ། །ནུས་པས་གྲི་བའི་ཚད་པ་དང་། །རིམས་ཚད་ཆམ་པ་གློ་ལུ་སེལ། །

སྲོ་ལོ་དམར་པོ་ཚན་དམར་ཏེ། །རྫ་བྲག་གཡར་སྤང་ཆུ་ལ་སོགས། །གང་ཡང་སྐྱེ་ལ་སྤྱིལ་བ་མང་། །སྡོང་བོ་དམར་སྐྱོང་རབ་ཏུ་མང་། །ལོ་མ་མཐུག་སྲུན་དཔྱལ་ཟིལ་ཅན། །སྡོང་བོ་ཡོངས་ལ་ལོ་མས་ཁྱབ། །སྟོན་དུས་དམར་བས་བན་བཙུན་འདྲ། །མེ་ཏོག་གོང་འབྲས་དམར་ལ་སྟིང་། །རྩེ་མོ་ཐད་ཀྱིས་བཅད་པ་འདྲ། །རྩ་བ་མི་ཡི་གློ་བ་འདྲ། །པགས་པ་ནག་མཐུག་དྲི་ངར་ཆེ། །མངར་ཁ་བསྐ་ལ་ནུས་པ་བསིལ། །ནུས་པས་གློ་གསོ་ཚད་པ་འཇོམས། །བཅུད་དུ་བླངས་ན་ལུས་ཟུངས་སྤེལ། །མཁུར་བ་བཀང་ན་ཁ་དྲི་སྦྱོང་། །མཆོད་པ་བྱས་ན་ལྷ་རྣམས་མཉེས། །ཆུར་སྦྱར་བཀྲུས་ན་ཉེས་ཀུན་འདག །

འབྲི་མོག་ཅེས་བྱའི་སྨན་མཆོག་ནི། །ས་མཁྲེགས་ཁྲམ་པ་དག་ལས་སྐྱེ། །ལོ་མ་སྐྱ་ལ་རབ་ཏུ་རྩུབ། །མེ་ཏོག་སྔོ་དམར་རྩ་བ་དམར། །རོ་ནི་མངར་ལ་ཅུང་ཟད་ཁ། །ནུས་པས་གློ་ནད་ཁྲག་ནད་དང་། །ཁྱད་པར་གློ་ཚད་ཁྲག་རྐྱུགས་དང་། །ཁྲག་ཚད་སེལ་ཞིང་ཁྲག་གཟེར་འཇོམས། །

གདུར་རིགས་གཉིས་བསིལ་དྲོད་སྙོམས། །ལོ་མ་འབྲས་ཀྱི་ལྷུང་པ་འདྲ། །རྩ་བ་མོན་བུ་སྨམ་པོ་འདྲ། །རོ་ནི་ཚ་མངར་དྲི་མ་ཞིམ། །རང་གི་ནུས་པས་ཚད་རིམས་དང་། །གློ་ནད་སེལ་ཞིང་སྐྲངས་པ

འདུལ། །

སྨོན་ལུག་སླ་སྔང་ཞེས་བྱ་བ། །སྤང་ཤུལ་མཐུག་པོའི་ས་ལས་སྐྱེ། །ལོ་མ་ཕྲལ་རབ་ཏུ་ཆུང་། །རྩ་བ་ཕྲལ་མང་པ་སྟེ། །ས་འོག་ཐམས་ཅད་ཁྲབ་པར་འགྱུར། །རོ་ནི་ཚ་ལ་བསྐ་བ་དང་། །རང་གི་ནུས་པས་བད་ཀན་དང་། །སློ་ལས་གྱུར་པའི་སྐད་འགགས་སེལ། །

རྟར་ཞ་མུ་དང་ཀླུང་ལས་སྐྱེ། །འདབ་མ་ལྷང་བུ་དར་བ་ཕྲ། སྐེ་མ་སྨུག་པོ་བོན་ཆེ་འདྲ། །རྩ་བ་ཚིགས་མང་ཁོང་པ་སྟོང་། །ཁྲག་གཅོད་ཀུན་གྱི་གཙོ་བོ་ཡིན། །རོ་ནི་མངར་བསྐ་ངོ་བོ་བསིལ། །ནུས་པས་མུ་ཟིའི་དུག་སྦྱོང་ལ། །འབུ་སྲིན་སྲོག་ཆགས་དུག་ཅན་རྣམས། །ཁོང་དུ་སོང་ཡང་དུག་འཇོམས་བྱེད། །ཚེ་བསྲིང་དྲི་ཆུ་འགགས་པ་འབྱིན། །གཞན་ཡང་ཁྲག་ཤོར་རིགས་རྣམས་གཅོད། །

སྤུ་ཤེལ་རྩེ་ཞེས་བྱ་བ་ནི། །བྲག་དང་ཤིང་སྡོང་ལོགས་སུ་སྐྱེ། །རྩ་བར་ཁ་སྤུ་རྐྱུས་ཕྲན་མང་། །ངར་པ་ལྡང་སེར་སྨུག་ཚིགས་ཅན། །རྩ་བ་རྣམས་ལས་རྫོགས་སྟེ་སྐྱེས། །ཡལ་ག་མེད་པ་ལོ་མ་ཡང་། །ཕལ་ཆེར་སྡོང་པོའི་སྟོད་ལ་ཡོད། །མེ་ཏོག་དཀར་པོ་དམར་སྨུག་ཅན། །ཆེ་ལ་གུག་ནས་ཐུར་དུ་བསྟན། །རོ་ནི་མངར་ལ་ངོ་བོ་བསིལ། །ནུས་པས་སྐྱུགས་གཅོད་སྐམ་དད་སེལ། །བད་ཀན་ཚ་བ་འཇོམས་པར་བྱེད། །

གྲོ་མ་ཞེས་པ་ཁ་ལུང་སྐྱེ། །ལོ་མ་ཟོ་སྐྱ་འོག་དཀར་ལ། །ལོ་སྡོང་ས་སྟེང་ཁྲབ་པར་བརྡལ། །ངར་པ་དམར་པོས་དྲ་བ་བརྒྱངས། །མེ་ཏོག་སེར་པོ་མདངས་དང་ལྡན། །རྩ་བ་རྙོག་པོ་རིལ་མ་འདྲ། །རོ་མངར་ནུས་བསིལ་ཀུན་གྱི་ཟས། །སྟོན་དུས་ནུས་པ་རྒྱད་དུ་འགྲོ། སྟོན་གྲོ་རྒྱད་ལ་དཔྱིད་གྲོ་བསིལ། །ནུས་པས་འབྲུ་བ་གཅོད་པར་བྱེད། །

དག་བྱེད་སུག་པ་རིགས་གཉིས་ཏེ། །ལུག་སུག་ར་སུག་རྣམ་པ་གཉིས། །ས་རྡོང་གྲམ་དང་མུ་ལས་སྐྱེས། །དཀར་པོ་རྐང་གཅིག་དྲི་མ་ཆེ། །ལོ་མ་ཕྲལ་རྩ་བ་སྦོམ། །སྡོང་པོ་ཕྲལ་མེ་ཏོག་དཀར། །སོས་དང་གང་བུ་རྒྱལ་བ་འདྲ། །འབྲས་བུ་དཀར་ཞིབ་སྲོ་མ་འདྲ། །སྣ་དང་རྣ་བ་འགགས་པ་སེལ། །རོ་ནི་ཁ་ཚ་ཞུ་རྗེས་སྙོམས། །ནུས་པས་རྣ་བ་འོན་པ་དང་། །སྣ་ནད་འགགས་པ་དག་ལ་ཕན། །སུག་ཆུ་མས་ནས་བཏང་བས་ན། །གཤང་བ་འགགས་པ་འབྱིན་པར་བྱེད། །

(༣) ལོ་མའི་སྨན་གྱི་འབྲུངས་དཔེ།

སྟོང་རི་ཟིལ་བ་ཞེས་བྱ་བ། །ཏི་སེ་གངས་ཀྱི་འདབ་མ་ན། །ཆུ་དང་རྫ་བྲག་འདྲེས་པའི་སར། །ལྷ་དང་དྲང་སྲོང་གིས་བསྐྱེད་སྨན། །ལོ་མ་མཐུག་ལ་ཕྲབ་སྟེ། །སྡོང་བུ་ཁོང་སྟོང་ཕྲལ་རིང་། །མེ་ཏོག་སྔོ་དང་སེར་པོ་གཉིས། །མིང་ཡང་སོ་སོར་ལྷ་ཡིས་བཏགས། །ཚ་བ་ཐམས་ཅད་འཇོམས་པ་ཡིན། །

མཁྲིས་ཚད་ཀུན་ལ་བདུད་རྩི་འདྲ། །ཁྱད་པར་གབ་བའི་ཚབ་སེལ། །ཞིབ་པར་སོ་སོར་དབྱེ་བ་ཡང་། །མེ་ཏོག་སྔོ་སྨུག་ཡོད་པ་སྟེ། །ག་པུར་ནག་པོ་ཟིལ་གནོན་ཡིན། །རོ་ནི་ཁ་ལ་ནུས་པ་བསིལ། །ཤིང་བཙུདག་པུར་ཟིལ་གྱིས་གནོན། །མེ་ཏོག་དམར་སེར་ཟིལ་བ་ཅན། །སྔོང་རི་ཟིལ་པ་བྱ་བ་ཡིན། །བདུད་རྩི་ཟིལ་བ་རྒྱུན་མི་ཚད། །འབྲས་བུ་ནག་པོ་གོ་སྙོད་འདྲ། །དུམ་བུར་བཅད་འཁྲོ་ཁྲུ་བ་སེར། །རོ་ནུས་གང་དང་འདྲ་ན་ཡང་། །ཁྱད་པར་སྐྲངས་པ་གཞོམས་ལ་བརྟགས། །གོང་གི་གཙོ་མོ་རྣམས་གཉིས་དང་། །དཀར་སེར་དམར་སྔོ་ནག་ཤས་ཅན། །ལྔ་དང་བཅས་པའི་རིགས་བདུན་ཡིན། །ལྔ་གང་ཞེ་ན་འདི་ལྟར་ཏེ། །སེང་གེ་ཟིལ་པ་རྒྱ་སྟག་ཟིལ། །སྨུག་ཆུང་ཟིལ་པ་གཡུ་འབྲུག་ཟིལ། །དོམ་ནག་ཟིལ་པ་རྣམ་པ་ལྔ། །

གཡའ་ཀྱི་རི་གཞན་རྫ་ལས་སྐྱེ། །ལོ་མ་སེར་ལ་ཅུང་ཟད་སྨུ། །སྔོར་ལ་པདྨ་སྤུངས་ལྟར་སྐྱེ། །རོ་ནི་ཤིན་ཏུ་ཁ་ལ་བསིལ། །ནུས་པས་མཁྲིས་ནད་ཞི་སྦྱོངས་སྐྱུགས། །

སྟག་ཤ་དཀར་ནག་གཉིས་ཡོད་དེ། །ཆེ་བ་དྲི་འཛམ་དཀར་པོ་དང་། །ཆུང་བ་དྲི་ཁ་ནག་པོ་ཡིན། །གཞན་དུག་ཅེས་བྱ་སྲིབ་མོར་སྐྱེ། ལོ་མ་གཡུ་བུན་འཐིབ་པ་འདྲ། །རོ་ནི་ཅུང་ཟད་ཁ་བ་ཡིན། །དྲི་དུགས་ཆེ་བས་གདོན་རྣམས་འདུལ། །ནུས་པས་གཞན་དང་ཚད་པ་སེལ། །སྐྲངས་པ་འདུལ་ལ་སྔོག་པ་གསོད། །

(སྒྲོལ་མའི་སྔོ་སྨན་འབྲུངས་དཔེ་ལས། ཨ་ཞ་མཆོག་འབྲིང་ཐ་གསུམ་སྟེ། །སྔོ་སྨན་རྒྱལ་པོ་ཆེན་པོ་ནི། །བདུད་རྩི་ཨ་ཞ་ཞེས་བྱ་སྟེ། །སྤང་ལ་མི་སྐྱེ་བྲག་ལ་སྐྱེ། ཨ་ཞ་དར་ལྡང་སྐྱེད་པ་འདྲ། །ཨ་ཞ་རྒྱ་ཁབ་གཤིས་པ་འདྲ། །ཨ་ཞ་ཕག་གི་ཟེ་བ་འདྲ། །ཨ་ཞ་གཡུ་བྲུར་གཤིབ་པ་འདྲ། །མེ་ཏོག་འབྲས་བུ་གང་ཡང་མེད། །རོ་དྲུག་གང་ཡང་མེད་པ་སྟེ། །ནུས་པས་མིག་ནད་སེལ་བ་ཡིན། །ཨ་ཞ་ལྕུགས་ཕྱེ་སྦྲུལ་ཤ་དང་། །པུ་ཤུད་མིག་སྨན་སྤང་མ་དང་། །སྐྱེར་པའི་ཁཎྜ་སག་རྩི་སྦྱར། །ནང་དུ་ཟླ་བྱུང་མེན་ངན་དང་། །ལིང་ཏོག་སྐྱུ་རིབས་ལ་སོགས་སེལ། །ཁྲིའུ་འོ་འཕྱུང་ནུ་ཞོ་དང་། །སྦྱར་བླུགས་མིག་ནད་མ་ལུས་སེལ། །)འབྲུངས་དཔེ་ལས། བདུད་རྩི་ཨ་ཞ་བྲག་ལས་སྐྱེ། མེ་ཏོག་འབྲས་བུ་གང་ཡང་མེད། །དབྱིབས་ནི་རྒྱ་ཁབ་གཤིབས་པ་འདྲ། །རོ་ནི་ཡུད་ཙམ་ཁ་ལ་དྭངས། །མིག་ནད་གསོ་བའི་བདུད་རྩི་ཡིན། །

པར་པ་ཏ་ཞེས་བྱ་བ་ནི། །ས་ནག་རྫུལ་དང་མཚེར་ལས་སྐྱེ། ལོ་མ་སྔོ་སིབ་ས་ལ་གྲམ། །མེ་ཏོག་དཀར་པོ་འགྲོན་ཆོམ་འདྲ། །གང་བུ་ནར་པོ་ཉ་ག་ཅན། །འབྲས་བུ་ཞིབ་མོ་མོན་སྲན་དབྱིབས། །རོ་ཁ་ནུས་བསིལ་རིམས་དུག་སེལ། །འདམ་བུ་ཀ་ར་ཆུ་ནང་སྐྱེ། ལོ་མ་ནས་ཀྱི་ལྗང་ཆུང་འདྲ། །ངར་པ་ཟྭར་པའི་དབྱིབས་དང་འདྲ། །ཁོང་སྟོང་སྙེ་མ་རམ་བུ་འདྲ། །མཆིན་ཚད་རུས་ཚད་སྨུག་པོ་དང་། །མཆོན

གྱིས་ཕོག་པའི་གློ་ནད་སེལ། །

ཀོན་པ་གབ་སྐྱེས་ཞེས་བྱ་བ། །ལོ་མ་ནག་སྲབ་ཀ་ག་ཅན། །ཕྱི་ནི་དཀར་བས་ཤོག་བུ་འདྲ། །མེ་ཏོག་རྒྱ་སྨུག་རོ་ནི་ཁ། །གསར་རྙིང་རྨ་རིགས་ཀུན་ལ་བསྟུགས། །ཁྱད་པར་ཤ་དུག་འཇོམས་པར་བྱེད། །

ཁྲོག་ཆུང་བ་ཞེས་བྱ་བའི་སྨན། །ལོ་མ་རྒྱབ་སྐྱ་སོག་ལེ་ཁ། །ཁྲག་གཅོད་སྨན་གྱི་རྒྱལ་པོ་ཡིན། །རོ་ནི་ཁ་ལ་ཛོ་བོ་བསིལ། །ནུས་པས་ཁྲག་ཚད་རྨའི་ཁྲག་གཅོད། །རྩ་ཚད་དུག་དང་སྐྲངས་པ་གཞོམས། །

གསང་བ་སྨན་གཅིག་མཚན་ཉིད་ནི། །འདབ་མ་པདྨ་འདྲ་བ་དང་། །མེ་ཏོག་རྨ་བྱའི་ཕོད་གདུགས་འདྲ། །རྩས་ན་རྐོད་པོ་འདྲ་བ་ཡིན། །ཆུར་བླུགས་བཻ་ཌཱུར་ཡི་མདངས། །ཀུན་ལ་ཕན་པས་བདུད་རྩི་འདྲ། །སྐྱེ་ས་གཡར་སྤང་མཚམས་ལས་སྐྱེ། །ཁ་བ་སྨན་བླའི་མདོག་ཅན་ནོ། །

ཆུ་ནང་སྐྱེས་པའི་གསེར་ལྡེམ་པ། །ལོ་མ་རྩེ་གསུམ་ཤིང་གསེར་འདྲ། །མེ་ཏོག་དཀར་ལ་སེར་མདངས་ཅན། །མེས་ཚིག་རྨ་ལ་ཐེངས་པས་ཆོག །རོ་ནི་མངར་བསྐ་ཛོ་བོ་བསིལ། །མེས་འཚིག་རྨ་ལ་ཐེངས་པས་ཆོག །

ཆུ་ནང་སྐྱེས་པའི་ཆུ་བལ་མོ། །སྔོ་ལྗང་བལ་འདབ་ཆུར་བཙུག་འདྲ། །རོ་ནི་མངར་ལ་ཛོ་བོ་བསིལ། །ནུས་པས་མེས་ཚིག་རྨ་ཚད་སེལ། །ཐལ་བ་ལག་པ་ཞེས་བྱ་བ། །རྩ་བ་ཐུང་ལ་ཁ་སྨུ་ཅན། །ལོ་མ་ལྗང་གུ་རྒྱབ་ལྗང་སེར། །ཐལ་རེག་བྱ་འཇམ་པ་དང་། །དར་སྐུད་བསླས་པ་འདྲ་བ་ཡོད། །ཡལ་གའི་ནང་ནས་ཡལ་ག་གྱེས། །ལོ་དབྱིབས་ཐལ་བ་ལག་པ་འདྲ། །གཞན་དུ་མི་འཕགས་ས་ཛོས་བགྲད། །རོ་ནི་ཚ་ཞིང་ཛོ་བོ་བསིལ། །ནུས་པས་དྲི་ཆུ་འགག་པ་སེལ། །གཤང་གཅེར་ཁྲག་འདྲེས་སོགས་ལའང་ཕན། །

གསེར་སྐུད་སྣ་རིང་བལ་ལྟར་ཆགས། །ཐུར་དུ་འཕྱང་པ་ཀྱོང་ལ་རྩུབ། །ཡུལ་སྐད་ཐང་བལ་སྤང་བལ་ཟེར། །རོ་ནི་ཁ་བསྐ་ཛོ་བོ་བསིལ། །ནུས་པས་གློ་ཚད་མཆིན་ཚད་དང་། །རྩ་ཚད་དུག་ཚད་ལ་སོགས་སེལ། །ཀུ་ཤ་ཞེས་བྱ་སྨན་མཆོག་ནི། །བདེ་ཐང་ནགས་འདབ་རྩ་གསེབ་སྐྱེ། །སྡོང་པོ་ཁོང་སྟོང་རྐང་དཀར་སོབ། །དབྱིབས་ནི་སྨྱུག་མའི་ཚིགས་དང་འདྲ། །ལོ་མ་ཆེ་རིང་ཤུར་རིས་ཅན། །དབྱིབས་ནི་རལ་གྲི་འདྲ་བ་དང་། །སྨད་ཆས་ངར་པ་གཏུམ་ནས་སྐྱེ། །རོ་ནི་མངར་བསྐ་ཛོ་བོ་བསིལ། །ནུས་པས་ཚེ་བསྲིང་ལུས་སྟོབས་སྐྱེད། །ཤ་མདངས་གསལ་ལ་གདོན་ནད་འཇོམས། །

ཛྭ་སྨན་རྒྱལ་པོ་གཉན་འདུལ་བ། །བསིལ་ཞིང་མཐོ་བའི་རི་ལས་སྐྱེ། །དབྱིབས་ནི་བྱ་རྐོད་སྨུག་པ་འདྲ། །ཕྱི་སྐྱ་ནང་ཛོ་སྨུ་དང་ལྡན། །རོ་ནི་ཚ་ཁ་དྲི་མ་ཞིམ། །ནུས་པས་གཉན་ཚད་གག་སྲིན་

འདུལ། །

གཉན་ཐུབ་པ་ཞེས་བྱ་བ་ནི། །གྲམ་ཁྲོད་གཡང་བྲག་སྲིབ་ཤས་སྐྱེ། ཙ་བ་རྐང་གཅིག་ཁ་སྤུ་ཅན། །ངར་བ་དམར་ལྗང་མཉེན་ལ་སྙི། །ལོ་མ་མཐུག་རྩེ་ལ་ནས་འབྲུའི་དབྱིབས། །རྐས་ནས་སྐག་གི་མདངས་ཆགས་པ། །འཕུར་ན་ཚུ་བུར་རང་བཞིན་ཅན། །འབྲི་གཡག་ཁ་ཤའི་ནང་འབྲུམ་འདྲ། །མེ་ཏོག་སེར་སྐྱ་འདབ་མ་ལྔ། །རོ་ནི་བསྐ་ལ་ཛ་བོ་བསིལ། །ནུས་པས་པགས་ནད་འཛོར་པ་ཞི། །རྒྱ་གཟེར་ཡའང་ཕན་པར་བཤད། །

(༣) མེ་ཏོག་གི་སྨན་གྱི་འཁྲུངས་དཔེ།

ཨུཏྤལ་མེ་ཏོག་དྲི་བསུང་ལྡན། །བསིལ་མཐོའི་བྱང་ལྷའི་རིར་སྐྱེས་པ། །ཙ་བ་རྐང་གཅིག་ལྷ་བ་འདྲ། །ལོ་མ་རྩེ་ཟླུམ་སྤུ་ཆུང་ཅན། །སྡོང་བུ་མེ་ཏོག་རྒྱ་མེན་འདྲ། །གེ་སར་རིང་ལ་ཟེ་འབྲུ་རྒྱས། །གོང་བུ་རྡོ་རྗེ་ཕྱེད་པ་ལ། །འབྲས་བུ་ནག་ལ་ཞིབ་མང་ལྡན། །རོ་ནི་མངར་བསྐ་དྲི་བསུང་ལྡན། །མེ་ཏོག་ཁ་དོག་རིགས་བཞི་འབྱུང་། །དཀར་པོས་བད་རླུང་སྔོན་པོས་མཁྲིས། །དམར་སེར་ཁྲག་དང་བད་ཀན་སྐྱུགས། །

མེ་ཏོག་ལུག་མིག་རིགས་གསུམ་ཡོད། །ལུག་མིག་ན་སྤང་ཉིན་སྲིབས་སྐྱེ། །ལོ་མ་ སྔོ་སྐྱ་ཆུང་ལ་སྒོར། །སྡོང་བོ་སྨུག་ལ་རིང་བ་ཡིན། །མེ་ཏོག་ཨུཏྤལ་འདབ་སྡོང་ལྡན། །འདབ་མ་སྔོ་ལ་གེ་སར་སེར། །རོ་ནི་ཅུང་ཟད་ཁ་བ་ཡིན། །རྒྱལ་པའི་སྨྱུན་ཞེས་བྱ་བ་ཡང་། །ནུས་པས་རིམས་དང་དུག་ཚད་སེལ། །གཞན་ལ་མི་འཕྲོད་མི་ཕན་མེད། །

མེ་ཏོག་ལུག་ཆུང་ཞེས་བྱ་བ། །ཆུ་འགྲམ་ཞིང་མུ་ཐང་སྒོད་སྐྱེ། །ཙ་བ་རྐང་གཅིག་ཕྲ་བ་དང་། །བྱི་མཇུག་འདྲ་ལ་སྤུ་དང་ལྡན། །སྡོང་བོའི་སྟོད་ནས་ཡལ་ག་གྱེས། །ལོ་མ་ལྗང་སྐྱ་ཕྲ་ནར་སྐྱེ། །ལོ་སྡོང་ཡོངས་ལ་སྤུ་ཆུང་ཡོད། །མེ་ཏོག་སྔོ་སྐྱ་ཕྲ་ནར་སྐྱེ། །ཟེ་འབྲུ་ཆུང་ངུ་སེར་ལ་ཞིབ། །རོ་ནི་ཁ་ལ་ཛ་བོ་བསིལ། །ནུས་པས་རིམས་དང་ཚད་ནད་འཛོམས། །ཙ་ཚད་སེལ་ལ་སྨུག་པོ་ཞི། །

མེ་ཏོག་ ཨ་བྱག་ རིགས་ གཉིས་ ཏེ། །སྲིབ་མོའི་ ན་ སྤང་ དག་ ལས་ སྐྱེ། །ལོ་ མ་ སྤྱན་ རྩུབ་ རྙེ་ ལ་ ཀྱོང་། །སྡོང་ བུ་ གདུགས་ ཀྱི་ ཡུ་ བ་ འདྲ། །རོ་ ནི་ ཅུང་ ཟད་ ཁ་ བ་ ཡིན། །རང་ གིས་ ནུས་ པས་ ལྷོག་ པ་འཛོམས། །

ཨ་བྱག་ཚེར་སྔོན་ཞེས་བྱ་བ། །ལོ་མ་སྡོང་པོ་ཚེར་མ་ཅན། །མེ་ཏོག་སྔོན་པོ་རོ་ནི་ཁ། །རང་གིས་ནུས་པས་རུས་ཚད་སེལ། །མགོ་ཆག་རྨ་ཡི་དར་ཡ་ཀན། །

ཨུག་ཆོས་ཞེས་བྱའི་མེ་ཏོག་ལ། །རིགས་ནི་དཀར་དམར་གཉིས་སུ་འབྲུངས། །དམར་པོ་བྲག་དང

གཡའ་ལས་སྐྱེ། །ལོ་མ་ས་འབྱར་ཉ་ག་ཙན། །མེ་ཏོག་ཐྱུ་ཏུའི་ཕུང་པོ་འདྲ། །ཟེའུ་འབྲུ་རྗེ་རྫེའི་ར་འདྲ་སེར། །གོང་བུ་དགོ་བའི་རྣ་འདྲའི་ནང་། །འབྲས་བུ་རྒྱ་ཡི་སྲན་ཆུང་ངམ། །དུག་མོ་ཉུང་འདྲ་ནག་ལ་སྨུམ། །རོ་ནི་ཁ་ལ་མངར་བ་ཡིན། །ནུས་པས་རླུང་འཁྲིལ་འབྱིན་པར་བྱེད། །

གང་གཱ་ཆུང་ཞེས་བྱ་བ་ནི། །ཁྲི་དང་བུད་མེད་མི་འགྲོ་སའི། །མཐོ་བའི་གཡའ་ཞིབ་རྫ་ལས་སྐྱེ། །ལོ་མ་ཐིས་ཚེ་བརྩེགས་པ་དང་། །ཟུར་བཞི་ལོགས་བརྒྱད་མཆོད་རྟེན་འདྲ། །མེ་ཏོག་དཀར་པོ་དམར་མདངས་ཆགས། །དྲིལ་བུ་གྱེན་དུ་ཁ་བཟེད་འདྲ། །ཟ་བ་རྒྱུས་པ་འཛིངས་པ་འདྲ། །རོ་ནི་ཁ་ལ་ཛ་བོ་བསིལ། །ནུས་པས་གློ་ཚད་རིམས་ཚད་སེལ། །ཆམ་པ་གློ་ལུ་སོགས་ལའང་ཕན། །

ཀྱི་ལྡེ་དཀར་པོ་སྤང་ལས་སྐྱེ། །ལོ་མ་སྦྲ་ལ་མཐུག་འཇམ་རིང་། །སྡོང་བོ་དམར་ལ་མེ་ཏོག་དཀར། །འབྲས་བུ་ནག་པོ་ལྕགས་ཕྱེ་འདྲ། །རོ་ནི་ཁ་ལ་རྩུབ་པ་ཡིན། །ནུས་པས་རྒྱུ་ཚད་མཁྲིས་ཚད་སེལ། །རྨ་ལ་བཏབ་ན་རྩ་ཚད་སྡོམ། །བཏུལ་མས་དཀྲིས་ན་སྐྲངས་པ་གཞོམས། །ཁྲག་གཅོད་རྨ་འདུལ་དུག་ཚད་འཇོམས། །སྨད་དུ་ལྷུང་བའི་མཁྲིས་ནད་འབྱུ། །ནག་པོ་སྤང་གཡའ་ཞིང་གསེབ་སྐྱེ། །རྩ་བ་སྲ་མཁྲིགས་ནག་ལ་ཁྱོང་། །སྡོད་ཆར་ཤུན་པ་སྲུ་སོབ་གཡོག །ལོ་མ་ལྡང་ནག་འཇམ་པ་དང་། །འོད་དང་ལྡན་པ་རྒྱབ་ལྡང་སྐྱ། །མེ་ཏོག་སྔོན་པོ་མདངས་མི་གསལ། །དྲིལ་ཆུང་འདབ་མ་ལྔ་ཙན་ལ། །བཅུ་ཚན་གཉིས་ཀྱི་ཚོམ་བུར་བཞད། །རོ་ནི་ཁ་ལ་ཛ་བོ་བསིལ། །ཡན་ལག་ལ་སོགས་གཉན་སྐྲངས་འཇོམས། །གག་པས་གྲེ་བ་འགགས་པ་དང་། །ཆུ་སེར་སྐྲེམ་ཞིང་ལྡེ་སྐྲངས་སེལ། །ཡན་ལག་ལྷུ་ཚིགས་ནད་ལ་ཕན། །རིགས་ནི་དཀར་སྔོ་ནག་གསུམ་མོ། །

སྤང་རྒྱན་དཀར་པོ་སྤང་ལས་སྐྱེ། །ལོ་མ་ཆུང་ལ་མེ་ཏོག་རྒྱས། །རོ་ནི་ཁ་ལ་ཚད་རིམས་སེལ། །

དེ་ཕྱ་གཡང་སྤང་རྫ་འདབ་སྐྱེ། །རིགས་ཀྱི་རྣམ་པ་གསུམ་ཡོད་དེ། །ལོ་མ་སྔོན་པོ་ཉ་ག་ཙན། །སལ་གབ་པའི་ཚུལ་གྱིས་སྐྱེ། །མེ་ཏོག་གཡུ་ཆུང་དྲུག་དཀར་མདོག །དབྱིབས་ནི་སྣང་ཟིལ་མེ་ཏོག་འདྲ། །གཉིས་གསུམ་ལས་ནི་མང་བ་མེད། །ལྤ་ཡན་ཤར་ན་ནོར་བ་ཡིན། །སྡོང་བུ་སོར་གསུམ་ལས་མི་རིང་། །སོར་བཞི་འདས་ན་དེ་ཡང་ནོར། །རོ་ནི་ཁ་མངར་རིམས་ཚད་ལ། །འདི་ལས་གཞན་པའི་གྲོགས་མི་སྨོ། །

རྩ་མཁྲིས་དག་ལ་དཀར་ནག་གཉིས། །ཞིང་གི་མུ་དང་སྤང་ལ་སྐྱེ། །ལོ་མ་སྦྲ་འཇམ་ཕྲ་བ་ལ། །མེ་ཏོག་སེར་པོ་འདབ་བཞི་ཙན། །ཡང་ན་འདབ་མ་མང་བར་ཏུང་། །བཅད་ན་ཞོ་འཛག་རོ་ནི་ཁ། །ནུས་པས་མཁྲིས་ནད་མ་ལུས་འཇོམས། །

ཐང་བུ་ལན་ཚ་ཞེས་བྱ་བ། །ན་སྤང་ལྷས་དང་སྲིབ་ལས་སྐྱེ། །ལོ་མ་སྤལ་བའི་ལག་པ་འདྲ། །མེ་ཏོག་སེར་པོ་འོད་དང་ལྡན། །རོ་ནི་ཚ་ལ་ནུས་པ་ཡིས། །གྲང་སྐྲན་དམུ་ཆུ་གག་པ་སེལ། །

གཡར་མོ་ཐང་པ་ཞེས་བྱ་བ། །སྤྱང་ལྡང་ནེའུ་སེང་ཀུན་ལས་སྐྱེ། །མེ་ཏོག་པདྨ་དྲ་བའི་མདངས། །ཟེའུ་མདངས་བྱ་མིག་གྲེན་ལྟ་འདྲ། །མང་བས་ས་གཞི་དམར་པོར་བསྒྱུར། །ལོ་མ་ཕྲ་སེབ་ཉ་ག་ཅན། །རོ་ནི་མངར་ལ་ངར་བོ་སྐོམས། །རང་གི་ནུས་པས་སྐྲངས་པ་འཇོམས། །

པད་ཙ་ཙ་དཀར་ཤུན་པ་སེར། །མཚོ་རྫོང་ཆུ་ལ་སྐྱེ་བ་སྟེ། །ལོ་མ་ལྡང་འཛམ་བོན་ཤང་འདྲ། །མེ་ཏོག་ཆེ་ལ་དཀར་དམར་བ། །ཟེ་འབྲུ་ཆེ་ལ་སེར་པོའོ། །རོ་ནི་མངར་བསྐ་ངར་བོ་སྐོམས། །ནུས་པས་མདངས་སྐྱེད་ལུས་ཟུངས་གསོ། །ཟླ་ཁྲག་གཅོད་ཅིང་ཁྲག་ཚད་སེལ། །

མེ་ཏོག་རྒྱ་མེན་ཞེས་བྱ་བ། །ལོ་མ་ལྡང་ནག་པ་ཏྲ་འདྲ། །མེ་ཏོག་ཏུར་དམར་ཏུར་སེར་དང་། །ཟིང་དམར་ཅི་རིགས་འཆར་པ་ལ། །འདབ་མ་ཆེ་ཞིང་སྲབ་ལ་འཇམ། །དབུས་སུ་ཟེ་འབྲུ་སེར་པོ་ཅན། །འབྲས་བུ་སྤར་ཁ་བཏབ་པ་འདྲ། །རོ་ནི་མངར་ཁ་ངར་བོ་བསིལ། །ནུས་པས་ཁྲག་ཚད་འཁྲུགས་ཚད་འཇོམས། །རོ་སྟོད་གཟེར་བ་སོགས་ལའང་ཕན། །

ལེ་བརྒན་མཆོག་དང་དམན་པ་གཉིས། །གང་སའི་ལྟུམ་རར་བཏབ་ན་སྐྱེ། ལོ་མ་སྔོ་དབྱིབས་ཁ་སྤྱོད་སྐྱེ། དབྱར་སྟོན་མེ་ཏོག་དམར་སེར་བཞད། །དབུས་སུ་ཟེ་འབྲུ་དམར་སེར་སྤུངས། །འབྲས་བུ་སྐམ་ཅགས་སྤུ་འཕྱུ་འདྲ། རོ་ནི་མངར་ཁ་ངར་བོ་དྲོ། །ནུས་པས་ཟླ་ཕན་གློ་ནག་སེལ། །

ལུག་རུ་སྨན་གསུམ་བྱ་བ་ནི། །དམར་སེར་སྨུག་པོ་གསུམ་ཡིན་ཏེ། །དམར་སེར་རྣམ་གཉིས་ན་ཁར་སྐྱེ། སྨུག་པོ་རྡོ་རོབ་གསེབ་ན་སྐྱེ། ལོ་མ་རིང་ལ་ཉ་ག་ཅན། །མེ་ཏོག་ལུག་གི་རྣ་འཕྱིལ་འདྲ། །རོ་ནི་ཁ་ལ་སླ་བ་ཡིན། །ནུས་པས་དུག་སྣད་ཤ་དུག་སེལ། །

མེ་ཏོག་གླང་སྣ་ཞེས་བྱ་བ། །ལྷ་འདྲེ་ཕོ་མོ་མ་ནིང་ལྔ། །ལྷ་སྣ་ཉིན་སྲིབ་སྤང་ལས་སྐྱེ། ཙ་བ་སྡོང་པོ་གཅིག་པོ་སྟེ། །མེ་ཏོག་ཕྲ་མོ་རྒྱ་ཚོས་ཁ། །སྣ་རྒྱུག་གླང་ཆེན་སྣ་དང་འདྲ། །ལོ་མ་སྲབ་སྨུག་དྲི་མ་ཞིམ། །རོ་ནི་མངར་བསྐ་ངར་བོ་ཚ། །ནུས་པས་རུས་པའི་ཆུ་སེར་སྐེམ། །ཟླ་འདུལ་ཆུ་འདྲེན་བཙུད་དང་ལྡན། །

ཤང་དྲིལ་དཀར་སེར་དམར་སྨུག་བཞི། །ལོ་མ་རྩུབ་སྦྲ་བརྣན་པ་ལ། །ས་གཞི་མནན་ནས་སྐྱེ་བའི་ཚུལ། །སྡོང་བུ་སྦྱོས་རིང་འདྲ་བའི་རྩེར། །མེ་ཏོག་དྲིལ་བའི་ཚོམ་བུ་འཕྱངས། །རིགས་ནི་ཁ་དོག་དག་གིས་དབྱེ། །དམར་སེར་གཉིས་ནི་ཆུ་ལས་སྐྱེ། །དཀར་སྨུག་རི་དང་སྐམ་སར་སྐྱེ། །རོ་ནི་ཙུང་ཟད་ཁ་མངར་བཅས། །དམར་པོར་དར་ཡ་ཀན་ཞེས་ཟེར། །དབུ་བཟང་རམ་བུ་དམར་པོ་ཟེར། །སྨུག་པོར་ཤང་དྲིལ་སྨུག་པོ་ཟེར། །ལ་ལས་ཤ་ཕོ་རྒྱུ་མ་ཟེར། །ཟླ་ལ་བཏབ་ན་འདུབ་པར་བྱེད། །ཆུས་མི་འཛིགས་པའི་སྨན་ཡིན་ནོ། །དམར་པོས་ཁྲག་ནད་གློ་ནད་འཇོམས། །དཀར་པོས་རིམས་འཁྲུགས་ཀླུང་ལ་ཕན། །

སྣ་ཏིག་ནག་པོ་ཞེས་བྱ་བ། །ས་བྲག་འདྲེས་པའི་ངོས་ལས་སྐྱེ། །རྩ་བ་རྒྱུས་པ་ཤད་པ་འདྲ། །ལོ་མ་སུམ་ཅུ་ཏིག་གི་དབྱིབས། །པད་འདབ་བྱ་སྤུ་ཡོད་པས་བསྐོར། །སྡོང་བུ་སྤྲོས་རིངས་དམར་པོ་འདྲ། །རྩེ་མོར་མེ་ཏོག་དྲུག་བདུན་འདུས། །མེ་ཏོག་དམར་པོ་བྱ་མིག་འདྲ། །གཡར་མོ་ཐང་དང་གཉིས་སུ་མེད། །མེ་ཏོག་དབྱར་ཟླ་འབྲིང་པོར་འབྱུངས། །སྔོན་མོ་ཆབ་འདྲེན་ཞེས་སུ་གྲགས། །ཁ་ཅིག་སྤང་སྤྲོས་ཡིན་ཞེས་འབྲུལ། །

མཁའ་འགྲོ་གསང་སྨན་སེར་ཆེན་པ། །ལོ་མ་རྩི་ལྡང་ཕྱི་རྒྱབ་སྐྱ། །རྒྱ་ཁྲུར་ལོ་མའི་ཕྱོགས་དང་ཉེ། །རྩ་བ་སེར་པོ་འོ་མ་ཅན། །སྡོང་པོ་དཔལ་གང་པ་དང་འདྲ། །མེ་ཏོག་སེར་དབྱིབས་རྒྱ་མེན་འདྲ། །འབྲས་བུ་བདུད་རྩིའི་ག་འུ་འདྲ། །འགྱུར་མོ་རྐང་རིང་དག་གིས་རྙེད། །མགོ་ཆག་རྩ་རྒྱུས་གསོ་བའི་མཆོག །ལེ་བརྒན་རྩི་བོལ་མེ་ཏོག་ཟེར། །རོ་ནི་ཁ་ལ་ངོ་བོ་བསིལ། །རྨ་འདྲུབ་ནག་སྐེམ་རྩ་རུལ་གསོ། །

(༩) འབྲས་བུ་སྨན་གྱི་འབྱུངས་དཔེ།

གསེར་གྱི་མེ་ཏོག་ཅེས་བྱ་བ། །སྡོང་པོ་ཕྲ་རིང་ལོ་མ་ཆེ། །གཞན་ལ་འཁྲིལ་ཞིང་སྐྱེ་བ་ཡིན། །མེ་ཏོག་སེར་པོ་འོད་དུ་འབར། །འབྲས་བུ་ཞིང་བཟོའི་གསོར་དང་འདྲ། རོ་ཁ་ངོ་བོ་བསིལ་བ་ཡིན། །རྒྱུ་ཡོང་མཁྲིས་པ་སྐྱོད་ཚད་སེལ། །མཁྲིས་ཚད་འཛོམས་པའི་སྨན་གྱི་མཆོག །

གསེར་གྱི་ཕུད་བུ་ཞེས་བྱ་བ། །འབྲས་བུ་སྤུར་བ་མགོ་བཅད་འདྲ། །རོ་ནི་ཁ་ལ་རྩུབ་པ་ཡིན། །རང་གི་ནུས་པས་དུག་ནད་དང་། །བད་མཁྲིས་སེལ་ཞིང་གྱེན་དུ་འདྲེན། །

ཨིཀྲཛ་བ (དུག་མོ་ཉུང་) ཞེས་བྱ་བ། །ས་རོང་གྲམ་དང་ནགས་གསེབ་སྐྱེ། །ལོ་མ་བྲ་བོ་འདྲ་ལ་ཆེ། །སྡོང་བུ་ཤིང་ལ་འཁྲིལ་ནས་སྐྱེ། །འཁྲིལ་ས་མེད་ན་ཁྲུ་རེ་ཙམ། །འཁྲིལ་ན་གྲོགས་ཀྱིས་གར་སླེབས་སྐྱེ། །མེ་ཏོག་སེར་པོ་ཆུང་པ་ཡིན། །གོང་བུ་རིལ་མོ་མཆུ་རིངས་ནང་། །འབྲས་བུ་ནེ་ཙོའི་ལྕེ་འདྲ་བ། །བྱ་རྒོད་སྤུ་འདྲས་དྲིལ་ནས་ཡོད། །རོ་ནི་ཁ་ལ་ངོ་བོ་བསིལ། །མཁྲིས་པ་ཚ་བའི་རིགས་ལ་མཆོག །ཁྱད་པར་སྐྱོད་མཁྲིས་ཚད་པ་སེལ། །རྒྱུ་མའི་སྙིན་འབུ་ཚད་འབྲུའང་གཅོད། །

ཨུ་སུ་ལྷུམ་ར་བཟང་པོར་སྐྱེ། །ལོ་སྡོང་མེ་ཏོག་གོ་སྙོད་འདྲ། །འབྲས་བུ་ག་འུ་ཁ་སྦྱོར་འདྲ། །རོ་ནི་མངར་ཚ་ངོ་བོ་དྲོ། །རང་གི་ནུས་པས་བད་ཀན་སེལ། །མཆོག་ཏུ་སྨུག་པོ་འཛོམས་པར་བྱེད། །

ཟི་ར་དཀར་པོ་ལྷུམ་རར་སྐྱེ། །ལོ་མ་ཕྲ་ལ་ཉ་ག་ཅན། །མེ་ཏོག་དཀར་པོ་གདུགས་ཀྱི་ཚུལ། །འབྲས་བུ་གོ་སྙོད་འདྲ་བ་ལ། །རོ་ནི་ཚ་ལ་མངར་བ་ཡིན། །རང་གི་ནུས་པ་བད་ཀན་དང་། །མ་ཞུའི་ནད་རྣམས་སེལ་བར་བྱེད། །

ཟེ་ར་ནག་པོ་ལོ་མ་སྟུམ། །སྡོང་པོ་ཕྲ་ལ་རིང་བ་ལ། །མེ་ཏོག་སྔོན་པོ་ཆུང་བ་ཡིན། །འབྲས་བུ་ནག་པོ་ལྟགས་སྒྱེ་འདྲ། །རོ་ནི་མངར་སྐྱུམ་ཡུད་ཙམ་ཚ། །ནུས་པས་ཕོ་བའི་ནད་རྣམས་སེལ། །

ལལ་ཕུད་ཞེས་བྱ་བ་ནི། །ངར་པ་ལྡང་སྐྱ་དྲང་པོར་སྐྱེ། །ལོ་མ་ལྡང་སེབ་ཉག་ཆེན་ཅན། །ཕྲ་རིང་བ་སྐུད་པ་འདྲ། །མེ་ཏོག་དམར་སེར་འདབ་ལྔ་ཅན། །འབྲས་དབྱིབས་གོ་སྙོད་འདྲ་བ་ལ། །རོ་ནི་མངར་ཚང་བ་དྲོ། །ནུས་པས་ཕོ་བའི་གྲང་ནད་སེལ། །དྲོད་སྐྱེད་ཟས་འཇུ་ཡི་ག་འབྱེད། །རྒྱུ་ལོང་ཞུགས་པའི་སྲིན་ལ་ཕན། །

གོ་སྙོད་ཁ་ལུང་ན་ལས་སྐྱེ། །ལོ་མ་འཇོང་སྟབས་ཉ་ག་ཅན། །སྡོང་པོ་ཕྲ་རིང་རྩེ་མང་གྱེས། །མེ་ཏོག་དཀར་པོ་གདུགས་ལྟར་རྙུམ། །འབྲས་བུ་ལལ་ཕུད་འདྲ་སྐྱུམ། །རོ་ནི་མངར་ཚ་ངོ་བོ་དྲོད། །ནུས་པས་སྐྲངས་འདུལ་མིག་ནད་སེལ། །བད་ཀན་སེལ་ཞིང་དང་ག་འབྱེད། །

ཤུ་མོ་ཟ་ནི་ཞིང་ལས་སྐྱེ། །ལོ་མ་སྲན་ཆུང་འདྲ་བ་ལ། །གོང་བུ་བྱ་ཕོའི་ཕྱི་ཚེར་འདྲ། །རོ་ནི་ཁ་མངར་ངོ་བོ་དྲོད། །གློ་རྣག་སྐེམ་ཞིང་གྲང་འབྲུ་གཅོད། །རླུང་འཇོམས་དྲོད་དང་མཁྲིས་པ་སྐྱེ། །མཁལ་མའི་སྟོབས་གསོ་མཁལ་དྲོད་འཕེལ། །

སྣང་ཐོག་འབར་པ་ཞེས་བྱ་བ། །ག་པུར་ཟིལ་གནོན་ཞེས་ཀྱང་བྱ། །སྐམ་སའི་ཁྲམ་དང་ཞིང་མུར་སྐྱེ། །ལོ་མ་ལ་ཕུག་འདྲ་རྩ་ཕྲ། །སྡོང་པོ་གཅིག་ལ་ཡལ་ག་མང་། །ཡལ་གར་མེ་ཏོག་སེར་པོ་རྒྱས། །གང་བུ་རིང་ལ་ཐང་ལོ་འདྲ། །འབྲས་བུ་གསེར་གྱི་ཕྱེ་མ་འདྲ། །རོ་ནི་ཁ་ལ་ངོ་བོ་བསིལ། །གློ་བའི་ནད་དང་ཁྲག་ནད་སེལ། །ཁྲག་གི་ནད་ལ་ཆིག་ཐང་ཐུབ། །

སྐྱེ་ཚེ་ལོ་མ་ནག་ལ་མཐུག །སྡོང་བུ་མེ་ཏོག་འབྲས་བུ་གསུམ། །ཡུངས་ནག་པ་དང་འདྲ་བའོ། །རོ་ནི་ཚ་ལ་རྩུབ་པ་ཡིན། །ནུས་པས་སྐྲངས་དང་རྨོག་པ་འདུལ། །

ཤང་ཚེ་སྐྱེ་ཚེ་འདྲ་བ་ལ། །སྡོང་བུ་རིང་ལྷེམ་ནམ་མཁར་གང་། །འབྲས་བུ་ཆུང་ལ་སེར་པོའོ། །རོ་ནི་ཚ་ལ་དྲག་པོའི་རྫས། །སྲོག་གཟེར་སེར་སྐྲུང་རྫས་སུ་བཟང་། །རང་གི་ནུས་པས་རྨོག་ནད་འདུལ། །ཁོང་བཏང་བྱུགས་པས་མདོད་ལ་འཇོམས། །སྐྲངས་དང་འབྲས་རྣམས་གང་ཡིན་སེལ། །

སྤོ་ཡི་གཙོ་བོ་བྲེ་ག་ནི། །འབོལ་ས་དག་དང་ཞིང་གསེབ་སྐྱེ། །ལོ་མ་སྤོ་མཐུག་མདངས་དང་ལྡན། །སྡོང་པོ་སྨུག་འདྲ་ངར་པ་མང་། །མེ་ཏོག་དཀར་ལ་ཆུང་བ་ཡིན། །གོང་བུ་ཛ་ཆུང་འདྲ་བའི་ནང་། །འབྲས་བུ་དམར་སྨུག་ཞིབ་པ་ལ། །ནེའུ་ལེ་ཡི་རི་མོ་ཡོད། །རོ་ནི་ཚ་སྐྱུམ་སྣོག་དྲི་ཞིམ། །ནུས་པས་མཁལ་མའི་ནད་རིགས་སེལ། །

སོག་ག་སྐྱེ་ཞུགས་ཐེག་འདྲ། །ལོ་སྡོང་དེ་ལས་ཆུང་བ་ལ། །ལོ་མ་ལ་ཕུག་འབྲས་ངན་འདྲ། །མེ་ཏོག་ཅེ་འུ་ལ་ཕུག་འདྲ། །དཀར་ལ་ཞིབ་སྐྱེས་ལོ་མའི་རོ། །ལ་ཕུག་དྲི་རོ་ཡོད་པ་ལ། །གང་བུ་གྲུ་གསུམ་

སོགས་པ་ལ། །འབྲས་བུ་སེར་ལ་ཞིབ་པ་ཡིན། །ས་ནག་ཞིང་མུ་དག་ལས་སྐྱེ། །རོ་ནི་མངར་ཚ་ཇོ་བོ་བསིལ། །སྐྲུགས་པ་གཅོད་ཅིང་རྩ་ནད་སེལ། །

ཛོ་སྨན་རྒྱལ་པོ་ཙ་ཏ་ར། །ཐང་དང་ཞིང་མུ་སྲུབ་ལས་སྐྱེ། །ལོ་མ་སེང་གེའི་སྡེར་མོ་འདྲ། །སྡོང་བོ་དབུས་ནས་ཕྱོགས་སུ་གྱེས། །ངར་པ་ཞུགས་ཀྱི་སྐུད་པ་འདྲ། །མེ་ཏོག་དཀར་པོ་འདབ་ལྔ་ལྡན། །འབྲས་བུ་ནས་སྔོན་ཞུགས་ཀུའི་མཚུ། །རོ་ནི་ཁ་ལ་རབ་ཏུ་ཚ། །ནུས་པས་དྲོད་སྐྱེད་གྲང་སྐྲན་འཇོམས། །

ཏིལ་གྱི་རིགས་ལ་དཀར་ནག་གཉིས། །དེ་ཡང་འབྲས་བུའི་ཁྱད་ལས་ཤེས། །ངར་པ་གྲུ་བཞི་བ་སྤུས་ཁྱབ། །ལོ་མ་ཁེར་རྐྱང་སྒོང་དབྱིབས་ལ། །མེ་ཏོག་སྤུབས་ཅན་བ་སྤུ་ཡོད། །གང་བུ་ཁམ་ནག་བ་སྤུ་དཀར། །རོ་ནི་མངར་ལ་ངོ་བོ་དྲོད། །ནུས་པས་ལུས་སྟོབས་མེ་དྲོད་སྐྱེད། །རླུང་ནད་འཇོམས་ལ་བཤང་འགག་འབྱིན། །དྲན་གསལ་རོ་ཙ་ཁུ་བ་འཕེལ། །

མདའ་རྒྱུས་འཁྲི་ཤིང་རིགས་ཡིན་ཏེ། །ལོ་མ་ལྷང་གུ་སྲིད་ནག་འདྲ། །འབྲས་བུ་དམར་ཏུ་མགོ་ནག་ཡིན། །ཁ་དོག་དམར་པོ་བྱུ་རུ་འདྲ། །རོ་ནི་ཁ་བསྐ་ཇོ་བོ་སྙོམས། །རྩ་འབྱེད་བུ་འབྱིན་མོ་ནད་འཇོམས། །སྟོད་ཀྱི་མཁྲིས་སྐྲན་བཤིག་པར་བྱེད། །

ཤ་མང་འདི་ལ་རིགས་བདུན་ཏེ། །དང་པོ་དངུལ་ཤ་གསེར་ཤ་གཉིས། །དངུལ་གྱི་ཤ་མང་དཀར་པོ་དང་། །གསེར་ཤ་མ་ནི་སྤང་ལས་སྐྱེ། །དབྱིབས་ནི་ཕྲུ་བ་བུབ་པ་འདྲ། །ཁ་དོག་དཀར་དང་སེར་པ་ཡིན། །ནང་དམར་སྲུལ་ཞིབ་གདུགས་རྩིབས་འདྲ། །ཡུ་བས་དབུས་ནས་གདུགས་ལྟར་བཏེགས། །རོ་ནི་མངར་འཇམ་ཅུང་ལན་ཚྭ། །གཉིས་ཀས་རྒྱ་དང་ཤ་དུག་སེལ། །ཤ་མང་སྨུག་པོ་སྤང་ལས་སྐྱེ། །ཁམ་སྨུག་གསེར་ཤའི་དབྱིབས་འདྲ་ཞིང་། །སྦྲ་མཁན་ཕྱིང་ལ་གཤར་པ་འདྲ། །མཁྲིས་རླུང་སེལ་ལ་བད་ཀན་སྐྱེད། །ཤིང་ཤ་ཤིང་གི་ནགས་ལས་སྐྱེ། །ཤིང་ལུད་སྐྱེ་བའི་ཤ་མང་རིགས། །བསྲེགས་པའི་ཐལ་བས་གྲི་འགགས་སེལ། །གླང་སྐྱེས་ཤ་མང་དམར་ལ་ཁམ། །རོ་ནི་ལན་ཚྭ་བསིལ་ལ་སྟུམ། །ཐ་རམ་སྨུག་དང་དཀྲིག་སྦྱར། །འབྲུ་བ་རྩད་ནས་གཅོད་པར་བྱེད། །ལུད་ཀྱི་ཤ་མང་ཞེས་བྱ་བ། །ཕྱུགས་ལུད་མང་བའི་ལྷན་ལས་སྐྱེ། །གསེར་ཤ་འདྲ་ལ་ཆུང་སྲབ་ནག །ནུས་པས་སྐྲངས་དང་རྣག་འབྱམས་གཅོད། །

(༥) ས་སྡོང་མེ་འབྲས་ལྷན་ཅིག་ཏུ་བཏུ་བའི་སྨན་གྱི་འབྱུངས་དཔེ།

ཕ་ཕྱང་སྔོ་ཏི་ཞེས་བྱ་བ། །སྲིབ་ཀྱི་སྤང་ལས་སྐྱེ་བ་ཡིན། །མདོག་དཀར་དངུལ་གྱི་ལྷ་བ་འདྲ། །མར་དཀར་པུ་ལུ་འདྲ་ཡང་ཟེར། །ཆག་དུས་ནང་ནས་དུད་པ་འབྱུང་། །རང་གི་ནུས་པས་ཁྲག་གཅོད་བྱེད། །མ་བསྲེགས་པ་ཡི་ཐལ་བའང་ཟེར། །ཁྲག་གིས་གསོས་ན་ཁྲག་ཏུ་འབབས། །སྤྱིར་ན་རོ་ནི

མངར་ལན་ཚྭ། །ཙ་བོ་སྐོམས་ལ་ནུས་པ་ཡིས། །དུག་ནད་སེལ་ཞིང་རྨ་ལ་ཕན། །

སརྫི་ཀ་ཞེས་བྱ་ནི། །སྐྱེ་ནག་ཁང་བའི་དུད་ཀན་འདྲ། ནས་ཞིང་དག་ཏུ་སྐྱེ་བ་ཡིན། །དོན་ནི་སྐྱེ་མར་འབྱུ་ཞུགས་པ། །རོ་ནི་ཁ་ལ་ཙ་བོ་དྲོད། །ནུས་པས་ཕོ་བའི་མེ་དྲོད་སྐྱེད། །ཁ་ཟས་འཇུ་ཞིང་དང་ག་འབྱེད། །

སྤྲིང་ཀུ་ཉིན་སྲིབ་གར་ཡར་སྐྱེ། །ལོ་མ་མེ་ཏོག་སྔོན་པོ་སྐྱེ། །མེ་ཏོག་དར་སྔོན་འཕྱར་བ་འདྲ། །རོ་ནི་མངར་ཁ་མཆིན་ཚད་སེལ། །ཁྲག་གཅོད་རྨ་འདྲུབ་རྩ་སེར་སྐེམ། །

འཇིབ་རྩི་མེ་ཏོག་དཀར་སྨུག་གཉིས། །སྤང་དང་ཞིང་གསེབ་གཤའ་ཤག་སྐྱེ། །རྩ་བ་ཁམ་སྨུག་ཁ་སྐྱ་ཅན། །ངར་པ་སྨུག་ལ་སྤུ་ཆུང་ཡོད། །ལོ་མ་ཆེ་ལ་ནར་མོའི་མཐར། །རེག་བྱ་ཅུང་རྩུབ་ལོ་རྐང་རིང་། །མེ་ཏོག་སྔོན་པོ་སྦུབ་སྡོང་ཡིན། །རོ་ནི་མངར་ཁ་ཙ་བོ་བསིལ། །ཁ་ནད་འཛོམས་ཞིང་མཆིན་ཚད་སེལ། །

བྱ་རྒོད་སྤྱོས་ནི་རྫ་ལས་སྐྱེ། །ལོ་མ་ནག་རྩུབ་ཁྱི་ལྕེ་འདྲ། །དམར་ལ་སྨུག་པའི་མདོག་ཤས་ཆེ། །མེ་ཏོག་སྔོན་པོ་བ་སྤུ་ཅན། །མེ་ཏོག་ཕྲི་ཡང་ཀུ་དང་འདྲ། །སྐྱེ་ལུགས་སྲིན་བྱའི་མགོ་འདྲ་སྤུངས། །སྡོང་བུ་སྨུག་པོ་རིང་བ་ཡིན། །དྲི་ཞིམ་གླ་བའི་ལྟེ་དྲི་བྲོ། །རོ་ནི་ཁ་ཚ་ཙ་བོ་བསིལ། །ནུས་པས་གདོན་འདུལ་རིམས་ཚད་སེལ། །

འབུ་སྲུ་རྐང་ནི་ཞིང་མུར་སྐྱེ། །འདི་ལ་རིགས་ནི་གཉིས་ཡོད་ལ། །ལོ་མ་རྩུབ་པོ་ཀོ་མ་མཆུ། །དབྱིབས་ནི་སྲན་ཆུང་ལོ་མ་འདྲ། །མེ་ཏོག་སེར་ཞིང་ངར་པ་འཁྱོག །གང་བུ་སྲན་མའི་གང་བུ་འདྲ། །རོ་ནི་ཁ་ལ་ཙ་བོ་བསིལ། །ནུས་པས་རྨ་འདྲུབ་རུས་ཆག་སྦྱོར། །གློ་ཚད་དུག་ཚད་མཁལ་ནད་ཕན། །

(དཀར་པོ) མིག་ནད་སེལ་བའི་ཨརྫ་ན། །བོད་སྐད་ཕུ་ཤུད་མིག་སྨན་ཡིན། །མིག་སྨན་སངས་རྒྱས་ཞེས་ཀྱང་ཟེར། །ཞིང་དང་ས་ནག་དག་ལས་སྐྱེས། །ལོ་མ་ནག་ལ་རྩུབ་པ་ཡིན། །སྡོང་པོ་གྲུ་བཞི་གདེངས་ཀ་ཅན། །མེ་ཏོག་དཀར་པོ་ནམ་མཁར་འཕྱུར། །དར་དཀར་ཡོལ་བ་བྲེས་པ་འདྲ། །འབྲས་བུ་མདོག་ནག་བཞི་པོ་ལ། །ཟུར་གསུམ་བྲ་བོ་གས་པ་འདྲ། །རོ་ནི་མངར་ལ་སྟུམ་པ་ཡིན། །རང་གི་ནུས་པས་མིག་ནད་སེལ། །(སེར་པོ) སྡོང་པོ་གྲུ་བཞི་ཚིགས་ཕྲན་མང་། །དེ་མཚམས་ལོ་མ་ཕྱོགས་བཞིན་གྱིས། །ལོ་མ་ཟ་འདྲ་ཟུག་ཏུ་མེད། །མེ་ཏོག་དཀར་སེར་རོ་ཁ་བ། འབྲས་བུ་ནག་པོ་ཀྱི་བ་འདྲ། རང་གི་ནུས་པས་མིག་གི་ནད། ཡིད་ཐོག་སེལ་བའི་བདུད་རྩི་ཡིན། །(དམར་པོ) མེ་ཏོག་དམར་སྨུག་རྒྱ་ཚོས་ཁ། །ཟེར་བ་མ་གཏོགས་འདྲ་བར་བཤད། །(སྔོན་པོ) གསེར་མགོ་སྲིབ་ཀྱི་སྨད་དུ་སྐྱེ། །ལོ་མ་འཐོལ་ཞིང་སྟུམ་པ་ལ། །ངར་བ་གྲུ་བཞི་མཐྲངས་པ་སྟེ། །རིང་ཐུང་རྐང་རེ་ཁྲུ་རེ་ཙམ། །མེ་ཏོག་སྔོ་ལ་རྒྱ་མདངས་ཅན། །མེ་ཏོག་གོས་ནི་རྒྱ་སྨུག་ལ། །རོ་ནི་སྟུམ་ཞིང་གོ་སྐྱོད་འདྲ། །མིག་ནད་མ་ལུས་སེལ་བར་

བྱེད། །(ཆུང་བ་དཀར་པ)ཞིམ་ཐིག་སངས་རྒྱས་ཆུ་འཇིབ་ནི། །ན་དང་འདྲིས་པའི་སྐམ་སར་སྐྱེ། །ལོ་མ་ནག་ཆུང་སྡོང་པོ་ཆུང་། །རིང་ཐུང་སོར་བཞི་སོར་གསུམ་ཙམ། །མེ་ཏོག་དཀར་སྐྱ་མང་བ་སྐྱེ། །འབྲས་བུ་ནག་པོ་ཏིལ་འབྲུ་འདྲ། །མིག་ནད་ཐམས་ཙད་སེལ་བར་བྱེད། །(ཆུང་བ་སྔོན་པོ།)ལྷ་མ་གཞན་དང་འདྲ་བ་ལ། །རྐང་ནི་གྲུ་བཞི་ལོ་མ་སྔོར། །མེ་ཏོག་སྔོན་པོ་འཆར་བའོ། །རོ་ནི་མངར་ཁ་ཅོ་བ་བསིལ། །མིག་ནད་སེལ་ཞིང་སྲིན་ལ་ཕན། །

སྙི་བ་ཞེས་བྱ་སྲིབས་མོར་སྐྱེ། །ལོ་མ་ཕྲ་ལ་མེ་ཏོག་ནི། །ཨུཏྤལ་ནཱི་ལ་དང་འདྲ་བར། །སྡོ་ཞིང་གཞན་ལ་འཁྲིལ་ནས་སྐྱེ། །རྩ་བར་མར་གྱི་རྒྱལ་བ་འདྲ། །རོ་ནི་མངར་ཁ་ཅོ་བོ་སྙོམས། །ནུས་པས་སྣ་ཡི་དྲི་ཆེར་བྱེད། །ཡིག་དང་ག་འབྱེད་པ་བྱེད། །

སྲོ་མ་ནག་པོ་ཞེས་བྱ་བ། །རྩ་བ་སྲོམ་ལ་ཡལ་ག་ཉུང་། །ཁ་སྤུ་ཅན་གྱི་སྡོང་བུ་ཡང་། །ལྗང་དཀར་འཇོང་པོར་སྐྱེ་པས་མཛེས། །ལོ་མ་ལྗང་ནག་སོག་ལེ་ཁ། །མེ་ཏོག་ལྗང་སེར་སྙེ་མ་འདྲ། །རོ་ནི་མངར་ལ་ཅོ་བོ་སྙོམས། །བཙུད་དང་ལྡན་པས་ལུས་སྟོབས་སྐྱེད། །བཤང་འགགས་འཁྱིན་ལ་རླུང་ནད་སེལ། །

ཆུ་རུག་ཆུ་འགྲམ་མཚམས་སུ་སྐྱེ། །རྩ་བ་གཡུ་འབྲུག་འཁྱིལ་བ་འདྲ། །ལོ་མ་སྦལ་བའི་ལག་པ་འདྲ། །རོ་ནི་མངར་ལ་ཅོ་བོ་སྙོམས། རང་གིས་ནུས་པས་རྒྱུ་ཚད་སེལ། །

ཧ་རྀག་བྲག་གི་རྩ་བར་སྐྱེ། །ལོ་མ་ཉི་དགའི་ལོ་མ་འདྲ། །མེ་ཏོག་ཧ་ཡི་རྀག་པ་འདྲ། །ས་ལས་མ་འཕགས་གཙིག་སྐྱེས་གྱེས། །རྩ་ཡི་སྙོ་རྣམས་འགེགས་པར་བྱེད། །རོ་ནི་ཁ་ལ་ཅོ་བོ་བསིལ། །རྨ་གསོ་རུས་པ་ཆག་པ་སྦྱོར། །རྩ་སྙོ་འགེགས་དང་མགོ་ནད་སེལ། །

ལུག་ངལ་དཀར་པོ་ཆུ་འགྲམ་སྐྱེ། །ལོ་མ་འབོལ་ཞིང་ངར་པ་ཕྲ། །འབྱར་བག་ཡོད་ཅིང་མེ་ཏོག་སེར། །རོ་ནི་མངར་ལ་ནུས་པ་བསིལ། །རླུང་གཟེར་འཇོམས་པའི་མཆོག་ཏུ་བཤད། །འདི་ལ་དཀར་ནག་གཉིས་འབྱུང་ངོ་། །

ཟངས་རྩེ་ནག་པོ་བྱ་བ་ནི། །ས་ནག་འབོལ་བའི་ནང་དུ་སྐྱེ། །འཁན་པ་ལྟར་བུའི་དྲི་ཡང་ཆེ། །ལོ་མ་ནག་མཉེན་ཞ་ག་ཙན། །སྡོང་བུ་བེའུའི་ཐ་མ་འདྲ། །མེ་ཏོག་འབྲས་བུ་འཁན་དམར་འདྲ། རོ་ནི་ཚ་ལ་ཙུད་ཟད་ཁ། ནུས་པས་སྲིན་ནད་མ་ལུས་སེལ། །

ཐ་རམ་ཞིང་རྐོད་ཐ་བ་དང་། །ལམ་དང་ཞིང་ངན་མུ་ལ་སྐྱེ། །སྔུམ་ལ་རུག་འདྲ་རི་མོ་ཙན། །སྡོང་བུ་གཙན་གཟན་མཇུག་མ་འདྲ། །འབྲས་བུ་རམ་པའི་སྙེ་མ་ཙན། །ས་ལ་བགྲད་ནས་སྐྱེ་བ་ཡིན། །རོ་ནི་མངར་བསྐ་འཁྲུ་བ་གཅོད། །

ན་རམ་ན་བའི་ཐང་ལས་སྐྱེ། །ལོ་མ་ཐ་རམ་འདྲ་བ་ལ། །སྡོང་བུ་སྙེ་འབྲས་ཁམ་སེར་ཏེ། །སྨུམ་བའི་མདངས་བཙས་གྱེན་ལ་ལྡང་། །རོ་ནི་ཁ་བསྐ་འདམ་དྲི་བྲོ། །ནུས་པས་ཚ་འཁྲུ་གཅོད་པར་བྱེད། །

རམ་བུ་དམར་པོ་ཞེས་བྱ་བ། །རྐང་སྡོང་ཕུག་རོན་རྐང་ལྟར་དམར། །མེ་ཏོག་དཀར་པོ་ཁྲི་མཇུག་འདྲ། །འབྲས་བུ་དམར་ཞིང་བྱུ་རུ་འདྲ། །རྩ་བ་དམར་པོ་ཐག་བསླུས་དབྱིབས། །རོ་ནི་བསྐ་བའི་རང་བཞིན་ཡིན། །ནུས་པས་གྲང་བའི་འབྲུ་བ་གཅོད། །

རམ་དཀར་མཐོ་མཁྲིགས་སྤང་ལས་སྐྱེ། །ལོ་མ་ཕྲ་མོ་སེག་བརྫར་འདྲ། །སྡོང་བུ་ཕྲ་ཕྲུང་མེ་ཏོག་དཀར། །དབྱིབས་ནི་ཉ་མོན་འདྲ་ལ་ཆུང་། །འབྲས་བུ་སེར་ཞིབ་འོད་དང་ལྡན། །ཟུར་གསུམ་དབྱིབས་ནི་ཐྲ་བོ་འདྲ། །རྩ་བ་སྨོན་ཆུང་དཀར་ལ་མངར། །བསྐ་ཞིང་དྲོ་བས་གྲང་འབྲུ་གཅོད། །

ཧི་མྱུ་ས་ཞེས་བྱ་བ་ནི། །ཟླ་ལོ་རྐང་གཅིག་ཅེས་ཀྱང་བྱ། །སྔོན་པོ་དར་ཡ་ཀན་ཞེས་བྱ། །ཉིན་གྱི་སྟོད་སྨད་མ་ངེས་སྐྱེ། ལོ་མ་སྤྲིར་འདྲ་ཙུང་ཟད་སྤོ། །སྡོང་པོ་སྔོན་པོ་ཕྲ་ལ་རིང་། །མེ་ཏོག་སྤོ་དམར་པུ་ཤུད་མགོ། རོ་ནི་ཙུང་ཟད་ཁ་བ་ཡིན། །རང་གི་ནུས་པས་དམར་བཤལ་གཅོད། །ཚང་གིས་འཕྱུལ་ན་གྲང་འབྲུ་གཅོད། །

ལྕམ་བུ་བྱང་ཆུབ་ཅེས་བྱ་བ། །ཀུ་ཤ་ས་ལུ་ཞེས་ཀྱང་བྱ། །འཛའ་ཚོན་མྱུ་གུ་ཞེས་ཀྱང་བྱ། །ཁུ་བྱུག་རྩ་ལྡང་ཞེས་ཀྱང་བྱ། །སྐྱེ་ས་སྔོ་བལ་རོང་དུ་སྐྱེ། །ལོ་མ་གྲིས་མ་གཞོན་ནུ་འདྲ། །མེ་ཏོག་མཚོང་གི་བུམ་པ་འདྲ། །རྩ་བ་གསེར་གྱི་སྐར་རྩེ་འདྲ། །རོ་ནི་མངར་ཁ་ངར་བོ་སྐོམས། །རང་གི་ནུས་པས་རྩ་ཁ་འབྱེད། །ཆུ་འགག་རྫེའུ་ནད་མ་ལུས་སེལ། །མེ་ཏོག་མངར་གསུམ་སྦྱར་བ་ཡིས། །བཙུད་ལེན་ཡོན་ཏན་མ་ལུས་འབྱུང་། །

ཁྲི་ཤང་དཀར་མོ་སྤང་ལས་སྐྱེ། །འདབ་མ་གཅན་གཟན་སྨ་ར་འདྲ། །རོ་ནི་མངར་ཁ་ངར་བོ་སྐོམས། །གློ་བའི་ནད་ལ་ཕན་པར་བྱེད། །

ནད་མ་ཞེས་བྱ་རིགས་གསུམ་ཡོད། །ཞིང་གི་མུ་ཟམས་ཀུན་ལས་སྐྱེ། །ལོ་མ་རྩུབ་སོར་གང་རེག་འཁྲིལ། །འབྲས་བུ་གཡུ་ཞགས་འཁྱིལ་བ་འདྲ། །སྤྲལ་བའི་སྒོ་ང་འདྲའང་བཤད། །གང་ལ་ཉེ་བར་འབྱར་ཞིང་འཁྲིལ། །རོ་ནི་ཁ་ལ་མངར་བ་སྟེ། །ནུས་པས་ཟླ་ཟམས་གསོ་བར་བྱེད། །

བྱ་རོག་ཙུངས་མ་ཞེས་བྱ་བ། །སྲིབ་མོའི་ཁ་སྐྱོད་དག་ལས་སྐྱེ། །ལོ་མ་ལེབ་ལ་ཉ་ག་ཅན། །ལོ་མའི་རྒྱབ་ནི་སྐྱ་བ་ཡིན། །རྩ་བ་སྡོང་པོ་པགས་པ་དམར། །རྩ་བ་སྡོང་པོ་ཐྲིས་པས་ན། །བསྐྱོད་འདྲ་སྟེ་དམ་ལ་འབྱར། །རང་གི་ནུས་པས་འབྲས་ནད་སེལ། །

སྟེའུ་ཞེས་བྱ་རིགས་གཉིས་ནི། །རྒྱ་སྟེ་དམར་ལ་བོད་སྟེ་སྔོ། །རིགས་ནི་གཉིས་སུ་ཤེས་པར་བྱ། །སྟེའུ་དམར་ལྷུམ་ར་དག་ལས་སྐྱེ། །སྡོང་བུ་ཆུ་མ་སྟི་དང་འདྲ། །ལོ་མ་ཕྲ་སེབ་ལོ་སྡོང་དམར། །འབྲས་བུ་དཀར་ཞིང་རིང་བསྲིལ་འདྲ། །ནུས་པས་རླུང་སེལ་ཚད་པ་འདོན། །བོད་སྟེ་སྔོན་པོ་ཞིང་ལས་སྐྱེ། །ལོ་མ་གཡུ་ཡི་བསིལ་ཡབ་འདྲ། །རྒྱབ་ཏུ་བདུད་རྩི་ཟིལ་པ་ཆགས། །རོ་ནི་མངར་ལ་ཙུང་ཟད་ཚ། །ཁོང་

བཏང་རྒྱ་ལ་ཆུ་མི་འཛིགས། །ཁབ་ལེན་དང་སྤྲུར་ཁོང་བཏང་ཞིང་། །རྒྱ་ཁར་བཏགས་པས་རུས་ཆེན་ལ། །མདའ་ཟུག་མདེའུ་འབྱིན་པར་བྱེད། །

གསུར་ཏིས་ལོ་ཞེས་བྱ་བ། །ཁ་སྐྱོད་གཡའ་དང་སྐྱིབ་ལས་སྐྱེ། །རྩ་བ་ནག་པོ་ཆུན་པོར་འདྲ། །ལོ་མ་གཅན་གཟན་སྤར་མོ་འདྲ། །སྡོང་པོ་མེ་ཏོག་ར་དུག་འདྲ། །རོ་ནི་ཁ་ལ་ནུས་པ་བསིལ། །ཁྲི་དུག་སྤྱང་བརྒྱལ་ཞེས་ཀྱང་བྱ། །སེང་གེ་སྡེར་མོ་བྱ་བ་ཡིན། །

སྔོན་ཚེ་སྤྱན་རས་གཟིགས་དབང་གིས། །མ་དྲོངས་དུས་ཀྱི་ཕྱི་མ་ལ། །སེམས་ཅན་དབུལ་ཕོངས་ཟ་ཐང་ཀུད། །བྱེད་ངན་དམག་ཇག་མཚོན་ཆ་དར། །གསོད་གཅོད་ཆག་རྨ་སྡུག་བསྔལ་ལ། །དགོངས་ནས་ཐུགས་བརྩེས་སྤྱན་ཆབ་ཕྱུང་། །ཐིགས་བདུན་ས་ལ་ལྷུང་བ་ལས། །སྨོན་ལམ་བཏབ་པས་གསང་སྨན་བདུན། །ཆག་འཁྲུགས་ཉེས་ཚད་གླང་ཆེན་ལྟར། །ཁྲིས་ཀྱང་སེང་ལྟར་འཛིགས་པ་མེད། །གཙོ་བོ་ག་པ་གེར་སྐྱེས་ནི། །ས་བཟང་ཉམས་དགའི་སྤང་སྤྱོངས་ལ། །དབྱར་ཟླ་མགོ་མའི་ཡར་ངོར་སྐྱེ། །ལོ་མ་ལེབ་ཆུང་ས་འབྱར་ལ། །མེ་ཏོག་སྔོ་དམར་ཏོར་ཞྭ་འདྲ། །གང་བུ་གཡེར་འཁྱུ་འདྲ་བའི་ནང་། །ཙིག་འབྲས་སངས་རྒྱལ་རིང་བསྲིལ་འདྲ། །གཙོ་བོ་ག་པ་གེར་སྐྱེས་ཡིན། ཕུ་བོ་གངས་ཀྱི་སེང་སྨྱུ་ཡིན། ནུ་བོ་མ་ཐང་འཚིང་བུ་ཡིན། སྲིང་མོ་ཙ་ག་ཀླད་སྨན་ཡིན། །ཕོ་ལྷུམ་ཀོན་པ་གབ་སྐྱེས་ཡིན། །མོ་ལྷུམ་ཤ་ལ་ཡུ་རིང་ཡིན། །ཧ་མཆོག་རོག་པོ་འཛོམས་སྐྱེས་ཡིན། །རོ་ནི་མངར་ལ་ཞོ་བོ་བསིལ། །ནུས་པས་མགོ་རིགས་རུས་ཆག་སྦྱོར། །རྒྱ་གསོ་རྨ་ཚད་སེལ་བར་བྱེད། །

རོག་འཛོམས་ར་ད་སྨན་གཅིག་ནི། །རི་སྐྱོད་ས་ཤག་གད་ལས་སྐྱེ། །རྩ་བ་རྒྱུས་པ་ཤད་པ་འདྲ། །རྐང་པ་ཟངས་ཀྱི་སྐུད་པ་འདྲ། །ལོ་མ་སྤོ་སྐྱ་མཐུག་པ་ལ། །ཉག་འདབ་སྟང་རི་ཟིལ་བར་མཚུངས། །མེ་ཏོག་དཀར་སེར་འབྲས་བུ་ཡང་། །དཀར་སེར་ཚེམ་སྐྱེས་ལུག་སྙིང་འདྲ། །རྐོད་ལྷུམ་ཆེ་ལ་གཡུང་ལྷུམ་ཆུང་། །ལོ་མ་མངར་ལ་འབྲས་བུ་ཚ། །ཁ་ཅིག་འདི་གུ་སློ་སྨན་ཟེར། །ལ་ལས་རྫེ་མོ་སློ་ལྷུམ་ཟེར། །སློ་ནད་བརྒྱད་ཀྱི་གསང་ལྷུམ་ཡིན། །རུས་ཆག་བརྒྱ་ཡི་འབྱར་རྩི་ཡིན། །རྨ་ནད་སྟོང་གི་གྲུབ་སྨན་ཡིན། །རོ་ནི་ཁ་ལ་ཞོ་བོ་བསིལ། །ནུས་པས་སློ་བའི་ནད་ཀུན་སེལ། །རུས་ཆག་རྨ་འབྲུབ་རྨ་ཚད་སེལ། །

ཟིན་ཏིག་དཀར་མོ་ཞེས་བྱ་བ། །གངས་དང་གཡའ་ཤས་བྱེ་མར་སྐྱེ། །སྡོང་པོ་སྤྲ་བཞི་དྲང་པོར་སྐྱེས། །ལོ་འདབ་དཀར་མོ་སྤུ་ཆུང་ཅན། །ཟུར་བཞི་རེས་བརྩེགས་མཆོད་རྟེན་དབྱིབས། །སྡོང་པོ་མི་མཐོང་ལོ་མས་སྒྲིབ། ཟིན་ཏིག་དཀར་པོ་མཁར་ཐབས་ཟེར། །ལོ་མའི་གསེང་ནས་མེ་ཏོག་མདོན། །འབྲས་བུ་ཆུང་ངུ་གབ་ནས་སྨིན། །རོ་ནི་ཁ་ཚ་ངོ་བོ་སྙོམས། །གཉན་ཚོག་གཟའ་ནད་སྲིན་ལ་ཕན། །

སྐྱེས་བུ་སྨུ་བདུད་རྡོ་རྗེ(ནག་པོ)འདི། །ཉིན་ན་མི་སྐྱེ་སྲིབ་ན་སྐྱེ། །སྲིབ་ཀྱི་ཤིང་ཕྲན་གསེབ་

ལས་སྐྱེ། །ལོ་མ་དངུལ་གྱི་འདེའུ་ཞིབ་འདྲ། །སྡོང་བུ་སྨུག་རིང་ཤུགས་སྒྲུད་འདྲ། མེ་ཏོག་ཐལ་དཀར་སྐྱང་ཆེན་མདོག །དྲིལ་བུ་འདྲ་བ་ཐུར་དུ་བུབ། །ཟེའུ་འབྲུ་རྡོ་རྗེ་ར་རྩེ་འདྲ། །ནང་མདོག་སྐྱད་བའི་རྩ་རིས་ཅན། །སྔོམ་ན་སྐྱང་ཆེན་དྲི་མ་ཐྲོ། །བཅད་ན་འོ་མའི་ཁུ་བ་འབབ། །རོ་ནི་ཁ་ཚ་བསྐ་ལ་བསིལ། །ནུས་པས་ཀླུ་ནད་ས་གདོན་འཇོམས། །

ཕྲབ་འཛོམས་པའི་ཀོ་ཉེ་བ(དཀར་པོ)། །མཐོ་ལས་མི་སྐྱེ་དམའ་ལས་སྐྱེ། །དམའ་བའི་ཉིན་ལོགས་དག་ལས་སྐྱེ། ལོ་མ་གོང་འདྲ་སྤུ་ཚུང་ཅན། །མེ་ཏོག་དཀར་པོ་བོན་གཤང་འདྲ། །བཅད་ན་ཞོ་འཛག་དྲི་མ་རོ། །གོང་མ་དང་མཚུངས་ཕན་ཡོན་ཡང་། །འདྲ་ལ་ཁྱད་པར་འཇམ་ཞིང་ཇོ། །

(ཡབ)གཟའ་དུག་ནག་པོ་ཞེས་བྱ་བ། །ཉིན་སྲིབ་བར་གྱི་ལ་ལས་སྐྱེ། །རི་བོ་གངས་ཅན་ཞོལ་ན་སྐྱེ། །ཕོ་རྫ་ཁྲབ་ཁྲིབ་གསེས་ན་སྐྱེ། །མོ་རྫ་འཇམ་པའི་ན་ལས་སྐྱེ། །སྡོང་བུ་ཟུར་བཞི་ལོགས་བརྒྱད་པ། །འདབ་མ་ཟ་ཡི་འདབ་མ་འདྲ། །མེ་ཏོག་སྔོན་པོ་དར་ལྷང་ཅན། །མེ་ཏོག་རེ་ཡི་ནང་ཤེད་ན། །རྣ་རུ་ལ་ཡི་སྐྲ་རེ་བཞུགས། །རྩ་བ་རྒྱུས་ཕྲན་ཤད་པ་འདྲ། །དྲི་ནི་སླ་བའི་རྩི་དྲི་ཐྲོ། །བསྲེགས་ན་དུད་པས་སྤལ་སྦྲུལ་འཆི། །གཟའ་ལ་གཟའ་དུག་ནག་པོ་ཟེར། །བགེགས་ལ་གུ་གུལ་ནག་པོ་ཟེར། །སྦལ་ཡན་ལག་བཅད་འགྱུར་ཟེར། །གཟེར་ལ་གཟེར་འཇོམས་ཡ་མེད་ཟེར། །འཁོར་དུ་གཟའ་དུག་དགུ་ཡིས་བསྐོར། །(ཡུམ)རྒྱལ་པོ་དེ་ཡིས་བཙུན་མོ་ནི། །རི་རྒྱལ་པོ་འདྲ་བའི་ཞོལ་ན་སྐྱེ། །སྲིབ་ཀྱི་ཉིན་བུ་ཚུང་ལས་སྐྱེ། །རྩ་བ་རྨ་བྱའི་སྤུག་པ་འདྲ། །སྡོང་བུ་དར་ལྷང་སྒྲུད་པ་འདྲ། །ལོ་མ་དགེའུ་ཚུང་རྣ་མཆོག་འདྲ། །མེ་ཏོག་གཡུ་ཡི་དྲིལ་བུ་འདྲ། །འབྲས་བུ་སྨུ་ཏིག་ཚོམ་བུ་འདྲ། །བཅད་ན་བདུད་རྩིའི་འོ་མ་འཛག །ངད་པ་སྐྱང་ཆེན་ཁ་རླངས་ཐྲོ། །བདུག་པ་བྱས་ན་སྤལ་སྦྲུལ་འཆི། །གཟའ་དུག་ཡོངས་ཀྱི་རྒྱལ་མོ་ཡིན། །འདི་གཉིས་བསྡེབས་ནས་བཏང་གྱུར་ན། །དྲང་སྲོང་ནད་པ་སླེབས་པས་ཆོག །འདི་ལ་འདྲ་ཐང་དངོས་གསུམ་ལས། །འདྲ་ནི་མོན་གྱི་ནག་རིང(ཞེས་སྨན་ཆེན་གཙོ་བོའི་བདུན་ཆ་གཅིག)ཡིན། །ཐང་ནི་གངས་ཀྱི་ཁྲི་དུག(ག་བུར་ཏིས་ལོ)ཡིན། །ཡུམ་ནི་རྫ་ཡི་སུར་སྐྱེལ(བཙུན་མོ་སུར་སྐྱེལ)ཡིན། །དངོས་ནི་བོད་ལས་སྐྱེ་བར་དཀའ། །གལ་ཏེ་སྐྱེས་ན་རི་རྒྱལ་ནི། །དབྱར་དགུན་མེད་པར་ཁ་བ་འབབ། །སྟོན་དཔྱིད་མེད་པར་བུ་ཡུག་འཚུབ། །དེ་འདྲ་གཉེན་པོའི་རི་ལས་སྐྱེ། །རིང་ཐུང་ཚད་ནི་ཁྲུ་གང་ཙམ། །སྡོང་བུ་གྲུ་བཞི་བ་སྤུ་ཅན། །རྩ་བ་གཅིག་ལ་མཇུག་མ་དགུ། འབེན་གང་ཙམ་ནས་ཁ་རླངས་ཐྲོ། །མདུང་གང་ཙམ་ལ་ཁ་བ་མེད། །བབ་པའི་འབུ་སྦྲང་རོ་ཐུང་འོང་། །མེར་བུས་དུད་པ་སྤོ་དམར་འཕྱུལ། །དུད་པས་སླེབས་ཚད་སྲོག་ཆགས་འབྱུལ། །ཆུ་རུ་བླུགས་ན་ཁོལ་པར་འགྱུར། །འདི་ཡོད་ས་ན་གངས་ཐིགས་ཡོད། །ཁོང་གཉིས་སྤུ་ཚན་ཡིན་པར་བཤད། །རྒྱལ་པོར་བཙུན་མོ་འདྲ་བ་གཉིས། །གཟའ་དུག་ལའུ་དཀར་པོ་དང་། །བཙུན་མོ་སུལ་སྐྱེལ་གཉིས་ཡིན་ནོ། །རོ་ནི་ཁ་ལ་ཙ་བོ་བསིལ། །རང་

གི་ནུས་པས་གདོན་ནད་འཇོམས། །རྒྱ་གསོ་གཟེར་གཅོད་གཟའ་ནད་སེལ། །

ལྕམ་ནག་དོམ་མཁྲིས་ཞེས་བྱ་བ། །སྐྱིབས་མོའི་ས་ནག་སྤང་ལས་སྐྱེ། །ལོ་མ་སྔོན་པོ་སྤུ་ཅན་མཐུག །རྩ་བ་ཆུང་ལ་སྡོང་པོ་རིང་། །མེ་ཏོག་སྔོན་པོ་སྤུངས་ནས་སྐྱེ། །རོ་ནི་ཁ་ལ་མངར་བའི་ཚུལ། །ནུས་པས་རྒྱ་གསོ་ཤའུ་བསྐྱེད། །

བྱི་རུག་པ་སྔོ་སེར་ནག་གཉིས། །བྱི་རུག་སེར་པོ་ཞེས་བྱ་བ། །སྤང་སོང་ཆུ་མིག་ན་བར་སྐྱེ། །ལོ་མ་དབྱིབས་ནི་ཟླ་འདབ་འདྲ། །སྡེ་མ་བོན་ཚེ་འདྲ་བ་ལ། །མེ་ཏོག་སེར་པོ་ཙམ་ཙེམ་འབྱུང་། །དྲི་མ་དྲུགས་པར་མནམ་པ་ཡིན། །ནུས་པས་འབུ་སྲུང་སྲིན་ཕོལ་སེལ། །

(ནག)བྱི་རུག་ས་ནག་ལྷས་ལས་སྐྱེ། །སྡོང་བུ་གྲུ་བཞི་ཐིག་ཤིང་འདྲ། །ལོ་མ་གཡུ་ཡི་ཧབ་རྩེ་ཅན། །མེ་ཏོག་སྨུ་མེན་བུམ་པ་འདྲ། །རོ་ནི་བག་ཙམ་ཚ་བ་ཡིན། །རང་གི་ནུས་པས་བད་ཀན་སེལ། །སྤྲ་བ་ཞེས་བྱ་དྲི་ཞིམ་ལྡན། །ཟ་སྤང་འདྲེས་མ་ལྕུམ་གསེབ་སྐྱེ། །ལོ་མ་ལྡང་སྐྱ་འཇོང་ནར་ཅན། །མེ་ཏོག་དཀར་སྐྱ(སྟོན་དུས་འབྲས་བུ)སྤུ་འཕྲུ་ཅན། །རིགས་ནི་རྐོད་གཡུང་སྤྲ་ཆུང་གསུམ། །རོ་ནི་ཁ་ལ་ཙ་བ་སྣུམས། །རིམས་དང་ཟེ་དང་དུག་ནད་སེལ། །ཁྲག་གཅོད་པ་དང་སྐྲངས་པ་གཞོམས། །སྤྲ་རྐོད་འབྱར་གྱིས་རྨེན་བུ་འདུལ། །

གཙྪ་ཧ་དྲ་སྤྲ་བ་འདྲ། །སྐབས་དང་བསྟུན་ནས་སྦྱོར་བར་བྱ། །

བདུད་རྩི་འོད་ལྡན་ཞེས་བྱ་བ། །ལོ་སྡོང་སུམ་ཅུ་ཧིག་དང་འདྲ། །མེ་ཏོག་སེར་པོ་གསལ་བ་འདྲ། །བདུད་རྩི་ཟིལ་པ་རྒྱུན་དུ་ཆགས། །རྩ་བ་གྲོ་མའི་རྟོག་པོ་འདྲ། །རོ་ནི་མངར་ཁ་ཁྲག་མཁྲིས་འཇོམས། །བཅུད་ལེན་བསྟེན་ན་ཚེ་རིང་ཞིང་། །དབང་པོ་མདངས་གསལ་སྟོབས་རྩལ་ལྡན། །

དར་ཡ་ཀན་ཞེས་བྱ་བ་ནི། །སྐྱེ་གནས་ཡུལ་ལྗོངས་ཀུན་ལ་ཡོད། །ལོ་སྡོང་ཡལ་ག་ཁྲད་པོར་སྐྱེ། །མེ་ཏོག་དཀར་པོ་འདབ་མ་བཞི། །འབྲས་བུ་སྨུ་མེན་དམར་པོ་འདྲ། །རོ་ནི་ཚ་བསྐ་ཙ་བ་སྣུམས། །རང་གི་ནུས་པས་བྱང་ཁོག་གི །ཁྲག་དང་ཆུ་སེར་འཇོམས་པའི་མཆོག །

(༨) རྩ་ལོ་མེ་འབྲས་ཡོངས་རྫོགས་བཏུ་བའི་སྨན་གྱི་འཁྲུངས་དཔེ།

རྩི་དམར་ཏང་གཅིག་གཡར་སྤང་སྐྱེ། །མཆོག་དང་དམན་པ་རིགས་གཉིས་ཡོད། །ལོ་མ་སྔོ་སེབ་སལ་བགྲད། །མེ་ཏོག་དཀར་སེར་ཆུང་ལ་མཛེས། །རྩ་བ་ཏང་གཅིག་རབ་ཏུ་དམར། །བདུད་རྩི་ཆུ་ཡི་ཟིལ་པ་ཆགས། །དྲི་ཞིམ་རོ་ཁ་མཆོག་ཏུ་བསིལ། །ཁྲག་སྐེམ་སྨུག་པོའི་རྩ་ཚད་སེལ། །

ཡུ་མོ་ཨོལ་གོང་སྤང་ལས་སྐྱེ། །ལོ་སྡོང་ཁུར་མང་འདྲ་བ་ལ། །ཁོང་སྟོང་སྦོམ་ལ་མེ་ཏོག་སེར། །བཅད་ན་བདུད་རྩི་འོ་མ་འབབ། །ཏང་གཅིག་རྙིང་པ་ལོ་མ་འཛམ། །མེ་ཏོག་ཐུག་ཤད་ཁ་འདྲ་

མཉམ། །རོ་ཁ་དུག་སེལ་མགོ་རྨ་གསོ། །མང་ན་རྩ་འཁྱེད་བཤལ་བའང་ནུས། །

ཐག་སྐྱེས་ག་ཕུར་ནད་ཀུན་སེལ། །མིང་གཞན་ཡུ་མོ་མདེ་འཁྱིན་ཟེར། །ཉིན་སྐྱིབ་ཐག་ལོགས་དག་ལས་སྐྱེ། །ལོ་སྡོང་ཐག་ལོགས་ཐམས་ཅད་ཁྱབ། །མེ་ཏོག་དཀར་སྔོ་དྲིལ་བུ་འདྲ། །གསེར་ཐིག་སེར་པོས་ཀུན་ཏུ་གནས། །རོ་ནི་ཁ་ལ་ངར་བོ་བསིལ། །བུ་དང་ཤ་མ་མ་ཐོན་དང་། །མདེའུ་ཁོང་ལུས་ཟུག་རྡུ་འཁྱིན། །རྨ་ཚད་སེལ་ཞིང་ཆུ་སེར་སྐེམ། །

སྤང་རྩི་དག་ལ་རིགས་གསུམ་སྟེ། །སྤང་རྩི་དོ་བོ་ཁ་ལུང་སྐྱེ། །ལོ་མ་འདབ་མར་ཉ་ག་མེད། །སྡོང་བུ་རིང་ལ་མེ་ཏོག་དཀར། །རྐས་ན་མི་རྐན་མགོ་བོ་འདྲ། །ལུག་རྩི་དོ་བོ་ཞེས་བྱ་བ། །ས་དྲི་བཟང་པོའི་སྤང་ལས་སྐྱེ། །ལོ་མ་ཉག་མེད་བལ་དང་བཅས། །མེ་ཏོག་ནག་ཁྲ་དྲི་ཞིམ་ཐྲོ། །རང་གི་ནུས་པས་ཚད་རིམས་སེལ། །སྤང་རྩི་འབྱར་བག་ཞེས་བྱ་བ། །ས་བཟང་རི་ངོས་དག་ལས་སྐྱེ། །ལོ་མ་འབྱར་བག་ཉ་ག་ཅན། །ལྷམ་བུ་ཏུ་ཧ་ཞེས་ཀྱང་བྱ། །སྦྱོར་ན་རོ་ཁ་ངོ་བོ་བསིལ། །རིམས་དང་དུག་ཚད་ཚ་གསར་སྙིང་། །དྲེག་གྲུམ་ཁྲག་ནད་ཚ་འཁྲུ་གཅོད། །

ཧ་ལྤགས་དག་ལ་རྣམ་པ་གཉིས། །རི་ལས་སྐྱེ་དང་ཀླུང་ལས་སྐྱེས། །གཉིས་པོ་སྐྱེ་ལུགས་གཅིག་ཡིན་ཏེ། །ལོ་མ་སྔོར་མོ་མཐུག་པ་ལ། །འབྲུམ་བུ་མཐུག་པོ་ཡོད་པ་འདྲ། །ས་ལ་འབྱར་ནས་ཁྲིད་པོར་སྐྱེ། །སྡོང་བུ་གྲུ་བཞི་ཐིག་ཤིང་འདྲ། །མེ་ཏོག་ཀྱ་སེར་དཀར་གསུམ་ཡོད། །ཚེར་མ་དང་བཅས་ཁྲི་གཞུག་འདྲ། །རི་སྐྱེས་མངར་ཁ་རླུང་ནད་སེལ། །ཀླུང་དང་ན་སྐྱེས་དྲོ་ལ་སྐམ། །

ཨ་ཏྲི་ཥ་ཞེས་བྱ་བའི་སྨན། །དཀར་པོ་ཆིག་ཐུབ་ཅེས་བྱ་བ། །དེ་ཡང་གངས་ཀྱི་འདབ་ལས་སྐྱེ། །རྩ་བསྔོག་པའི་རྩ་བ་འདྲ། །ལོ་མ་ར་མཉེ་བ་དང་འདྲ། །མེ་ཏོག་མི་གསལ་འབྲས་བུ་རྒྱས། །འབྲས་བུ་བུམ་པ་བརྩེགས་པ་འདྲ། །ལོ་མས་ཆུ་སེར་ནད་རྣམས་སེལ། །འབྲས་བུས་མགོ་ཡི་ནད་རྣམས་སེལ། །ཁྱད་པར་སྟོངས་པའི་ཚ་བ་སེལ། །

པ་བ་རེ་སྐྱོན་ཞེས་བྱ་བ། །ལོ་མ་ལྗིབ་བཞིས་ས་གཞི་མནན། །མེ་ཏོག་སྔོན་པོ་ཅུང་ཟད་དམར། །འབྲས་དབྱིབས་སེམས་ཅན་སྙིང་དང་འདྲ། །སྨིན་ནས་དམར་སྨུག་མདོག་ཏུ་འགྱུར། །རོ་ནི་མངར་ལ་ཅུང་ཟད་ཁ། །བྱ་རོག་ནོར་བུ་ཞེས་ཀྱང་བྱ། །གཡག་སྙིང་དང་ནི་ལུག་སྙིང་སོགས། །མིང་གི་བྱེ་བྲག་བཅུ་གསུམ་ཡོད། །རང་གི་ནུས་པས་རྨ་རྣམས་གསོ། །འཆི་མེད་དར་ཡ་ཀན་དུ་གྲགས། །འབྲས་བུས་སྙིང་གི་ནད་རྣམས་སེལ། །ལོ་མ་རྨ་ལ་བདུད་རྩིར་མཆུངས། །རྩ་བས་གློ་ནད་འདྲེན་ཞིང་གསོ། །

སྨུག་ཆུང་འདེན་ཡོན་ཞེས་བྱ་བ། །ལ་ལས་སྨུག་ཆུང་སེར་མགོ་ཟེར། །སྐྱེ་ལུགས་ཨུཏྤལ་འདྲ་བ་ལ། །མེ་ཏོག་སྨུག་པོ་ར་གཟར་འདྲ། །རོ་ནི་ཅུང་ཟད་ཁ་བ་ཡིན། །རང་གི་ནུས་པས་མགོ་ཆག

དང་། །ཏུས་ཚག་གསོ་བའི་མཆོག་ཏུ་བཤད། །

འབྲི་ཏ་ཐང་དང་རྣལ་ལྗོངས་སྐྱེ། །ལོ་མ་ཏུག་པ་འདྲ་ལ་ཆུང་། །མེ་ཏོག་དཀར་དམར་མདངས་མཛེས་ཆུང་། །ངར་པ་དམར་པོ་ཕྲ་ལ་རིང་། །བེའུ་གདང་འདྲ་ས་སྙེང་ཁྱབ། །འབྲས་བུ་སྨིན་ནས་ཐུར་ཆོམ་འདྲ། །རོ་ནི་ཙུང་ཟད་མངར་བ་ཡིན། །ནུས་པས་རྣག་ཁྲག་སློ་ལུད་འདྲེན། །

ཕྱང་སྤྱོས་ཞེས་བྱ་དྲི་བསུང་ལྡན། །སྲིབས་ཀྱི་ཕྱང་ལས་སྐྱེ་བ་ཡིན། །ལོ་མ་གཡུ་ཡི་གཞོང་པ་འདྲ། །སྡོང་བུ་སྨུག་ལ་མེ་ཏོག་དམར། །ལུང་པ་དྲི་ཞིམ་སྤྱོས་ཀྱིས་འགེངས། །འདི་ལ་ལྷ་རྣམས་རྟག་ཏུ་མཉེས། །རོ་ནི་ཁ་ལ་ཙ་བོ་བསིལ། །ནུས་པས་དུག་ཚད་སྙིང་ཚད་སེལ། །གཉན་དང་ཚད་པས་ཤ་སྐྲངས་འཛོམས། །

རྒྱ་སྤོས་རྒྱལ་པོའི་ལྡུམ་རའམ། །བསོད་ནམས་ལྡན་པའི་ཚལ་དུ་སྐྱེ། །ལོ་མ་མེ་ལོང་ཁ་ལྟར་གྱིས། །མེ་ཏོག་སེར་པོའི་མདངས་ཆགས་པ། །དྲི་ཞིམ་རོ་ཁ་ཙ་བོ་བསིལ། །ནུས་པས་དུག་ཚད་གཉན་ཚད་སེལ། །

མངལ་ནད་འཇོམས་པའི་འོལ་མོ་སེ། །རོང་ཤོད་ནགས་མའི་ལྗོངས་ལས་སྐྱེ། །རྩ་བ་མཁྲིགས་པའི་ཁེ་མདུད་ལ། ཡན་ལག་རྐང་ཕྲན་བརྒྱ་དང་ལྡན། །ལོ་མ་སྤུ་ལོ་འདྲ་ལ་མཛེས། །འདབ་མ་ཆེ་ལ་རྐང་ཡང་རིང་། །མེ་ཏོག་དམར་པོ་ཆུང་ལ་མཛེས། །གང་བུ་སྤང་གཡག་ཐུག་འབྲས་འདྲ། །སྨིན་ནས་ཁྲག་གི་རྒྱལ་པ་འདྲ། །འབྲུ་གུ་དམར་སྨུག་གྲིས་འབྲས་འདྲ། །རྩ་བ་ཁ་ཚ་ལོ་མ་ཡང་། །ཁ་བསྐ་འབྲས་བུ་མངར་བ་ཡིན། །ནུས་པས་ཁྲག་ནད་མངལ་སྐྱོན་སྦྱོང་། །བུ་དང་ཤ་མ་ཁྲག་འགགས་འདོན། །སྦུགས་པས་རྒྱ་ཛེ་ཤྭགས་ནད་འདོན། །ཏ་ཙང་ཐལ་ན་ཤུ་བ་ཞེད། །

རྒུ་དྲུས་ཉིན་སྲིབ་གཉིས་ཀར་སྐྱེ། །(མཆོག)ལོ་མ་ཕྲ་འཇམ་སྡོང་པོ་རིང་། །ཚིགས་པ་རེ་རེ་དག་ནས་སྐྱེ། །དབྱིབས་ནི་ཁྱི་ལྕེ་ནག་པོ་འདྲ། །མེ་ཏོག་དཀར་སེར་དམར་བའི་མདངས། །འབྲས་བུ་དག་གིས་ཕྱུར་བུར་གང་། །རྩ་བ་གསེར་གྱི་ལྕུགས་མ་འདྲ། །རོ་ཁ་ནུས་པས་རྨ་དང་ནི། །དུག་དང་རིམས་ཀྱི་གཉེན་པོ་ཡིན། །ཕྱེ་མ་ལན་གསུམ་བཏབ་པས་ན། །རྨ་སྙིང་མོ་དབང་འབྱུར་ཡང་ནུས། །

(དམན་པ)སེར་པོ་རྒུ་དྲུས་ཞེས་བྱ་ལ། །མཐོ་བསིལ་རྫ་འདབ་ཕྱང་ལས་སྐྱེ། །ལོ་མ་སྐྱ་མཐུག་རྒྱ་མེན་འདྲ། །སྡོང་བུ་ཐུང་ལ་མེ་ཏོག་སེར། །དབྱིབས་ནི་གཡུ་སྡོང་གསེར་མགོ་དང་། །འདྲ་ལ་གང་བུ་འབྲས་བུའང་མཚུངས། །རྩ་བ་སེར་པོ་འཛིངས་ཐབས་ཅན། །མཛེ་ཟ་སླས་པ་འདྲ་ཡང་ཟེར། །དོན་ནི་བེ་དོའི་རྩ་བ་འདྲ། །ཁ་བསིལ་རྨ་ཚད་སྣོད་ཚད་སེལ། །

བྱིའུ་ལ་ཕུག་གྲམ་ལས་སྐྱེ། །ལོ་མ་ལྡང་གུ་མཐུག་པ་ལ། །མེ་ཏོག་དཀར་ཞིང་ངར་པ་ཕྲ། །རིང་ཐུང་མཁྲིད་རེ་ཁྲུ་རེ་ཙམ། །རོ་དང་དྲི་མ་ལ་ཕུག་འདྲ། །ནུས་པས་ཟས་འཇུ་ཤ་ནད་སེལ། །

སྒོག་སྐྱ་རོ་ནི་ཚ་ཞིང་རྩུབ། །ཟས་ལེན་འཇུ་ཞིང་འབྲུ་བ་གཅོད། །ཞིམ་ཞིང་སྨྲ་སྐྱེད་ལྟེ་རོ་ཚ། །སྐུམ་ཞིང་དྲོད་སྐྱེད་ཡི་ག་འབྱེད། །རླུང་ནད་ཀུན་ལ་སྒོག་སྐྱ་མཆོག །འདི་ལ་སྒོག་སྐྱ་སྒོག་སྔོན་གཉིས། །བཙོང་སྒོག་རི་དང་ལྷུམ་རར་སྐྱེ། །འདབ་མ་རིལ་མོ་ཕྲུབས་ཅན་ཏེ། །རོ་ཙ་སྲིན་ནད་ཆུ་སེར་དང་། །མོ་ནད་སེལ་ཞིང་འབམ་གདོན་འཇོམས། །

ཤ་སྒོག་རི་ཆེན་མགོ་ཏུ་སྐྱེ། །ལོ་མ་བཙོང་འདྲ་མེ་ཏོག་སེར། །རོ་ནི་མངར་ལ་ཙུང་ཟད་ཁ། །རང་གི་ནུས་པས་མོ་ནད་དང་། །སྲིན་ནས་མ་ལུས་འཇོམས་པར་བྱེད། །

འཛིན་ནག་གཡའ་དང་བྱེ་མར་སྐྱེ། །ལོ་མ་རྒྱ་ཁབ་གཞིབས་པ་འདྲ། །མེ་ཏོག་སྒོག་རྫིས་དམར་ལ་ཆུང་། །རོ་ཚ་དྲི་དུགས་མགོ་སྲིན་འཇོམས། །

རྒྱབ་ཞེས་བྱ་སྒོག་བའི་རིགས། །ཉིན་སྲིབ་འཕོལ་བའི་སྤང་ལས་སྐྱེ། །ལོ་མ་མཐུག་ལ་རིང་བ་ཡིན། །མེ་ཏོག་དམར་པོར་རབ་ཏུ་མཛེས། །འབྲས་བུ་ཟླུམ་པོ་སྔོ་ལ་གསལ། །རོ་ཚ་ནུས་པས་གྲང་རླུང་དང་། །ཕོ་མཆིན་མཁལ་མའི་གྲང་ནད་དང་། །སྲིན་འཇོམས་ཁོང་བའི་ཆུ་རྣག་འབྱིན། །

སྒོག་པ་ཀེ་ཛི་ཞེས་བྱ་བ། །ཁ་སླུང་ས་ཤས་སྤང་ལས་སྐྱེ། །རྩ་བ་དཀར་པོ་འབུ་འདྲ་ཚོམ། །ལོ་མ་སྒོག་སྐྱ་དག་དང་འདྲ། །སྡོང་པོ་ཐུར་མ་རིང་བའི་རྩེར། །མགོ་རྫོག་མེ་ཏོག་དམར་རམ་སེར། །འབྲས་བུ་ཞིབ་ལ་གྲོ་དཀར་ཧྲེམ། །ནུས་པས་རྨ་གསོ་སྐྲངས་པ་འདུལ། །ཆུ་སྐྱེམ་སྐྱོག་འབྲས་འགགས་པ་སེལ། །

བྱིའུ་སྒོག་ཅེས་བྱ་ཕུང་པོ་ཆུང་། །ལོ་མ་མེ་ཏོག་སྔོ་ལ་འཛམ། །སྲིན་སེལ་ཟས་འཇུ་ཡི་ག་འབྱེད། །

རྟག་སྒོག་ལོ་མ་རལ་གྲི་འདྲ། །རྩ་བ་དཀར་ཕྲ་སྤུ་བཞིན་མང་། །མེ་ཏོག་དམར་ལ་འབྲས་བུ་དཀར། །ནུས་པས་དྲོད་སྐྱེད་གྲང་འབྲུ་གཅོད། །བད་ཀན་དང་ནི་ཚ་གྲང་ནད། །འཁྲིབས་བའི་ནད་དང་ཕོ་ནད་སེལ། །

སྨྱང་རྩི་སྤྲས་ཞེས་བྱ་བ་ནི། །མོན་ཡུལ་ཀླ་ཀློ་ཁ་བཀྲའི་ཡུལ། །ནགས་རི་མཐུག་པོའི་སྤང་ལས་སྐྱེ། །ལོ་མ་ཕྲལ་སྐུམ་པ་ཡིན། །སྡོང་བོ་རིང་ལ་གཉེན་པ་ཡིན། །རྩ་བ་དང་ནི་མེ་ཏོག་སེར། །བཅད་ན་འོ་མ་འབབ་པ་ཡིན། །རོ་ནི་ཁ་ལ་བསྐ་བ་ཡིན། །རང་གིས་ནུས་པས་རྣག་ཆུ་སྐེམ། །

གཞན་ཐུབ་རྒྱལ་པོ་ལྕགས་ཀྱུ་ནི། །ཉིན་གྱི་རྫ་བྲག་དྲུང་དུ་སྐྱེ། །སྡོང་བུ་རིང་ལ་ཙུང་ཟད་སེར། །ལོ་མ་གཡུ་བུན་གཏོར་བ་འདྲ། །མེ་ཏོག་གསེར་གྱི་གང་བུ་འདྲ། །ཟེའུ་འབྲུ་སྣ་སྨུ་འཕྱོར་འདྲ་སེར། །འབྲས་བུ་ཟི་ར་དཀར་པོ་འདྲ། །དེ་ཡི་རྩེ་མོ་ལྕགས་ཀྱུ་འདྲ། །རྩ་བ་སེར་པོ་ཁྲག་ཁང་ཡིན། །རོའི་ཙུང་ཟད་ཁ་བ་ཡིན། །ཚད་རིམས་དུག་གཉན་རྒྱས་པ་འཇོམས། །རྟོག་པའི་ཚ་བ་དྭངས་སྐྱིགས

འབྱེད། །མ་སྨིན་སྨིན་བྱེད་འཐོར་བ་སྡུད། །ཚད་རིགས་འཛོམས་པའི་བདུད་རྩིར་བཤད། །

དབྱིད་དཀར་པོ་ཞེས་བྱ་བ། །གངས་རི་མཐོན་པོའི་ཟ་ལས་སྐྱེ། །སྟོག་པ་འདུལ་བའི་དར་ཡ་ཀན། །བྱ་རྒོད་སྤུག་པ་ཞེས་kུང་བྱ། །སྔོང་བུ་ཁོང་སྟོང་རས་བལ་རྒྱན། །སྐྱེ་ཚུལ་ཡུ་མོ་སྤྲང་གང་བཞིན། །རྩ་ལྟུམ་མེ་ཏོག་ཅུང་ཟད་སྨུག །བྱ་རྒོད་ཟ་ལ་བབ་པ་འདྲ། །རོ་ནི་ཁ་ལ་ང་བོ་བསིལ། །སྟོག་པའི་ནད་རིགས་གང་ལ་ཡང་། །གཅིག་ཐང་ཁོང་བཏང་སྐྲངས་པ་ལ། །ཕྱི་ནས་འབྱར་བྱས་འཕྲལ་བདེ་སྟེར། །

ཤང་ལེན་སྨུག་པོ་ཞེས་བྱ་བ། །མཐོ་ཟའི་བྱང་བལྟས་ལོགས་ལས་སྐྱེ། །ཟ་ཞིབ་འཇམ་པོའི་ས་ལས་སྐྱེ། །ཆེ་བར་མི་སྐྱེ་སོར་བཞི་ཙམ། །རྩ་ལོ་པདྨ་བརྩེགས་པ་འདྲ། །སྡོང་པོ་གསེར་གྱི་ཐུར་མ་འདྲ། །མེ་ཏོག་དཀར་དམར་ཆུང་ལ་སྨོམས། །ཟེའུ་ཁྲང་ལྟོ་གའི་མིག་དང་འདྲ། །རོ་ནི་མངར་ཁ་གློ་ནད་སེལ། །གསང་སྔན་གསེར་ཐུར་ཞེས་ཟེར་དགོན། །མན་ངག་སྦྱོར་ཐེ་ཟུར་དུ་ཡོད། །ཡོན་ཏན་བརྗོད་པས་ལང་པ་མིན། །

ཁྲར་མོང་རྒྱ་ཁྲར་ཕ་ཁྲར་གཉིས། །དཀར་ནག་དབྱེ་བས་བཞི་ཡིན་ཏེ། །བདུད་རྩི་དར་ཡ་ཀན་ཡང་ཟེར། །ནད་སེལ་བདུད་རྩི་སྤུན་བཞི་ཡིན། །མེ་ཏོག་དཀར་པོ་ཁྲར་དཀར་ཏེ། །སེར་པོ་ཤར་བ་ཁྲར་ནག་ཡིན། །གང་ཡང་མེ་ཏོག་འདབ་སྟོང་ལྡན། །སྡོང་སྦུབས་ཁོང་སྟོང་གདུགས་ཡུ་འདྲ། །གང་ནས་བཅད་ཀྱང་འོ་མ་འབབ། །རྒྱ་ཁྲར་རི་དང་ཐོངས་ལས་སྐྱེ། །ལོ་མ་འཛོང་རིང་སྡོང་པོ་རིང་། །ཕ་ཁྲར་ཁ་སྟོད་སྤང་ལས་སྐྱེ། །ལོ་མ་ཕྲ་སྟུམ་ཀ་ག་ཙན། །མེ་ཏོག་གཅིག་པུར་སྐྱེས་པ་ཡིན། །རོ་ཁ་ཡུད་ཙམ་འཐོལ་ལ་མངར། །རྩ་བ་དཀར་མཉེན་འོ་མ་འབབ། །མིང་ནི་སྐྱབས་ལས་དཀར་པོ་ཟེར། །ནུས་པས་ཚད་རིམས་ཁྲག་མཁྲིས་སེལ། །

པ་ཏྲ་ལ་ནི་ཤ་སྐྱ་འདྲ། །པ་ཏྲ་ལ་ཡི་རྩ་བ་སྟེ། །གླང་པོ་ཆེ་ཡི་རྣང་ཐོལ་འདྲ། །ལོ་མ་ལེབ་མོ་རལ་གྲི་འདྲ། །སྐྱེ་ནི་རི་ཐང་མཚམས་སུ་སྐྱེ། །རོ་ནི་ཁ་ཚ་ང་བོ་སྨོམས། །སྲིན་ནད་སེལ་ཞིང་ཡི་ག་འབྱེད། །

སྤྱི་སྨན་སྤྲོར་ཞེས་བྱ་བ་ནི། །ཆེ་ཆུང་རིགས་ནི་གཉིས་ཡོད་དེ། །ཞིང་ནང་སྐྱེས་པ་སྤྲོར་ཆེན་ཡིན། །སྤང་སྐྱེས་སྤྲོར་ཆུང་དག་ཏུ་བཤད། །ལོ་མ་དམར་སྨུག་མེ་ཏོག་དབྱིབས། །དམར་སྨུག་རྒྱ་ཕོར་འདྲ་བ་ཡོད། །རོ་ནི་ཁ་ལ་མངར་བའི་ཚུལ། །རྩ་ལོ་མེ་འབྲས་ཕྱེ་མ་བྱ། །བསྐོལ་ཐང་བཏང་བས་གཟེར་ཐབས་ནད། །རིམས་སྙིང་ཁྲག་འཁྲུམ་མིག་ནད་སྲིན། །ཆུ་སེར་གློ་ནད་བྲང་རྒྱབ་གཟེར། །རྩིབ་ལོགས་གཟེར་དང་ལྟ་ཚིགས་ལ། །ཆུ་སེར་བབ་དང་གདོང་སྐྲངས་དང་། །རོ་སྟོད་གཟེར་དང་ཚད་སྙིང་རིགས། །ཤིན་ཏུ་འཁྲོངས་དཀའི་ནད་རྣམས་སེལ། །རིམས་ནད་ཚ་བ་རྒྱས་པ་ལ། །ཁོང་དུ་བཏབ་ནས་ཐོས་ཀྱིས་བྱིབས། །གཕྱུར་རྟུལ་འབྱིན་དག་དང་འདྲ། །ཕྱི་ཡིས་དྲིལ་བྱས་བསྐུར་འདོན། །

སྲད་མ་དག་ལ་རིགས་དགུ་ཡོད། །སྲད་སྨུག་སྲད་དཀར་སྲད་ནག་སྩོ། །དམར་སེར་སྤྲ་བ་བྱིའུ་དུག །ནུས་པ་བརྗོད་ལས་འདས་པའོ། །

སྨུག་པོ་དར་ཡ་ཀན་ཞེས་པ། །གཡའ་དང་རྫ་འདབ་གྲམ་ལས་སྐྱེ། །ལོ་མ་ལེབ་ཆུང་སྲིན་ཆུང་འདྲ། །མེ་ཏོག་དམར་སྨུག་ར་གཟར་འདྲ། །རྩ་བ་རྒྱུས་པ་ཤད་པ་འདྲ། །ཐང་ཀར་སྨུག་པོ་ཞེས་ཀྱང་བྱ། །སྔོན་མོ་ཆུ་འདྲེན་ཞེས་ཀྱང་བྱ། །

སྲིད་དཀར་གཡའ་ཤས་ས་རྡོད་སྐྱེ། །ལོ་མ་བ་སྤུ་དཀར་པོ་ཅན། །མེ་ཏོག་དཀར་པོ་འཆར་བ་ཡིན། །ནུས་པས་བད་ཀན་སྐྱ་རབ་སེལ། །

སྲིད་མ་ནག་པོ་སྤང་མཐར་སྐྱེ། །མེ་ཏོག་སྔོ་ནག་མདངས་དང་ལྡན། །ལོ་མ་སྤུ་བཅས་བགྲད་ནས་སྐྱེ། །དམུ་རྫིང་ཆུ་ཡི་རྒྱ་མཚོ་ལ། །ཐེམ་པ་མེད་པའི་ཡུར་བ་ཡིན། །

སྔོན་པོ་མེ་ཏོག་སྔོན་པོ་སྟེ། །མཆོག་ཏུ་རྨ་ནད་ཐམས་ཅད་འཚོ། །

དམར་པོ་མེ་ཏོག་དམར་པོ་སྟེ། །སྨུག་པོའི་གཟེར་ཟུག་ཐམས་ཅད་སེལ། །ཁ་སྟོད་སྤང་སྐང་མཁྲིགས་པར་སྐྱེ། །སྨུག་པོ་ཁྲག་གཟེར་རྒྱས་པའི་གཉེན། །སྲིད་དམར་དར་དམར་རྒྱལ་མཚན་འདྲ། །ལོ་མ་ཐུང་ལ་སྡོང་བུ་རིང་། །མེ་ཏོག་དམར་པོ་ཐུར་དུ་འཕྱང་། །སྡོང་བུ་གྱེན་འགྲེང་རྒྱལ་མཚན་འདྲ། །ཁྲག་བཤལ་སྨན་ལ་མཆོག་ཏུ་བཟང་། །ཁྲག་གཟེར་འཇོམས་ཤིང་ཁྲག་ལམ་མཐུད། །

(སེར་པོ)སྦྲུལ་ནག་བཅད་འཁྱོར་བྱ་བ་ནི། །ས་ངན་གསོམ་པའི་ལྡོངས་ལས་སྐྱེ། །ལོ་མ་སྲིད་པོ་ཛིང་པ་ལ། སྡོང་བུ་ཐ་ལ་རབ་ཏུ་རིང་། །མེ་ཏོག་སེར་པོ་རྒྱལ་མཚན་དབྱིབས། །གང་འབྲས་སྲིད་མ་གཞན་དང་འདྲ། །རྩ་ཚད་རྨ་ཚད་ཁྲག་ཤོར་ལ། །རྩ་སྡོང་ལོ་མ་མེ་ཏོག་འབྲས། །བརྡུངས་ཏེ་བཙིར་པའི་ཁུ་བས་ནི། །ཐེངས་པ་ཙམ་ནས་མོད་ལ་འཚོ། །

སླ་བ་སྲིད་མ་ཞེས་བྱ་བ། །ཁ་སྟོད་དག་ལས་སྐྱེ་བ་ཡིན། །མེ་ཏོག་སྡོང་བུ་དག་ལས་སྐྱེ། །མེ་ཏོག་སྔོ་དམར་གང་བུ་ཅན། །འབྲས་བུ་ལེབ་ལ་མཁལ་མ་འདྲ། །རོ་ནི་ཁ་དང་མངར་བའོ། །རང་གི་ནུས་པས་སྲིན་ནད་དང་། །གཟེར་ནད་སྐྱོག་སྐྲངས་འདུལ་བར་བྱེད། །

ཕྱིའུ་སྲིད་མ་ཞེས་བྱ་བ། །ཉིན་སྲིབ་གཉིས་ཀྱི་རི་ལས་སྐྱེ། །ལོ་མ་སྡོང་བུ་ཙུང་ཟད་ཕྲ། །མེ་ཏོག་སྔོ་དམར་རབ་ཏུ་མཛེས། །འབྲས་བུ་སྲིད་དམར་དབྱེ་བ་མེད། །རོ་ནི་མངར་ལ་ནུས་པ་བསིལ། །རང་གི་ནུས་པས་རྨ་ནད་དང་། །ཕྲི་སྨོན་མཆེ་དུག་འཇོམས་པར་བྱེད། །མགོ་དང་བྱང་ཁོག་ཡན་ལག་གི། རྨ་ནི་ཇི་ལྟར་ཆེ་ཡང་འཚོ། །

དུག་སྲིད་དྲི་ཅན་དམའ་སར་སྐྱེ། །ལོ་མ་འབོལ་ལ་ཕུང་བོར་སྐྱེ། །མེ་ཏོག་སྐྱ་ལ་མདངས་མི་གསལ། །དྲི་མ་དུགས་པས་ཟ་མཁན་མེད། །གདོན་ལ་བདུགས་པས་རེངས་པར་བྱེད། །སྐྲངས་ལ་བྱུགས་པས་འཇོམས་པར་བྱེད། །ཕྱུགས་ཀྱིས་ཟོས་ན་འཐོམ་པར་བྱེད། །སྦྲུལ་གྱིས་ཟོས་ན་འཆི་བར་བྱེད། །བྱང་པས་ཟོས་ན་དུག་རབ་ལྡན། །

(ཀརྨ་ཚོགས་གཉིས།)

བོད་ལུགས་སྨན་གཉེར་ཆེད་ལས་དངོས་གཞི་ཅན་པའི་
(སོ་བའི་ལམ་ལུགས) སྨ་འབྲེལ་སློབ་
དེབ་ཀྱི་དཀར་ཆག

༡ སྨན་གཞུང་གཅེས་བཏུས།

གཙོ་སྒྲིག་པ། སྐལ་བཟང་རྡོ་རྗེ།

གཙོ་སྒྲིག་གཞོན་པ། བློ་བཟང་དོན་གྲུབ།

ཁོངས་མི། མཁའ་འགྲོ་སྐྱབས། གཡང་འབུམ་བཀྲ་ཤིས། ཤ་བོ་འབྲུག་མོ།

༢ སྦྱོར་བ་སྨན།

གཙོ་སྒྲིག་པ། ཀརྨ་ཚོགས་གཉིས།

གཙོ་སྒྲིག་གཞོན་པ། ཤེས་རབ་རྒྱ་མཚོ།

ཁོངས་མི། བློ་བཟང་དོན་གྲུབ། ཁྲ་དགེ་སྒྲོལ་མ་འཚོ།

༣ བོད་སྨན་སྐྱེ་ཤིང་རིག་པ།

གཙོ་སྒྲིག་པ། ཙོ་སྣ།

གཙོ་སྒྲིག་གཞོན་པ། གཡང་ལོ།

ཁོངས་མི། གཙོད་པ་རྒྱལ། པད་མ་ཐར།

༤ བོད་སྨན་སྲོག་ཆགས་རིག་པ།

གཙོ་སྒྲིག་པ། རྣམ་རྒྱལ་ཐར།

གཙོ་སྒྲིག་གཞོན་པ། ཚེ་རིང་། རིག་འཛིན་རྡོ་རྗེ།

ཁོངས་མི། བཀྲ་ཤིས་དོན་གྲུབ། འཕགས་མོ་མཚོ།

༥ བོད་སྨན་གཉེར་དངོས་རིག་པ།

གཙོ་སྒྲིག་པ། བསམ་གྲུབ་རྒྱལ།

གཙོ་སྒྲིག་གཞོན་པ། འཇམ་དབྱངས་བསོད་ནམས།

ཁ་ངས་མི། སྒྲོལ་མ་འབུམ། སྒྲོལ་མ་མཚོ།

༦ བོད་སྨན་དབྱེ་འབྱེད་རིག་པ།

གཙོ་སྒྲིག་པ། ཀརྨ་ཚོགས་གཉིས།

གཙོ་སྒྲིག་གཞོན་པ། སྒྲོལ་མ་དོན་གྲུབ།

ཁ་ངས་མི། འབྲུག་སྟེ། བདུད་མགོན་ཚེ་རིང་། ངག་དབང་རྡོ་རྗེ། སྒོམ་པ་བཀྲ་ཤིས།

སྒྲོལ་མ་འབུམ། ཆོས་དབྱིངས་རང་གྲོལ།

༧ བོད་སྨན་འདུལ་སྦྱོང་རིག་པ།

གཙོ་སྒྲིག་པ། བརྩོན་ཐར་རྒྱལ།

གཙོ་སྒྲིག་གཞོན་པ། རྡོ་རྗེ་ཚེ་བརྟན། བཀྲ་ཤིས།

ཁ་ངས་མི། ཀུན་བཟང་རྒྱལ།

༨ བོད་སྨན་བཟོ་རྩལ་གྱི་རྩ་བའི་རིགས་པ།

གཙོ་སྒྲིག་པ། བརྩོན་ཐར་རྒྱལ།

གཙོ་སྒྲིག་གཞོན་པ། ཙོ་ཧྲ།

ཁ་ངས་མི། རིག་འཛིན་རྡོ་རྗེ། རྡོ་རྗེ་རབ་བརྟན། སྐལ་བཟང་བཀྲ་ཤིས།

༩ བོད་སྨན་སྨན་སྦྱོར་རིག་པ།

གཙོ་སྒྲིག་པ། བྱ་མདོ་ལྷུ་བྱམས་རྒྱལ།

གཙོ་སྒྲིག་གཞོན་པ། ལྷ་མོ་སྐྱབས། རིན་ཆེན་དོན་གྲུབ།

ཁ་ངས་མི། ཀ་རིང་སྐལ་བཟང་རྡོ་རྗེ། དཔལ་ཆེན་གསང་བདག

△༡༠ ཕྱད་ཁམས་སྐྱེ་མཆེད་ཀྱི་རྣམ་བཞག

གཙོ་སྒྲིག་པ། རྟ་མགྲིན་རྒྱལ།

ཁ་ངས་མི། ཚེ་རིང་རྣམ་རྒྱལ།

△༡༡ གསུམ་རྟགས་རྩ་འགྲེལ།

གཙོ་སྒྲིག་པ། བན་དེ་ཚེ་རིང་།

མཆན། རྟགས་△འདི་བརྒྱབ་པའི་སློབ་དེབ་ནི་བོད་ཀྱི་གསོ་རིག་གི་སྨན་པའི་ཆེད་ལས་དང་སྨན་གཉེར་ཆེད་ལས། བོད་སྨན་ནོ་དམ་ཆེད་ལས་བཅས་ཐུན་མོང་གིས་བཀོལ་རྒྱུར་ཕུལ་བ་ཡིན།

藏药学专业本科(四年制)系列教材目录

1、《藏药经典》

主　编：尕藏多杰

副主编：罗藏东主

编　委：卡着杰　杨本扎西　夏吾周毛

2、《藏药学原理》

主　编：尕玛措尼

副主编：西绕加措

编　委：洛桑东智　小卓玛草

3、《藏药植物学》

主　编：子巴

副主编：扬乐

编　委：角巴加　万玛太

4、《藏药动物学》

主　编：南加太

副主编：才让　仁增多杰

编　委：扎西东主　波毛措

5、《藏药矿物学》

主　编：三智加

副主编：降拥四朗

编　委：卓玛本　大卓玛草

6、《藏药鉴定学》

主　编：尕玛措尼

副主编：卓玛东珠

编　委：周则　东果才让　阿旺多吉　公巴扎西　卓玛本　切羊让忠

7、《藏药炮制学》

主　编：增太加

副主编：刀知才旦　扎西

编　委：更藏加

8、《藏药制剂工艺原理》

主　编：增太加

副主编：子巴

编　委：仁增多杰　多杰拉旦　尕藏扎西

9、《藏药方剂学》

主　编：香多·李先加

副主编：拉毛加　仁青东主

编　委：尕让·尕藏多吉　华欠桑多

△10、《藏医心身概论》

主　编：旦正加

编　委：才让南加

△11、《藏语语法注释》

主　编：完德才让

注：画△者为藏医、藏药、藏医药管理等各专业共用教材

བོད་ལུགས་སྨན་གཉེར་ཆེད་ལས་དངོས་གཞི་ཅན་པའི་（སོ་བའི་ལམ་ལུགས）སློབ་དེབ་རྩོམ་འགྲུལ་ཞུས་ལྷུ་ཡོན་ལྷན་ཚོགས་ཀྱི་མིང་ཐོ།

སློ་འདྲི་ས། བྱམས་པ་འཕྲིན་ལས། ལྷུ་ཅན་ལྷེ། བསྟན་པོ། ཉི་མ། ཐུབ་བསྟན། ཞང་ཚུལ་ཁྲིམས་
རྒྱལ་མཚན།

ཀྲུའུ་རེན་ལྷུ་ཡོན། འོ་རྒྱོགས་ཆེན།

ཀྲུའུ་རེན་ལྷུ་ཡོན་གཞོན་པ། འཇིགས་བྲེད་སྐྱབས། རྟ་མགྲིན་རྒྱལ། བློ་བཟང་རྒྱ་མཚོ། ཐུབ་བསྟན་
ཕུན་ཚོགས། བྱ་མདོ་བློ་བྱམས་རྒྱལ།

ལྷུ་ཡོན། ཀརྨ་དགེ་འཕེལ། ཀརྨ་ཚོགས་གཉིས། དཀོན་མཆོག་རྒྱལ་མཚན། སྐལ་བཟང་རྡོ་རྗེ། བློ་
བྱམས་རྒྱལ། བློ་འབུམ་རྒྱལ། འཇམ་དབྱངས་བསོད་ནམས། གདུགས་དཀར། དྲི་མེད།
རྡོ་རྗེ། ནམ་རྒྱལ་ཐར། པད་ཁོ། དཔལ་རྒྱམ། བན་དེ་ཚེ་རིང་། དབང་ཆེན་ཚེ་བརྟན།
བློ་བཟང་དོན་གྲུབ། ཙཻ་ཧྲ། བཙུན་ཐར་རྒྱལ། ཚུལ་ཁྲིམས། ཚེ་བཀྲ། བསམ་གྲུབ་རྒྱལ།
གཡང་མོ། རིན་ཆེན་དོན་གྲུབ། ཤེས་རབ་རྒྱ་མཚོ། ལྷ་མོ་སྐྱབས། ཨ་བུ་དཀར་པོ། (བོད་
ཡིག་ཀ་མདང་གི་རིམ་བཞིན་དུ་བསྒྲིགས་པ་ཡིན།)

གཞུང་ལས་ཁང་།

ཀྲུའུ་རེན། བྱ་མདོ་བློ་བྱམས་རྒྱལ།

ཀྲུའུ་རེན་གཞོན་པ། རིན་ཆེན་དོན་གྲུབ།

ཁོངས་མི། ཀརྨ་ཚོགས་གཉིས། ཙཻ་ཧྲ། བཙུན་ཐར་རྒྱལ། རིག་འཛིན་རྡོ་རྗེ། སྒྲོལ་མ་འབུམ།

藏药学专业本科(四年制)
教材编审委员会名单

顾问：强巴赤列　吴建伟　旦科　尼玛　图布旦　向·楚程加赞

主任委员：艾措千

副主任委员：黄希杰　旦正加　洛桑降措　土登彭措　香多·李先加

委员：子巴　才布扎　三智加　仁青东主　尕玛格排　尕玛措尼　尕藏多杰　扬乐　华尔江　多杰　伟科　西绕加措　次智木　李先加　完德才让　阿吾尕洛　贡却坚赞　拉毛加　昂青才旦　降拥四朗　罗藏东主　南加太　星全章　智美　楞本嘉　增太加(按姓氏笔画排列)

办公室：

主任：香多·李先加

副主任：仁青东主

成员：尕玛措尼　子巴　增太加　仁增多杰　卓玛本

རྩོམ་སྒྲིག་འགན་འཁྱེར་པ། ཏ་མགྲིན་རྡོ་རྗེ།
责 任 编 辑: 丹真多杰
དཔེ་གཞིའི་བཟོ་འཀོད་པ། ཏ་རྡོ།
装 帧 设 计: 达多
མདུན་ཤོག་བཟོ་མཁན། ཧུང་ཁའི་ལས་བཟོ་ཁང་།
封 面 制 作: 宏凯工作室
པར་ཞུས་འགན་འཁྱེར་པ། བདེ་སྐྱིད་མེ་ཏོག
责 任 校 对: 李 莉

༄༅། །སྦྱོར་བ་སྨན།

གཙོ་སྒྲིག་པ། ཀརྨ་ཚོགས་གཉིས།
དཔེ་སྐྲུན་མཁན། མི་རིགས་དཔེ་སྐྲུན་ཁང་།
འགྲེམས་སྤེལ་མཁན། མི་རིགས་དཔེ་སྐྲུན་ཁང་གི་བོད་ཡིག་རྩོམ་སྒྲིག་ཁང་།
གནས་ཡུལ། པེ་ཅིན་གྲོང་ཁྱེར་ཧོ་ཕིང་ལི་བྱང་ལམ་ཨང་14པ།
སྦྲག་སྲིད་ཨང་གྲངས། 100013
ཁ་པར་ཨང་གྲངས། 010-64227665
བརྒྱུད་འཚོང་མཁན། རྒྱལ་ཡོངས་ས་གནས་སོ་སོའི་ཞིན་ཧྲ་དཔེ་ཚོང་ཁང་།
པར་འདེབས་མཁན། སན་ཧོ་གྲོང་ཁྱེར་ཏ་ཧྲུང་པར་འདེབས་ཚད་ཡོད་ཀུང་སི།
དེབ་ཚད། 787mm×1092mm 1/16
པར་ཤོག 19.5
པར་གཞིའི་སྒྲིག་ཐེངས། 2006ལོའི་ཟླ་9པར་པར་གཞི་དང་པོ་བསྒྲིགས།
པར་ཐེངས། 2024ལོའི་ཟླ་8པར་པེ་ཅིན་དུ་པར་ཐེངས་ལྔ་པ་བརྒྱབ།
པར་གྲངས། 4101-5100
རིན་གོང་། སྒོར་59.00

图书在版编目(CIP)数据

藏药学原理/ 尕玛措尼主编. -北京 ： 民族出版社，2006.9
(2024.8重印)
藏药学专业本科（四年制）系列教材
ISBN 978-7-105-07988-9

Ⅰ.藏… Ⅱ.尕… Ⅲ.藏药-医学院校-教材-藏语
Ⅳ.R291.4

中国版本图书馆CIP数据核字(2006)第116032号

藏药学原理

主　　编	尕玛措尼
出版发行	民族出版社
地　　址	北京市和平里北街14号
邮　　编:	100013
网　　址	http://www.mzpub.com
印　　刷	三河市华东印刷有限公司
经　　销	各地新华书店
开　　本	787毫米×1092毫米　1/16
字　　数	300千字
印　　张	19.5
版　　次	2006年9月第1版
印　　次	2024年8月北京第5次印刷
印　　数	4101-5100册
定　　价	59.00元
书　　号	ISBN 978-7-105-07988-9